W0253945

HANDBUCH DER HAUT- UND GESCHLECHTSKRANKHEITEN

BEARBEITET VON

A. ALEXANDER · G. ALEXANDER · J. ALMKVIST · K. ALTMANN · L. ARZT · J. BARNEWITZ · S. C. BECK · C. BENDA · F. BERING · S. BETTMANN · H. BIBERSTEIN · K. BIERBAUM · G. BIRNBAUM · A. BITTORF · B. BLOCH · FR. BLUMENTHAL · H. BOAS · H. BOEMINGHAUS · R. BRANDT · F. BREINL · C. BRUCK · C. BRUHNS · ST. R. BRÜNAUER · A. BUSCHKE · F. CALLOMON · E. CHRISTELLER † · E. DELBANCO · F. DIETEL · O. DITTRICH · J. DÖRFFEL · S. EHRMANN † · O. FEHR · J. v. FICK † · E. FINGER · H. FISCHER · F. FISCHL · P. FRANGENHEIM · R. FRANZ · W. FREI · W. FREUDENTHAL · M. v. FREY · R. FRÜHWALD · D. FUCHS · H. FUHS · F. FÜLLEBORN · E. GALEWSKY · O. GANS · A. GIGON · H. GOTTRON · A. GROENOUW · K. GRÖN · K. GRÜNBERG · O. GRÜTZ · H. GUHRAUER · J. GUSZMAN · R. HABERMANN · L. HALBERSTAEDTER · F. HAMMER · L. HAUCK · H. HAUSTEIN · H. HECHT · J. HELLER · G. HERXHEIMER · K. HERXHEIMER · W. HEUCK · W. HILGERS · R. HIRSCHFELD · C. HOCHSINGER · H. HOEPKE · C. A. HOFFMANN · E. HOFFMANN · H. HOFFMANN · V. HOFFMANN · E. HOFMANN · J. IGERSHEIMER · F. JACOBI · F. JACOBSOHN · H. JACOBY · J. JADASSOHN · W. JADASSOHN · F. JAHNEL · A. JESIONEK · M. JESSNER · S. JESSNER † · A. JOSEPH · F. JULIUSBERG · V. KAFKA · C. KAISERLING · PH. KELLER · W. KERL · O. KIESS · L. KLEEBERG · W. KLESTADT · V. KLINGMÜLLER · FR. KOGOJ · A. KOLLMANN · H. KÖNIGSTEIN · P. KRANZ · A. KRAUS † · C. KREIBICH · L. KUMER · E. KUZNITZKY · E. LANGER · R. LEDERMANN · C. LEINER · F. LESSER · A. LIECHTI · A. LIEVEN · P. LINSER · B. LIPSCHÜTZ · H. LÖHE · K. LÖWENTHAL · S. LOMHOLT · W. LUTZ · A. v. MALLINCKRODT-HAUPT · P. MANTEUFEL · H. MARTENSTEIN · H. MARTIN · E. MARTINI · R. MATZENAUER · M. MAYER · J. K. MAYR · E. MEIROWSKY · L. MERK † · M. MICHAEL · G. MIESCHER · C. MONCORPS · G. MORAWETZ · A. MORGENSTERN · F. MRAS · V. MUCHA · ERICH MÜLLER · HUGO MÜLLER · RUDOLF MÜLLER · P. MULZER · O. NAEGELI · G. NOBL · M. OPPENHEIM · K. ORZECHOWSKI · E. PASCHEN · B. PEISER · A. PERUTZ · E. PICK · W. PICK · F. PINKUS · H. v. PLANNER · K. PLATZER · F. PLAUT · A. POEHLMANN · J. POHL · R. POLLAND · C. POSNER † · H. POSNER · L. PULVERMACHER † · H. REIN · P. RICHTER · E. RIECKE · G. RIEHL · H. RIETSCHEL · H. DA ROCHA LIMA · K. ROSCHER · O. ROSENTHAL · R. ROSNER · G. A. ROST · ST. ROTHMAN · A. RUETE · P. RUSCH · E. SAALFELD · U. SAALFELD · H. SACHS · O. SACHS † · F. SCHAAF · G. SCHERBER · H. SCHLESINGER · E. SCHMIDT · S. SCHOENHOF · W. SCHOLTZ · W. SCHÖNFELD · H. TH. SCHREUS · R. SIEBECK · C. SIEBERT · H. W. SIEMENS · B. SKLAREK · G. SOBERNHEIM · W. SPALTEHOLZ · R. SPITZER · O. SPRINZ · R. O. STEIN · G. STEINER · G. STICKER · J. STRANDBERG · H. STREIT · A. STÜHMER · G. STÜMPKE · P. TACHAU · L. TÖRÖK · K. TOUTON · K. ULLMANN · P. G. UNNA † · P. UNNA · E. URBACH · F. VEIEL · R. VOLK · C. WEGELIN · W. WEISE · L. WERTHEIM · J. WERTHER · P. WICHMANN · F. WINKLER · M. WINKLER · R. WINTERNITZ · F. WIRZ · W. WORMS · H. ZIEMANN · F. ZINSSER · L. v. ZUMBUSCH · E. ZURHELLE

IM AUFTRAGE
DER DEUTSCHEN DERMATOLOGISCHEN GESELLSCHAFT
HERAUSGEGEBEN GEMEINSAM MIT

B. BLOCH · A. BUSCHKE · E. FINGER · E. HOFFMANN · C. KREIBICH
F. PINKUS · G. RIEHL · L. v. ZUMBUSCH

VON

J. JADASSOHN

SCHRIFTLEITUNG: O. SPRINZ

ZWANZIGSTER BAND · ZWEITER TEIL

BERLIN
VERLAG VON JULIUS SPRINGER
1930

GONORRHÖE
LYMPHGEFÄSSE UND LYMPHDRÜSEN BLASE UND NIEREN · HAUT · AUGE CHIRURGIE · URETHROSKOPIE · FERN-KOMPLIKATIONEN · PROPHYLAXE

BEARBEITET VON

G. BIRNBAUM · H. BOEMINGHAUS · O. DITTRICH
O. FEHR · R. HABERMANN · A. KOLLMANN
E. LANGER · A. MORGENSTERN · E. SCHMIDT

MIT 87 ZUM TEIL FARBIGEN ABBILDUNGEN

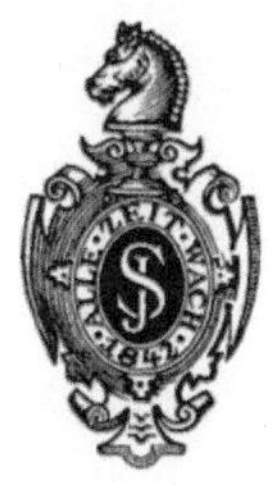

BERLIN
VERLAG VON JULIUS SPRINGER
1930

Softcover reprint of the hardcover 1st edition 1930

ISBN-13: 978-3-540-01116-3 e-ISBN-13: 978-3-642-47828-4
DOI: 10.1007/ 978-3-642-47828-4

Inhaltsverzeichnis.

Gonorrhoische Erkrankung der Lymphgefäße und Lymphdrüsen.

Von Professor Dr. Georg Birnbaum-Dortmund.

Gonorrhöe der Blase und der Niere.

Von Professor Dr. E. Schmidt-Stuttgart. (Mit 2 Abbildungen.)

Hautkrankheiten bei Gonorrhöe.

Von Dr. Erich Langer-Berlin. (Mit 12 Abbildungen.)

Die gonorrhoischen Erkrankungen des Auges.

Von Professor Dr. OSCAR FEHR-Berlin. (Mit 4 Abbildungen.)

Chirurgie und Gonorrhöe.

Von Professor Dr. H. BOEMINGHAUS-Marburg a. d. Lahn. (Mit 26 Abbildungen.)

Die Urethroskopie.

Von Professor Dr. ARTUR KOLLMANN-Leipzig und Dr. ARTUR MORGENSTERN-Leipzig.
(Mit 43 Abbildungen.)

Fernkomplikationen bei Gonorrhöe.

Von Privatdozent Dr. OTTO DITTRICH-Kiel.

Persönliche Prophylaxe der Gonorrhöe.

Von Professor Dr. RUDOLF HABERMANN-Hamburg.

Inhalt von Band XX/1.

Gonorrhoische Erkrankung der Lymphgefäße und Lymphdrüsen.

Von

Georg Birnbaum-Dortmund.

Die Gonokokken breiten sich nach ihrer Ansiedlung auf der Schleimhaut vor allem dadurch aus, daß sie rasenartig an der Oberfläche und zwichen den Zellen der Oberschicht weiterwuchern. Dabei wachsen sie auch in die Ausführungsgänge der Schleimhautdrüsen hinein. Gleichzeitig dringen die Gonokokken aber auch schnell zwischen den gelockerten Epithelien, insbesondere des Cylinderepithels, bis ins Bindegewebe vor und können so trotz der Abwehrmaßnahmen des Körpers in die Lymph- (und Blut-) wege übertreten. Dieser Übertritt in die Lymphwege kann von jeder Stelle im Körper aus erfolgen, an der sich Gonokokken angesiedelt haben. Die verhältnismäßige Gutartigkeit der gonorrhoischen Lymphgefäß- und Lymphdrüsenentzündung und ihre Neigung zur Ausheilung ohne Einschmelzung sprechen dafür, daß die Gonokokken auch in den Lymphbahnen im allgemeinen rasch zugrunde gehen. Es ist daher wohl anzunehmen, daß sie häufiger auch in die Lymphbahnen (ebenso wie in die Blutbahn) übertreten, ohne daß wir es klinisch nachweisen könnten. Umgekehrt wird eine entzündliche Lymphgefäß- und Lymphdrüsenveränderung, die von tiefer gelegenen gonorrhoisch erkrankten Gebilden (hintere Harnröhre des Mannes, Gebärmutter und beider Anhänge) ausgeht und die im Becken gelegenen Lymphgefäße und Lymphdrüsen betrifft, meist dem Nachweis entgehen. Die bei weiterer Ausbreitung der Gonokokken (besonders bei solcher auf dem Blutwege) auftretenden Immunitätsvorgänge machen es vielleicht erklärlich, daß Lymphbahn- und Lymphdrüsenentzündungen, die von Metastasen des Trippers ausgehen, kaum beobachtet worden sind.

Durch Eindringen der Gonokokken in die Lymphbahnen kann es zum Auftreten von Abscessen im Unterhautfettgewebe und nach deren Durchbruch durch die Haut zu serpiginös fortschreitenden Geschwüren kommen. Im Einzelfalle ist aber kaum zu entscheiden, ob diese Veränderungen auf dem Lymphwege oder auf dem Blutwege (Thrombophlebitis) zustande gekommen sind.

Klinik der gonorrhoischen Erkrankung der Lymphgefäße.

Am häufigsten finden wir eine

Erkrankung der der Ansteckungsstelle benachbarten Lymphstränge beim Manne.

Diese Lymphgefäßentzündung ist häufig eine Begleiterscheinung eines mit sonstigen starken Entzündungserscheinungen einhergehenden Harnröhrentrippers (superakuter Tripper). Sie ist aber auch ohne sie und bei chronischem

Verlauf beobachtet worden (MYSING, SCHULTZ). Die Entzündung nimmt ihren Ausgang meist vom Ringstamm der Lymphgefäße in der Kranzfurche, wohin das Lymphgefäßnetz des vordersten Teiles der Harnröhre, der Gegend des Bändchens und seiner seitlichen Nischen einmündet, und setzt sich dann in die Lymphstämme am Gliedrücken fort. Entsprechend diesem Verlauf sind hier manchmal deutlich tastbare Stränge nachweisbar, die in der Gegend des Bändchens beginnen, an den Seitenflächen des Gliedes in der Gegend der Kranzfurche aufsteigen, um sich direkt hinter der Kranzfurche in der Mittellinie des Gliedrückens zu einem nach der Symphyse zu verlaufenden Strang zu vereinigen. An der Einmündungsstelle des Ringstammes in den Rückenlymphstrang des Gliedes entstehen ein gabelartiges Gebilde oder halbmondförmige Knoten (RILLE). Gelegentlich kann der entzündete Lymphstrang sogar bis in eine Leistendrüse getastet werden. Seine Konsistenz ist im frühesten Beginn teigig-weich, später aber, bei der Rückbildung, derb und hart. Die Dicke der walzenförmigen oder mehr flachen, bandartigen Stränge kann zwischen der einer Stricknadel, eines Federkiels, eines dünnen Bleistifts und sogar eines kleinen Fingers (MATZENAUER, NOBL) schwanken. Sie sind meist druckempfindlich und oft schmerzhaft, besonders bei Steifung des Gliedes. Die darüber liegende Haut kann unverändert sein. Manchmal ist sie streifenartig gerötet, entsprechend dem Verlauf des entzündeten Lymphgefäßes und mit diesem stellenweise verwachsen. Verlöten in der Kranzfurche an der gabeligen Einmündungsstelle in den Lymphstrang des Gliedes die Wurzellymphgefäße mit der darüber liegenden Vorhaut, so findet sich bei deren Zurückziehen oft eine grubenförmige Einziehung. Die entzündliche Schwellung betrifft nicht immer die Lymphgefäße des Gliedes in ihrer ganzen Ausdehnung, sondern kann auch — worauf JADASSOHN besonders aufmerksam macht — nur an umschriebener Stelle auftreten, besonders häufig an den Wurzelgefäßen des dorsalen Lymphstranges, gelegentlich auch an anderen Stellen.

Gonokokken sind in den Lymphsträngen wiederholt nachgewiesen worden durch Färbeverfahren (DREYER, MAZZA, STANZIALE u. a.), durch Züchtung (DREYER, SCHOLTZ u. a.) und im Schnitt (MYSING, NOBL). Der Harnröhrenausfluß kann ebenso wie beim Auftreten anderer Komplikationen auch bei auftretender Lymphgefäßentzündung vorübergehend an Stärke abnehmen (REMENOWSKY), die Gonokokken können im Ausfluß verschwinden.

Zwei Beispiele für eine solche Lymphgefäßentzündung am Glied, die auch wegen anderer Besonderheiten bemerkenswert erscheinen, seien aus dem Schrifttum angeführt.

Im ersten Falle (SCHULTZ) tritt bei einem Kranken, der bisher noch nicht an Tripper erkrankt war und bei dem die letzte Ansteckungsmöglichkeit 4 Tage (19. 2. 04) zurückliegt, am 23. 2. 04 an der Wurzel des Gliedes direkt vor der Symphyse in der Mitte des Gliedrückens „ein derbes, sehr stark druckempfindliches, strangförmiges, etwa $1^1/_2$ cm langes Infiltrat“ auf, das mit der darüber liegenden unveränderten Haut nicht verwachsen ist. An den vorderen Abschnitten des Gliedes ließen sich keinerlei Entzündungserscheinungen nachweisen. Es bestand kein Ausfluß aus der Harnröhre, in zwei kleinen Fäden des klaren Urins ließen sich nur Eiterkörperchen und Epithelien, aber keine Gonokokken oder andere Bakterien nachweisen.

In der Folgezeit trat dann (1. 3. 04). eine sehr druckempfindliche Schwellung in der Gegend des rechten Musculus deltoideus auf, außerdem eine umschriebene starke Rötung und Schwellung über dem Grundgelenk des rechten Mittelfingers und schließlich (12. 3. 04) eine hochentzündliche ödematöse Schwellung des ganzen Fußrückens. Während die übrigen Erscheinungen zurückgingen, kam es am Handrücken zur Absceßbildung, in welchem durch Punktion färberisch und durch Züchtung Gonokokken nachgewiesen werden konnten. In der Harnröhre fanden sich trotz häufiger Untersuchung nie Gonokokken.

Dieser Fall ist deswegen bemerkenswert, weil SCHULTZ annimmt, daß es hier zu einer Ansteckung des Lymphgefäßes durch die Haut gekommen sei, ohne daß die Harnröhre gonorrhoisch erkrankt war. Über eine ähnliche Beobachtung wird in neuerer Zeit von LÉPINAY berichtet:

Lymphangitis an der linken Seite der Vorhaut, die 5 Tage nach dem Verkehr mit einer sicher tripperkranken Partnerin aufgetreten war. In dem Eiter der fistelnden (?) Lymphangitis konnten färberisch und kulturell Gonokokken nachgewiesen werden. Die Harnröhre war frei.

Nach der Beschreibung hat es sich wohl eher um die alleinige Ansteckung eines paraurethralen Ganges in diesem Falle gehandelt.

Im zweiten Falle (MYSING) handelt es sich um einen Kranken, der vor einem Jahre an akutem Tripper erkrankt war. Der Ausfluß war allmählich zurückgegangen, dagegen war bei ihm 14 Tage vor der jetzigen Behandlung eine umschriebene, allmählich zunehmende Schwellung an der Vorhaut aufgetreten, nachdem die betreffende Stelle schon vorher längere Zeit etwas empfindlich gewesen war. Bei der Untersuchung fanden sich keine Zeichen eines Harnröhrentrippers (kein Ausfluß, Urine völlig klar und ohne Fäden), dagegen „am Präputium nahe der Umschlagsfalte und etwa dem Dorsum penis entsprechend eine ziemlich erhebliche Anschwellung. Die diese Stelle deckende äußere Haut war nicht gerötet und mit der Unterlage nicht verwachsen. Der diese Anschwellung bedingende Tumor war etwa 4 cm lang und 3 cm breit, seine Konsistenz prall elastisch. Auf Druck bestand eine geringe Schmerzempfindlichkeit. Klinisch konnte eine Kommunikation nach außen nicht festgestellt werden, da auf Druck kein Sekret gewonnen werden konnte. Ebenso entleerte sich kein Sekret auf Druck aus der Harnröhre. Am Penis war weiter nichts Pathologisches nachzuweisen, auch bestanden keine Drüsenschwellungen, weder an der Wurzel des Penis, noch in der Leistengegend. Testis und Epididymis verhielten sich normal." Bei der Untersuchung des excidierten Tumors ergab sich, daß es sich um ein entzündetes Lymphgefäß handelte. Im Schnitt konnten Gonokokken nachgewiesen werden.

Auch in diesem Falle wurden in der Harnröhre nie Gonokokken nachgewiesen, so daß es den Anschein hat, als ob sich hier die Gonokokken nur noch in den Lymphgefäßen längere Zeit gehalten hätten.

Eine Folge der Lymphstauung ist das peripher von entzündeten Lymphbahnen, besonders an der Eichel und Vorhaut auftretende nichtentzündliche Ödem. BUSCHKE führt dieses Ödem auf entzündliche Veränderungen kleinerer oberflächlich gelegener Lymphgefäße der Haut zurück, die er bei genauerer Untersuchung der Vorhaut häufig abtasten konnte.

Im Gegensatz zu diesem Stauungsödem muß aber das „superakute" Trippererkrankungen häufig begleitende akute entzündliche Ödem der Eichel und Vorhaut wohl zu den lymphangitischen gonorrhoischen Erkrankungen gerechnet werden, auch wenn wirkliche lymphangitische Stränge nicht tastbar sind. Wahrscheinlich handelt es sich dabei nur um „eine durch Toxindiffusion oder Resorption bedingte kollaterale Entzündung" (JADASSOHN). In einzelnen Fällen sind zwar durch die Punktion Gonokokken nachgewiesen worden (v. CRIPPA, JADASSOHN), viel häufiger wurden sie aber vermißt (JADASSOHN). Da JADASSOHN sie nur in einem einzigen Falle bei zahlreichen Untersuchungen fand, so nimmt er für diesen Fall an, daß er zufällig mit der Spitze der Kanüle in ein Lymphgefäß geraten sei. Im Falle CRIPPAS waren angeschwollene Lymphgefäße nach der Beschreibung tastbar, so daß hier diese Möglichkeit erst recht in Frage kommt. Im Schnitt fand BUSCHKE bei starkem Ödem der Vorhaut jedenfalls keine Gonokokken, doch wiesen „die mononucleären Entzündungsherde in der Nähe der Blut- und Lymphgefäße darauf hin, daß an diesen Punkten lokale Reize eingewirkt haben, und es erscheint nicht ausgeschlossen, daß diese Herde in den Lymphgefäßen vorhanden gewesenen Gonokokken ihre Entstehung verdanken".

Die Entzündung der Lymphgefäße pflegt sich in der Regel, ohne daß es zur eitrigen Einschmelzung kommt, wieder zurückzubilden. Eitrige Einschmelzung der entzündlichen Lymphstränge mit oder ohne Durchbruch durch die Haut wird nur selten beobachtet, meist an mehr umschriebener Stelle, besonders direkt vor der Symphyse an der sog. dorsalen Lymphdrüse des Gliedes (Billard, Flamm, Ronchese, Scholtz, Stanziale u. a.) oder in der Kranzfurche (Dreyer u. a.) („Bubonuli gonorrhoici"). Die Eiterabsonderung ist meist im Verhältnis zur vorher nachgewiesenen Fluktuation gering, der Eiter zeigt häufig ein schokoladenfarbiges Aussehen (Schultz). Die Absceßbildung kann mit Übelkeit, Erbrechen, Schüttelfrösten und hohem Fieber einhergehen (Billard, Dreyer u. a.).

Nur sehr selten ist eine

Erkrankung der der Ansteckungsstelle benachbarten Lymphstränge bei der Frau

beobachtet worden. Sie kann sich an gonorrhoische Erkrankung der Harnröhre und der Bartholinischen Drüsen anschließen. Einen derartigen Fall von Lymphangitis bei weiblicher Harnröhrengonorrhöe beschreibt Laborde mit besonderem Hinweis darauf, daß er in 30jähriger Tätigkeit bisher bei der Frau nur diesen einen Fall beobachtet und auch im Schrifttum nicht einen gefunden hat. Es fand sich 5 Tage nach Beginn der Behandlung des Harnröhrentrippers ein harter, schmerzhafter, scharf abgesetzter Lymphstrang, der zwischen Harnröhrenmündung und Klitoris begann und sich entlang dem Klitorisschaft bis in die vordere Vulva verfolgen ließ. Eine ähnliche Beobachtung liegt in neuester Zeit von Remenovsky vor: Hier stellte sich bei einem frischen Tripper der Harnröhre und des Gebärmutterhalskanals in der rechten Leistenbeuge eine „von der Gegend der Klitoris nach rechts in die Leistenbeuge sich hinziehende längliche Geschwulst von mehreren Zentimeter Breite und beträchtlicher Höhe" ein. „Die Haut darüber stark entzündlich verdickt, gerötet und gegen die Unterlage wenig verschieblich. Bei Betasten fühlt man eine von der Gegend der vorderen Commissur ausgehende und in annähernd horizontalem Verlauf gegen die Leistenbeuge sich hinziehende Geschwulst, in deren Tiefe man deutlich einen sehr schmerzhaften Strang von ungefähr Bleistiftdicke unterscheiden konnte, welcher ohne scharfe Grenzen in die etwas infiltrierte und stark ödematöse Umgebung überging."

Bei Bartholinitis ist Lymphstrangentzündung nur bei der abscedierenden Form beschrieben (Rille). Dabei handelt es sich ja meist um Mischinfektionen. Im Falle Rilles hat überhaupt keine Untersuchung auf Gonokokken stattgefunden.

Ebenso wie zu Lymphangitis kann der Tripper auch zu einer

Erkrankung benachbarter Lymphdrüsen

führen. Sie kann auch ohne gleichzeitige oder nachweisbare vorangegangene Lymphangitis auftreten. Verhältnismäßig häufig zeigt sich im akuten Stadium des Trippers, besonders beim Manne, auch ohne nachweisbare Erkrankung der Lymphgefäße eine mäßig schmerzhafte, rasch sich wieder zurückbildende Schwellung der benachbarten Lymphdrüsen in der Leistenbeuge[1]. Ob diese „auf die Resorption von Gonotoxin oder von banalen, entzündungserregenden Produkten des gonorrhoischen Prozesses oder auf Verschleppung von im Drüsenparenchym schnell zugrunde gehenden Gonokokken zurückzuführen ist, ist vorderhand" — und auch heute — „nicht zu sagen" (Jadassohn). Wir selbst konnten in derartigen Fällen im Ausstrich des Drüsensaugsaftes Gonokokken nicht nachweisen. Nur recht selten kommt es zu einer ausgesprochenen Entzündung der Drüsen und ihrer Umgebung mit eitriger Einschmelzung

[1] Beim Tripper der Augenbindehaut findet sich die gleiche Veränderung sehr häufig an der Präaurikulardrüse (Elschnig).

(Tripperbubo)[1]. So fand WEBER unter 541 von 1880—1898 im Juliusspital, Würzburg, beobachteten Trippererkrankungen beim Manne nur in 9 Fällen (1,7%) Bubonen und nur in 2 Fällen (= 0,37% der Fälle) Vereiterung. Durch die neuzeitlichen Behandlungsmittel ist sicher dieser Hundertsatz noch viel weiter herabgesetzt worden.

Die Drüsenvereiterung tritt meist nur einseitig, sehr selten doppelseitig auf (MATZENAUER, WEBER).

Gonokokken sind in diesen Bubonen von HANSTEEN, MAZZA, OPPENHEIM, SOWINSKI u. a. nachgweiesen worden.

Während diese Bubonen sich fast stets akut entwickeln, kommt es nur ganz selten zu einer chronisch verlaufenden Entzündung. Ein derartiger Fall ist von ZIELER beschrieben: Hier schwollen bei einem Kranken, der schon mehrfach, zuletzt vor einem halben Jahre, an Tripper erkrankt war, innerhalb von 2 Monaten die linken Leistendrüsen zu einem derben, schmerzhaften Paket von halber Faustgröße an, ohne zu erweichen (strumöser Bubo.) Gonokokken konnten in der Harnröhre nicht mehr nachgewiesen werden, für deren ursächliche Bedeutung sprach aber der rasche Rückgang der Drüsenschwellung auf Behandlung mit Gonokokkenvaccine.

In der Regel werden von den Drüsen die oberflächlichen Lymphknoten der Leistenbeuge befallen. Von NYDEGGER wurde aber auch in einem Falle eine Erkrankung der oberhalb des Leistenbandes in der Tiefe vor dem Bauchfell nahe der Arteria und Vena iliaca gelegenen Drüsen beobachtet, deren Vereiterung ihre operative Entfernung notwendig machte.

Eine weitere lymphogene Ausbreitung der Gonokokken über die benachbarten Lymphdrüsen hinaus, durch die es zu einer

Erkrankung entfernter Lymphgefäße und Lymphknoten

kommt, ist ebenfalls gelegentlich beobachtet worden.

So sah BUSCHKE in 3 Fällen von Tripper, von denen 2 näher beschrieben werden, ohne gleichzeitige Nebenhodenentzündung, ein starkes Ödem am Hodensack auftreten, das er im Gegensatz zu den bei gleichzeitiger Nebenhodenentzündung auftretenden kollateralen Ödem[2] als durch spezifische lymphangitische Entzündung bedingt auffaßt:

Im ersten Falle fand sich neben einer Trippererkrankung der ganzen Harnröhre ein starkes entzündliches Ödem der Vorhaut, eine entzündliche Schwellung der Lymphgefäße bis auf den Gliedrücken von fast Bleistiftdicke. Außerdem war „die linke Scrotalhälfte stark geschwollen, so daß sie nahezu um die Hälfte größer ist als die rechte. Innerhalb der ödematösen Hautfläche „lassen sich bei genauer Betastung drei deutlich voneinander isolierte Infiltrationen der Scrotalhaut erkennen: erstens eine strangartige Verdickung in der Raphe des Scrotums, und zwar von der Penishaut abwärts etwa bis zum tiefsten Punkt des Scrotums. Der Strang ist nach den Seiten scharf begrenzt, von mäßig fester Konsistenz, verliert sich in die Tiefe allmählich und ist etwa $^1/_2$ cm breit. Die Haut über ihm ist verschiebbar. An der Raphe springen eine Reihe deutlich ödematöser Hautfalten hahnenkammartig vor. Ein zweites Infiltrat von etwas unregelmäßiger Begrenzung liegt in der oberen Hälfte des linken Scrotums, etwa Fünfpfennigstück groß und ein etwas kleineres am unteren Pol, beide von derselben Beschaffenheit wie das zuerst geschilderte".

Im zweiten Falle, der die gleichen Erscheinungen an beiden Hodensackhälften bot, handelt es sich ebenfalls um eine Trippererkrankung der ganzen Harnröhre. Sie ging mit

---

[1] Bei Tripper der Augenbindehaut ist in einem Falle Vereiterung der Präaurikulardrüse beobachtet worden (HOCHEISEN).

[2] TANAGO und GARCIA stellten in einem Falle von gonorrhoischer Nebenhodenentzündung einen deutlich tastbaren, harten, schmerzhaften, vom Nebenhoden nach der Haut des Hodensacks verlaufenden Lymphstrang fest. Er mündete hier in eine fluktuierende, gonokokkenhaltige Flüssigkeit führende Geschwulst ein. Ohne histologische Untersuchung muß die Richtigkeit dieser Annahme bezweifelt werden, da Lymphgefäßverbindungen zwischen Nebenhoden und Hodensackhaut nicht bestehen.

entzündlicher Phimose und stark ödematöser Schwellung der Haut des ganzen Gliedes einher. Lymphgefäßentzündungen am Glied und eine Schwellung der Leistendrüsen war nicht nachweisbar.

Buschke hält das Ödem in beiden Fällen auf Grund der nachweisbaren strangförmigen Infiltrate in der Scrotalhaut für gonorrhoisch im eigentlichen Sinne.

Diese Annahme scheint berechtigt, da es in zwei ganz ähnlich verlaufenen Fällen gelungen ist, in den abscedierenden Lymphangitiden des Hodensackes Gonokokken nachzuweisen (Metschersky, Ramazotti).

Dagegen hat es sich in einem von Mermet beobachteten Falle, bei dem es im Verlauf eines Trippers zu einem Tripperbubo der linken Leistendrüsen und zu Ödem am Hodensack und am linken Bein kam, auch nach der Auffassung von Mermet um Stauungsödeme infolge der Behinderung des Lymphstromes durch die entzündlichen Veränderungen in den Leistendrüsen gehandelt.

Auch die Erkrankung anderer Organe bei Tripper hat man auf die Ausbreitung der Gonokokken auf dem Lymphwege zurückgeführt. So ist die Entstehung einer Nebenhodenentzündung und der bei Tripper sehr seltenen Bauchfellentzündung auf diese Weise erklärt worden (Audry und Dalous, Horowitz, v. Zeissl u. a.). Für diese Annahme schien vor allem der Umstand zu sprechen, daß eine klinisch nachweisbare Erkrankung des Samenstranges bei Nebenhodenentzündung häufig vermißt wird. Außerdem fanden Delbet und Chevassu, die eine Reihe von schwerer verlaufenden Nebenhodenentzündungen histologisch untersucht haben, eine im Vordergrunde des histologischen Bildes stehende peri- und intraepididymäre Lymphangitis, wodurch diese Ansicht eine weitere Stütze erhielt. Die experimentellen Untersuchungen von Oppenheim und Löw, Schindler u. a., die histologischen Untersuchungen bei Nebenhodenentzündungen von Baermann, Nobl, Sellei, Sorrentino u. a., die sich mit Sektionsbefunden von Simonds decken, lassen jetzt wohl keinen Zweifel mehr, daß eine Ansteckung des Nebenhodens beim Tripper in der Regel durch den Samenstrang hindurch erfolgt. (Näheres s. Abschn. 2.)

Für die Entstehung der sehr seltenen gonorrhoischen Bauchfellentzündung ist der lymphogene Weg zum mindesten noch nicht erwiesen, ohne daß dadurch diese Möglichkeit bestritten werden soll.

Durchaus möglich und wahrscheinlich erscheint es dagegen, daß auch von der hinteren Harnröhre des Mannes und ihren Anhängen und bei der Frau von der Gebärmutter und deren Anhängen aus Gonokokken in die Lymphwege übertreten. In der Mehrzahl der Fälle werden solche im Becken auftretende Lymphangitiden und Lymphadenitiden der Erkennung sich entziehen.

In neuerer Zeit macht aber Cronquist darauf aufmerksam, daß es sich nach seiner Ansicht bei der Mehrzahl der als Spermatocystitis und in einer Reihe der von Neumann als Deferentitis pelvica beschriebenen Krankheitsbilder nicht um eine Erkrankung der Samenbläschen bzw. des Samenstranges, sondern um eine Erkrankung der von der Vorsteherdrüse ausgehenden und nach den Lymphdrüsen am Eingang des kleinen Becken ziehenden Lymphgefäße handelt *(Lymphangitis prostatoiliaca)*. Diese Anschauung stützt sich allerdings nur auf den Tastbefund am Lebenden vom Mastdarm aus unter Berücksichtigung des anatomischen Verlaufes der Lymphgefäße der Vorsteherdrüse. Entsprechende Befunde bei Leicheneröffnungen, die die Richtigkeit dieser Ansicht beweisen könnten, liegen bisher nicht vor.

Cronquist nimmt die Untersuchung stets beim Kranken in Rückenlage mit weitgespreizten Knien und im Hüftgelenk stark gebeugten Beinen und bei leerer Blase vor.

Im Gegensatz zur Spermatocystitis, bei welcher der oberhalb der Prostata fühlbare, nach oben außen verlaufende knotige Strang stets von der Mitte des oberen Umfanges des Organes ausgeht, nimmt die Lymphangitis prostatoiliaca entsprechend dem Verlauf der Lymphgefäße ihren Anfang von der Vereinigung des oberen mit dem seitlichen Umfang des Organs. Diese Stelle wird von französischen Forschern als „Horn" und von Cronquist „Ecke" der Prostata bezeichnet. Im einzelnen können sich dabei folgende Tastbefunde ergeben:

„Die eine Ecke der meist vergrößerten Prostata ist in Form eines in der Richtung nach auswärts und aufwärts schießenden konischen Zapfens ausgezogen, der ohne Grenze in einen zuweilen bis fingerdicken, an der Oberfläche völlig glatten, spulrunden, meist mehr oder weniger druckempfindlichen, zuweilen aber auch ganz unempfindlichen Strang übergeht, welcher in derselben Richtung nach dem Beckeneingang zu, soweit der Finger reicht, verfolgt werden kann.

Wenn man den palpierenden Finger von oben nach unten führt, wird man nicht sehr selten finden, daß der Strang in ein periprostatisches Infiltrat übergeht, das sich längst dem seitlichen Umfange der Prostata gegen den Apex hinstreckt und auch wohl nach dem oberen Umfange mehr oder weniger weit nach der Mittellinie hin zu übergreift.

Aber nicht immer treten die Beziehungen zwischen dem Strange und der Prostata in der oben beschriebenen Weise hervor. Zuweilen kann man den Strang von der Prostata mit mehreren Wurzeln entsprungen finden, von denen dann die eine wie gewöhnlich von der Ecke ausgeht oder längs dem oberen Umfange verläuft, während eine andere z. B. von dem seitlichen Umfange des Organs ihren Ursprung nehmend nach oben und außen verläuft, um sich mit der von der Ecke entspringenden Wurzel zu einem Strange zu vereinigen. Oder aber diese Wurzel entspringt aus der Mitte der rektalen Oberfläche der Prostata, zieht dann, spulrund und distinkt von derselben getrennt, nach oben und außen über sie hinweg, um mit einer von der Ecke oder dem oberen Umfange des Organs ausgehenden Wurzel zusammenzuschmelzen."

In einem Falle konnte Cronquist das Samenbläschen neben einem solchen verdickten harten druckempfindlichen Strang fühlen. Er sieht diesen Befund als Beweis für die Richtigkeit seiner Auffassung an.

Vielleicht hat es sich bei den beiden von Pasini beschriebenen Fällen um eine auf diesem Wege entstandene Entzündung von Lymphdrüsen im Becken gehandelt:

Bei zwei Kranken entwickelte sich im Laufe eines mit Nebenhodenentzündung und Samenstrangentzündung einhergehenden Trippers in der Bauchgegend eine harte, gegen die Darmwandschaufel nicht verschiebliche Geschwulst, die auf Behandlung mit Gonokokkenvaccine rasch wieder zurückging.

Daß bei der Untersuchung kein Zusammenhang mit der Vorsteherdrüse nachgewiesen werden konnte, spricht kaum gegen die Möglichkeit einer derartigen Entstehungsweise, da auch Leistendrüsenentzündungen ohne klinisch nachweisbare Veränderungen an den zuführenden Lymphsträngen bei Tripper wiederholt beobachtet worden ist.

In der Regel erfolgt die weitere Ausbreitung der Gonokokken in entferntere Organe auf dem Blutwege. Im Schrifttum sind auch einige Beobachtungen niedergelegt, bei denen in der Umgebung solcher Metastasen Veränderungen gefunden worden sind, die als eine

Von Metastasen ausgehende Erkrankung der Lymphgefäße bzw. metastatische Lymphdrüsenerkrankung (auf dem Blutwege)

gedeutet worden sind.

Lesser hat einen solchen Fall in der Berliner dermatologischen Gesellschaft als Lymphangitis vorgestellt: Bei einem Kranken mit Tripper und „Trippergicht" an je einem Fingergelenk beider Hände traten an beiden Vorder- und Oberarmen von den erkrankten Gelenken ausgehende federkieldicke, schmerzlose

Stränge auf, die sich über beide Vorder- und Oberarme ausdehnten. Die darüber liegende Haut war stark gerötet. Auf Grund weiterer Beobachtungen wurden die Veränderungen allerdings später für gonorrhoische Venenentzündung gehalten (SASSERATH). In einem anderen Falle (KEIL) schloß sich die Lymphgefäßerkrankung an eine in der 4. Woche eines Trippers auftretende schmerzhafte Periostitis an der rechten Schienbeinkante an. Sie breitete sich von da nach den Oberschenkeln zu aus unter gleichzeitiger entzündlicher Schwellung der Schenkeldrüsen. Die Möglichkeit, daß es sich auch hier nicht um eine Lymphgefäß-, sondern um eine Venenentzündung gehandelt hat, läßt sich kaum von der Hand weisen. Sie erscheint zunächst das Wahrscheinlichere. Das gleiche gilt von dem von MATARASSO berichteten Falle, in welchem bei einem unkomplizierten Tripper eine diffuse schmerzhafte Rötung und Schwellung an der Streckseite des rechten Oberarmes aufgetreten ist. Die gonorrhoische Grundlage wurde in allen 3 Fällen durch die gleichzeitig bestehende Trippererkrankung, in den letzten beiden auch durch den prompten Erfolg spezifischer Vaccinebehandlung bewiesen.

Endlich berichten PETIT und PICHEVIN noch über eine Kranke, die seit dem 7. Lebensjahre an einer zeitweise auftretenden und wieder verschwindenden Drüsenschwellung an der rechten Halsseite litt. Im Verlaufe eines Trippers kam es dann später zu einer Vereiterung dieser Drüsen. In dem Eiter fanden sich Gonokokken ohne irgendwelche andere Begleitbakterien. PETIT und PICHEVIN nehmen eine gonorrhoische Erkrankung der schon anderweitig geschädigten Drüsen (Locus minoris resistentiae) auf dem Blutwege an, denken aber auch an die Möglichkeit einer Weiterverbreitung der Gonokokken auf dem Lymphwege bis in die Drüse. Leider geht aus dem Referat nicht hervor, ob die Gonokokken auch durch die Züchtung nachgewiesen worden sind. Dies wäre bei einem solch seltenen Falle ein unbedingtes Erfordernis.

Ursachen für die Entstehung der Lymphbahnerkrankung bei Tripper.

Daß entgegen früheren Ansichten die Gonokokken selbst, nicht deren Giftstoffe oder Begleitbakterien die Lymphbahnerkrankung bei Tripper bedingen, ist vielfach erwiesen worden durch den Nachweis der Gonokokken im Abstrich (COLOMBINI, DREYER, MATZENAUER, MAZZA, OPPENHEIM, SCHOLTZ u. a.) im Gewebsschnitt (MYSING, NOBL) und durch Züchtung (v. CRIPPA, HANSTEEN, OPPENHEIM, SCHOLTZ u. a.) und Wiederverimpfung von der Kultur aus auf die menschliche Harnröhre (HANSTEEN). Für das Übertreten der Gonokokken in die Lymphbahnen kommen eine Reihe von Ursachen in Betracht. Vielleicht spielen in einzelnen Fällen besondere anatomische Verhältnisse an und in den Lymphbahnen eine Rolle (RONCHESE). Daß Lymphbahnentzündung häufiger bei Tripper beobachtet wird, der auch sonst mit starken Entzündungserscheinungen (Balanitis, entzündliche Phimose) einhergeht, wurde schon erwähnt. Das läßt vielleicht an eine Ansteckung mit besonders virulenten Erregern in solchen Fällen denken. Auf Grund einer *Beobachtung bei einem Ehepaar,* bei welchem der Tripper bei Mann und Frau mit sehr starken Lymphangitiden einherging, ohne daß sonst besonders starke Entzündungserscheinungen das Bild des Trippers beherrscht hätten, glaubt REMENOVSKY sogar an das Vorkommen von lymphotropen Gonokokken.

Zweifellos können äußere Schädlichkeiten das Übertreten der Gonokokken in die Lymphbahnen befördern. Dafür spricht die Tatsache, daß bei Tripper des Mannes, dessen Glied äußeren Schädlichkeiten mehr ausgesetzt ist, als die Geschlechtsteile der Frau, Entzündung der Lymphgefäße und Lymphdrüsen häufiger als dort beobachtet wird[1] und daß eine Lymphangitis öfters zusammen mit sonstigen Reizerscheinungen im Beginn der Behandlung auftritt (reizende Mittel, zu geringe Verdünnung, zu warme Spülungen). Zu berücksichtigen ist ferner ein schlecht sitzendes, an der Gliedwurzel klemmendes Suspensorium, das Stauungserscheinungen am Glied hervorrufen kann.

Das histologische Bild der gonorrhoischen Lymphgefäßentzündung.

Die krankhaften Veränderungen des Gewebes bei gonorrhoischer Erkrankung der Lymphgefäße sind von AUDRY, NOBL und PICARD beschrieben worden, am eingehendsten von NOBL auf Grund histologischer Untersuchungen an 9 frischen Fällen von gonorrhoischer Lymphgefäßentzündung am männlichen Glied.

Übereinstimmend fanden die Untersucher, daß es sich bei dieser Erkrankung in erster Linie um entzündliche Veränderungen an der Innenwand der Lymphgefäße handelt (Endolymphangitis). Die Außenwand, sowie das umgebende Bindegewebe beteiligt sich zwar stets ebenfalls an den entzündlichen Vorgängen (Perilymphangitis), aber nur in geringerem Maße.

Die Veränderungen an der Innenwand sind exsudativer und proliferativer Art. Der Lymphkanal der erweiterten Lymphgefäße ist in wechselnder Stärke von Zellmassen ausgefüllt, unter denen großkernige Lymphocyten sehr stark vorherrschen, während Leukocyten sich nur spärlicher finden. Die Zellmassen kleiden entweder nur die Wände der Lymphgefäße aus oder füllen deren Hohlraum völlig aus. Die Innenwand der Lymphgefäße zeigt stellenweise Quellung, Auflockerung und Infiltration sowie Vorbauchung der Endothellage und außerdem lebhafte Proliferationserscheinungen an den Endothelien. An Stellen mit gleichzeitiger entzündlicher Zellanhäufung im Innern des Gefäßes ist oft die Grenze der Endothelschicht nicht mehr erkennbar. Die Entzündungserscheinungen lassen sich bis ins subendotheliale Gewebe verfolgen.

Die Mittelschicht des Lymphgefäßes wird von der Innenwand her kaum in den Entzündungsbereich einbezogen. Dagegen ist sie an einzelnen Stellen von anscheinend von der entzündeten Außenschicht eindringenden Wander- und Rundzellhaufen durchsetzt.

In der Umgebung der Außenwand, die ödematös durchtränkt, von Rundzellenhaufen durchsetzt ist und lebhafte Proliferationserscheinungen zeigt, finden sich zellige Gewebsverdichtungen. Diese setzen sich aus Rundzellen, mononucleären lymphoiden Elementen, Plasmazellen und Leukocyten zusammen. Sie umscheiden in Längsstreifen das Lymphgefäß. Die Rundzellenanhäufungen setzen sich längs der erweiterten Vasa vasorum gelegentlich auch auf die weitere Umgebung des Lymphgefäßes fort. Im allgemeinen ist aber die zellige Infiltration auf die nächste Umgebung des Lymphgefäßes beschränkt und ziemlich scharf abgesetzt.

In 5 von 9 Fällen konnte NOBL Gonokokken im Schnitt nachweisen, während die Kultur stets mißlungen ist. Die Gonokokken fanden sich stets nur spärlich und nur im Innern der Lymphgefäße und im Entzündungsbereich der Innenwand, nie subendothelial oder darüber hinaus.

Erwähnt sei noch, daß JADASSOHN auch in der Umgebung eines abscedierenden paraurethralen Ganges mit Lymphocyten vollgestopfte Lymphgefäße gefunden hat, in denen außerdem „tingible Körperchen“ sich fanden.

[1] Selbstverständlich kann bei der Frau eine Entzündung der Lymphgefäße oft schwerer oder überhaupt nicht nachweisbar sein. Das trifft aber nicht zu auf die Lymphdrüsenentzündung in der Leistenbeuge, die ebenfalls häufiger beim Tripper des Mannes beobachtet wird.

Die Erkennung der gonorrhoischen Lymphgefäß- und Lymphdrüsenentzündung ergibt sich gewiß meist aus dem wohl immer gleichzeitig vorhandenen Schleimhauttripper unter Berücksichtigung des anatomischen Verlaufes der Lymphbahnen. Sichere Fälle, in denen eine gonorrhoische Lymphangitis als einziges Zeichen der bestehenden Erkrankung sich findet, sind mit zunehmender Kenntnis der Schlupfwinkel der Gonokokken in der Harnröhre und ihres Nachweises nicht mehr beobachtet worden. In solchen Fällen ist nur der Gonokokkennachweis durch die Züchtung sicher beweisend. Die gonorrhoische Entzündung paraurethraler Gänge kann klinisch der Lymphangitis gleichen. Diese verlaufen aber an der Unterseite des Gliedes (Raphe des Gliedes und Hodensackes) und weisen an der Ausmündungsstelle eine punktförmige Öffnung („Fistel") mit Eiterabsonderung auf.

Wichtiger ist, daß durch die oft beträchtliche Härte einer im Rückgang befindlichen oder subakut sich entwickelnden gonorrhoischen Lymphgefäßentzündung am männlichen Glied eine frische Syphilis vorgetäuscht werden kann. Besonders leicht ist dies dann möglich, wenn es sich um eine umschriebene Entzündung in der Kranzfurche handelt. Auf die Möglichkeit eines solchen Irrtums haben schon früher Jadassohn und Rille und in neuerer Zeit wieder E. Hoffmann nachdrücklich hingewiesen. Eine Täuschung ist vor allem möglich, „wenn an den zirkulär in der Kranzfurche verlaufenden *Wurzeln des dorsalen Lymphstranges,* zumal an seiner *gabelförmigen Teilungsstelle* ein *harter Knoten* sich ausbildet und nun eine *Verlötung mit der darüber gelegenen Vorhaut* neben Röte und *Erosion* an dieser beim Zurückziehen der Vorhaut sich *grubenförmig einziehenden Stelle hinzutritt* („gonorrhoischer Pseudoprimäraffekt") (E. Hoffmann). Spirochätenuntersuchung der Erosion, des Saugsaftes des Infiltrates und der Drüsen ist hier — wie bei allen Erosionen an den Geschlechtsteilen — unbedingt notwendig. Nur sie kann die Entscheidung bringen, da alle klinischen Unterscheidungsmerkmale in solchen Fällen höchst unzuverlässig sind. Stärkere Drüsenschwellung bei Tripper ist recht selten und daher immer sehr verdächtig auf gleichzeitige frische Syphilis. Sie erfordert genaueste Untersuchung, besonders auf einen im Anfangsteil der Harnröhre gelegenen harten Schanker, der dort leicht übersehen wird, und des Drüsensaugsaftes auf Spirochäten. Ebenso ist bei erweichendem Bubo stets auch auf Ulcus molle besonders im Anfangsteil der Harnröhre zu achten. Strumöse Bubonen müssen immer den Verdacht auf gleichzeitiges Lymphogranuloma inguinale erwecken.

Von Metastasen des Trippers ausgehende entzündliche Stränge haben wohl meist eine Venenentzündung zur Grundlage, wenn nicht die histologische Untersuchung ihre lymphangitische Natur erweist.

Die Behandlung und Verhütung gonorrhoischer Lymphgefäß- und Lymphdrüsenentzündung.

Geringfügige Leistendrüsenschwellung im Beginn des Trippers geht wohl stets ohne örtliche Behandlung bei zweckentsprechendem Verhalten des Kranken zurück. Bei vorgeschrittener Entzündung der Lymphbahnen kann die Aufsaugung durch örtliche Anwendung von feuchter oder trockener Wärme oder durch Spiritusdunstverbände beschleunigt werden. Wie bei anderen geschlossenen Trippererkrankungen hat sich auch hier die Behandlung des Kranken mit Gonokokkenimpfstoffen sehr bewährt (Kuttner und Schwenk, Matarasso, Pasini, Zieler u. a.). Ähnlich wirkt in den Muskel eingespritztes Eiweiß: Milch (Gellis und Winter), Aolan, Caseosan oder Olobintin u. a.

Bei der seltenen chronisch hyperplastischen Form der Drüsenschwellung empfiehlt Wetterer Röntgentiefenbestrahlung. Er wendet eine Strahlung von 4 cm Halbwertschicht in Wasser an und gibt unter Verwendung von 1 mm Kupfer und 1 mm Aluminiumfilter 15—20 H auf ein Feld.

Am besten wird die Lymphgefäß- und Lymphdrüsenentzündung durch rechtzeitige, sachgemäße Behandlung des Schleimhauttrippers verhütet. Bei empfindlicher Schleimhaut und stärkeren Entzündungserscheinungen muß die Behandlung stets mit milden Mitteln und in stärkerer Verdünnung begonnen werden, die bei auftretenden Reizerscheinungen noch weiter herabzusetzen ist. Der richtige Sitz verordneter Suspensorien soll durch den Arzt geprüft werden.

Literatur.

AUDRY, CH.: Sur la structure de la lymphite blennorrhagique. Ann. de Dermat. **1911**, 557. — AUDRY, CH. und E. DALOUS: Lésions histologiques de l'épididymite blennorrhagique. Ann. de Dermat. **1903**, 196.

BAERMANN, G.: Über die Pathologie der gonorrhoischen Epididymitis und über Versuche, dieselbe durch Punktion zu behandeln. Dtsch. med. Wschr. **1903**, Nr 40, 720. — BAUDOUIN und GASTOU: Blennorrhagi lymphangite et pyodermites gonocoques. Ann. de Dermat. **1900**, 747. — BERGH, R.: Beitrag zur Kenntnis der Entzündung der Glandula vestibularis major (BARTHOLINI). Mh. Dermat. **21**, 361 (1895). — BILLARD: Lymphite suppurée de la verge au cours d'une blennorrhagie. J. Mal. cut. **1897**, H. 6/8, 410. Ref. Arch. f. Dermat. **47**, 156 (1899). — BUSCHKE: Über gonorrhoisches Scrotalödem. Arch. f. Dermat. **100**, 177 (1910). — BUSCHKE, A. und E. LANGER: Lehrbuch der Gonorrhöe. Berlin: Julius Springer 1926.

CASPER, L.: Lehrbuch der Urologie. 4. Aufl. Berlin—Wien: Urban & Schwarzenberg 1923. — COLOMBINI, P.: (a) Bakteriologische und experimentelle Untersuchungen über einen merkwürdigen Fall von allgemeiner gonorrhoischer Infektion. Zbl. Bakter. **24** I, Nr 25 (1898). (b) Bakteriologische und histologische Untersuchungen über die Bartholinitis. Ein Beitrag zum Studium ihrer Pathogenese. Arch. f. Dermat. **48**, 33 u. 229 (1899). — CRIPPA, I. F. v.: Ein Beitrag zur Frage: Wie rasch kann der Gonokokkus Neisser das Epithel der Urethra durchdringen? Wien. med. Presse **1893**, Nr 35/36. — CRONQUIST, C.: Über Lymphangitis prostato-iliaca. Arch. f. Dermat. **134**, 374 (1921).

DELBET, P. und CHEVASSU M.: Die blennorrhoische Obliteration des Nebenhodens und ihre chirurgische Behandlung. Ann. Mal. Org. genito-urin. **2**, H. 16/17 (1908). Ref. Mh.Dermat. **47**, 523 (1900). — DREYER: Gonokokken in Lymphgefäßen. Arch. f. Dermat. **60**, 259 (1902).

EBERTH, C. J.: Die männlichen Geschlechtsorgane. Jena: Gustav Fischer 1904.

FINGER, E.: Die Blennorrhöe der Sexualorgane und ihre Komplikationen. Leipzig und Wien: Franz Deuticke 1905. — FLAMM, P.: Localizzazione non comune dell' infezione gonococcica. Giorn. med. Osp. civ. Venezia **1**, 178 (1927). Ref. Zbl. Hautkrkh. **26**, 419 (1928).

GELLIS, S. und J. WINTER: Über Milchinjektionsbehandlung gonorrhoischer Komplikationen. Arch. f. Dermat. **126**, 267 (1919). — GRAVAGNA: Nota clinica su un caso di ascessi gonococcici multiple e successivi degli organi genitali feminili nel corso di una vulvo-uretrite blennorrhagica subacuta. Giorn. ital. Mal. vener. Pelle **1**, 37 (1902). Ref. Ann. de Dermat. **1902**, 958.

HANSTEEN, H.: (a) Gonokokken in suppurierenden Bubonen. Norsk Mag. Laegevidensk., Febr. **1897**. Ref. Mh. Dermat. **26**, 596 (1898). (b) Vereiterung der Leitendrüsen durch den Gonokokkus. Arch. f. Dermat. **38**, 397 (1897). — HOCHEISEN: Ein Fall von Gonokokkämie bei einem Säugling mit Gonorrhöe. Arch. Gynäk. **1906**, H. 2. — HOFFMANN, E.: Vortäuschung primärer Syphilis durch gonorrhoische Lymphangitis (gonorrhoischer Pseudoprimäraffekt). Münch. med. Wschr. **1923**, Nr 37, 1167. — HORDER, TH.: Metastatic gonorrhoea. Lancet **204**, 1304 u. 1313 (1923). — HOROWITZ, G.: Beiträge zur Pathologie und Therapie der blennorrhagischen Epididymitis. Inaug.-Diss. 1902. — HOROWITZ, M.: Die gonorrhoische Peritonitis beim Manne. Wien. med. Wschr. **1892**, Nr 2, 54.

JADASSOHN, J.: (a) Lymphangitis blennorrhoica dorsalis penis. Korresp.bl. Schweiz. Ärzte **1899**, Nr 5, 150. (b) Über die Komplikatioen der Blennorrhöe. Deutsche Klinik am Eingange des XX. Jahrhunderts. S. 601. Berlin: Urban u. Schwarzenberg 1905. (c) Allgemeine Ätiologie, Pathologie, Diagnose und Therapie der Gonorrhöe. Handb. d. Geschlechtskrankheiten von E. FINGER, J. JADASSOHN, S. EHRMANN und S. GROSS. Bd. 1, S. 259. Wien u. Leipzig: Alfred Hölder 1910. (d) EDMUND LESSERs Lehrbuch der Haut- und Geschlechtskrankheiten. 2. Bd. Berlin: Jölius Springer 1927.

KAESTLE: Über die gonorrhoische Erkrankung der BARTHOLINIschen Drüsen. Inaug.-Diss. Würzburg 1891. — KEIL, A.: Periostitis, Lymphangitis, Lymphadenitis gonorrhoica.

Prag. med. Wschr. **1912**, Nr 39, 558. — KIČEVAC, M.: Ein Fall von gonorrhoischer Adenitis. Serb. Arch. ges. Med. **30**, 194 (1928). Ref. Zbl. Hautkrkh. **28**, 87 (1929). — KUTNER, R. und A. SCHWENK: Der therapeutische und diagnostische Wert des Gonokokkenvaccins. Z. ärztl. Fortbildg **9**, 144 (1912).

LABORDE, M.: Lymphite vulvaire consécutive à l'urethrite blennorrhagique d'une femme adulte. Ann. de Dermat. **1922**, 556. — LÉPINAY: Lymphangide primitive et absces de la verge à gonocoques sans urétrite. J. d'Urol. **20**, 81 (1925). Ref. Zbl. Hautkrkh. 18, 726 (1926). — LESSER: Tripperrheumatismus und Lymphangitis beider Vorder- und Oberarme. Berl. dermat. Ges., 6. Mai 1902. Ref. Dermat. Z. **9**, 687 (1902). — LOFARO, F.: Die Untersuchung auf Gonokokken im zirkulierenden Blute der Gonorrhoiker. Policlinico, sez. clin., Febr. **1911**, Nr 2. Ref. Arch. f. Dermat. **112**, 612 (1912).

MARIANI, G.: Ulceration der Penishaut durch Gonokokken verursacht. Giorn. ital. Mal. vener. Pelle **1920**, 295. Ref. Dermat. Z. **34**, 357 (1921). — MARTINEZ VARGAS: Linksseitiger gonorrhoischer Iliacalabsceß. Med. Niñ. **23**, No 267, 74 (1922). Ref. Zbl. Hautkrkh. 7, 126 (1923). — MATARASSO: Lymphangite avec oedème rouge et douloureux de la région du triceps brachial d'origine, très probablement blennorragique, guérie par deux injections de vaccin antigonococcique. Ann. Mal. vénér. **17**, 448 (1922). Ref. Zbl. Hautkrkh. 7, 231 (1923). — MATZENAUER, R.: Lehrbuch der venerischen Erkrankungen. Wien: Moritz Perles 1904. — MAZZA, G.: Über die Lymphangitis blennorrhoica ulcerosa. 10. Verslg ital. dermat. Ges. Rom, Dez. **1908**. Ref. Mh. Dermat. **50**, 29 (1910). — MERMET, P.: Elephantiastisches Ödem des Hodensackes und der linken unteren Extremität im Gefolge eines durch Tripper hervorgerufenen strumösen Bubo. Ann. Mal. Org. genito-urin **1894**, Nr 9. Ref. Mh. Dermat. **21**, 356 (1895). — METSCHERSKY: Ein Fall von multiplen gonorrhoischen Geschwüren bei einem Mann. J. russ. Mal. cut. **1910**, **336**. Ref. Arch. Dermat. **109**, 302 (1911). — MIRABEAU: Lymphangitis gonorrhoica. Ein Beitrag zur Impfinfektion mit Gonokokkeneiter. Zbl. Gynäk. **1899**, Nr 42. — MYSING, H.: Ein Fall eines intrapräputial gelegenen gonorrhoischen Lymphtumors. Inaug.-Diss. Kiel 1900.

NOBL, G.: (a) Pathologie der blennorrhoischen venerischen Lymphgefäßerkrankungen. Wien u. Leipzig: Franz Deuticke 1901. (b) Zur Histologie der blennorrhagischen Deferentitis und Epididymitis. Arch. f. Dermat. **67**, 239 (1903). (c) Zur Klinik und Ätiologie der Deferentitis pelvica. Wien. klin. Rdsch. **1906**, Nr 10/11. — NYDEGGER, J. A.: Eine ungewöhnliche Komplikation bei Blennorrhöe. J. amer. med. Assoc., 23. Sept. 1905. Ref. Mh. Dermat. **42**, 478 (1906).

OPPENHEIM, M.: Bubo inguinalis mit gonokokkenführendem Eiter, entzündeter accessorischer Penisgang der Rhaphe mit eitrigem Sekret. Keine Erkrankung der Harnröhre. Wien. dermat. Ges., 22, Juni 1922. Ref. Zbl. Hautkrkh. **6**, 501 (1922). — OPPENHEIM, M. und O. LÖW: Klinische und experimentelle Studien zur Pathologie der gonorrhoischen Epididymitis. Virchows Arch. **182**, 39 (1905).

PASINI, A.: Adenit pelvica blennorragica (Osservazioni cliniche). Soc. ital. Dermat. Rom, 17. Dez. 1921. Ref. Zbl. Hautkrkh. **6**, 121 (1923). — PETIT, R. und PICHEVIN: Adénite cervicale suppurée à gonocoque. J. Mal. cut. **1896**, 419. Ref. Arch. f. Dermat. **39**, 429 (1897). — PHILLIPS: Blennorrhoische Lymphangitis. Amer. J. Dermat. a. genito-urin. Dis. **2**, H. 2 (1898, Juni). Ref. Mh. Dermat. **28**, 49 (1899). — PICARD, R.: Über blennorrhoische und syphilitische Entzündungen der Lymphstränge. Diss. Toulouse 1911. Ref. Dermat. Wschr. **55**, 1273 (1912). — POZZO, A.: (a) Linfangioite dorsale del pene ed ascesso gonococcico. Il Dermosifilogr. **3**, 40 (1928). Ref. Zbl. Hautkrkh. **27**, 214 (1929). (b) Linfite dorsale del pene ed ascesso gonococcico. Arch. ital. Dermat. **3**, 89 (1927). Ref. Zbl. Hautkrkh. **28**, 87 (1929).

RAMAZOTTI, V.: Über eine sehr seltene Komplikation eines Falles von Urethralgonorrhöe. Giorn. ital. Mal. vener. Pelle **1919**, 517. Ref. Dermat. Z. **34**, 358 (1921). — REMENOVSKY, F.: Zur Frage der gonorrhoischen Lymphangitis. Arch. f. Dermat. **146**, 415 (1924). — RILLE, J. H.: (a) Bartholinitis und Leistendrüsen. Arch. f. Dermat. **36**, 381 (1896). (b) Lymphangitis (aus Encyklopädie der Haut- und Geschlechtskrankheiten, herausgegeben von E. LESSER), Leipzig 1900. — RONCHESE, F.: Ascesso gonococcico della radice del pene. Il Dermosifilogr. **2**, 185 (1927). Ref. Zbl. Hautkrkh. **24**, 358 (1927).

SASSERATH, F.: Phlebitis gonorrhoica. Inaug.-Diss. Berlin 1904. — SCHINDLER, C.: Über antiperistaltische Bewegungen des Vas deferens und die Behandlung der akuten gonorrhoischen Urethritis posterior. Arch. f. Dermat. **85**, 85 (1907). — SCHOLTZ, W.: (a) Beiträge zur Biologie des Gonokokkus. Arch. f. Dermat. **49**, 1 (1899). (b) Gonorrhoea acuta et chronica et posterior. Handbuch der Geschlechtskrankheiten von FINGER, JADASSOHN, EHRMANN und GROSS. Bd. 1. Wien u. Leipzig: Alfred Hölder 1910. (c) Pathologie und Therapie der Gonorrhöe. Jena: Gustav Fischer. — SCHULTZ, F.: Gonorrhoische Lymphangitis und Gonokokkenmetastasen ohne nachweisbare Schleimhautgonorrhöe. Dtsch. med. Wschr. **1906**, Nr 1, 26. — SELLEI, J.: Über die gonorrhoische Erkrankung der Paraurethralgänge. Mh. Dermat. **36**, 292 (1903). (b) Beiträge zur Histologie der Epididymitis gonorrhoica. Dermat. Z. **11**, 237 (1904). — SIMONDS: Die Ursachen der Azoospermie. Dtsch.

Arch. klin. Med. **61**, 412 (1898). — Sorrentino: Recerche cliniche et anatomiche su due casi di orchioepididimite blenorrojica. Giorn. ital. Mal. vener. Pelle **1904**, No 4. Zit. nach Oppenheim und Löw. — Sowinski, Z.: Ein Fall von Blennorrhöe, kompliziert durch multiple Gelenkaffektion und blennorrhoische Lymphangitis mit Ausgang in Vereiterung. Przegl. lek. (poln.) **1905**, Nr 2. Ref. Mh. Dermat. **42**, 480 (1906). — Stanziale: Bakteriologischer Beitrag zum Studium der periurethralen Abscesse infolge von Blennorrhöe. Riforma med. **1897**, No 32. Ref. Mh. Dermat. **25**, 597 (1897). — Swinburne, G. K.: J. of cutan. genito-urin. Dis. **1899**. Zit. nach Scholtz.

Tanago und Garcia: Eine seltene Komplikation der Blennorrhöe. Rev. españ. Dermat. **13**, No 148 (1911, April). Ref. Mh. Dermat. **53**, 26 (1911). — Thalmann: Das Ulcus gonorrhoicum serpiginosum. Arch. f. Dermat. **71**, 75 (1904). — Tollemer und Macaigne: Syn. blenn. supp. due au gonocoque. Rev. Paris **1893**. Zit. nach Keil.

Weber: Beiträge zur Häufigkeit der Tripperkomplikationen beim Manne. Inaug.-Diss. Würzburg 1890. — Wetterer, J.: Die Röntgenbehandlung einiger Komplikationen der Gonorrhöe. Strahlenther. **12**, 469 (1921). — Wossidlo: Die Gonorrhöe des Mannes und ihre Komplikationen. 2. Aufl. Leipzig: Georg Thieme 1908.

Zeissl, M. v.: Bauchfellentzündung infolge des Harnröhrentrippers des Mannes. Allg. med. Ztg **1892**. — Zieler, K.: (a) Lymphadenitis gonorrhoica. Würzburg. Ärzteabend, 28. Nov. 1911. Ref. Münch. med. Wschr. **1912**, Nr 2, 59. — (b) Lehrbuch und Atlas der Haut- und Geschlechtskrankheiten. Berlin u. Wien: Urban u. Schwarzenberg 1924. — Zinsser: Lymphangitis gonorrhoica. Köln. dermat. Ges., Sitzg 27. Nov. 1925, Zbl. Hautkrkh. **19**, 104 (1926).

Gonorrhöe der Blase und der Niere.

Von

E. SCHMIDT-Stuttgart.

Mit 2 Abbildungen.

I. Cystitis gonorrhoica.

Es unterliegt heute keinem Zweifel mehr, daß die in diesem Kapitel zu besprechenden Organerkrankungen zu den großen Seltenheiten gehören. Für die gonorrhoische Erkrankung der Blase schien das bis in unsere jüngste Zeit hinein durchaus nicht so selbstverständlich zu sein. Immer wieder wird darauf hingewiesen, daß bei bestehender Gonorrhöe der hinteren Harnröhre ja der größte Teil des hier gebildeten Eiters und mit ihm die Gonokokken in die Blase regurgitiert werden, und ebenso häufig wird der Schluß gezogen, daß die Trübung der II. Urinportion bei der Zweigläserprobe und der Nachweis von Gonokokken im Sediment dieses Harns die Herkunft der Bakterien und des Eiters aus der Blase beweise.

Die Richtigkeit dieser Argumentation steht außer allem Zweifel, aber der Schluß, der aus diesen Tatsachen auf das Bestehen einer echten gonorrhoischen Cystitis häufig gezogen wird, ist ein Trugschluß. Allein die Tatsache, daß in Fällen von Gonorrhoea urethrae posterioris bei genügend kurzen Urinpausen der Harn im zweiten Glase kaum oder nicht getrübt ist, beweist zur Genüge, daß hier eine Eiterung in der Blase selbst nicht wohl vorhanden sein kann. Bei Gonorrhoikern, die mit angehaltenem Urin zur Untersuchung kommen, beweist eine Trübung der zweiten Urinportion zunächst nur die Beteiligung des hinteren Harnröhrenabschnitts an der Infektion. Ob die Blasenschleimhaut von dem gonorrhischen Prozeß selbst in Mitleidenschaft gezogen ist oder nicht, ist auf Grund dieser relativ einfachen Untersuchungsmethode nicht zu entscheiden.

Lange Zeit hindurch bis gegen Anfang der neuziger Jahre des vorigen Jahrhunderts galt überhaupt die Ansicht, daß es eine reine gonorrhoische Cystitis nicht gebe (BUMM, GUYON); fast immer seien die im Verlaufe der Gonorrhöe auftretenden eitrigen Katarrhe der Blase als Mischinfektionen mit anderen in der Harnröhre vorkommenden Erregern anzusehen (SÄNGER). Erst durch die Untersuchungen von BARLOW, BIERHOFF und KROGIUS ist das Vorkommen einer echten gonorrhoischen Blasenentzündung höchst wahrscheinlich gemacht und von WERTHEIM mit Sicherheit zuerst bewiesen worden. Seither ist diese Beobachtung durch eine Reihe von weiteren sicheren Fällen bestätigt worden. *Grundbedingung für das Zustandekommen* einer solchen gonorrhoischen Entzündung in der Blase ist nur, daß die Möglichkeit für das Haften der Bakterien in der Schleimhaut selbst gegeben ist.

Von anderen Bakterien, wie beispielsweise vom Bact. coli wissen wir ja zur Genüge, daß gerade dieser häufigste Erreger der Cystitis sich unbegrenzt lange in vollvirulentem Zustande in der Vesica halten kann, ohne Entzündungen hervorzurufen. Wir sprechen in solchen Fällen von Bakterurie und finden dann zwar mehr oder weniger reichlich Mikroben im Harn, aber keine Eiterkörperchen.

Damit überhaupt Bakterien eine Cystitis hervorrufen können, müssen also *Zustandsänderungen* im Organismus, speziell in der Blase vorhanden sein, die das Haften der Mikroorganismen ermöglichen. Derartige prädisponierende Momente für das Zustandekommen einer Cystitis sind *Traumen* oder *Hyperämien* der Blasenschleimhaut oder *Harnretention* oder auch Kombinationen verschiedener dieser Faktoren. Die Beobachtung, daß im Anschluß an eine Erkältung Cystitiden auftreten, wie wir es im Felde so häufig gesehen haben, ist ebenfalls dadurch zu erklären, daß die infolge des Kältereizes gesetzte Hyperämie den Boden für das Haften der schon zuvor in der Blase vorhandenen oder bald darauf eingedrungenen Erreger bereitet hat. Die Blasenschleimhaut alter Leute, besonders von *Prostatikern*, die ihre Blase häufig nicht entleeren, ist durch die Harnstauung für die Ansiedlung und Weiterentwicklung der Mikroben besonders disponiert.

Daß dieses Moment der Harnstauung, wie wir es beim Vorhandensein von Strikturen und parenchymatösen Prostatitiden bei unseren Gonorrhoikern besonders häufig finden, nicht öfter zum Zustandekommen einer Cystitis gonorrhoica führt, ist zweifellos dadurch bedingt, daß die Blasenschleimhaut eine *relative Unempfänglichkeit* gegenüber der gonorrhoischen Infektion besitzt. Viel häufiger ist daher die Entstehung einer *Sekundärinfektion* durch andere Mikroorganismen wie Staphylo- und Streptokokken oder Bacterium coli, für welche die Blasenschleimhaut weit empfänglicher ist und die den Gonokokkus auch bald überwuchert haben und verdrängen, Verhältnisse, wie wir sie auf dem Kulturnährboden nicht selten beobachten, auf dem Gonokokken bekanntlich, wenn sie schon haften konnten, sehr bald zugrunde gehen, wenn andere Erreger sich gleichzeitig angesiedelt haben. Daraus erhellt, daß die Blasenschleimhaut dem Gonokokkus gegenüber sich prinzipiell anders verhält wie die der Harnröhre, in deren vorderen Teil wohl immer auch normalerweise irgendwelche pyogenen Mikroorganismen, besonders Staphylo- und Streptokokken vorhanden sind und auf der trotzdem der Gonokokkus fast immer sich anzusiedeln und weiterzuentwickeln imstande ist.

Die meisten Cystitiden, die im Verlaufe einer Gonorrhöe der Harnröhre auftreten, sind also auf das Konto der normalerweise in der Urethra vorhandenen Erreger zu setzen, die gelegentlich einer Bougierung oder einer cystoskopischen Untersuchung in die Blase verschleppt werden und auf Grund der vorhin erwähnten Momente sich auf der Schleimhaut anzusiedeln vermochten. In solchen Fällen wird man im zweiten und dritten Urin bei der Zwei- und Dreigläserprobe neben den erwähnten Mikroorganismen und Eiterkörperchen natürlich auch Gonokokken finden, die aus dem regurgitierten Eiter der Pars posterior urethrae stammen. Es dürfte unter solchen Verhältnissen schwer sein zu entscheiden, ob es sich um eine Mischinfektion handelt oder ob die bestehende Cystitis nur durch jene soeben erwähnten Bakterien bedingt ist.

Daß aber auch der Gonokokkus allein imstande ist, unter günstigen Umständen eine Cystitis hervorzurufen, ist durch eine Reihe von Beobachtungen (du Mesnil, Kutner, Wertheim, Middelschulte, Scholtz, Linzenmeier, Jäger, Schottmüller, Tanaka, Böhmer, Knorr, Hohlweg u. a.) sicher gestellt. In allen diesen Fällen wurden die Gonokokken in Reinkultur aus dem steril entnommenen Urin nachgewiesen und das Bestehen einer Cystitis bald aus den klinischen Symptomen, bald durch die Cystoskopie und vereinzelt auch durch Autopsie bewiesen.

Der *Weg*, auf dem die Gonokokken in die Blase gelangen, kann recht verschieden sein. Der häufigste ist zweifellos der *ascendierende*, von der gonorrhoisch erkrankten Urethra aus. Ohne weiteres verständlich ist der Infektionsmodus des Übergreifens einer acuten hinteren Harnröhrengonorrhöe auf die Blase durch kontinuierliche Ausbreitung des Prozesses oder durch den dorthin abfließenden Eiter. Aber auch bei bloßer Gonorrhöe der vorderen Harnröhre kann das Einführen von Bougies, Kathetern, Cystoskopen selbst bei vorher gereinigter Urethra durch Expression infizierter MORGAGNIscher Taschen und LITTREscher Drüsen ein Beladen dieser Instrumente mit dem gonorrhoischen Virus und dessen Einbringen in die Blase zur Folge haben.

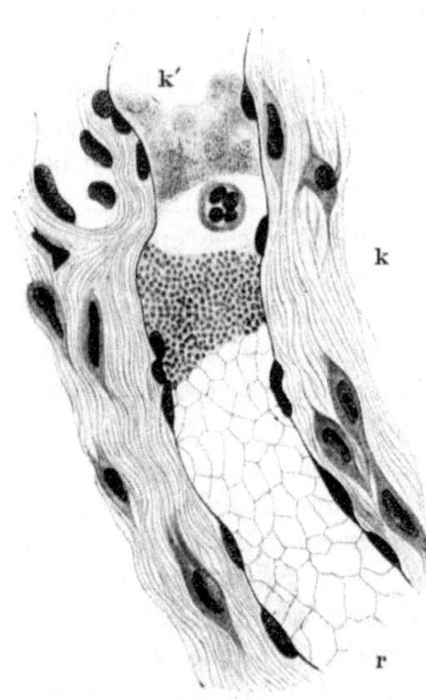

Abb. 1. Blutcapillare im submukösen Bindegewebe. Das Lumen enthält bei r zahlreiche rote Blutkörperchen, die sich gegenseitig abplatten, bei k einen obturierenden Thrombus, der aus involvierten Gonokokken besteht, bei k' den schleierartigen Rest eines solchen. (Zeiss. Apochr. hom. Imm. 2 mm, Ap. 1,30, Comp. Oc. 8.) (Nach E. WERTHEIM, Z. Geburtsh. 35, 1896, Taf. I, Fig. 3.)

Eine zweite Möglichkeit des Hineingelangens von Gonokokken in die Blase ist die von seiten der Nieren, eine *descendierende* Infektion, wobei eine Metastasierung der Mikroben auf dem Blut- oder Lymphwege durch die Nieren in das Nierenbecken anzunehmen wäre. Dabei braucht die gonorrhoische Infektion in diesen oberen Harnwegen durchaus nicht zu haften, denn auch hier ist die Grundbedingung dafür irgendeine besondere Disposition, die ähnlich wie in der Blase durch Traumen oder Hyperämie oder Harnstauung geschaffen sein kann. Bei deren Fehlen werden die Bakterien mit dem Harnstrom ausgeschieden, ohne pathologische Veränderungen hervorzurufen und können sich erst später unter günstigeren Bedingungen in der Blase ansiedeln. Immerhin wird diese Infektionsart eine große Seltenheit sein.

In gleicher Weise kann man sich vorstellen, daß bei *Gonokokkämie* die Bakterien durch die Blutbahn in die Blase gelangen können, um dort eine Cystitis hervorzurufen, wenn sie günstige Bedingungen für ihre Ansiedelung vorfinden. Von WERTHEIM sind beispielsweise in einem Gefäß der Blase Gonokokken mikroskopisch und kulturell nachgewiesen worden, und wenn dieser Autor auch anzunehmen geneigt ist, die Anwesenheit dieser Erreger im Gefäß ihrem Eindringen an Ort und Stelle zuzuschreiben, so hat meines Erachtens die *hämatogene embolische Infektion* der Blase die größte Wahrscheinlichkeit für sich. Für andere Erreger wie Tuberkelbacillen und Spirochäten ist dieser Infektionsmodus jedenfalls bewiesen und dürfte somit wohl auch für den Gonokokkus prinzipiell zuzugeben sein.

Schließlich wäre noch der Möglichkeit einer *Infektion* der Blase vom gonorrhoisch erkrankten *Rectum* her zu gedenken. Daß dieser Infektionsmodus gelegentlich vorhanden ist, scheint für das Bacterium Coli sicher zu sein. Für den Gonokokkus ist er bisher nicht beschrieben und auch nicht sehr wahrscheinlich, da die gonorrhoische Infektion des Rectums ja kaum so hoch aufsteigt, daß die entzündete Darmschleimhaut in unmittelbarer Nähe der hinteren Blasenwand liegt. Sehr viel eher könnte auf diese Weise ein Übergreifen der Gonorrhöe von der erkrankten Prostata her denkbar sein.

Im großen und ganzen wird für das Zustandekommen einer gonorrhoischen Blasenentzündung demgemäß der ascendierende Infektionsweg in Frage kommen.

Die **klinischen Symptome,** welche die gonorrhoische Cystitis macht, sind von denen anderer Cystiden kaum verschieden. Drei Kardinalsymptome stehen im Vordergrunde: *Harndrang, Schmerzen bei der Miktion* und *Pyurie*, in vielen Fällen auch *Hämaturie*. Wir wollen uns hier aber gleich daran erinnern, daß auch die akute Gonorrhöe der hinteren Harnröhre beim Manne fast dieselben klinischen Erscheinungen macht und daß es infolgedessen häufig nicht ganz leicht sein dürfte, eine gonorrhoische Cystitis von einem akuten Tripper der Urethra posterior zu unterscheiden. Die Gleichheit der klinischen Symptome beider Abschnittserkrankungen wird verständlich durch die Feststellung, daß

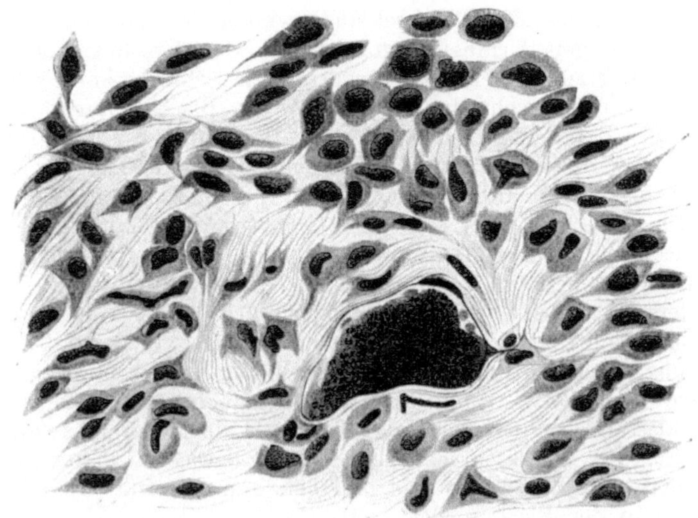

Abb. 2. Capillargefäß mit Gonokokkenthrombus. Die scharf ausgeprägten und charakteristischen Gonokokken sind in eine bläulichgrüne Masse, die das Gefäß erfüllt, eingelagert. (Hier schwarz wiedergegeben.) Zeiss, Apochr. hom. Imm. 2 mm, Ap. 1,30, Comp. Oc. 8. (Nach E. WERTHEIM, Z. Geburtsh. 35, 1896, Taf. I, Fig. 3.)

bei bestehender hinterer Harnröhrengonorrhöe der Entzündungsprozeß nicht ganz selten auf das Ostium internum vesicae übergreift, ohne daß es hier zum Eindringen von Gonokokken in die Blasenschleimhaut selbst kommt, so daß ein Krankheitsbild entsteht, das als *Urethrocystitis* bezeichnet worden ist (FINGER, JADASSOHN u. a.).

Eindeutiger sind die klinischen Symptome der gonorrhoischen Cystitis natürlich bei der Frau, wo die Urethralgonorrhöe abgesehen von einem gewissen Brennen in der Harnröhre beim Wasserlassen sonst ja kaum Beschwerden macht, die mit denen der Blasenentzündung verwechselt werden könnten.

Sehen wir uns die einzelnen Symptome der akuten gonorrhoischen Entzündung der Blase etwas genauer an, so steht im Vordergrunde der Beschwerden der außerordentlich starke *Harndrang*, wie wir ihn ja auch als hervorstechendstes Symptom von der hinteren Harnröhrengonorrhöe her kennen. Dieser Harndrang ist von einer enormen Heftigkeit und Dauer. Die kleinsten Mengen Urin in der Blase lösen ihn aus, so daß der Kranke, kaum daß er uriniert hat, diesen Drang von neuem verspürt und ohne Zögern ihm folgen muß, da sonst der Urin wider Willen abgeht. Dabei ist der Harndrang Tag und Nacht vorhanden und wird durch Bettruhe höchstens ein wenig gemildert. Er erklärt sich daraus, daß bei der akuten Cystitis die Blasenschleimhaut stark geschwollen und gequollen ist, so daß die Kapazität der Blase und die Dehnbarkeit ihrer Wand in hohem

Grade herabgesetzt sind, ein Zustand, der bei der Blasenspülung oder Füllung auffällig genug wird. Daß dieser Harndrang durch das gleichzeitige Fortbestehen des frischen hinteren Harnröhrentrippers noch erhöht wird, ist ohne weiteres einleuchtend. Gelegentlich aber kann dieses Symptom der Pollakiurie auch vollständig fehlen (KUTTNER, JÄGER, CASPER), besonders in den Fällen, in denen die Cystitis in ein mehr chronisches Stadium getreten ist.

Ganz ähnlich verhält es sich mit dem *Schmerz*, der vornehmlich eine Erscheinung der akuten Blasenentzündung ist. In JÄGERS Falle fehlten beispielsweise überhaupt alle subjektiven Symptome der Cystitis, trotz reichlichsten Gehalts des Urins an Gonokokken und Eiterkörperchen. Dabei war aus der Harnröhre mit keinem Mittel Sekret zu gewinnen, so daß die Annahme der Herkunft der eitrigen Urinbeimengungen aus der Urethra wohl abgelehnt werden kann. Der zum Harndrang hinzutretende Schmerz kann verschiedener Natur sein. SCHOLTZ beschreibt ihn als dumpfen Blasenschmerz oberhalb der Symphyse. Bei Druck von außen oder bei der Palpation vom Rectum und der Vagina her wird er sehr stark, besonders aber bei Berührung der Blasenschleimhaut mit Instrumenten, ein Grund, in diesem Stadium jeglichen instrumentellen Eingriff, besonders auch die Cystoskopie zu unterlassen. In der Regel ist dieser mehr dauernde, dumpfe Schmerz, der durch Druck von außen, durch Anstrengungen, Erschütterungen usw. erhöht werden kann, noch erträglicher. Andersartig ist der vor, während oder am Ende der Miktion auftretende Schmerz. Jede Kontraktion des Blasendetrusors steigert ihn, so daß die Kranken die Entleerung häufig unterbrechen und die Vesica mehr schubweise entleeren. Am Schlusse der Miktion treten dann besonders heftige Blasenschmerzen auf, die erst nachlassen, wenn wieder einige Tropfen Urin in der Blase angesammelt sind. Aus Furcht vor diesem heftigen Schmerz entleeren daher die Kranken ihre Blase meist nur unvollkommen und behalten dauernd eine kleine Menge von Restharn in der Blase zurück.

Das *dritte* und *konstanteste Symptom* der gonorrhoischen Cystitis ist der *Eitergehalt des Harns*; es ist zugleich auch das diagnostisch wichtigste, auch für alle anderen Formen der Blasenentzündung. *Es gibt keine Cystitis ohne Pyurie.* Höchstens besteht ganz im Anfang der Entzündung zunächst nur eine stärkere Gefäßinjektion, wie wir sie bei beginnender Conjunctivitis auch am Auge beobachten. Dieses Stadium ist aber nur als Vorstufe der eigentlichen Entzündung aufzufassen und entspricht dem, was ROVSING katarrhalische Cystitis genannt hat im Gegensatz zur Cystitis suppurativa.

Makroskopisch gibt sich die Pyurie durch eine starke, bisweilen eitrige Trübung zu erkennen, die in allen Urinportionen vorhanden ist. Der Eitergehalt schwankt in sehr weiten Grenzen; je diffuser der Prozeß ist, um so reichlicher ist die Eitermenge. Im allgemeinen findet sich die Angabe, daß bei bestehender gonorrhoischer Cystitis und gleichzeitigem Bestehen der Urethralgonorrhöe die erste Urinportion bei der Zweigläserprobe besonders stark getrübt sei. Darin unterscheidet sich also die Blasengonorrhöe kaum von einer besonders starken Urethritis posterior. Etwas genaueren Aufschluß über eine bestehende Miterkrankung der Blase gibt schon die *Dreigläserprobe.* Hier würde nach Angabe der meisten Autoren (CASPER, WOLFF und MULZER, WILDBOLZ u. a.) die Trübung im dritten Glase am stärksten sein, weil die auf den Blasenboden gesunkenen Eiterkörperchen, die aus Blase und hinterer Harnröhre stammen, zuletzt entleert werden. SCHOLTZ hält auch dieses Symptom für die Lokalisationsdiagnose nicht für ausschlaggebend, weil bei reichlichem Regurgitieren von Eiter aus der hinteren Harnröhre auch dieser in der Blase zu Boden sinkt und somit eine Blasenerkrankung vortäuschen kann. Wertvoller erscheint ihm das Symptom, daß bei der akuten Cystitis mit den letzten Urinspritzern bisweilen reichlich Eiter entleert wird, da durch die Kontraktion der Blase das Sekret, welches an deren Wänden haftet, herausgepreßt wird.

Schließlich ist bei Cystitis im Gegensatz zur Posteriorgonorrhöe auch bei kurzen Urinpausen der Harn im zweiten Glase stets getrübt, da die Eiterung ja in der Blase selbst entsteht und in kurzer Zeit ($^1/_2$—1 Stunde) in der hinteren Harnröhre kaum so viel Eiter gebildet wird, daß er in reichlicher Menge in die Blase abläuft. Wir sehen aber aus alledem, daß die Lokalisationsdiagnose auch bei Beachtung aller dieser Kennzeichen nicht immer so leicht zu stellen ist; selbst die von WOLBARST angegebene *Fünfgläserprobe* wird nicht in allen Fällen eine einwandfreie Diagnose gestatten, besteht doch bei allen diesen Arten der Untersuchung immer noch die Möglichkeit, daß die Eiterbeimengungen aus noch höher gelegenen Abschnitten des Harntraktus (Ureter, Nierenbecken) stammen können.

Ein recht häufiges, indessen nicht konstantes Symptom gonorrhoischer Cystitis ist schließlich die *Beimengung von Blut zum Harn.* Wir kennen die Erscheinung der *terminalen Hämaturie* schon von der Urethritis gonorrhoica posterior her, und besonders von urologischer Seite wird darauf hingewiesen, daß dies für cystische Prozesse charakteristisch sei, die am Blasenhals sitzen (CASPER, WILDBOLZ), wie das zunächst bei der akuten gonorrhoischen Cystitis immer der Fall ist. Dagegen wird von anderer Seite (SCHOLTZ, WOLFF und MULZER, WOSSIDLO) betont, daß diese terminale Hämaturie mehr ein Zeichen gonorrhoischer Entzündung der hinteren Harnröhre sei, während es bei Blasengonorrhöe eher zu profusen Blutungen komme, so daß der Urin in allen seinen Portionen blutig tingiert erscheint. Man wird also bei Bluthärn am Ende der Miktion den Sitz der Erkrankung mehr in der Gegend des Blasenhalses (*Cystocollitis*), bei diffuser Blutung eher eine *Cystitis corporis* anzunehmen haben.

Was die *Quantität* des beigemischten *Blutes* anlangt, so kann sie in weiten Grenzen schwanken von einigen Tropfen am Ende der Miktion bis zu starken Blutungen, die den Eindruck schwerster Erkrankung machen und dadurch Blasentumoren vortäuschen können (CASPER, SCHOTTMÜLLER, MORSON u. a.).

Das *Sediment* des Harns einer gonorrhoischen Cystitis besteht größtenteils aus polynucleären Leuko- und mononucleären Lymphocyten, evtl. roten Blutkörperchen und Blasenepithelien. Dabei ist der *Gehalt* dieses Harns an intra- und extracellulären *Gonokokken* meist außerordentlich groß, so groß, wie wir ihn beispielsweise bei der Gonorrhöe der hinteren Harnröhre kaum jemals finden werden; in LINZENMEIERs zweiten Fall war fast jeder 4.—5. Leukocyt vollgepropft mit Gonokokken.

Die *Reaktion des Harns* der gonorrhoischen Blasenentzündung ist *stets sauer*; jedenfalls ist der Gonokokkus nicht imstande, darin eine ammonakalische Gärung hervorzurufen (MIDDELSCHULTE, DU MESNIL, BARLOW u. a.); sie gehört auch gar nicht, wie wir heutzutage wissen, zum Bilde jeder Cystitis, wie man früher bekanntlich irrtümlicherweise angenommen hat.

Albuminurie fehlt niemals; sie ist aber sehr gering, und entspricht dem Gehalt des Harns an Eiterbeimengungen, es sei denn, daß durch eine Mitbeteiligung der Nieren an der Infektion die Eiweißmenge gesteigert wird.

Das *Allgemeinbefinden* der Kranken wird durch die Cystitis meist nur wenig gestört; am meisten belästigt sind sie durch den heftigen Harndrang, der sie auch nachts nicht recht Schlaf finden läßt, bis die akutesten Erscheinungen abgeklungen sind. *Fieber* tritt höchstens im Anfang der Erkrankung auf; länger dauernde heftige und unterbrochene Fieberperioden weisen bereits auf eine Mitbeteiligung des Nierenbeckens und der Nieren hin.

Die Schwierigkeiten, welche die Diagnose der gonorrhoischen Cystitis unter Umständen machen kann, werden durch Ausführung der *Cystoskopie* behoben;

auf diese Weise ist die Diagnose in jedem Einzelfalle mit Sicherheit zu stellen und auch die Unterscheidung gegen eine isolierte oder gleichzeitig bestehende Pyelitis und Pyelonephritis ermöglicht. Damit soll nun keineswegs gesagt sein, daß in jedem Falle einer bestehenden oder vermuteten Blasenentzündung die Cystoskopie vorgenommen werden *müsse*. Im allgemeinen gilt als Regel, *akute Fälle von Cystitis*, gleichgültig welcher Art, überhaupt *nicht cystoskopisch* zu untersuchen oder wenigstens so lange zu warten, bis die hauptsächlichsten Entzündungs- und Reizerscheinungen zurückgegangen sind (Casper). Die Kranken sind bei der akuten Cystitis sehr empfindlich, und die Blase verträgt schon das Anfüllen selbst mit reizlosen Lösungen oder gar Berührung mit dem Cystoskop sehr schlecht und antwortet darauf häufig mit starker Blutung, die dann das Sehen so wie so unmöglich macht. Das gilt ganz besonders für die gonorrhoische Cystitis.

Bei *längerer Fortdauer* einer Pyurie aber ist nach Abklingen der akutesten Erscheinungen die *Cystoskopie* doch angezeigt. Man hat sich bemüht festzustellen, ob die gonorrhoische Blasenentzündung ein *typisches cystoskopisches Bild* gibt, das die Abgrenzung gegenüber anderen Cystitiden erlaubt. Knorr glaubt, diese Frage auf Grund zweier von ihm beobachteten Fälle bejahen zu können. Dabei trennt er die *Cystitis colli* von der *Cystitis corporis gonorrhoica*. Jene ist immer im Anfange gonorrhoischer Blaseninfektion vorhanden (Casper) und zeigt kein für Gonorrhöe typisches Bild. Im Gegensatz dazu und zu anderen Cystitiden soll die *Cystitis corporis gonorrhoica* eine *inselförmige Anordnung* der Entzündungsherde zeigen, wie das von Finger seinerzeit bschrieben worden und von Linzenmeier in einem seiner beiden Fälle in neuester Zeit bestätigt worden ist. Er fand hier drei etwa linsengroße, blutig tingierte Stellen, die in der Mitte eine stecknadelkopfgroße, gelbliche Erhabenheit trugen, ein Bild, das sich bei anderen Cystitiden meines Wissens nicht findet. Im zweiten Falle Linzenmeiers war dagegen die ganze Blasenschleimhaut mit Eiterpartikelchen belegt und die Schleimhaut dazwischen gerötet und stellenweise granuliert aussehend. Man kann also auf Grund dieser und der früher von Knorr und von Kolischer publizierten Fälle bei dem *insulären Auftreten* von Entzündungserscheinungen und *scharf umschriebener, rundlicher, erhabener Pünktchen und Knötchen* wohl eine *Cystitis gonorrhoica* diagnostizieren, man ist aber nicht berechtigt, beim *Fehlen* dieses Bildes Gonorrhöe der Blase *auszuschließen*. Der mikroskopische und kulturelle Nachweis des Gonokokkus im steril entnommenen Urin hat in solchen Fällen die Diagnose zu ergänzen und zu sichern.

Der **Verlauf** einer gonorrhoischen Cystitis kann recht verschiedenartig sein, je nachdem die Ursachen, welche in der Blasenschleimhaut die Disposition zum Haften der Erreger geschaffen haben, wieder verschwinden oder fortbestehen. Im allgemeinen ist eine reine gonorrhoische Blasenentzündung relativ *gutartig* und pflegt bei Schonung und geeigneter Therapie innerhalb von 8 bis 14 Tagen auszuheilen. Verhängnisvoller ist die gonorrhoische Infektion einer durch Harnstauung dauernd gedehnten Blase, beispielsweise bei Strikturkranken und Prostatikern. In diesen Fällen kann die Infektion rasch auf die Harnstauung durch die erweiterten oberen Harnwege übergreifen (Dózsa, Wossidlo, Harttung u. a.), Verhältnisse, auf die ich im folgenden Kapitel näher eingehen werde.

Immerhin ist ein solcher Verlauf nicht gerade häufig. Auch in der durch Harnverhaltung oder andere krankhafte Veränderungen geschädigten Blase lassen die ersten heftigen Reizerscheinungen bald nach, Harndrang und Miktionsschmerzen werden geringer, der Harn klarer. Eine vollständige Heilung tritt freilich erst ein, wenn das ursprünglich zur Blaseninfektion disponierende Moment beseitigt wird. Sonst wird eine solche *Blasengonorrhöe chronisch*; der Urin ist dann bald mehr, bald weniger trübe, und es wechselten Zeiten von geringerer mit solchen stärkerer Reizung ab. Eine gewisse *Bedeutung* gewinnen derartige mehr chronische Blasengonorrhöen dadurch, daß sie besonders leicht, am häufigsten durch Bact. coli oder Staphylokokken *mischinfiziert* werden. Dabei werden dann häufig die Gonokokken von den neu eingedrungenen Mikroben vollständig überwuchert und verdrängt.

Die **Diagnose** der gonorrhoischen Cystitis ist, wie wir oben schon mehrfach betont haben, nicht immer leicht. Sie ergibt sich zunächst aus der Symptomentrias: vermehrter Harndrang, Schmerzen in der Blasengegend, besonders bei der Miktion und Eitergehalt evtl. mit Blut im Urin. Die größten differentialdiagnostischen Schwierigkeiten dürfte sie gegenüber der Gonorrhöe der hinteren Harnröhre machen, für deren Abtrennung die Drei- oder auch die Fünfgläserprobe Anhaltspunkte liefern können. Man erinnere sich schließlich stets daran, daß trüber Urin im zweiten Glase den Verdacht auf Infektion der oberen Harnwege erwecken muß. In Fällen, bei denen man auch damit nicht zur Klärung kommt, wird nach Abklingen aller Reizerscheinungen die Cystoskopie doch erforderlich werden und die nötige Klärung bringen. Unter Umständen zeigt aber auch schon die stark verminderte Blasenkapazität bei einer Spülung oder versuchten Füllung die Infektion der Blase an. Auf die Unterscheidung zwischen Cystitis und Pyelitis bzw. Pyelonephritis werde ich im nächsten Kapitel genauer eingehen, nachdem wir die Symptome dieser Erkrankungen kennen gelernt haben werden.

Wenn wir aber wirklich eine Cystitis mit Sicherheit diagnostiziert haben, so ist noch immer die Differentialdiagnose gegenüber anderen Cystitiden zu stellen, bei denen der Harn ebenfalls sauer reagiert. Ich erinnere hierbei nochmals daran, daß der Urin in den Fällen von gonorrhoischer Blasenentzündung besonders reichlich Gonokokken, meist (wenigstens im Anfange der Entzündung) ohne sonstige Bakterien, enthält. Die mikroskopische und kulturelle Untersuchung hat hier natürlich den Ausschlag zu geben. Gegenüber einer Verwechslung mit der bloßen Bakteriurie schützt natürlich der reichliche Gehalt des Harns an Eiterkörperchen.

Schließlich habe ich noch kurz darauf hinzuweisen, daß eine Trübung des Urins ja nicht nur durch Eiterbeimengungen bedingt zu sein braucht, und daß daher eine *Phosphaturie* nicht zu der Diagnose Cystitis verleiten darf. Bei Leuten mit nervösen Blasenreizungen infolge von Neurasthenie finden wir ja eine solche Phosphaturie nicht selten und auch vergesellschaftet mit den Symptomen des Harndrangs und der schmerzhaften Miktion. Es fehlt ihnen natürlich vollkommen die Pyurie. Die im Harn vorhandenen Phosphate lassen sich bekanntlich sofort durch Zusatz einiger Tropfen $10^0/_0$iger Essigsäure zum Schwinden bringen; und eine durch Urate bedingte Harntrübung löst sich beim Erwärmen oder bei Zusatz von Natronlauge vollständig auf.

Von den *pathologisch-anatomischen Veränderungen* bei der Blasengonorrhöe wissen wir noch recht wenig. Nur selten wird man, wie Wertheim, ein Stück der erkrankten Blasenschleimhaut excidieren können und ebenso selten werden solche Fälle besonders mit akuten Veränderungen zur Autopsie kommen. Die makroskopisch sichtbaren Veränderungen an der Blasenschleimhaut haben wir ja größtenteils schon bei den cystoskopischen Bildern der gonorrhoisch erkrankten Blasenschleimhaut besprochen.

Bei der akuten Cystitis gonorrhoica finden sich jedenfalls *stärkere Vascularisation* und auch *stärkere Füllung der Gefäße* als in der Norm, besonders in der *Nähe des Blasenhalses* und des *Trigonum.* Die Schleimhaut selbst ist ödematös, hyperämisch und an einzelnen Stellen von *Ekchymosen* bedeckt. Das Epithel ist gequollen, wird abgestoßen, und findet sich nachher im Harn in Form von Flocken und Fetzen.

Die *Gonokokken* waren in Wertheims Fall in großer Menge in die *Schleimhaut* eingedrungen. „In langen Straßen, die sich stellenweise wolkenartig verdichten, durchsetzen sie dieselbe, charakteristisch in Gestalt und Anordnung. Vorzugsweise extracellulär, machen sie sich zwischen den Epithelien breit, drängen dieselben auseinander oder umspinnen sie flächenartig. In zarteren Zügen setzen sich diese Straßen in das subepitheliale Bindegewebe fort, und mit feinen Ausläufern reichen sie tief ins submucöse Gewebe hinein. Auch hier sind sie fast nur extracellulär, nur wenige Eiterzellen, welche Gonokokken enthalten, können gefunden werden. Die Oberfläche der Schleimhaut ist mit Fibrinmassen und Eiterzellen dicht belegt, und dieses in ihrer großen Mehrzahl mit Gonokokken beladen" (Wertheim).

Bei *längerem Bestehen* des cystitischen Prozesses wird die Schleimhaut mehr grau verfärbt, die einzelnen Schichten quellen und lösen sich voneinander. Die obersten Schichten sind des Epithels beraubt, und in den tieferen Epithellagen, sowie in der Submucosa besteht eine kleinzellige Infiltration. Der Prozeß kann in seltenen Fällen noch weiter in die Tiefe, bis in die Muscularis hineingehen und bei sehr heftigen Cystitiden kommt es, wie in dem Falle Morsons, zu richtiger Ulceration, indem Epithel und Submucosa gangräneszieren und abgestoßen werden.

Im allgemeinen verlaufen aber die gonorrhoischen Cystitiden viel oberflächlicher und haben wohl auch, wenn nicht eine Mischinfektion hinzukommt und das zur Blasenentzündung disponierende Grundleiden wie Strikturen, Prostatahypertrophie, beseitigt werden kann, eine ausgesprochene Neigung zur völligen Ausheilung.

Die **Therapie** der akuten gonorrhoischen Cystitis ist denn auch recht dankbar. Von vornherein ist danach zu trachten, nicht nur die Infektion selbst, sondern auch die *Disposition* zur Blaseninfektion zu beseitigen; nur eine solche Behandlung wird auch mit einer dauernden Heilung zu rechnen haben.

Im allgemeinen betrachtet besitzen wir vier Arten von *therapeutischen Maßnahmen*, mit denen wir auf die gonorrhoisch erkrankte Blase einwirken können: *1. hygienisch-diätetische, 2. interne, 3. lokale, 4. vaccinatorische.*

Von vornherein sei noch bemerkt, daß wir bei der akuten gonorrhoischen Cystitis jegliche *instrumentelle Behandlung* zu *vermeiden* haben, um so die Gelegenheit zur Sekundärinfektion möglichst auszuschließen. Man verordnet also zunächst *Bettruhe*, *Diät* und vor allen Dingen *Wärme* in Form von warmen Vollbädern, heißen Sitzbädern, Thermophoren. Schon unter dieser Behandlung pflegen Harndrang und Schmerzhaftigkeit bald nachzulassen. Die diätetischen Maßnahmen beschränken sich auf die Vermeidung aller scharf gewürzten Speisen wie Senf, Käse, Pfeffer, scharfen Saucen usw.

Von dem Gedanken ausgehend, daß es angezeigt sei, den *Urin* bei gonorrhoischer Cystitis so *sauer* wie möglich zu machen, um das Gewebe als Nährboden für den Erreger möglichst zu verschlechtern, empfiehlt Weinbrenner, die größtmöglichste Beschränkung der Flüssigkeitszufuhr, Vermeidung alkalischer Wässer, rein animalische Kost, reizmildernde Medikamente und solche, welche die saure Reaktion im Harn verstärken. Mit dieser Methode sollen bei gonorrhoischer Cystitis und deren Komplikationen, sowohl bei Männern, wie bei Frauen, ausgezeichnete Erfolge zu verzeichnen sein.

Zur *internen Behandlung* der ganz akuten Formen werden vor allen Dingen wie beim hinteren Harnröhrentripper die *Balsamica* empfohlen und meist mit gutem Erfolge verwendet (Scholtz, Casper, Wildbolz, Jorger, Hohlweg, Carle, Boer u. a.). Als besonders bewährt gelten hier Santyl, Gonosan, ferner Salol und Hexal.

Indessen reichen diese hygienisch-diätetischen und internen Maßnahmen wohl kaum zur vollständigen Beseitigung einer gonorrhoischen Cystitis aus; sie mildern nur die ersten heftigen Reizerscheinungen. Infolgedessen wird man nach deren Abklingen sehr bald zu *lokalen Maßnahmen* überzugehen haben, ja man kann, wenn die subjektiven Beschwerden auch nicht nachlassen, selbst im Stadium der Akuität dazu gezwungen werden. Als *souveränes Mittel* gilt hier bei der akuten, besonders aber bei der chronischen Form der Blasengonorrhöe das *Argentum nitricum* in Form von Injektionen von 5—10 ccm einer $^1/_4$—$^1/_2$ $^0/_0$igen Arg. nitric.-Lösung oder bei der chronischen Cystitis in Form von Spülungen in einer Konzentration von 1 : 1000. Die dabei auftretenden Reizzustände sollen nach CASPER recht gering und durchaus erträglich sein, und es sollen wenige solche Spülungen zur Heilung genügen. In seinen Fällen hat SCHOTTMÜLLER die Konzentration und Quantität der Argentumlösung wesentlich erhöht. Er füllt die Blase mit 100 ccm einer 2 $^0/_0$igen Lösung, die möglichst 5 Minuten darin gelassen werden soll und gibt an, daß der Keimgehalt des Urins in wenigen Tagen wesentlich verringert, oft schon ganz beseitigt gewesen sei. Eine mehrmalige Wiederholung brachte ihm in 89 $^0/_0$ seiner Fälle Heilung. Dieser Art der Therapie ist von verschiedenen Seiten (CARLE, HOHLWEG) widersprochen worden. Man setze damit nur heftige Reizungen in Form von Stuhl- und Urindrang und Hämaturie. Statt des Argentum nitricums sind daher andere starke Antiseptica wie *Protargol* in 2—3 $^0/_0$iger Lösung (CARLE, WILDBOLZ), *Chloramin* in einer Konzentration von 1/8000—1/4000 (SPRITZER, GRÜNWALD und BASS), *Kollargol* in 1 $^0/_0$iger Konzentration (TREBING) empfohlen worden. Immer spielt bei der Empfehlung oder Ablehnung aller dieser Präparate der Hinweis auf die evtl. recht heftige *Blasenreizung* eine große Rolle.

Der Amerikaner YOUNG hat daher in neuerer Zeit zwei *Quecksilberpräparate* in die Therapie der Cystitis eingeführt, die frei von jeder Blasenreizung, ungiftig und in ihrer Baktericidie allen Antiseptica überlegen sein sollen, das *Mercurochrom* und das *Meroxyl.* Besonders dieses letztere soll gegen den Gonokokkus außerordentlich wirksam sein. YOUNG empfiehlt daher Spülungen der gonorrhoisch erkrankten Blase mit *Meroxyl* (1 : 1000), evtl. noch intravenöse Injektionen von 40 ccm einer 1 $^0/_0$igen Lösung. Seine Angaben sind von MARSELOS bestätigt worden.

Noch einer Behandlungsart muß ich hier gedenken, die vor einigen Jahren zuerst von GROSZ zur Behandlung von Cystitiden und Cystopyelitiden angegeben und von BAAR bei 10 Fällen von gonorrhoischer Cystitis mit vollkommenem Heilerfolg angewendet worden ist, das ist die *intravenöse Injektion von Neosalvarsan* oder von *Urotropin.* GROSZ ging dabei von dem Gedanken aus, ein Medikament zu verwenden, das *Formaldehyd* abspaltet. Er konnte bereits 20—30 Minuten nach intravenöser Injektion von 0,15 g Neosalvarsan Formaldehyd im Urin nachweisen und will damit in 80 $^0/_0$ seiner Fälle von Cystopyelitis glatte Heilung erzielt haben, wenn die Neosalvarsaninjektion von 0,15 noch zweimal in Abständen von 2 Tagen wiederholt wurde. Von intravenösen Injektionen einer *Urotropinlösung,* die ebenfalls Formaldehyd abspaltet, hat GROSZ keine so eklatanten Erfolge gesehen. Seine Angaben haben teilweise Bestätigung (PORGES, KALL), zum Teil aber auch glatte Ablehnung (SACHS) erfahren. Ausgedehntere Erfahrungen mit der Methode stehen jedenfalls bei den fraglichen Affektionen noch aus.

Die *Vaccinationsbehandlung,* auch die mit Eigenvaccine, erfährt bei der gonorrhoischen Blasenerkrankung in der ganzen Literatur fast allgemeine Ablehnung (GROSZ, SCHOTTMÜLLER u. a.), während man bei sonstigen Komplikationen der Gonorrhöe und vor allem auch bei der Colicystitis damit recht gute Erfolge hat.

II. Gonorrhöe des Nierenbeckens, der Nieren und des Harnleiters.

Eine gonorrhoische *Pyelitis* entsteht durch das Eindringen von Gonokokken in die Schleimhaut des Nierenbeckens. Wenn dabei gleichzeitig das Nierengewebe mitergriffen wird, so sprechen wir von einer *Pyelonephritis*. Finden sich in der Niere kleine miliäre Eiterherdchen, so haben wir es mit einer *eitrigen Nephritis* zu tun, die, bei Confluens der einzelnen Herdchen einen makroskopisch sichtbaren *Nierenabsceß* bilden. In ganz seltenen Fällen kann der Gonokokkus sogar echte entzündliche Prozesse an den Glomeruli und an den Interstitien, eine echte gonorrhoische *Glomerulonephritis* hervorrufen.

Wie selten oder wie häufig alle diese Prozesse wirklich im Verlaufe einer Gonorrhöe auftreten, ist schwer zu sagen, da bis in das erste Jahrzehnt dieses Jahrhunderts hinein die Diagnose einer gonorrhoischen Pyelitis bzw. Pyelonephritis häufig genug aus Symptomen gestellt wurde, die für unsere modernen Untersuchungsmethoden nicht stichhaltig genug erscheinen. Nur so viel läßt sich sagen, daß unsere verfeinerten Untersuchungsmethoden der Cystoskopie, des Ureterenkatheterismus und der Pyelographie uns die Unterschiede der oben genannten Komplikationen des Trippers von unter ähnlichen Symptomen verlaufenden Krankheitsbildern gelehrt haben, und daß die Beteiligung des Nierenbeckens und -gewebes am gonorrhoischen Prozeß in diesem letzten Jahrzehnt auch häufiger in einwandfreier Weise dargetan worden ist, als in früherer Zeit. Im großen und ganzen gewinnt man daher beim Literaturstudium den Eindruck, daß die Pyelitis und Pyelonephritis gonorrhoica zwar keine allzu häufige, aber auch keine extrem seltene Komplikation des Trippers darstellt. Ich muß es mir versagen, Zahlen hier zu nennen, da man an die meisten der in der Literatur der vorcystoskopischen Zeit veröffentlichten Fälle den strengen Maßstab unseres modernen diagnostischen Rüstzeugs nicht anlegen kann, und da man auf der anderen Seite Fällen begegnet, in denen das Bestehen einer chronischen gonorrhoischen Pyelitis bei vollkommenem Fehlen der Symptome einer zur Zeit noch bestehenden Urethralgonorrhöe einwandfrei bewiesen ist (Barney, Bastos, Doumarshkin und Cohen, Michon, Tédenat-Montpellier).

Indessen genügt die Anwesenheit des Erregers im Nierenbecken noch nicht, um eine Entzündung dieses Teiles oder des ganzen Organs zu bedingen. Ähnlich wie für das Zustandekommen einer Cystitis sind auch für die höher gelegenen Abschnitte des Harnapparates für das Auftreten einer Nierenbeckenentzündung Zustandsänderungen Voraussetzung, um ein Haften der eingedrungenen Erreger zu ermöglichen. Wohl mag die Schleimhaut der Harnröhre und der Blase eingedrungenen Mikroorganismen gegenüber widerstandsfähiger sein, als die Schleimhaut des Nierenbeckens, so daß gelegentlich Pyeliten bei gleichzeitiger völliger Intaktheit der Blase beobachtet werden; indessen wird eine vollkommene Unversehrtheit der Nierenbeckenschleimhaut irgendwelchen Bakterien kaum ein Haften gestatten. Schon die recht geringe Kapazität des Nierenbeckens (etwa $^1/_2$—1 ccm) und seine regelmäßige vollständige und rasche Entleerung sorgt für eine dauernde Abschwemmung etwa eingedrungener Erreger. Wir werden demgemäß den *Hauptfaktor* für ein Haften von Mikroorganismen in der Nierenbeckenschleimhaut in *Stauungserscheinungen* zu erblicken haben, welche jene andauernde und rasche Entleerung verzögern. Solche Stauungen können einmal bedingt sein durch Hindernisse in den tieferen Abflußwegen, (Strikturen der Harnröhre, Vergrößerungen der Prostata, entzündliche Veränderungen um die Ureterenmündung) wie auch durch krankhafte Zustände in höher gelegenen Abschnitten des Harntraktus (Nierensteine, Harnleiterknickung, Gefäßanomalien).

Einen sehr instruktiven Fall einer solchen gonorrhoischen Infektion einer durch anormale Gefäße verursachten hydronephrotischen Niere hat DÓZSA beschrieben. Solange sein Patient nur die Hydronephrose hatte, fühlte er sich, abgesehen von manchmal auftretenden rechtsseitigen Nierenschmerzen, wohl. Erst eine hinzutretende ascendierende Gonorrhöe infizierte die rechtsseitige Hydronephrose, während das linke, normale, sich rhythmisch entleerende Nierenbecken die Infektion überwinden konnte.

Experimentell ist die Wirkung der Harnstauung auf die Niereninfektion in sehr deutlicher Weise von HARTTUNG dargetan worden. Aber selbst relativ geringfügige Anlässe, wie Kongestion zur Zeit der Schwangerschaft, der Menstruation, nach Erkältungen sowie Traumen können weitere Anlässe für das Haften in die Niere eingedrungener Mikroben abgeben, so daß wir im wesentlichen dieselben Momente als prädisponierend für eine Pyelitis ansprechen können, wie wir sie bereits beim Zustandekommen der Cystitis kennen gelernt haben.

Es entsteht nun vor allen Dingen die Frage nach dem *Infektionsweg*. Beim Studium dieser Frage stößt man in der Literatur auf die widersprechendsten Ansichten. Von vornherein ist festzustellen, daß der Infektionsweg für die Gonokokken, genau wie für alle anderen im unteren Genitaltraktus vorkommenden Erreger, ein dreifacher sein kann. Die gonorrhoische Infektion des Nierenbeckens und der Niere kann *urogen (ascendierend)*, *hämatogen (descendierend)* und *lymphogen* erfolgen.

Für den *urogenen Infektionsmodus* sind wieder zwei Möglichkeiten der Ausbreitung des Prozesses gegeben, eine solche per continuitatem, durch Weiterkriechen der Infektion von der gonorrhoisch erkrankten Blasenschleimhaut aus und eine zweite durch plötzliches Eindringen von Gonokokken aus der Blase in das Nierenbecken, zwar auch auf dem Wege über den Ureter, wobei dieser selbst aber nicht infiziert zu werden braucht. Die Erklärung für beide Möglichkeiten einer ascendierenden Infektion der Nieren ist von jeher auf gewisse Schwierigkeiten gestoßen. Von den Gegnern dieser Anschauung vom Zustandekommen einer gonorrhoischen Erkrankung des Nierenbeckens ist stets betont worden, daß man sich nur schwer vorstellen könne, wieso Bakterien gegen den Harnstrom durch das Ureterlumen ins Nierenbecken vordringen sollten. Für Entzündungserreger mit starker Eigenbewegung, wie etwa Colibakterien, die häufig genug auch zusammen mit Gonokokken im entzündlich veränderten Nierenbecken angetroffen werden, ist die Annahme einer Aufwärtswanderung gegen den Harnstrom allerdings leichter verständlich als für den Gonokokkus. Indessen ist aber eine solche Möglichkeit bei der Ausbreitung per continuitatem auch für diesen zuzugeben, wenn man bedenkt, daß bei einer gonorrhoischen Cystitis, besonders wenn diese schon eine Zeitlang bestanden hat, die Entzündung sich auch um die Ureterenmündung lokalisieren kann, so daß ein Klaffen des Ureters die Gelegenheit zum Eindringen der Erreger schaffen würde. Begünstigt wird das Vorwärtsschreiten des Prozesses in solchen Fällen noch besonders durch alle, die Verlangsamung des Harnstroms in den Ureteren herbeiführenden Momente, wie Prostatahypertrophie, Strikturen der Harnröhre, Hydronephrosen. Indessen scheint von allen Möglichkeiten diese Art der Ausbreitung gonorrhoischer Infektion in den oberen Harnwegen die seltenste zu sein, wofür als Beweis das relativ seltene Ergriffensein der Harnleiter durch die Infektion zu gelten hätte.

Sehr viel mehr Wahrscheinlichkeit hat die andere Art urogener Infektion des Nierenbeckens für sich, jene nämlich, bei der die Bakterien einfach passiv von der Blase aus durch antiperistaltische Bewegungen des Harnleiters oder Ureterrückfluß mit dem Urin in das Nierenbecken gleichsam angesaugt werden.

Die Möglichkeit dieses Infektionsmodus ist durch verschiedene Beobachtungen sichergestellt worden. Einmal haben LEWIN und GOLDSCHMIDT und später COURTADE und GUYON im Tierversuch gezeigt, daß bei Injektionen in die Blase und auch bei künstlicher Retention eine plötzliche rückläufige Bewegung des Blaseninhalts in die Ureteren zustande kommen kann, so daß der Urin mit großer Heftigkeit angesaugt und ins Nierenbecken hineingeschleudert wird. Die Gegner einer urogenen Infektion der Nieren haben aber erklärt, daß diese tierexperimentellen Versuche auf die in praxi beim Menschen zustande kommenden Pyeliten keine Anwendung finden könnten. Indessen läßt sich auch hier häufig ein Ureterrückfluß, und zwar cystoskopisch erkennen. Im Cystoskop kann man gelegentlich sehen, wie im Blaseninhalt schwimmende kleinste Fetzen in die Ureteren hineinschlüpfen. Die Möglichkeit einer Täuschung bei dieser Beobachtung schließen aber in untrüglicher Weise Radiogramme der mit einer Kontrastflüssigkeit gefüllten Blase aus, in denen manchmal während der Aufnahme ein Aufsteigen von Blaseninhalt deutlich sichtbar wird (BLUM, QUINBY, WILDBOLZ). Durch diese Beobachtungen dürften die Ansichten aller Gegner einer möglichen urogenen Infektion des Nierenbeckens einwandfrei widerlegt sein. Damit soll aber keineswegs behauptet werden, daß dieser besonders für das Zustandekommen der gonorrhoischen Nierenbeckenentzündung uns am natürlichsten erscheinende Infektionsweg auch der häufigste oder gar der einzig mögliche sei.

Die anfänglichen Schwierigkeiten in der Erklärung des urogenen Infektionsmodus haben denn auch zu einer anderen Lösung der Frage geführt, die eine Reihe von Anhängern gefunden hat, die Erklärung der *lymphogenen Infektion* entlang den Lymphgefäßen, die den Harnleiter begleiten. ACHILLES MÜLLER hat auf Grund sehr sorgfältiger histologischer Untersuchungen an erkrankten menschlichen Nieren die Ansammlung entzündlicher Rundzellen in einer dem Verlauf der Lymphbahnen entsprechenden Verteilung nachgewiesen und daraufhin die Ansicht ausgesprochen, daß die Infektion von der Tiefe der Blasenschleimhaut her längs des Ureterenstrangs sich fortpflanzen und von da aus dann in das Innere des Nierenbeckens und ins Nierenparenchym selbst durchbrechen könne. Eine Bestätigung dieser Ansicht haben bereits frühere Beobachtungen von ALBARRAN, ISRAEL, KNORR und NEWMAN, in neuerer Zeit Untersuchungen und Versuche von EISENDRAHT und KAHN, FÖRSTER, HARTTUNG, WALKER, mit einiger Wahrscheinlichkeit dargetan. Nicht unerwähnt sei in diesem Zusammenhange hier auch die Möglichkeit lymphogener Infektion der Nieren von den gonorrhoisch erkrankten Adnexen des weiblichen Genitaltraktus aus. Alle diese Beobachtungen sind allerdings auch nicht unwidersprochen geblieben (DAVID und MATTILL), und in das Denken des Praktikers hat sich diese Erklärung vom Zustandekommen einer gonorrhoischen Infektion des Nierenbeckens von der Blase her nie so recht Eingang verschaffen können.

Am einwandfreiesten bewiesen aber ist der dritte Modus einer möglichen gonorrhoischen Infektion der Niere, der *hämatogene* oder *descendierende*. Daß auch bei der Gonorrhöe, wie bei jeder anderen Infektionskrankheit, die Erreger zeitweilig im Blute vorhanden sind, lehren uns ja die gonorrhoischen Arthritiden, Tendovaginitiden und alle anderen auf metastatischem Wege zustande gekommenen Komplikationen des Trippers. Die Gonokokken können dabei natürlich mit dem Blutstrome auch in die Nieren verschleppt und von diesen mit dem Harn in das Nierenbecken ausgeschieden werden. Allerdings ist dabei zu bedenken, daß ein funktionell und anatomisch intaktes Nierenparenchym die durch das Blut ihm zugeführten Erreger nicht in den Urin übertreten läßt. Es bedarf aber anscheinend nur sehr geringer funktioneller Schädigung der Nierenzellen durch Bakterientoxine oder -endotoxine, um den Mikroben den Durchtritt durch das Nierenfilter ins Nierenbecken zu ermöglichen. Jedenfalls lassen sich bei weitem nicht in allen Fällen, in denen Gonokokken mit dem Harn ausgeschieden werden, anatomische Veränderungen des Nierengewebes nachweisen. Es brauchen ja auch die in das Nierenbecken hinein gelangenden Bakterien, wie wir gesehen haben, durchaus nicht immer Entzündungen hervorzurufen, wenn eben nicht Bedingungen hier vorhanden sind, die ihnen ein

Haften gestatten. In der Regel werden allerdings solche Bedingungen bei bestehender Gonokokkämie vorhanden sein, so daß es zu einer *hämatogenen Pyelitis* kommt. Diese Fälle werden daher oft gleichzeitig mit einer Entzündung des Nierenparenchyms (Fälle von SIMMONS, HARTTUNG, HELMHOLZ) oder selbst mit einer echten Glomerulonephritis verbunden sein (HÜBSCHMANN, ROTKY).

Für die gonorrhoische Infektion des Nierenbeckens und der Niere muß somit jeder der drei soeben besprochenen Infektionswege als möglich bezeichnet werden, wobei allerdings der ascendierende (urogene und lymphogene) vielleicht gegenüber dem hämatogenen als der häufigere erscheinen mag.

Auf welche Weise die Infektion das Nierenbecken erreicht hat, wird im Einzelfalle schwer zu entscheiden sein, denn das klinische Bild sowohl wie der anatomische Befund geben dafür keinerlei Anhaltspunkte, abgesehen von den seltenen Fällen der gonorrhoischen Glomerulonephritis, bei denen der hämatogene Infektionsmodus wohl mehr als wahrscheinlich ist.

Experimentell konnte allerdings HELMHOLZ einen Unterschied im anatomischen Befund bei Blutinfektion und bei ascendierender feststellen. Bei jener fand sich ein hoher Prozentsatz von Rindenläsionen mit entzündlichen Veränderungen in den Papillen, während im anderen Falle akute Läsionen in den lateralen Teilen des Nierenbeckens bei völliger Intaktheit der Papillen bestanden. Die Übertragung dieser Versuchsbefunde auf die menschliche Pathologie der gonorrhoischen Erkrankungen der Niere erscheint mir indessen nicht ohne weiteres zulässig.

Die Frage, ob im Falle einer gonorrhoischen Infektion der Niere die Affektion *einseitig* oder *doppelseitig* auftritt, muß dahin beantwortet werden, daß beide Möglichkeiten gegeben sind, daß bei dem hämatogenen Infektionsmodus aber wohl häufiger eine Doppelseitigkeit des Prozesses gefunden wird als bei der urogenen Infektionsart, wo häufig ja das ursächliche Moment für das Aufsteigen des Prozesses in entzündlichen Veränderungen um eine Harnleitermündung zu suchen ist.

Die **klinischen Symptome,** welche eine gonorrhoische Infektion der Nieren anzeigen, sind nicht immer ganz eindeutig, da besonders in der ersten Zeit bestehender Pyelitis sie sich häufig kaum von denen einer Cystitis zu unterscheiden brauchen und häufig genug ja auch mit einer solchen zusammen vorkommen bzw. sich an sie anschließen. Noch schwieriger wird die Entscheidung der Frage, ob nur das Nierenbecken oder auch das Nierenparenchym von der Erkrankung ergriffen ist. Sie wird meist überhaupt erst durch genaue mikroskopische und cystoskopische Untersuchungen, vielleicht gar erst durch Ureterenkatheterismus und Funktionsprüfung mit einiger Sicherheit zu beantworten sein. Ferner wird ein wesentlicher Unterschied im klinischen Symptomenbild dieser Erkrankungen, insonderheit der gonorrhoischen Nierenbeckenentzündung durch ihren akuten oder mehr chronischen Verlauf bedingt. Dieser letztere braucht nicht einmal den Verdacht auf das bestehende Leiden zu erwecken, da seine Erscheinungen so geringfügig sein können, daß sie vom Arzt und vom Patienten lange übersehen werden können (CASEPR, POSNER, WILDBOLZ, Fälle von BARNEY, BASTOS, MICHON). Derartige Fälle werden indessen stets die Ausnahme bilden, und das eine oder andere Symptom wird meist auf die erfolgte Infektion der Niere hinweisen.

Betrachten wir zunächst die *akuten Erscheinungen* der reinen gonorrhoischen Nierenbeckenentzündung, so haben wir auch hier drei Kardinalsymptome: *Fieber*, *Schmerzen in der Nierengegend* und *Pyurie*.

Das *Fieber* fehlt als Zeichen für das Übergreifen des gonorrhoischen Prozesses auf das Nierenbecken fast niemals, wenn es auch bei mehr chronischem Verlauf der Erkrankung nur kurz dauernd und geringgradig sein kann, besonders dann, wenn der Urin dauernd freien Abfluß hat. In der Regel setzt es heftig mit *Schüttelfrost* ein, hält sich einige Tage lang hoch (39° C und darüber), um dann zumeist plötzlich, oder seltener allmählich, abzufallen. Diesem Fieberanfall folgt dann nach einigen Tagen fieberfreien Intervalls meist ein neuer Anstieg der Temperatur, der ebenfalls wieder nach kurzer Zeit verschwindet. Dieses Ansteigen und Abfallen der Temperaturkurve geht häufig (bei Strikturen, Prostatavergrößerungen usw.) mit einer Behinderung bzw. einer Ermöglichung des Harnabflusses parallel, so daß WILDBOLZ hierfür die stärkere oder geringere Resorption von Bakterientoxinen im Nierenbecken verantwortlich macht. Die erneuten Fieberattacken dürften andererseits auch durch das Befallenwerden bisher nichterkrankter Partien oder durch Übergang auf die andere Seite oder auch durch Einbruch der Infektionserreger ins Nierenparenchym selbst erklärt werden können. Nach einigen wenigen stürmischen derartigen Fieberzacken fällt in den meisten Fällen gonorrhoischer Pyelitis die Temperatur zur Norm ab oder das Fieber ist von vornherein so geringgradig und entwickelt sich so schleichend, daß es, wenn nicht die ersten Attacken zur Kenntnis des Arztes kamen, für die Diagnose der Nierenbeckenbeteiligung am gonorrhoischen Prozeß nicht verwendet werden kann.

Ganz ähnlich verhält es sich auch mit den *Schmerzen* in der Nierengegend. Sie äußern sich überhaupt häufig nur in einer gewissen *Druckschmerzhaftigkeit* bei der Palpation und sind bei der reinen gonorrhoischen Pyelitis wohl auch viel geringer als bei den auch an sich stürmischer verlaufenden Nierenbeckenentzündungen auf Grund von Staphylo- und Streptokokkeninfektion und bei Colipyelitis. Immerhin wird ein gewisser dumpfer Schmerz in der Nierengegend in der Mehrzahl der Fälle, besonders im Beginn der Erkrankung angegeben.

Auch das von E. WOSSIDLO so sehr betonte Vorhandensein einer Schwellung in der Gegend der zwölften Rippe ist ein durchaus inkonstantes Zeichen gonorrhoischer Pyelitis. Eine solche leichte Schwellung kann gelegentlich gefunden werden und ist dann für die Diagnose einer bestehenden Nierenerkrankung mitverwendbar. Diese Schwellung ist aber in sehr vielen Fällen, besonders reiner gonorrhoischer Pyelitis ohne Miterkrankung des Nierenparenchyms und ohne Abflußbehinderung nur selten vorhanden und selbst die Druckschmerzhaftigkeit nur gering.

„*Das einzige bleibende und immer anzutreffende Charakteristicum pyelitischen Harns ist, daß er Eiter enthält.*" Dieser Satz CASPERS ist in seiner kategorischen Kürze wohl etwas weitgehend, insofern, als bei momentanem Verschluß des Ureters, wie er gelegentlich bei einseitiger gonorrhoischer Pyelitis vorkommen kann, der Urin zu dieser Zeit tatsächlich ganz klar ist. Aber das ist eben ein vorübergehender Zustand und bei wiederholter Untersuchung wird sonst schon makroskopisch eine deutliche Trübung des Urins vorhanden sein. Nun ist aber dieses Symptom der Pyurie insofern nicht ganz eindeutig für die Diagnose der gonorrhoischen Pyelitis, als bei noch bestehendem, stärkeren Tripper der hinteren Harnröhre und bei gleichzeitiger Cystitis der Urin ja ebenfalls eine unverkennbare Trübung aufweist. In diesen Fällen wird man, wenn andere Symptome, wie typisches Fieber und Schmerzen in der Nierengegend nicht sehr ausgesprochen sind, schon eine gewisse Vorsicht in der Diagnose der gonorrhoischen Nierenbeckenentzündung walten lassen müssen. Einen gewissen Hinweis gibt hier vielleicht die Beobachtung, daß selbst bei mäßiger Pyurie der Harn im Falle der Pyelitis beim Stehen im Glase ein Sediment absetzt, das dichter und rahmiger ist als das Harnsediment bei der Cystitis (WILDBOLZ).

Die *mikroskopische Untersuchung des Sediments* hilft in diesen Fällen meist auch nicht viel weiter. Man findet dabei eben Eiterkörperchen und meist wohl auch Erythrocyten, wie bei der gonorrhoischen Cystitis und daneben fast immer geschwänzte, manchmal dachziegelartig übereinander geschichtete Epithelien. Diese sind, entgegen der früheren Auffassung, aber keineswegs beweisend für ihre Abstammung aus dem Nierenbecken, da dieselben Formelemente auch in den tieferen Schichten der Blasenschleimhaut vorkommen und somit ebenfalls bei cystischen Veränderungen gefunden werden. Erst die Mitbeteiligung des Nierenparenchyms liefert mikroskopisch im Sediment einigermaßen typische Befunde in Gestalt von kubischen Nierenzellen und Zylindern.

Auch die *Untersuchung des Harns auf Albumen* ergibt keine ganz eindeutigen Resultate, weil ja, wie wir bei Besprechung der gonorrhoischen Cystitis bereits sahen, auch hier eine Albuminurie vorhanden ist, die dem Gehalt des Urins an Eiterbeimengungen entspricht. BROWN, ROSENFELD, ULTZMANN u. a. haben seiner Zeit zwar behauptet, daß der Eiweißgehalt pyelitischen Harns mindestens 2—3mal so groß sei wie der einer Cystitis von gleicher Trübung. Sie fanden demgemäß Werte von 0,15⁰/₀ bei stärkster Cystitis und etwa 0,3—0,5⁰/₀ bei Pyelitis. Dem haben schon SELLEI und UNTERBERG in ihren Fällen widersprochen, die im durch Ureterenkatheterismus gewonnenen Urin von gonorrhoischer Pyelitis höchstens 0,15—0,2⁰/₀₀ Albumen fanden. Und auch in neuerer Zeit gehen die Erfahrungen dahin, daß bei geringgradiger Nierenentzündung die Eiweißmenge sehr gering (0,1—0,2⁰/₀) sein kann (WOSSIDLO, CASPER, FINGER), und daß stärkere Albuminurien erst bei Auftreten einer Pyelonephritis sich einstellen.

Aus der *Urinmenge* ist ein bindender Schluß auf Pyelitis nicht zu ziehen. Sie ist im Anfange eher vermindert und wird erst später vermehrt unter gleichzeitigem Sinken des spezifischen Gewichtes. Funktionsprüfungen der Niere ergeben bei reiner Pyelitis ohne Miterkrankung der Niere selbst durchaus normale Werte.

Das *Allgemeinbefinden* der Kranken mit gonorrhoischer Pyelitis ist kaum gestört und vielfach können Jahre vergehen, ohne daß die Patienten etwas von der Erkrankung merken.

Eine eindeutige Entscheidung über die Frage bestehender Pyelitis und auch darüber, welche Seite ergriffen ist, ergibt nur die *Cystoskopie* bzw. der *Ureterenkatheterismus*. Diese instrumentellen Eingriffe verbieten sich zunächst allerdings bei allen akuten Prozessen, wie ich das schon bei der gonorrhoischen Cystitis ausgeführt habe. Sie sollen und müssen aber angewendet werden, wenn eine Pyurie längere Zeit besteht und keiner internen Therapie und der Behandlung mit Spülungen weichen will. Wenn zudem eine Pyelitis mehr als wahrscheinlich ist, so ist durch die Cystoskopie und den Ureterenkatheterismus ja auch nichts mehr zu verderben. Besonders in Fällen chronischer Pyelitis kann der Ureterenkatherismus geradezu ein therapeutisches Erfordernis werden.

Schon bei der cystoskopischen Untersuchung sieht man in vielen Fällen aus der einen oder auch aus beiden Ureterenmündungen den Harn im trüben Strahle austreten, ein Symptom, das bei Druck auf die Nierengegend noch deutlicher werden kann. Bei klaffender, starrer Uretermündung und gleichzeitig bestehender Cystitis wird man dann einen Schluß auf den in solchen Fällen wahrscheinlichen Infektionsmodus ziehen können. Wenn aber die Harntrübung bei bestehender Pyelitis nicht sehr hochgradig ist, dann braucht sie im Cystoskop nicht deutlich erkennbar zu werden, besonders dann nicht, wenn cystische Trübungen in der Blase eine sichere Beobachtung unmöglich machen. Erst die Untersuchung des aus dem eingeführten Harnleiterkatheter abtropfenden Urins wird dann eine einwandfreie Diagnose über das Bestehen oder Nichtbestehen einer Nierenbeckenbeteiligung am gonorrhoischen Prozeß mit Sicherheit ermöglichen. Eine gleichzeitig vorgenommene Funktionsprüfung der Niere (Farbstoffausscheidung, Verdünnungs- und Verdichtungsproben, Harnstoffsekretion), wird dann gleichzeitig einen Schluß darauf zulassen, ob nur eine Pyelitis oder auch eine Beteiligung des Nierenparenchyms selbst besteht und ob nur eine oder beide Nieren vom krankhaften Prozeß ergriffen sind.

Eine echte gonorrhoische Pyelonephritis, eitrige Nephritis und Nierenabscesse können auf demselben Wege zustande kommen, wie die bloße Entzündung des Nierenbeckens. Dabei wird, wenn der Prozeß überhaupt längere Zeit besteht, zumeist auch eine gonorrhoische Pyelitis vorhanden sein, sei es, daß sie überhaupt schon bestand, ehe das Nierengewebe vom Krankheitsprozeß ergriffen wurde, sei es, daß sie erst nachträglich, infolge der Ausscheidung gonokokkenhaltigen Eiters und Urins ins Nierenbecken, zustande kam. Der erste Fall wird bei der urogenen, ascendierenden Infektion häufiger sein, dieser öfter bei lymphogener und hämatogener Niereninfektion eintreten. Indessen sei hier aber betont, daß aus dem pathologischen Befund an solchen Nieren, aus der Lokalisation der Eiterherde in den Nieren, sich keinerlei Schlüsse auf den Infektionsmodus mit Sicherheit ziehen lassen.

Was das *Vorkommen* und die *Häufigkeit* gonorrhoischer Infektionen der Nieren anlangt, so muß betont werden, daß die gonorrhoische Nierenbeckenentzündung allerdings meist für sich allein besteht und daß sie häufig in so relativ kurzer Zeit ausheilt, daß das Nierenparenchym nicht mitergriffen wird (Waelsch, Wossidlo). Doch sind wirkliche gonorrhoische Pyelonephritiden und reine gonorrhoische Nephritiden nicht gar so selten (Barney, Bastos, Doumarshkin und Cohen, Gayet, Hagner, Johnson und Hill, Knorr, Lehr, Michon, Schottmüller, Simmons, Stoyantchoff, Roussille und Traband). Zu den wirklichen Seltenheiten gehören aber Fälle, von akuter gonorrhoischer Glomerulonephritis (Brecht, Hübschmann, Rottky), von echtem gonorrhoischen Nierenabsceß (Tédenat-Montpellier) und von eitriger gonorrhoischer Para- und Perinephritis (Strominger), die wohl nur gelegentlich einer Operation oder bei der Autopsie mit Sicherheit feststellbar sind.

Das *klinische Bild* aller *dieser Affektionen* ist von dem oben beschriebenen der reinen gonorrhoischen Pyelitis nicht sehr verschieden, zeigt aber alle Symptome viel hochgradiger. Schon das Allgemeinbefinden ist meistens mehr beeinträchtigt, die Kranken haben häufig eine fahlgraue Gesichtsfarbe, trockene, rissige Zunge, raschen Puls. Das Fieber bleibt dauernd hoch, ohne, wie bei der Pyelitis, zu remittieren. Die Schmerzhaftigkeit in der Nierengegend ist schon spontan, besonders aber auf Druck viel ausgesprochener und die Eiterbeimengungen zum Harn sind viel stärker als bei reiner, gonorrhoischer Pyelitis und Cystitis. Dementsprechend ist auch die Albuminurie viel hochgradiger und stärker als es dem Gehalt des Urins an Eiterkörperchen und Bakterien entspricht.

Am eindeutigsten aber wird die Diagnose der in Frage stehenden Prozesse durch die *Prüfung der Nierenfunktion*, die bei der reinen Pyelitis ja ungestört vor sich geht, entschieden. Bei Beteiligung des Nierenparenchyms am Krankheitsprozeß ist eine Verzögerung der Farbstoffausscheidung auf der kranken Seite, eine geringere Harnstoffausscheidung, ein weniger tiefer Gefrierpunkt des Harns deutlich nachweisbar, und bei doppelseitiger Erkrankung der Nieren läßt auch die Verdünnungs- und Konzentrationsfähigkeit in ihrer Anpassung an die gestellten Anforderungen einen deutlichen Mangel erkennen.

Mit diesen Feststellungen ist indessen unsere Aufgabe noch nicht erschöpft. Es bleibt noch festzustellen, ob die vorhandene Nierenschädigung nur durch den Gonokokkus oder, wie so häufig auch bei der Cystitis, durch eine Mischinfektion veranlaßt ist. Es hat also jetzt die Untersuchung des aus dem Harnleiterkatheter gesammelten Urins auf Bakterien zu erfolgen mit dem ganzen Rüstzeug unserer modernen, diagnostischen Untersuchung.

Was die *Gonokokkenbefunde* anbelangt, so sind diese beim Lebenden durch bakteriologischen und kulturellen Nachweis (Bockhardt, Brecht, Marcuse, Neuendorff, Sellei und Unterberg, Wladimirsky u. a.) sowie bei Operationen und Autopsien (Bransford Lewis, Gerster, Hübschmann, Pollitz, Rotky) sichergestellt. In neuerer Zeit sind solche reine gonorrhoische Nierenaffektionen beschrieben worden von BARNEY, BASTOS, HAGNER, MICHON, DOUMARSHKIN und COHEN, LEHR, SCHOTTMÜLLER, SIMMONS, Mischinfektionen mit *Bact. coli* von TÉDENAT-MONTPELLIER, mit *Streptokokken* von ROTH, mit *Staphylokokken* von JOHNSON und HILL.

Einen sehr interessanten Fall veröffentlicht SHIVERS, der den Micrococcus catarrhalis als Erreger der Nierenaffektion feststellte, und zwar bei einem zwanzigjährigen Patienten, der an Gonorrhöe der Harnröhre und später an Pyelitis erkrankte. Die Annahme einer gonorrhoischen Pyelitis wurde durch Kultur- und Agglutinationsversuch widerlegt, da sich sonst der Micrococcus catarrhalis färberisch nicht von Gonokokkus unterscheiden läßt. In diesem Falle muß man daher wohl annehmen, daß es sich bei der Infektion der Urethra mit Gonokokken um eine gleichzeitige Catharalisinfektion, wohl auf dem Blutwege, gehandelt hat.

Dieser Fall mahnt uns zu besonderer Vorsicht bei Patienten mit bestehender oder vorausgegangener Gonorrhöe und noch bestehender Nierenaffektion, bei denen im „Nierenharn" keine Gonokokken gefunden werden. Es ist nämlich durchaus möglich, daß der Gonokokkus nur der Wegbereiter für andere Bakterien sein kann. Besonders gefürchtet ist in dieser Beziehung die tuberkulöse Infektion des Nierenbeckens und der Niere, Fälle, wie sie CASPER, FÜRBRINGER, SÄNGER beschrieben haben.

Was den *Zeitpunkt des Auftretens* der gonorrhoischen Infektion der Niere anlangt, so lassen sich darüber keine allgemein gültigen Angaben machen. FELEKI sah sie schon nach 8 Tagen, FISCHL und ISRAEL nach 3—4 Wochen, ROUSSILLE und TRABAND 16 Jahre nach einer anscheinend geheilten Gonorrhöe auftreten.

Der **Verlauf** einer akuten gonorrhoischen Pyelitis ist meist gutartig und schnell. Sie kann nach einigen Fieberattacken im Verlaufe von 3—4 Wochen vollständig ausheilen, besonders wenn es sich um leichtere Fälle handelt. Aber selbst schwerere, wie der von DOUMARSKHIN und COHEN publizierte, können ohne jegliche Behandlung innerhalb weniger Wochen oder Monate zur völligen Wiederherstellung führen. Dabei bleibt dann nach mehreren Fieberanfällen die Temperatur normal, der Harn klärt sich allmählich auf und wird einige Zeit später auch gonokokkenfrei. Dieser Verlauf bildet meist die Regel in den Fällen, in denen auch die Urethralgonorrhöe und eine etwa bestehende gonorrhoische Cystitis der Heilung zugeführt werden konnte.

Weniger günstig gestaltet sich der Verlauf in Fällen, in denen eine Striktur, eine parenchymatöse Prostatitis oder sonst ein Abflußhindernis eine dauernde Stauung in der Blase und im oberen Harntraktus bedingen. In solchen Fällen bleibt die Pyelitis längere Zeit bestehen und bedingt, selbst wenn der Prozeß nicht auf die Niere übergreift, durch eindringende Bakterientoxine unter Umständen Degenerationsprozesse und toxische Nephritis mit Blutdrucksteigerung und Herzveränderungen, und schließlich kann durch beiderseitige Störungen der Nierensekretion Urämie eintreten.

Manchmal nimmt das ganze Leiden von vornherein einen mehr *chronischen Verlauf*, wobei die akuten Fieberattacken ausbleiben. Das sind ebenfalls Fälle mit Störungen im Harnabfluß, wodurch eine aufsteigende Infektion natürlich hochgradig gefördert wird. Auch diese Fälle haben, wenn das Abflußhindernis nicht beseitigt wird, keine sehr gute Prognose.

Wir haben im Verlaufe unserer bisherigen Besprechung der Gonorrhöe der Blase und der Nieren nun noch nicht des Zwischenstückes zwischen beiden Organen selbst, des **Ureters** und seiner gonorrhoischen Erkrankung gedacht. Nur beiläufig haben wir gelegentlich der urogenen Infektion der Niere erwähnt, daß infektiöser gonokokkenhaltiger Harn von der Blase durch die Ureteren ins Nierenbecken angesaugt werden kann. Dieser Rückfluß kann sowohl bei anscheinend ganz intakten ureterovesikalen Verhältnissen, als auch besonders bei pathologischen Veränderungen um die Ureterenmündungen und bei Erkrankungen und krankhaften Zuständen des ganzen Harnleiters zustande kommen. Bezüglich dieser Verhältnisse verweise ich hier auf das Referat BLUMs über die Physiologie und Pathologie des Harnleiters auf der 6. Tagung der Deutschen Gesellschaft für Urologie.

CROSBIE glaubt, daß die gonorrhoische Infektion gar nicht einmal so selten ist, wie man für gewöhnlich anzunehmen geneigt scheint. Selbst wenn in frischen Fällen von Gonorrhöe cystoskopisch nur eine Trigonitis der Blase besteht, kann bereits eine gonorrhoische Ureteritis vorhanden sein, was aus der Häufigkeit später gefundener Harnleiterstrikturen hervorgeht. Freilich braucht auf der anderen Seite die Infektion längst nicht immer in der Harnleiterwand zu haften. Das wird verständlich, wenn man sieht, mit welcher Gewalt der Harn bei retroperistaltischer Bewegung des Ureters ins Nierenbecken hineingeschleudert wird. Unter solchen Umständen wird es nur ausnahmsweise zum Haften von Gonokokken in der Wand des Harnleiters kommen. Und nur bei pathologischen Zuständen (Strikturen, Erweiterungen, Ureterstarre) wird eine längere und innigere Berührung des infektiösen Blasenurins mit der Ureterwand zustande kommen. Angesichts dieser Verhältnisse wird man also nicht erstaunt sein, wenn man trotz bestehender gonorrhoischer Cystitis und Pyelitis den Ureter selbst intakt findet (ISRAEL).

Ähnlich dürfte es mit der descendierenden Infektion des Harnleiters von der gonorrhoisch erkrankten Niere her sein. Wir haben ja gesehen, daß diese Infektion auch auf hämatogenem und lymphogenem Wege erfolgen kann. In diesen Fällen wird dann die gonorrhoische Infektion des Ureters durch den aus dem Nierenbecken kommenden Urin erfolgen und dann eben auch wieder unter denselben Verhältnissen, die einen längeren Kontakt des infizierten Harns mit der Ureterwand zu schaffen geeignet sind.

Auch hier kann eine akute und eine chronische Form der gonorrhoischen Ureteritis unterschieden werden. Jene ist zumeist Teilerscheinung einer akuten gonorrhoischen Pyelitis, diese häufig Begleiterscheinung der ascendierenden gonorrhoischen Pyonephrose. Je nachdem ist dann die Affektion ein- oder doppelseitig.

Die *Symptome der gonorrhoischen Uretritis* sind äußerst uncharakteristisch und meist durch die der gleichzeitig bestehenden Nierenerkrankung überlagert. Subjektiv sollen dabei vor allen Dingen kolikartige, ausstrahlende Schmerzen entlang dem Uretererverlauf vorhanden sein. Diese bestehen aber auch häufig bei vorhandener Pyelitis. Etwas sicherer scheint die Druckschmerzhaftigkeit des entzündeten Harnleiters zu sein bei der Palpation vom Rectum oder der Scheide her, wo er gelegentlich als verdicktes, starres Rohr zu fühlen sei. Diese Palpation liefert indessen auch nur bei besonders mageren Personen positive Ergebnisse. In allen anderen Fällen bleibt der Ureterenkatheterismus auch hier das einzige einigermaßen sichere diagnostische Hilfsmittel. Die meisten Ureteritiden gehen nämlich mit einer Erweiterung des Lumens oder aber mit einer Verengerung und Knickung des Harnleiters einher, so daß die Harnleitersonde bei wiederholten Versuchen der Sondierung immer wieder an derselben Stelle stecken bleibt. In solchen Fällen müssen natürlich andere Hindernisse, wie Steine und Tumoren mit Sicherheit ausgeschlossen werden können.

Der *Ausgang der gonorrhoischen Ureteritis* ist entweder vollkommene Heilung mit Restitutio ad integrum oder mit Narben- und folgender Strikturbildung der Schleimhaut (BLUM, CROSBIE). Die *Diagnose* solcher Veränderungen wird sich, wenn sie nicht gelegentlich einer Operation erfolgt, am sichersten durch die *Radiographie* des mit einer Kontrastmasse gefüllten Ureters stellen lassen.

Im allgemeinen wird die **Diagnose** der gonorrhoischen Pyelitis und Ureteritis aus den oben angeführten subjektiven und objektiven Symptomen zu stellen sein. Stark eitriger Harn, plötzlich einsetzendes hohes Fieber mit Schüttelfrösten, Schmerzen in der Nierengegend, womöglich gar noch eine fühlbare Anschwellung dieser Region werden hier den wichtigsten Fingerzeig geben. In diesem akuten Stadium verbietet sich ja, wie oben ausgeführt, die Cystoskopie und der Ureterenkatheterismus. In allen Fällen, wo diese Symptome aber nur undeutlich vorhanden sind, in allen chronisch verlaufenden Fällen, wird die Blasenspiegelung und vielleicht auch die Harnleitersondierung nicht allein das einzig sichere, sondern auch ein unbedingt erforderliches Diagnostikum bleiben.

Bezüglich der *Differentialdiagnose* sei an zwei Erkrankungen erinnert, die ganz ähnliche klinische Erscheinungen machen können, die *Appendizitis* und die *Cholecystitis*. Die Gefahr einer Verwechslung mit jener ist besonders groß, wenn die Pyelitis ohne Blasenbeschwerden verläuft, die zu einer genauen Harnuntersuchung auffordern könnten. Eine gewisse Empfindlichkeit am Mac Burneyschen Punkt besteht gelegentlich auch in Fällen gonorrhoischer Pyelitis, wie in dem von Johnson und Hill beschriebenen, sie wird aber in der Nierengegend doch zumeist stärker vorhanden sein (Blum, Wildbolz). Außerdem können auch andere Nierenaffektionen, wie Tuberkulose, Nieren- und Harnleitersteine, Nieren- und Nierenbeckentumoren ganz ähnliche Erscheinungen machen.

Bei der *Cholecystitis* ist der Punkt der größten Druckempfindlichkeit weniger in der Nierengegend als vielmehr über der Gallenblase selbst vorhanden. Das wichtigste Unterscheidungsmerkmal gegenüber den beiden soeben erwähnten Erkrankungen aber ist und bleibt der Harnbefund mit seinem Eitergehalt.

Die **Prognose** der verschiedenen gonorrhoischen Affektionen der Niere und des Harnleiters ist je nach Sitz und Art der Erkrankung recht verschieden. Dabei haben natürlich die einseitigen Prozesse — und die gonorrhoischen Pyeliten und Ureteritiden sind in der Regel einseitig — eine bessere als die doppelseitigen. Die in Frage kommenden Prozesse heilen im allgemeinen unter geeigneter Therapie, und zwar zumeist in kurzer Zeit vollständig aus. Im Harnleiter scheinen allerdings häufiger Veränderungen im Sinne einer Verengerung oder auch Erweiterung die Folge der ehemaligen Entzündung zu sein. Dagegen können gonorrhoische Pyeliten längere Zeit bestehen bleiben, ohne das Nierengewebe zu ergreifen. Wenn aber einmal eine Pyelonephritis oder eine eitrige Nephritis oder Nierenabscesse zustande gekommen sind, so handelt es sich immer um ein sehr ernstes Leiden, das häufig zur Verödung der Niere führt und daher eine Operation notwendig machen kann.

Pathologisch-anatomisch unterscheiden sich die durch den Gonokokkus oder durch Mischinfektionen hervorgerufenen Erkrankungen des Nierenbeckens, der Nieren und des Harnleiters nicht von denen durch andere Mikroorganismen hervorgerufenen Erkrankungen dieser Art. In dieser Beziehung sei daher auf die einschlägigen Kapitel der pathologisch-anatomischen Werke verwiesen.

Die **Therapie** der gonorrhoischen Nierenaffektionen richtet sich ganz nach dem Sitz und der Zeitdauer des Bestehens des Krankheitsprozesses. Wir haben schon oben, bei der Besprechung des Verlaufs und der Prognose der gonorrhoischen Pyelitis und Ureteritis, erwähnt, daß die meisten dieser Prozesse von selbst ausheilen (Casper, Crosbie, Doumarshkin und Cohen, Posner, Stoyantchoff). Das ist besonders dann der Fall, wenn die gleichzeitig bestehende Urethritis und Cystitis zur Heilung gebracht werden können. Unter Umständen haben *Blasenspülungen* bei gonorrhoischer Cystitis, wie wir sie im vorhergehenden

Kapitel besprochen haben, einen eklatanten Heilerfolg auf das gonorrhoisch erkrankte Nierenbecken auch insofern, als dieses durch die Blasenspülungen zu lebhaften und vollständigen Kontraktionen veranlaßt wird, wodurch sein gesamter Eitergehalt entleert wird. Die Behandlung der Ureteritis fällt durchaus mit derjenigen der Pyelitis zusammen.

Für die akuten gonorrhoischen Entzündungen des Nierenbeckens empfiehlt sich, wie bei der Cystitis zunächst die Ergreifung *hygienisch-diätetischer Maßnahmen* zur Schonung des erkrankten Organs. Die Patienten gehören, besonders so lange noch Fieber besteht, ins Bett und sollen eine blande Diät einhalten (Milch, Schleimsuppen, leichte Mehlspeisen, Kompotts, Vermeidung schwerer verdaulicher Fleischspeisen, schwerer Gemüse, aller scharf gewürzten Speisen und Alkoholica).

Daneben ist die *Durchspülung des Nierenbeckens* von großer Wichtigkeit, vorausgesetzt, daß nicht eine akute Cystitis oder gonorrhoische Erkrankung des Nierengewebes selbst eine absolute Schonung dieser Organe erfordern. In diesen Fällen verbietet sich durchaus die Anwendung der kräftigen Diuretica. Dafür wird aber meistens eine reichliche Flüssigkeitszufuhr am Tage empfohlen. Hierfür raten manche Autoren zu reinem Brunnenwasser (QUINBY, WILDBOLZ u. a.), andere zu Teeaufgüssen der verschiedensten Art (Lindenblütentee, Bärentraubenblättertee usw.). Einer besonderen Beliebtheit erfreuen sich in dieser Beziehung die leicht alkalischen Mineralwässer, wie Gießhübler, Biliner, Fachinger, Wildunger. Als Tagesmenge genügt ein Quantum von etwa 2 l auf den ganzen Tag verteilt.

Als *Harnantiseptica* haben sich besonders bewährt Salol (3—4mal tgl. 1,0), Urotropin (3mal tgl. 0,5) und dessen Derivate (Hexal, Helmitol, Amphotropin, Borovertin). Bezüglich der Balsamica, die wir ja bei der Urethritis posterior und der gonorrhoischen Cystitis als bewährt kennen lernten, bestehen einige Meinungsverschiedenheiten, da manche fürchten, bei ihrem Gebrauch eine erneute Nierenbeckenreizung zu setzen (MARCUSE). Indessen empfiehlt POSNER, ruhig in vorsichtigen Dosen Copaivenbalsam oder Ol. Santal. oder auch Ol. terebinth. zu geben, damit aber sofort auszusetzen, sobald Nierenschmerzen geklagt werden. Aus diesen Gründen werden von anderer Seite lieber Narcoticis verabreicht (FINGER, JADASSOHN), in der Absicht, bei gleichzeitiger Cystitis Sphincterkrämpfe zu vermeiden.

Wie bei der Cystitis, so werden auch bei der akuten gonorrhoischen Pyelitis in neuerer Zeit von manchen Autoren *Neosalvarsaninjektionen* empfohlen, besonders zur Zeit der akutesten Erscheinungen, in der ein mehr expektatives Verhalten geboten erscheint. Mit dieser Behandlungsmethode sind bei gonorrhoischer Nierenbeckenentzündung teilweise sehr günstige Erfolge erzielt worden von KALL, NECKER, NONNENBRUCH, MATUSOVSZKY, REUCKER u. a. Diese Autoren gaben etwa 4mal 0,15—0,3 Neosalvarsan i. v. in Abständen von 1 bis 3 Tagen. Wenn nach diesen Gaben ein offensichtlicher Erfolg nicht eintritt, so sollte nach KALL diese Methode zugunsten anderer abgesetzt werden. MORAWITZ und WILDBOLZ beurteilen die Wirkung des Mittels recht vorsichtig, während SACHS keinerlei Wirkung der Neosalvarsaninjektionen auf die Beeinflussung der Pyelitis gonorrhoica gesehen hat.

Ähnlich geteilt sind die Meinungen bezüglich der Leistungsfähigkeit der *Vaccinetherapie*. POSNER hält wenigstens den Versuch einer Autovaccinierung für angezeigt, da mit der Behandlung ja kein Schaden angerichtet werden kann und da man bei sonst hartnäckigen Fällen doch mitunter den Eindruck einer Besserung hat. HAGNERS Fall einer Heilung nach Anwendung von Gonokokkenvaccine ist deshalb nicht ganz eindeutig, weil daneben auch noch Nierenbeckenspülungen gemacht wurden. CASPER, MORAWITZ, WILDBOLZ äußern sich recht skeptisch gegenüber dieser Therapie; LEHR und NONNENBRUCH sahen bei ihren Fällen keinerlei Erfolg.

Wenn bei den akuten Erkrankungen durch alle diese Maßnahmen keine Heilung erzielt wird, wenn das Fieber nicht abfällt, die Pyurie fortbesteht, dann ist allerdings ein aktiveres Vorgehen durchaus angezeigt. Wir haben am Anfange unserer therapeutischen Besprechungen schon gesehen, daß Blasenspülungen und -dehnungen das Nierenbecken zu stärkeren Kontraktionen und zu völliger Entleerung anregen. Bei gleichzeitig bestehender gonorrhoischer Cystitis können daher derartige Spülungen auch die Pyelitis mit zur Ausheilung bringen.

Wo aber auch mit dieser Methode eine wesentliche Besserung in kurzer Zeit (1—2 Wochen) nicht zu erzielen ist, da soll man möglichst bald das infizierte Nierenbecken durch den *Harnleiterkatheter* entleeren und durchspülen (CASPER). Diese Spülungen geschehen am besten mit Arg. nitric. 1 : 1000—1 : 200 (CASPER) oder mit Kollargol in 1—2%iger Konzentration (SELLEI und UNTERBERG). Zum Durchspülen benützt man eine Spritze von 8—10 ccm Inhalt, die man mehrmals durch das kranke Nierenbecken hindurchspritzt. Manchmal genügt schon eine einzige solche Durchspülung, wie in dem Falle von LEWIS, meist aber sind mehrere in Zwischenräumen von 12 Stunden bis zu mehreren Tagen notwendig. Diese Spülungen des gonorrhoisch erkrankten Nierenbeckens führen so gut wie immer in kurzer Zeit zur vollständigen Heilung (Fälle von CASPER, GAYET, HAGNER, LEHR, SELLEI und UNTERBERG).

Sollte aber auch diese Behandlung nicht zum Ziele führen, wenn der krankhafte Prozeß bereits auf das Nierengewebe selbst übergegriffen hat, wenn eine Pyonephrose oder Nierenabscesse anzunehmen sind, dann darf im Interesse des Kranken mit einer *Operation* nicht länger zugewartet werden. Dabei wird dann bald die Nephrotomie (Fälle von JOHNSON und HILL, SIMMONS), bald die Nephrektomie (BASTOS, GAYET, TÉDENAT-MONTPELLIER) angezeigt sein, je nachdem es sich um eine Pyonephrose ohne irreparables Abflußhindernis oder um multiple Nierenabscesse oder um eitrige Nephritis handelt.

Nachtrag.

Das vorliegende Kapitel ist Ende 1926 abgeschlossen worden, und die geringe Zahl der seither auf dem Gebiete der gonorrhoischen Komplikationen der Blase und der Nieren erschienenen Arbeiten beweist aufs Neue deren Seltenheit, wenn auch in neuerer Zeit manchmal wieder die Ansicht vertreten wird, daß diese Affektionen häufiger seien, als schlechthin angenommen werde (CARRARO). So sah beispielsweise PEČERSKIJ innerhalb von 5 Jahren bei 5000 von vornherein mit Spülungen behandelten gonorrhoischen Urethritiden keinen einzigen Fall von Cystitis.

Dagegen sind in dieser Zeit einige neue sichere Fälle von *gonorrhoischer Infektion der Niere* beschrieben worden; davon allein 4 von CARRARO, 3 von SHULTZ und CHAS, 1 von WAY und 1 von BIRKHAUG und PARLOW. Somit erhöht sich die Zahl der in der Literatur bis zum Jahre 1927 beschriebenen Fälle von gonorrhoischer Infektion der Niere von 32 auf 41. Und wenn man bedenkt, daß von den 32 früher bekannten Fällen gonorrhoischer Nierenaffektion überhaupt nur 4 Fälle einer kritischen Prüfung standhalten, so ist in den letzten 3 Jahren immerhin eine weitere Zahl hinzugekommen, die einwandfrei zu sein scheinen.

In den Fällen von CARRARO erfolgte der Nachweis der gonorrhoischen Natur der Nierenerkrankung durch Uretherenkatheterismus und die gebräuchlichen Färbe- und Kulturmethoden, im Falle von BIRKHAUG und PARLOW morphologisch, kulturell, biologisch und serologisch. Im Falle WAYs trat 3 Wochen nach der Aufnahme ins Hospital unter hohem Fieber eine Schwellung der

Lendengegend auf, und es entleerte sich bei Freilegung der Niere etwa 1 l Eiter, in dem Gonokokken direkt nachgewiesen wurden. Die Frage nach dem Infektionswege ist hier offen gelassen, wie übrigens auch im Falle BIRKHAUGs und PARLOWs, doch sprechen diese Autoren die Ansicht aus, daß die Infektion der Niere häufiger hämatogen als durch Aufsteigen der Erreger aus dem Urogenitaltraktus erfolgte.

Die Mehrzahl der seit 1926 erschienenen Arbeiten beschäftigt sich denn auch mehr mit *therapeutischen Maßnahmen*. Statt der üblichen Argentumspülungen ist seinerzeit von CASPER das Argolaval, ein Kombinationspräparat von Argentum nitricum mit Hexamethylentetramin angegeben worden. Es ist stärker bactericid als das Argentum und macht keine Reizerscheinungen, weil es Eiweiß nicht fällt. Diese Angaben sind von SCHLÜTER bestätigt worden, und in neuester Zeit ist das bisher wenig haltbare Präparat von CASPER noch verbessert worden und kommt jetzt als Argolaval stabil in den Handel.

Der stark umstrittene Erfolg der Therapie der Gonorrhöe und ihrer Komplikationen mit *Acridinpräparaten* ist in einigen Arbeiten mit Bezug auf die Beeinflussung der gonorrhoischen Blasenkomplikationen hervorgehoben worden. In diesem Sinne äußern sich BALOG, COUVERT, POPESCU, die alle das rasche Nachlassen der subjektiven Beschwerden und die rasche Klärung des Harns betonen. Gleichgute Erfolge hat WOLBARST vom Pyridium bei gonorrhoischen Cystitiden und Pyelitiden gesehen, wohingegen RUBRITIUS noch immer in diesen Fällen das Neosalvarsan für das Mittel der Wahl hält.

Einen anderen neuen Weg der Therapie haben STRASZYNSKI und NOWICKI eingeschlagen, indem sie bei gonorrhoischen Komplikationen 1—3 ccm einer $2^0/_0$igen wässerigen Lösung von Ammonium-sulfo-ichthyolicum intraglutäal injizierten und dabei in 11 Fällen von „gonorrhoischer" Blasenentzündung, Cystopyelitis und Pyelitis ein rasches Nachlassen der subjektiven Beschwerden sahen. Sie erblicken den Erfolg der Therapie 1. in der parenteralen Eiweißkörpertherapie, 2. in einer Einwirkung auf den Tonus des vegetativen Nervensystems und damit auf die endokrinen Drüsen und 3. in der antiseptischen Wirkung der Sulfogruppe.

Im übrigen sind grundlegende Neuerungen zu den im vorliegenden Kapitel beschriebenen therapeutischen Verfahren nicht beigebracht worden.

Literatur.

I. Cystitis gonorrhoica.

BAAR: Neosalvarsan bei blenorrhoischer Cystitis. Wien. med. Wschr. **1918**, Nr 40. — BAER: Vaccinationsbehandlung der Cystitis. Zbl. Chir. **1923**, Nr 25. — BALOG: Die Behandlung der Gonorrhöe des Mannes. Z. Urol. **19**, H. 4 (1925). — BARLOW: Beiträge zur Ätiologie, Prophylaxe und Therapie der Cystitis. Arch. f. Dermat. **25** (1893). — BIERHOFF: Bericht über einen Fall von Cystitis gonorrhoica. Dermat. Z. **7**, H. 3 (1900). — BOER: Über Hexal bei Gonorrhöe und deren Komplikationen. Dermat. Zbl. **16**, Nr 5 (1913). BÖHMER,: Über einen Fall von gonorrhoischer Cystitis. Inaug.-Diss. Berlin 1922. — BUMM: Über gonorrhoische Mischinfektionen beim Weibe. Dtsch. med. Wschr. **1887**, 1057.

CARLE: Que faire en présence d'une cystite blennorhagique aigue? Clin. **18**, Nr 45 (1923). CASPER: (a) Kursus der urologischen diagnostischen und therapeutischen Technik: III. Technik und Verwertung der Harnuntersuchung. Dtsch. med. Wschr. **48**, Nr 28 (1922). (b) Lehrbuch der Urologie. Berlin u. Wien: Urban u. Schwarzenberg. (c) Handbuch der Cystoskopie. Leipzig: Georg Thieme. (d) Cystitis. Spezielle Pathologie und Therapie innerer Krankheiten. Herausgeg. KRAUS u. BRUGSCH. Berlin u. Wien: Urban u. Schwarzenberg.

FINGER: Die Blenorrhagie der Sexualorgane und ihre Komplikationen. Leipzig u. Wien: Franz Deuticke. — FÖRSTER: Die infektiösen Erkrankungen der abführenden Harnwege. Würzburg. Abh. **1924**. — FRANZ: Über Harnröhren- und Blasengonorrhöe beim Weibe. Wien. klin. Wschr. **36**, Nr 17 (1923).

GROSS: (a) Zur Therapie der Cystopyelitis. Ges. Ärzte Wien, Sitzg 2. März 1917. Münch. med. Wschr. **64**, Nr 14 (1917). (b) Zur Therapie der Cystopyelitis. Wien. klin. Wschr. **1917**, Nr 44. — GRÜNWALD und BASS: Über die Grundlage der Verwendbarkeit des Chloramins als Antisepticum. Klin. Wschr. **1**, Nr 46 (1922). — GUYON: Pathogénie des accidents infectieux chez les urinaires. 6. Congr. franç. Chir. Ann. Mal. génito-urin. **1892**, 377.

HARTUNG: Über Harnstauung und Niereninfektion. Berl. klin. Wschr. **51**, Nr 16 (1914). — HOHLWEG: (a) Zur Behandlung der gonorrhoiscehn Infektion der oberen Harnwege. Münch. med. Wschr. **65**, Nr 30 (1918). (b) Zur Behandlung der Cystitis und Cystopyelitis acuta und chronica. Münch. med. Wschr. **69**, Nr 42 (1922).

JÄGER: Über einen Fall von Cystitis gonorrhoica bei einer Schwangeren. Z. gynäk. Urol. **3**, Nr 4 (1912). — JORGER: Cystitis. Its cause and what to do with it. Illinois med. J. **40**, Nr 4 (1921).

KNORR: Die ascendierende Gonorrhöe im Harnapparate der Frau. Z. gynäk. Urol. **2**, Nr 1 (1920). — KORANYI: Diagnostische und therapeutische Irrtümer und deren Verhütung. Innere Medizin. Herausgeg. von J. SCHWALBE. H. 5. Krankheiten der Harnorgane. Leipzig: Georg Thieme. — KROGIUS: Recherches bactériologiques sur l'infection urinaire. Helsingfors 1892.

LINZENMEIER: Über Cystitis gonorrhoica. Zbl. Gynäk. **45**, Nr 30 (1921).

MARSELOS: Le mercurochrome soluble 220 dans le traitement de la blennorhagie. Grèce méd. **26**, Nr 3/4 (1924). — DU MESNIL: Über die sogenannte gonorrhoische Blasenentzündung. Virchows Arch. **126**, H. 3 (1891). — MIDDELSCHULTE: Können Gonokokken eine Cystitis hervorrufen? Inaug.-Diss. Würzburg 1892. — MORSON: Gangränöse Cystitis infolge von Gonokokkeninfektion. Brit. med. J. 1. Febr. **1919**.

PADGETT: Die Einwirkung einer Cystocele auf die Behandlung und Heilung der gonorrhoischen Cystitis. Amer. J. Dermat. **1909**, Nr 4. — PERUTZ: Die medikamentöse Behandlung der Harnröhrengonorrhöe des Mannes. Berlin und Wien: Urban u. Schwarzenberg 1925.

ROVSING: (a) Die Blasenentzündungen. Ihre Ätiologie, Pathogenese und Behandlung. Berlin: August Hirschwald. (b) Klinische und experimentelle Untersuchungen über die infektiösen Krankheiten der Harnorgane. Berlin: Oskar Coblentz.

SACHS: (a) Zur Behandlung der Cystopyelitis: I. Behandlung mit intravenösen Injektionen von Neosalvarsan und Urotropin. Wien. klin. Wschr. **34**, Nr 8 (1921). (b) Zur Behandlung der Cystopyelitis: II. Zur Frage der therapeutischen Wirksamkeit der Formaldehydkomponente des Neosalvarsans bei Behandlung der Cystopyelitis. Wien. klin. Wschr. **34**, Nr 15 (1921). — SCHÄFFER: Therapie der Haut- und venerischen Krankheiten. Berlin u. Wien: Urban u. Schwarzenberg. — SCHOLTZ: (a) Pathologie und Therapie der Gonorrhöe. Jena: Gustav Fischer. (b) Cystitis gonorrhoica. Handbuch der Geschlechtskrankheiten. Herausgegeben von FINGER, JADASSOHN, EHRMANN, GROSS. Wien u. Leipzig: Alfred Hölder. — SCHOTTMÜLLER: (a) Haematurie bei Cystopyelitis gonorrhoica (Ärztlicher Verein Hamburg. Sitzg vom 31. Mai 1921). Dtsch. med. Wschr. **47**, Nr 38 (1921). (b) Cystopyelitis gonorrhoica mit Haut- und Gelenkmetastasen. Ebenda. (c) Gonorrhoische Cystitiden. (Ärztlicher Verein Hamburg. Sitzg vom 31. Mai 1921. Münch. med. Wschr. **68**, Nr 24 (1921). (d) Zur Behandlung der Cystitis und Cystopyelitis acuta und chronica. Münch. med. Wschr. **69**, Nr 32 (1922).

TANAKA: (a) Komplikationen der Gonorrhöe, betreffend die Harnröhre und Blase. Jap. Z. Dermat. **5**, H. 2/3 (1905). (b) Beitrag zur klinischen bakteriologischen Untersuchung über die Cystitis. Z. Urol. **3** (1909). — THELEN: Cystitis gonorrhoica haemorrhagica ohne bemerkte Urethritis gonorrhoica. Köln. dermat. Ges., Sitzg 22. Mai 1925. Zbl. Hautkrkh. 18, 3/4 (1925). — TREBING: Über Kollargol bei Cystitis. Dtsch. med. Wschr. **1913**, Nr 38.

VERCHÊRE: La blenorrhagie chez la femme. Bibl. méd. **1894**.

WERTHEIM: Über Blasengonorrhöe. Z. Geburtsh. **35** (1896). — WILDBOLZ: Lehrbuch der Urologie und der chirurgischen Erkrankungen der männlichen Geschlechtsorgane. Enzyklopädie der klinischen Medizin. Berlin: Julius Springer. — WOLBARST: Procédé des 5 verres au cathéter (WOLBARST) pour la détermination de l'origine du pus, des filaments et du sang dans l'urine chez l'homme. J. d'Urol. **13**, No 1 (1922). — WOLF und MULZER: Lehrbuch der Haut- und Geschlechtskrankheiten. Stuttgart: Ferdinand Enke. — WOSSIDLO: Die Gonorrhöe des Mannes und ihre Komplikationen. Berlin: Otto Enslin. — WREDEN: Zur Ätiologie der Cystitis. Zbl. Chir. **1893**, Nr 27.

YOUNG: Urinary antiseptics. J. of Urol. **11**, Nr 1 (1924).

II. Gonorrhöe des Nierenbeckens, der Nieren und des Harnleiters.

BALZER und JACQUINET: Manifestations rénales de l'infection blennorrhagique. Semaine méd. 30. Aug. **1893**. — BARNEY: Gonococcal infections of the kidney. J. of Urol. **9**, Nr 1 (1923). — BASTOS: Pyonéphrose gonococcique. Ann. Mal. Organ. génito-urin. **1909**, No 5. — BECHER: Zur Bakteriologie der Pyelitis und über Beziehungen der letzteren zur diffusen Glomerulonephritis. Münch. med. Wschr. **1918**, Nr 51. — BLUM: Physiologie und Pathologie des Harnleiters. Z. Urol. **19**, H. 3 (1925). — BREWER: Beobachtungen über akute hämatogene Infektionen der Niere. Z. urol. Chir. **2** (1914). — Brown: Value of albuminuria indifferentiating pyelitis from cystitis. N. Y. med. J. 17. Okt. **1903**.

Casper: (a) Siehe bei Cystitis. (b) Die Behandlung der Pyelitis mit Nierenbeckenausspülungen per vias naturales. Wien. med. Presse **1895**. — Courtade und Guyon: Sur le reflux du contenu vésical dans les uretères. Ann. Mal. Organ. génito-urin. **1894**, Nr 8. — Crosbie: Complications occuring in gonorrheal urethritis. Boston med. J. **188**. Nr 13 (1923).

David und Mattill: The role of the ureteral lymphatics in experimental urinary tract. Arch. Surg. **2**, Nr 1 (1921). — Doumarshkin und Cohen: Gonococcal infection of kidney with spontaneous recovery. Report of case. J. amer. med. Assoc. **80**, Nr 15 (1923). — Dózsa: Gonorrhoische Infektion einer durch anormale Gefäße verursachten hydronephrotischen Niere; Nephrektomie. Z. Urol. **15** (1921).

Eisendraht und Kahn: Die Rolle der Lymphwege bei der ascendierenden Niereninfektion. Ebenda **1916**.

Finger: Siehe bei Cystitis. — Förster: Siehe bei Cystitis. — Frisch und Barth: Über eitrige, nicht tuberkulöse Erkrankungen des Nierenbeckens. Verh. dtsch. Ges. Urol. 2. Kongr. Berlin, 10.—12. April 1909.

Gayet: Pyélites gonococciques. J. d'Urol. **16**, No 5 (1925). — Gross: Siehe bei Cystitis.

Hagner: Gonococcus infection of the kidney. Med. Rec. 1. Okt. **1910**. — Harttung: Über Harnstauung und Niereninfektion. Berlin. klin. Wschr. **51**, Nr 16 (1914). — Helmholt: Modes of infection in pyelitis. Arch. of Pediatr. **38**, Nr 7 (1921). — Hess: Experimentelle Untersuchungen über die bakterielle Infektion der Harnwege. Mitt. Grenzgeb. Med. u. Chir. **26** (1913). — Hohlweg: Zur Therapie der Pyelitis. Münch. med. Wschr. **70**, Nr 42 (1923). — Hübschmann: Beiträge zur Ätiologie der akuten Glomerulonephritis (Gonokokken- und Meningokokkennephritis). Med. Klin. **1920**, Nr 51.

Israel: (a) Chirurgische Klinik der Nierenkrankheiten. Berlin 1901. (b) Chirurgie der Niere und des Harnleiters. Leipzig: Georg Thieme 1925.

Jaccottet: L'infection des voies urinaires chez l'enfant et le nourisson. Rev. méd. Suisse rom. **45**, No 7 (1925). — Johnson und Hill: Gonococcal infection of the kidney and criteria for its diagnosis. J. of Urol. **11**, Nr 2 (1924).

Kall: Neosalvarsan bei akuten und chronischen Entzündungen des Nierenbeckens und der Blase. Münch. med. Wschr. **67**, Nr 19 (1920). — Kapsamer: Die Pyelitis. Z. Urol. **4** (1910). — Knorr: Die ascendierende Gonorrhöe im Harnapparate der Frau. Z. gynäk. Urol. **2**, H. 1 (1910). — König: Chirurgische Behandlung pyogener Infektionen im Nierengebiet. Z. Urol. **19**, H. 1 (1925).

Lehr: (a) Über einen Fall von Pyelitis gonorrhoica. J. amer. med. Assoc. 27. April **1912**. (b) Ein Fall von gonorrhoischer Pyelitis. Ebenda 6. Juli **1912**. — Lenhartz: Über akute und chronische Nierenbeckenentzündung. Münch. med. Wschr. **1907**, Nr 16. — Levy: Kritische Studie über die Infektionswege bei Pyelitis acuta auf Grund klinischer Beobachtungen. Dtsch. Arch. klin. Med. **138**, H. 1/2. — Lewin und Goldschmidt: Versuche über die Beziehungen zwischen Blase, Harnleiter und Nierenbecken. Virchows Arch. **134** (1893). — Lewis, B.: (a) The pathology of gonorrheal nephritis. Amer. Assoc. genito-urin. Surg. 1.—3. Mai **1900**. (b) On the pathology of gonorrheal pyelonephritis. J. cutan. a. genito-urin. Dis. **1900**, 395. — Lindemann: Zur Pathogenese und Klinik der Nierenbeckenentzündungen. Dtsch. Z. Chir. **89** (1914). — Loring: Nefritis aguda supurada de origen blenorágico. Nefrectomia. Bol. Soc. Cir. Chile **3**, Nr 3 (1925). — Loumaigne: Urétéritis et pyélitis. Rev. franç. Méd. et Chir. **1905**, No 34.

Marcus: Experimentelle Untersuchungen über das Rückströmen von Harnblaseninhalt. Wien. klin. Wschr. **1903**, Nr 25. — Marcuse: Über Pyelitis und Pyelonephritis auf Grund von Gonorrhöe. Mber. Urol. **7**, H. 3 (1902). — Matusovszky: Beiträge zur Ätiologie der Pyelitiden. Z. Urol. **17** (1923). — Mautner: Beiträge zur Pathologie, Bakteriologie und Therapie eitriger Erkrankungen der Harnwege im Kindesalter. Mschr. Kinderheilk. **21**, H. 2 (1921). — Michon: Un cas de pyélite chronique à gonocoques. J. d'Urol. **16**, No 5 (1923). — Morawitz: Therapeutische Erfahrungen bei Infekten der Harnwege. Z. Urol. **19**, H. 1 (1925). — Müller, A.: Zur Histologie der Pyelitis und Pyelonephritis. Verh. 3. Urol.-Kongr. Arch. klin. Chir. **97**, H. 1 (1912).

Necker: Die artifizielle Pyelitis. Ein Beitrag zur Kenntnis der ascendierenden Harninfektionen und ihre Behandlung. Z. urol. Chir. **6**, H. 1/2 (1921). — Neuendorff: Zur Frage von dem Vorkommen einer spezifisch gonorrhoischen Pyelitis. Inaug.-Diss. Berlin 1892. — Nonnenbruch: Behandlung der Pyelitis. Münch. med. Wschr. **68**, Nr 50 (1921).

Porudominsky: Pyelitistherapie mit Neosalvarsan. Russk. Klin., Sept. **1924**. Ref. Z. Urol. **19**, H. 10 (1925). — Posner: (a) Therapie der Harnkrankheiten. Berlin: August Hirschwald. (b) Zur Pathologie und Therapie der Pyelitis. Berl. klin. Wschr. **1915**, Nr 3. (c) Erkrankungen des Nierenbeckens einschließlich Nephrolithiasis: Spezielle Pathologie und Therapie innerer Krankheiten. Herausgeg. Kraus u. Brugsch. Berlin u. Wien: Urban u. Schwarzenberg.

QUINBY: Infection of the kidney. N. Y. med. J. **1922**, Nr 9.

REJSEK: Vaccinotherapie bakterieller Erkrankungen der Harnwege. Čas. lék. česk. **1925**, Nr 10/11. — REUCKER: Zur Frage der Neosalvarsanbehandlung fieberhafter Pyelitiden. Arch. f. Dermat. **135** (1921). — ROSENFELD: (a) Zur Differentialdiagnose zwischen Cystitis und Pyelitis. Berl. klin. Wschr. **1898**, Nr 30. (b) Zur Unterscheidung der Cystitis und Pyelitis. Zbl. inn. Med. **1902**, Nr 8. — ROTH: Some observations from the clinical and laboratory findings in pyelitis and pyelonephritis. California State J. Med. **19**, Nr 1 (1921). — ROTKY: Ein Beitrag zur Infektion mit dem Mikrokokkus gonorrhoeae. Wien. klin. Wschr. **1912**, Nr 31. — ROUSSILLE und TRABAND: Gonococcie latente, pyélonéphrite ascendante. Guérison par vaccinothérapie. Progrès méd. **50**, Nr 36 (1922). — ROVSING: Siehe bei Cystitis. — RUNEBERG: Die hämatogenen, akut infektiösen Nephritiden und Pyelonephritiden. Dtsch. Z. Chir. **173**, H. 1/6.

SACHS: Siehe bei Cystitis. — SAKATA: Experimentelle Beiträge zur hämatogenen Niereninfektion von den Harnwegen, insbesondere von der Harnblase aus. Mber. Urol. **8**, H. 6 (1903). — SAMPSON: Ascending renal infection with special reference to the reflux of urine from the bladder into the ureters as an etiological factor in its causation and maintenance. Hopkins Hosp. Bull. **1903**. — SCHEIDEMANTEL: Die infektiösen Erkrankungen der Nieren und Harnwege. Würzburg. Abh. — SCHLESINGER: Zur Differentialdiagnose zwischen Nierenerkrankungen und Perityphilitis. Dtsch. med. Wschr. **1906**, Nr 44. — SCHMIDT und ASCHOFF: Die Pyelonephritis in anatomischer und bakterieller Beziehung und die ursächliche Bedeutung des Bact. coli commune für die Erkrankungen der Harnwege. Jena: Gustav Fischer 1893. — SCHOTTMÜLLER: Siehe bei Cystitis. — SELLEI und UNTERBERG: Beiträge zur Pathologie und Therapie der gonorrhoischen Pyelitis. Berl. klin. Wschr. **1907**, Nr 35. — SHIVERS: A possible mistake in the diagnosis of gonococcal infection of the kidney with report of a suspected case. J. amer. med. Assoc. **80**, Nr 19 (1923). — SIMMONS: Gonococcal infection of the kidney. Report of a case with traumatic rupture. J. of Urol. **7**, H. 2 (1922). — STOYANTCHOFF: Die Nierenkomplikationen der akuten Gonorrhöe. Amer. J. Urol. Mai **1909**. — STROMINGER: Phlegmon périnéphrétique gonococcique. J. d'Urol. **17**, No 2 (1924).

TÉDENAT-MONTPELLIER: Abscès du rein à gonocoque. Ann. Mal. Organ. génito-urin. **2**, No 16 (1907).

ULTZMANN: Zur Diagnose der Pyelitis. Wien. med. Presse **1880**.

WAELSCH: Pyelitis, Pyelonephritis, Ureteritis gonorrhoica. Handbuch der Haut- und Geschlechtskrankheiten von FINGER, JADASSOHN, EHRMANN, GROSS. Bd. 1. — WALKER: Ascending infections of the kidney. Lancet 8. April **1922**. — WILDBOLZ: Siehe bei Cystitis. — WLADIMIRSKY: Die gonorrhoische Pyelitis und Nephropyelitis. Inaug.-Diss. Berlin 1902. — WOSSIDLO, E.: Pyelitis, Pyelonephritis, Pyonephrose. Z. Urol. **15** (1921). — WOSSIDLO, H.: Siehe bei Cystitis.

ZEISSL, v.: (a) Diagnose und Therapie des Trippers und seiner Komplikationen beim Manne und Weibe. Berlin u. Wien: Urban u. Schwarzenberg. (b) Die gonorrhoischen Nierenerkrankungen. Handbuch der Urologie v. FRISCH und ZUCKERKANDL. Bd. 3.

Literatur zum Nachtrag.

I. Cystitis gonorrhoica.

BALOG: Zur intravenösen Trypaflavinbehandlung gonorrhoischer und nichtgonorrhoischer Entzündungen der Harnwege. Dermat. Wschr. **86**, Nr 24 (1928).

COUVERT: Über den wirklichen Wert der sog. Therapie bei Gonorrhöe. Giorn. ital. Dermat. **68**, H. 5 (1927).

PEČERSKIJ: Über Gonokokkencystitis. Venerol. (russ.) **4**, Nr 2 (1927). — POPESCU: Die Acridintherapie der Gonorrhöe. J. d'Urol. **24**, No 5 (1927).

RUBRITIUS: (a) Behandlung gonorrhoischer Komplikationen. Wien. klin. Wschr. **41**, Nr 20 (1928). (b) Behandlung gonorrhoischer Komplikationen. Mitt. Volksgesdh.amt Wien **1928**, Nr 8.

SCHLÜTER: Die Behandlung der Cystitis mit Argolaval. Dermat. Wschr. **85**, Nr 28 (1927). — STRASZYNSKI u. NOWICKI: Weitere Erfahrungen über die Wirkung intramuskulärer Ichthyolinjektionen bei gonorrhoischen Komplikationen und bei anderen Erkrankungen der Harnwege. Dermat. Wschr. **85**, Nr 42 (1927).

WOLBARST: Oral therapy in the treatment of gonorrhoea and other urinary infections. Med. a. Rec. **128**, 272 (1928).

II. Gonorrhöe der Nieren.

BIRKHAUG u. PARLOW: Gonococcal infection of the kidney. Bacteriological and histopathological report of a case of gonococcal hydronephrosis. J. of Urol. **20**, Nr 1 (1928).

CARRARO: Piurie renali gonococciche. Atti Soc. ital. Urol. **1927**, 189/190.

SHULTZ a. CHAS: Gonococcal infection of the kidney. J. of Urol. **21** (1929).

WAY: Renal abscess following gonorrhoea. Brit. med. J. **1928**, Nr 3512, 716.

Hautkrankheiten bei Gonorrhöe.

Von

Erich Langer-Berlin.

Mit 12 Abbildungen.

Die zur allgemeinen Anschauung gewordene Auffassung der Gonorrhöe als Allgemeinkrankheit hat mehr als früher die Ärzte auf Veränderungen der Haut achten lassen, die in der Folge einer gonorrhoischen Erkrankung auftreten. Immerhin sind auch jetzt noch trotz der zunehmenden Literatur dieses Gebietes die gonorrhoischen Hauterkrankungen unter die seltenen Komplikationen der Gonorrhöe zu rechnen. Ihre Veränderungen zeigen sich einmal an den Genitalien selbst, zum anderen in Gestalt von Abscessen und Dermatosen teils auf einzelne Körpergegenden beschränkt, teils universell über den ganzen Körper ausgedehnt.

Die folgende Besprechung möchte ich daher auch ebenso, wie ich es in dem entsprechenden Kapitel unseres Lehrbuches getan habe, wo erst kürzlich und letztmalig das Gebiet zusammenhängend von mir dargestellt wurde, nach dem Sitz der verschiedenen Veränderungen trennen, um zuerst nur die ausschließlich an den Genitalregionen vorkommenden Erkrankungen und anschließend die über den übrigen Körper sich ausdehnenden Affektionen zu besprechen. Danach kann man die Erscheinungen einteilen:

1. In der Genitalgegend lokalisiert: Folliculitis, Ulcera gonorrhoica, Abscesse und die Balanitis circinata.
2. Am übrigen Körper vorkommend: Abscesse und Dermatosen.

I. Folliculitis gonorrhoica.

Es handelt sich hierbei um Veränderungen, die erstmalig ausführlich von Jesionek im Jahre 1903 beschrieben worden sind, der unter 800 geschlechtskranken Frauen, die er nach dem Vorhandensein von blennorrhoischen Folliculitiden untersuchte, bei 4 Patientinnen diese Affektion antraf. Immerhin ist von diesen 4 Fällen nur einer eingehend auch histologisch untersucht worden, während er selbst die 3 übrigen nicht für vollkommen einwandfrei erachtet, da sie nur auf Grund von Analogieschlüssen zu dem untersuchten Fall diagnostiziert worden sind. Auch der untersuchte Fall ergab histologisch, daß es sich um eine Veränderung eines epithelialen Ganges handelte, so daß hiernach der follikuläre Charakter der Erkrankung doch recht fraglich erscheint.

Eher dürfte die Diagnose völlig einwandfrei bei dem vorher von Jatho beobachteten Fall sein, der eine Folliculitis mit Zerstörung des Haarbalges durch Gonokokken beobachtete und beschrieb. Wenngleich auch hier keine Kulturuntersuchungen vorliegen, so erscheint es doch als sicher, daß die von Jatho beobachtete Erkrankung eine einwandfreie gonorrhoische Folliculitis gewesen ist.

Das gleiche gilt wohl auch von dem durch CRONQUIST beobachteten Patienten, bei dem es sich um einen follikulären Herd 3 cm unterhalb des Nabels handelte, in dessen Eiter sich zahlreiche gramnegative, typische Gonokokken nachweisen ließen. Auch der von KLINGMÜLLER beschriebene Fall ist einwandfrei durchuntersucht; hier wurde die Gonorrhöediagnose noch durch die Kulturuntersuchung bestätigt. Weitere Fälle sind noch von TSCHERNOGUBOW und MILLS mitgeteilt worden. Ersterer beobachtete ein follikuläres Geschwür an der Raphe des Penis und konnte in ihm Gonokokken feststellen, MILLS fand bei einem Manne 8 Tage nach dem infektiösen Geschlechtsverkehr auf dem Präputium ein kleines Bläschen, dem bei sonst intakter Haut 3 Tage später ein zweites folgte. Während die Urethra ohne Gonorrhöebefund blieb, konnte er in den Bläschen eine Reinkultur von Gonokokken feststellen.

Nach den Mitteilungen der erwähnten Autoren stellt sich die klinische Veränderung der gonorrhoischen Folliculitis folgendermaßen dar:

Es zeigt sich zunächst oberflächlich eine kleine stark gerötete Papel oder im subcutanen Gewebe ein etwa erbsen- bis höchstens kirschgroßes Knötchen. Es hebt sich diese Veränderung deutlich von der Umgebung ab, die unter Umständen eine kräftige kollaterale Entzündung aufweisen kann. Zunächst ist die Affektion derb und auf Druck nur wenig schmerzhaft. Das Knötchen geht in Abscedierung über und kann von einer Borke auf seiner Kuppe bedeckt sein, nach deren Entfernung sich aus der feinen darunterliegenden Öffnung Eiter exprimieren läßt. Oder es finden sich kleine trichterartige Geschwürchen, von Stecknadelkopf- bis Linsengröße, die einen Eitertropfen enthalten. Entfernt man diesen, so liegt in der Tiefe ein granulierender Grund. Der Eiter wurde in den verschiedenen aufgeführten Fällen auf Gonokokken untersucht, die er reichlich enthielt, und die z. B. auch von KLINGMÜLLER kulturell bestätigt wurden.

Histologisch wurde der Aufbau der gonorrhoischen Folliculitis eingehend von KLINGMÜLLER geschildert. Er fand neben den voll ausgebildeten Fällen auch noch den Beginn in Gestalt von intra- und perifollikulärer Einschmelzung. Dabei ließ sich in diesen Stadien eine Auseinanderdrängung des Epithels und eine verschieden starke Anhäufung von Leukocyten beobachten. In den vollausgebildeten Abscessen fand er das Epithel entweder nur regelmäßig gewuchert und von Leukocyten durchsetzt oder an den Geschwürsflächen ganz abgehoben oder untergegangen in dem Schorf, der aus Exsudatmassen und nekrotischem Gewebe sich zusammensetzte. Im übrigen fand sich ein zellreiches und wucherndes Bindegewebe, das Haufen und Züge von Plasmazellen und polynucleären Leukocyten enthielt. Diese dehnten dort, wo das Epithel erhalten war, die Papillen auseinander und verbreiterten sie. In den eingeschmolzenen Auflagerungen und in den Eiterpfröpfen waren Gonokokken in reichlicher Menge nachweisbar, dagegen in und unter dem Epithel und in dem umgebenden Bindegewebe nur spärlich.

Den bisher beschriebenen follikulären gonorrhoischen Erkrankungen analoge Veränderungen sind bei Frauen in der Analgegend und am Damm als „hahnenkammartige“ Wucherungen beschrieben worden (KLINGMÜLLER). Auch bei ihnen nimmt man als Ausgangspunkt eine follikuläre Erkrankung auf gonorrhoischer Basis an. Auf derartige „hahnenkammartige“ Wucherungen machten zuerst EICHHORN und STRAUSS aufmerksam. STRAUSS führte sie auf ulcerative Prozesse des Rectums zurück. Eine eingehende Darstellung erfuhren diese Veränderungen durch KLINGMÜLLER, der unter 5 Fällen 3mal im Ausstrich Gonokokken diagnostizieren konnte. Da er sie aber nicht auch im Kulturverfahren bestätigen konnte, ist der gonorrhoische Charakter immerhin als fraglich zu betrachten. Klinisch machen nach der Darstellung von KLINGMÜLLER diese

Affektionen den Eindruck auf der Haut breit aufsitzender Wucherungen, die sich an der Oberfläche verschmälern. Verschiedentlich zeigen diese Wucherungen auf der freien Oberfläche Erosionen und kleine Geschwürsbildungen, die wenig Eiter enthalten und bis linsengroß werden können. Durch den Stuhlgang kann es zu leichten oberflächlichen Blutungen kommen. Bei eingehendem Nachforschen haben wir ab und zu ähnliche Veränderungen klinisch gleichfalls beobachten können, ohne daß uns die Möglichkeit der histologischen Nachuntersuchung gegeben war. Bei dem in erster Linie anzutreffenden Vorkommen in der Analgegend ist ein Zusammenhang mit der gerade durch die Untersuchungen der letzten Jahre als recht häufig bei Frauen festgestellten Rectalgonorrhöe als sehr wahrscheinlich anzusehen. Nach den Untersuchungen von Klingmüller ist die histologische Struktur derjenigen der oben beschriebenen Folliculitiden gleich.

II. Ulcera gonorrhoica.

Es gibt im Verlaufe der Gonorrhöe, besonders derjenigen der Frauen und Mädchen, häufig kleine Erosionen und Ulcerationen, die weniger primär durch die Gonorrhöe als auf dem Boden der durch die Gonorrhöe verursachten stärkeren Sekretion entstanden sind. Diese Ulcerationen können keineswegs als gonorrhoische Ulcera bezeichnet werden. Selbst wenn in solchen Ulcerationen an der hinteren Vaginalcommissur, am Anus, im Präputialsack Gonokokken in dem oberflächlichen Sekret oder Eiter gefunden werden, so ist dieses noch nicht als sicherer Beweis für die gonorrhoische Ätiologie anzusehen, sondern es kann sich um sekundäre Einwanderung der Gonokokken handeln. Auch möchte ich nicht hierher diejenigen Ulcerationen rechnen, die als sekundäre Ulcera auf dem Boden von Bartholinitiden, Para- und Periurethritiden bei der Frau oder beim Manne entstanden sind, und die sich an perforierte Abscesse oder Pseudoabscesse angeschlossen haben.

Bei den Ulcera gonorrhoica müssen wir anscheinend nach der bisher verhältnismäßig spärlichen Literatur — eine eigene Beobachtung einer solchen Erkrankung besitze ich nicht — zwei Formen unterscheiden, die durch ihr klinisches Auftreten und ihren Verlauf zu trennen sind. Das eine sind einfache gonorrhoische Ulcerationen, wie sie erstmalig von Salomon beschrieben und neuerdings genau von Dora Fuchs dargestellt sind. Das andere sind Ulcera gonorrhoica serpiginosa, wie sie zuerst Thalmann mitteilte. Die meisten Fälle sind bei Frauen beobachtet, doch finden sich auch verschiedene Mitteilungen über ähnliche und genau untersuchte Beobachtungen beim Manne.

Bei dem Ulcus gonorrhoicum, das Salomon beschrieben hat, konnte er sowohl im Geschwürssekret, wie in der Kultur und schließlich auch im Gewebsschnitt Gonokokken nachweisen. Ähnliche Fälle bei der Frau sind dann neuerdings von Fuchs und Planner und Remenovsky beschrieben worden. Wenn ich hier der Darstellung von Dora Fuchs folge, so handelt es sich „um Ulcera, die in der Mehrzahl der Fälle an den kleinen Labien, in einem Falle auf den großen Labien lokalisiert waren. Sie zeichneten sich aus durch einen flachen, wenig belegten Geschwürsgrund, der auffallend leicht blutete. Der Geschwürsgrund war kaum induriert und selten unterminiert". Neben der Lokalisation an den äußeren Genitalien beschreibt Fuchs auch an dem äußeren Muttermund eine Ulceration, die sich von den üblichen Erosionen unterschied, und die sie unter die gonorrhoischen Ulcera einreiht, besonders auch deshalb, weil sich in dem Schnittpräparat dieses Geschwürs, das am Rande gezackt und wie angenagt aussah und deutlich unterminiert war, im Gewebe Gonokokken feststellen ließen.

Seltener sind ähnliche Beobachtungen beim Manne. So beschrieben Sézary und Benoist einen Fall, in dem 4 Tage post coitum gleichzeitig mit dem Ausfluß unterhalb des Orificiums ein schmerzhaftes, schnell sich vergrößerndes, 50 Cent. großes Geschwür auftrat, das in der Mitte einen erbsengroßen, stark eiternden und nicht verhärteten Defekt zeigte. Im Geschwürsgrund ließen sich Gonokokken reichlich nachweisen. Einen ähnlichen Fall beschreiben GOUGEROT, BURNIER und BLUM: Bei einem Manne, der sich 2 Monate vorher mit Gonorrhöe infiziert hatte, fand sich im Sulcus coronarius ein schmierig belegtes und nicht induriertes Ulcus, desssen Peripherie leicht entzündlich gerötet war. Im Geschwürseiter waren Gonokokken nachweisbar. Die Verfasser fassen diesen Fall als „Chancre blennorrhagique" auf, unter welcher Bezeichnung JULLIEN diese Affektion beschrieben hat. Nach GOUGEROT, BURNIER und BLUM kann der „Chancre blennorrhagique" entweder einem syphilitischen Schanker, einem weichen Schanker oder in seltenen Fällen einem phagedänischen Ulcus ähnlich sein, wie Letzteres z. B. von SÁINZ DE AJA und ONTAÑON beschrieben ist.

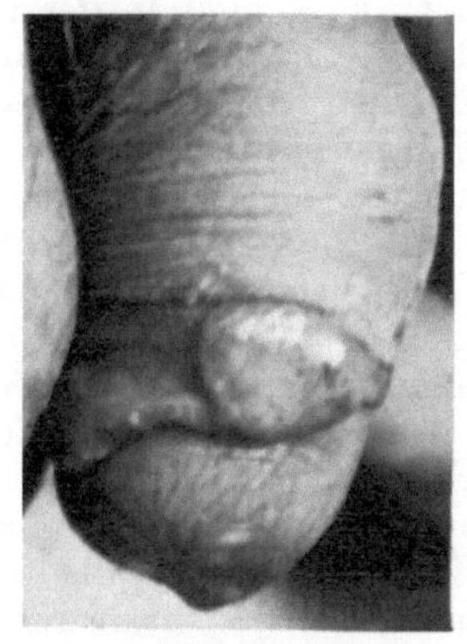

Abb. 1. Chancre blennorrhagique. (Nach H. GOUGEROT.)

Alle diese Fälle von gonorrhoischen Ulcerationen sind besonders in differentialdiagnostischer Beziehung sehr wesentlich und müssen durch eingehende bakteriologische Untersuchung von luetischen Affektionen und Ulcus molle getrennt werden. Das gleichzeitige Bestehen einer Gonorrhöe erleichtert zwar die Diagnose, darf aber keineswegs als alleiniges Kriterium für die Feststellung eines gonorrhoischen Ulcus genügen. Hierzu muß man den Nachweis der Gonokokken im Ausstrich aus dem Geschwürseiter, in der Kultur und möglichst auch den Gonokokkennachweis im Gewebe fordern.

Von diesen einfachen Ulcera gonorrhoica unterscheiden sich in ihrem klinischen Aufbau und Verlauf wesentlich die „Ulcera gonorrhoica serpiginosa", wie sie zuerst von THALMANN, später von SANDERS, RICHTER, SHEPPARD beschrieben sind. Auch hier handelt es sich um eine Affektion, die in erster Linie bei Frauen, vereinzelt auch bei Männern gefunden wurde. Nicht ganz einwandfrei bezüglich der Gonokokkenbefunde scheinen die auch bei Männern beobachteten Fälle von METSCHERSKY und XYLANDER zu sein, wenngleich gerade bei Letzteren die klinische Beschreibung absolut typisch für ein Ulcus gonorrhoicum serpiginosum ist. Im Gegensatz zu den einfachen Ulcera gonorrhoica scheinen die serpiginösen Ulcerationen neben einer primären Entstehung im Genitalgewebe — auf den Labien oder am Penis — sich in erster Linie an einen tiefer gelegenen und an die Oberfläche durchbrechenden Prozeß anzuschließen, wie es z. B. THALMANN im Anschluß an einen gonorrhoischen Bubo oder RICHTER anschließend an einen gonorrhoischen periurethralen Absceß beim Manne beobachten konnte.

Die *klinischen hauptsächlichen Charakteristica* sind folgende: Es kommt primär am Genitale oder sekundär im Anschluß an einen an die Oberfläche perforierenden oder incidierten Prozeß zu einer Geschwürsbildung. Die Geschwüre können eine Größe von Zehnpfennig bis zu einem Fünfmarkstück und selbst bis zu einem Handteller annehmen; sie pflegen einzeln, aber auch multipel aufzutreten, können nebeneinander getrennt bestehen oder confluieren. Selten sind sie scharfrandig abgegrenzt, sondern haben vielmehr meist eine deutliche Unterminierung der Ränder. Mit großer Schnelligkeit können sie sich serpiginös ausdehnen, indem sie dabei unter der intakten Oberfläche fortkriechen und an einer entfernt liegenden Stelle erneut hervorbrechen, wie es von THALMANN beschrieben wird. Oder es kommt, wie in dem von SHEPPARD mitgeteilten Falle von primärem serpiginösen Ulcus am Penis, in ganz kurzer Zeit zu einem phagedänischen Fortschreiten, das in dem erwähnten Falle von einem Bläschen am Penisschaft ausgehend trotz aller Behandlung sich um den ganzen Penisschaft in phagedänischem Fortschreiten ausgedehnt hatte.

Allgemein wird die große Schmerzhaftigkeit des Ulcus bei Berührung hervorgehoben, desgleichen die leichte Neigung zur Blutung. Das einzelne Ulcus hat meist ein wenig indurierte Ränder, die leicht erhaben sein können. Zentral ist es nekrotisch und meist schmierig belegt. Gegen jegliche Behandlung erweisen sich die Veränderungen zunächst höchst resistent. In dem nekrotischen oder eitrigen Belag lassen sich Gonokokken nachweisen.

Histologisch weisen diese Veränderungen keinen besonders typischen Befund auf. Es kommt in der Nähe der Ulceration zu einer Epithelverdünnung, bis dieses ganz in dem entzündlichen und nekrotischen Gewebsanteil verschwindet. Bei den von FUCHS beschriebenen und histologisch eingehend untersuchten Fällen reichte „die Entzündung nicht weit in die Umgebung und Tiefe. Im Bindegewebe waren Blut- und Lymphgefäße erweitert, die fixen Bindegewebszellen auffallend vermehrt. Dazwischen fanden sich Leukocyten und Plasmazellen, letztere aber durchaus nicht so zahlreich und massig wie in den Ulcera mollia. Die Gonokokken fanden sich teilweise intracellulär gelagert, am häufigsten an den Stellen, wo das Epithel in die Geschwürsfläche überging“.

Es erscheint außerordentlich bemerkenswert, aus welchem Grunde bei dieser Erkrankung der Prozeß einerseits verhältnismäßig harmlos und benigne, im anderen Falle von so phagedänischem Charakter auftritt. Für die Schwere des Krankheitsprozesses ist in einem Teil der Fälle ohne Zweifel die Tiefe des primären Herdes verantwortlich zu machen, so daß sich von dort aus der gonorrhoische Prozeß leichter im Gewebe in die Umgebung ausdehnen kann. Anders liegen aber die Beobachtungen von primär serpiginösem Charakter. Für diese muß man wohl mit FUCHS annehmen, daß es sich entweder um eine individuelle Disposition handelt oder um besonders pathogene Gonokokkenstämme, die zu diesem phagedänischen Fortschreiten führen. Immerhin spricht vielleicht gegen die letztere Annahme das außerordentlich seltene Vorkommen gonorrhoischer serpiginöser Ulcerationen bei der an und für sich sehr großen Zahl von Gonorrhöen. Die besondere Disposition erscheint daher bei weitem wahrscheinlicher, besonders wenn es sich dazu um sehr debile Patienten handelt (PLANNER und REMENOVSKY).

Anschließend seien zwei Beobachtungen von gonorrhoischen Ulcerationen der Haut erwähnt, die fern vom Genitale lokalisiert waren. HRISTU beschreibt einen Fall, in dem es auf dem Boden einer vorausgegangenen Verbrühung über dem ersten Metatarsophalangealgelenk zu einer kirschgroßen Geschwürsbildung kam. Das Ulcus schritt in die Tiefe fort ohne Neigung zur Abheilung zu zeigen. Bakteriologisch fanden sich im Ausstrisch und in der Kultur gramnegative Diplokokken, die ebenfalls auch bei der Genitaluntersuchung festgestellt werden konnten. HRISTU nimmt an, daß es sich hier um eine Sekundärinfektion der Verbrühung handelt, bei der die Gonokokken auf dem serös-sanguinolenten Nährboden ein günstiges Ansiedlungsfeld fanden. In dem anderen Falle (VAIJSER) handelt es sich um die Selbstbeobachtung eines Venerologen, bei dem eine Infektion an dem linken Goldfinger mit einer anschließenden Lymphangitis einsetzte. Es bildete sich zunächst ein Knötchen, das in eine Pustel überging, in deren Eiter typische Gonokokken gefunden wurden. Ob hier die Diagnose durch Kulturverfahren erhärtet wurde, kann nicht gesagt werden.

Therapeutisch können die serpiginösen Ulcerationen außerordentliche Schwierigkeiten bereiten. Sie kommen erst nach monatelanger Behandlung und nach radikalem chirurgischen Vorgehen zum Stillstand. Man kommt, wie es auch THALMANN beschreibt, um Spaltung und Abtragung der Hauttaschen, Abkratzen mit dem scharfen Löffel, Kautherisation oder Koagulation der Ränder und des Geschwürsgrundes und chemische Ätzung (10% Chlorzink oder 10% Argent. nitric.) nicht herum. Im übrigen werden für die Behandlung der Ulcerationen Abspülungen und Umschläge mit den üblichen Antigonorrhoicis empfohlen. SÉZARY und BENOIST sahen Heilung durch lokale Umschläge mit Antigonokokkenserum, SHEPPARD unter 10% Argyrollösung. Die unterstützende Behandlung mit Vaccin oder Antigonokokkenserum wird vielfach empfohlen.

III. Abscesse.

Am männlichen und weiblichen Genitale kommen häufig Abscedierungen vor, die aber nicht primärer Natur sind, sondern Pseudoabscesse darstellen, deren Ausgangspunkt Vereiterungen von para- oder periurethralen Drüsen, Infektionen der TYSONschen Drüsen, der BARTHOLINIschen Drüsen usw. sind. Auch die Infektion der Lymphbahnen kann im Verlaufe der Gonorrhöe zu abscedierenden oder phlegmonösen Prozessen führen, so z. B. zu vereiterten und abscedierenden Bubonulis. All diese Abscesse seien hier außer Betracht gelassen, da sie an den einschlägigen Stellen dieses Handbuches ihre Erwähnung und Darstellung erfahren.

Wir wollen hier dagegen alle diejenigen Abscedierungen besprechen, die entweder primär am Genitale oder einer anderen Hautstelle durch die direkte Gonokokkeninfektion entstehen oder die sich auf metastatischem Wege im Anschluß an eine gonorrhoische Allgemeininfektion entwickelt haben.

Zu den ersteren sind zunächst Fälle zu rechnen, in denen es im Anschluß an Operationsverletzungen zu der Entstehung gonokokkenhaltiger Pusteln, evtl. mit nachfolgender Lymphangitis gekommen ist wie es zuerst von MIRABEAU in einer Selbstbeobachtung beschrieben wurde. Hier kam es im Anschluß an einen Stich in den Daumen bei einer Portionaht einer Frau mit Cervixgonorrhöe zu einer Pustelbildung an der verletzten Hautstelle mit anschließender Lymphangitis des Unter- und Oberarmes. Im Eiter der Pusteln fanden sich intracelluläre Diplokokken. Ähnlich ist der von VAIJSER von sich selbst mitgeteilte Fall. Auch hier kam es nach einer Verletzung am linken Goldfinger zu einer Knötchenbildung mit Übergang in eine Pustel und anschließender Lymphangitis. Im Eiter der Pustel sind typische Gonokokken gefunden worden. Immerhin wird in beiden Fällen zum endgültigen Abschluß der Diagnose das Kulturverfahren vermißt, so daß man beide Fälle nicht als unbedingt zuverlässig buchen kann. In einem anderen von MEYER beschriebenen Falle eines cutanen Panaritiums bei einer Frau mit Gonorrhöe und arthritischen Erscheinungen fanden sich in der markstückgroßen gefüllten Pustel in dem unter allen Vorsichtsmaßnahmen entnommenen Eiter mikroskopisch und kulturell Gonokokken.

Für die Möglichkeit einer einwandfreien cutanen primären Entstehung eines gonorrhoischen Prozesses spricht die Beobachtung von PUGH, der einen Fall beschrieben hat, wo es nach mehrfachem Coitus inter mammas auf der Innenseite der linken Brust innerhalb eines Erythems zu einer Absceßbildung kam, in deren Eiter sich Gonokokken fanden. Auch die Beschreibung von GOTTSTEIN spricht für das Vorkommen derartiger Infektionsmöglichkeiten, da er bei einer 20jährigen Virgo, die vergewaltigt worden war, ohne daß eine Imissio penis erfolgte, in einem sich im Anschluß hieran entwickelnden periproktitischen Absceß Gonokokken in Reinkultur feststellen konnte.

ARONSTAM und ebenso SCHIPERSKAJA berichten über das häufige Auftreten primärer Abscedierungen bei kleinen Mädchen mit Gonorrhöe. Wir haben in unserem Material derartige Beobachtungen nie machen können, und aus der Literatur sind sonst nur der Fall von GERSHEL mir bekannt, der bei einem an Gonorrhöe erkrankten Kinde mit typhoidem Fieber zu beiden Seiten des Afters subcutane Abscesse beobachten konnte, und ein ähnlicher von IVANTER.

In seltenen Fällen kommt es auch beim Neugeborenen oder Säugling zu einer primären percutanen Gonorrhöeinfektion. Nach PAULSON komme es am leichtesten am Kopf zu derartigen percutanen Infektionen, da bei der Geburt der Kopf mit den aufgelockerten Schleimhäuten der Geburtswege am längsten in enger Berührung ist. Durch die unter der Geburt lädierte zarte Haut des Neugeborenen können die Gonokokken leicht eindringen. Über eine gonorrhoische Infektion eines Daumens durch die Geburt berichtet LIEBE, der bei einem Kinde 4 Tage nach der Geburt eine Veränderung des Daumens beobachtete, als wenn eine große Blase geplatzt wäre. In dem Blaseninhalt fanden sich gramnegative, intracelluläre Diplokokken von Semmelform. Eine kulturelle Bestätigung liegt allerdings nicht vor. Auch in dem Falle von DEUBER beruht die Diagnose auf der mikroskopischen Feststellung. Hier fand sich bei einem 4 Wochen alten Kinde, das in einer Gonorrhöeumgebung lebte, eine fluktuierende subcutane Abscedierung am linken Fuß, in der durch Punktion gramnegative Diplokokken von der Form der Gonokokken nachgewiesen wurden. DEUBER nimmt an, daß es an dem Fuß durch Scheuern oder die Wärmflasche zu einer oberflächlichen Verletzung gekommen ist, durch die die Gonokokken eingedrungen sind. Durch den nicht bis zum Schluß durchgeführten Beweis — Fehlen der Kultur — kann auch dieser Fall nur unter die wahrscheinlich gonorrhoischen gerechnet werden.

Erwähnt seien auch noch diejenigen nicht häufigen Fälle, in denen es bei der Operation eines Gonorrhoikers zu einer gonorrhoischen Wundinfektion gekommen ist, wie sie von GALLIOL und TOUSSAINT beschrieben sind.

Häufiger sind die Abscedierungen, die auf metastatischem Wege sich entwickeln, und bei denen es im Verlaufe einer gonorrhoischen Allgemeininfektion zu einer Absceßbildung an von dem Primärherd entfernter Stelle kommt. Seit der ersten Beobachtung und Beschreibung durch SAHLI sind mehrfach derartige Beobachtungen einwandfrei beschrieben worden. Den früheren Mitteilungen von LANG, HORWITZ, SCHOLTZ, ALMKVIST sind neuere Fälle von DUFOUR, DUCHON und MORLAOS, FULTON, LAURIE, KLIPPEL und RACHET, REENSTIERNA anzufügen. Stets handelt es sich um erbsen- bis aprikosengroße Abscedierungen, die im subcutanen Gewebe liegen und sich scharf abgrenzen. Manche treten einzeln auf, andere sind multipel lokalisiert. Häufig sind ihr Sitz die Extremitäten. Die erkrankten Partien sind entzündlich gerötet, auch die Umgebung beteiligt sich an der Entzündung; die Knoten sind schmerzhaft und zunächst derb infiltriert um allmählich einzuschmelzen. Die Abscesse weisen dann vielfach ausgedehnte Taschenbildungen und Fisteln auf. Im allgemeinen kann man in dem Eiter der Abscesse den Gonokokkus mikroskopisch und kulturell allein isolieren, verschiedentlich sind auch im Gewebe histologisch die Gonokokken nachgewiesen worden, immerhin finden sich in einem Teil der Fälle Mischinfektionen mit anderen eitererregenden Mikroorganismen. Man muß annehmen, daß von dem Primärherd im Genitale die Infektion metastatisch erfolgt, doch könnte auch, wie es in einem Falle DUFOUR annimmt, die Möglichkeit gegeben sein, daß die Infektion der Haut infolge einer Durchwanderung der Keime von einem tiefer gelegenen Erkrankungsherde aus erfolgt, z. B. von dem darunter liegenden Gelenk.

In manchen Fällen scheint es nicht zu einer Einschmelzung zu kommen, so daß sich ein mehr phlegmonöses Krankheitsbild entwickelt, wie es unter anderem von ARNDT beschrieben ist. Es handelte sich um eine Frau mit Gonorrhöe, die eine isolierte Schwellung des unteren Augenlides bekam, die mit außerordentlicher Schmerzhaftigkeit einherging. Eiter konnte auch bei einem chirurgischen Eingriff nicht entleert werden. Hier kann nur die Vermutungsdiagnose einer gonorrhoischen Phlegmone gestellt werden, die schon nach ARNDT mehr eine exanthematische Form darstellt, die zwischen die nodösen und pseudophlegmonösen Exantheme einzureihen ist.

Therapeutisch werden im allgemeinen neben der Incision Ausspülungen und Umschläge mit den bekannten Silberlösungen empfohlen, die rasch zur Heilung führen. Außerdem kann eine Vaccinbehandlung vorgenommen werden. Irgendwelche Schwierigkeiten in der Behandlung bestehen hier nicht.

IV. Gonorrhoische Exantheme.

Die Abhandlung BUSCHKEs in der vorigen Auflage des „Handbuches der Geschlechtskrankheiten" und die meinige im „BUSCHKE-LANGER, Lehrbuch der Gonorrhöe" haben sich besonders eingehend mit der Frage des Auftretens und der Genese der gonorrhoischen Exantheme beschäftigt. Seither, besonders seit meiner Darstellung, ist außer Kasuistik wenig Neues zu dem Thema beigetragen worden. Allenfalls könnte man die verschiedentlich in der letzten Zeit gemachte Beobachtung, daß den gonorrhoischen Exanthemen ähnliche aber ohne Gonorrhöe beschrieben wurden (BUSCHKE, LOJANDER, LÖHE, ein von mir selbst vorgestellter zweifelhafter Fall), für die Genese verwerten, worauf ich bei der Besprechung der hyperkeratotischen Exantheme nochmals zurückkommen werde.

Historisches.

Es ist heute außerordentlich schwierig, festzustellen, wann die ersten Beobachtungen von gonorrhoischen Hauterscheinungen zweifelsfrei gemacht worden sind, da man hierbei immer berücksichtigen muß, daß durch die unitarische Anschauung von den Geschlechtskrankheiten eine sichere Feststellung, ob es sich bei den beschriebenen gonorrhoischen Hautaffektionen wirklich um solche gehandelt hat, sehr erschwert, ja geradezu unmöglich gemacht worden ist. Immerhin gibt BUSCHKE in der oben erwähnten Abhandlung einen kurzen geschichtlichen Überblick, den ich der jetzigen Untersuchung gleichfalls zugrunde lege. Daraus geht aber hervor, daß schon lange vor der Entdeckung des Erregers durch NEISSER einige Beobachtungen gemacht worden sind, aus denen, wenn auch unsicher, gewisse Anhaltspunkte für das Auftreten gonorrhoischer Hauterscheinungen zu verwerten sind. Darüber hinaus ist es aber wichtig aus diesen Mitteilungen zu ersehen, daß verschiedene Autoren auch schon in der vorbakteriologischen Zeit von der Erkrankung den Eindruck gewonnen hatten, daß die Gonorrhöe keine auf die Harnröhre lokalisierte Erscheinung zu sein braucht, sondern eine Allgemeinerkrankung zur Folge haben kann, in deren Verlauf es auch zu gonorrhoischen Hautausschlägen kommen kann. Als ersten Autor erwähnt BUSCHKE ein Werk von SELLE (1781), in dem dieser der Ansicht Ausdruck gibt, daß die gonorrhoische Materie aufgesaugt werden kann und imstande ist, Hautveränderungen zu verursachen. Immerhin ist diese Mitteilung bei der Möglichkeit der Verwechslung mit anderen venerischen Affektionen ebenso vorsichtig zu beurteilen, wie eine ähnliche von LARREY, der bei einem Manne mit frischer Gonorrhöe unter Temperaturanstieg ein Erysipel beobachtete, das sich über größere Partien des Körpers ausdehnte und nach etwa 9 Tagen unter Eiterung und Schuppung abheilte. HELOT hat fernerhin bereits 1844 die These aufgestellt, daß im Verlaufe der Gonorrhöe auch ohne jede Behandlung Erytheme erscheinen können; CULLERIER weist auf die

Möglichkeit des Erscheinens gonorrhoischer Hautaffektionen in seiner Arbeit hin (1861). In einer Diskussionsbemerkung zu einem Vortrage von Pidoux gibt Hervieux eine Darstellung seiner Ansicht über die Gonorrhöe, die absolut unserer heutigen Auffassung von der Gonorrhöe als Allgemeinerkrankung entspricht. Er weist darauf hin, daß unter der Harnröhrenerkrankung als Ausgangspunkt sich lokale Manifestationen in den Gelenken, auf der Haut und anderwärts bilden können, deren Entstehung nur durch eine Blutinfektion ermöglicht sein kann. Es mag dann noch Roudaire erwähnt werden, der einen Fall beobachtete, bei dem es im Verlaufe einer Gonorrhöe unter Fieber zu dem Auftreten von Erythema nodosum und einfachem Erythem kam. Auch die Mitteilungen von Bès und von Talerman berichten über ähnliche Feststellungen.

Dann folgte die Entdeckung des Gonokokkus und ihr eine große Zahl von Arbeiten, so nach Buschke von Ballet, Andret, Perrin, Finger, Litten, Colombini, Welander, Bergeron u. a., die sich mit dem Auftreten von gonorrhoischen Hauterscheinungen beschäftigten, von denen sie als die häufigsten Formen die urticariellen, nodösen, hämorrhagischen und bullösen eingehend beschrieben. Das hauptsächlichste Interesse für diese Erkrankungsformen wurde aber erst durch die Mitteilung Vidals geweckt, der als erster 1892 die hyperkeratotischen Exantheme näher beschrieb, die auch heute noch im Mittelpunkt des Interesses für die gonorrhoischen Hautaffektionen stehen. Gerade die hyperkeratotischen Exantheme, über die in der Folgezeit eine große Reihe von Beobachtungen erschienen, wurden stets als ein scharf abgegrenztes, für die Gonorrhöe unbedingt typisches Krankheitsbild dargestellt, als das ich es in unserem Lehrbuch auch noch beschrieben habe. Immerhin scheinen die jüngsten Beobachtungen von dem Auftreten der gleichen Hautaffektionen ohne Gonorrhöe bei Kranken mit schweren Gelenkveränderungen hier auch eine Bresche geschlagen zu haben (Buschke, Lojander, Löhe). Es scheint, daß wir auch bei dieser Erkrankung zu dem Resultat werden kommen müssen, daß es sich weniger um eine bestimmte und nur durch eine Ursache hervorgerufene Erkrankung handelt, als vielmehr nur um einen Symptomenkomplex, der durch vielerlei Ursachen ausgelöst werden kann.

Immerhin stellen gerade die Hyperkeratosen, wie sie im Verlaufe einer Gonorrhöe auftreten können, ein so charakteristisches Krankheitsbild dar, daß derjenige, der jemals Gelegenheit gehabt hat, einen derartigen Fall zu sehen, diesen Symptomenkomplex immer wieder erkennen und diagnostizieren wird. Um so schwieriger ist es bei den anderen Formen gonorrhoischer Hautveränderungen, den erythematösen, papulösen, nodösen, hämorrhagischen und bullösen den sicheren Nachweis der direkten Zusammengehörigkeit mit der Gonorrhöe zu erbringen. In erster Linie spielen hier alle Arzneiexantheme, die durch irgendwelche im Verlaufe der Erkrankung gegebenen Medikamente verursacht sein können, differentialdiagnostisch eine außerordentlich wichtige Rolle, so die Arzneiexantheme nach der Verabfolgung von Sandelöl, Cubeben, Copaivabalsam, Salicyl, Urotropin und allen möglichen anderen Medikamenten, die kürzere oder längere Zeit während einer Gonorrhöe dem Kranken gegeben wurden. Wesentlich ist fernerhin die Abtrennung aller derjenigen septischen Hauterkrankungen, die meistens purpuraartig sich zeigen und die Folge von hinzugetretenen sekundären Infektionen sein können, die man somit nicht direkt auf die Gonorrhöe zurückführen kann. Die Frage der „reflektorisch“ bedingten Hautausschläge (Lewin und Finger), die die Folge von einfachen Irritationen der Urethral- oder Genitalschleimhaut sein sollen, kann man wohl zugunsten der gonorrhoischen Genese als erledigt ansehen, denn entweder handelt es sich um echte gonorrhoische Erkrankungen (Buschke-Langer) oder um das bereits erwähnte

Krankheitsbild der „sog. gonorrhoischen Exantheme ohne Gonorrhöe“, bei dem aber eine Erkrankung des Urogenitalsystems nicht notwendige Voraussetzung zu sein braucht, worauf wir an späterer Stelle noch näher eingehen werden.

Häufigkeit.

Es ist nicht leicht, irgendwelche Angaben über die Häufigkeit der gonorrhoischen Hauterscheinungen zu machen. Man kann wohl ohne weiteres sagen, daß sie im allgemeinen gemessen an der großen Zahl gonorrhoischer Infektionen sehr selten zur Beobachtung gelangen. Bei den meisten gonorrhoischen Hautaffektionen läßt sich die zahlenmäßige Häufigkeit schon wegen ihres oft flüchtigen Erscheinens und der Schwierigkeit der Differentialdiagnose gar nicht festlegen. Eher ist es dagegen bei den hyperkeratotischen Exanthemen möglich, für die ich aus meiner Zusammenstellung in unserem Lehrbuch (BUSCHKE-LANGER) einige Zahlen anführe. Unter 4300 gonorrhöekranken Männern konnten ARNING und MEYER-DELIUS bei 147 mit arthritischen Komplikationen nur 6mal Hyperkeratosen beobachten, während die gleiche Erkrankung bei den beobachteten 550 Frauen mit 12 Arthritiden niemals zu konstatieren war. Auch die sonstigen Literaturangaben sprechen unbedingt für ein bevorzugtes Befallensein der Männer, die auch bedeutend häufiger als die Frauen an Arthritiden erkranken. So konnten BUSCHKE und LANGER unter 57 Fällen von gonorrhoischen Hyperkeratosen aus der Literatur 52 Erkrankungen bei Männern, nur 3 bei Frauen und 2 bei kleinen Mädchen konstatieren. Aus der Zusammenstellung von BUSCHKE und LANGER geht ferner hervor, daß am häufigsten das dritte Jahrzehnt befallen war.

Einteilung.

Nach den ersten exakten Darstellungen der gonorrhoischen Exantheme glaubte man, daß es sich um verschiedene scharf voneinander zu trennende Gruppen handelt, die zu einander keinerlei Übergangsbeziehungen besitzen. BUSCHKE, der in seiner ersten Arbeit eine genaue Einteilung in 4 Gruppen vorgenommen hat, gab dann später die scharfe Gruppentrennung als nicht haltbar auf. Wenn wir trotzdem noch an einer gewissen Gruppeneinteilung festhalten, so geschieht dies lediglich aus beschreibenden Gründen. Wir müssen uns aber darüber klar sein, daß es sich dabei lediglich um eine Darstellung der verschiedenen Efflorescenzentypen handelt, die nicht nur nebeneinander vorkommen können, sondern bei denen die eine aus der anderen sich entwickeln kann. Oft liegt es nur an der Schnelligkeit der Weiterentwicklung, daß wir in den einzelnen Fällen die vorausgegangene Grundform nicht mehr wiederfinden. BUSCHKE teilte die gonorrhoischen Exantheme in 4 Hauptgruppen: 1. Einfache Erytheme (und Bläschenbildung), 2. Urticaria- und Erythema nodosum-artige, 3. Hämorrhagische und bullöse Exantheme, 4. Hyperkeratosen. Es gehören dazwischen noch die verschiedenen Übergangsformen, so papulöse, herpetiforme, suppurative Erscheinungen, denen MAJOCCHI noch besondere Gruppen gegeben hat. Es ist dies aber nur ein Schema zur anschaulicheren Darstellung; wir haben aber bereits erwähnt, daß alle möglichen Formen nebeneinander und auseinander sich entwickeln und bestehen können, so daß die verschiedensten Variationen und Übergänge denkbar sind und auch vorkommen, während in anderen Fällen die einzelnen Formen als reines Krankheitsbild vorkommen können.

a) Erytheme.

Bis zu der früheren Darstellung der gonorrhoischen Hauterscheinungen durch BUSCHKE fand sich eine ausgedehnte Kasuistik über diese Fälle, während man in den letzten Jahren nur selten Mitteilungen über gonorrhoische Erytheme vorfindet, da sich das Interesse fast ausschließlich den Hyperkeratosen zugewandt hat, und bezüglich der gonorrhoischen Erytheme Neues wohl kaum dargestellt werden kann. Besonders wichtig ist es gerade bei diesen Exanthemen auf evtl. Verwechslungen mit Arzneiexanthemen zu achten. Bei manchem sog. gonorrhoischen Erythem, besonders auch bei denjenigen, die außerordentlich flüchtig sind, wird immer die Frage eines Arzneiexanthems zu prüfen sein. Deshalb müssen wir unbedingt die Forderung erheben, daß beim Auftreten eines gonorrhoischen Erythems zunächst nach evtl. Arzneiverabfolgung geforscht werden muß. Liegt eine solche vor, so muß nach erstmaligem Aussetzen der Arzneiverordnung und nach Abklingen des Erythems der Versuch angestellt werden, ob nicht durch weitere Verabfolgung des betreffenden Arzneimittels das Erythem wieder erscheint.

Selbstverständlich müssen die Begleitumstände genauestens beachtet werden. Man wird um so leichter die gonorrhoische Genese eines Erythems bestätigen können, wenn die Komplikationen des gonorrhoischen Grundleidens dafür Anhaltspunkte bieten. So muß man wohl in den Fällen von HODARA und DORNER, in denen das Erythem nur ein Symptom eines schweren gonorrhoisch-septischen Prozesses darstellt, die gonorrhoische Genese als bestätigt ansehen. Ein Gleiches dürfte für die Fälle von COLOMBINI und SUTTER gelten, bei denen das Erythem mit schweren Gelenkerkrankungen kombiniert auftrat, oder bei BALLET, wo eine schwere Epididymitis als Komplikation bestand. Das gleichzeitige Erscheinen mit den anderen gonorrhoischen Komplikationen, das Verschwinden mit der allgemeinen Besserung und das Rezidivieren mit den übrigen Komplikationsrezidiven sprechen wesentlich für die Richtigkeit der gonorrhoischen Diagnose.

In manchen Fällen kann das Erscheinen des Erythems ohne wesentliche Allgemeinerscheinungen vor sich gehen; in anderen ist das Allgemeinbefinden wesentlich gestört, und das Erscheinen des Exanthems ist mit einer erheblichen Temperatursteigerung verbunden, die bis zu 39 und 40^0 betragen kann. Die bisher beobachteten Fälle geben kein einheitliches Bild des Verlaufes. In manchen Fällen handelt es sich um ganz flüchtige Erytheme, die mit dem akuten Erscheinen irgendeiner Komplikation sich zeigen, einige wenige Stunden bestehen bleiben, um dann wieder restlos zu verschwinden. In anderen Fällen können sie Tage lang oder sogar bis über eine Woche bestehen bleiben, ehe sie abklingen. Finden sich gleichzeitige Temperatursteigerungen, so kann das Erythem während der ganzen Dauer des Fiebers unverändert anhalten, um erst mit dem Abklingen der Temperatur zu verschwinden. Andererseits kann es sich, wie die gleich anzuführenden Beispiele zeigen, in seiner Form und Ausdehnung verändern oder kann in ein anderes Entwicklungsstadium übergehen. Das gleiche gilt auch für evtl. Rezidive, die sich bei jedem neuen Komplikationsschub einstellen können. Auch mit den übrigen Rezidiven kann das Erythem in der gleichen oder in einer veränderten Form und Ausdehnung in Erscheinung treten. Es können sich gerade bei den verschiedenen Erythemformen schwere differentialdiagnostische Fragen gegenüber anderen Infektionskrankheiten einstellen, insbesondere gegenüber dem Scharlach. Erschwert wird die Feststellung noch dadurch, daß auch die gonorrhoischen Erytheme nicht nur auf die Haut beschränkt sind, sondern auch auf die Mund- und Rachenschleimhaut übergehen können, wo sie zu einer fleckförmigen oder diffusen Rötung führen (COLOMBINI, MEISSONIER, SUTTER). Im übrigen stellen gerade die scharlachähnlichen Erytheme die häufigsten dar; sie können die differentialdiagnostischen Erwägungen noch dadurch erschweren, daß die gonorrhoischen Erytheme, wie in dem Falle von COLOMBINI, bei der Abheilung auch schuppen können. In anderen Fällen wurde ein rötelartiges Erythem (RAYNAUD) beobachtet, das ebenfalls mit fleckförmiger Rötung auf Mund und Rachen überging, oder ein masernartiges (DORNER). In diesem Falle konnte DORNER in den gonorrhoischen Roseolen Gonokokken nachweisen, womit der Nachweis der embolischen Natur dieses Exanthems erbracht war, das gleichzeitig mit Gelenkerscheinungen und Endokarditis einherging. Auch in der DORNERschen Beobachtung trat bei dem Rezidivieren unter Fiebererscheinungen eine andere Form des Erythems auf, das nicht wieder masernartig, sondern als Roseolen mit hämorrhagischen zentralen Punkten rezidivierte.

Wie schon hervorgehoben, kann es aber von vornherein zu einem Nebeneinanderbestehen verschiedener Typen des gonorrhoischen Exanthems kommen. Ein Beispiel dafür ist der von SUTTER beobachtete Fall, der an und für sich eine Seltenheit darstellt, da es sich um ein bei einem $2^1/_2$jährigen Kinde mit Urogenitalgonorrhöe aufgetretenen Exanthem handelte. Es war ein häufig rezidivierendes Exanthem, das einerseits erythematös-scharlachartige Veränderungen aufwies, neben denen sich aber auch papulöse und hyperkeratotische Efflorescenzen fanden. Auch MOLÈNES beschreibt eine Kombination von erythematös-scharlachartigen mit papulösen Veränderungen, die aus kleinen etwas hervorspringenden Knötchen bestanden und nach etwa 1 Woche unter Schuppung abheilten. Im übrigen stellt gerade die papulöse Form eine der häufigsten Vergesellschaftungen mit den hyperkeratotischen dar, bei denen wir die Papel meistens als die Grundform der Hyperkeratosen vorfinden. Interessant ist ferner die in ihrer Art einzige Beobachtung von LÖHE, der ein gonorrhoisches Exanthem von rein herpetiformem Charakter beschrieben hat. Es fanden sich in seinem Falle im Verlaufe einer Gonorrhöe unter Temperatursteigerungen bis zu $38{,}4^0$ und unter Allgemeinerscheinungen gruppierte, auf Brust und Rücken symmetrisch angeordnete, stecknadelkopf- bis hanfkorngroße Bläschen. Ihr Inhalt war zunächst klar, wurde aber allmählich eitrig. Bakteriologisch erwies er sich als steril. Bei der histologischen Untersuchung ergab sich, daß sich intraepithelial gelegene Abscesse fanden, die von einem entzündlichen Infiltrat umgeben waren. LÖHE konnte in diesen Abscessen, wie auch in den benachbarten Gefäßen Diplokokken nachweisen, ohne daß der sichere Nachweis dafür, daß diese Diplokokken auch wirklich Gonokokken waren, erbracht werden konnte. LÖHE hält es für wahrscheinlich, daß der Fall eine besondere Abart von gonorrhoischem Herpetismus darstellt.

b) Urticarielle und Erythema nodosum-artige Exantheme.

Eine zuverlässige Beurteilung, ob eine Urticaria, die bei einem Gonorrhoiker auftritt, durch diese Erkrankung bedingt ist oder etwa durch gleichzeitig verabfolgte Arzneimittel oder nur ein zufälliges Zusammentreffen einer durch irgendeine andere Ursache bedingten Urticaria mit einer Gonorrhöe bedeutet, ist in vielen Fällen außerordentlich schwer festzustellen. Einen gewissen Anhaltspunkt kann man nur gewinnen, wenn neben der urticariellen Form auch noch andere für gonorrhoische Hauterscheinungen typische Efflorescenzen bestehen. Immerhin muß man in der Deutung derartiger urticarieller gonorrhoischer Exantheme außerordentlich vorsichtig sein. Solche Einzelbeobachtung rein urticariellen Charakters findet sich in der neueren Literatur meines Wissens gar nicht mehr, so daß ich auch hier als Beispiel nur auf die älteren, schon von BUSCHKE zitierten Fälle zurückgreifen muß, von denen er bezüglich urticarieller Erscheinungen die ORLIPSKIschen Fälle als unsicher ausgeschaltet wissen will. Auch die Beobachtung von GROSSMANN, der ein urticarielles und papulöses Exanthem der oberen Extremitäten 8 Tage nach Beginn der Gonorrhöe feststellte, das mit dem Abflauen der Gonorrhöe verschwand, kann nicht als absolut einwandfrei angesehen werden. Eher wird man den gonorrhoischen Charakter dieser Exantheme anerkennen, wenn sie nicht bei einfachen unkomplizierten Erkrankungen auftreten, sondern im Verlaufe schwerer gonorrhoischer Komplikationen der Adnexorgane, der Gelenke oder des Herzens, oder bei gleichzeitigen septischen Erscheinungen. Nach BUSCHKE handelt es sich aber bei den in der Literatur mitgeteilten Fällen weniger um rein urticarielle Erscheinungen, als vielmehr um solche, die aus solideren Papeln mit einer Bläschenbildung bestehen und mit einem Erythem verknüpft sind. Meistens finden sich Beschreibungen von Hauterscheinungen, die vollständig dem Erythema exsudativum oder mehr noch dem Erythema nodosum ähnlich sind, und die in manchen Fällen mit schweren Allgemeinerscheinungen und hohen Temperatursteigerungen einhergehen können, wie in dem einen BUSCHKEschen Falle, in dem der Temperaturverlauf malariaähnliche Fieberzacken aufwies. Daneben sieht man aber gerade in der stationären Beobachtung des Krankenhauses Fälle, wie den ersten Fall BUSCHKEs, wo bei einer Patientin mit einer akuten Urethral-, Cervical- und Rectalgonorrhöe gleichzeitig mit Gelenkergüssen sich Erythema nodosumartige Efflorescenzen zeigten, die rasch und leicht verliefen. Auch in dem noch näher zu beschreibenden Falle von HERMANN bei einem 14jährigen Knaben verliefen die Erythema nodosum-artigen Veränderungen bei einer gleichzeitigen Arthritis gonorrhoica anfangs zwar schwer, aber verschwanden in wenigen Tagen völlig symptomlos. Man kann also auch hier ganz unabhängig von der Schwere der sonstigen gonorrhoischen Erscheinungen einen leichten Verlauf der Hauterkrankung beobachten, während andererseits auch die Hautveränderungen unter den schwersten und stürmischen Allgemeinerscheinungen sich abspielen können und mit jedem neuen Komplikationsschub von Seiten der Adnexe oder Gelenke usw. rezidivieren können. Gerade der zweite Fall BUSCHKEs ist hierfür das eklatanteste Beispiel, da es sich hier um eine chronische und rezidivierende Gonorrhöe mit Komplikationen handelte. Der Fieberverlauf zeigte malariaähnliche Temperaturen und Kurven. Auch die Hauterscheinungen schwanden und rezidivierten mit dem jedesmaligen neuen Schub von Herz- und Gelenksymptomen. Die Schwere der Veränderungen zeigt am deutlichsten die Fieberkurve, die wir hier beifügen (s. Bild 2, Seite 53). Die Form der Hautefflorescenzen schwankt außerordentlich. Man findet auf der einen Seite ganz dem Erythema exsudativum ähnliche Veränderungen mit einer zentralen, bläschenartigen Erhebung, wie sie vielfach noch als urticarielle Form betrachtet wird, dabei von violettroter Farbe und einem erythematösen Saum (HECHT). Dann kommen Fälle vor, bei denen sich nur leichte Schübe mit einzelnen Knoten finden, die entweder oberflächlich, zum Teil aber auch tiefer in der Haut als Infiltrate liegen, bis schließlich zu jenen, bei denen die Haut der von den Veränderungen befallenen Patienten vollständig mit den infiltrierten Erythema nodosum-artigen Knoten bedeckt ist. Die Größe der Einzelknoten schwankt von Pfennig- bis Markstückgröße. Die Knoten sind bläulichrot, schmerzhaft und auf ihrer Unterlage frei verschieblich. Ihr Lieblingssitz sind die Extremitäten.

Während, wie bei allen Exanthemformen der Gonorrhöe, auch hier das Gros der Erkrankten von den Erwachsenen gestellt wird, findet sich auch eine Beschreibung eines Erythema nodosumartigen Exanthems bei einem Kinde durch HERMANN. In diesem Falle handelte es sich um einen 14jährigen Knaben bei dem unter intermittierendem Fieber neben Gelenkerscheinungen auch Hautveränderungen auftraten, die teils einen makulo-papulösen, teils einen nodösen Charakter hatten. Ähnliche Beobachtungen bei Kindern von PAULSEN wird man wohl mehr als Übergänge zu der nächsten Gruppe betrachten können, da er mehr bullöse und vesiculo-pustulöse Veränderungen beschreibt, als nodöse oder urticarielle.

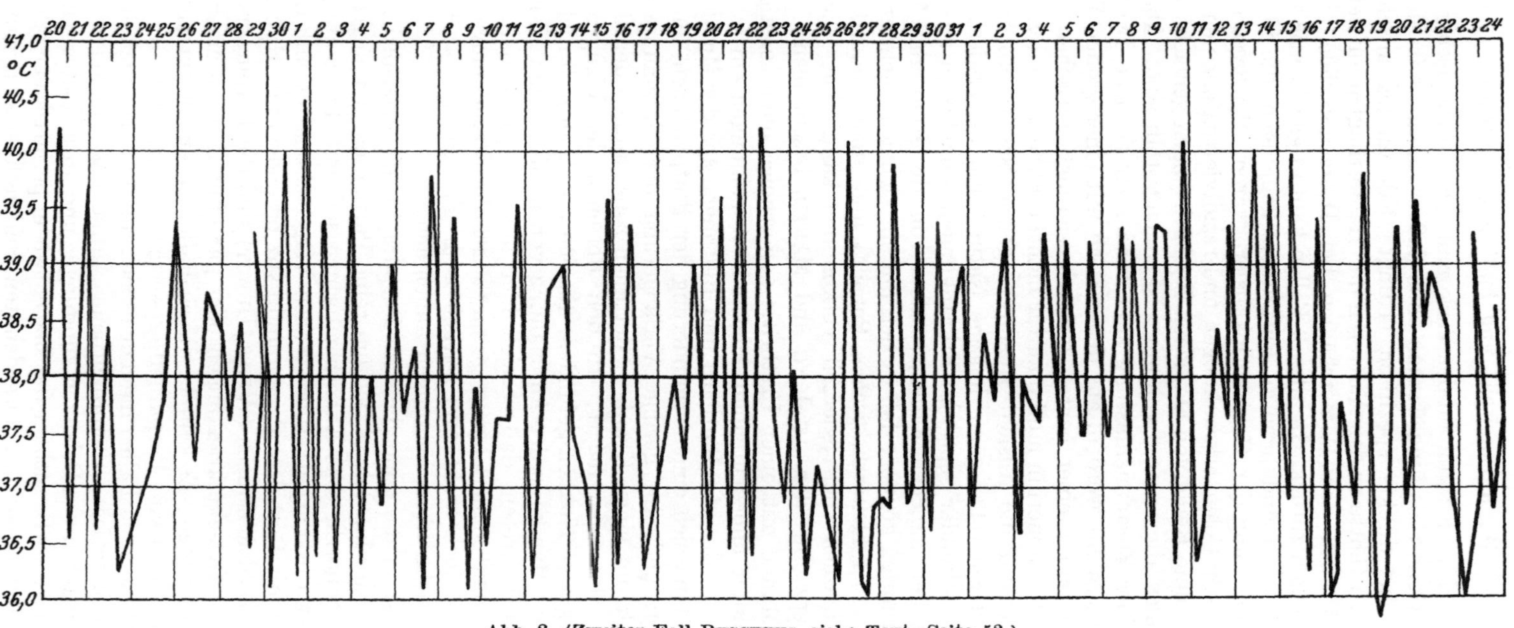

Abb. 2. (Zweiter Fall BUSCHKES, siehe Text, Seite 52.)

c) Hämorrhagische und bullöse Exantheme.

Als erster hat 1880 FINGER auf das Vorkommen hämorrhagischer Exantheme im Verlauf der Gonorrhöe hingewiesen, ohne daß er damals mit Sicherheit das Exanthem als eine direkte spezifisch bedingte Erkrankung ansehen konnte. In seinen 3 Fällen führte er das Auftreten der Hämorrhagien auf reflektorische Reizzustände, ähnlich den Hämorrhagien bei Dysmennorrhöe und anderen Genitalerkrankungen zurück. In allen 3 Fällen kam es gleichzeitig mit Gelenkschwellungen und Entzündungen zu Purpuraerscheinungen, die in der Hauptsache in der Umgebung der Gelenke lokalisiert waren. Sie besserten sich mit dem Nachlassen der Gelenkerkrankungen und rezidivierten mit neuen Schüben. Es sind seitdem eine Reihe von ähnlichen Beobachtungen gemacht worden, die teils von BUSCHKE, die neueren von mir zusammengestellt sind. Aber auch seit Erscheinen meiner Zusammenfassung sind wieder einige neue Beobachtungen gemacht und mitgeteilt worden, aus denen doch mit einer großen Wahrscheinlichkeit der Charakter einer echten gonorrhoisch-metastatischen Erkrankung zu entnehmen ist. Immerhin muß man für manche Fälle, besonders auch solche der älteren Literatur die Ansicht BUSCHKEs gelten lassen, daß es auch Fälle darunter gibt, deren echte gonorrhoische Natur nicht als erwiesen anzusehen ist, und die als sekundär septische Erkrankungen aufzufassen sind. Daneben wird man aber bei manchen Fällen, so dem von de JONG und MARTIN beschriebenen vermuten können, daß es sich um ein vielleicht mehr zufälliges Zusammentreffen einer hämorrhagischen Purpura und einer Gonorrhöe handelt, was selbstverständlich auch jederzeit vorkommen kann. Zur Illustration sei kurz der Fall erwähnt, den DE JONG und MARTIN beschreiben:

Bei einem Manne mit einer Urethritis gonorrhoica ohne sonstige Komplikationen trat unter unbedeutenden Allgemeinerscheinungen ein schweres Purpuraexanthem auf, das mit Blutharn und Blutungen aus der Mundschleimhaut einherging. Es fand sich eine Verminderung der Blutplättchen, eine Erhöhung der Blutungszeit und eine geringe Verlängerung der Gerinnungszeit. Dabei handelte es sich um einen Kranken, der auch sonst außerordentlich leicht zu langdauernden Blutungen neigte. In den Bläschen der Wangenschleimhaut wurden gramnegative Kokken gefunden, die sich aber kulturell nicht als Gonokokken erwiesen. Man kann der Anschauung von DE JONG und MARTIN meines Erachtens nicht beitreten, daß es sich hier um eine Gonokokkenseptikämie gehandelt hat, zumal keinerlei sonstige metastatische Erscheinungen vorhanden waren, und muß doch wohl zwei zeitlich zwar gleichzeitige, aber ätiologisch verschiedene Krankheitserscheinungen annehmen.

Im übrigen kann die gonorrhoische Purpura in der verschiedensten Weise verlaufen. Entweder handelt es sich um reine Purpuraerscheinungen, ohne daß sonstige andere gonorrhoische Exanthemformen sich mit ihr kombinieren, oder aber man findet die Purpuraefflorescenzen vergesellschaftet mit den übrigen Exanthemen, so mit Roseolen, Papeln und ganz besonders mit Hyperkeratosen. Nur in wenigen Beobachtungen (WEISS, DUBOT) sind die Purpuraerscheinungen ohne gleichzeitige Gelenkerkrankungen oder gar ohne Zeichen einer gonorrhoischen Sepsis aufgetreten. Es kam in diesen Fällen zu einem kurzen, sich nicht wiederholenden Schub von Purpuraefflorescenzen am Körper. In den meisten älteren und auch neueren Fällen handelt es sich um ein Krankheitsbild, das mit der Purpura rheumatica außerordentliche Ähnlichkeit aufweist. Meist erscheint unter Auftreten von Gelenkentzündungen und unter Fieber oder Schüttelfrost ein purpuraartiges Exanthem, das sich entweder periartikulär, oder besonders an den Extremitäten oder in ausgedehnten Fällen über den ganzen Körper erstrecken kann. Derartige Fälle sind neben FINGER, LITTEN, MEYER, VON

Chevalier und Bourgeois, Siegel, Bruusgaard und Tjotta beschrieben worden. Nach Chevalier und Bourgeois kann es dabei außerdem auch zu gastrointestinalen Störungen kommen, die evtl. mit Ikterus kompliziert sind. Auch meningeale Reizungen sind dabei von Chevalier und Bourgeois beschrieben und von Bruusgaard und Tjotta eingehend beobachtet. Die Letzteren fanden eine wesentliche Verschlimmerung der Purpura einhergehend mit typisch meningitischen Erscheinungen, wie Benommenheit, Nackensteifigkeit und positivem Kernig. Eine Lumbalpunktion ergab opaken Liquor, Pandy, Nonne positiv und Zellen = 760, außerdem freiliegende und intracelluläre gramnegative Diplokokken. Durch die Kulturuntersuchungen konnten die aus dem Blut wie auch dem Liquor gefundenen Diplokokken als Gonokokken nachgewiesen werden. Da trotz der ausgiebigen Gonokokkämie das Herz von Erscheinungen frei blieb, kam es allmählich unter dem Schwinden der meningealen und Hauterscheinungen zur Besserung und Heilung. In anderen Fällen dagegen kann es außer den exanthematischen purpuraartigen Erscheinungen gleichzeitig zu schweren septischen Symptomen kommen, die dann ganz im Vordergrunde des Krankheitsbildes stehen können, so in den Fällen, die von His, Welander, Dorner, Paschen und Jentz beschrieben sind. Aber nach Chevalier und Bourgeois kommen neben den foudroyanten, fieberhaften und septischen Fällen auch solche vor, die einen chronischen, fieberlosen Verlauf nehmen und außer dem Exanthem keinerlei infektiöse Zeichen zeigen. So beschreiben auch Chevalier, Lévy-Bruhl und Bourgeois einen Fall einer generalisierten, chronischen, gonorrhoischen Purpura bei einer Frau mit fast fieberfreiem Verlauf. Im Blut, im Uterinsekret und in den Purpuraefflorescenzen waren Gonokokken nachweisbar. 8 Monate verlief die Erkrankung recht benigne, bis schließlich der Tod durch Hämorrhagien eintrat.

Wie schon hervorgehoben, kann die Purpura rasch auftreten und auch nach wenigen Tagen wieder abklingen. Kommt es dann im Verlaufe der Gonorrhöe, zu neuen Schüben der Gelenkerkrankung oder zu sonstigen metastatischen Erscheinungen, so kann jedesmal die Haut von neuem sich mit den Purpuraefflorescenzen bedecken. Oder aber es kann aus dem Purpuraexanthem sich ein Exanthem von anderem Efflorescenzentyp (Lortat und Solente) oder ein gemischtes Exanthem entwickeln.

Der Sitz der Purpura gonorrhoica ist vorzugsweise an den Extremitäten, besonders in der Umgebung der gleichzeitig erkrankten Gelenke. Dabei treten die Erscheinungen als stecknadelkopf- bis linsengroße Flecke auf, die flach oder leicht erhaben sind, eine rote bis rotblaue Farbe zeigen und sich nicht fortdrücken lassen. Auch die Schleimhäute können mitbefallen sein, wie es von Paschen und Jentz, Welander, Siegel von der Mund- und Wangenschleimhaut beschrieben wird. Auch zu Conjunctivalblutungen ist es dabei in einzelnen Fällen gekommen, so in den Beobachtungen von Siegel, Welander, während Litten auch Nierenblutungen in seiner Beschreibung erwähnt.

Unter den histologischen Untersuchungen ist besonders diejenige von Paschen erwähnenswert, der sich gelegentlich seines Falles eingehend damit beschäftigt hat. Er fand das Epithel durchsetzt von kleinen intraepithelialen Abscessen, dabei aber außerdem das Epithel zum Teil getrübt und schlecht färbbar. Dicht unter dem Epithel, aber auch bis weit in die Tiefe des Schnittes zeigten sich ausgedehnte Extravasate von roten und weißen Blutkörperchen, die meistens um thrombosierte Gefäße gelagert waren. Im übrigen waren die Gefäße sehr stark dilatiert, mit polymorphkernigen Leukocyten gefüllt und von einem Mantel umgeben, der aus Leukocyten, besonders aber auch aus Erythrocyten bestand. Auch um die Haare und Drüsen waren mantelartig Blutungen und Leukocytenhaufen gelagert. Paschen konnte in den histologischen Untersuchungen in den mantelartigen Extravasaten um die Gefäße, Haare und Drüsen Diplokokken feststellen, die gramnegativ waren und semmelförmig aussahen. Kulturelle Untersuchungen aus den Hauterscheinungen sind nicht gemacht worden, während auch während des klinischen Verlaufes des Falles dem klinischen Beobachter (JENTZ) der Gonokokkennachweis in den Blutkulturen nicht gelungen ist. BRUUSGAARD und TJOTTA geben an, daß sie in ihrem Falle den Gonokokkennachweis auch histologisch erbringen konnten. Sie fanden in einzelnen kleinen Hautarterien und Präcapillaren zahlreiche Gonokokken, besonders aber in dem Endothel der Gefäße, wo sie ganze Bakterienkolonien feststellen konnten. Die Gonokokken sollen besonders in den frischen Efflorescenzen leicht nachzuweisen gewesen sein. Auch DORNER konnte in seinem Falle Gonokokken nachweisen. Das von ihm beschriebene roseolaartige Exanthem nahm zentral einen hämorrhagischen Charakter an; es gelang ihm aus einem Bläschen, in das sich die zentrale Hämorrhagie umgewandelt hatte, Gonokokken zu züchten. SIEGEL konnte ebenfalls in einer Pustel, wie sie sich neben Hämorrhagien in seinem Falle fanden, im Ausstrich gramnegative intra- und extracelluläre Diplokokken feststellen. MASSINI beschreibt einen Fall von makulo-papulo-hämorrhagischem Exanthem. Es gelang ihm zwar nicht der Gonokokkennachweis aus den Exanthemefflorescenzen, dagegen im Blute. Immerhin dürften die angeführten Fälle genügen, es als gesichert ansehen zu können, daß das purpuraartige Exanthem — sei es daß es allein auftritt, sei es daß es gemeinsam mit anderen Exanthemtypen erscheint — auf der Grundlage von Gonokokken entsteht, die wahrscheinlich embolisch in die Haut gelangen. Wahrscheinlich ist es aber auch, daß außerdem einzelne Fälle nicht direkt durch die Gonokokken, sondern nur toxisch verursacht worden sind, so daß man aber auch diese Fälle als echte gonorrhoische Exantheme ansehen kann.

Schon aus einzelnen angeführten Beobachtungen ging hervor, daß vielfach das purpuraartige Exanthem seinen reinen hämorrhagischen Charakter nicht behält, sondern, wie z. B. in den Fällen von DORNER, SIEGEL, WELANDER einen teils vesiculösen, teils pustulösen, teils sogar bullösen Typ annimmt. Andererseits kann es auch hier ohne andere Vorstufe, zum mindesten aber ohne daß der Beobachter eine Zwischenstufe bemerkt, zur direkten Entwicklung eines vesiculösen oder bullösen Exanthems kommen. In dem WELANDERschen Falle handelte es sich um einen mit intermittierenden Temperaturen über viele Monate chronisch verlaufenden Fall von Gonokokkensepsis, bei dem sich neben hämorrhagischen papulo-vesiculöse und bullöse Efflorescenzen zeigten, die zum Teil verschwanden, um an anderen Stellen meistens gleichzeitig mit einem neuen Fieberschub zu erscheinen. Wenn auch die Untersuchung der Blasen und des Blutes auf Gonokokken ebenso negativ verlief wie auf andere Bakterien, so kann hier der Zusammenhang mit der Gonorrhöe kaum zweifelhaft sein. Auch in dem Falle, der von HODARA und seinen Mitarbeitern beschrieben wird, handelt es sich um ein Exanthem, das sich aus einem erythematösen in ein bullös-eitriges entwickelte, das dann aber stark schuppte und zum Teil Krusten bildete und wohl damit schon einen Übergang zu der Gruppe der hyperkeratotischen Hauterscheinungen darstellte. Es ergibt sich fast in jedem Falle, daß die Stadieneinteilung nur einen mehr didaktischen Sinn hat, daß aber klinisch sich selten reine Exanthemtypen, sondern von vornherein gemischte Exantheme, oder daß sich bald Übergänge von der einen in die andere Gruppe finden. In dem eben erwähnten HODARAschen Falle sind ebenfalls Gonokokken im Blutausstrich eines erythematösen Herdes und im Blute mikroskopisch und kulturell nachgewiesen.

Wesentlich erscheinen in diesem Zusammenhange auch noch einige bei kleinen Kindern beobachtete Exantheme, die auch hier, wie ja überhaupt viele

Hauterscheinungen bei Kindern, blasigen Charakter angenommen haben. Es sind hier die Beobachtungen von PAULSEN und von LIEBE zu erwähnen. PAULSEN will in mehreren Fällen von Ophthalmoblenorrhöe bei Neugeborenen teils papulöse, teils vesiculöse, teils pustulöse Erscheinungen auf der Haut beobachtet haben, die er entweder auf Metastasen oder auf Kontaktinfektionen zurückführt. Immerhin sind diese Fälle nicht als unbedingt sicher anzusehen, da PAULSEN behauptet, daß es sich um nicht seltene Veränderungen handele, wofür aber von anderer Seite noch Bestätigungen fehlen. Einer seiner Fälle scheint sicher zu sein, da er in diesem in der Punktionsflüssigkeit eines Knieergusses und in den stecknadelkopf- bis bohnengroßen Bläschen der unteren Extremität Gonokokken nachgewiesen haben will, während die übrigen Fälle recht zweifelhaft sind, und auch von BUSCHKE eher für nicht gonorrhoische, als für gonorrhoische Hauterscheinungen gehalten werden. Anders die Beobachtung von LIEBE, der bei einem 4 Tage alten Kinde einer an Gonorrhöe erkrankten Frau Blasen und nach ihrem Platzen große Erosionen beobachtet hat, die an den Händen und Wangen lokalisiert waren. Er gibt an, daß er aus dem Blaseninhalt Reinkulturen von Gonokokken erhalten hat. Auch dieser Fall weist auf die schon auf Seite 45 erwähnte Möglichkeit einer primären cutanen Entstehung der Gonorrhöe, besonders bei Neugeborenen hin, bei denen die noch zarte Haut einen geeigneten Nährboden für die Gonokokken, die doch wesentlich nur Schleimhautparasiten sind, bildet.

Hyperkeratosen.

Bereits eingangs habe ich darauf hingewiesen, daß diese Exanthemform zweifellos die interessanteste und auch bekannteste darstellt, über die gerade in den letzten Jahren die Kasuistik außerordentlich angewachsen ist, so daß ich mich hier darauf beschränken werde, die für die klinische und ätiologische Bedeutung wertvollen Arbeiten zu erwähnen, während sich eine Zusammenstellung aller mir erreichbar gewesenen in dem Literaturverzeichnis findet.

Nach den ersten Beschreibungen durch VIDAL (1892), JEANSELME (1895), CHAUFFARD und FIESSINGER (1897) und JACQUET und GHIKA (1897) gab BUSCHKE (1899) die erste zusammenfassende Darstellung der Exantheme bei Gonorrhöe überhaupt und der hyperkeratotischen insbesondere. Seine damalige Anschauung von dem scharf abgegrenzten und alleinstehenden Krankheitsbild der gonorrhoischen Hyperkeratosen hat er unterdessen aufgeben müssen. Seine eigenen Beobachtungen, wie auch diejenigen von ARNING und MEYER-DELIUS, HODARA, BUSCHKE und MICHAEL, BUSCHKE und LANGER, SOBOTKA und vielen anderen haben zwar ergeben, daß es sich bei den gonorrhoischen Hyperkeratosen um ein außerordentlich charakteristisches Krankheitsbild handelt, daß sich aber nicht vollkommen von den anderen gonorrhoischen Exanthemen trennen läßt, sondern entweder aus ihnen fließend hervorgeht, oder daß ein Nebeneinanderbestehen der verschiedenen Formen das übliche ist, wobei allerdings meistens die Hyperkeratosen dem gesamten Krankheitsbild den eigentlichen Charakter geben. Dazu kommt, daß die Untersuchungen und Beobachtungen der letzten Jahre gezeigt haben, daß auch ohne Gonorrhöe, aber auch stets in Verbindung mit Gelenkerkrankungen derartige Keratodermien auftreten können, wie es die Fälle von BUSCHKE, LÖHE, ROSTENBERG und SILVER, LOJANDER und ein von mir selbst beobachteter, allerdings noch zweifelhafter Fall beweisen.

Auffallend ist, daß die hyperkeratotischen Exantheme parallel zu der Verteilung der Arthritiden auf die Geschlechter ebenfalls das männliche Geschlecht bevorzugen. Die Hyperkeratosen kommen stets im Verein mit gonorrhoischen Arthritiden vor, pflegen mit dem Schwinden der Gelenkerkrankungen abzuklingen und können in erster Linie mit dem Neuaufflackern der arthritischen Beschwerden und Erscheinungen gleichfalls wieder hervortreten. BUSCHKE und ich konnten bei einer Zusammenstellung von 57 Fällen derartige Exantheme beim weiblichen Geschlecht nur zweimal bei Mädchen — einem 4jährigen (ROBERT) und einem $2^1/_2$jährigen (SUTTER) — und außer dem von uns selbst mitgeteilten Falle zweimal bei Frauen — 28jährige Frau (ISAAK) und ohne Altersangabe (DAMANY) anführen. Auch die weitere Kasuistik hat hierin keine wesentliche Verhältnisänderung gebracht.

Wesentlich für die Hyperkeratosen ist ihre Lokalisation, deren Einteilung nach BAERMANN auch heute noch allgemein angenommen ist. Er unterschied zwischen 1. den disseminierten und 2. den auf Hände und Füße lokalisierten Formen. Nach der bestehenden Literatur scheinen die letzteren dabei die bei weitem häufigeren zu sein. Nur selten ist eine Ausdehnung des hyperkeratotischen Prozesses auf die Schleimhaut, und zwar auf diejenige des Mundes und Rachens beobachtet worden, so von FREI, GUERRIERI, STANISLAWSKI, BOGROW und BERMAN. Eine besondere Bedeutung kommt fernerhin der Balanitis circinata (ARNING-MEYER-DELIUS) zu, auf die ich noch eingehend zurückkommen werde. Neben dieser sind ähnliche Erscheinungen unter dem Praeputium clitoridis nicht beobachtet worden. Auch die den sonstigen Hyperkeratosen ähnlichen Veränderungen am Genitale des Mannes, wie sie von SAIGRAJEW, LORTAT, JEANSELME und BLAMOUTIER, BUSCHKE und MICHAEL, HAASE, SOBOTKA, OLIVET beschrieben sind, finden sich nicht häufig, noch seltener ähnliche Veränderungen am weiblichen Genitale, wie es von BUSCHKE und mir dargestellt ist.

Die Frage der klinischen Formen und der Histologie der gonorrhoischen Hyperkeratosen dürfte im großen und ganzen geklärt sein. Ich habe schon zu wiederholten Malen darauf hingewiesen, daß die Hyperkeratosen nicht scharf von den übrigen Exanthemen zu trennen sind, sondern daß, wie auch die Untersuchungen von ARNING und MEYER-DELIUS, BUSCHKE und MICHAEL, BUSCHKE und LANGER, SOBOTKA gezeigt haben, fließende Übergänge zwischen den einzelnen Efflorescenzentypen vorkommen können.

Auch die histologischen Untersuchungen der verschiedenen Autoren haben dieses bestätigt. DAINOW will außerdem klinisch und ätiologisch von den Hyperkeratosen eine Gruppe absondern, die er als Dermatitis gonococcia bezeichnet, und die sich nach seiner Beschreibung klinisch durch eine leichtere Form auszeichnet. Es handelt sich dabei um 2—3 mm große Papeln, die zum Teil an ihrer Spitze stecknadelkopfgroße Pusteln, zum Teil kleine Krusten mit rotem Hof haben. Diese Kruste wächst, trocknet ein, fällt ab und hinterläßt für Monate einen kupferfarbenen Fleck. Das klinische Bild der eigentlichen gonorrhoischen Hyperkeratosen ist durch die zahlreichen Arbeiten der beiden letzten Dezennien scharf umrissen und so eindrucksvoll, daß derjenige, der es jemals gesehen hat, stets ähnliche Fälle wiedererkennen muß.

Bei der ersten Form der Erscheinungen, den Einzelefflorescenzen, handelt es sich um kegelförmige, einem Tapeziernagel ähnliche Erscheinungen. Diese können bald größer, bald kleiner sein; ihre Farbe wechselt von grauweiß bis gelblich und bis kupferfarben. Die Einzelefflorescenz läßt dabei drei scharf voneinander getrennte Schichten erkennen: Den Rand bildet eine flache Randzone von rötlichem Aussehen, die den Herd ringförmig umgibt. Zentral davon findet man stets eine ebenfalls ringförmige Zone, die aber im Gegensatz zu dem Außenring leicht erhaben ist und ein gelbliches Aussehen aufweist. Den zentralen Kern bildet ein außerordentlich charakteristischer Kegel. Sein Aussehen ist rauh und trocken, und er ist von einer mehr oder weniger starken Hornschicht bedeckt, deren Dicke je nach der Lokalisation des Exanthems ganz verschieden stark ist. Meistens kann man auch schon makroskopisch

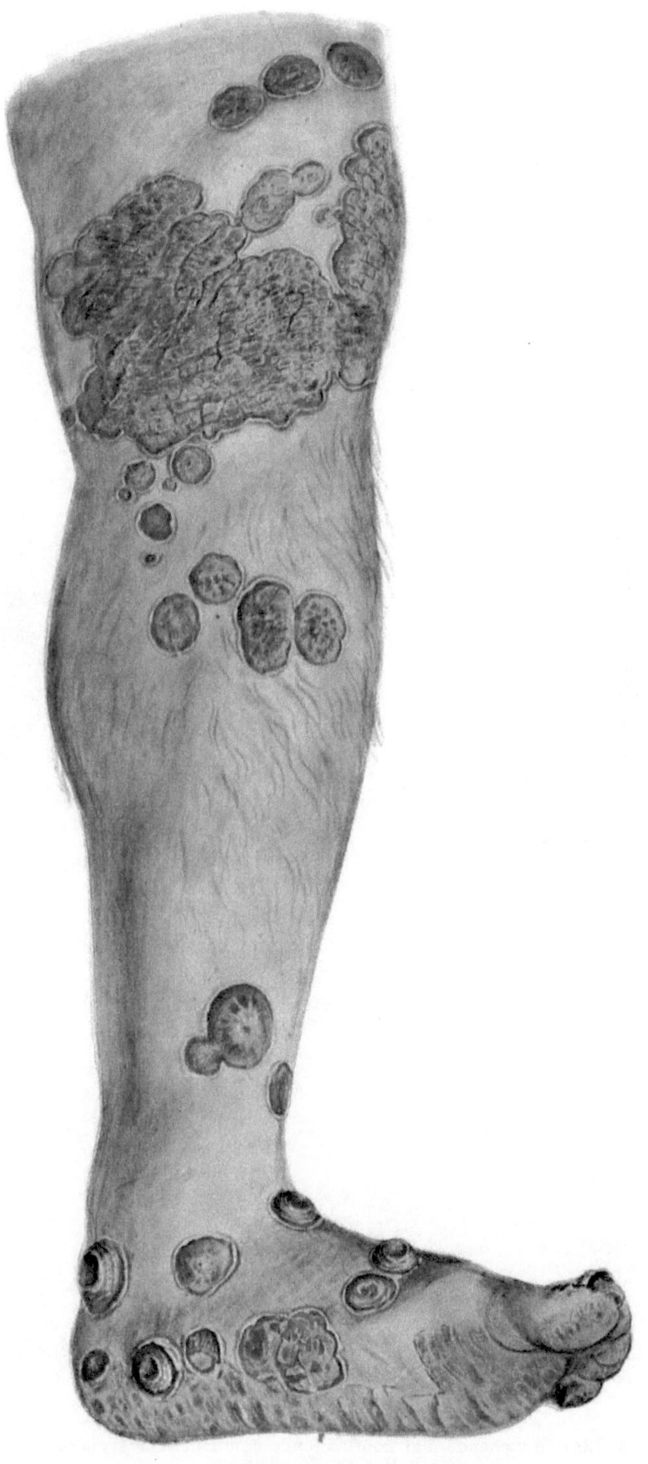

Abb. 3.
Hyperkeratotisches Exanthem in kegelförmigen Einzelherden und plattenartigen Verschmelzungen.
(Sammlung BUSCHKE. Aus BUSCHKE-LANGER: Lehrbuch der Gonorrhöe.)

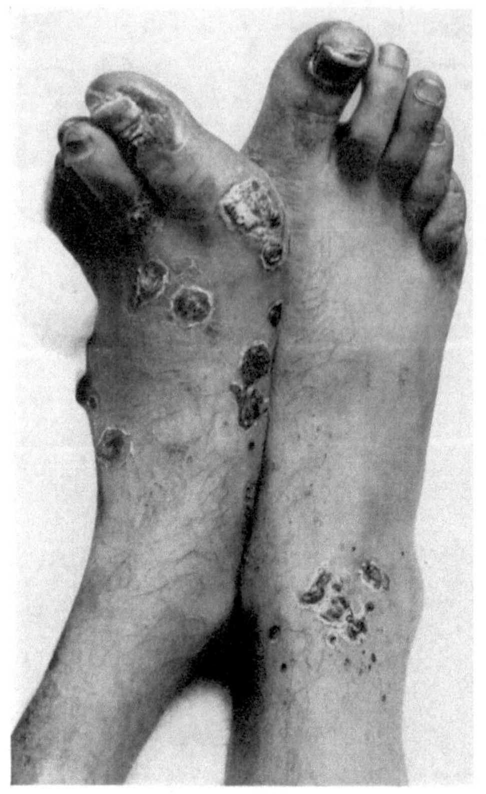

Abb. 4.

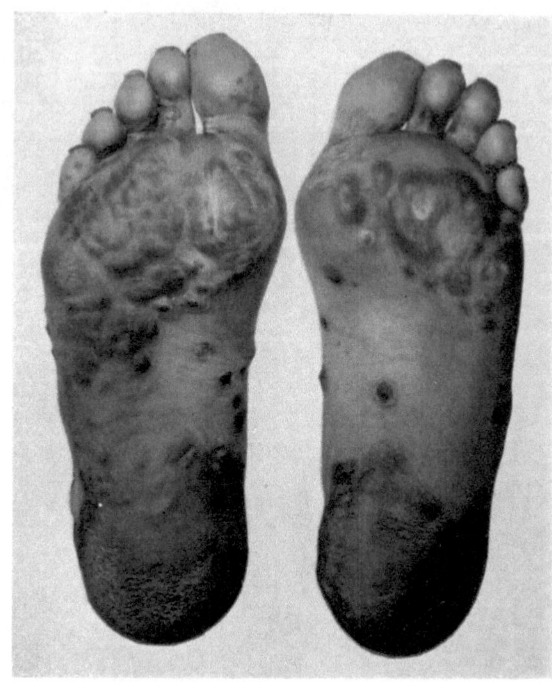

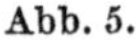

Abb. 5.

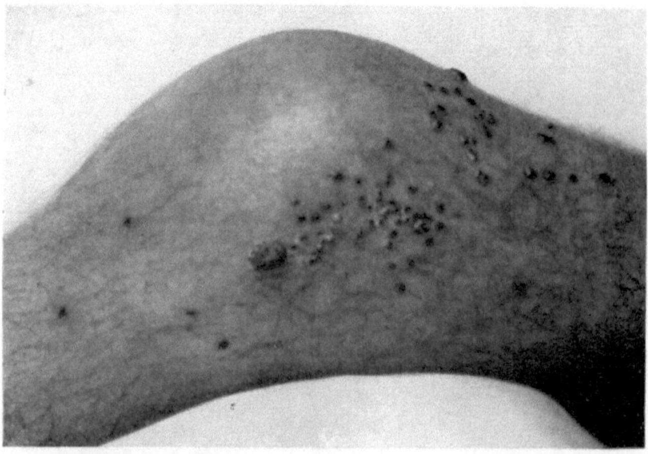

Abb. 6.

Abb. 4–6. Einzeln stehende und konfluierende gonorrhoische Hyperkeratosen. (Nach H. CHR. GJESSING.)

in dem Innern des Kegels eine pustelartige Veränderung wahrnehmen, deren Inhalt aber nicht flüssig oder eitrig ist, wie es beim ersten Anblick den Eindruck

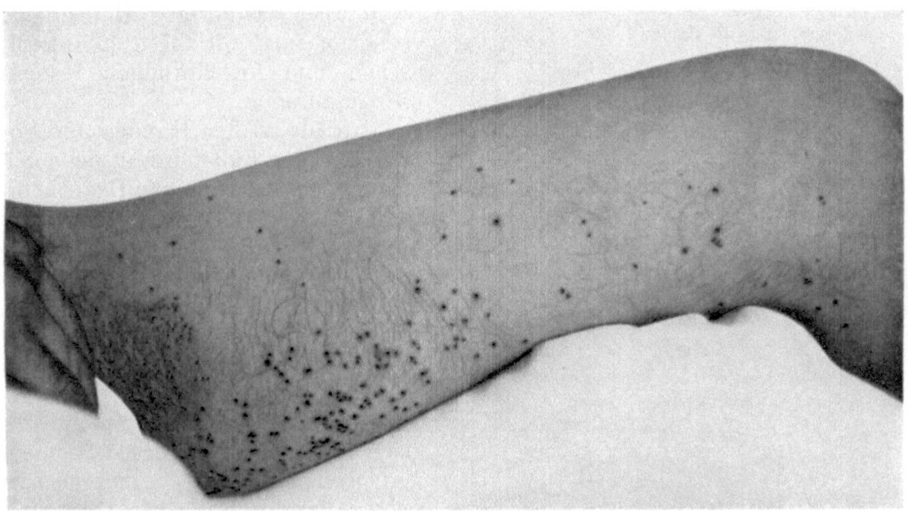

Abb. 7. Einzelefflorescenzen gonorrhoischer Hyperkeratosen. (Nach H. CHR. GJESSING.)

macht, sondern sich aus einer fast weißlichen, aus Zelldetritus bestehenden Masse zusammensetzt. Entweder stehen diese Efflorescenzen allein und von-

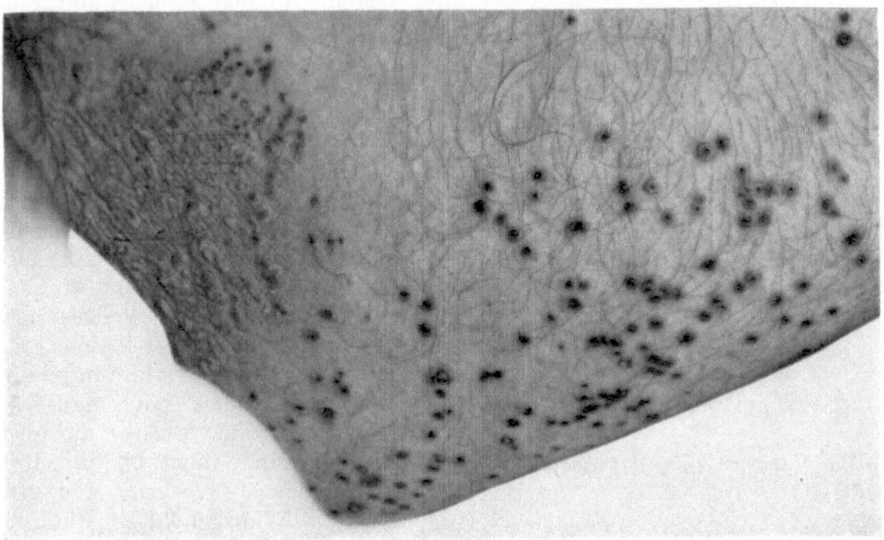

Abb. 8. Gonorrhoisch-hyperkeratotisches Exanthem. (Nach H. CHR. GJESSING.)

einander durch normale Haut getrennt, oder aber sie können zu circinären oder gyrierten Herden sich verbinden, oder sie confluieren miteinander und bilden dann medaillonartige Herde. Einfachere und mehr flachere Herde, häufig auch isoliert stehend, bilden sie an dem Stamm und den Extremitäten, während sie an den Händen, besonders aber an den Füßen starke Hornauflagerungen aufzuweisen pflegen und sich dadurch weit über das normale Hautniveau erheben, um mit ihren spitz-konischen und kegelförmigen Herden herauszuragen.

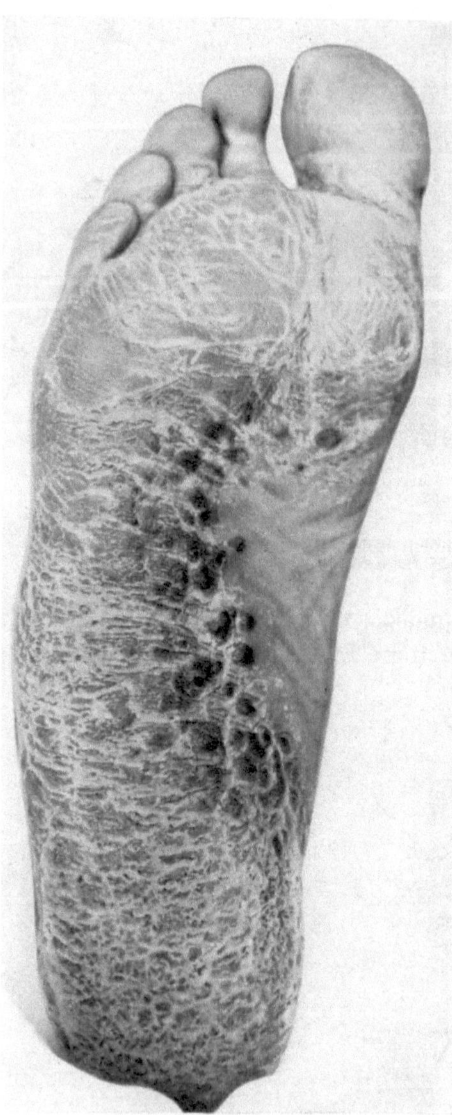

Abb. 9. Gonorrhoische Hyperkeratosen. (Nach H. Chr. Gjessing.)

Gerade an den Händen und vor allem an den Füßen findet sich auch der zweite disseminierte Exanthemtyp, der sich hier austernschalenartig auszubreiten pflegt. Es handelt sich dabei um plateauartige, Austernschalen ähnliche Herde, die einen Aufbau aus nicht abgestoßenen und übereinander gelagerten Hornschichten erkennen lassen. Die einzelnen an und für sich schon größeren Herde können zu großen Platten confluieren, die eine Dicke von $^1/_2$ bis 1 cm und darüber erreichen können, und die imstande sind, schließlich den ganzen Handteller oder die Fußsohle zu bedecken. Ihre Lieblingslokalisation an den Füßen bilden die Ballen, die Hacken und die Zehen. An den Finger- und Fußnägeln können diese Hyperkeratosen so unter die Nägel dringen, daß sie diese aus ihrem Nagelbett herausheben und die Nägel auf diese Weise nicht nur in ihrem Wachstum stören und deformieren, sondern auch zur Abstoßung bringen. Wenn man auch klinisch die charakteristische Zoneneinteilung der ersten Form vermißt, so kann man in diesen austernschalenartigen Platten wiederum die kleinen, mit Detritus gefüllten Hohlraumbildungen wiederfinden, oder man sieht kleine Substanzverluste, die oberflächlich sind, nicht bis zum Rete herabreichen, trocken sind und einen wie ausgehöhlten Eindruck erwecken. Die Farbe dieser Hornplatten schwankt von weißlichgrau bis zu dem häufigeren gelbbräunlich und kupferfarben.

Interessant und für die Ätiologie vielleicht nicht ganz ohne Belang ist der Umstand, daß die hyperkeratotischen Veränderungen sowohl an den Extremitäten, wie auch am Stamm, besonders aber an Händen und Füßen meist ausgesprochen symmetrisch angeordnet sind.

Die Veränderungen an der Schleimhaut des Mundes und Rachens zeigen auch alle möglichen Übergangsformen nebeneinander. Während FREI nur linsengroße, von einem weißlichen Rand umgebene rote Flecke beschreibt, BOGROW dagegen mehr ein bläschenförmiges Exanthem gesehen hat, waren in den Fällen von STANISLAWSKI, GUERIERRI und BERMAN die Erscheinungen ausgesprochen hyperkeratotisch, indem die Veränderungen sich als scharf circumscripte, hornartig erhabene Plaques dokumentierten, die als Einzelefflorescenzen sich in

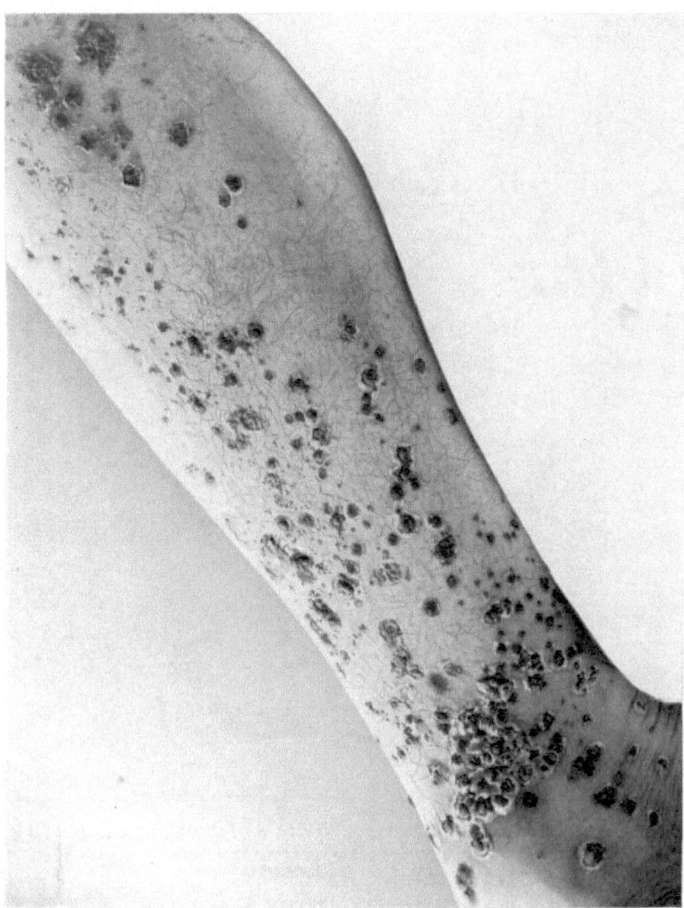

Abb. 10. Gonorrhoisch-hyperkeratotische Einzelefflorescenzen. (Nach H. CHR. GJESSING.)

etwa Linsengröße auf der Schleimhaut erhoben oder, wie in dem BERMANschen Falle außerdem noch strichförmig angeordnet waren.

Selten ist eine alleinige Lokalisation des Exanthems am Penis, wie sie von JEANSELME und BLAMOUTIER beschrieben ist, die im Verlaufe einer gonorrhoischen Erkrankung nur am Penis ein Exanthem beobachteten, das aus zwei, etwa 50 cm großen, hornigen, flach erhabenen, gelbkupferfarbenen Kegeln bestand. Häufiger ist das gleichzeitige Auftreten von Körper- und Penisexanthemen beobachtet, so von SAIGRAJEW und LORTAT, BULKIN, JACOB und SOLENTE. Am Penis bildeten dann die Efflorescenzen entweder kegelförmige oder circinäre oder scheibenförmige Herde, die aus krustösborkigen und hornartigen Elementen aufgebaut waren. In anderen Fällen, so von BUSCHKE und MICHAEL, HAASE, SOBOTKA, OLIVET ist an Hand ihrer Fälle darauf hingewiesen, daß es neben der evtl. Lokalisation am Penis, evtl. auch ohne diese, zu einer Ausdehnung eines gleichen Exanthems über den Hodensack, die Perianalgegend bis herauf in die Schambehaarung und seitlich auf die Oberschenkel, soweit ihnen der Hodensack anliegt, kommen kann. Eine ähnliche Veränderung bei der Frau ist meines

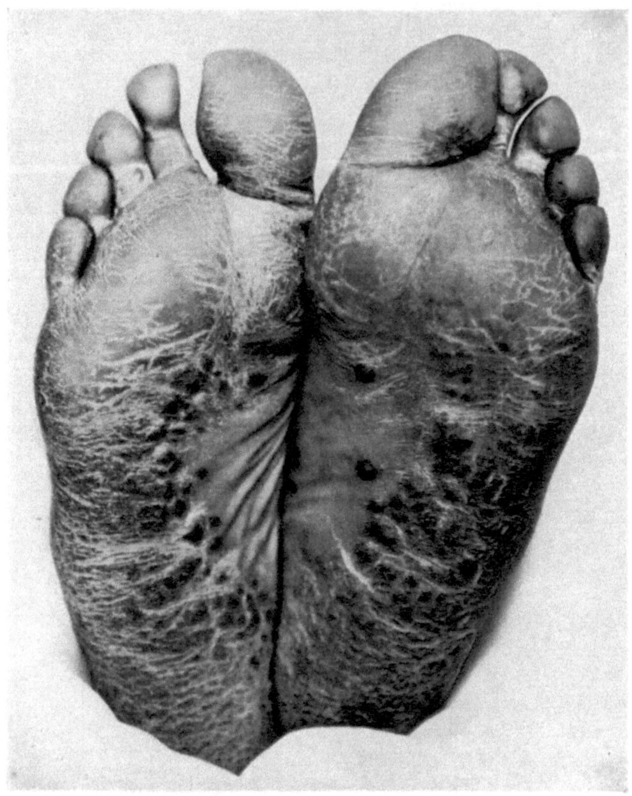

Abb. 11. Typische Hyperkeratosen der Fußsohlen. (Nach H. CHR. GJESSING.)

Wissens nur in dem einen ausgedehnten Falle von BUSCHKE und LANGER beobachtet worden, wo wir eine schmetterlingsförmige Ausbreitung unter unseren Augen entstehen sahen, die sich von den Labien auf die Perigenital- und Analgegend ausdehnte. Diese Veränderung bestand aus miteinander confluierten, dicken, krustösen und schuppenden Herden, deren Grund kaum infiltriert war, und die im übrigen alle Charakteristica der gonorrhoischen Hyperkeratosen aufwies.

Eine besondere Eigenart stellt die Balanitis circinata dar, die hier der Erwähnung bedarf, da sie häufig mit den hyperkeratotischen Exanthemen vergesellschaftet ist. Neben BAERMAN, CHAUFFARD und JADASSOHN waren es in erster Linie ARNING und MEYER-DELIUS, die das Krankheitsbild der Balanitis circinata eingehend erforschten und darstellten. Wie die Hyperkeratosen tritt auch die circinäre Balanitis ausschließlich in Gemeinschaft mit einer gonorrhoischen Arthritis auf, aber fernerhin gehört zu dem Krankheitsbild auch noch das gleichzeitige Vorhandensein einer endogenen gonorrhoischen Conjunctivitis. Die Veränderung ist bisher nur unter dem Präputium des Mannes gefunden worden, dagegen niemals, auch nicht in dem Falle von BUSCHKE und LANGER, unter dem Präputium der Klitoris. Die Herde sind mehr oder weniger zahlreich bei dem einzelnen Patienten angeordnet und finden sich circinär, aus einzeln stehenden oder miteinander confluierten Efflorescenzen bestehend. Manchmal bildet die Veränderung einen oder mehrere rote und feuchte Flecke, manchmal sind es Ringe, die mit einem fein schuppenden, weißlichen bis grauweißlichen Belag oder als Bildungen erscheinen, die mit krümeligen, graugelben Bröckeln bedeckt sind. Nach ARNING und MEYER-DELIUS hängt das Aussehen der Balanitis circinata wesentlich von der Form des Präputiums ab. Ist die Vorhaut kurz oder zurückgezogen, so daß die Luft trocknend wirken kann, dann treten nur oder vorzugweise trockene Horn- oder Schuppenmassen auf. Ist die Vorhaut dagegen lang und bedeckt sie ständig die Eichel, so werden durch die angesammelte Feuchtigkeit die Hornmassen gelockert und beseitigt, und es bilden sich dafür feuchte rote Flecke und Ringe.

Auch das histologische Bild ist hinreichend geklärt, so daß ich mich hier zum größten Teil auf meine Darstellung in unserm Lehrbuch beziehen kann. Es liegen eine große Anzahl eingehender Untersuchungsbefunde vor, so von ADAMSON, ARNING und MEYER-DELIUS, BUSCHKE und MICHAEL, BUSCHKE und LANGER, CHAUFFARD, SOBOTKA u. a. Danach findet man in der Hauptsache eine mehr oder weniger starke Papilloepidermitis mit verschieden kräftiger Parakeratose. Die die klinischen Erscheinungen verursachenden Veränderungen finden sich in erster Linie in der Papillar- und Subpapillarschicht, während die Cutis meistens ganz frei ist oder nur vereinzelte, bei Rezidiven etwas stärkere Ansammlungen von Exsudatzellen aufzuweisen hat. Je nach der Lage und Ausdehnung der Infiltrationen ist entweder der Papillarkörper erweitert und wirkt auf das Rete Malpighi verschmälernd und dieses verdünnend oder aber das Rete ist durch die Zellanhäufungen verbreitert und drängt seinerseits den Papillarkörper zusammen. Die Zusammensetzung der Infiltrate besteht in erster Linie aus mononucleären Leukocyten, Fibroblasten und Plasmazellen, seltener finden sich polynucleäre Zellen in größeren Massen. Außer den frei im Papillarkörper in dieser Zusammensetzung liegenden Infiltraten finden sich auch die gleichen um die erweiterten Gefäße innerhalb und außerhalb der klinischen Krankheitsherde. Die elastischen Fasern sind nirgends von dem Prozeß in Mitleidenschaft gezogen. Die wichtigsten und charakteristischsten Veränderungen sieht man an dem Epithel der Epidermis. Während in leichten, beginnenden Fällen und an den Randpartien der Krankheitsherde die Basalzellenschicht vollständig normal sein kann, findet man in ausgedehnteren Formen außer einer reichlichen Mitosenbildung eine Durchdringung mit Infiltratzellen der soeben beschriebenen Zusammensetzung. Das gleiche gilt auch von dem Rete selbst, wo man stets in mehr oder weniger ausgedehntem Maße auf diese Infiltrationsanhäufungen trifft. Am wichtigsten und bemerkenswertesten sind aber die Veränderungen, die sich in Gestalt einer Bläschen- und Hohlraumbildung innerhalb der Epidermis zeigen. Es beginnt dieser Prozeß mit dem Absterben der Kerne in der innersten Reteschicht. Durch eine weitere Ausdehnung dieser Erscheinung kommt es rasch zu einer sich immer mehr vergrößernden und wachsenden runden Lückenbildung innerhalb des Zellverbandes. Die diese Hohlräume begrenzenden Retezellen platten sich gleichzeitig unter dem auf sie einwirkenden Druck der Bläschen ab. Dabei kann es zu einer solchen Ausdehnung der Hohlraumbildung kommen, daß diese Lücken die ganze Breite der Epidermis einnehmen und nur oben und unten je von einer schmalen Schicht von abgeplatteten Retezellen eingesäumt werden. Der Inhalt dieser Hohlräume, die klinisch als kleine intraepitheliale Abscesse imponieren, wird von den abgestorbenen, manchmal noch erkennbaren Epithelien gebildet, ferner aus Infiltratzellen, insbesondere mono- und polymorphkernigen Leukocyten. Das Stratum granulosum zeigt die verschiedensten Veränderungen. Manchmal fehlt es, manchmal dagegen ist es vollständig vorhanden und von Infiltratzellen durchsetzt. Verschiedentlich trifft man eine Verdickung des Stratum granulosum; andere Stellen hinwiederum zeigen eine Ansammlung von einer aus geronnenem Exsudat und Exsudatzellen bestehenden Masse innerhalb der Granulosaschicht oder zwischen ihr und dem Stratum corneum. Dadurch werden die darüber liegenden Schichten blasenartig emporgehoben und wölben sich nach außen vor. Durch den gestörten

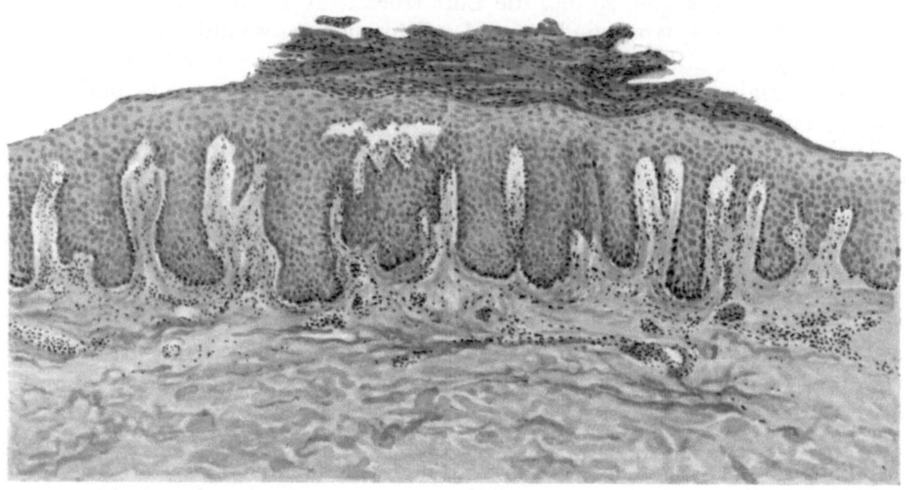

Abb. 12. Parakeratosis gonorrhoica. Umschriebene Parakeratose. Fehlen des Stratum granulosum, Höhlenbildung in der ödematösen parakeratitischen Stachelschicht. Ödem und mäßige Zellinfiltration im Stratum papillare. O. 208 : 1. R. 208 : 1. (Sammlung Corning. Aus O. Gans: Histologie Bd. I.)

Verhornungsprozeß kommt es zur Ausbildung parakeratotischer Zellreihen, die zwischen Rete und Hornschicht liegen. Exsudatmassen und Infiltratzellen dringen zwischen die parakeratotischen Zellreihen ein, so daß vielfach Parakeratose und Infiltration reihenförmig miteinander abwechseln können, bis allmählich die Exsudatmassen spärlicher werden, und die Hornschichten ihre Kerne verlieren, so daß als oberste Schicht eine mehr oder weniger dicke Hornschicht übrig bleibt. Ihre Stärke wechselt ganz nach der Lokalisation des Exanthems. Es sind die Hornschichtveränderungen am schwächsten ausgesprochen am Stamm, im Gesicht und an den Extremitäten, dagegen kräftiger an den Händen und besonders an den Füßen, wo die Hornschicht eine Stärke von $1-1^1/_2$ cm und darüber annehmen kann.

Bezüglich des Gonokokkennachweises im Gewebe dürfte der zweifellose Nachweis noch niemandem zu erbringen geglückt sein; Bulkin behauptet in den Spalten der Hornschicht Kokken und in den Papillen verschiedenartige Stäbchen und kleinste Körnchen, auch Kokken und in den Gefäßen Kokken in Häufchen und Ketten nachgewiesen zu haben. Auch er hat aber typische Gonokokken nirgends finden können, allerdings kommt er zu dem Resultat, daß es sich um eine metastatisch-infektiöse Erkrankung handele, und daß die Gonokokken nur eine Formänderung durchgemacht hätten. Da die Angelegenheit kulturell nicht geklärt ist, erscheint der Fall doch außerordentlich fraglich.

Häufiger ist es dagegen gelungen aus dem Inhalt der Epithelbläschen mikroskopisch oder auch kulturell Gonokokken zu züchten, so GAGER, WADSACK, DU BOIS, DAINOW. Die beiden letzteren lehnen gerade auf Grund ihrer histologischen Ergebnisse den Ausdruck einer „gonorrhoischen Keratodermie" ab und sehen in dem Prozeß, den sie als eine Erkrankung ansprechen, die durch bakterielle Capillarembolien auf dem Boden einer besonderen individuellen Veranlagung entstanden ist, eine „Dermatitis gonorrhoica". Auch aus dem Blute konnten eine Reihe von Autoren bei Patienten mit den vorliegenden Veränderungen Gonokokken züchten, so HODARA und seine Mitarbeiter, CHAUFFARD und FIESSINGER, JENKINS, DAINOW.

Wenn es so auch einzelnen Autoren gelungen ist, aus den hyperkeratotischen Efflorescenzen oder gleichzeitig aus dem Blute Gonokokken zu züchten oder sie histologisch nachzuweisen, und wenngleich man diese Befunde für die ätiologische Frage der gonorrhoischen Exantheme ohne Zweifel als außerordentlich bedeutsam buchen muß, so muß man doch andererseits sich eingestehen, daß es bei der jetzt schon immerhin ziemlich großen Zahl von kasuistischen Mitteilungen und eingehenden Besprechungen des Krankheitsbildes auffallend ist, daß es nur so wenigen Autoren gelungen ist, den Gonokokkennachweis zu erbringen, während die meisten zwar auch nach den Erregern in den entsprechenden Erscheinungen gesucht haben, sie aber nicht haben finden können.

Somit muß man sich auf die Frage eine Antwort geben, ob wir es hier mit einem Krankheitsbild zu tun haben, daß unbedingt gonorrhoischer Ätiologie ist, oder aber ob es sich nur um einen Symptomenkomplex handelt, der nicht nur bei der Gonorrhöe vorkommt, sondern auch durch andere Krankheitsprozesse verursacht werden kann, die nicht gonorrhoischer Natur sind, oder schließlich ob man, wie BALOG, die Möglichkeit des Auftretens gonorrhoischer Exantheme, speziell der hyperkeratotischen, ablehnen muß. Die letztere Frage kann man wohl am leichtesten beantworten, da außer BALOG wohl alle Autoren auf dem Standpunkt stehen, daß es sich um Exantheme handelt, die ein typisches Krankheitsbild darbieten, das in erster Linie bei Gonorrhöen vorkommt, die mit Komplikationen verlaufen. Es haben aber gerade die Fälle der jüngsten Zeit gezeigt, worauf wir gleich noch näher eingehen werden, daß die Gonorrhöe nur eine ätiologische Ursache für das Auftreten von hyperkeratotischen Exanthemen bildet, und daß es zweifellos auch noch andere Ursachen hierfür gibt.

Es wurden auch schon früher gewisse Fälle angeführt, die stets gegen den ätiologischen Charakter der Gonorrhöe geltend gemacht wurden, die aber, wie schon BUSCHKE und ich seinerzeit nachweisen konnten, unbedingt unter die ätiologisch-gonorrhoischen Hyperkeratosen eingereiht werden müssen. Der älteste derartige Fall — der Bedeutung dieses Gegenstandes halber gehe ich hier etwas näher darauf ein — ist der von LANNOIS. Hier hatte es sich um einen Mann mit bereits fünf Gonorrhöen gehandelt, von denen die letzte ein Vierteljahr vor dem Auftreten der Erscheinungen abgelaufen war. Während des Bestehens der Arthritis und der Hauterscheinungen sind in der Harnröhre keine Gonokokken, sondern Kolibacillen gefunden worden. In einem weiteren von BAERMANN beschriebenen Falle war 7 Wochen vorher ein klinisch typischer Tripper festgestellt worden, nur hatte der Arzt keinen Abstrich gemacht. Während des Bestehens des Exanthems konnte BAERMANN keine Gonokokken, sondern nur Xerosebacillen feststellen. In dem von BUSCHKE beobachteten ersten Fall handelte es sich um einen Kranken, dessen sichere Gonorrhöe 7 Jahre zurücklag. MALHERBE hat ebenfalls einen ähnlichen Fall beschrieben, in dem es sich um das Auftreten von Arthritis und Hyperkeratosen handelte, die durch Bougierung einer alten Striktur bei einem 29jährigen Manne aufgetreten waren. Der betreffende hatte bereits 4mal an Gonorrhöe gelitten, und es war die erste vor 15 Jahren ebenfalls mit den gleichen Erscheinungen verlaufen. Bogrow berichtet von einem Manne, der 2 Jahre nach einem ersten, mit Arthritis und Conjunctivitis verlaufenen Tripper angeblich ohne jede weitere Ursache an neuen Erscheinungen erkrankte, zu denen diesmal auch ein Exanthem hinzukam. Scholtz berichtet von einem Fall, in dem 8 Jahre nach einer ohne Gelenk- und Hauterscheinungen verlaufenen Gonorrhöe plötzlich Hyperkeratosen und Gelenkerkrankungen auftraten, ohne daß sich Ausfluß zeigte und bei normalem Befund von Prostata und Samenblasen. Hier kam es dagegen nach Verabfolgung von Gonokokkenvaccin zum Erscheinen neuer Efflorescenzen. Und schließlich sei noch ein Fall von Jones angeführt. Er konnte bei einem jungen Manne, der auch bei früheren Gonorrhöen nie an Haut- oder Gelenkerkrankungen gonorrhoischer Natur gelitten hatte, ohne den Nachweis einer gonorrhoischen Erkrankung typische Hyperkeratosen feststellen und kommt zu dem Resultat, daß es sich in diesem Falle, der auch dadurch bemerkenswert ist, daß keine Gelenkerkrankungen die Hauterscheinungen begleiteten, um eine Spätlokalisation von Krankheitserscheinungen auf dem Boden einer früher überstandenen Gonorrhöe handeln kann. Damit kommt er zu demselben Urteil, das Buschke und ich über die bis zu unserer gemeinsamen Arbeit bekannten derartigen Beobachtungen gefällt hatten, und an dem meines Erachtens auch die neuerdings bekannt gewordenen Fälle nichts ändern können, in denen die gleichen Hauterscheinungen bei Leuten sich gezeigt haben, bei denen sicher keine Gonorrhöe nachzuweisen war. Nach unseren Anschauungen über die Latenz der Gonorrhöe muß man in allen eben zitierten Fällen doch mit der großen Wahrscheinlichkeit rechnen, daß es sich hier um Patienten gehandelt hat, bei denen irgendwo ein latenter Gonokokkenherd geschlummert hat, der aus irgendeinem Grunde von neuem erwacht ist. Am deutlichsten beweist dies der Malherbesche Fall. Denn hier hat zweifellos die Bougierung der Harnröhre, wie man es ja nicht gerade selten erlebt, zu einem Neuaufflackern der gonorrhoischen latenten Herde geführt. Damit dürfte aber auch die von Finger und besonders von Lewin vertretene Reflextheorie ihre Erklärung finden. Denn in den von Lewin angeführten Fällen, die gerade beweisen sollen, daß mechanische Irritationen der Urethra zum Auftreten von typischen Hauterscheinungen führen können, und daß diese Exantheme als durch den mechanischen Reflex ausgelöst gelten müssen, dürfte es sich wie bei Malherbe um die Erweckung latenter Gonorrhöeherde handeln. In derartigen Fällen kann es dann, wie zum Entstehen irgendwelcher anderen Komplikationen, auch zum Auftreten von typischen Hauterscheinungen kommen. Wir müssen daher annehmen, wie Buschke und ich betont haben, daß „in jedem Falle wo in der Anamnese sich eine mehr oder weniger lange zurückliegende Gonorrhöe findet, man einen ätiologischen Zusammenhang zwischen latenter Gonorrhöe und Hauterscheinungen anzunehmen genötigt ist“. So dürfte die Gonorrhöe neben anderen Gründen als *eine* Ursache für die hyperkeratotischen Exantheme anzusehen sein. Es kommt doch noch hinzu, daß in allen Fällen von hyperkeratotischem Exanthem neben den Hauterscheinungen auch gleichzeitig Gelenksymptome aufzutreten pflegen, die nur in den Fällen von Jones und Scholtz fehlen, und daß ferner ein neuer Gelenkschub auch meist ein Neuauftreten der Hauterscheinungen zur Folge hat resp. eine weitere Ausdehnung des Exanthems. Man muß weiterhin beachten, daß bei dem Vorhandensein der Balanitis circinata neben den Gelenksymptomen und den meist gleichzeitig in Erscheinung tretenden Hyperkeratosen sich eine gonorrhoische endogene Conjunctivitis zeigt. All diese Momente, zu denen noch hinzukommt, daß die Hautveränderungen, wie auch die Gelenkerkrankungen, stets bei Leuten aufzutreten pflegen, deren Gonorrhöe mit einer Adnexerkrankung verbunden ist, sprechen für den ätiologischen Zusammenhang mit der Gonorrhöe. Daran können auch nichts die Fälle ändern, die von Buschke, Löhe, Rostenberg und Silver, Lojander und Eisner beschrieben sind. In allen Fällen handelte es sich um das gleichzeitige Vorhandensein von Gelenkerkrankungen und hyperkeratotischen Hauterscheinungen von dem Typus der oben eingehend beschriebenen gonorrhoischen Hyperkeratosen. Bei näherer Betrachtung dieser Fälle ergibt sich, daß sie einerseits eine außerordentliche Ähnlichkeit mit den gonorrhoischen Hyperkeratosen aufzuweisen haben, andererseits aber auch mit den Erscheinungen der Psoriasis arthritica, so daß man geneigt sein könnte, neben den trennenden ätiologischen Faktoren das Gemeinsame dieser drei Gruppen in einer Neigung der Haut zu bestimmter Reaktionsform zu sehen, wie Buschke und Langer es an anderer Stelle schon früher betont haben. Handelt es sich doch in allen drei Gruppen um eine ausgesprochen exanthematös-arthritische Erkrankung, deren Erklärung nur in einer Disposition der Haut und der Gelenke zu diesen Krankheitsformen zu suchen ist. Denn selbst angenommen, daß die Erkrankungen, wie wir es von den gonorrhoischen Formen glauben, auf einer bakteriellen oder toxischen Ursache beruhen, so muß es doch zum mindesten bei der Gonorrhöe und der Psoriasis wundernehmen, daß bei der außerordentlichen Häufigkeit der primären Krankheitserscheinungen nur ein kleiner Bruchteil dieses schwere Krankheitsbild aufweist. Dazu kommt noch, daß es sich im Gegensatz zu anderen Gelenkerkrankungen in erster Linie um Krankheitsfälle bei Männern handelt, während nur selten, wie in dem von Buschke und Langer beschriebenen Falle, Frauen an den hyperkeratotischen Exanthemen erkranken, wie sie auch seltener Arthritiden aufzuweisen haben.

Sind nun gewisse Anhaltspunkte vorhanden, die als Beweis für eine dispositionelle Rolle der Haut bei der gonorrhoischen hyperkeratotischen Erkrankung anzusehen sind? Einer der ersten Beweise dürfte der Uhrglasversuch von Chauffard und Fiessinger sein. Die Autoren hatten ihm allerdings seinerzeit die Auslegung gegeben, daß hierdurch der Nachweis dafür erbracht sei, daß durch Maceration des Epithels infolge äußerer Einflüsse (Unreinlichkeit, Verbände usw.) erst eine Vorbedingung für das Auftreten des Exanthems geschaffen werden muß. Buschke und Langer haben aber bereits betont, und dieser Ansicht schließt sich auch Gjessing an, daß durch diesen Versuch nicht der Beweis für eine Macerationsinocculation erbracht worden ist, sondern nur dafür, daß bei einer keratotischen Disposition von der betreffenden Haut eine derartige Schädigung mit einer Keratosenbildung beantwortet wird. Denn gegen die Möglichkeit äußerer Einflüsse sprechen auch alle jenen Fälle, bei denen die exanthematischen Erscheinungen, meist gleichzeitig mit den arthritischen, sich unter den außerordentlich günstigen Verhältnissen einer Krankenhausbehandlung erstmalig zeigen. Auch Lojander konnte beobachten, daß nach feuchtwärmenden Umschlägen in 2 Fällen mit stark hervortretenden allgemeinen Infektionserscheinungen sich neue Erscheinungen provozieren ließen. Szathmáry versuchte in seinem Falle experimentell die Frage zu klären, ob Maceration oder spezifischer Reiz bei einer reaktionsfähigen Haut ausschlaggebend seien, indem er mit entsprechender Modifikation die Chauffard-Fiessingerschen Versuche wiederholte: Am Unterarm wurden in verschiedenen Stadien der Erkrankung je drei Scarificationsstellen mit physiologischer Kochsalzlösung, Arthigon und gonokokkenhaltigem Sekret aus der Urethra des Kranken bestrichen und so mit Uhrgläsern bedeckt, daß die Luft Zutritt hatte, um Maceration zu verhindern. Die mit Kochsalz respektive mit Arthigon bestrichenen Stellen heilten reaktionslos ab, während dagegen die mit dem gonokokkenhaltigen Sekret bestrichenen Stellen nach einigen Tagen Knötchen aufwiesen, die makro- und mikroskopisch den spontan entstandenen Efflorescenzen ähnelten. Am kräftigsten war der Impferfolg auf der Höhe der gonorrhoischen Allgemeinerkrankung und nahm ab mit dem Schwinden der akuten Erscheinungen. SZATHMÁRY schließt aus seinen Versuchen, daß keinerlei äußere Einflüsse, wie Maceration, zur Ausbildung der Keratose notwendig seien, sondern daß dazu nur die Reaktionsfähigkeit der Haut von Bedeutung sei.

Der gleiche Beweis der dispositionellen Veranlassung der Haut erscheint mir durch den von BUSCHKE und LANGER beschriebenen Fall erbracht, in dem abheilende Stellen eines einfachen Herpes sich nicht direkt in eine zarte Narbe verwandelten, sondern in dem es auf den Herpesnarben überall zur Entwicklung von hornkegelartigen Verdickungen kam, die erst im Laufe der Zeit verschwanden. Einen ähnlichen Fall konnte GJESSING beobachten. Hier kam es anschließend an Follikulitiden, die durch Massieren entstanden waren, zu einer Umwandlung dieser in typische Keratosen, was ihn veranlaßte eine besondere keratotische Disposition der Haut anzunehmen. Auch der Versuch von OLIVET spricht in diesem Sinne, da es ihm gelang durch wiederholte intracutane Gonargininjektionen an der gleichen Stelle neben stärkerer Rötung und Infiltration kleine Hornhautschuppen zu erzielen.

Auch durch von außen an die Haut herantretende Strahlenreize scheint eine Provokation der Gesamterscheinungen möglich zu sein, wie es der OELZEsche Fall beweist, in dem das Exanthem durch eine Röntgenbestrahlung mutmaßlich erst hervorgerufen wurde. Daß es von innen her möglich ist, beweist einmal die Beobachtung von SCHOLTZ, der nach Verabfolgung von Gonokokkenvaccin das Auftreten neuer Efflorescenzen feststellen konnte, zum anderen diejenige von BUSCHKE und LANGER, da wir nach intravenöser Gonokokkenvaccininjektion an fast allen Stellen des Körpers das Exanthem deutlich gerötet hervortreten sahen.

Soweit gehen die experimentellen und klinischen Beobachtungen, die eine Annahme einer Disposition der Haut respektive des Organismus für die Erkrankung zu erklären scheinen. Wir selbst stehen auf dem Standpunkte, daß es sich dabei wohl um eine angeborene Disposition handelt, die vielleicht auf endokrinen Einflüssen beruht, worauf das hauptsächliche Befallensein des männlichen Geschlechtes hinweisen könnte, vielleicht auf primären individuellen Gefäßprozessen der Haut (DU BOIS, BUSCHKE), vielleicht auf nervösen Störungen der Haut (BUSCHKE: HEADsche Zonen). Die Anschauung anderer Autoren spricht eher für die Möglichkeit einer erst erworbenen Eigenschaft der Haut. So hat sich JEANSELME in seinem Falle bereits dahingehend geäußert, und diese Ansicht wird von JACQUET und GHIKA geteilt, daß die Hauterscheinungen durch trophische Störungen infolge einer auf den Gonokokken resp. ihren Toxinen beruhenden Rückenmarksaffektion verursacht seien. GARCIA FAURE nimmt eine Sensibilisierung der Haut an, die dadurch zustande kommen soll, daß bei Gonokokken mit visceralen oder articulären Komplikationen reichlich Toxine gebildet werden, durch die eine Störung des kolloidalen Gleichgewichts erfolgt und damit gleichzeitig eine Sensibilisierung gewisser Hautbezirke eintritt. Erfolgt nunmehr weitere Zuführung neuer Toxine an die sensibilisierten Stellen, so ergibt sich eine krankhafte proliferative Tätigkeit, die schließlich zur Keratosenbildung führt. Nach dem Abklingen bleibt die Überempfindlichkeit bestehen, so daß es bei neuen Gonorrhöeinfektionen auch wieder zu den Hautstörungen kommen kann.

Sicher erscheint demnach, daß neben dem noch unbekannten psoriatischen Reiz und demjenigen bei den nicht gonorrhoischen hyperkeratotischen Erkrankungen eine Ursache für das Auftreten derartiger Hauterscheinungen durch die Gonorrhöe bedingt sein kann, bei der es zu einer gemeinsamen Wirkung einer irgendwie bedingten angeborenen oder erworbenen Hautdisposition und einem endogenen bakteriellen oder toxischen Reiz als Folgeerscheinung zu dem Auftreten der gonorrhoischen Exantheme, insbesondere der Hyperkeratosen, kommen kann. Die wenigen sicheren Fälle von Gonokokkennachweis in den exanthematischen Efflorescenzen erhärten zwar die Rolle die der Gonokokkus selbst hierbei spielt, lassen es aber auch als sehr wahrscheinlich erscheinen, daß neben den Bakterien auch die aus ihnen freiwerdenden Toxine einen bedeutsamen Faktor darstellen.

Literatur.

ADAMSON, H. G.: Keratodermia blennorrhagica: Is it a form of psoriasis? Brit. J. Dermat. **1920**, 183. — ALMKVIST: Ein durch Gonokokken verursachter Fall von Phlegmone. Arch. Dermat. **49**, 163. — ANDRET, L.: Des manifestations cutanées de la blennorrhagie. Thèse de Paris **1884**. — ARNDT: Gonorrhoische Phlegmone. Zbl. Hautkrkh. **16**, 1/2. — ARNING u. MEYER-DELIUS: Beitrag zur Klinik der gonorrhoischen Hyperkeratosen. Arch. f. Dermat. **108**, 13 (1911).

BAERMANN, GUSTAV: Über hyperkeratotische Exantheme bei schweren gonorrhoischen Infektionen. Arch. Dermat. **69**, 363. — BALLET, G.: Pseudoscarlatine et pseudorougeole (Eruptions scarlatiniformes et rubéoliformes au cours d'états infectieux). Arch. gén. Méd., **1882**; Sept. Rec. Méd. **1885**. — BALOG: Diskuss.bem. Sitzg Berl. dermat. Ges., Juni **1929**. — BERGERON, L.: Des dermopathies blennorrhagiques. Thèse de Paris **1894**. — BERMAN, LAZAR: Über einen Fall von gonorrhoischer Keratose der Haut und Mundschleimhaut. Dtsch. Z. **51**, 1420 (1928). — BÈS, M.: Thèse de Paris **1872**. — BLATTY, J.: Symmetrical hyperkeratosis of the extremities. Brit. med. J. **1927**, 14. — BOAS: Blennorrhoische Hyperkeratosen. Dermat. Wschr. **1925**, 1543. — BOGROW: Blennorrhoische Keratose der Haut und Mundschleimhaut. Russ. Z. Haut- u. vener. Krkh. **32** (1916); Ref. Dermat. Wschr. **1918**, 50. — BOGROW: Über gonorrhoische Keratosen. Arch. Dermat. **1923**, 143. — BRANDES, K.: Gonorrhoischer Absceß im Biceps bei gleichzeitigem Fehlen von sonstigen gonorrhoischen Erscheinungen. Dermat. Wschr. **1925**, 1867. — BRAULT: Ref. Dermat. Wschr. **56**, 436 (1912). BROWN, W. H. a. A. M. DAVIDSON: Blennorrh. Keratitis. Ref. Dermat. Wschr. **1920**, Nr 38. BRUNSGAARD a. TJOTTA: A case of meningitis and Purpura gonorrhoica. Acta dermato-vener. (Stockh.) **6**, H. 2, 262 (1925). — BULKIN, A.: Ein Fall von Keratosis blennorrhagica Russk. Vestn. Dermat. **5**, H. 2 (1927); Ref. Zbl. Hautkrkh. **25**, 244. — BURNIER: (a) Les chancres blennorrhagiques. Ann. Mal. vénér., Febr. **1919**. (b) Les ulcérations blennorrhagiques, chancriformes. Paris méd., 2. Febr. **1918**. — BUSCHKE, A.: (a) Über die sog. „gonorrhoischen Hyperkeratosen" ohne Gonorrhöe. Klin. Wschr. **1928**, Nr 24. (b) Hautkrankheiten bei Gonorrhöe im Handbuch der Geschlechtskrankheiten. Wien 1910. (c) Hyperkeratose auf uro-sept. und arthritischer Basis. Arch. f. Dermat. **113**, 223 (1912). (d) Über Exantheme bei Gonorrhöe. Arch. f. Dermat. **48**, 181. — BUSCHKE u. LANGER: (a) Lehrbuch der Gonorrhöe. Berlin: Julius Springer 1926. (b) Hyperkeratotische Exantheme bei Gonorrhöe und ihre Beziehungen zur Psoriasis. Dermat. Wschr. **76**, 145 (1923). — BUSCHKE u. MICHAEL: Zur Kenntnis der hyperkeratotisch-vesiculösen Exantheme bei Gonorrhöe. Arch. f. Dermat. **120**, 348 (1914).

CHAUFFARD: Infection blennorrhagique grave avec productions cutanées de la peau. Ann. de Dermat. **1897**, 793. — CHAUFFARD, A. et FIESSINGER, M.: Keratitis blennorrhoica. J. des Prat. **1907**, No 21; Soc. franç. Dermat. **1909**; Internat. Kongr. Dermat. **1** (1910). — CHEVALIER, PAUL et JEAN BOURGEOIS: Les purpuras gonococciques. Sang **1927**, No 4, 333. CHEVALLIER, PAUL, LÉVY-BRUHL, GEORGE et BOURGEOIS: Purpura généralisé chronique et presque apyrétique d'origine gonococcique. Hémoculture positive. Evolution bénigne pendant huit mois. Mort par hémorrhagies. Bull. Soc. méd. Hôp. Paris **1927**, 30. — COLOMBINI: (a) Bakteriologische und experimentelle Untersuchungen aus einem Falle von Harnröhrentripper mit Gelenk- und Hautaffektionen. Mschr. Dermat. **21**, 548. (b) Bakter. und experimentelle Untersuchungen über einen merkwürdigen Fall von allgemeiner blennorrhoischer Infektion. Zbl. Bakter., Dez. **1908**. — CRONQUIST, C.: Ein Fall von Folliculitis cutis gon. Arch. f. Dermat. **80**, 143. — CULLERIER: Des affections blennorrhagiques. Paris 1861.

DAINOW, ISAAC: Contribution à l'étude des métastases cutanées de la blennorrhagique. Inaug.-Diss. Genf 1928. — DAMANY: Les productions cornées de la peau dans la blennorrhagie. Presse méd. **1897**, Nr 50. — DE NAPOLI, F.: A proposito di un caso di blennoderma e di poliartrite blennorrhagica deformante seguito de morte. Ref. Zbl. **5**, 337. — DEUBER, A.: Percutane Gonokokkeninfektion bei einem 4 Wochen alten Säugling. Schweiz. med. Wschr. **1927**, Nr 7, 156. — DIERNFELLER: Exantheme bei Gonorrhöe. Med. Klin. **1914**, 1383. — DOBLE, F.: Hyperkeratosis blennorrh. Proc. roy. Soc. Med., sect. dermat., **14**, 91 (1921). — DORNER, L.: Gonokokkensepsis. Dtsch. med. Wschr. **1923**, 1549 — DU BOIS, CHARLES: Kératoses blennorrhagiques ou Dermatites gonococciques. Acta dermat-vener. (Stockh.) **5**, H. 1, 1 (1924). — DUBOT, R.: Purpura compliquant une blennorrhagique. An. policlinique Centr. Brux., Okt. **1902**. — DUFOUR, HENRI: Des abcès spontanés à gonocoques.

Bull. Soc. méd. Hôp. Paris **1924**, No 15, 633. — DUFOUR, DUCHON et MORLAOS: Des abcès spontanés á gonocoques. Presse méd. **1924**, 406.

EISNER: Hyperkeratosis (gonorrhoica). Zbl. Hautkrkh. **22**, 604 (1927).

FALK: Psoriasis arthropathica einschl. der sog. hyperkeratotischen Exantheme bei gonor. Gelenkerkrankungen. Arch. Dermat. **124**, 299 (1921). — FINGER: Wien. klin. Wschr. **1896**, Nr 14. — FINGER, E.: Purpura rheumatica als Komplikation blennorrhagischer Prozesse. Wien. med. Presse, Sept. 1880. — FLYNN, J. WITTON: Kératodermie blennorrhagique. Med. J. Austral. **2**, 680—682 (1927). — FRANK, EDUARD SIMPSON, B. BARKER BEESON: Blennorrh. Keratodermie. Ref. Dermat. Wschr. **1919**, Nr 18. — FREI: Gonorrhoisches Exanthem und Enanthem bei Arthritis gonorrhoica. Zbl. Hautkrkh. **4**, 323 (1922). — FUCHS, DORA: Ulcera gonorrhoica. Arch. d. Dermat. **138**, 281 (1922). — FULTON: Gonokokken in einem Geschwür am Arm. Ann. Surg. **1922**, Nr 6.

GAGER: Keratodermia blennorrhagica. J. Amer. med. Assoc. **1922**, 941; Arch. of Dermat. **4** (1921). — GARCIA, FAURE, M.: Auf Gonorrhöe beruhende Keratodermie. Presse méd. argent. **1925**, No 20, 739. Ref. Zbl. Hautkrkh. **21**, 522 (1927). — GERSCHEL, A.: Subcutaneous abscess due to the Gonococcus in a child two years of age. Med. Rec. **2** (1903). — GJESSING, H. CHRIST.: Keratosis blennorrhagica. Norsk Mag. Laegevidensk. **1927**, Nr 2, 97. — GOUGEROT, H., BURINER et PAUL BLUM: Les „chancres“ blennorrhagiques. Ulcérations gonococciques chancriformes. Arch. dermat. Hôp. St. Louis **1**, 201—210 (1929). — GOUGEROT, H., A. CARTEAUD, A. TARDIEU: Gonococcie chancriforme, papuleuse et ulcéreuse du prépuce simulant sur le même malade la syphilis et la chancrelle. Arch. dermat. Hôp. St. Louis **1**, 211 (1929). — GOUGEROT et CLARA: Konische, circinäre, blennorrhoische Keratose. Ann. Mal. vénér. **1917**. — GROSSMANN: Urticarielle und papulöse Dermatose der oberen Extremitäten blennorrhoischen Ursprungs. Rev. prat. Mal. cut. Syph. et Vénér. **1906**, H. 8. — GUERRIERI, T.: Blenoderma cheratosico. Giorn. ital. Mal. vener. Pelle **65**, H. 23, 361 (1924).

HAASE, M.: Keratosis blennorrhag. Ref. Dermat. Wschr. **1917**, Nr 24. — HANSTEEN, E. H.: Keratosis gonorrhoica. Internat. Clin. **4**, 62 (1927). — HECHT, HUGO: Gonorrhoisches Exanthem verschiedener Gestalt und Pseudovaginitis bei einem Fall. Arch. f. Dermat. **123**, 393—398 (1916). — HERMANN, O.: Blennorrh. Eryth. nodosum bei einem Knaben nach intravenöser Kollargolinjektion geheilt. Münch. med. Wschr. **1905**, Nr 36. — HERVIEUX: Société méd. des hôpitaux 1866. Gaz. Hôp. **1867**, Nr 30. — HIS, W.: Über Herzkrankheiten bei Gonorrhöe. Berl. klin. Wschr. **1892**, No 40. — HODARA: Ein Fall von Gonokokkämie und generalisiertem gon. Exanthem. Dtsch. med. Wschr. **1912**, Nr 14. — HODARA, OSMAN BEY, IZED BEY u. CHEVKIET BEY: Dermat. Wschr. **1912**, 397. — HORWITZ, G.: Ein Beitrag zur Gonokokkenmetastase. Wien. klin. Wschr. **1893**, Nr 4. — HRISTU, C.: Plaie cutanée à gonocoques. Bull. Soc. Chir. Bucarest **1**, 79 (1927).

ISAAK, L.: Keratitis blennorrh. bei einer Frau. Ref. Dermat. Wschr. **1920**, Nr 50. — IVANTER, B.: Gonorrhoischer Absceß bei einem zweijährigen Kinde. Zbl. Hautkrkh. **19**, H. 3/4, 174.

JACQUET et GHIKA: Arthrite blennorrhagique avec troubles trophiques cutanées. La Méd. moderne **1897**, No 8; Bull. Soc. méd. Hôp., Jan. **1897**; Ann. de Dermat. **1897**, 789. — JADASSOHN, J.: Über infektiöse und toxische hämatogene Dermatosen. Berl. klin. Wschr. **1904**, Nr 37/38. — JATHO, H.: Folliculitis mit Zerstörung des Haarbalges durch Gonokokken am Oberschenkel durch gonorrhoisches Sekret. Inaug.-Diss. München 1902. JEANSELME, E.: Trouble trophic dans la blennorrhagie. Ann. de Dermat. **1895**, 525; Semaine méd., Dez. **1895**. — JEANSELME et BLAMONTIER: Un cas de Keratose blennorrhagique strictement localisée au gland. Bull. Soc. franç. Dermat. **1922**, No 10, 493. — JENKINS, JAMES A.: Gonococcal septicaemia. Brit. med. J. **1922**, 641. — JESIONEK: Über Folliculitis blennorrhoica. Arch. f. Dermat. **65**, H. 1 (1903). — JONES, T. K. LLOYD: An unusual case of Hyperkeratosis blennorrhagica. Brit. med. J. **1929**, 153 — JONG, S.-J. DE et RENÉ MARTIN: Un cas de purpura hémorrhagique survenu au cours d'une urétrite blennorrhagique. Bull. Soc. méd. Hôp. Paris **1925**, No 3, 112. — JULLIEN: Le chancre blennorrhagique. Bull. méd., 17. Juni **1911**. — JULLIEN: Les Blennorrhagies: formes rares et peu connues. J.-B. Baillière of fils 1906.

KEIM: The Histogenesis of Keratoderma blennorrhagicum. Arch. of Dermat. **9**, 423 (1924). — KLINGMÜLLER, V.: Über Wucherungen bei Gonorrhöe. Dtsch. med. Wschr. **1910**, Nr 28. — KLIPPEL, M. et J. RACHET: Abscés superficiels à gonocoques du poignet et de la main, consécutif à une polyarthrite gonococcique. Bull. Soc. méd. Hôp. Paris **1922**, No 36.

LANG: Arch. f. Dermat. **25**, 330 (1893). — LANGE: Hyperkerat. blennorrhoica. Dtsch. med. Wschr. **1914**, Nr 10. — LANGER, ERICH: (a) Hyperkeratosen und Gelenkprozesse. Zbl. Hautkrkh. **32**, H. 3/4, 169. (b) Hautkrankheiten bei Gonorrhöe, in BUSCHKE-LANGER: Lehrbuch der Gonorrhöe. Berlin: Julius Springer 1926. — LANNOIS: Arthropathies récidivantes, amyotrophic généralisée, troubles trophiques multiples, Cornes cutanées (chute d'un ongle) d'origine bleu. Ann. de Dermat. **1899**, 978. — LAURIE, THOMAS F.: Gonorrheal abscess of the wrist. Trans. amer. Assoc. genito-urin. Surgeous **19**, 391 (1926). — LÉVY-FRAENKEL, A.: Blennorrhagische Keratodermie. Ann. Mal. vénér. **1918**, H. 7. — LEWIN, G.: Eryth. exs. multif. Charité-Ann. **1876**. — LIEBE: Hautschädigungen bei Neugeborenen durch Gonokokken. Dtsch. med. Wschr. **1921**, 1590. — LITTEN, M.: Peliosis und Chorea postgonorrh. Dermat. Z. **1893**, H. 4, 300 u. H. 5, 496; Dtsch. med. Ztg **1895**, Nr 2. — LITTLE, E. G.: Keratodermia blennorrh. Proc. roy. Soc. Med., sect. dermat., **14**, 90 (1921). LÖHE, H.: (a) Über einen Fall von herpetiformem, blennorrhoischem Exanthem. Dtsch. Z. **1908**, H. 8. (b) Psoriasis pustulosa. Zbl. Hautkrkh. **28**, 416 (1929). — LÖHE, H. und H. ROSENFELD: Klinische und physiologisch-chemische Untersuchungen über die Hyperkeratosenbildung bei Gonorrhöe und bei Psoriasis pustulosa arthropathica. Dermat. Z. **55**, 355 (1929). — LOJANDER: Über Keratodermien im Anschluß an Gelenkaffektionen gonorrhoischen und nicht gonorrhoischen Ursprungs. Acta dermato-vener. (Stockh.) **8**, H. 4 (1928). — LORTAT, JACOB et SOLENTE: Eruption papuleuse hémorrhagique à évolution nodulaire kératodermique au cours à une infection gonococcique. Bull. Soc. franç. Dermat. **1923**, 1186. — LOUSTE et BIDERMANN: Kératose circonscrite, symétrique des membres chez une syphilitique, en même temps atteinte de blennorrhagie et traitée par l'arsenobenzol. Bull. Soc. franç. Dermat. **1924**, 134.

MALHERBE, HENRY: Urethrites à gonocoques recidivantes, arthropathies multiples, troubles trophiques cutanées, cornés. J. Mal. cut. **1900**, H. 7/8; Gaz. méd. Nantes **1900**, No 19. — MASSINI: Über gonorrhoische Sepsis. Z. klin. Med. **83**, 1/2. — MEYER, FRITZ: Ver. inn. Med. **1903**; Dtsch. med. Wschr. **1903**, Nr 23. — MEYER, N.: Gelenkaffektionen bei Gonorrhöe mit Purpura haemorrhagica. Dermat. Zbl. **9**, H. 8. — MILLIS, EARL R.: Keratoderma blennorrhagicum. Urologic Rev. **31**, 418—420 (1927). — MILLS: Gonokokkeninfektion, ausgehend von den präputialen Talgdrüsen. Lancet **206**, 1158 (1924). — MIRABEAU: Lymphangitis gonorrhoica. Zbl. Gynäk. **1899**, Nr 42. — MOLÈNES: Sur un cas d'erythéme blennorrhagique. Ann. de Dermat. **1889**, No 2. — MUMFORD, P. B.: A mild case of keratodermia blennorrhagica. Brit. J. Dermat. **35**, 462 (1923).

NATHAN, ERNST: Hyperkeratosis gonorrh. Exanthem und Lues. Arch. f. Dermat. **121**, 906.

OELZE, F. W.: Über Keratosis gonorrhoica. Arch. f. Dermat. **1923**, 144. — OLIVET, J.: Hyperkeratose und Thrombophlebitis bei Gonorrhöe. Med. Klin. **1926**, Nr 24. — ORLIPSKI: (a) Fall von habitueller Urticaria gonorrhoica. Münch. med. Wschr. **1902**, Nr 40. (b) Ein Beitrag zur Frage „Gibt es blennorrhoische Exantheme?“ Ther. Mh. **1905**, Nr 9.

PASCHEN u. JENTZ: Ein Beitrag zur Frage der spezifischen Ätiologie gonorrhoischer Exantheme. Med. Klin. **1922**, 428. — PAULSEN, JENS: (a) Über blennorrhoische Exantheme bei Neugeborenen. Münch. med. Wschr. **1901**, Nr 2. (b) Ein Fall von blennorrhoischen Gelenk- und Hautmetastasen im Anschluß an Blennorrhoea neonatorum. Münch. med. Wschr. **1900**, Nr 35. — PAULSON: Münch. med. Wschr. **1901**, Nr 25. — PERRIN: Fall von Erythem bei Blennorrhöe. Ann. de Dermat. **1890**. — PLANNER u. REMENOVSKY: Beitrag zur Kenntnis der Ulcerationen am äußeren weiblichen Genitale. Arch. Dermat. **140**, 162 (1920). — PUGH, WINFIELD SCOTT: Cutaneous complications of Gonorrhoea. Urologic Rev. **28**, 526 (1924).

RAYNAUD, LUCIEN: Manifestations cutanées de la blennorrhagie. Ann. de Dermat. **1891**, 213. — REENSTIERNA: Gonokokkenabscess am linken Oberarm. Arch. f. Dermat. **120** (1914). — RICHTER, PETER: Ulcus gonorrhoicum. Inaug.-Diss. Bonn 1923. — ROARK: Blennorrhagic keratosis. J. amer. med. Assoc. **1912**, 2039. — ROBERT, E.: Contribution à l'étude des troubles cutanées dans la blennorrhagie, cornes cutanées. Thèes de Paris **1897**. ROUDAIRE: These de Paris **1870**. — ROST: Seltene Komplikationen der Gonorrhöe. Hyperkeratotische Exantheme und universelle, ankylosierende Arthritis. Dermat. Z. **18**, 233 (1911). — ROTH, V.: Hyperkeratosis. Münch. med. Wschr. **1905**, Nr 22. — ROSTENBERG, ADOLF u. SILVER, HENRY: Keratoderma blennorrhagicum. Critical review a report of a case. Arch. of Dermat. **16**, 741 (1927). — ROTH: Zur Kasuistik des hyperkeratotischen blennorrhoischen Exanthems. Münch. med. Wschr. **1905**, 1041.

SAHLI: Korresp.bl. Schweiz. Ärzte **17**, Nr 16 (1887). — SAIGRAJEW: Gonorrhoische circinäre Balanitis. Zbl. Hautkrkh. **13**, 90. — SÁINZ DE AJA, A. et ONTANON: Serpiginismo gonoccocico. Actas dermo-sifiliogr. **20**, Nr 3 (1928). — SALOMON, OSKAR: Über Hautgeschwüre blennorrh. Natur. Münch. med. Wschr. **1903**, Nr 9; Med. Klin. **1920**, Nr 15. — SANDERS: Diss. Bonn, Okt. 1919. — SCHMIDT, FREDERIK: Keratoderma blennorrh. with changes in the nails. Arch. of Dermat. **16**, Nr 3, 366 (1927). — SCHOLTZ: Beiträge zur Biologie des Gonokokkus. Arch. f. Dermat. **49**, H. 1. — SCHOLTZ, MOSES: A syndrome of blennorrhagic keratoderma. Arch. of Dermat. **15**, Nr 12, 165 (1927). — SELENEW: Russ. Z. Haut- u. vener. Krkh. **24** (1912). Ref. Dermat. Wschr. **1912**, 201. — SELLE: Med. Clin. **1781**. — SÉZARY, A. et F. BENOIST: Ulcération blennorrhagique du méat. Action remarquable des pansements au sérum antigonococcique. Bull. Soc. franç. Dermat. **1927**, No 8, 771. — SHEPPARD, THOMAS T.: Gonorrheal infection with rare manifestations. Atlantic med. J. **30**, 165 (1927). — SIEGEL, LOUIS A.: A case of gonococcus septicaemia. Bull. Buffalo gen.

Hosp. 3, 66 (1925). — SIMPSON a. BEESON: Keratodermie blennorrhagique. J. amer. med. Assoc. 68, 1169 (1917). — SIMPSON, E. FRANK: Blennorrh. Keratoderm. Ref. Dermat. Wschr. **1912**, 1818. — SMITH, E. A.: A case of keratodermia blennorrhagica. Brit. J. Dermat. 37, 234 (1925). — SOBOTKA: Pustulös-hyperkeratotisches Exanthem. Dermat. Wschr. **1913**, 158. — STANISLAWSKI: Über einen Fall von gonorrhoischer Urethritis mit Affektion der Gelenke, symmetrischem hornartigem Ausschlag und Ausfallen der Nägel. Mber. Ges.-Leistungen a. Geb. Harn- u. Sexualapparat. 5, 643 (1900). — STILLIANS, ARTHUR W. a. ZEISLER, ERWIN P.: Gonorrhoeal keratoderma. Arch. of Dermat. 8, Nr 3, 393 (1923). — STOKES: Keratosis blennorrhagica. Arch. of Dermat. 13, 730 (1926). — STRANDBERG, J.: On the question of Gonorrhoeal keratodermia. Forh. nord. dermat. For. (dän.) Kobenhavn 1919. — STRAUBERG, J. u. J. HEDENIUS: Arch. inn. Med. 51, H. 6, Nr 20. — STRAUSS, ARTHUR: Mschr. Dermat. 15, 223. — STÜMPKE, G.: Über gonorrhoische Granulationen. Münch. med. Wschr. **1914**, 1559. — SUTTER: Über gonorrhoische Allgemeininfektionen. Z. klin. Med. 87, Nr 1/2. — SZATHMÁRY, SEBÉSTYÉN: Beiträge zum Krankheitsbild der Keratosis gonorrhoica. Orv. Hetil. (ung.) **1928**, 905. Ref. Zbl. Hautkrkh. 30, 141.

THALMANN: Das Ulcus serpiginosum. Arch. f. Dermat. 71, H. 1 (1904). — TSCHERNOGUBOW: Folliculitis blennorrhoica bei fehlender Urethritis. Mosk. vener.-dermat. Ges. Ref. Mh. Dermat. 1, 348 (1910).

VAIJSER, M.: Ein Fall von Infektion der Haut der Gonokokken. Russk. Vestn. Dermat. **1928**, 1041. Ref. Zbl. Hautkrkh. 30, 140. — VIDAL: (a) Eruption généralisée de croûtes-cornées avec chute des ongles etc. Ann. de Dermat. **1893**, 3. (b) Hyperkeratotischer Fall, Soc. franç. Dermat., Jan. **1893**.

WADSACK: Gonorrhoisches Exanthem. Verh. Charité-Ges., Mai **1906**. — WEISS, FRANZ: Ein Fall von Purpura infolge von gonorrhoischer Allgemeininfektion. Arch. f. Dermat. 57, 189. — WELANDER, E.: Insonte oberflächliche (Ano-) Genitalgeschwüre bei Frauen. Arch. f. Dermat. 68, 403; Nord. med. Ark. (schwed.) **1894**, Nr 13; Mh. Dermat. 21, 50. — WILLMATT: Keratodermie blennorrhagique (VIDAL). Rep. of a case. Arch. of Dermat. 13, 17 (1926).

XYLANDER: Zwei Fälle von Ulcus serpiginosum gonorrh. beim Manne. Dtsch. med. Wschr. **190**, Nr 37.

ZEISLER: Keratoderma (gonorrhoeal). Arch. of Dermat. 9, Nr 5, 663 (1924).

Die gonorrhoischen Erkrankungen des Auges.

Von

OSCAR FEHR-Berlin.

Mit 4 Abbildungen.

Die gonorrhoischen Erkrankungen des Auges werden hervorgerufen durch Ansiedelung des Gonokokkus in seinen Geweben. Diese geschieht einmal durch *ektogene* Infektion, durch direkte Übertragung des gonorrhoischen Virus auf die Bindehaut, zweitens *endogen* durch metastatische Verschleppung der Keime auf dem Wege der Blutbahn in das Auge. Die ektogene Infektion erzeugt das Krankheitsbild der *Gonorrhoea conjunctivae*, die endogene das der *metastatischen Conjunctivitis, Tenonitis, Episcleritis, Iritis bzw. Iridocyclitis* und in seltenen Fällen noch der Erkrankung anderer Teil des Sehorgans. Die ektogene Infektion ist wegen ihrer Häufigkeit und großen Gefahr für das Auge die bei weitem bedeutungsvollere.

Gonorrhoea conjunctivae.

Dieses ist der Name, den ELSCHNIG für jede durch Einbringung des Gonokokkus in den Bindehautsack erzeugte Bindehautentzündung als einheitliche Bezeichnung vorgeschlagen hat. Zu einer einheitlichen Benennung ist es aber noch keineswegs gekommen; außer dem Namen Gonorrhoea conjunctivae sind zahlreiche Namen im Gebrauch, wie *Conjunctivitis gonorrhoica, Ophthalmia gonorrhoica, Conjunctivitis blennorrhoica, Conjunctivitis gono-blennorrhoica, Blennorrhöe und Gonoblennorrhöe;* bei den Franzosen: *Conjonctivite gonococcique, Blennorhoe oculaire, Blennorrhagie, Ophthalmie blennorrhagique;* bei den Engländern: *Gonorrheal conjunctivitis* und *Gonorrheal ophthalmie.* Am meisten benutzt wird bei uns immer noch die älteste Bezeichnung Blennorrhöe, die noch aus der Zeit vor der Entdeckung des Gonokokkus stammt. Man wollte damit das auffallendste Symptom der Krankheit, den Eiterfluß, im Namen zum Ausdruck bringen. Als man später nach der Entdeckung des Gonokokkus gelernt hatte, daß außer ihm noch andere Erreger das Bild der Blennorrhöe erzeugen können, suchte man die gonorrhoische Form nach dem Vorschlage von SAEMISCH als Gonoblennorrhöe von den nichtgonorrhoischen zu trennen. Der Name Blennorrhöe hat sich indessen bei den Ärzten so eingebürgert, daß er kaum wieder aus der Nomenklatur verschwinden wird. Die Beibehaltung dieser klinischen Benennung hat ja auch insofern eine Berechtigung, als für unser therapeutisches Handeln und die zu treffenden Vorsichtsmaßnahmen in erster Linie das klinische Bild maßgebend sein muß, zumal bei der Übernahme des Falles ein negatives Abstrichpräparat die Anwesenheit von Gonokokken nicht ausschließt, und das Kulturverfahren Zeit beansprucht. Wenn wir daher auch die ätiologische Benennung Gonorrhoea conjunctivae als die am meisten exakte und wissenschaftliche zur Annahme empfehlen und auch sie gebrauchen, müssen wir doch zugeben, daß gewichtige Gründe nicht bestehen, um für die ärztliche Gebrauchssprache den einfacheren und gewohnten Namen Blennorrhöe ganz fallen zu lassen.

Die Gonorrhoea conj. kann in jedem Alter auftreten. Am häufigsten kommt sie beim Neugeborenen vor durch Infektion während der Geburt. Die Verschiedenartigkeit des Infektionsmodus, der Krankheitsbilder, der Prognose und der Therapie erfordert gesonderte Besprechung und Trennung in die *Gonorrhoea conj. neonatorum und die Gonorrhoea conj. adultorum*. Zwischen diesen — was die Schwere des Krankheitsverlaufs anbetrifft — steht als dritte Gruppe die *Gonorrhoea conj. infantum*, der Kinder zwischen dem 2. und 10. Lebensjahre.

Wegen ihrer größeren Häufigkeit beginnen wir mit der Besprechung der

Gonorrhoea conjunctivae neonatorum.

Geschichtliches.

Die Kenntnis der Bindehauteiterung der Neugeborenen reicht bis ins Altertum zurück. HIRSCHBERG hat nachgewiesen, daß schon die alten Inder die Augenentzündung der Neugeborenen gekannt haben. Die unter dem Namen des Sucrùta und Charaka (AYUR-VEDA) überlieferten Schriften enthalten Beschreibungen dieser Krankheit. Sanskritforscher versetzen Charaka in das 1. Jahrhundert nach Chr. Merkwürdigerweise wird in den Hippokratischen Schriften die Augenentzündung der Neugeborenen nicht erwähnt. Daß sie aber bei den alten Griechen vorkam und bekannt war, beweist die Schrift des SEVERUS: Über die Behandlung des Neugeborenen, sowie des Soranus (131—201 n. Chr.), des Zeitgenossen Galens: Über die Pflege der Neugeborenen. Das Auswaschen der Augen empfiehlt schon Aetius (527—567) — „man muß die Lider auseinanderziehen und die Augen reinigen und Öl einträufeln“ (HIRSCHBERG).

Im Mittelalter ist nach HAUSMANN wenig über die Krankheit geschrieben. Als erster Beobachter der Eiterung der Neugeborenen wird gewöhnlich LAZ. RIVERIUS (1669) zitiert. Nach HIRSCHBERG hat dieser aber nur einen Fall von Bindehauteiterung beider Augen beschrieben. Von HAENISCH (1705) und MÜLLER (1746) wird die Krankheit als Katarrh der Augen Neugeborener geschildert (zit. von HAUSMANN). Der erste, der die Bedeutung und Häufigkeit des Eiterflusses der Neugeborenen hervorgehoben und als seine Ursache den Scheidenfluß der Mutter erkannt und bekannt gemacht hat, war QUELLMALZ (1750) mit seiner Schrift: De caecitate infantum fluoris albi materni ejusque virulenti pedissequa. Wenn er, entsprechend der damaligen Geistesrichtung, auch noch die irrige Anschauung hatte, daß die Infektion des kindlichen Auges durch Metastase auf dem Blutwege geschehe, so wollte er doch das Übel an der Wurzel, d. h. bei der Mutter angreifen. HIRSCHBERG rechnet QUELLMALZ zu den „Wohltätern der Menschheit, die für wichtige Erkrankungen die Infektion als Ursache nachgewiesen, somit die Verhütung derselben angebahnt haben“. Bei seinen Zeitgenossen scheint QUELLMALZ wenig Verständnis gefunden zu haben; denn in dem Kanon der Augenheilkunde des XVIII. Jahrhunderts von J. BEER (1813) müssen wir noch lesen, daß die verdorbene Luft der Gebär- und Findelanstalten, die Blendung durch zu grelles Licht, das derbe Waschen der Augen nach der Geburt mit dem Badeschwamm, das Begießen des schwitzenden Kopfes mit kaltem Wasser bei der Taufe für die Entstehung der Eiterung der Neugeborenen verantwortlich zu machen sind. Auch in dem Lehrbuch von JÜNGKEN findet sich noch die Bemerkung, daß „die Erkältung des Kindes als das wichtigste ursächliche Moment dieses Augenübels zu betrachten sei“ (HIRSCHBERG). Nach HAUSMANN war es GIBSON (1807), der zuerst zu der Überzeugung gelangt ist, daß die Augenentzündung durch Übertragung des leukorrhoischen Scheidensekretes der Mutter während der Geburt entsteht. Er fordert dementsprechend, den weißen Fluß der Mutter schon während der Schwangerschaft zu beseitigen, das schädliche Sekret während der Geburt aus der Scheide zu beseitigen und schließlich, die Augen des Kindes sofort nach der Geburt zu reinigen. Während GIBSON außer dem Scheidensekret noch andere Ursachen für die Augenentzündung der Neugeborenen gelten ließ, so festigten weitere Beobachtungen (BARETTA 1818, KLUGE 1825, FABINI 1823, SEEMANN 1827, HAASE 1829, EISENMANN 1830, CEDERSCHIÖLD 1832, zit. von HAUSMANN u. HIRSCHBERG) immer mehr die Auffassung, daß *ausschließlich* das Vaginalsekret der Mutter die Entzündung hervorrufe, nicht zum wenigsten der Versuch GUILLETS (1820), dem es gelang, durch Übertragung des eitrigen Bindehautsekrets auf die gesunde Bindehaut von vier blindgeborenen Kindern die Eiterung zu erzeugen, sowie die späteren von PIERINGER (1841), der einmal zu Heilzwecken vor allem aber zur Erforschung der Art und Beschaffenheit des blennorrhoischen Kontagiums zahlreiche Augen mit Pannus der Hornhaut mit dem infektiösen Sekret geimpft hat. Mit der Irrlehre vom Luft-Kontagium hatte PIERINGER gründlich aufgeräumt.

Ein weiterer Fortschritt fällt in das Jahr 1854 und betrifft die Behandlung der Eiterung der Neugeborenen mit der Einführung der systematischen Anwendung des Höllensteins durch ALBR. v. GRÄFE.

Endgültige Klärung ihrer Ätiologie und ihres Wesens erfuhr die Augeneiterung der Neugeborenen bekanntlich im Jahre 1879 mit der Entdeckung des Gonokokkus durch NEISSER. Seine Untersuchungen betrafen nicht nur das Sekret zahlreicher Fälle von gonorrhoischer Urethritis, sondern auch das von 7 Fällen von Blenorrhoea neonatorum und 2 Fällen von Blennorrhoea adultorum. In allen drei Eiterarten hat er denselben eigenartigen Mikrokokkus nachgewiesen. Nachuntersucher wie HAAB, SATTLER, HIRSCHBERG konnten bald alle Befunde bestätigen. FEOD. KRAUSE versuchte (1882) als erster die Keime der Blennorrhoea neonatorum zu züchten und mit dem angezüchteten Material Impfversuche anzustellen. Die Züchtung gelang ihm auf Blutserum im Brutschrank, die Impfungen mit der Reinkultur auf Tieraugen aber fielen ebenso negativ aus wie die alten Impfversuche mit dem gonorrhoischen Sekret. Das einzig brauchbare Versuchsobjekt schien der Mensch zu sein. Als erster hatte BUMM (1886) Gelegenheit, am Menschen durch Impfung mit der Reinkultur. eine typische Trippererkrankung der weiblichen Urethra zu erzeugen. Damit war der Schlußstein in den Bau des Beweises für die ätiologische Bedeutung des Gonococcus Neisseri für die Gonorrhöe eingefügt.

Art der Infektion.

In der Regel geschieht die Infektion des Kindes *während* der Geburt, und zwar beim Durchtritt des Kopfes durch die Geburtswege der gonorrhoischen Mutter. Das gonokokkenhaltige Sekret des Cervix und der Urethra verunreinigt die kindlichen Lider und gelangt beim ersten Öffnen der Augen in den Bindehautsack. Wahrscheinlich erfolgt die Besudelung meistens beim Durchschneiden des Kopfes durch die Vulva, sie kann aber schon früher beim Durchtritt durch den Cervicalkanal vorkommen. Die Infektionsgefahr beginnt mit dem Blasensprung. Frühzeitiger Blasensprung und Verzögerung der Geburt in der Austreibungsperiode vermehren daher die Gelegenheit zur Infektion. Es ist eine alte Erfahrung, daß die Morbidität mit der Dauer der Geburt wächst. Die Gonokokken können auch schon *vor* dem spontanen Öffnen der Lider auf die Bindehaut gebracht werden, sei es, daß die Lider infolge der Reibungen am Geburtskanal sich verschieben, sei es, daß der zur Untersuchung eingeführte Finger oder bei operativen Maßnahmen das Instrument das Auge treffen und die Lidspalte öffnen.

Entsprechend der Inkubationszeit von 2—4 Tagen kommt die Krankheit gewöhnlich am 2.—4. Tage nach der Geburt zum Ausbruch. In einer Zusammenstellung von COHN ist in 76% der Fälle der Krankheitsbeginn zwischen dem 1. und 5. Tage verzeichnet, in einer Statistik von UPPENKAMP wird der 3. Tag und in der von HECKER (zit. nach CREDÉ-HÖRDER) der 4. Tag als häufigster Erkrankungstag angegeben. In 417 Fällen von Eiterung der Neugeborenen mit positivem Gonokokkenbefund, die in den Jahren 1907—1929 auf der Augenabteilung des R.-Virchow-Krankenhauses stationär behandelt wurden, ergab die Befragung der Begleitpersonen oder überweisenden Ärzte als Beginn der Erkrankung:

29 mal den 1. Tag
108 „ „ 2. „
86 „ „ 3. „
67 „ „ 4.— 5. Tag
34 „ „ 6.— 7. „
26 „ „ 8.—10. „
21 „ „ 11.—18. „ und
20 „ eine noch spätere Zeit.

Als spätester Termin des Ausbruchs war die 6. Woche eruiert. 28mal war eine Anamnese nicht zu erheben. Wenn in unserer Statistik das Maximum auf den

2. Tag, also auf einen früheren fällt als in den alten Statistiken, so ist das vielleicht darauf zurückzuführen, daß sie nur die Fälle echter Gonorrhoea conj. umfaßt. Wir dürfen uns natürlich nicht verhehlen, daß alle diese Statistiken, bei denen wir meist auf die Angaben der Angehörigen angewiesen sind, nur approximativen Wert haben. Wie Elschnig richtig sagt, sind die Eltern und Pflegepersonen geneigt, um dem Vorwurf der Vernachlässigung zu entgehen, den Beginn der Erkrankung später anzugeben, als der Wahrheit entspricht.

Das häufige Auftreten der Erkrankung nach dem 5. Tage, also nach Ablauf der Inkubationszeit — in Cohns Statistik bei $24^0/_0$, in unserer bei etwa $26^0/_0$ der Fälle — wird in der Regel als Folge einer *Spätinfektion* aufgefaßt. Die Annahme einer solchen ist um so berechtigter, je später die Augeneiterung ausbricht. Sie kann zustande kommen durch Berührung der Augen mit Gegenständen, die mit Gonokokken verunreinigt sind; diese können von der Mutter stammen oder von anderen Kindern übertragen werden, was in mangelhaft geführten Pflege- und Gebäranstalten möglich ist. Die Übertragung kann durch die Finger der Mutter oder der Pflegerin erfolgen, durch Schwämme, Tücher, Waschbecken u. dgl. Besonders groß ist die Gelegenheit zur Infektion dann, wenn das Kind im Bett der Mutter schläft, zumal nach Bumm das Lochialsekret im Wochenbett an Gonokokken reicher wird. Diese Erklärung durch Spät- oder — wie Credé-Hörder sagt — Sekundärinfektion ist aber keineswegs für alle Fälle ausreichend; wir beobachten spätes Auftreten der Augeneiterung auch in gut geleiteten Anstalten und wohlhabenden Familien, wo peinliche Sauberkeit eine derartige mittelbare Übertragung ausschließt, auch kommt es bei Kindern vor, die bald nach der Geburt von der Mutter getrennt werden. Man hat daher noch nach anderen Erklärungen gesucht, ohne jedoch eine allseitig befriedigende zu finden. Mit Köstlin sieht ein Teil der Autoren in dem verspäteten Beginn der Erkrankung eine *Verlängerung der Inkubationszeit durch abgeschwächte Virulenz* des empfindlichen und vom Nährboden sehr abhängigen Gonokokkus. Seine Wachstumsenergie könne in der Scheide durch Spülflüssigkeiten, im Auge durch ungenügende Argentum-Einträufelung so verringert worden sein, daß er längere Zeit gebrauche als der ungeschwächte, um die Eiterung hervorzurufen. Diese Erklärung kann wohl für Fälle herangezogen werden mit dem Krankheitsbeginn am 7. oder 8. Tage, nicht aber für die, welche erst nach dieser Zeit erkranken. Credé-Hörder sucht die sog. Spätinfektion dadurch zu erklären, daß in einem großen Teil der Fälle die Gonokokken während der Geburt zwar nicht in die geschlossenen Augen dringen, wohl aber an den Lidrändern sich festsetzen und in die Meibomschen Drüsen hineingelangen können. Hier nisten sie sich ein und bilden ein Depot, ebenso wie sie es beim Harnröhrentripper mit Vorliebe in den Littréschen Drüsen tun. Mehr oder weniger lange Zeit können die Keime, ohne Krankheitserscheinungen zu machen, in den Meibomschen Drüsen sich aufhalten, um dann eines Tages in den Bindehautsack zu gelangen und die Erkrankung auszulösen. An dem von einem bei der Geburt gestorbenen Kinde entnommenen Auge, das er nach Härtung und längerem Verweilen in Kochsalzlösung für 24 Stunden in eine Bouillonkultur von Diplokokken gelegt hatte, konnte er im Schnittpräparat zahlreiche Diplokokken in den Meibomschen Drüsen feststellen. Er glaubt damit die Möglichkeit des Eindringens von Keimen in die Meibomschen Drüsen erwiesen zu haben. Zwei angeführte klinische Fälle sind unseres Erachtens nicht geeignet, um die Richtigkeit seiner Theorie von der sekundären Spätinfektion von den Meibomschen Drüsen aus zu erhärten.

Elschnig leugnet die nachträgliche Infektion mit Gonokokken so gut wie ganz. Die einschlägigen Fälle der Literatur hält er nicht für beweisend, da der kulturelle Nachweis, daß es sich um echte Gonokokken gehandelt habe, bei diesen fehle. Er hält den Gonokokkus für zu empfindlich, um an den in Frage kommenden Gegenständen längere Zeit seine Virulenz bewahren zu können. Auch wir glauben, daß die Häufigkeit der Spätinfektion im allgemeinen überschätzt wird, die Äußerung ELSCHNIGs aber, daß eine Spätinfektion nur ausnahmsweise und fast nur in schlecht geleiteten Pflege- und Gebäranstalten stattfindet, müssen wir doch für zu weitgehend halten und auch für bedenklich, da eine Unterschätzung der Gefahr der Spätinfektion leicht zu einer Vernachlässigung der Vorsichtsmaßregeln führen könnte. In unserer Statistik finden sich 15 Fälle, in denen der Krankheitsbeginn in die 3.—6. Woche fiel. Das Vorhandensein von Gonokokken war in diesen zwar nicht kulturell, aber, wie üblich, in den mit Methylenblau und nach GRAM gefärbten Abstrichpräparaten sichergestellt. Das Kulturverfahren wenden wir nun in zweifelhaften Fällen an. Diese Fälle sind nicht anders zu erklären als entstanden durch nachträgliche Infektion. Auf eine Möglichkeit der Spätinfektion möchten wir noch hinweisen, die in der Literatur bisher nicht erwähnt ist: Nicht selten finden wir bei Mädchen mit Eiterung der Neugeborenen gleichzeitige Vulvovaginitis gonorrhoica. Wenn auch die Säuglinge mit den Händchen weder die Vulva noch die Augen zu berühren pflegen, so gibt es doch hier am eigenen Körper eine Infektionsquelle, von der aus durch Finger der Mutter, Wäsche, Schwämme usw. die Ansteckung erfolgen kann.

Mehrfach sind Fälle mitgeteilt worden, in denen die Kinder bereits mit eiternden Augen, Hornhautgeschwüren, ja Vereiterung des Auges geboren worden sind. Hier muß die Infektion schon ein oder mehrere Tage *vor* der Geburt, also in utero stattgefunden haben. SYDNEY-STEPHENSON und ROSA FORD haben bis 1906 37 Fälle aus der Literatur sammeln und 17 eigene hinzufügen können; R. FORD vermehrte diese noch um 3 weitere Beobachtungen. Vorbedingung für diese sog. *Ante partum*- oder *Frühinfektion* ist frühzeitiger Blasensprung und Verzögerung der Geburt. In den meisten Fällen ist auch von frühzeitigem Abfluß des Fruchtwassers die Rede, in anderen aber wird gerade hervorgehoben, daß der Blasensprung erst kurz vor der Geburt erfolgt sei. Diese haben zu der These geführt, daß die Gonokokken fähig sind, die unverletzten Eihäute zu passieren (NIEDEN, FORD). Der oft zitierte Fall von NIEDEN, in dem das mit eiternden Augen behaftete Kind in der Eiblase geboren worden war, ist deshalb nicht zu verwerten, da die bakteriologische Untersuchung unterblieb. Auch die übrigen Fälle sind nicht beweiskräftig. ELSCHNIG hat sie geprüft und festgestellt, daß überhaupt höchstens 10 Fälle als gonorrhoische Formen in Betracht kommen. Wenn bei einigen dieser Fälle kein frühzeitiger Fruchtwasserabfluß beobachtet worden ist, so könne doch ein frühzeitiger Blasensprung geschehen sein, der nicht bemerkt wurde, da der tamponierende Kopf des Kindes das Abfließen des Fruchtwassers verhindert hat.

In der neueren Literatur sind nur noch vier Fälle von Ante partum-Infektion zu finden; ein Fall von DORLAND, in dem 1 Woche vor Beginn der Wehen die Eihäute geplatzt waren; ein ähnlicher Fall von DUNDAS u. GRACE H. GIFFEN und 2 Fälle von Blennorrhoe bei Kaiserschnittskindern, die also die Geburtswege gar nicht passiert haben. Der eine ist von NEUMANN, der andere von MORAX u. COUVELAIRE mitgeteilt worden. In beiden war ebenso wie in dem von TERSON 1907 veröffentlichtem Falle der Kaiserschnitt wegen frühzeitigem Blasensprungs und Wehenschwäche gemacht worden.

Einen Fall von Ante partum-Infektion haben wir selbst im R.-Virchow-Krankenhaus beobachtet:

Das Kind wurde am 19. IV. 26 auf der geburtshilfl. Station unseres Krankenhauses geboren. Die Geburt hatte lange gedauert und der Blasensprung war 36 Stunden vor der Entbindung geschehen. Nach diesem hatte eine innere manuelle Untersuchung stattgefunden.

Die zuverlässige Hebamme hatte gleich bei der Geburt eine Eiterng beider Augen festgestellt. Am 21. IV. wurde das Kind zu uns verlegt. Das Kind zeigte das ausgeprägte Krankheitsbild der Eiterung der Neugeborenen. In dem rahmigen Eiter fanden sich in sehr reichlicher Menge Gonokokken (im Ausstrichpräparat nach Gram gefärbt). Verlauf normal, ohne Komplikationen. Die Gonokokken waren nach 3 Wochen verschwunden.

Klinisches Bild.

Wie wir gezeigt haben, tritt die Gonorrhoea conj. neonator. am häufigsten am 2.—3. Tage in Erscheinung, und zwar erkranken fast immer beide Augen entweder gleichzeitig oder bald nacheinander. Von den 417 Fällen unserer Statistik war die Erkrankung in 381 doppelseitig und nur in 36 einseitig; also nur in 8,6% der Fälle blieb sie auf ein Auge beschränkt. Dieses so sehr überwiegende doppelseitige Auftreten, das im Gegensatz steht zu dem meist einseitigen Auftreten bei der Gonorrhoea conj. adultorum, erklärt sich einmal aus der Art der Infektion bei der Geburt, dann aus der Schwierigkeit, bei den anatomischen Verhältnissen des kindlichen Gesichtes das Hinüberfließen des Sekrets von einem Auge in das andere zu verhindern.

Als erstes Symptom zeigen die sonst gesunden Kinder Tränen und Lichtscheu; die Lidspalte wird nicht mehr frei geöffnet und die Augen werden vom Lichte abgewandt; Absonderung von schleimigem Sekret tritt auf, das eintrocknet und Krusten bildet, die am inneren Augenwinkel und auf den Lidrändern haften und diese verklebt. Bald beginnen die Lider zu schwellen und sich zu röten, die schleimige Absonderung wird stärker, die Schwellung nimmt zu und die Lider werden zu prall gespannten geröteten Buckeln, die auch nach Reinigung nicht mehr spontan geöffnet werden können. Zieht man die Lidränder auseinander, so ergießt sich eine reichliche Menge einer dünnen, goldgelben Flüssigkeit, die mit Fibrinflocken und -fäden durchsetzt ist. Die Bindehaut der umgestülpten Lider ist glatt, hat ein glasiges Aussehen und ist anämisch durch den Druck der gespannten Lider. Die Übergangsfalten sind geschwollen und gerötet, die Bindehaut des Augapfels zeigt dagegen außer mäßiger Injektion keine merkliche Veränderung. In den folgenden Tagen steigern sich die Erscheinungen; membranöse Auflagerungen können die Conj. tarsi bedecken, kleine Blutungen sie durchsetzen. Dieses erste Stadium nennt man gewöhnlich das *Stadium der Infiltration*. Es erreicht seinen Höhepunkt nach 3—4 Tagen. Mehrere Tage halten sich die Veränderungen auf dieser Höhe, um nach weiteren 2—3 Tagen in das zweite Stadium überzugehen. Die pralle Schwellung der Lider nimmt ab, die Spannung der Gewebe läßt nach, die Haut erhält wieder Falten und die Beweglichkeit der Lider kehrt wieder. Die Bindehaut wird röter und verliert ihre glatte Oberfläche. Das vorher wässerige Sekret wird dickflüssiger, milchähnlich und schließlich zu dickem, rahmigen Eiter, der unaufhörlich aus der Lidspalte quillt oder den Bindehautsack füllt, wenn die Lider verklebt sind, und beim Öffnen der Lidspalte in Strömen herausfließt. Dabei wird die rote Farbe der Bindehaut der Lider und der Übergangsfalten immer dunkler und ihre Oberfläche durch Schwellung und Wucherung des Papillarkörpers rauher, unregelmäßig gefaltet und zerklüftet. Das ektropionierte Oberlid nimmt das Aussehen einer Himbeere an. Zotten und hahnenkammartige Schwellungen der Übergangsfalten drängen sich vor. Die reiche eitrige Absonderung, die das ganze Krankheitsbild beherrscht, gab diesem Stadium die Bezeichnung *des Stadiums suppurativum* oder *pyorrhoicum* und der Krankheit den Namen Blennorrhöe, d. i. Eiterfluß. Im pyorrhoischen Stadium kann die Krankheit 1—3 Wochen verharren, bei ungenügender Behandlung länger. Allmählich setzt dann die Rückbildung der Veränderungen ein; die Bindehautwucherung schwindet, die Schleimhaut wird glatter, blasser, und gewinnt schließlich ihr normales Verhalten wieder, ohne Narbenbildungen oder andere Residuen zurückzulassen. Dabei geschieht die Rückbildung an der Conj. tarsi früher als an der Conj. fornicis. Hand in Hand mit ihr wird die Absonderung spärlicher, sie verliert ihren eitrigen Charakter, wird schleimig, katarrhalisch, um allmählich ganz aufzuhören. Dieses letzte Stadium nennt man das *Stadium catarrhale.*

Der Verlauf der Krankheit ist in den einzelnen Fällen ein sehr verschiedener, je nach der Schwere der Erkrankung und der Zeit, in der die Behandlung begonnen und die Gründlichkeit, mit der diese durchgeführt wird. Die Krankheit braucht die beschriebene Höhe nicht zu erreichen, sie kann aber auch trotz frühzeitiger und sachgemäßer Behandlung 5—6 Wochen und noch länger andauern. Es scheint so, als ob die Fälle von sog. Spätinfektion leichter und schneller verlaufen als die, wo die Krankheit am 2. oder 3. Tage zum Ausbruch gekommen ist.

In der Zusammenstellung unserer Fälle von Gonoblennorrhoea neonator. sind 375 Kinder, die bis zur Ausheilung in der Anstalt geblieben waren. Die Dauer des Krankenhausaufenthaltes betrug in 32,0% 2—3 Wochen, in 26,4% 3—4 Wochen, in 17,6% 4—5 Wochen und in 24,0% 6 Wochen und darüber. Dabei ist zu berücksichtigen, daß die Kinder aus unserer Anstalt erst entlassen werden, wenn mehrere Tage nach Aufhören mit der Behandlung die Augen sekret- und gonokokkenfrei geblieben sind. Wenn wir unsere Fälle nach der Zeit des Krankheitsausbruchs in zwei Gruppen teilen, so erhalten wir folgende Zahlen:

I. Gruppe mit Krankheitsbeginn am 1.—6. Tage = 284 Fälle; Krankenhausaufenthalt in 33% 2—3 Wochen, in 23,6% 3—4 Wochen, in 17,5% 4—5 Wochen und in 25,7% 6 Wochen und mehr.

II. Gruppe mit Krankheitsbeginn am 7. Tage und später = 91 Fälle; Krankenhausaufenthalt in 35% 2—3 Wochen, in 37% 3—4 Wochen, in 11% 4—5 Wochen und in 17,0% 6 Wochen und mehr. Also auch in unseren Fällen ist der Verlauf bei den sog. Spätinfektionen etwas günstiger als bei den übrigen.

Komplikationen.

Während also die Bindehaut nach Ablauf der Krankheit wieder vollkommen zur Norm zurückkehrt, so besteht doch die große Gefahr einer Dauerschädigung, ja Erblindung in der *Mitbeteiligung der Hornhaut.* Diese ist zwar längst nicht so groß wie bei der Blennorrhöe der Erwachsenen, tritt aber noch oft genug auf, wenn die Behandlung zu spät begonnen oder nicht energisch genug durchgeführt wird. Aber auch bei regelrechter und frühzeitiger Behandlung ist die Hornhaut-Komplikation nicht immer mit Sicherheit zu vermeiden; und zwar sind besonders die schwächlichen Kinder gefährdet, Frühgeborene, Zwillinge, Kinder mit Brechdurchfall, Lues congen. usw. Bei lebenskräftigen, gesunden Säuglingen, die mit intakter Hornhaut in Behandlung kommen, wird man nur ausnahmsweise eine Hornhauterkrankung erleben.

Von unseren 417 Fällen von Gonorrhoea conj. kamen 111 Kinder mit bereits angegriffener Hornhaut eines oder beider Augen zur Aufnahme; das sind 26,6%. Dieser hohe Prozentsatz erklärt sich daraus, daß ein Teil der Kinder gerade wegen der Hornhaut-Komplikation unserer Klinik überwiesen worden waren. 13 dieser Fälle betrafen lebensschwache Kinder, die alle bei uns ad exitum gekommen sind. Nur in 4 Fällen (d. s. 0,95%) trat während unserer Behandlung eine Miterkrankung der vorher gesunden Hornhaut auf.

Der Beginn der Hornhaut-Komplikation wird in der Regel am Ende der ersten oder im Verlauf der zweiten Woche beobachtet, also im Anfange des

II. Stadiums; nicht selten aber sieht man sie schon in den ersten Tagen nach Ausbruch der Krankheit. Wir sahen nie die Hornhaut noch erkranken, nachdem das 1. und 2. Stadium überstanden war. Den ersten Beginn erkennt man gewöhnlich an einer matten Beschaffenheit des Epithels der Hornhaut; die Oberfläche erscheint hauchartig getrübt, wie gestichelt, und das Spiegelbild des Fensters auf ihr nicht scharf. Bei sachgemäßer Behandlung kann sich diese zarte Trübung schnell wieder zurückbilden. Sie kann aber auch tiefer greifen und zu einer diffusen Infiltration der oberflächlichen und mittleren Hornhautschichten führen. Das Epithel kann auch jetzt noch intakt bleiben, die Geschwürsbildung vermieden und völlige Restitutio ad integrum erreicht werden. Der häufigere Verlauf aber ist der, daß die Infiltration in der Mitte sich verdichtet, die darüber liegende Epithellage sich abstößt und die freiliegende oberflächliche Hornhautsubstanz zerfällt. Damit ist ein Hornhautgeschwür entstanden. Es kann zum Stillstand und zur Ausheilung kommen unter Hinterlassen einer mehr oder weniger dichten Narbe, es kann sich aber auch der Fläche und Tiefe nach ausdehnen und perforieren. Der Durchbruch des Hornhautgeschwürs ist die folgenschwerste und daher am meisten zu fürchtende Komplikation. Je nach Lage und Größe der Perforationsstelle sind die Folgezustände verschieden. Liegt sie zentral im Bereich der Pupille und bleibt sie klein, so legt sich nach Abfluß des Kammerwassers die Linse der Hinterfläche der Hornhaut an. An der Berührungsstelle mit dem Ulcus corneae kommt es zu einer Veränderung des Kapselepithels. Es genügen wenige Tage der Berührung des Pupillarteils der vorderen Linsenkapsel mit dem perforierten Geschwür, um durch die Kapsel hindurch eine Wucherung des ihr innen anliegenden Epithels hervorzurufen (Knies). Mit der Heilung des Hornhautgeschwürs und dem Schluß der Fistel stellt sich die Vorderkammer wieder her, die Iris und die Linse sinken in ihre alte Lage zurück, die Veränderung auf der Linsenvorderfläche aber bleibt als umschriebene weiße Trübung, als sog. vordere Polarcataract, fürs Leben bestehen. In ihrem Aussehen braucht sie sich nicht von der angeborenen Catar. polaris anter. zu unterscheiden; nur das gleichzeitige Bestehen einer zentralen Macula corneae macht sie als die erworbene Form erkennbar. Allerdings kann sich die im Säuglingsalter aufgetretene Hornhautnarbe im Laufe der Jahre soweit aufhellen, daß sie später nur noch mit Mühe nachzuweisen ist. Liegt die Perforationsstelle außerhalb des Pupillenbereichs, so kommt es nach Abfluß des Kammerwassers zu einer Berührung der Regenbogenhaut mit dem Geschwür. Ist dieses nur klein, so kann es bei einer Anlagerung, Verklebung und Einheilung der Iris bleiben. Die Bedingungen für eine Aufhellung der Narbe sind hier nicht so günstig wie im vorhergehenden Falle; es bleibt ein sog. Leucoma adhaerens mit verzogener Pupille zurück.

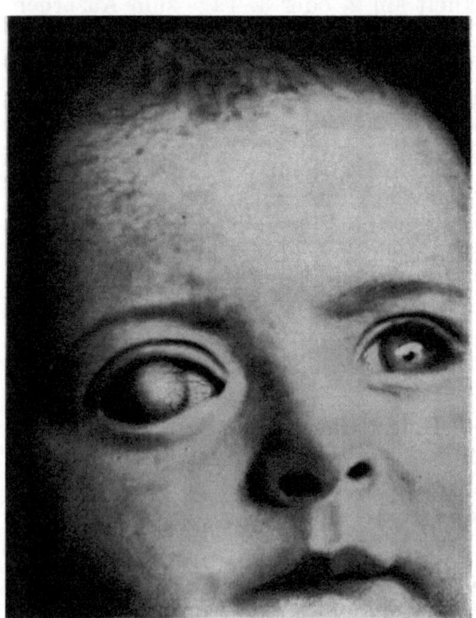

Abb. 1. Buphthalmus nach Gonorrhoea conjunctivae neonatorum. 2 jähr. Kind.

Ist die Durchbruchstelle größer, so fällt die Iris vor. Auch jetzt noch kann das Auge gerettet werden. Ein kleiner Irisvorfall kann sich spontan abflachen, ein größerer kann nach Ablauf des pyorrhoischen Stadiums abgetragen und durch Bindehautplastik gedeckt werden. Mit der Größe des Irisprolapses verringert sich die Aussicht auf Erhaltung des Auges. Wenn es nicht mehr möglich ist, durch Abtragung und Bindehautdeckung eine glatte Narbe zu erzielen, so droht Sekundärglaukom, staphylomatöse Vortreibung der Hornhaut und Vergrößerung des Augapfels (Buphthalmus), die schließlich zu seiner Entfernung zwingt (s. Abb. 1). Nicht selten kommt es bei ausgedehntem Hornhautdurchbruch zum Austreten der Linse, Vereiterung und Schrumpfung des Bulbus.

Andere Komplikationen am Auge gehören zu den großen Seltenheiten. Lidabscesse und Lidgangrän sind beobachtet. In einem von BERGMEISTER beschriebenen Falle von schwerer Gonoblennorrhoea neonat. traten am 14. Tage zuerst am Unterlid des linken Auges Ulcerationen auf, die sich auf das Oberlid ausbreiteten und das Gewebe bis auf die Fascie zerstörten. Die bakteriologische Untersuchung ergab eine Mischinfektion von Gonokokken und Streptokokken. FUCHS hat einen Fall von Gangrän aller vier Lider beschrieben. BERGMEISTER glaubt, daß die Ernährungsstörung durch die Schwellung und das Ödem die Entwicklung dieser schweren Erscheinungen begünstigt hat. Ein Fall von Absceß am äußeren Ende des Augenbrauenbogens, in dem Diplokokken nachgewiesen wurden, wird von ELSCHNIG erwähnt.

Einen interessanten Fall veröffentlichte SCHALL aus der Düsseldorfer Augenklinik:

Bei einem Säugling trat am Ende der 6. Woche, während die Gonoblennorrhöe fast ausgeheilt schien, eine starke Schwellung der Lider des rechten Auges auf. Bei der Aufnahme sind Ober- und Unterlid gerötet und so stark geschwollen, daß sie einen kugeligen Tumor vor der Orbita bilden. Aus der rechten Nase, die durch die Schwellung verlegt ist, entleert sich reichlich eitriges Sekret. Nach Auftreten von Fluktuation wird von der Bindehaut aus in der Gegend der Tränendrüse eine große Höhle eröffnet, aus der sich dicker, rahmiger Eiter entleert. Im Ausstrich des Eiters werden typische Gonokokken gefunden. Die Incisionen mußten noch mehrere Male von der Haut und Bindehaut aus wiederholt werden, bis völliges Abschwellen der Lider erreicht wurde. Bald darauf plötzliches Auftreten von Krämpfen und alle Erscheinungen von Meningitis. Lumbalpunktat eitrig, darin Gonokokken in gleicher Lagerung und Form wie im Lidabsceß. Wenn auch in den angelegten Kulturen vom Lidabsceß-Eiter nur kleine Kolonien von anhämolytischen Staphylococcus aureus gewachsen waren, so zweifelt SCHALL doch nicht daran, daß die im Ausstrichpräparat gefundenen gram-negativen Semmelkokken echte Gonokokken sind. Er nimmt an, daß diese durch die Tränendrüsenausführgänge von der Bindehaut aus zur Tränendrüse gelangt sind und eine Dacryoadenitis mit kollateralem Ödem der Lider hervorgerufen haben, die dann zur Absceßbildung geführt hat. Da die Sektion unterblieb, konnte von dem Aufstieg der Entzündung bis zu den Meningen kein klares Bild gegeben werden. Dreierlei Möglichkeiten werden genannt: 1. Fortschreiten der Kokken auf dem Wege der Blut- und Lymphbahnen, 2. direktes Übergreifen auf die Meningen durch die Emissarien der Orbitalknochen und 3. Infektion von der Nase her.

Ich selbst habe außer kleinen Eiterpusteln am Lidrande nie Abscesse oder Gangrän bei Gonoblennorrhoe gesehen. ELSCHNIG hält es für wahrscheinlich, daß in diesen Fällen eine Mischinfektion vorliegt.

Von den *Komplikationen an anderen Organen* ist die Mitbeteiligung der *Nase* bei weitem am häufigsten. In einem großen Prozentsatz der Fälle besteht eitriger Nasenausfluß. Es gelingt aber nur selten, in ihm Gonokokken nachzuweisen. Die Schwierigkeit des Nachweises sieht ELSCHNIG darin, daß die Nase immer eine reiche Mischflora von Bakterien beherbergt.

Einen Fall von *Mittelohrbeteiligung* beschreibt DALMER. Er glaubt, daß ein im Deckglaspräparat vom Eiter der Bindehaut, der Nase und des Ohres gefundenen zahlreichen intracellulären gramnegativen semmelförmigen Diplokokken trotz negativer Kulturversuche echte Gonokokken sind und faßt die Erkrankung von Nase und Ohr als eine Mischinfektion von Gonokokken und

Staphylokokken auf. Aus der Literatur erwähnt er einen von Deutschmann beschriebenen Fall, bei dem vom Auge gonorrhoischer Eiter in ein Ohr lief und zu einer Mittelohreiterung führte, sowie einen Fall von Reinhard, der im Ohreiter Gonokokken fand. Axenfeld ist der Ansicht, daß bei diesen Komplikationen des Nasenrachenraumes Gonokokken nicht in Frage kommen, sondern daß es sich bei Anwesenheit von gramnegativer Diplokokken gewöhnlich um den Micrococcus catarrh. oder den Meningokokkus handelt. In Dalmers Kulturen waren aber auch diese leicht zu züchtenden Pseudogonokokken nicht gewachsen, was seine Ansicht stützt, daß die fraglichen Diplokokken seiner Abstrichpräparate echte Gonokokken gewesen sind.

Als *metastatische Erkrankung* kommen bei der Gon. conj. neonat. *fieberhafte Gelenkentzündungen* vor. Nach den Berichten der Literatur scheinen sie nicht so selten zu sein. Dahlström hat schon im Jahre 1903 18 Fälle der Literatur und 2 eigene zusammenstellen können. Darunter waren 9 Kinder, bei denen Gonokokken in der Gelenkflüssigkeit nachgewiesen worden waren, bei 2 zusammen mit Streptokokken. Gleiche Beobachtungen sind später von Neuburger, Brehmer, Hocheisen, Stevens, Schiller, Reinhard, Fritzi u. a. mitgeteilt. Ich habe 2mal Gelenkerkrankungen bei Neugeborenen gesehen; da es sich aber bei den Fällen um kongenital-luetische Kinder handelte, sind diese nicht zu verwerten. Die Zeit des Auftretens der Arthritis schwankt in den bekannt gemachten Fällen zwischen 4—5 Tagen (Berenstein) und 13 Wochen (Lucks). Nach Elschnig tritt sie am häufigsten in der 2.—5. Woche auf. Verspätung der Behandlung oder die Schwere der Blennorrhöe scheinen bei dem Zustandekommen der Arthritis keine besondere Rolle zu spielen. Sie kann sich auf ein Gelenk beschränken oder mehrere ergreifen. In Sobotkas Fall waren nicht weniger als 8 Gelenke erkrankt. Meist handelte es sich um die großen Gelenke und zwar der Häufigkeit nach um Kniegelenk, Handgelenk, Ellenbogengelenk, Fußgelenk und Hüftgelenk. Einige Fälle waren mit periartikulären Abscessen kompliziert. Der Verlauf war meist gutartig.

Es ist anzunehmen, daß Art und Entstehung dieser Arthritiden die gleichen sind wie beim Tripperrheumatismus. Die frühere Ansicht von ihrer Entstehung durch reine Toxinwirkung ist aufgegeben worden. Wie wir unten sehen werden, ist von Waldstein nachgewiesen, daß die Gonokokken auch in die unverletzte Bindehaut eindringen und von da in die Blut- und Lymphgefäße hineingelangen können. Damit ist wie bei der Urethralgonorrhöe die Vorbedingung für eine Gonokokkengeneralisation gegeben.

Differentialdiagnose.

Trotz des charakteristischen Krankheitsbildes ist die Diagnose der Gonorrhoea conj. neonat. mit Sicherheit nur durch die bakteriologische Untersuchung, den Nachweis der Gonokokken im Sekret der Bindehaut zu stellen. Wie eingangs erwähnt, gibt es beim Neugeborenen eitrige Bindehautentzündungen, die den gonorrhoischen sehr ähnlich sind, bei denen aber Gonokokken nicht gefunden werden. Auf diese Tatsache ist schon bald nach der Entdeckung der Gonokokken von einer Reihe von Autoren, besonders Schmidt-Rimpler, Haab u. a. hingewiesen. Die Feststellung, daß noch andere Erreger als der Gonokokkus für die Eiterung der Neugeborenen existieren, konnte die überlegene ätiologische Bedeutung des Gonokokkus nicht erschüttern; sie mußte aber zu einer Trennung führen in eine gonorrhoische und eine nichtgonorrhoische Form, nach Saemischs Vorschlage in eine Conj. gonoblennorrhoica und eine Conj. blennorrhoica neonatorum. Die nicht gonorrhoische Eiterung der Neugeborenen ist bis in die neueste Zeit Gegenstand eingehenden Studiums gewesen, ohne aber in ätiologischer Hinsicht endgültige Klärung erfahren zu haben.

Das Zahlenverhältnis der gonorrhoischen Eiterung der Neugeborenen zu der nichtgonorrhoischen ist in den einzelnen Statistiken ein verschiedenes. KRONER fand unter 92 Fällen 63mal Gonokokken, WIDMARK unter 103 Fällen 64mal, CHARTRES bei 23 Fällen 11mal, GROENOUW unter 40 Fällen 14mal, HAUPT unter 62 Fällen 45mal, GORNI unter 30 Fällen 22mal, MORAX und DRUAIS unter 63 Fällen 24mal, und KOPFSTEIN unter 51 schweren Fällen 30mal Gonokokken (sämtlich zit. nach AXENFELD). ELSCHNIG hat unter 41 untersuchten Fällen bei 21, also in 51% Gonokokken gefunden; später aber in Prag unter 21 Fällen 18mal, also in mehr als 85% der Fälle. WHARTON stellte unter 100 Fällen in 73 die Anwesenheit von Gonokokken fest. WILLIAMS und ROSENBERG kommen auf Grund ihrer Untersuchungen zu dem Resultat, daß die Eiterung der Neugeborenen in $^1/_3$ der Fälle nicht durch den Gonokokkus hervorgerufen ist.

In unserer Statistik von 576 Fällen klinisch behandelter Eiterung der Neugeborenen sind 417 in denen im Abstrichpräparat Gonokokken nachgewiesen worden waren und 159, in denen sie trotz mehrfachen Untersuchungen nicht gefunden werden konnten, d. s. 27,6%.

Zahlreiche Keime sind im Sekret dieser nicht gonorrhoischen Blennorrhöe gefunden und als Erreger beschuldigt worden, so die Pneumokokken, die KOCH-WEEKschen Bacillen, der Staphylococcus pyogenes aureus, der Diplobacillus MORAX-AXENFELD, der FRIEDLÄNDERsche Pneumoniebacillus, das Bacterium coli, der Streptococcus pyogenes, der Influenzabacillus, der Micrococcus catarrhalis, und der Meningokokkus u. a. m. Ihre Zahl ist zu groß, um ihre ätiologische Bedeutung wirklich glaubhaft zu machen. Außerdem ist schwer zu verstehen, daß diese Bakterien, die beim Erwachsenen gar keine Erscheinungen oder nur harmlose Bindehautkatarrhe machen, im Neugeborenenauge so schwere Zustände hervorrufen sollen. Auch die Annahme CRAMERS, daß durch Quetschungen bei der Geburt die Bindehaut in ihrer Widerstandsfähigkeit herabgesetzt und für sonst harmlose Bakterien empfänglicher geworden sei, hat nicht viel Wahrscheinlichkeit für sich. Der Zweifel an der ursächlichen Bedeutung dieser Keime mußte noch vermehrt werden durch die Tatsache, daß in $^1/_3$ der Fälle überhaupt keine in Betracht kommenden Bakterien gefunden worden sind.

Ein neuer Weg zur Erforschung der Ätiologie der nicht gonorrhoischen Blennorrhöe wurde von STARGARDT, SCHMEICHLER und HEYMANN eröffnet, die bei einer Reihe von Blennorrhöefällen im abgeschabten Epithel dieselben eigenartigen *Epitheleinschlüsse* nachwiesen, die PROWACZEK und HALBERSTAEDTER beim Trachom entdeckt und als Erreger dieser Krankheit angesprochen haben. Sie sind mit Giemsafärbung nachweisbar und stellen blaugefärbte, feinkörnige Massen innerhalb der Epithelzellen dar. HEYMANN fand sie anfänglich gemeinsam mit Gonokokken vor, später wies er nach, ebenso wie LINDNER, WOLFRUM, PROWACZEK und HALBERSTAEDTER, daß sie bei der gonorrhoischen Blennorrhöe nur selten, bei der nichtgonorrhoischen aber mit großer Regelmäßigkeit anzutreffen sind. Man hat darnach diese nichtgonorrhoische Form von Neugeborenen — Blennorrhöe als *Einschlußblennorrhöe* bezeichnet. Nach SUSSMANN umfaßt sie beinahe die Hälfte aller Blennorrhöen. Diese mit dem Trachom und auch der trachomähnlichen Schwimmbadconjunctivitis gemeinsame Erscheinung hat einige Forscher (LINDNER, WOLFRUM) dazu geführt, eine Identität der Einschlußblennorrhöe mit dem Trachom anzunehmen und von einem genitalen Trachom und einem Trachom der Neugeborenen zu sprechen.

So ähnlich das klinische Bild dieser sog. Einschlußblennorrhöe auch der gonorrhoischen sein kann, so sind doch Unterscheidungsmerkmale da, als welche der spätere Beginn und der mildere Verlauf hervorgehoben werden. Als Eigenarten der Einschlußblennorrhöe nennte SUSSMANN 1. die längere Inkubationszeit; nach seiner Ansicht sind sie sog. Spätinfektionen in der Hauptsache Einschlußblennorrhöen. 2. das andersartige Sekret, 3. die Neigung zu Blutungen, 4. der schleppende Verlauf und 5. das Verschontbleiben der Hornhaut.

Unter den 159 Fällen von nicht gonorrhoischer Eiterung der Neugeborenen unserer Statistik war als *Zeit des Ausbruchs* 74mal der 1.—5. Tag, 65mal der 6.—10. Tag und 14mal eine noch spätere Zeit angegeben. Das wären 51% von Späterkrankung gegenüber 26% bei der Gonoblennorrhöe.

Die *Krankheitsdauer* betrug 78mal nur 1—2 Wochen, 49mal 2—3 Wochen und 32mal mehr als 3 Wochen. Also 80% sind in 1—3 Wochen entlassungsfähig gewesen, was bei der Gonoblennorrhöe nur in 32% der Fälle möglich war.

Was die Häufigkeit der *Hornhautkomplikationen* betrifft, so kamen bei uns 11 Kinder mit angegriffener Hornhaut zur Aufnahme; bei 4 dieser Fälle handelt es sich um frühgeborene elende Kinder, die bald zugrunde gingen; von den übrigen 7 bildete sich bei 4 Kindern die Hornhautinfiltration restlos zurück und bei 3 kam es zum Ulcus corneae aber ohne Perforation und zur Bildung einer nur zarten Narbe. In keinem Falle sahen wir während der Behandlung eine Erkrankung der vorher freien Hornhaut. Diese Zahlen entsprechen den Erfahrungen anderer Autoren, daß die *nichtgonorrhoische Blennorrhöe in der Mehrzahl der Fälle später auftritt und wesentlich leichter verläuft als die gonorrhoische.* Nicht bestätigen können wir die Behauptung SUSSMANNS, daß die Einschlußblennorrhöe einen schleppenden Verlauf zeigt. Der Krankheitsverlauf war in unseren Fällen auffallend kurz. Auch seiner Bemerkung, daß die Hornhaut verschont bleibt, können wir in dieser Form nicht beistimmen; die Hornhautkomplikation ist wohl seltener als bei der Gonoblennorrhöe, aber bei elenden Kindern und bei Vernachlässigung der Behandlung ist ihr Vorkommen nicht auszuschließen. Ein wesentliches Unterscheidungsmerkmal liegt in der Art des Sekrets, das bei der gonokokkenfreien Blennorrhöe serös oder schleimig eitrig ist, aber nie das Aussehen eines dicken, rahmigen Eiters gewinnt. Quillt solcher in reichlicher Menge aus der Lidspalte, so kann man mit ziemlicher Sicherheit schon ohne bakteriologischer Untersuchung die Diagnose auf Gonorrhoe conj. stellen. Jedenfalls erübrigt sich in diesen ausgebildeten Fällen das Kulturverfahren, wenn das nach GRAM gefärbte Abstrichpräparat die typischen intracellulären Doppel-Semmelkokken aufweist.

Die Differentialdiagnose ist in prognostischer und prophylaktischer Hinsicht wichtiger als in therapeutischer; denn die Behandlung ist beim negativen Gonokokkenbefunde im wesentlichen die gleiche wie beim positiven. Sie muß gestellt werden, damit beim Fehlen von Gonokokken durch falschen Alarm nicht unnötige Beunruhigung in die Familie getragen wird, andererseits beim Vorhandensein der Keime die Eltern im Interesse späterer Kinder einer Untersuchung und evtl. Behandlung zugeführt werden können. Aufgabe des ärztlichen Taktgefühls ist es, in der Aufklärung der Eltern nicht weiterzugehen, als es ohne Gefährdung des Eheglücks möglich ist.

Einfache Katarrhe der Bindehaut, die zuweilen bei Säuglingen vielleicht als Folge von Quetschungen bei der Geburt oder als Reaktion auf die prophylaktische Argent. nitr.-Einträufelung gesehen werden, wird nur der Unerfahrene mit einer beginnenden Blennorrhöe verwechseln können. Auch die Tränensackeiterung mit sekundärer Conjunctivitis, die bei nicht erfolgter Kanalisation des Tränennasenkanals entsteht, ist leicht von der Eiterung der

Neugeborenen zu unterscheiden, da bei Druck auf den erweiterten Tränensack aus den Tränenpünktchen sich Eiter entleert. Schließlich kann noch die Keratomalacie der Säuglinge Anlaß zur Verwechslung mit der Blennorrhöe geben. Diese aber kommt nur bei sehr elenden, pädatrophischen, meist älteren Säuglingen mit chronischem Darmkatarrh vor; die Lider werden im Schlaf ungenügend geschlossen, auf der Conjunctiva bulbi finden sich die charakteristischen xerotischen Flecken, die Hornhautgeschwüre treten immer in der Lidspaltenzone auf, und ihre Bösartigkeit steht in keinem Verhältnis zu der nur mäßigen Bindehautsekretion.

Prognose.

Die Bindehaut kehrt nach Ablauf der Erkrankung völlig zur Norm zurück. Im Gegensatz zur Urethralgonorrhöe kommt bei sachgemäßer Behandlung ein chronischer Zustand nicht vor. Die Gefahr der Hornhautkomplikation ist bei frühzeitiger und regelrechter Behandlung und bei normalem Allgemeinzustand der Kinder nur gering. Wir sahen nur in 0,87% der Fälle das Auftreten einer Erkrankung der vorher intakten Hornhaut unter der Behandlung. Die Prognose ist somit gut, solange die Kinder mit gesunder Hornhaut in Behandlung kommen. Ist sie schon angegriffen, so ist die Prognose zweifelhaft; trotz aller Maßnahmen kann die Infiltration weitergehen, zur Geschwürsbildung, Perforation und allen ihren verderblichen Folgen führen (s. o.). Vorsichtig ist die Prognose zu stellen bei elenden Kindern mit Ernährungsstörungen, Lues congen., bei Frühgeburten, Zwillingen u. dgl., wo neben den gonorrhoischen leicht keratomalazische Prozesse mitspielen.

In unserer Statistik sind 3 Drillinge, die alle mit Vereiterung beider Hornhäute zur Aufnahme kamen. Bei 2 Kindern gelang es, einen Teil der Hornhaut eines Auges durchsichtig zu erhalten. Diese Kinder starben, während das dritte ganz erblindete Kind am Leben blieb. Ferner enthält sie 2 Zwillinge, die beide durch Hornhauteinschmelzung beider Augen erblindeten. In diesem Falle war die Hebamme wegen Vernachlässigung der Kinder angeklagt. Meine Äußerung vor Gericht, daß Zwillinge mehr als andere Kinder zur Miterkrankung der Hornhaut neigen, trug zum Freispruch mit bei.

Wenn auch die Bindehautgonorrhöe nie chronisch wird, so kann doch die Anwesenheit von Gonokokken die klinischen Erscheinungen überdauern. Ich habe öfters nach scheinbarer völliger Ausheilung schwere Rückfälle mit reichlichem Gonokokkenbefund gesehen. Ein Fall kann daher erst dann als ausgeheilt gelten, wenn nach Aussetzen der Therapie mehrmals die Abstrichpräparate frei von Gonokokken gefunden sind und das Auftreten neuer Sekretion nicht wieder beobachtet worden ist.

Prophylaxe.

Die Versuche, die Eiterung der Neugeborenen durch Verhütung ihres Ausbruches zu bekämpfen, setzten ein, bald nachdem man gelernt hatte, die Ursache im leukorrhoischen Scheidensekret der Mutter zu sehen. Auf zwei Wegen suchte man die Prophylaxe zu erreichen; anfangs nur durch Desinfektion des mütterlichen Geburtsweges vor der Geburt mittels Vaginalduschen mit Sublimat- und Karbollösungen (Biedert, Bischof, Kaltenbach, Hausmann), später, als diese Maßnahmen allein keine sichere Gewähr einer Verhütung boten, durch Auswaschen der kindlichen Augen sofort nach der Geburt mit Salicylwasser (Bischoff 1873), Karbolwasser (Schiess-Gemuseus), Thymol (Hausmann 1879), Sublimat u. a. m. (zit. nach Credé-Hörder). Aber auch jetzt noch blieben die Resultate unbefriedigend. Erfolgreich wurde die Blennorrhöeprophylaxe erst mit dem Auftreten von C. F. Credé. Sein im Jahre 1881 bekannt gegebenes Verfahren hat in der Geschichte der Medizin die Bedeutung einer

Großtat behalten und seinen Namen unter die der Wohltäter der Menschheit eingereiht. Ursprünglich suchte auch CREDÉ den Ausbruch der Blennorrhöe durch Desinfektion der Geburtswege der Mutter zu bekämpfen. Aber die geübten, halbstündigen Scheidenausspülungen konnten den Prozentsatz der Erkrankungen nur von 13 auf 9% herabsetzen. Er erkannte bald, daß nicht die Desinfektion der Vagina, die ja nicht allein der Sitz der Gonorrhöe ist, sondern nur die der kindlichen Augen selbst zum Ziele führt. Seit 1880 hat er die Vaginal-Duschen nicht mehr angewandt, die Augen der Neugeborenen nur mit lauem Wasser gereinigt, dann 1 Tropfen einer 2%igen Höllensteinlösung eingeträufelt und hierauf 24 Stunden lang kühle Umschläge einer 2%igen Salicyllösung gemacht. Diese Umschläge hat er später als entbehrlich wieder aufgegeben. 1884 erschien seine berühmte Schrift: „Zur Verhütung der Augeneiterung der Neugeborenen“, in der er seine früheren Veröffentlichungen vervollständigte und seine Erfahrungen zusammenfaßte. Die CREDÉsche Vorschrift lautet: „Nachdem die Kinder abgenabelt, gebadet und dabei die Augen mittels eines reinen Läppchens — nicht Badewasser — sondern mit anderem reinem Wasser äußerlich gereinigt sind, namentlich von den Lidern aller anhaftende Hautschleim beseitigt ist, wird vor dem Ankleiden auf dem Wickeltische zur Ausführung des Einträufelns geschritten. Jedes Auge wird mittels zweier Finger ein wenig geöffnet, ein winziges an einem Glasstäbchen hängendes Tröpfchen einer 2%igen Lösung von salpetersaurem Silber der Hornhaut bis zur Berührung genähert und mitten auf sie einfallen lassen. Jede weitere Berücksichtigung der Augen unterbleibt. Namentlich darf in den nächsten 24—36 Stunden, falls eine leichte Rötung oder Schwellung der Lider mit Schleimabsonderung folgen sollte, die Einträufelung nicht wiederholt werden . . . . .“. Die Statitsiken CREDÉs lieferten einen schlagenden Beweis dafür, daß mit der Einführung seiner Methode die Frage der Blennorrhöeprophylaxe gelöst war. Vor ihrer Anwendung hatte CREDÉ in der Leipziger Frauenklinik 12—15% Morbidität; in den Jahren 1880 bis 1883 bei 1160 Neugeborenen sah er nur noch 2 Fälle von Blennorrhöe, also fast 0%. Ähnlich günstige Resultate wurden bald aus anderen Anstalten bekannt. War vor der Credéisierung die Morbiditätsziffer 9—15% (in der ersten Hälfte des vorigen Jahrhunderts in der Berliner Charité 21%, in Halle 20%, in Bonn sogar 50%), so sank sie nach ihrer Einführung auf 0,0—0,8%. Sehr bezeichnend ist die Sammelstatistik KÖSTLINs aus dem Jahre 1896: Vor CREDÉ unter 17,767 Neugeborenen 10,01%, nach ihr unter 27,747 0,09% Erkrankungen. H. COHN hatte recht, wenn er sagte: Die Blennorrhoea neonatorum kann und muß aus allen zivilisierten Staaten verschwinden. Diese Forderung aber ist in den 48 Jahren, in denen wir die Blennorrhöeprophylaxe besitzen, keineswegs erfüllt. Bezogen auf die Gesamtzahl aller Geburten konnte eine ähnliche Abnahme des Prozentverhältnisses, wie sie in den geburtshilflichen Kliniken erreicht wurde, nicht festgestellt werden. In den Anstalten freilich, in denen die Credéisierung obligatorisch ist und streng durchgeführt wird, ist die Erkrankungsziffer unverändert niedrig geblieben. Die Zahl der in den Anstalten geborenen Kinder ist aber verschwindend klein (5%) gegenüber den zu Hause ohne ärztlichen Beistand geborenen. In der Augenklinik des R.-Virchow-Krankenhauses kamen in der Zeit von 1907—1929 auf ca. 12000 stationär behandelte Kranke 575 Fälle von Eiterung der Neugeborenen, d. s. 4,8%. Wenn somit die Blennorrhoea neonatorum noch keineswegs ausgestorben, sondern noch eine relativ häufige Erkrankung ist, so müssen bei der Durchführung der Prophylaxe die Hebammen versagen.

Ein Bild davon, was bisher in der Bekämpfung der Blennorrhoea neonatorum erreicht worden ist, liefern uns die Blindenstatistiken. Vor CREDÉ zählte man unter den Insassen der Blindenanstalten 25—30% Blinde durch Eiterung der

Neugeborenen. STIELER fand in den Jahren 1876—1895 in der Münchner Anstalt im Durchschnitt 40% Blennorrhöeblinde; H. COHN stellte 1898 fest, daß unter den in den 32 Blindenanstalten Deutschlands untergebrachten Kindern unter 10 Jahren 31% sich befanden, die durch Blennorrhoea neonatorum erblindet waren (CREDÉ-HÖRDER), daß also bis dahin eine Abnahme der Blennorrhöeblinden seit CREDÉ nicht zu verzeichnen war, ebenso zeigte die bayerische Blindenstatistik von SALZER aus dem Jahre 1905, daß die Blindenziffer durch Blennorrhöe nicht abgenommen hat. CREDÉ-HÖRDER unternahm 1913 eine Umfrage bei den Direktoren der 32 deutschen Blindenanstalten. 27 Antworten liefen ein: Auf den Durchschnitt berechnet waren 13% der Zöglinge, die bei weitem in der Mehrzahl nach 1885 geboren waren blennorrhöeblind. Also auch diese Statistik gibt ein noch wenig erfreuliches Resultat. Eine neue Reichsblinden-Statistik ist in Vorbereitung, aber noch nicht vorliegend.

Dieses Mißverhältnis der Gesamtmorbiditätsziffer zu der Morbiditätsziffer in den Anstalten mußte allmählich zu der Erkenntnis führen, daß eine aussichtsreiche Bekämpfung der Blennorrhoea neonatorum nur möglich ist durch *gesetzliche Zwangsmaßnahmen:* 1. Durch die obligatorische Vornahme der Einträufelung durch die Hebamme in allen Fällen, in denen kein Arzt bei der Geburt zugegen ist und 2. durch die gesetzliche Anzeigepflicht der Erkrankungen. Der Wert der Anzeigepflicht besteht nicht allein darin, daß die Kinder rechtzeitig in sachgemäße Behandlung kommen, sondern vor allem darin, daß sie die Hebamme, die in jedem Falle einer Erkrankung einer Untersuchung gewärtig sein muß, zu erhöhter Sorgfalt bestimmen muß. Die Frage ist schon früh und viel diskutiert worden. Es fehlte nicht an Ophthalmologen wie H. COHN und Gynäkologen wie CREDÉ-HÖRDER, die mit Nachdruck die strengsten gesetzlichen Zwangsmittel forderten; es gab aber auch namhafte Autoren, die diese Notwendigkeit verneinten oder sie auf die Anzeigepflicht beschränken wollten. Während in anderen Ländern z. B. in zahlreichen Staaten Nordamerikas schon seit langer Zeit die obligatorische Credéisierung und Anzeigepflicht bestanden, hat man sich in Deutschland erst spät und bisher nur in Bayern und Preußen zu ihrer Einführung entschließen können. Wohl wurde schon bald nach Bekanntwerden der Wirksamkeit der CREDÉschen Vorschriften der Unterricht in den deutschen Hebammenschulen auf das Wesen und die Verhütung der Blennorrhoea neonatorum ausgedehnt, wohl wurde nach dem Erlaß des preußischen Kultusministers noch im Jahre 1896 den Hebammen das Befähigungszeugnis nur erteilt, wenn sie die CREDÉsche Methode anzuwenden verstanden, jedoch waren sie nach dem Hebammenlehrbuch von 1892 nur dann verpflichtet, sie anzuwenden, wenn vaginaler Ausfluß der Mutter bestand. In einer späteren Verfügung hieß es, daß in jedem Fall die Einträufelung zu machen sei, besonders aber dann, wenn eitriger Ausfluß bei der Mutter wahrgenommen worden sei, ein Zusatz, der eine Beschränkung bedeutete. Ähnliche Bestimmungen, die wohl als Fortschritt, aber doch nur als halbe Maßnahmen gelten konnten, existierten in Bayern, Hessen, Reuß jüngere Linie. Der erste Bundesstaat, der die unbedingte obligatorische Prophylaxe und bald auch die gesetzliche Anzeigepflicht einführte, war Bayern im Jahre 1911. Den glänzenden Erfolg der Einführung illustriert die Statistik von HIRSCH aus dem Jahre 1922: Von 1903—1911 kamen in Bayern auf 1000 lebendgeborenen Kindern 3,5—5 Blennorrhöekranke. Mit dem Jahre 1912 sank die Zahl der Erkrankungen in steiler Kurve auf 1‰, um in den folgenden Jahren noch weiter bis auf 0,7‰ herunterzugehen. Im Jahre 1920 endlich folgte Preußen dem Beispiele Bayern. Das preußische Hebammengesetz vom 20. VII. 1922 verfügt in § 32 der Dienstanweisung: „In jedem Falle hat die Hebamme die Einträufelung einer 1%igen Höllensteinlösung in die Augen des Kindes auszuführen"; in § 36: „Erkrankungen der Neugeborenen erfordern sogleich ärztliche Behandlung. Insbesondere ist die Hebamme verpflichtet, bei der Augenentzündung der Neugeborenen sofort einen Arzt zu benachrichtigen"; und in § 39: „Anzeige an den Kreisarzt muß die Hebamme erstatten ...". „Bei jedem Fall von Augenentzündung der Neugeborenen". Es ist zu erwarten, daß in Preußen bald ähnlich günstige Resultate bekannt werden wie in Bayern und es ist zu hoffen, daß eine einheitliche Regelung für das ganze Deutsche Reich nicht mehr lange auf sich warten lassen wird.

Ein Nachteil der nach Credé geübten und empfohlenen Einträufelung von 2%iger Argent. nitr.-Lösung lag in ihrer Reizwirkung. In den verschiedenen Anstalten wurden in 15—20% der Fälle Argentumkatarrhe gesehen. Dieser Übelstand drohte seiner Zeit das ganze Verfahren in Mißkredit zu bringen. Man begann vielfach wieder mit Einträufelungen von Karbollösungen, Sublimat, Salicylsäure usw. und begnügte sich auch mit Vaginalspülungen und gründlichem Auswaschen der Augen nach der Geburt. Trotz günstiger Berichte der Gegner des Argent. nitr. ist doch die Mehrheit der Geburtshelfer diesem Mittel treu geblieben oder wieder zu ihm zurückgekehrt; allerdings war man zu schwächeren Höllensteinlösungen übergegangen, nachdem man erkannt hatte, daß die 1%ige Lösung nur wenig reizt, ganz unschädlich ist, und als Prophylakticum vollkommen genügt. Um mit der Legende von der Schädigung durch die Argent.-Einträufelung endgültig aufzuräumen, hat Credé-Hörder umfangreiche mikroskopische Untersuchungen der histologischen Veränderungen an der Bindehaut angestellt, die vorher mit den einzelnen Silberpräparaten behandelt worden waren; nicht nur an Kaninchenaugen, sondern auch an Augen von Kindern, die aus irgend einem Grunde zum Exitus gekommen waren. Er kam zu dem Resultat, ... „daß die durch die Einträufelung verursachten Veränderungen nur vorübergehend sind. Stets wird nur die Conjunctiva palpebrarum betroffen. Die Hornhaut dagegen bleibt immer unversehrt. Nach wenigen Tagen sind aber auch die Veränderungen an der Bindehaut der Lider, die durch die Einwirkung der Prophylaktica hervorgerufen werden, verschwunden, so daß sich schon nach wenigen Tagen ein ganz normales histologisches Bild bietet".

Zahlreich sind die Silberpräparate, die wegen ihrer geringeren Reizwirkung als dem Argent. nitr. überlegen empfohlen worden sind. So soll das Argent. acetic. in 1%iger Lösung sicherer wirken als das Argent. nitr. und auch deshalb ihm vorzuziehen sein, weil es durch Verdunstung seine Konzentration nicht ändert, also unschädlich bleibt. Weiter die kolloidalen Eiweißverbindungen des Argentum wie Argyrol, Protargol, Kollargol, Albargin, Largin, Ichthargan, Argonin, Argentamin, Targesin und Sophol. Besonders das letztere Mittel, das Formaldehyd-Nucleinsilber in 10 bis 25%iger Lösung ist viel angewandt und seine sichere Wirkung gepriesen worden (Herff, Lehle). Alle diese Mittel aber haben das Argentum nitr. doch nicht verdrängen können. Die große Mehrzahl der Geburtshelfer benutzen nach wie vor die 1%ige Höllensteinlösung, und für die Hebammen ist sie Vorschrift. Die Ätzwirkung, die durch freiwerdende Salpetersäure veranlaßt wird, läßt sich vermeiden, wenn nur *frische* Lösungen gebraucht werden. Die Hebamme muß daher die Lösung in Ampullen mit sich führen, in denen auch die prozentuale Zusammensetzung durch Verdunstung sich nicht verändern kann. Nächst dem Argent. nitr. gelten als beste Prophylaktica Argent. acetic. 1,3% und das Sophol. Credé-Hörder gibt dem Nitrat den Vorzug, „weil es das billigste, haltbarste und erprobteste Mittel ist".

Therapie.

Die Behandlung der Erkrankung der Neugeborenen erfordert neben der Behandlung durch einen Augenarzt oder einem auf diesem Gebiete speziell ausgebildeten praktischen Arzt immer die sorgfältigste Pflege. Eine Pflegeperson muß Tag und Nacht dem Kinde zur Verfügung stehen. Ist eine solche vorhanden oder die Mutter nach gründlicher Untersuchung dazu imstande, so kann die Behandlung im Hause geschehen. Sind die äußeren Verhältnisse nicht derartig, daß der Arzt Vertrauen auf die Durchführung seiner Verordnungen haben kann, so ist die Aufnahme in eine Augenheilanstalt zu veranlassen. Bei Frühgeburten, schwächlichen Kindern, Zwillingen, luetischen Kindern oder schon bestehenden Hornhautkomplikationen ist immer ein Spezialist hinzuzuziehen respektiv die klinische Behandlung zu empfehlen.

Das Pflegepersonal ist eindrücklichst auf die Ansteckungsgefahr hinzuweisen. Vorsicht ist zu üben bei der Öffnung der Lisdpalte, aus der der Eiter herausspritzen kann, Vorsicht bei Liebkosungen und allen Verrichtungen für das Kind. Gründliches Waschen der Hände nach jeder Berührung der Augen ist notwendig, Auskochen der Wäsche und Verbrennen der benutzten Watte- und Mullstücke.

Ist nur ein Auge erkrankt, so ist nach Möglichkeit das andere von der Ansteckung zu schützen. Die Anlegung eines Schutzverbandes oder eines Uhrglases stößt beim Neugeborenen auf technische Schwierigkeiten. Das Kind soll möglichst auf der Seite des erkrankten Auges liegen, der Eiter soll stets von der Nasen- zur Schläfenseite ausgewischt und prophylaktisch in den ersten Tagen täglich 1 Tropfen einer $1^0/_0$igen Argent. nitr.-Lösung in das gesunde Auge eingeträufelt werden.

In dem 1. Stadium, dem der Infiltration, ist die Kälteanwendung das souveräne Mittel. Sie mildert am besten die pralle Spannung und Schwellung der Lider mit ihrem ungünstig wirkenden Druck auf den Augapfel. Daneben ist schon jetzt die regelmäßige Reinigung und die fortgesetzte Entfernung des Sekretes Aufgabe der Pflegerin. Zur Kühlung dienen Läppchen aus Mull, die auf einem Eisblock ausgebreitet liegen. Von diesem werden sie auf die kranken Augen gelegt und möglichst oft auch in der Nacht gewechselt. Die Reinigung der Augen geschieht durch Abwischen der Lider mit feuchten Läppchen und Ausspülen des Bindehautsackes mittels der Undine, bei vorsichtigem Auseinanderhalten der Lider möglichst durch eine 2. Person. Umwenden der Lider ist dabei nicht notwendig. Als Spülflüssigkeit werden benutzt physiologische Kochsalzlösung oder schwache Lösungen von Acid. boricum, Kalium hypermanganat oder Hydrargyrum oxycyanatum 1:5000. Je nach dem Grade der Sekretion ist die Spülung alle $^1/_2$—2 Stunden zu wiederholen. Bei diesen Maßnahmen ist jede Berührung der Hornhaut zu vermeiden, da Epitheldefekte sehr verhängnisvoll werden können. In den ersten Tagen kann man sich in der Behandlung auf die Kälteapplikation und die fortgesetzte Reinigung beschränken. Erst wenn die pralle Schwellung der Lider nachläßt, die Bindehaut ihre glatte succulente Beschaffenheit verloren hat, und das Sekret eitrig wird, tritt das Argent. nitr. in seine Rechte. Ebensowenig wie in der Prophylaxe konnte das Argent. nitr. in der Therapie von anderen Mitteln verdrängt werden. Seine Wirkung besteht darin, daß das Eiweiß der oberflächlichen Deckzellen der Schleimhaut gefällt wird, daß die Zellen abgetötet und samt den darin befindlichen Keimen abgestoßen werden. Als sichtbares Zeichen dieser Wirkung entsteht unmittelbar nach der Ätzung eine auf der kranken Schleimhaut festhaftende weißliche Schicht, der Brandschorf oder Eschara genannt (vom ἐσχαρα = Feuerherd). Nach einigen Stunden stößt sich diese Eschara als tote Masse ab, und eine wunde und leicht blutende Schleimhaut bleibt zurück. Im Verlauf weiterer Stunden ergänzt sich die Oberfläche wieder und die Eiterabsonderung beginnt von neuem. Solange sich noch Spuren des Ätzschorfes auf der Schleimhaut zeigen, darf die Ätzung nicht wiederholt werden. Im 1. Stadium aber neigt die succulente Bindehaut unter der Einwirkung kaustischer Reize leicht zur Produktion gerinnungsfähiger Exsudate und nimmt dann vorübergehend einen diphtheroiden Charakter an. Touschiert man in diesem Stadium, so sind die Reste der erzeugten Eschara oft noch nach 24 Stunden sichtbar. Unschädlich ist das Touschieren nur dann, wenn die Loslösung der Eschara nicht über 6 Stunden auf sich warten läßt (Alf. Gräfe). In den Lehrbüchern wird daher gefordert, von der Argentumbehandlung in den ersten Tagen abzusehen. Ich pflege nichtsdestoweniger schon am ersten Tage zu touschieren, allerdings in sehr milder Form mit sofort nachgeschickter reichlicher Neutralisation, und habe dadurch nie eine Schädigung gesehen, im Gegenteil den Eindruck gewonnen, daß in diesem frühen Stadium, wo die Gonokokken noch oberflächlich nisten, die bakterizide Eigenschaft des Argentum, die schon von Behring bewiesen wurde, eine besonders günstige Wirkung ausübt.

Der Höllenstein kommt in 1—3%iger Lösung zur Anwendung je nach dem Stadium der Erkrankung und dem Grade der Eiterung. Mit einer 1%igen Lösung kommt man meines Erachtens für gewöhnlich aus; durch die Menge des Mittels und die Länge der Einwirkung kann man die Ätzwirkung genügend dosieren. Jedenfalls soll die Behandlung immer mit schwachen Konzentrationen begonnen werden.

Die Lösung wird in Form von Einträufelungen oder von Pinselungen appliziert. Die letzteren halte ich der Träufelmethode für weit überlegen, da sie die medikamentöse mit einer günstigen mechanischen Wirkung verbinden. Beim Pinseln wird nicht nur der Schleim und der gonokokkenhaltige Eiter aus allen Falten und Buchten der zerklüfteten Schleimhaut entfernt, sondern auch das Argentum wird in diese Schlupfwinkel der Gonokokken gebracht, in denen sie von der nur eingeträufelten Lösung nicht berührt werden. Ich muß die Einträufelung, die Saemisch empfiehlt und mit der sich auch heute noch manche Augenärzte begnügen, für unzulänglich erklären. Die früher benutzten Haarpinsel sind wegen der Schwierigkeit der Reinigung zu verwerfen; man benutzt besser Glasstäbchen, die vor dem Gebrauch an ihrem Ende mit etwas Watte umwickelt werden.

Von Wichtigkeit ist bei der Pinselung ein schonendes und dabei gründliches Ectropionieren der Lider. Schonend insofern als einmal die Hornhaut nicht berührt, ferner kein Druck auf den Augapfel ausgeübt werden darf, was besonders bei Hornhautgeschwüren mit Perforationsgefahr zu vermeiden ist. Gründlich insofern, als die Übergangsfalten freigelegt werden müssen. Vor dem Pinseln ist täglich die Hornhaut zu besichtigen. Das Sichtbarmachen der Hornhaut ist im Frühstadium meist schwieriger als die Umwendung der Lider. Sie müssen so auseinandergehalten werden, daß sie sich nicht umwenden können. Denn in dem Moment, wo das geschieht, ist die Hornhaut nicht mehr zu sehen. Der Kopf des Kindes liegt zwischen den Knien des Arztes, der übrige Körper auf dem Schoße der gegenüber sitzenden Pflegerin, die zugleich die Händchen des Kindes hält (Abb. 2). Mit dem Daumen der linken Hand schiebt der Arzt das Unterlid nach unten, mit dem Zeigefinger der rechten das Oberlid nach oben, wobei der Neigung der Lider, sich zu ektropianieren, durch leichte Einwärtswendung der Lidränder entgegengewirkt wird. Ist die Schwellung sehr stark, so wird man freilich ohne Einführung des Desmarresschen Lidhalters nicht immer auskommen. Das Ectropionieren kann in den ersten Tagen, wenn die Lider prall geschwollen sind, Schwierigkeiten machen. Leicht geht es dagegen von statten, wenn die Lidschwellung zurückgegangen ist und nur die Bindehaut geschwollen ist. Meist dreht sich das Oberlid schon beim Abziehen der Lider von selbst um. Schwieriger wird es wieder, wenn auch die Bindehautschwellung beseitigt ist, also im letzten Stadium der Behandlung. Die zum Umwenden des Oberlids notwendige Abwärtswendung des Augapfels geschieht beim Säugling durch Herabdrücken mittels des Unterlids: der Zeigefinger der linken Hand, der mit Mull umwickelt ist, wird auf das Oberlid gelegt in der Höhe des konvexen Tarsusrandes, und von ihm das Oberlid etwas emporgezogen. Dabei wird bereits der Lidrand vom Augapfel abgehoben. Dann wird mit dem Daumen der rechten Hand das Unterlid wie bei der Besichtigung der Hornhaut unter Vermeidung der Auswärtswendung vom Lidrand aus nach unten geschoben. Ein leiser Druck mit dem Zeigefinger und

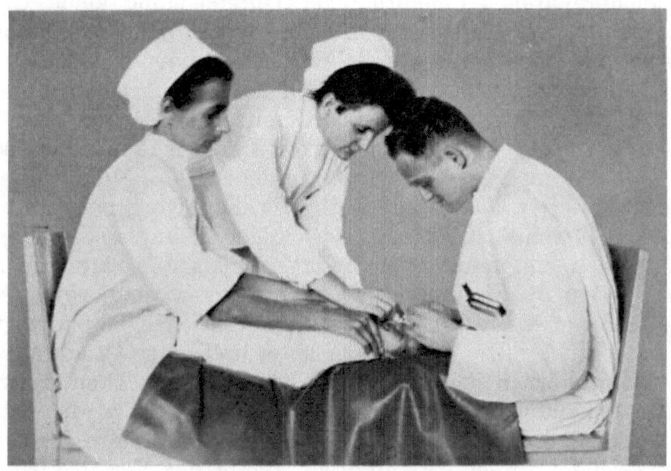

Abb. 2. Die Lage des Säuglings bei der Untersuchung und Pinselung der Augen.

Bewegung nach unten bewirkt dann die Umwendung des Oberlids. Nunmehr wird auch das Unterlid abgezogen und von der Pflegerin mit dem ebenfalls mit Mull umwickelten Zeigefinger fixiert. Ein Druck auf den äußeren Lidwinkel vervollständigt das Herausbringen der Übergangsfalten. Die freigewordene Rechte des Arztes kann nun die Pinselung vornehmen. Vorher ist soviel wie möglich der Eiter von der Bindehaut zu entfernen. Nach dem Touschieren wird sofort mit physiologischer Kochsalzlösung nachbehandelt zur Neutralisation der überschüssigen Argentumlösung.

Im ersten Stadium darf, wie gesagt, die Pinselung nur in milder Form geschehen. Ist trotzdem nach 24 Stunden noch Ätzschorf da, so verzichtet man auf die Wiederholung, bis dieser sich abgestoßen hat. Energischer wird man erst vorgehen können, wenn die Krankheit in das zweite Stadium eingetreten ist. Aber auch jetzt noch ist Vorsicht bei der Dosierung geboten und die Steigerung der Ätzung nur allmählich vorzunehmen. Die Hornhaut ist bei der Umstülpung durch die Übergangsfalten gewöhnlich gedeckt und kann von der Argentumlösung nicht getroffen werden. Die Berührung der Hornhaut mit der $1^0/_0$igen Lösung braucht auch nicht ängstlich vermieden zu werden. Sie kann die Hornhaut nicht schädigen und bei beginnender Infiltration nur günstig wirken. Auf dem Höhepunkt der Krankheit, wenn die Übergangsfalten wie Himbeeren sich hervorwölben und dicker rahmiger Eiter produziert wird, kann gar nicht energisch genug gebeizt werden. Der Wattepinsel muß immer von neuem in die Argentumlösung getaucht, auf die Schleimhaut gebracht und in alle Falten und Furchen geführt werden, bis eine blaugraue Eschara die Schleimhaut überzieht. Unter derartiger Pinselung schwindet schnell die Eiterung, die Schwellung und Wucherung der Bindehaut. Auch in schweren Fällen genügt meist die 1%ige Lösung, nur ausnahmsweise wird eine 2%ige nötig. Eine 3%ige oder gar den Lapisstift habe ich nie angewendet. Ich glaube, daß man durch kräftiges Pinseln mit einer 1%igen Lösung mehr erreicht als mit höher konzentrierten, da bei diesen die schnell erfolgende Schorfbildung die nützliche Massage der Bindehaut behindert. Mit dem Nachlassen der Eiterung und der Schwellung wird die Pinselung milder gehandhabt, schließlich nur noch jeden 2. Tag vorgenommen, um ganz damit aufzuhören, wenn auch am 2. Tage nach der Pinselung keine Sekretion mehr zu beobachten ist und im Abstrichpräparat bei mehrmaliger Untersuchung keine Gonokokken mehr gefunden sind. Bei zu frühzeitigem Aufhören sind Rückfälle zu befürchten.

Ist schon bei der Übernahme des Falles die Hornhaut angegriffen oder tritt eine Hornhautkomplikation während der Behandlung auf, so ist doppelte Sorgfalt geboten. Jetzt ist Eis kontraindiziert, um die Ernährung der Hornhaut nicht zu beeinträchtigen, statt dessen können Umschläge mit Bor- oder Chlorwasser von Zimmertemperatur gemacht werden. Die Spülungen und Pinselungen werden wie in den Fällen mit freier Hornhaut vorgenommen; außerdem aber wird noch 1—2stündlich Kollargol in 5%iger Lösung eingeträufelt, das bei Hornhautaffektionen den anderen kolloidalen Silberpräparaten überlegen ist. Geht die Infiltration in die Tiefe und droht die verhängnisvolle Perforation, so ist — wie schon erwähnt — bei allen Manipulationen besonders beim Umstülpen der Lider die größte Vorsicht zu üben und jeder Druck auf den Augapfel, der den Durchbruch des Geschwürs beschleunigen kann, zu vermeiden. Eine operative Behandlung des Irisvorfalls kommt, solange die Eiterung besteht, nicht in Frage. Eine Pantophthalmie durch Einwandern der Gonokokken in das Uvealgewebe ist nicht zu fürchten. Bleibt der Vorfall klein, so flacht er sich gewöhnlich von selbst ab unter Bildung eines sog. Leucoma adhaerens. Ist er größer und bleibt gebläht, so muß er nach Ausheilung der Blennorrhöe abgetragen und der Defekt durch einen Bindehautlappen gedeckt werden. Ist ein größerer Abschnitt der Hornhaut geschwürig zerfallen gewesen und ist es zur Drucksteigerung und Staphylombildung gekommen, so kann eine Iridektomie das Auge noch retten und evtl. auch etwas Sehkraft erhalten. Ganz aussichtslos aber ist jede Therapie, wenn die ganze Hornhaut eingeschmolzen ist. Früher oder später kommt es immer zum totalen Hornhautstaphylom und Buphthalmus. Hier ist nur noch die Entfernung des Augapfels am Platze.

Neben der Augenbehandlung spielt die allgemeine Pflege und die Ernährung des Kindes eine große Rolle. Wenn möglich sollen die Kinder, besonders die elenden, frühgeborenen oder luetischen Säuglinge, Muttermilch bekommen und in Anstalten am besten die Mütter mit aufgenommen werden. Ernährungsstörungen sind besonders sorgfältig evtl. durch einen Kinderarzt zu behandeln.

Zahlreich sind die Vorschläge, die zur Modifikation und Verbesserung unserer Therapie der Blennorrhoea neonat. gemacht worden sind. VIAN z. B. empfahl 2mal täglich Touschieren mit konzentrierter Lösung von Kal. permangan., HIRSCH subconjunctivale Einspritzungen von Sol. hydrarg. oxycyanat. 1:500, DUFOUR von Sublimat. CORNER zieht eine 2stündliche Einträufelung von Argent. nitr. der direkten Bepinselung vor. BERNHEIMER, ebenso FISCHER und HERRENSCHWAND sahen von Airol, das 2—4mal täglich in den Bindehautsack eingeträufelt wurde, gute Erfolge. Letzterer rühmt auf Grund seiner experimentellen Untersuchungen die bakteriziden Eigenschaften des Airols, ihre Flächen und Tiefenwirkung und die Förderung der Phagocytose, die die Argentumsalze nicht besitzen. DICKSON BRUNS hält fortgesetzte Bespülungen mit Argyrollösung für das beste Mittel, auch STADTFELDT, DARIER, v. LINT, ALT, MITTENDORF, DUNCAN LAWRIE berichten über gute Erfahrungen mit Argyrol, SCIPIADES tritt für Argent. acet. ein, als das Mittel, in dem die auf die Gonokokken spezifisch wirkende Komponente in hoher Konzentration enthalten ist, ohne eine schädliche Säurewirkung aufzuweisen. Die größte Konkurrenz ist dem Argent. nitr. in den Silbereiweißpräparaten erwachsen. Anfangs war es das Protargol, das in 5—20%iger Lösung empfohlen wurde (HOTZ, PFALZ, MOTAIS, STOCKMEYER, DARIER), später hat man als beste Silbersalze das Syrgol und Sophol beide in 5%iger Lösung hingestellt (HEGNER, WILLIM, A. v. SZILY). Wie bei der Prophylaxe der Blennorrh. neonat. aber ist bei der Therapie die Mehrzahl der Augenärzte dem Argent. nitr. als dem sichersten und am schnellsten wirkenden Mittel treu geblieben.

Die Eiweißkörper-Therapie, die in der Behandlung der Gonoblennorrhoea adultorum eine so große Rolle spielt, ist bei den Neugeborenen im allgemeinen entbehrlich. Es gibt allerdings viele Kliniken, in denen sie auch bei Säuglingen regelmäßig angewendet wird. Bei der guten Prognose beschränken wir sie auf die Fälle mit hartnäckiger Eiterung und lange Zeit positiv bleibendem Gonokokkenbefund und üben sie auch nur an sonst gesunden und kräftigen Kindern. Wie allgemein üblich geben wir an 2 aufeinanderfolgenden Tagen 1 ccm frisch gekochter und filtrierter Kuhmilch intraglutäal. Diese bedeutsame Behandlungsform wird bei der Therapie der Gonoblennorrhöe der Erwachsenen ihre Besprechung finden.

Gonorrhoea conjunctivae adultorum.

Wenn auch die Ätiologie und die Pathogenese der Gonorrhoea conj. beim Erwachsenen dieselbe ist wie beim Neugeborenen, so ist doch der Krankheitsverlauf beim Erwachsenen ein so viel stürmischer, die Neigung zur Hornhauterkrankung und die Gefahr für das Auge um so viel größer und die Therapie in so vieler Hinsicht abweichend, daß eine gesonderte Besprechung notwendig ist.

Historisches.

Nach HIRSCHBERG war es ST. YVES (1722), der die Krankheit als venerische Ophthalmie zuerst genauer beschrieben hat. Man machte in jener Zeit noch keinen Unterschied zwischen luetischen und gonorrhoischen Erkrankungen. Der damaligen Anschauung entsprechend nahm ST. YVES eine metastatische Entstehung der Augeneiterung an infolge „Verstopfung“ des Harnröhrentrippers. Diese Irrlehre blieb vorherrschend, bis in das 19. Jahrhundert, obwohl verschiedene Beobachtungen vorlagen, die für eine direkte Übertragung sprechen mußten; so von ASTRUC (1740), der die Augeneiterung nach Auswaschen mit Urin, von ROWLEY (1790), der sie nach Berührung der Augen mit durch Tripperstoff besudelten Fingern auftreten sah. Auch von ALLEN u. WARL (1795) liegen ähnliche Beobachtungen vor. Diese Fälle aber wurden als Ausnahmen und als leichte Fälle angesehen (SKARPA 1801). So finden wir noch 1817 bei BEER, daß er die gonorrhoische Ophthalmie nur nach Unterdrückung des Harnröhrentrippers beobachtet habe, und daß er in der Wiedererweckung des letzteren das ganze Heil des Kranken sehe. SPANGENBERG (1812) war der erste, der erklärt hat, daß die Annahme der metastatischen Entstehung des Augentrippers ein Irrtum sei, und diese nur aus örtlicher Infektion des Sehorgans durch den Schleim des Harnröhrentrippers hervorgehe. Aber erst PIERINGER (1841) ist es mit seinen Übertragungsversuchen gelungen, die Metastasenlehre des Augentrippers endgültig aus der Welt zu schaffen. „Nur einfache Übertragung des Tripperschleims auf die Bindehaut des Auges ist die Quelle der aus dem Tripper sich bildenden Augenblennorrhöe“. Die noch offen gebliebene Lücke in der Beweisführung PIERINGERS ist dann mit der Entdeckung des Gonokokkus ausgefüllt worden.

Art der Infektion.

Die Übertragung geschieht in der Regel durch das Sekret der *eigenen* gonorrhoisch erkrankten Genitalien, das mit den Fingern, mit Wäschestücken, Verbandzeug oder dgl. auf die Bindehaut gelangt ist. Weit seltener kommt sie bei tripperfreien Menschen vor, die in enger Gemeinschaft mit Tripperkranken leben, ihr Bett, ihre Waschschüssel und Handtücher miteinander teilen. Auch bei Ärzten, Pflegerinnen, Hebammen, die bei der Behandlung und Pflege der Kranken nicht die genügende Vorsicht und Sauberkeit beobachtet haben, sind gelegentlich Infektionen der Augen gesehen. Eine besondere Gefahr liegt darin, daß bei Blasenspülungen, Vaginal-Duschen, Inzision gonorrhoischer Abscesse oder beim Öffnen der verklebten Lider, hinter denen sich unter Spannung Eiter angesammelt hat, Sekret in die Augen spritzen kann. Von den 190 Kranken, die im R.-Virchow-Krankenhaus an Gonorrhoea conj. adult. stationär behandelt worden sind, waren 113 sichere Tripperkranke, 57 fragliche und nur 20, bei denen eine Genitalgonorrhöe nicht festzustellen war. Unter letzteren befand sich ein Hausmädchen unserer Klinik, das zwar den Kindern das Essen zu bringen und die Zimmer zu reinigen, aber mit ihrer Pflege nichts zu tun hatte. Wahrscheinlich war die Infektion, die zum Verlust eines Auges geführt hatte, bei unvorsichtigen Liebkosungen eines zweijährigen blennorrhöekranken Mädchens geschehen. Sie hatte gern mit dem Kinde gespielt und es oft auf den Arm genommen. Damit die Erkrankung als Dienstbeschädigung gelte, behauptete sie aber, daß sie sich nur beim Sortieren der schmutzigen Wäsche, was zu ihren dienstlichen Obliegenheiten gehörte, angesteckt haben könne. Die Frage, ob das an Wäschestücken usw. haftende, eingetrocknete Sekret noch infektiös ist, darf man im allgemeinen wohl verneinen. Bei der bekannten großen Empfindlichkeit der Gonokokken ist anzunehmen, daß das an Gegenständen klebende Sekret schnell seine Ansteckungsfähigkeit verliert. Seiner Widerstandslosigkeit gegenüber äußeren Einflüssen, besonders Austrocknung und Abkühlung ist es ja zu danken, daß im Verhältnis zu der großen Verbreitung der Gonorrhöe die Augenerkrankung so selten ist. Immerhin bleibt die Möglichkeit bestehen, daß unter der eingetrockneten Oberfläche einige Zeit lang, nach STEINSCHNEIDER und SCHÄFFER bis zu 5 Stunden, sich feuchtes Sekret mit virulenten Keimen erhält, das Gelegenheit zur Ansteckung geben kann. Mein Lehrer HIRSCHBELG beobachtete einen Fall von Gonorrhoea conj. bei einem jungen Mädchen, dessen Erkrankung ein Rätsel blieb, bis die Nachforschung ergeben hatte, daß es die Wäsche seines tripperkranken Bruders versorgt hatte.

Klinisches Bild.

Die Inkubationszeit scheint wesentlich kürzer zu sein als beim Neugeborenen. Nach SAEMISCH beträgt sie mehrere Stunden bis 3 Tage. Während man bei den Neugeborenen den Zeitpunkt der Infektion nämlich den der Geburt genau kennt, ist beim Erwachsenen die Zeit der Infektion nur selten festzustellen. In einem Fall von beiderseitiger Erblindung durch dichten trachomatösen Pannus hat C. HAMBURGER zur Aufhellung desselben nach PIERINGERs Beispiel eine Impfung der allerdings atrophischen Bindehaut zuerst mit einer Reinkultur von Gonokokken, dann, als diese resultatlos war, mit frischem Trippereiter vorgenommen. Die ersten Erscheinungen der beginnenden Blennorrhöe traten 36 Stunden nach der Impfung auf.

Im Gegensatz zu der Gonorrhoea neonat. tritt beim Erwachsenen entsprechend dem anderen Infektionsmodus die Erkrankung einseitig auf und bleibt auch meist auf ein Auge beschränkt. Von den 190 Kranken unserer Klinik waren bei 154 ein Auge und nur bei 36 beide Augen erkrankt, das sind

17%. Männer erkranken im allgemeinen häufiger als Frauen. Unsere Fälle betreffen allerdings 95 Männer und 95 Frauen. Der Grund dafür ist einmal darin zu sehen, daß die Männer überhaupt häufiger an Gonorrhöe erkranken als die Frauen, ferner darin, daß sie mehr als diese gezwungen sind, beim Urinieren die Genitalien zu berühren.

Krankheitsbild.

Die ersten Symptome sind Rötung der Bindehaut und der Lider, Tränen, Lichtscheu, Brennen und Fremdkörpergefühl. Die Injektion betrifft nicht nur die Bindehaut der Lider und der Übergangsfalten, sondern auch des Augapfels. Beim Abziehen der Lider sieht man Schleimflöckchen in der Tränenflüssigkeit schwimmen. Bald tritt Schwellung der Lider und der Bindehaut hinzu, und die schnelle Steigerung aller Erscheinungen verrät den bösartigen Charakter der Bindehautentzündung. Schon nach wenigen Stunden kann das typische Bild des Augentrippers in seinem 1. Stadium ausgebildet sein: Die Lider zeigen paukenförmige, pralle Schwellung bis zu den Orbitalrändern, ihre Haut ist gerötet, glänzend, heiß. Seröses, goldgelbes Sekret, durchsetzt mit Schleimflocken, sickert zwischen den Lidrändern hervor. Die Öffnung der Lidspalte ist erschwert, schmerzhaft und das Umwenden des Oberlids meist unmöglich. Gelingt letzteres, so findet man die Lidbindehaut verdickt, aber noch glatt, blaß und anämisch durch die Spannung der Lider. Die Augapfelbindehaut ist geschwollen, injiziert und durchsetzt mit punktförmigen Blutungen. Allmählich wird die Rötung düsterer, die Schwellung, die sog. Chemosis stärker und durch Infiltration derber, bis sie wulstförmig den Hornhautrand allseitig überlagert. Das Sekret zeigt Gerinnungsprodukte, es enthält Fäden und Flocken und bildet membranöse Auflagerungen auf der Conj. bulbi et tarsi. Gerinnungsfähige Exsudation geschieht auch in die oberflächlichen Lagen der Schleimhaut und gibt ihr stellenweise ein diphtheroides Aussehen. In den folgenden Tagen wird die Sekretion reichlicher und nimmt ein mehr eitriges Aussehen an. Die Schwellung und Rötung der Lider läßt nach, in der vorher prall gespannten Haut entstehen wieder Furchen und Runzeln und die aktive und passive Öffnung der Lidspalte wird leichter. Die bisher relativ glatte Oberfläche der Conj. tarsi wird infolge seiner Blutgefäß- und Bindegewebswucherung in der Submucosa rauh, uneben und zerklüftet, als düsternde Wulste wölben sich die Übergangsfalten vor, und wie ein prall gespannter Wall umlagert die derb geschwollene Augapfelbindehaut den Hornhautrand. Dabei quillt dauernd dickrahmiger Eiter aus der Lidspalte heraus (s. Abb. 3). So ist am 4.—6. Tage die Krankheit in ihr zweites Stadium, das der Pyorrhöe eingetreten. Je nach der Schwere der Erkrankung und der Energie der Behandlung hält dieses Stadium 8—14 Tage an, um dann unter Rückbildung der Gefäß- und Bindehaut-Hyperplasie und Umwandlung des eitrigen und schleimigen Sekrets in das dritte Stadium, das der katarrhalischen Absonderung, überzugehen. In diesem bilden sich die Veränderungen der Bindehaut weiter zurück. Immerhin können noch Wochen darüber vergehen, bis die Conjunctiva ihre normale glatte Beschaffenheit wiedergewonnen hat und die katarrhalische Absonderung versiegt ist. Die Krankheit heilt gewöhnlich aus, ohne irgendwelche Residuen auf der Bindehaut zu hinterlassen und nur selten sind da, wo eine tiefere Gewebsnekrose stattgefunden hat, zarte Narben zu entdecken.

Komplikationen.

Die Gonorrhoea conj. adult. unterscheidet sich somit von der Gonorrhoea conj. neonator. durch die viel heftigere Reaktion auf den Gonokokkus, den weit stürmischeren Verlauf und die wesentlich stärkere Mitbeteiligung der

Conjunct. bulbi. Diese ist es, die viel häufiger als beim Kinde zu der gefürchteten *Hornhaut-Komplikation* führt. Nicht der Grad der Eiterung, die Stärke der Chemosis conj. bulbi gibt ein Maß für die Schwere der Erkrankung. In der Regel erkrankt die Hornhaut in der ersten Woche, wo die Chemosis auf ihrer Höhe sich befindet; je stärker und derber diese ist, um so mehr muß man auf ihre Mitbeteiligung gefaßt sein. Ist das erste Stadium erst glücklich überwunden, so ist auch die Hauptgefahr für das Auge abgewendet. Die Gefahr, die die derbe Infiltration der Augapfelbindehaut für die Hornhaut darstellt, liegt einmal darin, daß in der Nische, die der chemotische Wall mit dem Hornhautrand bildet, der gonokokkenhaltige Eiter und Fibrin trotz aller Spülungen und Reinigungsversuche zurückgehalten werden und mechanisch und cytotoxisch das Epithel schädigen; zweitens darin, daß sie einen Druck auf das Randschlingennetz ausübt, der die *Ernährung der Hornhaut* stört, ja sie ganz abschneiden kann. Mit Vorliebe treten daher die Geschwüre am Rande auf in Form sichelförmiger Infiltrationen, die sich schnell vergrößern und mit benachbarten konfluieren können. Es kann so ein grabenförmiges Ulcus entstehen, das einen mehr oder weniger großen Teil des Hornhautrandes umzieht. Oft kommt es dann zur Trübung und Einschmelzung der von dem Geschwür eingeschlossenen und von seiner Ernährungsbasis abgeschnittenen Hornhautpartie. Als Folge der tiefgreifenden Ernährungsstörung kann auch eine schnell fortschreitende vollständige Nekrotisierung der Hornhaut geschehen, ohne daß vorher Randgeschwüre auftreten. Diese schwerste und deletäre Form der Hornhautaffektion beginnt damit, daß ihre Oberfläche matt und glanzlos wird; eine zarte diffuse Trübung tritt auf, die bald dichter und dichter wird. In den zentralen Teilen erscheint dann die milchglasähnliche Hornhaut gequollen, in den Randteilen verdünnt. Die Verdünnung greift allmählich auch auf die übrige Hornhaut über, die damit wieder durchsichtiger wird, was von Unerfahrenen leicht als Zeichen einer Besserung angesehen werden kann. Man sieht aber schon, daß die Vorderkammer fehlt und die Iris dem dünnen Rest der Hornhaut anliegt. Bald schwindet auch dieser Rest und die Iris liegt vorgewölbt und frei zutage. Gewöhnlich tritt noch die Linse aus und totale Staphylombildung oder Phthisis bulbi ist das Ende.

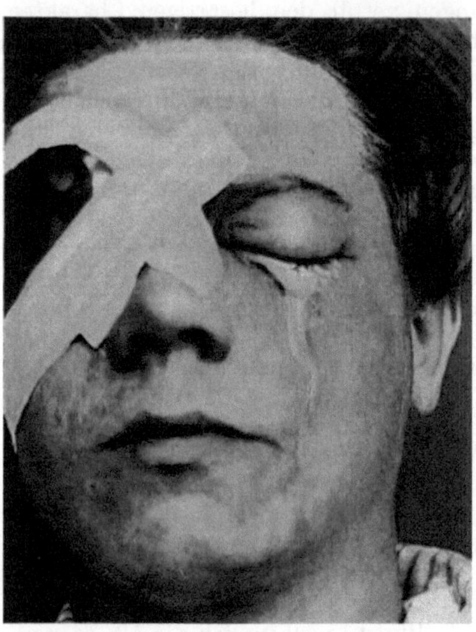

Abb. 3. Gonorrhoea conjunctivae adultorum im Stadium der Pyorrhoe.

Weniger bösartig sind die Formen von Hornhautinfiltrationen und Geschwüren, die etwas entfernt vom Rande oder zentral auftreten. Sie sind häufiger als die deletären Formen und entsprechen im Aussehen und Verlauf den Hornhautaffektionen, wie sie bei der Gonorrhoea conj. neonat. geschildert worden sind.

Andere Komplikationen spielen beim Erwachsenen keine Rolle. Zuweilen werden Abscesse der Lider und Umgebung gesehen, zuweilen auch Abcedierung der Gland. praeauricularis und nur sehr selten bei Patienten, die frei von

Genitalgonorrhöe sind, metastatische Gelenkentzündungen. Eine gonorrhoische Dacryocystitis beobachtete AUST bei einem 52jährigen Patienten: Zwei Tage nach Abheilung einer Gonorrhoea conj. fanden sich neuerlich Gonokokken. Man bemerkte dabei den Austritt rahmigen Eiters aus dem unteren Tränenpunkt, in dem Gonokokken frei und in Zellen nachgewiesen werden konnten.

Die *Dauer* der Gonorrhoea conj. adult. schwankt je nach der Schwere der Erkrankung, nach dem Zeitpunkt des Beginns der Behandlung und der Energie, mit der sie durchgeführt wird, zwischen 10 Tagen und 6 Wochen; beim Auftreten von Komplikationen oder Chronischwerden des katarrhalischen Stadiums oft länger. In den komplikationslosen Fällen unserer Klinik war die kürzeste Zeit bis zur Heilung 5 Tage, und die längste 6 Wochen. Eine wesentliche Abkürzung der Behandlungsdauer ist nach Einführung der Milchbehandlung festzustellen. Im Durchschnitt war die Aufenthaltsdauer im Krankenhause vor 1921, der Einführung der Milchtherapie, 4—5 Wochen, nach 1921 nur noch 14 Tage.

Prognose.

Die *Prognose* ist im Gegensatz zur Conj. gon. neonat. immer ernst und mit Vorsicht zu stellen, auch wenn die Kranken im ersten Beginne der Erkrankung zur Behandlung kommen. Immer muß mit der Möglichkeit des Auftretens von Hornhautkomplikationen gerechnet werden. Die Prognose verschlechtert sich, wenn die Patienten nicht sofort in sachgemäße Behandlung gekommen sind, besonders aber dann, wenn schon bei Beginn der Behandlung eine Hornhautaffektion besteht. Mit den Fortschritten unserer Therapie, vor allem seit Einführung der Milchtherapie hat sich die Prognose erheblich gebessert. Wie schlecht die Resultate vor 100 Jahren waren, zeigt eine kleine Statistik von LAWRENCE aus dem Jahre 1830, die HIRSCHBERG im Jahre 1914 in seiner Arbeit: Die Prognose der gonorrhoischen Ophthalmie als erste und bis dahin letzte Statistik dieser Art erwähnt. Diese weist in 50% doppelseitige Erblindung auf, in 13% einseitige, in 21% Verminderung der Sehkraft und nur in 15% Heilung. Meine damals HIRSCHBERG zur Verfügung gestellte Statistik der Fälle von Gon. conj. der Erwachsenen und der kleinen Mädchen aus den Jahren 1907 bis 1914 umfaßte 45 Kranke mit 53 erkrankten Augen. Bei diesen wurde vollkommene Heilung erzielt in 71,7%, Heilung mit brauchbarer Sehkraft in 11,3% und Heilung mit schlechter Sehkraft bzw. Erblindung in 17%. Ein für die damalige Zeit sehr günstiges Resultat, zumal 22 Augen schon bei der Aufnahme eine Hornhautaffektion hatten. Im Jahre 1924 habe ich von S. FARAG in einer Inaugural-Dissertation diese Statistik fortsetzen lassen. Die Fälle wurden in zwei Gruppen gebracht, von denen die erste die Fälle vor 1921 umfaßt, die nur lokal behandelt worden waren und die zweite die Fälle nach 1921, bei denen außer der lokalen Behandlung die Milchtherapie angewandt worden ist. In der ersten Gruppe waren 134 Kranke mit 158 erkrankten Augen, von denen 54 schon bei Beginn der Behandlung eine Hornhautaffektion hatten. Es wurde in 84% vollkommene Heilung resp. Heilung mit brauchbarer Sehkraft (bis $^5/_{15}$) erreicht. In der zweiten Gruppe waren 40 Kranke mit 48 Augen, von denen 15 bereits bei der Aufnahme eine angegriffene Hornhaut zeigten. Bei diesen wurde in 89% Heilung erzielt. Also *nach Einführung der Milchbehandlung war die Verlustziffer von 16 auf 11% zurückgegangen.*

Nach Ablauf dieser Statistik sind noch weitere 86 Fälle von Gon. conj. der Erwachsenen und der älteren Kinder im R.-Virchow-Krankenhause mit Milch behandelt worden. Das Resultat ist: Vollkommene Heilung in 62 Fällen = 72,1%, Heilung mit brauchbarer Sehkraft in 13 Fällen = 15,1%, und Heilung mit schlechterer Sehkraft als $^5/_{20}$ in 11 Fällen = 12,8%.

Prophylaxe.

Die Prophylaxe beginnt mit der Aufklärung jedes Tripperkranken. Er muß über die Gefahr, die seinen Augen droht, unterrichtet und zu peinlicher Sauberkeit und zur Vermeidung der Berührung der Augen mit ungewaschenen Händen eindringlichst ermahnt werden. Besonders gilt das für an Conjunctivitis leidende Personen, bei denen die subjektiven Beschwerden, die Sekretion und auch evtl. ärztliche Verordnungen zu Manipulationen an den Augen Anlaß geben. Weiterhin sind Ärzte und Pflegerinnen anzuhalten, bei der Behandlung von gonorrhoischen Kranken, bei Vaginalduschen, Blasenspülungen usw. und namentlich bei der Untersuchung und Pinselung von Blennorrhöe-Kranken Schutzbrillen zu tragen.

Die wichtigste Aufgabe der Prophylaxe ist bei einseitiger Erkrankung der Schutz des anderen Auges. Sofort nach der Aufnahme, vor der Beschäftigung mit dem kranken Auge wird das gesunde Auge und seine Umgebung vorsichtig ausgewaschen, sodann wird 1 Tropfen einer 1%igen Arg. nitr.-Lösung eingeträufelt, und hierauf eine durchsichtige Celluloidkapsel auf das Auge gesetzt und mit Heftpflasterstreifen auf der Haut befestigt. Vor allem ist an der Nasenseite ein hermetischer Abschluß zu erstreben, wo die Gefahr des Hinüberfließens von Eiter vom kranken Auge her besteht. Durch Anbringen von kleinen Luftlöchern wird das Beschlagen der Schutzkapsel verhindert. Sie gestattet dem Kranken den Gebrauch des Auges und dem Arzt eine ständige Beobachtung. Die Kapsel wird täglich erneuert, das Auge ausgewaschen und so lange wieder aufgelegt, bis das erkrankte Auge bei mehrmaliger Untersuchung gonokokkenfrei befunden ist. ELSCHNIG zieht diesem sog. Uhrglasverband dem Occusivverband vor, da der Verschluß des gesunden Auges den Patienten zur wünschenswerten Öffnung des kranken bestimmt. Dieser unleugbare Vorteil wird aber meines Erachtens aufgehoben durch die Nachteile, die abgesehen von der größeren Belästigung des Kranken, einmal in der Unmöglichkeit der ständigen Kontrolle des Auges, dann in dem Umstande bestehen, daß unter einem Verband sich leicht Conjunctivitiden entwickeln, die Beunruhigung zu verursachen geeignet sind.

Therapie.

Die Gonorrhoea conj. adultorum erfordert immer die Aufnahme in eine Augenheilanstalt. Die Kranken sind solange im Bett zu halten, als bis jede Gefahr für das Auge überwunden ist. Die lokale Behandlung ist ähnlich wie bei den Neugeborenen: Im Anfangsstadium Bekämpfung der Lidschwellung durch Auflegen von eisgekühlten Kompressen, die alle 5—10 Minuten zu wechseln sind. Um die Ernährung des Hornhautgewebes nicht zu gefährden, soll die Kälteanwendung nur mit Unterbrechungen geschehen und muß ganz aufhören, wenn sich Anzeichen einer Hornhautkomplikation bemerkbar machen. Die zweite Aufgabe, die regelmäßige Reinigung des Auges und das Fortschaffen des Sekrets stellt die höchsten Anforderungen an die Sorgfalt und Vorsicht der Pflegepersonen. Die Spülungen sind in der ersten Zeit alle $^1/_2$—1 Stunde, auch einige Male in der Nacht vorzunehmen. Als Spülflüssigkeit verwendet man am besten eine schwache Lösung von übermangansaurem Kali und als Spülapparat den Irrigator. Die Pinselung der ektropionierten Lider mit 1%iger Höllensteinlösung und Nachspülung mit physiologischer Kochsalzlösung ist wie beim Neugeborenen in den ersten Tagen nur in ganz milder Form auszuführen, später aber mit der Zunahme der Hyperämie und Wucherung der Schleimhaut und der Umwandlung des serösen in eitriges Sekret immer kräftiger zu gestalten, bis das Zurückgehen der Erscheinungen auch ein Nachlassen der Behandlung erlaubt. Was die Dosierung der Argentumpinselung und ihre eventuelle Unterbrechung anbetrifft, so gilt dasselbe, was bei der Gon. conj. neonatorum gesagt worden ist. Ist die Lidschwellung sehr groß, so kann man zur besseren Freilegung des Bindehautsackes den äußeren Lidwinkel durch einen Scherenschlag durchtrennen; ist die Chemosis sehr stark, so empfiehlt sich der Versuch, sie durch Scarificationen in Form von Einschnitten mit der Schere zum Abschwellen zu bringen. Treten Hornhautkomplikationen auf, so sind die kalten Kompressen durch laue Chlorwasserumschläge zu ersetzen; auch die Spülflüssigkeit ist zu erwärmen, 1—2mal täglich Atropin und 1 bis 2stündlich Kollargol einzuträufeln. Im übrigen wird die bisherige Therapie mit doppelter Sorgfalt und Vorsicht fortgesetzt. Eine Kauterisation der Ulcera ist nicht angebracht, da sie die Perforation nur beschleunigen würde, ebenso sind die empfohlenen Incisionen des Geschwürgrundes und die Punktion der Vorderkammern bei drohendem Durchbruch wenig aussichtsreich. Auch bei Irisvorfall, bzw. Staphylombildung sind die operativen Maßnahmen aufzuschieben, bis der Bindehautprozeß zur Ausheilung gekommen ist.

Neben dieser in den meisten Kliniken geübten Lokaltherapie benutzen wir zur Vorbeugung von Hornhautkomplikationen seit etwa 20 Jahren, allerdings nur bei den Erwachsenen eine Salbe, die ADAM im Jahre 1907 als Blennolenicetsalbe zur alleinigen Behandlung bei Gonorrhoea conj. empfohlen hatte. Sie besteht aus Lenicet, einem polymerisierten, staubfreien, essigsauren Tonerdepräparat und Euvaseline, einer durch Zusatz von Ceresin in ihrem Schmelzpunkt erhöhten Vaseline. Wenn auch ADAM und Nachuntersucher über gute Erfolge zu berichten wissen, so hat sich die Salbe doch nicht einbürgern können und ist ziemlich in Vergessenheit geraten. Zur Unterstützung unserer Therapie aber möchte ich sie empfehlen. Infolge ihres hohen Schmelzpunktes bleibt die Salbe im Bindehautsack konsistent und bildet für die Hornhaut eine vorzügliche, wenigstens 2 Stunden anhaltende Schutzdecke. Wir streichen sie mehrere Male ins Auge ein nach der Pinselung und nach Spülungen.

Von der Erwägung ausgehend, daß die Gonokokken in den obersten Lagen des Epithels liegen und bereits bei 45° C zugrunde gehen, hat GOLDZIEHER empfohlen, die umgestülpten Lider mit *strömendem Wasserdampf* zu behandeln. Die Methode ist einmal von uns angewandt und hat zu einem Mißerfolg geführt. Sie scheint auch sonst keinen Anklang gefunden zu haben. Andere in Vorschlag gebrachte und wieder verlassene Methoden bestanden in der Behandlung der Bindehaut mit *gallensauren Salzen* zur Erzielung einer Bakteriolyse (LÖHLEIN), in Bespülen des Auges mit *Rinderblut* (GILBERT), in *Einträufelungen von Antigonokokkenserum* (COLOMBO) u. a. m.

Eine Reihe von Autoren hat weiter zur Unterstützung der lokalen Therapie eine spezifische Behandlung durch Injektion von Antigonokokkenserum und Vaccinen versucht. Fürsprecher sind besonders französische Augenärzte wie CUENOD und PENEL, OFFRET, DARIER, ELLWAUT, CONSTANTINESCO, DUPUY-DUTEMPS und MORAX. Von deutschen haben sie SOMMER und KRAUS empfohlen, ohne jedoch zu einer Erprobung auf breiterer Basis anregen zu können. Bei den Mißerfolgen der Dermatologen mit der spezifischen Behandlung des akuten Trippers war von vornherein von dieser auch bei der Gonorrhoea conj. nicht viel zu erwarten. Wahrscheinlich sind die berichteten Erfolge nicht auf spezifische, sondern vielmehr auf paraspezifische Wirkungen zurückzuführen, wie sie auch SZYLY und STRANSKY, HAAB, ALLISSON u. a. mit Heterovaccinen aus Typhusbacillen versucht haben, und die wir heute mit besserer Aussicht auf Erfolg durch die Proteinkörpertherapie erstreben. Jedenfalls ist das Interesse an der spezifischen Behandlung ganz in den Hintergrund getreten, seitdem wir in den

parenteralen Milchinjektionen

eine fast nie versagende Behandlungsart kennen gelernt haben. Ihre Einführung bedeutet einen neuen Markstein in der Geschichte dieser Krankheit.

Wie auf anderen Gebieten der Medizin, wurden auch in der Augenheilkunde schon vor dem Kriege Versuche mit unspezifischen Eiweißkörpern gemacht (Darier, Deutschmann, P. v. Szily, Sternberg u. a.). Sie blieben jedoch nur vereinzelt und ihre Ergebnisse waren nicht einheitlich. Die erste Veröffentlichung über die Behandlung einer größeren Reihe von Fällen mit verschiedenen Augenkrankheiten stammt von L. Müller u. Thanner aus dem Jahre 1916. Sie hatten bereits die von Schmidt u. Saxl eingeführten Milchinjektionen angewandt, mit denen R. Müller u. Weiss bei Epididymitis und anderen Komplikationen der Gonorrhöe gute Erfahrungen gemacht hatten. Die sehr günstigen Berichte Müllers und Thanners besonders über einen Fall von Conj. gon. adult. regten zur Nachprüfung an, und aus zahlreichen Kliniken wurden im Laufe der nächsten Jahre die Erfahrungen mitgeteilt. Es sind die Arbeiten zu nennen von Berneaud, Jickele, Jendralski, Lundsgaard, Lindblad, Brennecke, Liebermann, Pillat, Bartels, Erben, Elschnig, Kacso, Biedermann, Hensen, Huber, Purtscher u. a. m. Während die Resultate bei anderen Augenkrankheiten mehr oder weniger zweifelhaft waren, lauteten sie bei der Gonorrh. conj. mit wenigen Ausnahmen überaus günstig. Man las von „staunenswerten“, „verblüffenden“ Erfolgen, von einem „miracle du lait“ und mußte bald erkennen, daß eine neue Ära in der Behandlung dieser Krankheit angebrochen war. Selten auch hat sich eine Heilmethode so schnell eingebürgert wie die parenterale Milchtherapie bei Gonorrh. conj. Um ihre Einführung, den Ausbau der Technik und die Erklärung ihrer Wirkungen haben sich besonders v. Liebermann und Pillat verdient gemacht.

Die Injektionen geschehen mit frischer, filtrierter Kuhmilch, die kurz vor dem Gebrauch 3—4 Minuten gekocht wird. Längeres Kochen oder, wie v. Liebermann empfiehlt, kurzes Aufwallen und danach Weiterkochen für $^1/_2$ Stunde im Wasserbade, oder Injizieren längere Zeit nach dem Kochen beeinträchtigen nach Pillat die Wirkung. Die beste Stelle für die Injektion ist die Glutäalmuskulatur. Berneaud und v. Liebermann freilich ziehen die subcutane Anwendung vor, da hierbei evtl. entstehende Absceßbildungen weniger unangenehm sind als in der Tiefe der Gesäßmuskulatur. Mit Pillat aber glaube ich, daß bei streng aseptischem Vorgehen Abscesse mit Sicherheit zu vermeiden sind. Wir wenigstens haben bei etwa 300 Injektionen nicht einmal eine Absceßbildung erlebt. Die Menge der zu injizierenden Milch richtet sich nach dem Alter: bei Neugeborenen 1 ccm, bei Kindern im zweiten Lebensjahre 2 ccm, bei solchen von 3—15 Jahren 3—8 ccm und bei Erwachsenen 10 ccm. Nach v. Liebermanns und Pillats Vorschlage gibt man an den beiden ersten Tagen je eine Milchinjektion; dadurch wird eine Kumulierung der Wirkung erreicht, die zur Heilung unbedingt notwendig ist. Ist der Erfolg ungenügend, so werden am 4. und 5. Tage nochmals zwei Injektionen verabfolgt. Häufigere Injektionen sind gewöhnlich nicht nötig; doch kann evtl. bis zum 14. Tage noch eine fünfte gegeben werden, ohne anaphylaktische Erscheinungen fürchten zu müssen.

Die klinische Wirkung besteht neben vorübergehenden Schmerzen an der Injektionsstelle in einer allgemeinen und einer örtlichen Reaktion. Erstere äußert sich in schnell ansteigendem Fieber, das gewöhnlich in 4—8 Stunden seinen Höhepunkt (38,5—39,4°) erreicht, um am folgenden Tage ebenfalls in steiler Kurve wieder abzufallen. Zuweilen freilich wurden noch für einige Tage subfebrile Temperaturen beobachtet. Die örtliche Reaktion zeigt sich anfänglich in einer Zunahme aller entzündlichen Erscheinungen, der Hyperämie, der

Schwellung und der Sekretion. Dieser folgt dann in der zweiten Hälfte der Milchwirkung besonders auffällig, oft schlagartig nach der zweiten Injektion eine Abnahme derselben; die Schwellung und Rötung der Lidhaut läßt nach, die Chemosis geht zurück und die Sekretion wird geringer. Dasselbe gilt von der Einwirkung auf die Gonokokkon: Zunächst oft Vermehrung, dann meist nach der zweiten resp. weiteren Injektionen Abnahme und Verschwinden des Keimgehalts.

Der große Wert der Milchtherapie liegt in der Abkürzung des ersten Stadiums der Krankheit, in dem die bedrohliche pralle Schwellung der Lider und die Chemosis mit ihrem Druck auf die ernährenden Gefäße die Hornhaut am meisten gefährdet.

Die Erklärungsversuche für die Heilwirkung der Milchtherapie bewegen sich noch ganz auf hypothetischem Gebiet. Wissen wir doch nicht einmal, welche Stoffe in der Milch die wirksamen sind. Das, was als Allgemeinwirkung der Reizkörpertherapie von den meisten Autoren angenommen wird, eine Steigerung der Leukocytenzahl, Zunahme der Bactericide des Blutserums, Bildung von Antikörpern und Schutzstoffen, Vermehrung des Blutzuckers, Beschleunigung der Blutgerinnung usw. kommen für die Heilwirkung am Auge kaum in Betracht, da diese viel zu schnell eintritt, als daß sie auf die genannten Veränderungen zurückgeführt werden könnte.

Die Heilwirkung bei der Gon. conj. müssen wir entsprechend der von PILLAT gegebenen Erklärung in der vorübergehenden künstlichen Anfachung der entzündlichen Erscheinungen sehen, in der Hyperämie, in der Erweiterung der Blut- und Lymphgefäße, wodurch die bactericiden Stoffe des normalen Blutserums in größerer Menge an den Krankheitsherd herangebracht werden, in dem vermehrten Durchtritt cellulärer Elemente, besonders der polynukleären Leukocyten, ferner in der durch Vermehrung der Transsudation geförderten Abschilferung der mit Gonokokken beladenen Epithelzellen bzw. Abhebung der Epitheldecke. Eine große Rolle spielt zweifellos auch die hohe Fiebertemperatur. Das geht schon daraus hervor, daß die gute Wirkung um so augenfälliger ist, je höhere Temperaturen erreicht werden. Es ist wahrscheinlich, daß die temperaturempfindlichen Gonokokken, die nur zwischen 36 und 39° C sich entwickeln können, durch die Fiebertemperatur, wenn auch nicht abgetötet, so doch in ihrer Virulenz geschädigt werden. Die Phagocytose der weißen Blutzellen spielt nur eine untergeordnete Rolle. Diese ist nicht nur nicht vermehrt, sondern sogar vermindert. PILLAT sieht den Grund dafür darin, daß ihnen bei dem schnellen Durchtritt durch die Bindehaut und die Ausschwemmung aus dem Bindehautsack gar keine Zeit gelassen wird, die Keime aufzunehmen. Ob die Phagocytose der Epithelzellen durch die Milchinjektion gesteigert wird, muß noch dahingestellt bleiben.

Je frischer die Gon. conj. in Behandlung kommt, um so aussichtsreicher ist die Milchtherapie; nach dem 7.—8. Tage ist ihre Wirkung bereits zweifelhaft. PILLAT erklärt die Mißerfolge bei späten Injektionen damit, daß in der bereits papillär hypertrophischen, unebenen und zerklüfteten Bindehaut die gonokokkenhaltigen Zellen und freien Keime fester haften und sich schwerer abstoßen, als es bei der noch glatten Bindehaut des Initialstadiums der Fall ist.

Eine Kontraindikation für die Milchtherapie müssen wir in dem Bestehen vorgeschrittener Hornhautprozesse sehen. Von verschiedenen Seiten, auch von KRÜCKMANN, ist in solchen Fällen vor der Anwendung der Injektionen gewarnt worden. Ein drohender Durchbruch kann durch sie beschleunigt werden. Das entspricht auch unseren Erfahrungen und ist verständlich, wenn man bedenkt, daß schon die gesunde Hornhaut auf der Höhe der Milchwirkung als Ausdruck der ödematösen Durchtränkung oft eine matte und hauchartig getrübte Oberfläche zeigt, und daß von der bereits erkrankten eine um so stärkere Reaktion zu erwarten ist.

Die unangenehmen Nebenwirkungen der Milch führten zur Herstellung und Erprobung zahlreicher Milchersatzpräparate, wie Caseosan, Ophthalmosan, Aolan, Vistosan u. a. Es wurden ferner Versuche gemacht mit Deuteroalbumosen, Histamin, Yatren-Kasein, Eigenblut, mit verschiedenen Seren und Vaccinen. Alle diese als unspezifische Reizkörper wirkenden Mittel stehen sowohl was die Allgemeinreaktion als auch was die Herdreaktion und Wirkung auf die Gonokokken betrifft der Milch erheblich nach; keines hat bisher die Milch verdrängen können. Pillat stellte exakte Untersuchungen an bei einer leider nur kleinen Reihe von Erwachsenen-Gonoblennorrhöe-Kranken, die mit Aolan, Kaseosan, Arthigon, Eigenblut und Typhusvaccine behandelt wurden. Auch er kommt zu dem Resultat, daß die gewöhnliche Kuhmilch allen anderen von der Industrie in den Handel gebrachten Präparaten weit überlegen ist.

Ein Mittel jedoch möchte ich erwähnen, das geeignet scheint, der Milch Konkurrenz zu machen. Es ist das *Pyrifer*, ein aus bakteriellen Eiweißstoffen bestehendes Präparat, das nach einem besonderen Verfahren aus einem der Kali-Gruppe verwandten apathogenen Bakterienstamm gewonnen wird[1]. Die Dosierung erfolgt nach Einheiten, die Anwendung durch intravenöse Injektion. 1—2 Stunden nach der Injektion tritt Schüttelfrost auf, die Temperatur steigt im Verlauf einer weiteren Stunde bis 39 und 40°, verweilt etwa 2 Stunden auf diesem Gipfel, um dann im Laufe des Tages ebenso schnell bis zur Norm wieder abzufallen. Das Mittel wurde zur Fieberbehandlung der Paralyse und Tabes an Stelle der Malariakur in den Handel gebracht und von uns ursprünglich nur bei tabischer Sehnervenatrophie und später auch bei anderen Augenkrankheiten, so auch bei der Gon. conj. adultorum seit $^1/_2$ Jahre statt der Milch mit Erfolg angewandt. Während wir bei der Sehnervenatrophie gewöhnlich 12 Injektionen in steigender Dosis von 50—2000 Einheiten machen, genügten uns bei der Gon. conj. meist 4—5 Injektionen von 50—500 Einheiten. Die Heilwirkung war in 8 damit behandelten Fällen durchaus günstig; in 6 Fällen wurden nicht länger als 8 Tage nach der 1. Injektion Gonokokken festgestellt; in 2 verschwanden sie nach 14 Tagen; in keinen kam es zu schweren Hornhautaffektionen, alle wurden zur vollständigen Heilung geführt. Der Vorteil des Pyrifer vor der Milch besteht einmal darin, daß man mit ihm höhere Temperaturen und schnellere Entfieberung erreicht, zweitens darin, daß man die Injektionen ohne Anaphylaxiegefahr beliebig oft wiederholen kann. Als Nachteil sind die mehr oder weniger heftigen Schmerzen in den Beinen zu nennen, über die auf der Höhe der Wirkung geklagt wird. Auffallenderweise sind diese jedoch bei den Blennorrhöekranken wesentlich geringer als bei den Tabikern.

So wirksam die Fiebertherapie auch ist, und so eindringlich dementsprechend die Forderung, sie in jedem Fall von Gon. conj. adult. anzuwenden, in dem nicht schon ausgedehnte Hornhautkomplikationen bestehen, so darf sie doch nur als unterstützende Therapie betrachtet werden. Es ist keineswegs erlaubt, im Vertrauen auf ihre Wunderwirkung die übliche lokale Behandlung einzuschränken oder — wie es Pillat aus Forschungszwecken tat — ganz auf sie zu verzichten.

Gonorrhoea conjunctivae infantum.

Die 3. Gruppe, die Gon. conj. infantum, betrifft in der Mehrzahl kleine Mädchen im Alter zwischen 2 und 10 Jahren, die gleichzeitig an gonorrhoischer Vulvovaginitis leiden. Selten kommt sie bei Jungen in diesem Alter vor.

[1] Hergestellt vom physiologisch-chemischen Laboratorium Hugo Rosenberg, Freiburg i. B.

Unter 70 Fällen unserer Klinik waren 54 Mädchen und nur 16 Knaben. Bei ersteren konnte in 35 Fällen eine Vulvovaginitis mit positivem Gonokokkenbefund festgestellt werden. Die Herkunft der Augeninfektion ist bei den Gonorrhöekranken Kindern eindeutig: Das Jucken und Brennen an der Vulva veranlaßt sie, diese mit den Fingern zu berühren, mit denen sie dann die Keime leicht auf die Augen bringen können. Die Quelle für die Entwicklung der gonorrhoischen Vulvovaginitis ist meist bei der gonorrhoischen Mutter, einer älteren Schwester oder einer Pflegerin zu finden. Gemeinschaftliches Bett, gemeinschaftlich benutzte Schwämme und Wäsche geben die Gelegenheit zur Infektion. In seltenen Fällen mag auch eine unmittelbare Übertragung durch verbrecherische Akte vorgekommen sein. Für die Augenerkrankung der sonst gesunden Mädchen und Knaben gilt derselbe Infektionsmodus wie bei den tripperfreien Erwachsenen mit Gon. conj.

Was die Häufigkeit und Schwere der Erkrankung anbetrifft, speziell die Neigung zu Hornhautkomplikationen, so liegt die Gon. conj. infantum zwischen der der Neugeborenen und der der Erwachsenen, wobei der Charakter der Erkrankung immerhin dem bei letzteren ähnlicher ist als bei ersteren. Dementsprechend ist auch die Behandlung dieselbe wie bei den Erwachsenen.

Bakteriologie und pathologische Anatomie.

Die erste Beschreibung der histologischen Untersuchung des Auges eines zur Sektion gekommenen Säuglings mit Gon. conj. stammt von HORNER aus dem Jahre 1889. Auf ihr gründet SAEMISCH in dem nach ihm benannten Handbuch seine Schilderung. Wir vermissen bei HORNER noch den Nachweis der Gonokokken im Schnittpräparat. Die ersten bakteriologischen Untersuchungen in mikroskopischen Conjunctivalschnitten geschahen durch BUMM im Jahre 1885. Er hat schon an einer großen Reihe von Präparaten den Verlauf der Gon. conj. neonat. unter dem Mikroskop verfolgt und Feststellungen gemacht, die zum großen Teil heute noch Geltung haben. Eine weitere histologische Untersuchung eines gonorrhoisch erkrankten Säuglingsauges liegt von SCHRIDDE aus dem Jahre 1905 vor. Eine Klärung erfuhren unsere bakteriologisch-anatomischen Vorstellungen von dieser Krankheit aber erst 1909 durch die umfassenden Untersuchungen WALDSTEINs, die in der Prager Klinik auf Veranlassung ELSCHNIGs vorgenommen worden waren. WALDSTEIN hat von 6 Erwachsenen und 11 Neugeborenen in den verschiedensten Stadien Bindehautstückchen von der Grenze der Conj. tarsi und fornicis entnommen, histologisch untersucht und so die Veränderungen vom 2.—40. Tage der Erkrankung studiert. Seine wertvollen Resultate sind in jüngster Zeit ergänzt und erweitert durch die bedeutungsvollen Arbeiten LINDNERs: LINDNER beschränkte seine serienweisen Untersuchungen nicht wie WALDSTEIN auf eine bestimmte Gegend der Conjunctiva, sondern entnahm in jedem Falle Epithelschabsel und Bindehautstückchen aus den verschiedensten Teilen der Bindehaut in verschiedenen Stadien der Krankheit. Aus den zum Teil übereinstimmenden, zum Teil sich ergänzenden Darstellungen dieser Autoren, besonders der beiden letztgenannten, gewinnen wir ein klares Bild von den anatomischen Vorgängen in der gonorrhoisch erkrankten Bindehaut, deren Ablauf sich nach diesen Untersuchern etwa in folgender Weise schildern läßt:

Die bei der Infektion auf die Bindehaut gelangten Gonokokken siedeln sich an irgend einer Stelle auf der unversehrten Schleimhaut, und zwar auf der Conj. bulbi häufiger als auf der Conj. tarsi an und vermehren sich unter Bildung eines regelmäßigen einschichtigen, den Epithelverbänden fest anhaftenden Rasens. Durch Lidschlag werden die Keime an andere Stellen gebracht, wo neue Rasen entstehen. Dieser herdförmige Charakter ist besonders bei den

Neugeborenen ausgesprochen (LINDNER). Unter dem Einfluß der Keime werden die Epithelzellen alteriert, ihre Kerne werden unregelmäßig, färben sich schlecht und in ihnen und im Protoplasma werden Vakuolen sichtbar. Durch die Wirkung der in das Gewebe diffundierenden Gonokokkentoxine kommt es nun bald zu einer heftigen entzündlichen Reaktion: zu hochgradiger Hyperämie und ödematöser Durchtränkung der Lider und der Conjunctiva, die ihre frühzeitige hochgradige Schwellung erklärt. Durch die starke seröse Exsudation werden die Epithelverbände der Bindehaut auseinandergedrängt, aufgelockert und die Abstoßung der bereits degenerierten Zellen, einzeln oder in ganzen Lagen

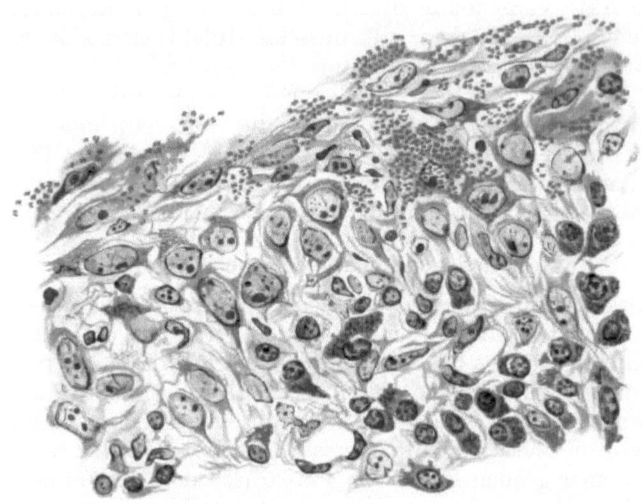

Abb. 4. Das Präparat stammt aus der Conj. bulbi eines jungen Mädchens; es wurde am dritten Tage nach Ausbruch der Erkrankung von uns durch Excision entnommen und im pathologischen Institut unseres Krankenhauses untersucht und gezeichnet: Die Epitheldecke ist defekt; die Epithelzellen sind durch Ödem und eingewanderte Leuko- und Lymphocyten und auch Plasmazellen auseinandergedrängt; die Gonokokken dringen frei in breiten Rasen zwischen den Epithelzellen in die Tiefe; nur an einer Stelle scheinen sie bereits intraepithelial zu liegen.

begünstigt; besonders trifft das für die mit Plattenepithel ausgestattete Conj. bulbi zu, die ja nach LINDNER in den ersten Tagen vom Gonokokkus bevorzugt wird, und zwar nicht nur beim Erwachsenen, sondern auch beim Neugeborenen. Mit der Abstoßung geht eine durch den Bakterienreiz bewirkte Vermehrung der Epithelzellen einher; sie bedingt die schon nach den ersten Krankheitstagen zu beobachtende Dickenzunahme der Epitheldecke. Die in dieser durch Abstoßung von Zellen und Auseinanderweichen ihres Gefüges entstandenen Lücken und Spalten benutzen nunmehr die Keime zum Vordringen in die Tiefe. LINDNER hat mehrfach beobachtet und dargestellt, „wie sich die Keime vor dem Eindringen förmlich dem Verlaufe der Epithelgrenzen angeordnet haben.“ „Aber auch bei diesem Hineinwachsen in die Epitheldecke behalten die Keime durchweg ihren einschichtigen gleichmäßigen Rasencharakter und erweisen sich bei genauer Beobachtung fast immer als Belag irgend einer Epithelzelle“. Die Gonokokken dringen so immer weiter in die tieferen Lagen bis in die Basalschicht und die oberflächlichen Schichten des subepithelialen Bindegewebes, in dem sich daraufhin die seröse Durchtränkung und die Blutüberfüllung noch vermehren. Gleichzeitig setzt ein massenhafter Austritt von Leukocyten und Lymphocyten aus den erweiterten subepithelialen und subconjunctivalen Gefäßen ein (s. Abb. 4). Die Zellinfiltration betrifft vorzugsweise die adenoide Schicht und die benachbarte Zone, die dadurch um das

10—20fache verbreitert sein kann. Das bindegewebige Stroma ist ödematös, die Fibrillen sind gequollen und zwischen den Bündeln sind eiweiß- und fibrinhaltige Substanzen eingelagert (WALDSTEIN). Auch Diapedese von Erythrocyten und Auftreten kleiner Blutungen sind zu beobachten. Das Sekret ist in diesem 1. Stadium blutig serös, fleischwasserfarben und zeigt im Präparat nur wenige Zellen und oft nur spärliche Gonokokken. Beim Fehlen von Gonokokken im Sekret im Beginn der Erkrankung empfiehlt daher LINDNER zur Sicherung der Diagnose die Anfertigung eines Epithelpräparats von der Augapfelbindehaut. In den folgenden Tagen wird mit der weiteren Durchlässigkeit der Gefäße und der nunmehr ungehemmten Durchwanderung der Zellen durch das Epithel das Sekret mehr und mehr eitrig. Die anfängliche Spannung im subconjunctivalen Gewebe hat mit der Auflockerung resp. Auflösung der Epitheldecke aufgehört und der charakteristische, gleichmäßig strömende Eiterfluß hat begonnen. Im Eiter finden sich jetzt reichliche neutrophile, polynucleäre Lymphocyten, abgestoßene Epithelzellen, Lymphocyten und in allen Zellarten mehr oder weniger phagocytierte Gonokokken. Auch freie Gonokokken sind anzutreffen.

Die Phagocytose durch Polynucleäre geschieht fast ausschließlich an der Oberfläche der Schleimhaut. Diese Tatsache wird von LINDNER hervorgehoben und auch von KRÜCKMANN betont. Innerhalb des Gewebes ist niemals eine Phagocytose durch Leukocyten beobachtet worden.

Schon am Ende der ersten Woche sind Anzeichen dafür da, daß das Gewebe den Kampf mit den Keimen mit Erfolg aufgenommen hat: Diese zeigen Verschiedenheit in der Größe, zum Teil schlechte Färbbarkeit, ihre Lagerung wird unregelmäßig, sie bilden keinen zusammenhängenden Rasen auf den Epithelien mehr, nicht mehr den Keimbelag wie im Anfang der Krankheit, sondern liegen viel häufiger in unregelmäßigen kleinen Gruppen (LINDNER). Hierbei scheinen chemische Abwehrkräfte des Bindehautepithels wirksam zu sein. Als deutliches Zeichen der Abwehr aber ist eine jetzt beginnende *Phagocytose der Epithelzellen* zu erkennen, die von allen Untersuchern festgestellt worden ist. Mit dieser Eigenschaft sind besonders die jungen Epithelzellen ausgestattet, die in lebhafter Proliferation in den tiefen Lagen und an der Grenze der Defekte entstehen und in geschlossenen Zügen immer weiter an die Oberfläche rücken. Diesen frisch gebildeten und mit noch lebenstätigem Protoplasma versehenen Epithelien vermögen die Gonokokken nicht zu widerstehen; durch Phagocytose und chemische Abwehrkräfte wird ihrem Fortwuchern ein Ziel gesetzt; immer mehr werden sie an die Oberfläche abgedrängt. Hier halten sie sich noch eine Zeit lang in kleinen Gruppen, bis sie schließlich ganz von der Bindehaut verschwinden (LINDNER).

Die Proliferation des Epithels führt vielfach auch zur Sprossenbildung in der Tiefe des subepithelialen Gewebes und zur Bildung von drüsenartigen, aus Becherzellen sich zusammensetzenden Gebilden (WALDSTEIN). In der adenoiden Schicht sowie im bindegewebigen Stroma, die an Mächtigkeit nicht eingebüßt haben, treten in der zweiten Woche neben den alten Zellelementen Plasmazellen auf. Diese stammen zum Teil aus den mit Mikrophagen prall gefüllten Gefäßen, zum Teil sind sie durch Umwandlung aus kleinen mononucleären Leukocyten entstanden; sie vermehren sich schnell und infiltrieren bald das ganze Gewebe. Mastzellen werden anfangs nur spärlich gefunden, später werden sie zahlreicher und beweglicher und gelangen auf die Oberfläche und auch ins Sekret. Die Blutgefäße besonders im Bereiche der adenoiden Schicht sind stark gewuchert und vermehrt und zeigen eine auffallende Vergrößerung und Vermehrung ihrer Endothelien (WALDSTEIN). Alle diese Veränderungen haben, ohne daß eine nennenswerte Wucherung oder Neubildung faserigen Bindegewebes beobachtet wird, ein Auswachsen der schon normalerweise vorhandenen Papillen zu spitzen oder stumpfwinkligen, mit Epithel überkleideten Erhebungen zur Folge. Sie bilden das anatomische Substrat der papillären Hypertrophie, die zum typischen Bilde der Gon. conj. gehört. Das Sekret, das allmählich seinen eitrigen Charakter verliert, enthält noch Leukocyten und Lymphocyten und nur noch spärliche, extracellulär gelegene Gonokokken. Diese können sich noch wochenlang im Sekret finden, wenn ihre Rolle in der Bindehaut längst ausgespielt ist (Lindner).

Im Endstadium regeneriert sich das Epithel mehr und mehr; sein Gefüge ist eine Zeitlang noch unregelmäßig und durchsetzt, besonders in den Lücken der zylinderischen Zellverbände mit Leukocyten, Lymphocyten und Mastzellen, kehrt dann aber bald zu normalen Verhältnissen zurück. Die Veränderungen des subepithelialen und subconjunctivalen Gewebes brauchen längere Zeit zur Rückbildung. Unter Auftreten von Fibroblasten kommt es allmählich auch hier ohne Narbenbildung zu einer vollständigen Restitutio ad integrum. Eine chronische Gon. conj. kennen wir nicht. Das Ausbleiben der Narbenbildung, die im Gegensatz steht zu der häufigen Strikturenbildung in der gonorrhoischen Harnröhre, erklärt Krückmann aus der geringgradigen und kurzfristigen Mitbeteiligung des subconjunctivalen Gewebes, ferner aus den anatomischen Verschiedenheiten, dem Fehlen von Schlupfwinkeln für die Gonokokken in der Conjunctiva, wie sie sich in der Urethra in Gestalt der zahlreichen Vertiefungen und Recessen finden (Littréschen Drüsen und Morgagnischen Lakunen), schließlich aus der nahen Berührung der Bindehaut mit der Außenluft, bei der der empfindliche Gonokokkus leichter zugrunde geht als in der Tiefe der Urethra.

Klinisch wie anatomisch erweist sich somit die Gonorrhoea conj. — wie Krückmann schreibt — als Typus einer Oberflächeneiterung. Waldstein charakterisiert sie als eine Entzündung, die sich auf die oberflächlichen Bindehautschichten beschränkt, und das gleiche betonend sagt Lindner, daß bei der Gonoblennorrhöe das vorwiegende Befallensein der Epithelzellen sowie viele für alle Epithelschmarotzer gleich charakteristische Einzelheiten besonders ausgeprägt sind.

Die pathologische Antomie der Hornhauterkrankungen wird in der Literatur nur wenig berührt. Die einzige eingehende histologische Untersuchung stammt von Dinkler aus dem Jahre 1888. Er beschreibt zwei Fälle von Hornhautgeschwür bei Gonokokkeninfektion. Die Gonokokken wurden im Hornhautepithel, im Geschwürsgrund, seinen Rändern, in der Iris und in dem Exsudat hinter der Linse nachgewiesen. In seiner Arbeit über Keratitis parenchymatosa erwähnt Elschnig, daß er mehrere Fälle von abheilenden Hornhautgeschwüren bei Neugeborenenblennorrhöe untersucht habe. Als wichtigen Befund hebt er die reichliche Wucherung von fixen Hornhautkörperchen hervor, die in der Nachbarschaft des infiltrierten Hornhautgewebes zu beobachten ist und die in den tiefsten Lagen unmittelbar an der Descemet Herde entstehen lassen, die denen bei Keratitis parenchymatosa ähnlich sind (zit. nach E. v. Hippel). Der Pathogenese der Hornhautkomplikationen widmet Krückmann eine längere Besprechung. Die durch lokale Ernährungsstörungen am Hornhautrande verursachten Hornhauterkrankungen machen der Erklärung keine Schwierigkeiten. Bei ihnen handelt es sich um keine direkte Gonokokkenwirkung. Anders bei den peripheren Infiltraten und Geschwüren. Krückmann glaubt, gestützt auf die Dinklerschen Befunde, daß die Keime vom subconjunctivalen und episcleralen Gewebe des Limbus, wo sie auch von anderen Untersuchern festgestellt worden sind, seitlich zwischen die Lamellen der Hornhaut eindringen und daselbst mit zugewanderten oder örtlich neu gebildeten Zellen die kleinen grauen und gelblichen Herde bilden können. Das intakte Hornhautepithel hält er für die Gonokokken von außen her für unangreifbar. Der Einbruch wird ihnen aber auch von vorn her ermöglicht, wenn aus irgend einem Grunde, z. B. durch auflagerndes Exsudat wie in dem DINKLERschen Falle die Hornhautepithelien geschädigt, erweicht und in ihrem Zusammenhang gelockert werden. Während er die Gonokokken für fähig hält, in der Bindehaut die Schlußleisten und Kittsubstanzen, die einen Nährboden für sie darstellen, aufzulösen und in die Intercellularräume einzudringen, scheinen ihm „die cornealen Epithelzellen mit einer für die Gonokokken widerstandsfähigen Protoplasmahülle bzw. Außenschicht überzogen und durch eine so feste Schlußleiste abgegrenzt zu sein, daß den Gonokokken ein längerer Aufenthalt auf der epithelialen Oberfläche bzw. ein Eindringen in die Intercellularräume unmöglich gemacht wird."

Metastatische Augenerkrankungen bei Gonorrhöe.

Die auf endogenem Wege entstehenden gonorrhoischen Augenerkrankungen stehen an Bedeutung den durch Kontaktinfektion erzeugten erheblich nach. Nichtsdestoweniger ist die Kenntnis der Krankheitsbilder wichtig und zwar nicht nur für den Augenarzt, sondern auch für den Nichtspezialisten, da die Augenerkrankung das einzige Zeichen für das Eindringen der Keime in die Blutbahn darstellen kann. Als metastatische Augenerkrankungen kennen wir 1. die sog. endogene Conjunctivitis und 2. die Iritis gonorrhoica. Zu ersterer, die immer ursprünglich eine Subconjunctivitis ist, müssen wir aus klinischen und pathogenetischen Gründen die Episcleritis und Tenonitis hinzurechnen, sowie die nur als Komplikation auftretenden Keratitiden. Die übrigen als metastatisch beschriebenen Augenaffektionen sind so selten und in ihrer Herkunft so unsicher, daß sie nur anhangsweise erwähnt zu werden brauchen.

Wenn auch die Krankheitsbilder manche charakteristische Merkmale haben, so sind sie doch nicht so typisch, daß sie ohne weiteres als metastatisch gonorrhoisch zu erkennen sind, und andere Ätiologien ausgeschlossen werden könnten. Da auch der bakteriologische Nachweis so gut wie nie zu erheben ist, läßt sich die Diagnose nicht beweisen, sondern nur mit mehr oder weniger großer Wahrscheinlichkeit stellen. Vorbedingung für die Annahme einer endogenen gonorrhoischen Augenerkrankung ist das Bestehen einer akuten oder chronischen Urethralgonorrhöe oder doch eines gonorrhoischen Depots an einer anderen Körperstelle. Die Diagnose gewinnt an Wahrscheinlichkeit, wenn außer den Erscheinungen am Auge noch andere Zeichen des sog. Gonorrhoismus besonders Arthritiden vorhanden sind, und grenzt an Sicherheit, wenn Rezidive der Gonorrhöe regelmäßig mit Rezidiven der Augenerkrankung zusammenfallen.

Endogene Conjunctivitis.

Es war verständlich, daß nach Überwindung der alten Irrlehre von der metastatischen Entstehung des Augentrippers durch PIERINGER (1841) *jede* Conjunctivitis bei Gonorrhöe als Folge einer ektogenen Infektion angesehen wurde. Daß diese Ansicht eine Revision und Einschränkung zu erfahren habe, ist zuerst 1866 von FOURNIER gefordert. Er hatte bei Urethralgonorrhöe oft gleichzeitig mit Gelenkerkrankungen Conjunctivitiden beobachtet, die sich von der Blennorrhöe durch ihren milden Verlauf so grundsätzlich unterschieden, daß er sie von diesen abtrennen zu müssen glaubte und als Conjonctivite blennorrhagique spontanée beschrieb. Bei den Augenärzten scheint FOURNIER kein besonderes Interesse dafür erweckt zu haben; denn von augenärztlicher Seite wurde erst 1881 durch HAAB, 1883 durch WHITE und vor allem 1885 durch HALTENHOFF wieder die Aufmerksamkeit auf die Möglichkeit einer gonorrhoischen Bindehautentzündung ohne Kontaktinfektion hingelenkt.

HALTENHOFF hat als erster an der Hand von 5 einwandfreien Beobachtungen eine genauere Beschreibung des Krankheitsbildes gegeben. Es bedurfte immerhin noch einer Reihe von Veröffentlichungen von PARINAUD, VAN DER STRAETEN, GIELER, LICHTENSTEIN, VAN MOLL, MORAX und ELMASSIAN, FAGE, LECHNER, KURKA, APETZ, HERFORD u. a., bis die Krankheit bei den Augenärzten allgemeine Anerkennung fand.

Wenn auch heute ein Zweifel an der Existenz der endogenen gonorrhoischen Conjunctivitis nicht mehr besteht, so gehen doch die Ansichten über die Häufigkeit ihres Vorkommens gerade so wie bei der Iritis gonorrh. noch auseinander; auch von einer scharfen Abrundung des Krankheitsbildes sind wir noch ebensoweit entfernt wie von einer restlosen Klärung der Pathogenese.

Einen Begriff von der Häufigkeit zu bekommen, ist darum erschwert, weil die Kranken wegen des meist nur leichten Auftretens der Krankheit und der relativ geringen subjektiven Beschwerden in der Regel gar nicht in augenärztliche Behandlung kommen. Die Dermatologen beobachten sie häufiger als die Augenärzte. Nur in seltenen Fällen gelangen sie zur Aufnahme in eine Augenheilanstalt. Ich fand unter etwa 12000 stationären Patienten unserer Klinik nur 22 Fälle dieser Art. FOURNIER schätzte die Häufigkeit der metastatischen Conjunctivitis um 14mal größer als die der Blennorrhöe, WHITE fand unter 7—800 Gonorrhoikern 50—60 Kranke mit metastatischer Conjunctivitis und HERFORD sah unter 2310 Tripperkranken wesentlich weniger, nämlich nur 23 dieser Fälle. Wie beim Tripperrheumatismus überwiegt in der Zahl der Erkrankungsfälle in auffallender Weise das männliche Geschlecht.

Das Krankheitsbild wird von GROENOUW (1904) in folgender Weise geschildert: „Was das klinische Bild anbetrifft, so handelt es sich um eine manchmal ziemlich heftige, stets doppelseitig auftretende Bindehautentzündung, welche sich vorwiegend auf die Übergangsfalten lokalisiert. Von der durch Infektion mit Gonokokken hervorgerufenen Bindehautblennorrhöe unterscheidet sie sich zunächst durch ihren weit milderen Verlauf, sie pflegt in wenigen Tagen abzuheilen. Ferner ist das Sekret schleimig-eitrig, nicht rein eitrig, und vor allem enthält es keine Gonokokken. Gelenkerkrankungen sind teils schon vorhanden oder treten später auf, teils fehlen sie dauernd. Auch Iritis kann sich nach dem Eintreten der Conjunctivitis entwickeln. Sie ist jedenfalls nicht als Folge des Bindehautkatarrhs, sondern als eine demselben koordinierte Komplikation des Grundleidens anzusehen. Mit dem Auftreten einer neuen Tripperinfektion stellte sich in einigen Fällen wiederum dieselbe Form der Conjunctivitis ein".

ELSCHNIG sieht einen Teil der publizierten Fälle nicht als hierher gehörig an, sondern als Fälle einfacher chronichser Conjunctivitis bei Patienten, die in der Furcht vor dem Augentripper durch ständige Selbstuntersuchung den Reizzustand gesteigert haben; für die übrigen, bei denen mit großer Wahrscheinlichkeit ein Zusammenhang mit der Urethralgonorrhöe anzunehmen ist, scheint ihm das charakteristische des Krankheitsbildes darin zu bestehen, daß die Bindehaut des Augapfels im Gegensatz zu anderen Conjunctivitiden in höherem Grade oder mindestens ebenso stark ergriffen ist als die übrige Bindehaut. Er betont die intensiven Reizerscheinungen, besonders die Lichtscheu, den protrahierten und zu Rückfällen neigenden Verlauf, sowie die zuweilen zu beobachtende Kombination mit Phlyktänen und Iritis. Die an der Conjunctiva bulbi lokalisierten Fälle rechnet er nicht hierher, sondern zu den Episcleritiden und Tenonitiden.

KRÜCKMANN, der seine Erfahrungen durch den Besuch auf dermatologischen, chirurgischen und orthopädischen Kliniken erweitert hat, unterscheidet 2 Formen, eine palpebrale und eine epibulbäre Form. Die erstere, meist doppelseitig, wiederholt das Bild eines milden schleimigen Katarrhs mit geringem gonokokkenfreiem Sekret. Rötung der Conj. tarsi, der Plica und Karunkel und leichte Schwellung der Übergangsfalten sind die objektiven, Lichtscheu und Tränen die subjektiven Erscheinungen. Zuweilen findet sich auch leichte Rötung der Conj. bulbi und gelegentlich geringe eitrige Injektion. Diese Form tritt nur bei der akuten Urethralgonorrhöe auf und verschwindet mit ihrer Besserung. Hornhauterkrankungen werden bei ihr nicht beobachtet. Die epibulbäre Form bleibt häufiger als die palpebrale einseitig. Chemosis mit pericornealer, sowie tiefblauer ciliarer Injektion sind die auffälligsten Symptome. Die episclerale Schwellung kann ähnlich wie bei der ektogenen Gonorrhoea conj. den Hornhautrand überdecken und durch Übergreifen nach hinten leichten Exophthalmus machen; es sind die Erscheinungen einer diffusen Tenonitis. Außer diesen diffusen Schwellungen beobachtete KRÜCKMANN auch abgrenzbare episcleritische Herde, ähnlich den gichtischen, die mit der Urethralgonorrhöe sich zurückbilden und rezidivieren und evtl. auf die noch nicht erfolgte Ausheilung der Gonorrhöe hindeuten können. Hornhautinfiltrate und Geschwüre treten meist nur am Rande auf; ihre Entstehung wird ähnlich wie bei der ektogenen durch die Chemosis der Conj. bulbi und deren Schädigung eingeleitet. In Übereinstimmung mit HERFORD erwähnt KRÜCKMANN auch das Vorkommen anderer Formen von Keratitis, besonders phlyktänuläre und herpetiforme Affektionen. Die Prognose aller Hornhauterkrankungen wird im allgemeinen für günstig gehalten.

Meine eigenen Erfahrungen gründen sich einmal auf Fälle, die uns von den dermatologischen Stationen unseres Krankenhauses zur ambulanten Behandlung respektiv Beurteilung überwiesen wurden, weiter auf die, die direkt zur Aufnahme zu uns kamen. Bei ersteren, den zahlreicheren, handelte es sich meist um gonorrhoische Männer mit mehr oder weniger heftigen, schleimig-eitrigen Katarrhen der Bindehaut beider Augen, die der palpebralen Form KRÜCKMANNs entsprachen. Nur selten waren leichte Hornhautaffektionen zu verzeichnen, nie sind Gonokokken im Sekret gefunden worden. Als besonders charakteristisches Zeichen dieser Art der Erkrankung glaube ich, die der Mehrzahl der Fälle gemeinsame *düsterrote Injektion und succulente Schwellung der unteren Übergangsfalten* ansehen zu dürfen. Die stationär behandelten schweren Fälle, die zum größten Teil der epibulbären Form KRÜCKMANNs zuzurechnen sind, waren sämtlich Männer im Alter von 18—55 Jahren. Bei 16 von den 22 Kranken bestand mehr oder weniger frische Gonorrhöe oder frisches Rezidiv und bei 6 chronischer Tripper. 6mal war die Erkrankung einseitig und 16mal doppelseitig; 7mal beschränkte sich die Entzündung auf die Bindehaut der Lider und der Übergangsfalten, 12mal bestand gleichzeitig starke Injektion der Augapfelbindehaut und 3mal das Bild der Episcleritis resp. Tenonitis. Hornhautmitbeteiligung wurde in 10 Fällen beobachtet. Dieser hohe Prozentsatz ist natürlich zur Beurteilung der absoluten Häufigkeit nicht zu verwerten, da ja die Hornhautkomplikation die Veranlassung zur Aufnahme gewesen ist. Meist handelte es sich um Randinfiltrate oder um Keratitis superficialis, wie sie auch im Verlaufe anderer katarrhalischer Conjunctivitiden gesehen werden. In 2 Fällen aber bestand ein typischer Herpes corneae, dessen Vorkommen schon von HERFORD erwähnt worden ist. Alle Fälle von Keratitis heilten mehr oder weniger schnell ab ohne störende Narben zu hinterlassen.

Während GROENOUW überhaupt nur die leichteren Formen schildert, die sich auf die Conjunctiva und Subconjunctiva beschränken, und ELSCHNIG eine prinzipielle Trennung macht zwischen diesen und den unter dem Bilde der Episcleritis und Tenonitis verlaufenden Fällen, drückt KRÜCKMANN die Zusammengehörigkeit dieser Krankheitsbilder dadurch aus, daß er sie als 2 verschiedene Formen der endogenen Conjunctivitis beschreibt. Als zusammengehörig haben auch wir unsere Fälle auffassen müssen. Eine Trennung ist in praxi schon darum nicht möglich, weil die verschiedenen Formen zusammen vorkommen und ineinander übergehen können, und auch nicht berechtigt, da dieselbe Pathogenese für sie in Anspruch zu nehmen ist.

Der Verlegenheit, eine Krankheit, bei der eine Episcleritis oder Tenonitis das Bild beherrscht, Conjunctivitis nennen zu müssen, würde man entgehen, wenn man statt der Bezeichnung endogener Conjunctivitis die umfassendere endogene *Subconjunctivitis* einführen würde mit ihrer palpebralen und ihrer epibulbären Form.

Die Pathogenese dieser Manifestation der Gonorrhöe am Auge ist oft Gegenstand der Kontroverse gewesen; eine völlige Übereinstimmung der Ansichten scheint aber auch heute noch nicht erzielt zu sein. Die früher öfters geäußerte Ansicht, daß eine Kontaktinfektion mit abgeschwächten Keimen vorliegt, konnte sich natürlich nicht halten; dagegen sprach das Fehlen der Gonokokken im Sekret, die Doppelseitigkeit und die Tatsache, daß die Erkrankung oft im Beginn des Trippers auftritt, wo mit einer besonderen Virulenz der Gonokokken zu rechnen ist. Auch ein zufälliges Zusammentreffen von Bindehautentzündungen anderer Art mit der Gonorrhöe konnte für das Groß der Fälle ausgeschlossen werden. Der ursächliche Zusammenhang mit der Gonorrhöe, der durch die klinische Beobachtung zumal bei gleichzeitig bestehender Arthritis außer Zweifel gesetzt ist, und die große Verschiedenheit des Krankheitsbildes von dem der echten Gon. conj., mußten notgedrungen die Annahme einer endogenen Schädigung, der Verschleppung einer Noxe auf dem Wege der Blutbahn zu allgemeiner Anerkennung bringen.

Was nun die Art der Verschleppung betrifft, so standen sich von jeher hauptsächlich 2 Ansichten gegenüber. Nach der einen handelt es sich ebenso wie bei den gonorroischen Arthritiden um echte Gonokokkenmetastasen. Für diese Ansicht ist schon AXENFELD (1907) in seiner „Bakteriologie in der Augenheilkunde" energisch eingetreten. Gegen sie wurden einmal das in der Regel gonokokkenfreie Sekret und zweitens der gutartige Krankheitsverlauf ins Feld geführt. Diese beiden Einwände führten zu der zweiten Ansicht, nach der die Wirkung der Toxine der Gonokokken für die Entstehung der Augenentzündung zu beschuldigen ist. Man hätte es danach mit einer gonotoxischen Erkrankung zu tun. Diese Ansicht wurde noch gestützt durch die Versuche von MORAX, dem es gelang, bei Tieren durch fortgesetzte Einträufelung von abgetöteten Gonokokkenkulturen Bindehautkatarrhe zu erzeugen, und blieb lange Zeit die vorherrschende. GROENOUW z. B. schreibt 1903, daß die Gonokokken für die Entstehung der metastatischen Conjunctivitis bei Gonorrhöe nicht in Betracht kommen, da sie nicht im Bindehautsekret gefunden werden, vielleicht aber ihre Stoffwechselprodukte. Auch ELSCHNIG hält eine metastatische Conjunctivitis für sehr unwahrscheinlich, weil sie doch genau dasselbe Bild liefern müßte wie die Infektion der Bindehaut mit dem Gonokokkus von außen. Dagegen glaubt ELSCHNIG, daß bei der auf die Bulbusbindehaut lokalisierten Entzündung, die er, wie erwähnt, als Episcleritis resp. Tenonitis von der Conjunctivitis trennt, eine echte Metastase mit Gonokokken im Gewebe anzunehmen ist. Mir scheint es nicht angängig, für die verschiedenen Formen der endogenen gonorrhoischen Erkrankungen, die in allen Kombinationen gleichzeitig auftreten können, einen verschiedenen Modus der Entstehung zu konstruieren. Eine 3. Ansicht ging dahin, daß die Ursache für die endogene Conjunctivitis in der metastatischen Verschleppung und Ansiedlung nicht von Gonokokken, sondern von anderen Keimen zu suchen ist, die neben den Gonokokken in der Harnröhre vorhanden sind.

Wenn auch die Literatur der letzten 17 Jahre nach dem Erscheinen der ELSCHNIGschen Arbeit nur wenige Veröffentlichungen aus diesem Gebiete aufweist, so geht doch aus diesen hervor, daß die Auffassung immer mehr durchgedrungen ist, nach der wir es bei *allen* Formen der endogenen Conjunctivitis mit einer *echten Gonokokkenmetastase* zu tun haben. Dazu führten 1. die Erkenntnis, daß die Gonokokkentoxine Endotoxine sind, die nur im Mikrobenleib enthalten sind und nur in geringem Grade diffundieren; die Gonokokken können daher, wie KRÜCKMANN sagt, nur den Ort ihrer Lagerungsstätte schädigen; 2. Gonokokkenbefunde, die nicht nur im Sekret, sondern auch im Gewebe und im Blute der Kranken erhoben worden sind. In vereinzelten Fällen waren ja früher schon von MORAX, VAN PRAAG, VAN MOLL und MC KEE spärliche gramnegative Diplokokken im Sekret nachgewiesen worden, in Fällen, in denen nach dem klinischen Bilde eine ektogene Infektion ausgeschlossen werden konnte. Gegenüber den sehr zahlreichen Untersuchungen mit negativem Resultat konnte jedoch diese verschwindende Zahl mit positivem Ergebnis nicht ins Gewicht fallen. Nun hat aber SIDLER-HUGUENIN bei einer heftigen metastatischen Conjunctivitis, bei der auch bei wiederholten Untersuchungen im Sekret Gonokokken nicht nachgewiesen waren, diese im Conjunctivalgewebe gefunden. Außerdem ist es ihm unter 12 Fällen von metastatischer Augenentzündung bei Gonorrhöe 5mal gelungen, die Gonokokken im Blut nachzuweisen. Ebenso hat AUST in neuester Zeit in einem einwandfreien Fall von endogener Conjunctivitis mit sektorenförmiger, dunkler Injektion der Conjunctiva und schleimig-eitrigen gonokokkenfreien Sekret in der durch Probeexcision gewonnenen Bindehaut subepithelial nach Giemsa färbbare Diplokokken gefunden, die als Gonokokken anzusprechen sind. Diese bedeutsamen Befunde von SIDLER-HUGUENIN und AUST geben MORAX und AXENFELD recht, die schon 1895 hervorgehoben haben, daß sich „das Fehlen der Gonokokken analog den oft negativen Befunden in gonorrhoischen Gelenkergüssen in der Weise erklären kann, daß die Gonokokken in den Gefäßen bzw. im Gewebe der Bindehaut sitzen und Schleimhautreizung bewirken können ohne selbst an die Oberfläche auszutreten". Der naheliegende Vergleich mit den metastatischen Erkrankungen der Gelenke, mit denen ja in anatomischem Sinne die TENONsche Kapsel und die Ansätze der Augenmuskeln gewisse Ähnlichkeit haben, ist oft herangezogen worden (KRÜCKMANN, DAVIDS u. a.). Die Dermatologen halten die Gonokokken für die unmittelbare Ursache der gonorrhoischen Gelenkkomplikationen, auch wenn die Punktionsflüssigkeit steril befunden wird. DAVIDS zitiert die von JADASSOHN zur Erkläruug für das häufige Fehlen der Gonokokken in den Gelenkergüssen angeführten Möglichkeiten. „1. Die Gonokokken vegetieren in der Synovialmembrane und gelangen überhaupt nicht in die Gelenkhöhle. 2. Die Gonokokken gelangen zwar in die Gelenkhöhle, sterben aber in dieser rasch ab. 3. Die Punktion erfolgte zu früh, die Gonokokken gelangten erst später in den Gelenkinhalt".

Dieser Analogie werden wir uns nicht verschließen können und für die endogene Conjunctivitis in ihren verschiedenen Formen bzw. Komplikationen den Satz gelten lassen müssen: *Das Fehlen der Gonokokken im Sekret spricht nicht dagegen, daß sie sich im Gewebe finden.* Die im Gegensatz zur ektogenen Gonokokkenconjunctivitis stehende geringgradige Reaktion des Gewebes auf ihre Anwesenheit erklärt DAVIDS damit, daß die Gonokokken, die den Körper passiert haben, im allgemeinen weniger virulent sind. Damit wären beide Einwände, die gegen die Ansicht von der echten Gonokokkenmetastase vorgebracht sind und zur Aufstellung der Lehre von der gonotoxischen Entstehung geführt haben, hinfällig geworden.

Daß die metastatische Conjunctivitis auch stürmischer verlaufen und sich zu einer echten Blennorrhöe mit positivem Gonokokkenbefund entwickeln kann, scheint der interessante Fall zu zeigen, der der schon zitierten Arbeit von DAVIDS zugrunde liegt: Ein Tripperkranker erkrankt mehrere Wochen nach erfolgter Ansteckung an einer Bindehautentzündung beider Augen, die für eine metastatische gehalten werden muß. Am 4. Tage der augenärztlichen Beobachtung wird im linken Auge ein Eitertropfen bemerkt, in dem sich Gonokokken nachweisen lassen. Während das rechte Auge unverändert bleibt, entwickelt sich im linken zunächst ein episcleritischer Buckel, dann eine richtige Blennorrhöe, in deren Verlauf auch phlyktänenartige Hornhautveränderungen auftreten. Gleichzeitig mit der Blennorrhöe stellen sich unter Auftreten von Schüttelfrost und intermittierendem Fieber Zeichen einer Metastase in der Pleura ein. DAVIDS nimmt an, daß auf dem einen Auge die Erreger die Bindehaut von hinten durchbrochen und, in den Bindehautsack gelangt, wie bei der ektogenen Infektion das Bild der Blennorrhöe erzeugt haben. Auf Grund dieser Beobachtung weist DAVIDS auf die Möglichkeit hin, daß auch auf endogenem Wege schwere Blennorrhöen mit positivem Gonokokkenbefund entstehen können, und knüpft daran die Forderung, in jedem Fall von Blennorrhoea adultorum neben den lokalen Veränderungen das Allgemeinbefinden sorgfältig zu beachten. Wenn auch kein Grund besteht, in diesem Falle an der endogenen Herkunft der ursprünglichen Conjunctivitis zu zweifeln, so genügen doch meines Erachtens die vorgebrachten Argumente nicht, um mit Sicherheit das Hinzugekommensein einer ektogenen Gonokokkeninfektion auszuschließen. Dieser Fall bestimmt DAVIDS, seine frühere 1904 geäußerte Ansicht von der Toxinverschleppung zugunsten der von der echten Gonokokkenmetastase aufzugeben.

Nach der Anschauung KRÜCKMANNS gelangen die Gonokokken auf dem Wege der Blutbahn in die Subconjunctiva und finden von hier ihren Weg das eine Mal zwischen die Kittlinien der Bindehautepithelien, das andere Mal durch die Stomata der Endothelien des TENONschen Raumes in die Episclera. Im ersten Fall erzeugen sie das Bild der katarrhalischen und katarrhalisch-eitrigen Formen der Entzündung, im zweiten Chemosis mit und ohne Herdbildungen sowie das Bild der Tenonitis. Beide Vorgänge können gleichzeitig sich abspielen und die kombinierten Krankheitsbilder erzeugen. Die von HERFORD beschriebenen kleinen grau-gelblichen, phlyktänenähnlichen Herde der Subconjunctiva hält KRÜCKMANN für Gonokokkenansammlungen mit sekundären Infiltratbildungen.

Was die Hornhautaffektionen anbetrifft, so sind sie in der Mehrzahl als Komplikationen aufzufassen, wie sie auch bei der ektogenen Gonorrhoea conjunctivae und anderen Conjunctivitiden vorkommen. Ob für die Entstehung bestimmter Formen z. B. der phlyktänulären und herpetiformen Keratitiden einer direkten Gonokokkenwirkung zu beschuldigen ist, muß dahingestellt bleiben. Wie dem auch sei, wir müssen KRÜCKMANN recht geben, wenn er sagt, daß es eine gonorrhoische Hornhauterkrankung ohne einleitende Entzündung der Nachbarschaft nicht gibt und daß „eine für sich alleinbestehende Keratitis gonorrhoica als selbständige Krankheit abzulehnen ist“.

Die *Therapie* fordert an erster Stelle eine gründliche Behandlung des Urogenitalleidens. Die lokale Behandlung ist bei den palpebralen Formen einfach und kann sich beschränken auf Kälteanwendung und Gebrauch schwacher Adstringentien. Nur bei stärkerer Sekretion empfiehlt es sich, zum Touschieren mit Arg. nitr.-Lösung überzugehen. Bei den epibulbären Formen mit und ohne Hornhautkomplikation kann man neben den üblichen lokalen Maßnahmen Milchinjektionen machen, die auch hier meist günstig wirken. Der Versuch einer spezifischen Behandlung mit Seren und Vaccinen ist bei dem gutartigen Verlauf der in Frage kommenden Affektionen und bei der Unsicherheit in der Wirkung dieser Mittel nur gerechtfertigt, wenn gleichzeitig bestehende andere Zeichen von Gonorrhoismus ihn wünschenswert machen. Bei der Behandlung der Iritis gonorrhoica werden wir darauf zurückkommen.

Iritis gonorrhoica.

Auf die Beziehungen zwischen Iritis und Gonorrhöe ist zuerst um die Mitte des vorigen Jahrhunderts hingewiesen (LAWRENCE, BLODIE, VETSCH, TYRELL, HUTCHINSON). Die erste eingehende Schilderung der Iritis gonorrhoica stammt von MACKENZIE (1854). In Deutschland hat FOERSTER als erster in der 1. Auflage des Handbuches von GRÄFE-SAEMISCH die Iritis gonorrhoica beschrieben. Das Krankheitsbild ist dann in den folgenden Jahren bis auf unsere Zeit häufig Gegenstand der Bearbeitung und Diskussion gewesen. Eine genaue Schilderung der Entwicklung der Ansichten über die gonorrhoische Iritis bis zum Jahre 1915 finden wir in dem Sammelreferat von KEPPELER. Aus neuester Zeit sind neben Veröffentlichungen von BREIGER, BECKER u. a. die Arbeiten von KRÜCKMANN zu nennen, die unsere Anschauungen von der Pathogenese dieser Gonorrhöe-Komplikation gefördert haben.

An dem Vorkommen einer metastatisch-gonorrhoischen Iritis kann ein Zweifel nicht mehr bestehen, seitdem SIEDLER-HUGUENIN wie bei der metastatischen Conjunctivitis auch in 3 Fällen von Iritis die Gonokokken im Blut und in einem im Kammerwasser einwandfrei nachgewiesen hat. Unbestimmt nur sind noch unsere Vorstellungen von der Häufigkeit ihres Auftretens.

Das *klinische Bild* der Iritis metastatisch-gonorrhoischen Ursprungs ist das einer Oberflächen-Iritis. Eine herdförmige Erkrankung wie bei Lues und Tuberkulose kommt nicht vor. Sie braucht sich in nichts von der sog. rheumatischen Iritis zu unterscheiden; immerhin gibt es Merkmale, die von einer Reihe von Autoren als charakteristisch für die gonorrhoische Form hervorgehoben werden und die auch nach meinen Erfahrungen auf die Natur der Infektion hinweisen.

Die meisten Fachgenossen, die über Fälle von Iritis gonorrhoica berichten, betonen den akuten Beginn unter heftigen Reizerscheinungen und Schmerzen, den stürmischen Verlauf und die reichliche fibrinöse, fibrinös-blutige oder gelatinöse Exsudation und den mit diesen schweren akuten Erscheinungen im Mißverhältnis stehenden schnellen günstigen Ablauf der Erkrankung. Als besonders typisch wird die gelatinöse gerinnende Exsudation in die Vorderkammer von der Mehrzahl der Autoren hingestellt; diese kann die ganze Kammer füllen und im Beginne der Resorption eine in die Vorderkammer luxierte Linse vortäuschen; meist freilich beschränkt sich diese Exsudation auf das Pupillengebiet. Nach Erweiterung der Pupille sieht man in ihr eine vom Pupillenrand sich lösende kleine graue Scheibe, die sich täglich verkleinert, um schnell ganz zu verschwinden. KRÜCKMANN verweist auf die starke Hyperämie der Iris und sagt, daß Fibrin und bluthaltiger Inhalt in der Vorderkammer ohne wesentliche Beteiligung der Hornhaut immer den Verdacht auf Gonorrhöe hinlenken muß. Das Fibrin, das von der ganzen Irisvorderfläche abgeschieden wird, kann sich auch in feinen, grauen Flocken auf ihr ablagern und bei Senkung vom unteren Pupillenrande aufgefangen und zur Bildung von hinteren Synechien Anlaß geben. KRÜCKMANN hält daher die am unteren Pupillenrande sich entwickelnde saumförmige Synechie für ein wichtiges differentialdiagnostisches Zeichen. Ein brauchbares klinisches Unterscheidungsmerkmal gegenüber den rheumatischen Formen ist ferner das Auftreten eines Hypopyons als Folge einer

Ausscheidung mehr zelliger Art. Dieses Hypopyon ist nach KRÜCKMANN der Ausdruck einer Gonokokkeninvasion in die Vorderkammer nach ihrem Austritt aus der Iris, also ein infektiöses Hypopyon.

Im allgemeinen greift die Iritis gonorrhoica nicht auf den Strahlenkörper und die Aderhaut über, doch sind auch Fälle mehr oder weniger schwerer Iridocyclitis und Iridochorioiditis beobachtet. Meist bleibt die Entzündung einseitig, es kann aber früher oder später auch das andere Auge befallen werden.

Im Gegensatz zur endogenen Conjunctivitis tritt die Iritis meist bei der *chronischen* Gonorrhöe auf; nur selten sah man sie im akuten Stadium des Trippers. Es sind besonders die chronischen umschriebenen Erkrankungen der Pars posterior urethrae und vor allem der Prostata, die zu der Verschleppung Anlaß geben. Sie brauchen nur geringfügig zu sein, können scheinbar ausgeheilt sein und erst durch provokatorische Reizung bemerkbar werden (BREIGER).

Wenn auch die *Prognose* relativ günstig ist, so ist doch wie bei den rheumatischen Iritiden mit Rückfällen zu rechnen, die oft mit Rezidiven der Gonorrhöe zeitlich zusammenfallen. Bei Häufung der Rezidive können ringförmige Synechien und Pupillarverschluß mit ihren verderblichen Folgen sich entwickeln.

Mögen die geschilderten Erscheinungen am Auge auch charakteristisch sein für die Iritis gonorrhoica, so läßt sich doch — wie gesagt — aus dem Krankheitsbilde allein die *Differentialdiagnose* nicht stellen; es sind alles Erscheinungen, die auch bei den Iritiden anderer Ätiologie gesehen werden können in Fällen, in denen eine gonorrhoische Infektion nie bestanden hat. Aber auch, wenn eine solche dagewesen ist, selbst wenn sie noch nachweisbar ist, muß bei der großen Häufigkeit der Gonorrhöe mit einer zufälligen Koinzidenz gerechnet werden. Eine Iritis bei Gonorrhöe braucht noch keine gonorrhoische zu sein. Die Sicherung der Diagnose durch Anstellen der Komplementbindungsreaktion im Blut, wie sie von WENDEL REBER und GRANVILLE LAWRENCE befürwortet worden ist, hat sich bei uns nicht bewährt, auch die von BARTELS empfohlene Methode, in zweifelhaften Fällen durch Arthigon-Infektionen eine Lokalreaktion am Auge hervorzurufen, hat bei uns brauchbare Resultate nicht liefern können. Der Nachweis von Gonokokken im Kammerwasser, wie es SIDLER-HUGUENIN geglückt ist, würde natürlich die Diagnose sichern. Der negative Ausfall der Kammerwasseruntersuchung aber kann das Bestehen einer gonorrhoischen Iritis nicht ausschließen, da einmal die Züchtung der Gonokokken aus dem Kammerwasser schwierig ist, ferner die in die Regenbogenhaut verschleppten Keime nicht in das Kammerwasser überzutreten brauchen. Auch läßt sich in praxi die regelmäßige Punktion der Vorderkammer nicht durchführen. Im allgemeinen wird somit die Diagnose Iritis gonorrhoica eine *Wahrscheinlichkeitsdiagnose* bleiben. Berechtigung zu ihrer Annahme besteht, wenn außer den charakteristischen Erscheinungen am Auge eine chronische Genitalgonorrhöe nachzuweisen ist und Gelenkerkrankungen bestehen oder bestanden haben, die als Tripperrheumatismus angesprochen werden können.

Das Zusammentreffen der Iritis gonorrhoica mit Gelenkaffektionen ist in den Fällen der Literatur ein so regelmäßiges, daß diese von vielen als Conditio sine qua non angesehen wird. Die Erwägung aber, daß ja in der Regel gerade das gleichzeitige Vorhandensein von Gelenkerkrankungen zu der Diagnose geführt hat, kann diese Ansicht nur mit Beschränkung gelten lassen. Die Iritis gonorrhoica kann auch unabhängig von Gelenkerkrankungen vorkommen (GALEZOWSKI). Sie kann als einzige Frühmetastase in Erscheinung treten, ja überhaupt das einzig sichtbare Symptom einer noch nicht abgeheilten Gonorrhöe darstellen (KRÜCKMANN).

Die *Häufigkeit* des Vorkommens der Iritis gonorrhoica wird von den verschiedenen Autoren verschieden beurteilt. WENDEL REBER und GRIFFITH LAWRENCE schreiben, daß die Iritis gon. „eine häufigere“ sei, als gewöhnlich annommen wird; ebenso glaubt POSEY, daß ein großer Teil der für rheumatisch gehaltenen Iritiden gonorrhoischen Ursprungs sei, und COBBLEDICK sagt sogar, daß die sog. Iritis rheumatica „meist“ gonorrhoisch ist. Das ist sicher übertrieben. Im Verhältnis zu der großen Häufigkeit der Gonorrhöe ist die Iritis gon., auch wenn wir mit der Wahrscheinlichkeit rechnen, daß ein Teil der Fälle ätiologisch nicht erkannt und als Iritis rheumatica geführt wird, ein seltenes Ereignis. DE LAPERSONNE hat unter 6500—7000 jährlich neu untersuchten Kranken nur 1—2 Fälle gefunden, die als Iritis oder Iridocyclitis hätten bezeichnet werden können. SIDLER fand auf 65 000 Patienten 9 Fälle. TRIEBSTEINs Statistik aus der Straßburger Klinik zeigt, daß die Iritis in 1,25% und die Iridocyclitis in 2% gonorrhoischen Ursprungs war. GUTTMANN konnte 3,3% der Fälle von primärer Iritis auf Gonorrhöe zurückführen (zit. nach KEPPELER). Unter 12 000 zur Aufnahme gekommenen Kranken unserer Klinik habe ich neben einer Reihe gonorrhöeverdächtiger Fälle nur 11 auffinden können, bei denen mit einiger Sicherheit die Diagnose auf Iritis gon. gestellt werden konnte.

Es sind alles Männer im Alter von 22—52 Jahren; bei allen bestand ein chronischer oder rezidivierender Harnröhrentripper. Die Zeit, die verstrichen war zwischen der gonorrhoischen Infektion und dem ersten Anfall von Iritis betrug 3 Monate bis 8 Jahre. In allen Fällen waren Gelenkentzündungen vorhanden oder vorausgegangen, und zwar die ersten Anfälle *nach* der Tripperinfektion. Die Iritis setzte bei sämtlichen Patienten akut ein mit starker Reizung und Schmerzen. 6mal bestand ein gelatinöses Pupillenexsudat, nur 1mal ein Hypopyon und niemals eine Blutung in die Vorderkammer; 4 Fälle verliefen unter dem Bilde einer heftigen Iritis serosa. Der Verlauf war in allen Fällen günstig, das Endresultat gut bei einem durchschnittlichen Krankenhausaufenthalt von $4^1/_2$ Wochen.

Daß wie bei der endogenen Conjunctivitis ungleich mehr Männer als Frauen befallen werden, entspricht den allgemeinen Beobachtungen und wird erklärt einmal durch die größere Verbreitung des Harnröhrentrippers beim Manne, weiter aber auch durch die derbere Beschaffenheit der Schleimhaut der weiblichen Urethra und der Vagina.

Die Ansichten von der *Art der Metastase* bei der Iritis gon. haben ähnliche Wandlungen durchgemacht wie bei der endogenen Conjunctivitis und anderen Erscheinungen des sog. Gonorrhöismus; die frühere Vorstellung von ihrer Entstehung durch Vergiftung des Blutes mit den Stoffwechselprodukten der Gonokokken mußte aus gleichen Gründen aufgegeben werden zu Gunsten der von der Keimverschleppung. *Auch die Iritis gonorrhoica ist eine echte metastatische Entzündung, hervorgerufen durch Verschleppung der Gonokokken in das Irisgewebe auf dem Wege der Blutbahn.*

Die charakteristischen klinischen Erscheinungen erklärt KRÜCKMANN durch die fein-anatomischen Verhältnisse der Iris, die gewisse Ähnlichkeit haben mit denen der Bekleidung des TENONschen Raumes, der Sehnenscheiden, der Synovia und anderer seröser Häute, welche mit Vorliebe metastatisch-gonorrhoisch befallen werden. Zwischen den Zellen der oberflächlichen Grenzlage der Irisvorderschicht bestehen nämlich freie Lücken durch Fehlen der Kittsubstanz, sozusagen protoplasmalose Stomata. Diese grenzen unbedeckt an die Vorderkammer und ermöglichen es den in die Irisgefäße eingeschwemmten und in das Irisgewebe eingedrungenen Gonokokken durch sie hindurch an die Irisoberfläche zu gelangen und die fibrinöse und eitrige Auflagerung und Exsudation in die Vorderkammer zu veranlassen. In dem Fehlen dieser Lücken zwischen den Zellen der retino-epithelialen Bekleidung des Ciliarkörpers und der Aderhaut sieht KRÜCKMANN auch den Grund für die relativ seltene

Mitbeteiligung dieser Teile der Uvea, die bei der gemeinschaftlichen Versorgung durch die Ciliargefäße regelmäßig zu erwarten wäre.

Die *Therapie* der gonorrhoischen Iritis ist im wesentlichen dieselbe wie bei der rheumatischen: Einträufelungen von Atropin oder Scopolamin mit Cocain, um die Pupille nach Möglichkeit zu erweitern und die Bildung der hinteren Synechien zu vermeiden. Sind diese schon in ausgedehntem Grade vorhanden, so sind die Mydriatica wegen Gefahr der Drucksteigerung nur mit Vorsicht anzuwenden. Weiter Hitze-Applikation am besten mit elektrischen Heizkissen oder Heizdosen. Diese ist allerdings bei Neigung zu Blutungen in die Vorderkammer zu unterlassen. Starke Schmerzen können mit Aspirin, Pyramidon, Gelonida antineuralgica, Eu-med oder dergleichen bekämpft werden. Sind diese Mittel wirkungslos, so muß zu stärkeren Analgeticis wie Eucodal oder Morphium gegriffen werden. Absolute Ruhe ist notwendig; doch ist dauernde Bettruhe nicht zu empfehlen, da im Liegen gewöhnlich die Schmerzen häufiger und heftiger auftreten als im Sitzen. Zur Beschleunigung der Resorption sind früher regelmäßig Schwitzpackungen, Lichtbäder usw. angewendet. Die diaphoretischen Verfahren sind ganz in den Hintergrund getreten, seitdem wir die Proteinkörpertherapie auch bei der Iritis gon. als sehr nützlich erkannt haben. Wenn auch die Wirkung keineswegs so eklatant ist wie bei der Gonorrhoea conj., so lauten doch die Urteile mancher Autoren (BREIGER, KRÜCKMANN) derartig günstig, daß in keinem Fall von akuter Iritis, in dem Verdacht auf gonorrhoische Herkunft besteht, diese Behandlungsart unterbleiben sollte.

Wie bei anderen Manifestationen der generalisierten Gonorrhöe hat man auch bei den Augenmetastasen, und zwar mit größerer Berechtigung als bei der Gonorrhoica conj., die *spezifische Behandlung* versucht. Es wurden Antigonokokkenseren und Vaccinen angewandt, und zwar hauptsächlich letztere zum Zweck einer aktiven Immunisierung. Am meisten in Gebrauch ist heute das 1910 von SCHERING hergestellte Arthigon, daß eine wässerige Lösung von abgetöteten Gonokokken darstellt. Andere deutsche Präparate sind Gonargin, Vaccigon, Resantin, Gonococcin, und Gono-Jatren. In Frankreich wird eine von NICOLLE und BLAIZOT hergestellte Vaccine mit dem Namen Dimégon viel benutzt. In England ist eine Vaccine von PARKE DAVIS und in Amerika das Phylocogen von BOURROUGH-WELKOME in Gebrauch. Wenn auch zahlreiche günstige Berichte vorliegen mit Serum von BUTLER, WENDEL REBER und GRIFFITH LAWRENCE, mit Vaccinen von EYRE u. STEWARD SHUMWAY, COBBLEDICK, KREIBISCH, TOPOLANSKI, HANFORD MC KEE, LAMB, WEHRLE, SOMMER, BROWNING, BECKER u. a., so scheint doch das Vertrauen, das in die spezifische Behandlung gesetzt worden ist, nie sehr groß gewesen zu sein. Das Interesse an ihr ist um so geringer geworden, als die Erfolge der Milchtherapie sie entbehrlich gemacht haben. Ebenso wie KRÜCKMANN haben auch wir mit Arthigon keine nennenswerte Erfolge zu verzeichnen.

Neben der lokalen Therapie der Iritis und den erwähnten allgemeinen Maßnahmen muß die Behandlung des ursächlichen Urethralleidens, etwaiger Prostatitis und anderer gonorrhoischer Komplikationen mit größter Sorgfalt am besten durch Fachärzte durchgeführt werden.

Andere seltene metastatische Augenerkrankungen bei Gonorrhöe.

Von selbständigen metastatischen Erkrankungen bei Gonorrhöe scheint außer den genannten nur noch eine *Dacryoadenitis* vorzukommen. ELSCHNIG sammelte aus der Literatur 12 Fälle, die als metastatisch-gonorrhoische Dacryoadenitis veröffentlicht worden sind. Bei dreien von diesen war die metastatische Entstehung sehr fraglich, da eine angebliche metastatische eitrige Conjunctivitis mit positivem Gonokokkenbefunde vorausgegangen war, und diese ebenso wie die Tränendrüsenentzündung durch direkte Übertragung der Gonokokken verursacht sein konnte. Bei den anderen aber war der metastatische Ursprung wahrscheinlich; denn die Dacryoadenitis war in diesen selbständig aufgetreten bei akuter Gonorrhöe zusammen mit anderen Metastasen, ohne Mitbeteiligung der Bindehaut und ohne Gonokokken im Bindehautsekret. Die Erkrankung war fast immer doppelseitig und der Verlauf milde und führte immer schnell zur Heilung. Die metastatische Dacryoadenitis scheint sehr selten zu sein; denn seit dem Erscheinen der Arbeit von ELSCHNIG sind weitere Fälle nicht bekannt geworden.

Die metastatische Episcleritis, Scleritis und Keratitis sind bereits bei der endogenen Conjunctivitis und Iritis gon. besprochen. Sie sind als besondere Formen resp. nicht selbständige Komplikationen dieser metastatischen Erkrankungen aufgefaßt worden. Den ebenfalls von ELSCHNIG erwähnten spärlichen Fällen von gonorrhoischer Chorioretinitis (SCHEFFLER), von Retinitis (HILPERT, BURCKHARDT) und Neuroretinitis (CAMPBELL HIGHET) können weitere Beobachtungen aus den letzten zwei Jahrzehnten nicht angereiht werden. Was die gonorrhoisch-metastatische Herkunft anbetrifft, so müssen wir sie mit einem großen Fragezeichen versehen. Das gleiche gilt für die wenigen Fälle von Pantophthalmie, die auf Gonokokkenmetastase zurückgeführt worden sind. Sie betrafen Kranke mit Endocarditis ulcerosa (KRÜCKMANN), multiplen Abscessen (HALTENHOFF) und anderen Zeichen von allgemeiner Sepsis resp. Pyämie. Es ist wahrscheinlicher, daß in diesen Fällen die metastatische Ophthalmie — wie auch von ELSCHNIG angenommen wird — nicht durch Verschleppung von Gonokokken, sondern von anderen septischen Keimen hervorgerufen worden ist.

Literatur.

(Eine umfassende Zusammenstellung der Literatur bis zum Jahre 1903 findet sich in der Abhandlung von SAEMISCH: Die Krankheiten der Conjunctiva im Handbuch der gesamten Augenheilkunde, 2. Aufl., 5. Bd., 1. Abt., S. 290—304, sowie bis zum Jahre 1913 in der von A. ELSCHNIG: Gonorrhoische Erkrankungen des Auges im Handbuch der Geschlechtskrankheiten, herausg. von FINGER, JADASSOHN, EHRMANN, GROSS, 2. Bd. Wien u. Leipzig 1912.)

Gonorrhoea conjunctivae neonatorum.

Geschichtliches.

AMMON: Encyclopädisches Wörterbuch der Heilkunde. Bd. 4, S. 89. Berlin 1830.

BUMM: Der Mikroorganismus der gonorrhoischen Schleimhauterkrankungen. Gonococcus NEISSER. 2. Ausg. Wiesbaden 1886.

ELSCHNIG: Gonorrhoische Erkrankungen des Auges. Handbuch der Geschlechtskrankheiten, 2. Bd. Wien u. Leipzig 1912.

GRAEFE, ALBR. v.: Über die diphtherische Conjunctivitis und die Anwendung des Causticums bei akuten Entzündungen. Arch. f. Ophthalm. **1 I**, 168 (1854).

HAAB, O.: Der Mikrokokkus der Blennorrhoea neonat. Beiträge zur Ophthalmologie, als Festgabe FR. HOMER gewidmet. Wiesbaden: F. J. Bergmann 1881. — HAUSMANN: (a) Die Bindehautinfektion des Neugeborenen. Stuttgart: Ferdinand Enke 1882. (b) Zur Entstehung und Verhütung der Ophthalmia neonatorum. Zbl. Gynäk. **1881**. — HIRSCHBERG: Handbuch der gesamten Augenheilkunde, 2. Aufl., 12. Bd., Kap. 18, § 248, S. 397/98 u. Bd. 14, Kap. 20, § 420. — HIRSCHBERG und F. KRAUSE: Zur Pathologie der ansteckenden Augenkrankheiten. Zbl. prakt. Augenheilk. **1881**, 270.

KRAUSE, F.: Die Mikrokokken der Blennorrhoea neonatorum. Zbl. prakt. Augenheilk. **1882**, 134.

NEISSER: Über eine der Gonorrhöe eigentümliche Mikrokokkenform. Zbl. med. Wiss. **1879**, Nr 28, 497.

PIERINGER: Die Blennorrhöe am Menschenauge. Graz 1841.

SAEMISCH: Handbuch der gesamten Augenheilkunde, 2. Aufl., 5. Bd., 1. Abt. Krankheiten der Conjunctiva. Leipzig 1904. — SATTLER: Ber. 13. Verslg ophthalm. Ges. Heidelberg **1881**, 20.

Art der Infektion.

Cohn, H.: Über die Ophthalmoblennorrhöe der Neugeborenen. Zbl. Gynäk. **1886**, 769. — Credé-Hörder, C. A.: Die Augeneiterung der Neugeborenen. Berlin: S. Karger 1913.

Dorland: Intrauterin. ophthalm. neonat. J. amer. med. Assoc. Okt. **1911**. — Dundas, Grace H. Giffen: A case of ophthalm. neonat. before birth. Lancet **200**, Nr 3, 122 (1920).

Elschnig: (a) Gonorrhoische Erkrankungen des Auges. Handbuch der Geschlechtskrankheiten 2. Bd. Wien u. Leipcig 1912. (b) Ophthalm. Ges. Wien, 25. Okt. 1906.

Ford, R.: (a) Eine weitere Bemerkung über intrauterine Ophthalmie. Ophthalmoscope, Juni **1906**. (b) Zwei weitere Fälle. Ophthalmoscope, Okt. **1906**.

Köstlin: Wert der Credéschen Methode zur Verhütung der Ophthalmoblennorrhoea neonat. und ihre allgemeine Einführbarkeit. Arch. Gynäk. **4**, 257 (1896).

Morax, V. et Couvelaire: Conj. gonoc. chez un nouveau-né extrait par opération césarienne. Bull. Soc. Ophthalm. Paris **5**, 224 (1927).

Neumann, O.: Gonnoblennorrhöe bei Kaiserschnittskind. Zbl. Gynäk. **7**, 400 (1926).

Nieden: Über Conj. blennorrh. neonat. bei einem in den Eihäuten geborenem Kinde. Mbl. Augenheilk. **1891**, 252.

Sydney Stephenson und Rosa Ford: Ante partum ophthalmie. Ophthalmoscope, April **1906**. Clin. ophthalm. 11. Nov. **1906**.

Terson: Eitrige Bindehautentzündung bei einem durch Kaiserschnitt entwickelten Kinde. Annales d'Ocul. Mai-Juli **1907**.

Uppenkamp: Zur Ätiologie und Prophylaxe der Ophthalmoblennorrhoea neonat. Inaug.-Diss. Berlin 1885.

Klinisches Bild.

Berenstein: Conj. blenn. neonat., kompliziert mit multipler Arthritis. Zbl. prakt. Augenheilk. **1897**, 84. — Bergmeister: Ber. d. ophthalm. Ges. zu Wien v. 10. März 1908. Zbl. prakt. Augenheilk. **1908**, 146. — Brehmer: Über Gonokokkensepsis der Neugeborenen. Dtsch. med. Wschr. **1905**, 64. — Buchanan: Ein Fall von Gelenkeiterung nach Ophthalm. neonat. Ophthalmoscope, Febr. **1909**.

Dalmer: Über einen Fall von Mittelohreiterung bei einem Fall von gonorrhoischer Conjunctivitis eines Neugeborenen. Beitr. Augenheilk. **81**, 29 (1912). — Dahlström: Gelenkentzündung bei Blennorrhöe der Neugeborenen. Beilageh. Klin. Mbl. Augenheilk. **1903**, 381.

Elschnig, l. c.

Fritzi: Arthritis gonorrhoea nach Blenn. neonat. Klin. Mbl. Augenheilk. **1**, 275 (1925). — Fritzi, O.: Arthritis gon. nach Blenn. neonat. Wien. klin. Wschr. **37**, Nr 51, 1271 (1924). — Fuchs: Lehrbuch der Augenheilkunde. 1907. S. 638.

Hocheisen: Ein Fall von Gonokokkämie bei einem Säugling mit Blenn. neonat. Arch. Gynäk. **79** (1906). — Holzbach: Mschr. Geburtsh. **1908**.

Knies: Catar. polaris anter. u. Cat. Morgagni. Klin. Mbl. Augenheilk. **1880**, 181. — Koh: Ein Fall von Blenn. neonat. gon. mit Lidgangrän. Nippon Ganakei Zasshi **29**, H. 1 (1927). — Krückmann: Gonorrhoische Augenkrankheiten. Lehrbuch der Gonorrhöe, herausgeg. v. Buschke u. Langer. Berlin: Julius Springer 1927.

Leber, A.: Metastat. gon. Abscesse. Berl. ophthalm. Ges., 15. Juli 1909.

Naumann: Über maligne Blennorrhöe des Neugeborenen. Wien. klin. Wschr. **1907**, 50. — Neuburger: Polyarthritis bei Blenn. neonat. Klin. Mbl. Augenheilk. **41**, 1 (1903).

Paulsen: Gelenk- und Hautmetastasen im Anschluß an Blenn. neonat. Münch. med. Wschr. **1900**. — Pohl, M.: Über sog. intrauterin erworbene Ophthalmoblennorrhöe. Z. Gynäk. **51**, 29 (1927).

Reinhard: Gonorrhöe und gonorrhoische Komplikationen bei einem Säugling. Münch. med. Wschr. **1914**, 479.

Saemisch: l. c. — Schall: Gonorrhoischer Lidabsceß und tötliche Meningitis nach Gonoblennorrhöe eines Neugeborenen. Klin. Mbl. Augenheilk. **2**, 597 (1922). — Schiller, A.: Ein Fall von Ophthalmoblennorrhöe beim Neugeborenen mit Polyartheritis. Mschr. Kinderheilk. **5**, 73 (1906). — Sobotka: Über einen Fall von Arthritis blennorrh. Prag. med. Wschr. **1893**, Nr 25. — Stevens: Fatal septicemia due to ophthalmia neonat. Ophthalm. Rek. **1905**, 519.

Wahlberg, Kurt: Über Arthritis gonorrh. beim Säugling. Münch. med. Wschr. **72**, Nr 19. — Waldstein: Zur Histologie der Conj. gon. Arch. f. Ophthalm. **72**, 274.

Differentialdiagnose.

Axenfeld: Die Bakteriologie in der Augenheilkunde. Jena 1907. S. 210.

Bartels: Über Bakterienbefunde bei der Conj. non blennorrh. der Neugeborenen. Berl. klin. Wschr. **1912**, 329. — Botteri: Klinische, experimentelle und mikroskopische Studien über Trachom, Einschluß Blennorrhöe und Trachom. Klin. Mbl. Augenheilk., Juni **1912**.

CANTONNET, A.: Blenn. neonat. ohne Gonokokken. Presse méd. **43**, 426 (1919).

ELSCHNIG: (a) l. c. (b) Über Neugeborenenblennorrhöe. Prag. med. Wschr. **1908**, 1.

FRITSCH, HOFSTÄTTER und LINDNER: Experimentelle Studien zur Trachomfrage. Arch. f. Ophthalm. **76**, H. 3, 547 (1910).

GEBB: Experimentelle Untersuchungen über die Beziehungen zwischen Einschluß-Blennorrhöe und Trachom. Z. Augenheilk., Juni **1914**. — GREEFF: Quelques mots sur les Chlamydozoaires. Bull. Soc. Ophthalm. Egypte. Kairo 1911.

HAAB, O.: Über Ätiologie und Prophylaxe der Ophthalmoblennorrhöe Neugeborener. Korresp.bl. Schweiz. Ärzte **15**, 7. u. 28 (1885). — HALBERSTÄDTER: Über nichtgonorrhoische Säuglingsblennorrhöe. Arbeit zum 10jährigen Bestehen des Kinderasyls der Stadt Berlin. 1912. — HALBERSTÄDTER und v. PROWAZEK: Über Chlamydozoenbefunde bei Blennorrhoea neonat non gonorrhoica. Berl. klin. Wschr. **44** (1909). — HEYMANN: Über die „Trachomkörperchen". Dtsch. med. Wschr. **1909**, Nr 39.

LINDNER: (a) Sitzgsber. Wien. ophthalm. Ges. 27. Okt. 1904. (b) Übertragungsversuche von gonokokkenfreier Blennorrhoe neonat. auf Affen. Wien. klin. Wschr. **1909**, Nr 45. (c) Zur Ätiologie der gonokokkenfreien Urethritis. Wien. klin. Wschr. **1909**, Nr 8. (d) Zur Biologie der Einschlußblennorrhöe (Trachom) -Virus. Wschr. f. Ophthalm. **84**, H. 1, 1 (1913). (e) Gonoblennorrhöe, Einschlußblennorrhöe und Trachom. Arch. f. Ophthalm. **78**, 2 (1911).

MORAX, LINDNER und POLLACK: Experimentelle Untersuchungen über die nichtgonorrhoische Einschlußconjunctivitis der Neugeborenen. Bull. Soc. franç. Ophthalm. Paris **28** (1911).

SCHMEICHLER: Über Chlamydozoenbefunde bei nichtgonorrhoischer Blennorrhöe der Neugeborenen. Berl. klin. Wschr. **1904**, Nr 46. — SCHMIDT-RIMPLER: Bemerkungen zur Ätiologie und Therapie der Blenn. neonat. Dtsch. med. Wschr. **1890**, Nr 31. — STARGARDT: Die Epithelveränderungen bei Trachom. Arch. f. Ophthalm. **69**, 3 (1908). — SUSSMANN: Ein Beitrag zur Kenntnis der Einschlußblennorrhöe der Neugeborenen. Dtsch. med. Wschr. **1913**, Nr 32, 1545.

WHARTON: Die Ätiologie der Ophthalmia neonat. Ophthalm. Rev. Dez. **1907**. — WILLIAMS, A. W. und C. ROSENBERG: Purulent conjunctivitis in infants under 2 month of age; incidence, cause a. effect on vision. Arch. of Ophthalm. **45**, 109 (1916). — WOLFRUM: (a) Beiträge zur Trachomforschung. Klin. Mbl. Augenheilk. **1910** Beilageh. (b) Über die Einschlußerkrankung der menschlichen Bindehaut. 36. Verslg ophthalm. Ges. Heidelberg.

Prophylaxe.

ACKERMANN, R. L.: Die gonorrhoische Ophthalmie der Neugeborenen. In Rostov 1924—1925. 1. Verslg Ophthalm. nord.-kaukas. Gebiet., Rostov a. D. 5.—7. Jan. 1926. — AULAUFF: Sophal als Blennorrhöe-Prophylakticum. Inaug.-Diss. Greifswald 1913.

BEHRMANN: Prophylaxie und Behandlung der gonorrhoischen Conjunctivitis. Lancetclin. Mai **1908**. — BEST: Die Erblindungsgefahr infolge von Augenentzündung der Neugeborenen. Med. Klin. **1911**, 29. — BLUME, M. E.: Vergleichende Untersuchungen über Blenn. neonat. vor und nach dem Kriege. Inaug.-Diss. Gießen 1925. — BOSTROEM: On the applications of CREDÉs prophylactic method. Acta obstret. scand. (Stockh.) **5**, H. 3/4, 355. — BUBLITSCHENKO: Blennorrhöe der Neugeborenen und ihre Vorbeugung. Inaug.-Diss. Petersburg 1912.

CANOLL, J. J.: Weshalb führt die Ophthalmie der Neugeborenen immer noch so oft zur Erblindung. Amer. J. Ophthalm. **27**. Febr. **1910**. — CHENEY: Kontrolle der Ophthalmia neonat. in Massachusetts. Boston med. J., Jan. **1913**. — COHN, H.: (a) Zur Verhütung der Augeneiterung der Neugeborenen. Zbl. prakt. Augenheilk. **1895**, April- u. Maih. (b) Haben die neueren Verhütungsvorschläge eine Abnahme der Blindenzahl herbeigeführt? Wien. med. Wschr. **1901**, Nr 32. — CONSTANTINESCU, J.: Augenprophylaxe bei Neugeborenen. Rev. san. mil. **21**, Nr 11/12 (1923). — CREDÉ, C. F. S.: (a) Die Verhütung der Augenentzündung der Neugeborenen. Arch. Gynäk. **17**, 50 (1881). (b) Die Verhütung der Augenentzündung der Neugeborenen (Ophthalmoblennorrhoea neonat.), der häufigsten und wichtigsten Ursache der Blindheit. Berlin 1884. — CREDÉ-HÖRNER: l. c. S. 38, 39.

FROMHOLZ: Beobachtungen aus der Praxis bei der prophylaktischen Einträufelung in die Augen Neugeborener. Med. Klin. **1911**, 40.

GARZA, J. LA: Prophylaxe der eitrigen Augenentzündung der Neugeborenen. Rev. Cubana Oftalm. **3**, Nr 4, 688 (1919). — GENNE: Über die an gon. Ophthalmie Erkrankten und das Material der Augenklinik des Nordkaukasischen Staatsuniversität für die Jahre 1917—1925. 1. Verslg Ophthalm. nord.-kaukas. Gebiet, Rostov a. D. 5.—7. Jan. 1926. — GORDON, NORRI: Prophylaxis against Blenn. neonat. in Danmark. Brit. J. Ophthalm. **7**, 374 (1923). — v. GRÓSZ: Klin. Mbl. Augenheilk. **51**, I, 695 (1913).

HAHN: Zur CREDÉschen Augenprophylaxe. Dtsch. med. Wschr. **52**, Nr 28, 1174. — HANSEN: Die Prophylaxe der Ophthalmoblenn. neonat. Inaug.-Diss. Kiel 1915. — HELLENDAL: Z. Gynäk. **1913**, Nr 42. — HERFF, v.: (a) Zur Verhütung der gonorrhoischen Ophthalmoblennorrhöe mit Sophal. Münch. med. Wschr. **1906**, Nr 20. (b) Arch. Gynäk. **98**, 1 (1912). — HESS, C. v.: Über die Augeneiterung der Neugeborenen. Berl. klin. Wschr. **1902**, Nr 33. Med. Klin. **1904**, 3. — HIRSCH, R.: Über den Einfluß der obligatorischen Prophylaxe und Anzeigepflicht der Ophthalmoblennorrhoea neonatorum. Münch. med. Wschr. **68**, Nr 38, 1223 (1921). — HÖRDER: Prophylaxie und Therapie der Ophthalmoblennorrhöe der Neugeborenen. Münch. med. Wschr. **1911**, Nr 31.

KÖSTLIN: l. c. — KOVANIC: Statistik der Blenn. neonat. Kongr. böhm. Ärzte Prag, 17. Juli 1911.

LEHLE: Zur Prophylaxe der Ophthalmoblennorrhoea neonat. Münch. med. Wschr. **1912**, 1932 u. 2161. — LEHFELD, L.: Ophthalmia neonat. Amer. J. Ophthalm. **6**, Nr 5, 380 (1923). — LEOPOLD: (a) Augenentzündung der Neugeborenen und 1% Arg. nitr.-Lösung. Münch. med. Wschr. **1906**, Nr 18. (b) Zur Verhütung der Augenentzündung der Neugeborenen durch Credéisierung.

NUEL: Prophylaxie des complications graves, de la blennorrhée oculaire des nouveau-nés. Bull. Soc. belge Ophthalm. **33**, 52 (1912).

PARK-LEWIS: Prakt. Gesetzgebung zur Verhütung der Erblindung durch die Blenn. neonat. N. Y. State J. Med. April **1907**. — PORTEN, v. D.: Erfolge der CREDÉschen Prophylaxe an der Heidelberger Frauenklinik. Inaug.-Diss. Heidelberg 1908. — POST, A. H.: Zur Verhütung der Blindheit. Amer. J. Ophthalm., Sept. **1910**, u Dez. **1911**.

REID: Über die Kontrolle der Eiterung der Neugeborenen durch die Behörde. Brit. med. J. Sept. **1910**.

SALZER, FR.: (a) Was lehrt uns die neueste bayerische Blindenstatistik?. Münch. med. Wschr. **1905**, Nr 28. (b) Volkswohlfahrt, Tafel 26. Säuglingsfürsorge 1910. — SATTLER, ROB.: Die Prophylaxe der Augeninfektion Neugeborener. Trans. amer. ophthalm. Soc. **49**. Ann. Med. Washington D. C. **13** II (1913). — SCHWEITZER: Zur Blennorrhöeprophylaxe. Arch. Gynäk. **97**, 101 (1912). — SEEFELDER: Zur Prophylaxe der Blennorrhöe der Neugeborenen. Münch. med. Wschr. **1907**, Nr 10.

THIESS: Über die Prophylaxe der Blennorrhöe der Neugeborenen. Münch. med. Wschr. **1906**, Nr 33. — TIVNEU: Blindness caused by ophth. neon. J. amer. med. assoc., Nov. **1914**. — TOLDT: Zur Prophylaxe der Blenn. neonat. Wien. klin. Wschr. **1911**, Nr 27. — TORRES, ESTRADA A.: Kampf gegen die eitrige Ophthalmie der Neugeborenen. Ann. Soc. mexic. Oftalm. **5**, Nr 13/14 (1925). — TREBER: Welchen Erfolg hat die CREDÉsche Prophylaxe in bezug auf die durch Blennorrhöe hervorgerufene Erblindung. 10. Wien. klin. Rundschau **1911**, 35 u. 36.

URBAHN: Zur Prophylaxe der Blenn. neonat. Wschr. Ther. u. Hyg. Auge **1903**, Nr 43.

VEVERKA: Über die Prophylaxe der Augenblennorrhöe der Neugeborenen durch Protargol. Prag. Heilk. **1903**, Nr 1.

WALKER: Über die Arbeit der Fürsorgestellen für die Eiterung der Neugeborenen am St. Pauls-Hosp. in Liverpool. Ophthalmoscope **7**, 5 (Mai 1909). — WEEKERS: Étiologie de l'ophtalmie purulents des nouveau-nés; indications pratiques pour son traitement. Le Scalpel, März **1912**, 39. — WEIDENBAUM: (a) Ein Beitrag zur Kenntnis der CREDÉschen Blennorrhöeprophylaxe. Z. Gynäk. **1912**, Nr 45, 1507. (b) Petersburg. med. Z. **1913**, 11. — WILLIM, R. M.: Die Augeneiterung der Neugeborenen. Klin. Mbl. Augenheilk. Okt. **1910**. — WINTERSTEINER: Bemerkungen über die Häufigkeit und Verbreitung der Blenn. neonat. Wien. klin. Wschr. **1904**, Nr 37.

ZWEIFEL: Zur Verhütung der Augeneiterung bei Neugeborenen. Z. Gynäk. **1912**, Nr 27.

Therapie.

ADDARIO: Prophylaxe und Behandlung der Blenn. neonat. Il Progresso oftalm. Palermo **1** (1905). — ALVARADO: Über die Blenn. neonat. Valladolid 1903. — ALGER: Some popular misconceptions regarding ophthalmia neonat. N. Y. State J. Med., Dez. **1911**.

BARTELS: Ein Beitrag zur Augeneiterung der Neugeborenen. Klin. Mbl. Augenheilk. Mai **1911**. — BERNHEIMER: Zur Behandlung der Gonoblennorrhöe. Klin. Mbl. Augenheilk. Feb.-März **1906**, 253. — BRAV, A.: Die Behandlung der Blennorrhöe der Neugeborenen. Ther. Gaz. Okt. **1912**. — BRUNS, DICKSON: Die Bespülungskur mit Argyrollösungen bei eitrigen Augenentzündungen. Ophthalm. Rec. Dez. **1906**.

COLOMBO: Das Gonokokkenserum in der Therapie der Gonoblennorrhöe der Bindehaut bei Neugeborenen und seine Wirkungsweise. Klin. Mbl. Augenheilk. **50** I, 385 (1912); Clin. ocul. **12**, (1912). — CORNER: Behandlung der Ophthalmia neonat. Brit. med. J. Juni **1904**.

DARIER: Behandlung und Prophylaxe der eitrigen Ophthalmie. Clin. ophthalm. 10. Sept. **1910**. — DOSE: Augenentzündung der Neugeborenen, ihre Behandlung und ihre Verhütung. Monographie. Leipzig 1915. — DUFOUR: Ber. 31. Verslg ophthalm. Ges. Heidelberg **1903**. — DUMEAU-LAWRIE: Treatment of ophthalm. neonat. Brit. med. J. März **1909**.

ERBEN, v.: Der Einfluß der Milchinjektion bei der Bindehautgonorrhöe der Neugeborenen. Klin. Mbl. Augenheilk. Okt. **1922**, 471.

FALKO, DE: Behandlung der Conj. blenn. Clin. ocul. **7**, 18, (1906). — FALTA: Die Therapie des Regenbogenhautvorfalls bei Augenblennorrhöe. Wien. med. Wschr. **1902**, Nr 34/35. — FISCHER: Airol. Zbl. prakt. Augenheilk. **1926**, 229. — FRIES: Über die Behandlung der Conj. blenn. neonat. et adult. nach der Methode von KALT.

HAAS: Behandlung der Gonoblenn. neonat. mit Noviform. Wschr. Ther. u. Hyg. Auges **1914**, Nr 2. — HEGNER: Über die Wirkung des Syrgols bei der Bindehautentzündung (besonders bei der Gon. conj.). Münch. med. Wschr. **1911**, Nr 32. — HERRENSCHWEND: Experimentelle Untersuchungen zur Airol-Therapie der Gonoblennorrhöe. Arch. Ophthalmie **82**, 2 (1912). — HIRSCH, G.: Zur Behandlung der Gonorrhöe des Auges. Münch. med. Wschr. **1904**, Nr 11. — HOTZ: Die Bedeutung des Protargols für die Behandlung der gonorrhoischen Ophthalmie. Medicine **1905**, 6.

KAZ: Ein wichtiger Punkt in der Behandlung der Eiterungen der Neugeborenen. Wschr. Ther. u. Hyg. Auges **1911**, Nr 13. — KLAFTEN, E.: Zur Klinik der Säuglingsgonorrhöe. Z. Kinderheilk. **42**, H. 3/4. — KÜRTEN, H.: Die Fälle von Blenn. neonat. an der Heidelberger Universitätsaugenklinik 1907—1918. Inaug.-Diss. Heidelberg 1925.

LINDNER: Über die Blennorrhöe der Neugeborenen. Wien. med. Wschr. **71**, Nr 24, 1068 (1921). — LIND, v.: Das Argyrol in der Augentherapie. Clin. ophthalm. 10. Sept. **1910**.

MORAX, V.: Notes statistiques sur la conjonct. gonococc. du nouveau-né et son traitement sérothérapique. Annales d'Ocul. **1922**, H. 159, 537. — MOTAIS: Protargolbehandlung der Blenn. neonat. Ophthalm. provinc. **1909**, 1.

PFALZ: Zur Behandlung der Blenn. neonat. Z. Augenheilk. **1905**, 3.

RANESDEN: Ophthalm. neonat. mit Zink-Ionen behandelt. Brit. med. J. Nov. **1908**.

SCHANZ: Zur Augenentzündung der Neugeborenen. Dresden 1908. Ref. Zbl. prakt. Augenheilk. **1908**, 188. — SCIPIADES: (a) Die Ophthalmoblennorrhöe und das Argent. nitricum. Pester med.-chir. Presse **1910**, 27. (b) Zbl. Gynäk. März **1909**. — SPIRO: Zur Behandlung der Ophthalmoblennorrhöe der Neugeborenen. Münch. med. Wschr. **1909**, Nr 34. — STADFELDT: Einige Behandlungsresultate bei Ophthalmoblenn. neonat., sowie infant. et adultor. Hosp.tid. (dän.) **1909**, 16. — STEVENSON: Behandlung der Blennorrhöe der Kinder und ihre Prophylaxe. Jahreskongr. amer. med. Ges. Juni **1911**. — STOCKMAYER: Über die Behandlung der Bindehautblennorrhöe usw. mit Protargol. Allg. Wien. med. Ztg **1909**, 43.

TERSON: Die Augeneiterung der Neugeborenen. Clinique ophthalm. Okt. **1912**. — TILBERT: Über die Behandlung der Blenn. neonat. mit Rinderserum. Münch. med. Wschr. **1908**, Nr 30. — TRUC: Vordere Keratocele. Ampullenart. Hornhautektasie bei der Ophthalmoblennorrhöe der Neugeborenen. Rev. gén. Ophthalm. **1911**, 5.

VIAN: Zur Behandlung der Ophthalmoblennorrhöe mit konzentrierten Lösungen von Kal. permangan. Ophthalm. Klin. **1903**, 5—19.

WALKER: Zweijährige Erfahrungen über die Augeneiterung der Neugeborenen an St. Pauls Hospital, Liverpool. Ophthalmoscope, Febr. **1910**. — WISCHHUSEN, R.: Ein Beitrag zur Behandlung der Blenn. neonat. Inaug.-Diss. Berlin 1914. — WOLFFBERG: Noviform-Behandlung der Blenn. neonat. Wschr. Ther. u. Hyg. Auge **1914**, 16.

Gonorrhoea conjunctivae adultorum.

ADAM: (a) Eine neue Behandlungs-Methode der Augenblennorrhöe der Erwachsenen. Berl. ophthalm. Ges., 17. Okt. 1907. (b) Weitere günstige Erfahrungen über die Behandlung der Blenn. adult. mittels Blenno-Lenicetsalbe. Münch. med. Wschr. **1908**, Nr 11. — ALLISSON, F. H.: L'hétéro-bacteriothérapie dans la conj. gonococcique de l'adulte. Rev. gén. Ophthalm. März **1922**, 101. — AMAT, M. MARIN: Sterilisierte Ziegenmilch in der Augenheilkunde. Rev. cubana Ophthalm. **2**, 168 (1920). — AUST: (a) Gonorrhoische Erkrankung des tränenableitenden Apparates bei Gonoblennorrhöe der Erwachsenen. Z. Augenheilk., Juli **1928**, 299. (b) Gonorrhoische Dacryocystitis. Klin. Mbl. Augenheilk. **1**, 828 (1928).

BARTELS: Über Milchbehandlung der Gonoblennorrhöe. 43. Verslg Ver. rhein.-westfäl. Augenärzte Düsseldorf, 12. Nov. 1922. — BERNEAUD, G.: Über den Wert der Milchinjektion bei Augenerkrankungen. Klin. Mbl. Augenheilk. **2**, 303 (1918). — BIEDERMANN: Erfahrungen der Universitäts-Augenklinik Leipzig mit parenteraler Milchinjektion bei Gonoblennorrhöe der Erwachsenen. Augenärztl. Ver. Leipzig, 8. Juli 1923. — BLANCO: Die neueren therapeutischen Anwendungen der sterilisierten Milch. Arch. Ophthalm. hisp.-amer. **22**, H. 254, 72 (1922, Febr.). Ref. Klin. Mbl. Augenheilk., Juni **1922**, 658. — BRENNECKE: Die Wirkung parenteraler Milchinjektion auf Augenleiden. Ver. Augenärzte Prov. Sachsen usw. in Halle, 13. Juni 1920. — BREUER, J.: Über parenterale Eiweißtherapie bei Gonoblennorrhöe. Inaug.-Diss. Bonn 1925.

CASSIMITIS: Höllensteinlösung in der Behandlung von Augenleiden. Clin. ophtalm., Sept. **1910**. — CECCHETTO: La cura della conj. gonococc. coi vaccini antigonococc. in genere e in special modo con quello atossico di CH. NICOLLE e L. BLAIZOT. Arch. ital. Oftalmiatr. **27** (1920). Ref. klin. Mbl. Augenheilk. **66**, 544 (1921). — COLOMBO: (a) Die gegen Gonokokken gerichtete Serumtherapie bei Bindehautentzündung durch Gonorrhöe. Atti Soc. ital. otol. ecc. **1925**. Ref. klin. Mbl. Augenheilk. **1**, 428 (1927). (b) Das Gonokokkenserum in der Therapie der Gonoblennorrhöe der Bindehaut usw. Klin. Mbl. Augenheilk., April **1912**. — CONSTANTINESCO, DUPUY-DUTEMPS und MORAX: Behandlung der gonorrhoischen Conjunctivitis durch das Serum des Dr. Stérian. Ophthalm. Ges. Paris, 15. Jan. 1921. Annales d'Ocul. **158**, 120 (1921). — CUENOD und PENEL: (a) Lymphe aus dem Pasteurschen Institut in Tunis. Clin. ophthalm. Aug. **1913**. (b) Behandlung der Blennorrhöe mit der Vaccine von NICOLLE und BLAIZOT. Ann. d'Ocul. **1913**.

DARIER: (a) De la valeur des vaccins gonococc. dans l'ophtalmie de l'adulte. Clin. ophthalm., Sept. **1918**, 532. (b) Pour et contre les injections de lait. Chir. ophtalm. **10**, 607 (1921). (c) Über die parenterale Kuhmilcheinspritzungen. Clin. ophthalm. **1919**, 131. (d) Ein in vier Tagen coupierter Fall von schwerer Blenn. adult. Ophthalm. Klin. **1905**, 22. (e) Über den Wert der Gonokokkenvaccine (Dmégon) bei der eitrigen Augenentzündung der Erwachsenen. Clin. ophthalm., Sept. **1917**. (f) Des médications biologiques. Les injections parentérales de lait comme stimulants des defenses général. de l'organisme. Clin. ophthalm. **12**, 123 (1923). — DAVIDS: Die großen Ausspülungen nach KALT bei der Behandlung der Blenn. adult. Klin. Mbl. Augenheilk., Aug.-Sept. **1907**. — DERBY: Experimentelle Studien über die bactericide Kraft der Silberpräparate. Transact. amer. ophthalm. Soc. **1906**. — DOR, L.: Un nouveau traitement des l'opht. blenn. de l'adulte. J. Méd. Lyon **2**, H. 29, 815.

ELLWAUT: Le dmégon dans le traitement de la conj. gonococcique. Arch. méd. belges **74**, 1046 (1919); Clin. ophtalm. **11**, 3 (1922). — ELSCHNIG: (a) l. c. (b) Die Proteinkörpertherapie bei Augenkrankheiten. Med. Klin. **24**, 758 (1922).

FARAG: Inaug.-Diss. Berlin 1924. — FILBRY: Milch-Injektionen in der Ophthalmologie. Jkurse ärztl. Fortbildg Nov. **1920**, 10. — FRADKINE: Le „miracle" du lait en thérapique ophtalmologique. Clin. ophtalm. **10**, 427 (1921).

GOLDZIEHER: (a) Beiträge zur Therapie der gonorrhoischen Hornhautverschwärungen. Ber. 31. Verslg ophthalm. Ges. Heidelberg **1903**. (b) Über eine neue Behandlungsmethode der akuten gonorrhoischen Conjunctivitis. Wien. klin. Wschr. **1911**, **Nr 47**; Arch. d'Ophtalm. Jan.-Mai **1912**. — GRIMSDALE: Protargol. Med. Times a. Hosp. Gaz., Juli **1902**.

HAAB, O.: Über die Vaccinebehandlung der Augengonorrhöe. Münch. med. Wschr. **65**, Nr 24 (1918). — HAMBURGER, C.: Selbstheilung hoffnungsloser Krankheiten. Verl. Fischer 1928. — HASSEL: Über Proteinkörpertherapie in der Augenheilk. Fortschr. Med. **38**, H. 8, 257 (1919). — HEIM: Ein Beitrag zur Reizkörpertherapie der Gonoblennorrhöe. Klin. Mbl. Augenheilk. **76** (1926, Jan.). — HEINEMANN: Die Behandlung der gonorrhoischen Infektion des Auges bei javanischen und chinesischen Arbeitern besonders mit Caseosan. Klin. Mbl. Augenheilk., Jan.-Febr. **1922**, 163. — HENSEN, H.: Über parenterale Eiweiß-Injektion usw. Z. Augenheilk. **51**, 331 (1923). — HIRSCHBERG: (a) Handbuch der gesamten Augenheilkunde. 2. Aufl., Bd. 4, § 359, S. 15. (b) Die Prognose der gonorrhoischen Ophthalmie. Zbl. prakt. Augenheilk. Juni **1914**, 161. — HOLLOWAY, T. B.: Ein Rückblick auf die Behandlung und ihre Resultate in 129 Fällen von Gonokokken-Conjunctivitis bei Erwachsenen und Kindern im Philadelphia-General-Hospital während der letzten 6 Jahre. College of Physicans of Philadelphie, ophthalm. Sekt., 20. Nov. **1906**. — HOSFORD und JAMES: Treatment of gonorrh. conj. in the adult. Ophthalmology **8**, 523 u. **9**, 216. — HUBER: Milchinjektionen „Proteinkörpertherapie". Klin. Mbl. Augenheilk. **73**, 472 (1924).

JEANDELIZE et BRETAGNE: Le traitement de la conjonct. gonococc. par l'auto-sérothérapie. Arch. d'Ophthalm. **1923**, 740. — IICKELI: Beiträge zur Behandlung der Gonoblennorrhöe mit parenteralen Milchinjektionen. Klin. Mbl. Augenheilk. **1919 I**, 90.

KACSO: (a) Blennorrhöebehandlung. Klin. Mbl. Augenheilk. **71**, 488 (1923). (b) Ist es ein Kunstfehler, keine Milch zu geben bei Gonoblenn. adult.? Klin. Mbl. Augenheilk. Juli/Aug. **1923**, 190. — KALININ, A. M. und O. F. FAHLBERG: Die experimentelle Blennorrhöe des Kaninchens. Zbl. Bakter. **102**, H. 6/7, 359 (1927). — KLEEBLATT: Zur Frage der Dosierung und des Intervalls bei der Proteinkörpertherapie. Ther. Gegenw. **62**, 209 (1921). — KOFLER: Beiträge zur Behandlung der Conj. gon. der Erwachsenen. Wien. klin. Wschr. **1918**, Nr 31, 663. — KRAUSS: Zwei Fälle von gonorrhoischen Erkrankungen der Bindehaut bei Erwachsenen mit Gonorginbehandlung. 42. Verslg rhein.-westfäl. Augenärzte, Düsseldorf, 10. Juli 1922. — KRÜCKMANN: l. c.

v. LIEBERMANN, L.: (a) Über die Behandlung der Ophthalmoblennorrhöe mit Milchinjektionen. Wien. med. Wschr. **1918**, **Nr 33**. (b) Bemerkungen zur Milchinjektions-Therapie bei Augenkrankheiten, besonders Gonoblennorrhöe. Z. Augenheilk. **46**, H. 4, 199 (1921). (c) Über die Ursachen von Erfolg und Mißerfolg parenteraler Milchinjektionen bei Gonoblennorrhöe. Klin. Mbl. Augenheilk. Juli-Aug. **1923**, 194. LIESKO: Behandlung von Augenkrankheiten mit Eigenblutinjektionen. Ung. ophthalm. Ges. Budapest, 9. März 1927. LINDBLAD, J.: Von der Behandlung der Conj. gonorrh. mit Milchinjektionen. Schwed. augenärztl. Ver., 11. Jverslg Lund, 5.—6. Juni 1920. — LÖHLEIN: Über die Einwirkung gallensaurer Salze auf die Gonokokken und gonokokkenhaltiges Bindehautsekret. Klin. Mbl. Augenheilk. März **1909**. — LUITHLEN: Abortive Chemotherapie akuter Ophthalmoblennorrhöe. Münch. med. Wschr. **1919**, 447. — LUNDSGAARD: Parenterale Milchinjektion. Erfahrungen bei der Behandlung von Augenkrankheiten. Klin. Mbl. Augenheilk. **62**, 648 (1919).

MARCUSSON, E.: Zusammenstellung der Fälle von Blenn. neon., infant. und adult. der Jahre 1923 und 1924 in der Universitäts-Augenklinik zu Heidelberg usw. Inaug.-Diss. Heidelberg 1925. — MEYERHOFF: Über die epidemische gonorrhoische Augenentzündung Ägyptens und ihre Beziehungen zum Trachom. Klin. Jb. **24**, 381 (1911). — MORAX, V.: Notes statistiques sur la conj. gonoc. du nouveau-né et son traitement sérothérapique. Annales d'Ocul. **59**, H. 7, 537 (1922). — MORI, S.: Über die Behandlung einiger Augenkrankheiten mit Fremdeiweiß. Nippon Gankaki Zashi, Jan. **1921**. Ref. Klin. Mbl. Augenheilk., Jan.-Febr. **1922**, 262. — MÜLLER, L.: (a) Heilung der Augenblennorrhöe durch Milchinjektion. Wien. klin. Wschr. **1918**, Nr 34, 933. (b) Über parenterale Eiweiß -(Milch-) Injektion. Münch. med. Wschr. **1917**, 23. — MÜLLER, L. und THANNER: Heilung der Iritis und anderer Augenerkrankungen durch parenterale Eiweißinjektion. Münch. med. Wschr. **1916**, Nr 43, 1120. — MÜLLER, R. und WEISS: Wien. klin. Wschr. **1916**, Nr 9.

NUSSBAUM: Rasche Abheilung eines Falles von Augentripper nach Einspritzung von 10 ccm sterilisierter Milch. Med. Klin. **1918**, Nr 23, 571.

OFFRET: 32 Fälle von Blennorrhöe, behandelt mit NICOLLE-BLAIZOTscher Vaccine. Annales d'Ocul., März **1913**. — OKAMURA: Ein Fall von Gonitis nach Augengonorrhöe. Klin. Mbl. Augenheilk. **2**, 156 (1920).

PIERINGER: l. c. — PILLAT, A.: (a) Über die Wirkung parenteraler Milchinjektion bei Gonoblennorrhöe. Z. Augenheilk. **45**, H. 5, 269 (1919). (b) Über die Wirkungsweise parenteraler Milchinjektionen bei Gonoblennorrhöe des menschlichen Auges. Ophthalm. Ges. Wien **1920**. (c) Über die Wirkung parenteraler Milchinjektionen bei Gonoblennorrhöe des menschlichen Auges. Z. Augenheilk. **45**, H. 5, 269 (1921). (d) Über die Ursachen für Erfolg und Mißerfolg parenteraler Milchinjektionen bei Gonoblennorrhöe. Klin. Mbl. Augenheilk., März **1923**, 289f. (e) Zur Wirkung der Milchersatzpräparate Aolan und Kaseosan und einiger unspezifischer Reizkörper (Arthigon, Typhusvaccine und Eigenblut) bei Gonoblennorrhöe. Klin. Mbl. Augenheilk. **74**, 19f. (1925). (f) Wirkung des Olobinthins bei Gonoblennorrhöe. Z. Augenheilk. **59**, H. 4/5 (1926). — POLEFF: Ergebnisse der unspezifischen Proteinkörpertherapie in der Augenheilkunde. Russ. ophthalm. J. **6**, Nr 1 (1927). Ref. Klin. Mbl. Augenheilk. **2**, H. 79, 683 (1927). — PURTSCHER: Einige Erfahrungen über Milchinjektion bei Augenleiden. Festschr. für KUHNT. Z. Augenheilk. **1920**.

RABINOWITSCH: Die Proteinkörpertherapie bei der Augenblennorrhöe. Russ. Arch. Ophthalm. **2**, H. 4, 630 (1927). Ref. Klin. Mbl. Augenheilk. **1**, 630 (1927). — REITSCH, W.: Die Behandlung der Gonoblennorrhöe mit parenteraler Milchinjektion. Wschr. Ther. u. Hyg., Aug. **22**, 93 (1919).

SAEMISCH: l. c. — SAXL: Wien. med. Wschr. **1916**, Nr 3. — SCHMIDT, P.: Steigerung der Wirkung der Milchinjektion bei äußeren Augenkrankheiten. Klin. Mbl. Augenheilk. Aug.-Sept. **1921**, 281. — SCHWARZE: Parenterale Milchinjektion bei Augenleiden. Inaug.-Diss. Göttingen 1920. — SCHWEINITZ, DE: Die Behandlung der gonorrhoischen Conjunctivitis mit besonderer Berücksichtigung der Silbersalze. Ther. Gaz. Jan. **1907**. — SECKER, G.: Erfahrungen mit Caseosan in der Augenheilkunde unter besonderer Berücksichtigung der prognostischen Bedeutung des Blutbildes. Z. Augenheilk., Juli-Aug. **1923**, 55. — SIGRIST u. SCHLENDEROWITSCH: Die Behandlung der Gonoblennorrhöe der Neugeborenen und Erwachsenen an der Berner Universitäts-Augenklinik. Klin. Mbl. Augenheilk. **1**, 228 (1915). — SMITH, D. V.: The value of milk inject. in the treatment of gon. ophth. Chin. med. J. **40**, 2. — SOMMER: Zur Klinik der Blenn. adult. Wschr. Ther. u. Hyg. Aug. **1909**, 29. — SOMMER, A.: Über einen durch intravenöse Arthigoninjektion auffallend schnell geheilten Fall von Conj. gon. Dermat. Wschr. **1919**, Nr 21.; Z. inn. Med. **1919**, 903. — SPEYR, DE: Subconjunctivale Sublimatinjektion bei Blenn. adult. Annales d'Ocul. Okt.-Nov. **1903**. — STANDISH: Über Silberpräparate bei Krankheiten der Conjunctiva. Trans. amer. ophthalm. Soc. **1906**. — STEINSCHNEIDER u. SCHÄFFER: Zit. von J. KOCH u. A. COHN: Gonokokkeninfektionen im Handbuch der pathogenen Mikroorganismen. 3. Aufl., Bd. 4, 2. Teil. Jena-Berlin 1928. — SZILY, v. u. STRANSKY: Abortive Chemotherapie akuter Ophthalmoblennorrhöe. Münch. med. Wschr. **1919**, 41. — SZOKOLIK: Kanthotomie bei Hornhautkomplikation infolge Conj. gonorrh. Klin. Mbl. Augenheilk. Nov. **1922**, 660.

TOBIAS: Zur Frage der Herdreaktion am Auge bei unspezifischer Proteinkörpertherapie mit besonderer Berücksichtigung der Gefahren. Klin. Wschr. **1922**, 515.

WALDMANN, B.: Kriegserfahrungen und Studien auf dem Gebiete der Ophthalmoblennorrhoea adult. Z. Augenheilk. **38**, 177 (1917). — WALTER: Das Blenno-Lenicet und die Behandlung der Blenn. gonorrh. Klin. Mbl. Augenheilk. **1910**, Beilageh. — WHERRY, W. B.: Gonorrhoea Ophthalmie treated with Acriflavin. Amer. J. Ophthalm. **8**, Nr 11, 858 (1925). WICK, W.: Die Probleme der Reizkörpertherapie bei Augenkrankheiten im Spiegel klinischer Untersuchungsergebnisse. Arch. f. Ophthalm. **118**, H. 2, 221 (1927). — WIESE: Über Milchinjektion bei Augenleiden. Z. Augenheilk. **46**, H. 6, 347 (1921). — WOLFF, JOACH.: Behandlung der Atrophia nervi optici durch Malariakuren und Pyriferinjektionen. 13. internat. ophthalm. Kongr. Amsterdam, 10. Sept. 1929. Klin. Mbl. Augenheilk. **83**, 660 (1929). — WÜSTEFELD, F.: Reizkörpertherapie mit Vistosan. Z. Augenheilk., Juli-Aug. **1923**, 93.

Bakteriologie und pathologische Anatomie.

BUMM, G.: (a) Beiträge zur Kenntnis der Gonorrhöe der weiblichen Genitalien. Arch. Gynäk. **23**, 327 (1884). (b) Der Mikroorganismus der gonorrhoischen Schleimhauterkrankungen „Gonococcus Neisseri" Wiesbaden 1885.

DINKLER: Zwei Fälle von Ulcus perforans corneae (Tripperkokken im Gewebe). Arch. f. Ophthalm. **34**, H. 3, 21 (1888).

ELSCHNIG: l. c.

HIPPEL, v.: Handbuch der speziellen pathologischen Anatomie und Histologie, herausgeg. von HENKE u. LUBARSCH Bd. 11/1, herausgeg. v. WESSELY: Path. Anat. u. Histol. des Auges. Verl. Springer 1928. — HORNER: Die Krankheiten des Auges im Kindesalter. GERHARDTS Handbuch der Kinderkrankheiten. Tübingen 1889.

KRÜCKMANN: l. c.

LINDNER: Über die Topographie der parasitären Bindehautkeime. Arch. f. Ophthalm. **105**, Festschr. f. E. FUCHS 726 f (1921). — LÖHLEIN: Handbuch der speziellen pathol. Anat. u. Histologie, herausgeg. v. HENKE u. LUBARSCH Bd. 11/1, herausgeg. v. WESSELY, Path. Anatomie u. Histologie des Auges 1928.

SAEMISCH: l. c. — SCHRIDDE: Histologische Untersuchungen der Conj. gon. neonat. Z. Augenheilk. **14**, 526 (1905).

WALDSTEIN: Zur Histologie der Conj. gonorrh. Arch. f. Ophthalm. **72**, 274 (1909).

Metastatische Augenerkrankung bei Gonorrhöe.

APETZ: Über gonorrhoisch-metastatische Entzündung am Auge Erwachsener. Münch. med. Wschr. **1903**, Nr 31. — AUST: Kokkonbefund bei metastatisch-gonorrhoischer Bindehauterkrankung. Ophthalm. Ges. Wien, 21. Mai 1928. — AXENFELD: Die Bakteriologie in der Augenheilkunde Jena: Gustav Fischer 1907. S. 119.

BARTELS: Biologische Diagnose der gonorrhoischen Iritis. 4. Verslg Ver. rhein.-westfäl. Augenärzte, 12. März 1922. — BAYLAC: Doppelseitige gonorrhoische Iritis. Ophthalm. Klinik **1905**, 3—8. — BEAUMONT: Bemerkungen über Iritis mit besonderer Berücksichtigung der gonorrhoischen Iritis. Brit. med. J., Juli **1908**. — BECKER: Weitere Beiträge zur gonorrhoischen Iritis. Mitteldtsch. augenärztl. Ver. Jena, 15. Mai 1927. — BREIGER: Metastatische Augenerkrankungen bei Gonorrhöe. Dermat. Wschr. **83**, 45 (1926). — BROWN and IRONS: The étiology of iritis. 52. Ann. meeting amer. Ophthalm. Soc. Washington, Mai **1916**. — BROWNING: Radikale Heilung der gonorrhoischen Iritis. Brit. J. Ophthalm., März **1920**, 102. — BRUCKMANN: Iritis gonorrh. Handbuch der gesamten Augenheilkunde. 2. Aufl. 5. Bd., 2. Teil, VI. Kap., S. 31. 1908. — BUTLER, HARRISON: Drei Fälle von gonorrhoischer Regenbogenhautentzündung mit Antigonokokkenserum behandelt. Ophthalmoscope, Dez. **1911**; Clin. ophthalm. 73.

CASOLINO: Iridocyclitis infolge von Urethral-Gonorrhöe. Ann. Oftalm. **43**, 456 (1914). — COBBLEDICK: (a) Gonorrhoische Iridocyclitis mit Beobachtungen über ihre Beziehung zur sog. rheumatischen Regenbogenhautentzündung. Ophthalmoscope, Dez. **1912**. (b) Gonorrhoische Regenbogenhautentzündung mit Sehnervenentzündung. Ophthalmoscope, Juni **1912**. — COBBLEDICK, A. S.: Chron. gonorrheal infection of the prostata; notes on its persistence and its relations to recurrent irido-cyclitis. Lancet, März **1918**.

DAVIDS: Weitere Mitteilungen über die Metastatische Conjunctivitis bei Gonorrhöe. Arch. f. Ophthalm. **87** (1914). — DERNEHL: Chronic prostatitis a probable factor in Iritis. Ophthalmology **11**, H. 3, 518 (1915).

ELSCHNIG: l. c.

FAGE: Conjonctivite blennorrhagique métastatique. Rec. Ophthalm., April **1900**. — FOERSTER: Handbuch der gesamten Augenheilkunde. 1. Aufl. — FOURNIER: Nouv. dictionaire des Med. et Chir. prat. red. par Jaccoud Paris V. Ser., p. 239—250. 1866. — FRESCOLN: A. Case of metastasie gonorrheae Conjunctivitis. Brit. med. J. März, **1911**.

GALEZOWSKI: (a) Iridochorioiditis gonorrh. Rec. Ophthalm., Progrès méd., 1. Jan. 1900. Mai-Aug. **1905**. (b) Gonococcen-Iridochorioiditis. Clin. ocul. **6** (1905). — GENDROW: Iritis blennorrh. (à reduites). Ophthalm. provenc. **1905**, 1. — GIFFORD: The pathology of Uveitis. Arch. of Ophthalm. **51**, H. 5, 483 (1922). — GIELEN: Über gutartige, doppelseitige Conjunctivitis nach Affektionen der Urethra. Inaug.-Diss. Bonn 1897. — GROENOUW: (a) l. c. S. 145. (b) Handbuch der gesamten Augenheilkunde. 2. Aufl., Bd. 11, 1. Abt., Kap. XXII. Beziehungen der Allgemeinleiden und Organerkrankungen zu Veränderungen und Krankheiten des Sehorgans. S. 143.

HAAB, O.: (a) Kleine ophthalmologische Mitteilungen. Korresp.bl. Schweiz. Ärzte **1881**, Nr 2—4. (b) Über Ätiologie und Prophylaxe der Ophthalmoblennorrhöe Neugeborener. Korresp.bl. Schweiz. Ärzte **1885**, Nr 1 u. 2. — HALTENHOFF: Über Conjunctivitis gon. ohne Inoculation. Arch. Augenheilk. **14**, 103 (1884). — Herfordt: Über endogene gonorrhoische Hornhaut- und Hautaffektionen. Arch. f. Ophthalm. **77**, H.1, 145 (1910). — Herrenschwand: Zur Behandlung der gonorrhoisch-rheumatischen Iritis. Arch. Augenheilk. **85**, 27 (1919). — Hoffmann: Conj. gon. metastat. Dtsch. med. Wschr. **1913**, 95.

Keppeler, E.: Iritis gonorrhoica. Klin. Mbl. Augenheilk. **1**, 307 (1915). (Mit erschöpfender Literaturübersicht.) — Kreibisch u. Topolanski: Iritis und Arthigon. Wien. klin. Wschr. **1913**, **49**. — Krückmann: (a) l. c. (b) Gonorrhoische Regenbogenhautentzündung. Ver. mitteldtsch. Augenärzte Leipzig, 30. Nov. 1924. (c) Iritis gon. Handb. d. ges. Augenh. II. Aufl. 1908, II. T., V. Bd., VI. Kap., S. 31. — Kurka: Über metastatische Bindehautentzündung bei Gonorrhöe. Wien. med. Wschr. **1912**, Nr 40.

Lamb: Ein Fall von gonorrhoischer Iritis nach Trauma. Ophthalm. Rec., Juli **1915**, 344. — Laperronne: Gibt es eine gonorrhoische Iritis? Rev. gén. Ophtalm., Jan.-April **1905**. — Lechner: Ophthalmia gonorrh. metastat. Nederl. Oogh. Bydr. **10**, 28 (1900). — Lehmann: Über gonorrhoisch-metastatische Iritis. Inaug.-Diss. 1905. — Lichtenstein: Zwei Fälle von gonorrhoischer Allgemeininfektion. Prag. med. Wschr. **1898**, Nr 43/44.

Mc Kee, Herford: (a) Metastasie gonorrhoicae conjunctivitis. Ophthalmoscope Juli **1909**; Ophthalmology Juli **1909**. (b) Metastatisch-gonorrhoische Bindehautentzündung. Ophthalmoscope, Febr. **1914**. — Moll, van: Gibt es eine metastatische Conjunctivitis? 9. internat. Kongr. Augenheilkunde Utrecht **1899**. — Morax: Recherches bactér. Thèse de Paris **1894**. — Morax u. Elmassian: Du role des toxines dans la productiva des inflammations de la conjonctive. 9. internat. Kongr. Augenheilk. **1899**.

Parinaud: Congr. d'Ophthalm. Paris **1891**. — Posey: Aconsideration of some of the ocular conditions dependent upon tuberculosis and systemic Gonorrhoea. Ophthalm. Rec. 25. Jan. **1916**, 25. — Praag, van: Over de Aetiologie en Pathogenes van den zoogrheum. gon. Akad. Proefschrift Amsterdam 1894.

Reber: Concerning the etiology of iritis ras determined by laboratory methods and its treatment, especially by bacteries. Ophthalm. Rec. **25**, 225, 5. Mai 1916. — Reber, Wendel and Granville Lawrence: (a) Gonorrheae iritis as a manifestation of an old latens gonococcémie diagnosed by the complementfixation. Treatment with Bacteries. Ophthalm. Rec., Jan. **1915**. (b) L'iritis gonorrh., manifestation d'une gonococcémie ancienne latente diagnostiquée par la réaction de la fixation du complément. Traitement par les vaccins. Clin. ophtalm., Nov. **1914**. — Rothhan: Gonorrhoischer Absceß der Bindehaut. Ver. hess. u. hessen-nass. Augenärzte Darmstadt, 6. April 1924.

Shumway: Behandlung der gonorrhoischen Iritis und Arthritis durch Vaccine. Ophthalm. Rec. **1912**, 147. Ref. Klin. Mbl. Augenheilk. **2**, 384 (1912). — Sidler-Huguenin: (a) l. c. (b) Über metastatische Augenentzündungen, namentlich bei Gonorrhöe. Arch. Augenheilk. **69**, 346 (1911). — Sonder: Blennorrhoische Iritis. Clin. Ophthalm. **1904**, 20—24. — Straeten, v. d.: Des affections oculaires de natures blennorrhag. Arch. méd. belges **11**, 300 (1891). — Swan-Burnett: Entzündung des Auges durch Gonokokkentoxin. J. amer. med. Assoc. Nov. **1905**.

Thomasson, A. H.: Chron. gonorrheal prostatitis a possible aetiolog. factor in certain inflammation of the eye with reports of cases. Assoc. of Ophthalm. **52**, 546 (1923). — Topolanski: 15 Fälle von gonorrhoischer Iritis mit Arthigoninjektion behandelt. Wien. klin. Wschr. **1913**, 2011.

Ullmann: Gonorrhoismus als Allgemeinerkrankung und dessen Metastasen: Iridocyclitis und Conjunctivitis. Ophthalm. Ges. Wien. Wien. klin. Rundsch. **1907**, 15—21. 25. Okt. 1905.

Wehrle: Die Bedeutung des Arthigons für Diagnose und Therapie der Gonorrhöe und deren Komplikationen. Inaug.-Diss. Freiburg 1914. — White: Encyclop. internat. de Chirurg. publieé sous la direction du d'Ashurst. Fasc. 4, p. 560—561. Paris 1883. — Wicherkiewicz: Akute metastatische Bindehautentzündung. Post oculist. **1913**, 7—8.

Chirurgie und Gonorrhöe.

Von

H. BOEMINGHAUS-Marburg/L.

Mit 26 Abbildungen.

Einleitung.

Im Verhältnis zu der enormen Häufigkeit der gonorrhoischen Infektion ist die Zahl *der* Fälle in deren Verlauf sich chirurgische Eingriffe notwendig machen ohne Frage gering. Dabei handelt es sich eigentlich auch nicht um die Gonorrhöe an sich, sondern um sekundäre, mehr oder weniger häufige Folgeerscheinungen akuter oder chronischer Natur, so daß man mit mehr Berechtigung von einer *Chirurgie gonorrhoischer Komplikationen* (in der weitesten Fassung) sprechen kann.

Die Erörterung dieser Komplikationen im Rahmen dieses Handbuches erscheint, abgesehen von der selbstverständlichen Forderung, den Verlauf der Gonorrhöe auch in ihren dem Chirurgen zufallenden Formen zu kennen, schon deswegen eine Notwendigkeit, weil dem die Gonorrhöe behandelnden Praktiker bzw. Facharzt bei Eintritt chirurgischer Komplikationen die überaus wichtige Aufgabe der Beratung und Indikationsstellung zufällt. Die Kenntnis des chirurgischen Grenzgebietes muß daher als eine im Interesse der Kranken notwendige Forderung betrachtet werden, um so mehr als die Aussichten für eine erfolgreiche chirurgische Behandlung hier wie auch auf anderen Gebieten von einer entsprechenden Prophylaxe bzw. Frühbehandlung abhängig sind.

Dem Rechnung tragend wurde im folgenden auf die Technik der chirurgischen Eingriffe nur dort etwas näher eingegangen, wo deren Ausführung gegebenenfalls auch dem nicht chirurgisch Vorgebildeten möglich ist und in der Hauptsache die Aufgabe dieses Beitrags dahin verstanden, die Indikationen, Wege und Ziele der notwendigen Maßnahmen zu begründen. Darüber hinaus glaubte ich auf die Pathogenese der Spätfolgen am Harnsystem etwas näher eingehen zu müssen, da der ursächliche Zusammenhang mit der Gonorrhöe im allgemeinen zu wenig bekannt ist, bzw. gewürdigt wird. Diese Abweichung vom engeren Thema schien mir um so berechtigter, als nur die Kenntnis des pathogenetischen Zusammenhanges die Wege erfolgreicher Prophylaxe und Behandlung weisen kann.

Bei den hier zu erörternden Krankheitsbildern handelt es sich einerseits um entzündlich eitrige, zum Teil mischinfizierte Prozesse (Abscesse, Phlegmonen, Fisteln usw.) an der Harnröhre und ihren Adnexen (Prostata, Samenblasen, Nebenhoden usw.), andererseits um mechanisch bzw. funktionell bedingte Störungen innerhalb der Harn- und Samenwege, deren Entwicklung auf die evtl. schon lange zurückliegende Infektion zurückgeht, wo aber die entzündliche Komponente gegenüber der durch sie bedingten Funktionsstörung an Bedeutung zurücktritt (Azoospermie, Strikturen, akute und chronische Harnstauung usw.).

Die Darstellung war unter verschiedenen Gesichtspunkten möglich; es ergab sich, daß bei einer im wesentlichen topographischen Betrachtung Wiederholungen am ehesten zu vermeiden waren; aus praktischen Gründen wurde daher diese Form gewählt. Literaturangaben, hinsichtlich deren ich auf die entsprechenden Kapitel der chirurgischen und urologisch-chirurgischen Handbücher verweise, wurden mit Absicht unterlassen.

Penis und Harnröhre.

Phimose, Paraphimose, Stenose des Meatus, Lymphangitis-Lymphadenitis, paraurethrale Gänge, periurethrale Infiltrate und Abscesse, Cowperitis, Bartholinitis, Pseudodivertikel, Harninfiltration, akute komplette Harnsperre.

Phimose. Gelegentlich kann ein zu enges Praeputium (*Phimose)* ein Hindernis für die lokale medikamentöse Behandlung der akuten Gonorrhöe bilden, insbesondere dann, wenn infolge heftiger örtlicher Reaktion die Vorhaut stark anschwillt. Sind die Entzündungserscheinungen sehr heftig, so muß man sich vorerst mit einer dorsalen Incision des Praeputiums begnügen, um durch Behebung der Eiterretention im Vorhautsack einer schnellen Ascension der Gonokokken vorzubeugen und gleichzeitig die Injektionsbehandlung der Harnröhre zu ermöglichen. Da bei der *dorsalen Incision* (vgl. Abb. 1a—c) das kosmetische Resultat in der Regel sehr wenig erfreulich wird, so ist später eine entsprechende Korrektur in Erwägung zu ziehen. Sind die Entzündungserscheinungen nicht zu heftig, so kann man bei rüsselförmiger Phimose gleich von vornherein eine *Circumcision* (vgl. Abb. 2a u. b), die das beste kosmetische Resultat gibt, ausführen. Die Gefahr der Wundinfektion durch die Anwesenheit der Gonokokken ist ganz gering, ihre entzündungserregenden Eigenschaften beschränken sich vorwiegend auf die Schleimhäute.

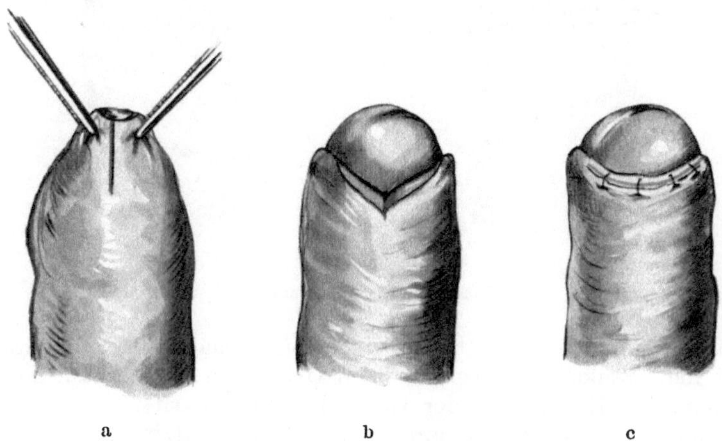
a b c

Abb. 1a—c. Dorsale Spaltung der Phimose.

So einfach der Eingriff ist, so sollte er doch nicht ohne sorgfältige Vorbereitung vorgenommen werden, da die Blutung bisweilen beträchtlich ist, insbesondere dann, wenn das Praeputium infolge der entzündlichen Vorgänge stark hyperämisch geschwollen ist. Nach Möglichkeit sollen inneres und äußeres Blatt des Praeputiums in gleicher Höhe durchtrennt werden. Um dies zu erreichen, kann man die Abtragung über einer Hautklemme vornehmen und vor der Durchtrennung die beiden Hautblätter durch einige percutane Nähte an einigen Stellen aneinander fixieren, wodurch gleichzeitig auch die Blutung wesentlich vermindert wird. Den Eingriff führt man in Lokalanästhesie (subcutane Umspritzung an der Basis des Gliedes) aus und verwendet zur Naht der beiden Präputialblätter feinstes Catgut. Letzteres hat den Vorteil, daß die Nähte, wenn die Verklebung eingetreten ist, sich von selbst lösen und damit die Unannehmlichkeiten, die bei Entfernung von Seidennähten empfunden werden, fortfallen.

Ein Verband ist nicht notwendig, eher sogar schädlich, da in ihm die eitrigen Sekrete, vermischt mit Urin, zurückgehalten werden, wodurch die

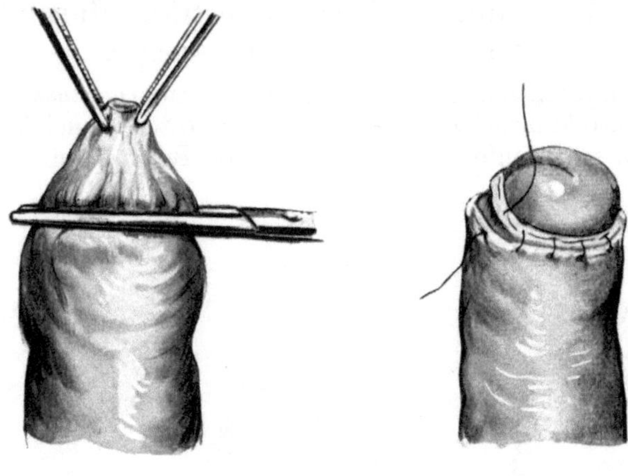

Abb. 2a und b. Circumcision.

Naht gefährdet und die Verklebung der beiden Vorhautblätter verzögert wird. Es genügt die Kranken anzuweisen, beim Urinlassen die Vorhaut so weit zurückzuziehen, daß die Öffnung der Harnröhre zutage tritt.

Paraphimose. Nicht selten kommt es bei akuten Entzündungen im Bereich der Harnröhre und der Vorhaut, wenn letztere relativ eng ist, gelegentlich einer Erektion zu einer entzündlichen *Paraphimose*. Der hinter die Eichel zurückgetretene Vorhautring ist bei solchen Zuständen meistens schon nach kurzer Zeit nicht mehr zu sehen, da er tief im Bereich der entzündlich ödematösen Schwellung liegt. Hält dieser Zustand länger an, so treten infolge der starken Umschnürung Zirkulationsstörungen auf, die in Verbindung mit der Entzündung zur Gangrän der Glans führen können. Solange derartige Prozesse sich nur auf die Vorhaut bzw. auf die Haut des Penis erstrecken, ist das Endresultat nach Abstoßung und Abheilung der Hautdefekte in funktioneller Hinsicht meist nicht allzu störend. Die Gefahr, daß es infolge der Einschnürung zum Absterben der Eichel selbst kommt, ist bei diesen entzündlichen Prozessen nicht so groß wie bei jenen Fällen, in denen aus masturbatorischen Gründen die Glans abgeschnürt wird. Bei der *entzündlichen* Paraphimose kommt es in der Regel nach relativ kurzer Zeit schon zu spontanen Einrissen, zu Dehiscenz des einschnürenden Präputialringes, wodurch bessere Zirkulationsverhältnisse eintreten.

In frischen Fällen gelingt durch manuelle Kompression der Eichel, evtl. nach kurzfristiger Umwicklung (10—15 Minuten) mit einer schmalen Gummibinde, die Beseitigung des Stauungsödems und damit die *unblutige Reposition.* In veralteten Fällen ist das gestaute Gewebe so induriert, daß die Repositionsversuche mißlingen. Die operative Behandlung der entzündlichen Paraphimose, die beim Versagen der unblutigen Methoden, sowie bei drohender Gangrän in Betracht kommt, besteht in der *dorsalen Spaltung* des einschnürenden Ringes, der, wie gesagt, meist tief im Innern der ödematösen Schwellung liegt und anschließender Reposition. Feuchte Umschläge (Borwasser) und Hochlagerung des Gliedes bringen den entzündlichen Zustand und die ödematöse Schwellung schnell zum Rückgang. Die dorsale Incisionswunde kann man sich selbst überlassen; die Epithelisierung erfolgt sehr schnell. Bisweilen resultiert im Anschluß an die Incision, später infolge von Narbenschrumpfung, eine noch stärkere Verengerung der Präputialöffnung als sie vorher bestand.

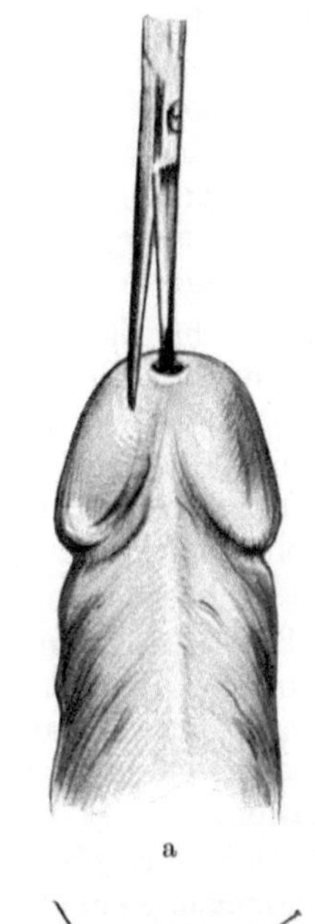

a

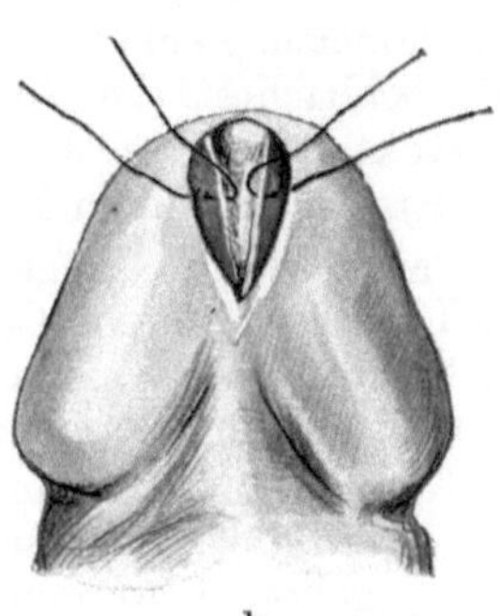

b

Abb. 3 a u. b. Meatotomie.

Stenose des Meatus. Infolge ungenügenden Abflusses des hinter einer engen Harnröhrenöffnung gestauten Eiters wird der normale Heilverlauf ungünstig beeinflußt; die abnorme Enge der äußeren Harnröhrenöffnung kann unter Umständen auch die lokale, insbesondere die instrumentelle Behandlung der Harnröhre erschweren, bzw. unmöglich machen. Bevor man ein abnorm enges Orificium annimmt, muß man sich natürlich davon überzeugen, daß die übrige Harnröhre, also insbesondere die Fossa navicularis, eine normale Weite aufweist. Im allgemeinen ist die äußere Harnröhrenmündung sehr elastisch und dehnungsfähig, so daß auch scheinbar sehr enge Harnröhrenmündungen Instrumente üblichen Kalibers ohne weiteres einzuführen gestatten. Bisweilen aber ist die äußere Harnröhrenmündung abnorm eng und gleichzeitig so rigide, daß sie nicht ohne weiteres nachgibt und allen Dehnungsversuchen energischen Widerstand entgegensetzt. Es sind das jene Fälle, bei denen durch den Versuch einer unblutigen Erweiterung durch Dilatationsstifte nicht nur nichts erreicht, sondern die Neigung zur Induration und Verengerung der Mündung noch verstärkt wird. Die Ursache dieser Starre bzw. Sklerose läßt sich manchmal auf frühere entzündliche Vorgänge zurückführen.

Hat man sich davon überzeugt, daß eine abnorme Enge und Unnachgiebigkeit der äußeren Harnröhrenöffnung bei sonst normaler Harnröhrenlichtung vorliegt und bleibt den Dilatationsversuchen ein Dauererfolg versagt, so ist es für den Patienten am schonendsten, die äußere Harnröhrenöffnung durch eine Meatotomie zu erweitern. Zum Zwecke der Schmerzstillung infiltriert man die ventrale Commissur der äußeren Harnröhrenöffnung mit einigen Tropfen eines Lokalanaestheticums bis diese Stelle durch die Infiltration ein weißliches Aussehen annimmt. Dann erweitert man die Harnröhrenöffnung in der Richtung auf das Frenulum zu am einfachsten mit einer geknöpften geraden Schere *(Meatotomie).* Den geknöpften Schenkel der kleinen Schere führt man in die Fossa navicularis ein (vgl. Abb. 3a) und spaltet die Mündung mit einem

Scherenschlag in der gewünschten Ausdehnung, wobei man sich, um eine Blutung zu vermeiden, genau in der Mittellinie zu halten hat. Zur Verhütung einer nachträglichen Schrumpfung der so erweiterten Öffnung wird die Schleimhaut der Harnröhre durch einige Knopfnähte an die Haut herausgenäht (vgl. Abb. 3 b); ein nachträgliches Bougieren erübrigt sich dann.

Lymphangitis-Lymphadenitis. Bei sehr heftigem, akuten Tripper beteiligen sich beim Manne relativ häufig, bei der Frau seltener, die benachbarten Lymphbahnen. Beim Manne ist es neben den Lymphgefäßen, die vom Frenulum seitlich nach dorsal ziehen, insbesondere ein großer Lymphstrang auf dem Dorsum des Penis, der vom Sulcus coronarius nach der Symphyse zu verläuft. Rötung und kollaterales Ödem kennzeichnen diesen Zustand, der bei entsprechender antiphlogistischer Behandlung nur sehr selten in Eiterung übergeht und dann je nach Lage der eitrigen Einschmelzung eine Incision erforderlich macht.

Etwas häufiger als diese Lymphstränge, aber ebenfalls noch sehr selten, vereitern die regionären inguinalen Lymphdrüsen. Diese *eitrige Lymphadenitis* kann sich sowohl mit als auch ohne sichtbare Entzündung der zuführenden Lymphgefäße am Penis entwickeln. Es gibt echte *Tripperbubonen,* in denen man Reinkulturen von Gonokkoken findet, oft handelt es sich jedoch um eine Mischinfektion.

Ist Fluktuation eingetreten, so wird in der üblichen Weise inzidiert. Um den Abfluß der Sekrete möglichst frei zu gestalten, ist es zweckmäßig, eine doppelte Incision im Bereich der Abscedierung anzulegen und die beiden Incisionsöffnungen durch einen subcutan verlaufenden Gummistreifen, der außen in sich selbst geknotet wird, und infolgedessen nicht heraus rutschen kann, offen zu halten.

Auch gonorrhoische *Phlebitiden* im Bereich der Vena saphena, die bei eitriger Einschmelzung eine Spaltung erfordern, werden gelegentlich einer akuten Gonorrhöe beobachtet. Die Infektion der Vene kann dabei sowohl durch Vermittlung erkrankter Lymphdrüsen = bzw. -bahnen (inguinale Drüsengruppe), als auch metastatisch auf dem Blutwege erfolgen.

Paraurethrale Gänge. Paraurethrale Gänge sind bekanntlich nicht selten die Ursache, daß eine Gonorrhöe nicht ausheilt, bzw. immer wieder rezidiviert, da sich in diesen feinen Gängen die gonorrhoische Infektion hält und der Behandlung schwer zugängig ist.

Kleine Gänge, die im Bereich der Glans penis liegen, können durch Kauterisation, durch Elektrolyse oder auch durch Injektion ätzender Lösungen zur Verödung gebracht werden. Bei größeren Gängen gelingt dies meistens nicht; das Sicherste ist, diese Gänge zu exstirpieren. Der Eingriff hat aber nur dann Erfolg, wenn wirklich der ganze Gang radikal bis an die Stelle seiner Einmündung in die Harnröhre bzw. an sein blindes Ende exstirpiert wird. Geschieht das nicht, so bilden sich von den zentralen Stümpfen aus immer wieder kleine durch Retention wachsende Absceßchen, die dann nach außen oder auch gelegentlich nach der Harnröhre zu durchbrechen (Fisteln), und in denen sich die Gonokokken wiederum einer erfolgreichen Bekämpfung entziehen. Es empfiehlt sich zur Exstirpation dieser meist an der Beugeseite des Penis gelegenen Gänge vorher ein filiformes (geknöpftes) elastisches Bougie einzuführen und dann nach Umschneidung der äußeren Mündung den Schleimhautkanal unter sorgfältigster Präparation, evtl. unter Zuhilfenahme der Lupe, aus seiner Umgebung unter Leitung des eingeführten Bougies zu exzidieren. Ein elastisches Bougie hat gegenüber einer starren spitzen Sonde den Vorteil, daß man damit den Gang nicht an irgendeiner Stelle perforiert und dann bei der Präparation irregeleitet wird. Führt man kein Leitbougie ein, so durchschneidet man leicht, eigentlich mit Sicherheit, den oft gewundenen Gang und ist dann in der Regel nicht mehr imstande, das zentrale Ende wieder aufzufinden. Läßt die Enge des Ganges die Einführung eines filiformen Bougies nicht zu, so erleichtert die Injektion einer Farbstofflösung die operative Verfolgung. Auch die Injektion einer Kontrastlösung (Umbrenal) zum Zweck der *Röntgendarstellung* hat Vorteile, da sie bei solchen Gängen, die nicht sondiert werden können, in anschaulicher Weise über Verlauf und Ausdehnung des Ganges orientiert.

Die Exstirpation tiefliegender Gänge wird infolge der Beziehungen zu den Corpora cavernosa zu einer sehr subtilen Operation, da eine Verletzung der kavernösen Bluträume bei mangelnder Vorsicht und Technik zu einer die Übersichtlichkeit des Operationsfeldes stark beeinträchtigenden Blutung führt; das Resultat ist dann in der Regel ein Rezidiv.

Dort, wo der paraurethrale bzw. akzessorische Gang in der Urethra mündet, wird die Harnröhrenöffnung durch einige quere, das paraurethrale Gewebe fassende Catgutnähte so exakt geschlossen, das keine blindsackartige Ausstülpung der Harnröhrenwand (Gefahr der sekundären Divertikelbildung) entsteht. Der übrige Wundkanal wird ebenfalls durch feinste Catgutnähte gerafft und auch die Haut mit Catgut darüber geschlossen.

Periurethrale Infiltrate und Abscesse. Sog. periurethrale Abscesse können sich in allen Stadien der Gonorrhöe und in allen Abschnitten der Harnröhre (auch bei der Frau) bilden. Sie gehen in der Regel von infizierten LITTREschen Drüsen aus, die ja besonders im Bereich der Fossa navicularis recht groß sind. Durch Verlegung des nach der Harnröhre führenden Ganges kommt es zur Retention der entzündlichen Sekrete und zur Anschwellung in der Nachbarschaft. Recht häufig sieht man diese periurethralen Abscesse sich vorn im Sulcus coronarius beiderseits des Frenulums bilden, wo sie als kleine erbsengroße oder auch größere Anschwellungen mit Rötung und Ödem der Haut prominieren. In gleicher Weise treten sie auch an anderen Stellen der Pars pendula (fast ausschließlich auf der Beugeseite des Penis) in Erscheinung.

Im Bereich der Pars membranacea greift der periurethrale Prozeß nicht selten auf das Beckenzellgewebe über. Während bei dieser Lokalisation der Entzündung die Erscheinungen außen am Damm meist ganz gering sind, findet sich bei rectaler Palpation ein den unteren Mastdarm ventral umgreifendes, unscharf begrenztes, sehr druckempfindliches Infiltrat, das bis zur Prostata hinaufreichen kann, wodurch dann eine scharfe palpatorische Abgrenzung der Prostata unmöglich wird.

Läßt der klinische Befund eine eitrige Einschmelzung annehmen, so ist es zweckmäßiger, statt den spontanen Durchbruch nach außen oder innen abzuwarten, den Eiter durch eine kleine Stichincision zu entleeren. Durch die frühzeitige künstliche Entleerung dieser periurethralen Abscesse verhindert man, daß es zu einer größeren Einschmelzung des periurethralen Gewebes kommt und beugt auf diese Weise auch am sichersten einer bei größeren Infiltraten gelegentlich auftretenden sekundären (Harn-) Fistelbildung vor.

Eine unangenehme Komplikation dieser periurethralen Abscesse bildet die Beteiligung der kavernösen Räume *(Cavernitis)*. Die lokalen Erscheinungen sind dann in der Regel sehr viel heftiger, und wenn der Prozeß im allgemeinen auch lokal begrenzt bleibt, so kommt es gelegentlich hierbei doch zu einer septischen Allgemeininfektion des Organismus auf dem Blutwege. Der spontane Durchbruch einer solchen Cavernitis erfolgt in der Regel relativ spät, entweder nach innen nach der Harnröhre zu, oder nach außen durch die Haut, gelegentlich auch nach beiden Seiten, und es resultieren dann sekundär mehr oder weniger ausgedehnte Harnröhrenfisteln.

Während man, wie gesagt, bei den kleinen periurethralen Abscessen frühzeitig inzidieren soll, damit der Prozeß nicht weiter um sich greift, und insbesondere die Corpora cavernosa nicht beteiligt werden, ist die Incision einer Cavernitis erst dann ratsam, wenn man außen eine deutliche Erweichung feststellen und mit Sicherheit Eiter erwarten kann. In diesem Falle ist die Incision im Bereich der Fluktuation unbedenklich, sie schafft auch sofort wesentliche Erleichterung der Schmerzen und führt zum Abklingen der entzündlichen Erscheinungen. Inzidiert man zu früh, so können recht unangenehme, heftige Blutungen auftreten, die oft nur schwer zu stillen sind und meist eine Erweiterung des Operationsschnittes erforderlich machen. Falls man ohne genügende Vorbereitung eine solche Incision vorgenommen hat und es dabei zu einer unerwarteten profusen Blutung kommt, kann man sich für den Augenblick durch Umschnürung des Gliedes an seiner Basis mittels eines dünnen Nelatonkatheters so lange helfen, bis eine entsprechende sachgemäße chirurgische Blutstillung erfolgen kann.

Cowperitis. In gleicher Weise kann die Beteiligung der Cowperschen Drüsen zu einer Abscedierung und Perforation (meist nur nach innen) führen. Im allgemeinen ist das aber nicht häufig der Fall, da sich unter geeigneter Behandlung das Infiltrat in der Regel langsam resorbiert. Anderenfalls ist hier, wie auch sonst bei periurethralen Entzündungen *nach* eingetretener Einschmelzung die künstliche Entleerung des Eiters durch Incision dem spontanen Durchbruch stets vorzuziehen.

Bei der *chronischen Cowperitis*, wenn Massage, Spülungen, Wärmebehandlung (Diathermie), urethroskopische Eingriffe usw. gar nichts helfen und die Urethritis von hier aus ständig unterhalten wird bzw. rezidiviert, ist die Exstirpation dieser Drüsen (meist handelt es sich um beide), deren Funktion als akzessorische Geschlechtsdrüsen in solchen Fällen doch als erloschen gelten darf, als der kürzeste und damit auch schonendste Weg zur Heilung in Betracht zu ziehen.

Bartholinitis. Bei Abscedierung der Bartholinischen Drüsen der Frau sind diese auf der Innenseite der Labien zu inzidieren; stehen die Eitersäcke unter starker Spannung, so ist dabei Vorsicht vor Selbstinfektion (Conjunctivitis) geboten. Nach einfacher Spaltung kommt es erfahrungsgemäß häufig zu Rezidiven; die totale Ausschälung der zu einem Eitersack umgewandelten Drüse bringt sichere Heilung. Dieser an sich harmlose Eingriff erfordert wegen der meist recht beträchtlichen Blutung sorgfältige Vorbereitung (Lagerung, Assistenz usw.). Die Blutung steht am sichersten durch Raffung der Wundhöhle.

Pseudodivertikel der Harnröhre. In den meisten Fällen kommen die von den Drüsen der Harnröhre ausgehenden periurethralen Abscesse, soweit sie nicht spontan resorbiert werden, nachdem sie eine gewisse Größe erreicht haben, nach der Harnröhre zum Durchbruch. Man betrachtet diesen Ausgang im allgemeinen wohl mit Recht als eine Spontanheilung; bisweilen bleibt aber die sekundäre Verödung aus, die kleine Absceßhöhle persistiert und steht dann mit einem mehr oder weniger langen, geraden bzw. gewundenen, breiten oder schmalen Gang mit der Harnröhre in Verbindung.

Ein solches *Pseudodivertikel* wird sich um so leichter ausbilden, bzw. auf die Dauer erhalten bleiben, je länger der Absceß bestand, ehe er zum Durchbruch nach der Harnröhre kam, da sich bei längerem Bestehen des Abscesses dessen Wand schwielig membranartig verändert und infolgedessen wenig Neigung zur Verödung hat. Solche, durch Abscesse entstandene Pseudodivertikel können im Laufe der Zeit, insbesondere wenn die Harnentleerung peripher von ihnen durch Strikturen oder dgl. behindert ist, recht unliebsame Folgen haben. Einerseits können sie mit der Zeit an Größe zunehmen und dann auf diese Weise zu einer Behinderung der Urinentleerung, mit dem Symptom des *postmiktionellen Urinträufelns* führen; andererseits sieht man später, wenn der primäre entzündliche Prozeß längst abgeheilt ist, noch nach Jahren in diesen Divertikeln dadurch, daß der Urin sich hier ansammelt und zersetzt, sowohl Konkremente sich bilden, als auch, im Gefolge von sekundären Entzündungen, Urinphlegmonen und Fistelbildungen entstehen. Es ist mir nicht zweifelhaft, daß ein nicht geringer Teil der Harnröhrendivertikel auf diese Weise entsteht. Die Ätiologie dieser Divertikel ist später, wenn sie durch weiteres Wachstum, Konkrementbildung oder sekundäre entzündliche Prozesse klinisch in Erscheinung treten, selbst histologisch sehr schwer richtig zu beurteilen, und zwar deswegen, weil sich im Laufe der Zeit die primär durch Abscedierung entstandene Höhle mit Harnröhrenepithel auskleiden und dadurch den Anschein eines wahren Divertikels erhalten kann. Ähnliche Pseudodivertikel in kleinerer und größerer Form können auch bei Abscedierungen im Bereich der Pars prostatica vorkommen, wovon bei Besprechung der Prostataabscesse noch die Rede sein wird.

Harninfiltration-Phlegmone. Da alle Drüsen, von denen Abscesse ausgehen können, mit der Harnröhre communicieren, so besteht, insbesondere dann, wenn der Absceß nach der Harnröhre zu communiciert, die Gefahr, daß sich durch das Hinzutreten von Urin in die Absceßhöhle eine *Urininfiltration* bzw. eine *Harnphlegmone* entwickelt.

Die Urininfiltration stellt eine sehr schwere Komplikation dar, was auch durch das hohe, intermittierende Fieber, die Schüttelfröste und die wesentlich stärkeren lokalen Erscheinungen zum Ausdruck kommt. Während der primäre urethrale Drüsenabsceß im allgemeinen trotz fortschreitender eitriger Einschmelzung einen circumscripten Prozeß mit vorwiegend bzw. fast ausschließlich lokalen Erscheinungen bedingt, hat die Urininfiltration die Tendenz zu phlegmonöser Progredienz.

Es sind das stets sehr ernste Zustände, die sich oft rapid schnell ausbreiten, und bei denen nur rücksichtslose, bis weit in das gesunde Gewebe reichende Incisionen vor ausgedehnten Zerstörungen und vor der allgemeinen Sepsis schützen können. Bei jeder Urininfiltration, von der auch noch in anderem Zusammenhange zu sprechen sein wird, muß dem in das Gebiet der Infiltration hineingelangenden Urin um *jeden* Preis unbehinderter Abfluß geschaffen werden. Sobald dieser Forderung durch breite Incision des infiltrierten Bezirkes und Eröffnung der Urethra Rechnung getragen ist, kommt der Prozeß bald zum Stillstand. Trotzdem sieht man, daß unter der zersetzenden Wirkung des Eiters *und* des Urins auch schon nach wenigen Stunden das Gewebe so sehr geschädigt ist, daß sich ausgedehnte Gewebsnekresen bilden und entsprechende sekundäre Gewebsdefekte und Fisteln entstehen.

Akute Harnverhaltung. Alle Formen akut entzündlicher Vorgänge in der hinteren Harnröhre, im Bereich des Blasenhalses bzw. der Prostata führen gelegentlich zu einer akut einsetzenden *kompletten Harnsperre.* Häufig geht dem Eintritt der kompletten Harnsperre irgendein instrumenteller Eingriff (Katheterismus, Instillation usw.) voraus.

Solche Zustände akuter Harnsperre sind äußerst schmerzhaft, und die Kranken fordern daher stürmisch deren Beseitigung. Die Einführung eines Katheters zur Entleerung der Blase kann man bei diesem Zustande nicht gerade als sehr zweckmäßig bezeichnen. Zwar wird es in der Regel gelingen, die Blase mit dem Katheter zu entrieren und zu entleeren und dadurch den schmerzhaften Zustand zu beseitigen, doch stellt der Katheterismus, abgesehen von der unvermeidbaren Infizierung der bis dahin evtl. noch unbeteiligten Harnblase, selbst wieder eine derartige traumatische Läsion der hochentzündlich geschwollenen Schleimhaut der hinteren Harnröhre und des Blasenausganges dar, daß dadurch die ursächlichen Momente für die akute Harnsperre noch vermehrt werden. Gar nicht so selten mißlingt auch der Katheterismus, insbesondere,, wenn die Einführung des Katheters nicht schonend genug vorgenommen wird, da durch jeden Reiz der Krampf des Blasenschließmuskels nur noch gesteigert wird und der spastische Verschluß dann unter Umständen zu einem unüberwindlichen Hindernis, wenigstens für weiche Katheter, werden kann.

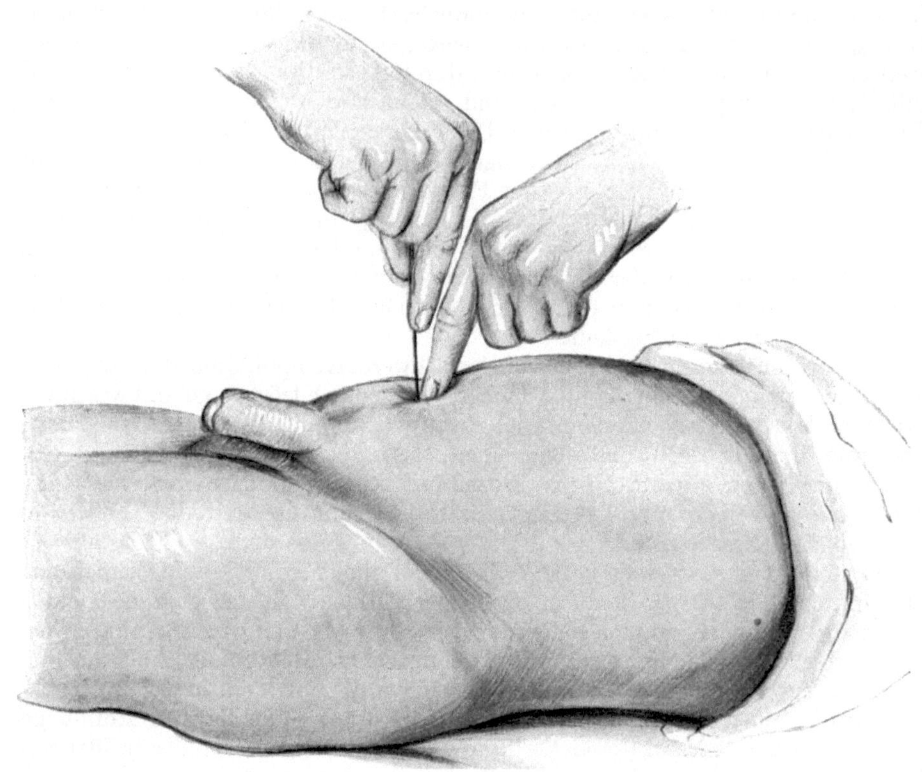

Abb. 4. Punktion der Blase bei kompletter Harnverhaltung.

Es ist ein häufig zu beobachtender Kunstfehler, daß unter solchen Umständen dann versucht wird, an Stelle der weichen Gummikatheter, halbstarre bzw. Metallkatheter einzuführen. Entsteht obendrein noch unter dem Eindruck des unüberwindlichen Hindernisses die Vorstellung einer wirklichen Verengerung und werden nun dünne, spitze Katheter gewählt, dann kommt es leider nur zu häufig zu Verletzungen der hinteren Harnröhre, die einerseits zu sofortigen heftigen Blutungen führen und andererseits auch zu schweren periurethralen Infiltraten und Phlegmonen Veranlassung geben können. Wenn man schon bei solchen akut entzündlichen Zuständen mit kompletter Harnretention zum Zwecke der augenblicklichen Blasenentleerung überhaupt katheterisieren will, so sind hierfür starre Instrumente von dünnem Kaliber prinzipiell zu vermeiden. Je dünner der Katheter, um so leichter kommt es zur mechanischen Reizung und Verletzung der geschwollenen Harnröhre, wodurch die spastische Kontraktion der Harnröhren- bzw. Blasenausgangsmuskulatur immer wieder verstärkt wird.

Viel schonender als der Katheterismus ist bei diesen Zuständen akut entzündlicher Harnsperre, wie sie auch beim Prostataabsceß, sowie bei Harnröhrenstrikturen (siehe dort) bisweilen auftreten, die *capillare* suprapubische *Blasenpunktion.* Die suprapubische Entleerung der Blase durch einen Troikar wird heute allgemein abgelehnt, da bei diesem Verfahren doch zu grobe Läsionen möglich sind. Dagegen muß die capillare Blasenpunktion praktisch als ungefährlich bezeichnet werden. Man legt zu diesem Zweck den Patienten horizontal, evtl. sogar in leichter Beckenhochlagerung auf einen Tisch und tastet sich nach Entfernung der Schamhaare den oberen Symphysenrand ab, jodet die vorgesehene Stelle ein und sticht nach lokaler Betäubung senkrecht zum liegenden Patienten eine Kanüle von der auch bei Lokalanästhesie üblichen Stärke in die Blase (vgl. Abb. 4). Bei fetten Patienten darf die Kanüle nicht zu kurz sein, da der Weg durch das subcutane Fettpolster, die Muskulatur bzw. Fascie und den prävesicalen Raum recht lang sein kann. Es empfiehlt sich in der Mittellinie einzugehen und sich *dicht* an die Symphyse zu halten; auch bei hochgradig gefüllter Harnblase ist der vom Peritoneum frei werdende Abschnitt der vorderen Blasenwand bisweilen nur 3—1 cm hoch, während das Peritoneum zu beiden Seiten noch tiefer herab zu reichen pflegt, was ganz besonders dann der Fall ist, wenn Leistenbrüche vorhanden sind. Die Kanüle muß senkrecht zur Horizontalen eingestochen werden; dabei ist, wenn man sich dicht an die Symphyse hält, eine Verletzung des Peritoneums, wie gesagt, nicht zu befürchten. Sticht man dagegen, wie man es häufig angegeben findet, schräg nach unten, also mehr parallel zur hinteren Symphysenwand ein, so kann es einem passieren, daß man, besonders bei Leuten mit fettreichem prävesicalem Raum, oder bei Patienten, deren Blase durch eine hypertrophische Prostata hochgedrängt ist, gar nicht in die Blase gelangt und mit der Kanüle entweder im prävesicalen Fettgewebe oder in der hypertrophischen Prostata landet.

Nachdem die Blase erreicht ist, wird die Kanüle mit einem Gummischlauch armiert und nun der Urin entweder mit einer Spritze abgesaugt oder der Blasenmuskulatur selbst die Austreibung überlassen. Die Entleerung braucht, da man nur dünne Kanülen verwendet, eine gewisse Zeit.

Die Punktion der Blase in der beschriebenen Weise kann man als harmlos bezeichnen. Sie kann, wenn erforderlich, mehrmals täglich ohne Schaden wiederholt werden, da die netzartig ineinander greifende Muskulatur der Blase den dünnen Punktionskanal sofort wieder verschließt und dadurch einen Übertritt der Blasenflüssigkeit in den prävesicalen Raum verhindert [1]. Selbst wenn man die dünne Kanüle mal durch die Umschlagsfalte des Peritoneums hindurch stechen würde, so wäre das auch nicht gefährlich; wichtig ist nur, daß man beim Herausziehen der Kanüle nicht mehr ansaugt bzw. diese durch einen Mandrin verschließt, damit für den Fall, daß der Harn infiziert ist, sich keine prävesicale Eiterung entwickeln kann.

Strikturen und Fisteln.

Strikturen. Die Strikturen der Harnröhre verdienen, abgesehen von der lokalen Veränderung, also der Verengerung des Harnröhrenlumens, insofern eine besondere Beachtung, als durch die Erschwerung der Harnentleerung das ganze zentral davon gelegene Harnsystem und mit ihm der gesamte Organismus bei längerem Bestehen der Striktur in Mitleidenschaft gezogen wird.

[1] Die Punktion einer *chronisch* distendierten Harnblase (z. B. beim Prostatiker) ist nicht in der gleichen Weise als harmlos zu bezeichnen, da hier die gedehnte, atonische, muskelschwache, oft papierdünne Blasenwand den Stichkanal nicht so dicht verschließen kann wie eine muskelkräftige Blase und daher hinterher Urin aus der Öffnung heraussickern kann.

In der Harnröhre bewirkt die Striktur eine Dehnung des zentral von ihr gelegenen Abschnitts. Die Urethra erweitert sich hier sackartig, und der nach Beendigung der eigentlichen Miktion hier stagnierende Harn fließt nun tropfenweise ab (sog. *postmiktionelles Urinträufeln*). Dies Nachträufeln ist für Strikturkranke sehr charakteristisch und oft schon als eins der ersten Symptome vorhanden.

In der Erweiterung hinter der Striktur können sich in dem stagnierenden Harn Konkremente bilden, meist aber stammen diese Steine aus höher gelegenen Abschnitten des Harnsystems und sind an der Striktur nur stecken geblieben. Die Einwirkung des zersetzten Harns in Verbindung mit der Entzündung führt in der retrostrikturalen Erweiterung häufig zu einer Entzündung der Harnröhrenwand, die sich unter Schmerzen und Fieber durch Schwellung und Rötung am Damm *(Harninfiltration)* kund gibt; durch Abscedierung und Durchbruch nach außen kommt der Prozeß häufig zu einer gewissen Spontanheilung mit *Fistelbildung.* Je nach dem Sitz der Striktur können sich diese Harninfiltrationen auch nach oben gegen die Bauchdecken, gegen das Rectum, die Blase und die peri- und paravesicalen Räume hin entwickeln, was prognostisch weit ungünstiger ist, als ein Harnabsceß am Damm. Therapeutisch erfordern solche Zustände unverzüglich ausgiebigste Incisionen mit Eröffnung des zentral der Striktur gelegenen Harnröhrenabschnittes zum Zweck ungehinderter Urinentleerung.

Bei chronischen, entzündlichen (postgonorrhoischen) Erkrankungen der hinteren Harnröhre sieht man als Endresultat bisweilen eine derbe *skleröse Induration des Blasenhalses* sich entwickeln. Die Folge dieser Starre des Blasenausgangs ist eine je nach Dauer und Intensität des Prozesses sich bis zur völligen Harnsperre steigernde Erschwerung der Blasenentleerung. Man muß diese Prozesse, die unter den verschiedensten Bezeichnungen beschrieben werden, funktionell auf die gleiche Stufe stellen wie die sog. weiten Strikturen. Auf die Behandlung dieser Zustände wird bei der Erörterung der postgonorrhoischen Erkrankungen der Prostata eingegangen.

Mit zunehmender Einengung der Harnröhrenlichtung erwächst der Blase eine ständig sich steigernde Arbeitsleistung bei der Miktion, die anfangs ihren Ausdruck in einer Hypertrophie der Blasenmuskulatur findet, ein Stadium, dem später eine allmählich zunehmende Distension der Blase mit Atrophie der Muskulatur zu folgen pflegt. Mit dem Erlahmen der Blasenmuskulatur stellt sich als Ausdruck der Blaseninsuffizienz eine ständig steigende *Restharnmenge* ein. Statt der 3—5 Miktionen täglich uriniert der Strikturkranke immer häufiger und dabei immer kleiner werdende Mengen; das gleiche klinische Bild, wie wir es bei der Prostatahypertrophie kennen. Diese Entwicklung nimmt ständig zu, bis es evtl. eines Tages zur vollständigen *Harnsperre* kommt, die sich, wenn sie nicht künstlich behoben wird, nach qualvollen Stunden meist in Form einer *Ischuria paradoxa* zu lösen pflegt.

Das Auftreten einer völligen Harnsperre im Verlauf zunehmender Miktionsschwierigkeiten bei einer Striktur ist nicht etwa der Ausdruck für einen jetzt erfolgten völligen Harnröhrenverschluß an der Stelle der Striktur im organischen Sinne, sondern wird in der Regel durch eine Schwellung der Schleimhaut oder einen Krampfzustand, anschließend an Erkältung, Geschlechtsverkehr, Biergenuß, instrumentelle Untersuchung usw. ausgelöst. Impermeabel ist die Striktur in solchen Fällen nur für den Harn, während es bei ausreichender Geduld und entsprechender Technik so gut wie stets gelingt, ein feines Bougie in die Blase einzuführen; es sind auch gar nicht immer die engsten Strikturen, bei denen sich komplette Harnverhaltungen einstellen.

Sobald die Blase nicht mehr ganz entleert werden kann, tritt in der Regel über kurz oder lang eine Infektion des Restharns in der überdehnten, später nicht selten auch durch Divertikel veränderten Blase ein. Der Retention in der Blase folgt die *Harnstauung in den Ureteren* und im *Nierenbecken*, und der Cystitis folgt die *ascendierende Pyelitis,* die *Pyelonephritis,* die *pyelonephritische Schrumpfniere,* und der Abschluß dieser Stufenleiter pathologisch-anatomischer Vorgänge ist die *Urämie,* bzw. die *Urosepsis.* Es ist immer noch zu wenig bekannt, wie bedenklich durch die sekundären Folgeerscheinungen eine Striktur der Harnröhre ist; nur eine frühzeitige und ausgiebige Behandlung und fortlaufende Kontrolle kann vor den genannten Gefahren schützen.

Die Prognose einer Striktur richtet sich einmal nach dem Grad der durch sie bedingten Funktionsstörung (Restharn in der Blase, Harnstauung in Ureteren und Nieren), die ihrerseits natürlich von dem Grad der Verengerung und der Dauer der Funktionsstörung, sowie von dem Sitz der Striktur insofern abhängig ist, als alle diese funktionellen Folgeerscheinungen an Blase und Nieren sich um so schneller und stärker auswirken, je näher der Blase die Harnröhrenstriktur liegt.

Die Therapie der Harnröhrenstrikturen kann man nicht unter dem Gesichtswinkel einer lokalen Erkrankung betrachten, sie muß neben den entsprechenden Maßnahmen gegen die Verengerung auch die sekundären Folgen im ganzen Harnsystem gebührend berücksichtigen.

Die Frage, wann eine entzündliche Striktur der Harnröhre eine chirurgische Behandlung erfordert, kann man ganz allgemein dahin beantworten, daß hierfür jene Fälle in Betracht kommen, bei denen die konservativen Methoden, also insbesondere die Bougiebehandlung, versagen. Die Erfolglosigkeit der Behandlung kommt darin zum Ausdruck, daß trotz sachgemäßer Dilatationsbehandlung die Erweiterung der Striktur von Sitzung zu Sitzung keine Fortschritte macht, bzw. nach kurzer Besserung beim Aussetzen der Behandlung schnell wieder rezidiviert. Auch jene Fälle sind einer operativen Behandlung zuzuführen, bei denen jeder Versuch einer unblutigen Dilatation von schweren örtlichen und allgemeinen Reaktionen, heftigen Schmerzen, Blutungen, lokalen entzündlichen Erscheinungen sowie Schüttelfrösten usw. gefolgt ist. Ferner erfordern alle mit Fisteln, retrostrikturaler Konkrement- oder Absceßbildung komplizierten Formen eine chirurgische Behandlung und endlich auch jene Fälle, bei denen erhebliche Erhöhung des Blutdrucks und der Reststickstoffwerte im Blut, in Verbindung mit schlechtem Ausfall der Nierenfunktionsprüfungen (Verdünnungs- und Konzentrationsversuch, Indigocarminausscheidung usw.) eine schwere Schädigung des Gesamtorganismus anzeigen, die sich erfahrungsgemäß bei konservativer Strikturbehandlung nicht in wünschenswerter Weise beheben läßt.

Wenn man von den endoskopischen Methoden (Elektrolyse, Ätzung, Elektrokoagulation usw.) hier absieht, so stehen an operativen Methoden die Urethrotomia interna, die Urethrotomia externa und endlich die Resektion der Striktur zur Verfügung. Bei der Bedeutung der operativen Behandlung sei auf die Beurteilung dieser Methoden etwas näher eingegangen.

Die *Urethrotomia interna,* die schon den Ärzten des Altertums bekannt war, und die sich auch heute noch besonders in Frankreich großer Beliebtheit erfreut, hat unter den deutschen Chirurgen relativ wenig Anhänger. Die im allgemeinen ablehnende Haltung ist vom chirurgischen Standpunkte aus verständlich, da es sich dabei um einen Eingriff handelt, dessen Ausmaße und Wirkungen sich der unmittelbaren Kontrolle entziehen. Das Wesen der Operation besteht darin, daß die strikturierte Harnröhrenpartie vom Lumen der Harnröhre aus schnittartig durchtrennt wird. Das Prinzip der Instrumente, die hierfür erdacht wurden, besteht darin, das Messer (Urethrotom) gedeckt in die Harnröhre einzuführen und erst im Bereich der Striktur zur Wirkung zu bringen, dabei kann die Striktur sowohl von vorn nach hinten, als auch in umgekehrter Richtung durchschnitten werden.

Zuerst wird ein filiformes Leitbougie durch die Striktur in die Blase eingeführt, an dieses ein rinnenartiges Führungsinstrument aufgeschraubt und dies ebenfalls durch die Striktur geführt. In dem rinnenartigen Führungsinstrument wird nun ein an langem Stiel sitzendes, vorn und hinten schneidendes, an der Kuppe aber geknöpftes Messer vorgeschoben. Die Größe des Messerchens richtet sich danach, wie tief der Schnitt werden soll und wie weit die Lichtung der Harnröhre in ihren gesunden Partien ist. Nach Durchtrennung der Striktur wird für einige Tage ein Dauerkatheter eingelegt. Das Verfahren ist auch bei multiplen Strikturen anwendbar, nimmt bei genügender Übung nur wenige Minuten in Anspruch und ist unter lokaler Schleimhautanästhesie, evtl. in Epiduralanästhesie oder Chloräthyl- bzw. Avertinrausch (intravenös) auszuführen.

Die Erwartung, mit der Urethrotomia interna Radikalheilungen oder wenigstens doch *Dauerheilungen* in funktionellem Sinne erzielen zu können, ist nicht in Erfüllung gegangen. Rezidive stellen sich sehr schnell wieder ein, was ja auch gar nicht wunder nehmen kann, und eine längere nachträgliche Sonden- und Dilatationsbehandlung ist unbedingt erforderlich, um die Erweiterung der Striktur aufrecht zu erhalten. Überhaupt ist die Urethrotomia interna nur als ein vorbereitender Akt für die eigentliche Dilatationsbehandlung zu betrachten. Das Verfahren ist nicht so harmlos und unbedenklich, wie es den Anschein haben kann. Die Gefahr besteht in der Infektion und Blutung; profuse, ja tödliche Blutungen sind vorgekommen. Der Nachteil des Verfahrens liegt darin, daß man keine Kontrolle über die Ausdehnung des Schnittes hat und nicht weiß, was durchtrennt wird. Wenn der Schnitt, wie beabsichtigt, immer nur die Striktur, also die narbig veränderte Harnröhrenpartie durchtrennen würde, so wäre natürlich eine stärkere Blutung aus dem callösen gefäßarmen Gewebe kaum denkbar. Eine weitere Gefahr besteht darin, daß sich im Anschluß an die endourethrale Strikturspaltung eine Harninfiltration bzw. ein Harnabsceß im Bereich des Schnittes entwickeln kann.

Diese bedenklichen durch Blutung und Infektion bedingten Komplikationen, die man auszuschalten, bzw. vorauszusehen nicht in der Lage ist, haben auch bei den Anhängern der Urethrotomia interna zu einer Einschränkung der Indikationsstellung geführt. In Deutschland steht man auf chirurgischer Seite diesem Eingriff im Dunkeln wegen der unberechenbaren und nicht sicher vermeidbaren Gefahren, wie gesagt, durchweg ablehnend gegenüber, da dieses gedeckte Verfahren modernen chirurgischen Anforderungen nicht entspricht und Rezidive unvermeidbar sind.

Der *äußere Harnröhrenschnitt* (Sectio mediana) ist eine der ältesten Operationen, die die Chirurgie überhaupt kennt. Zur Behandlung der Harnröhrenstrikturen ist die Operation seit über 2—3 Jahrhunderten bekannt und galt hier anfangs als Ultimum refugium bei Verengerungen mit kompletter Harnverhaltung, wenn alle anderen Maßnahmen undurchführbar waren oder fehlschlugen. Der Eingriff, der in Steinschnittlage vorgenommen wird, besteht in einer Eröffnung der Harnröhre an ihrer unteren Seite in der Regel in der Regio perinealis, als dem häufigsten Sitz der Strikturen. Der Eingriff beabsichtigt durch Spaltung des Narbencallus die Einführung eines Katheters in die Blase zu ermöglichen.

Nachdem die Harnröhre dicht vor der Verengerung auf einer bis hierher vorgeführten Sonde eröffnet worden ist, sucht man den Eingang in die Striktur auf und durchtrennt unter Führung eines filiformen Leitbougies die Narbenmasse von vorn nach hinten. Die Auffindung des zentralen Harnröhrenteils stößt, insbesondere bei weit hinten gelegenen Strikturen, bisweilen auf erhebliche Schwierigkeiten, und die Urethrotomia externa kann unter Umständen eine technisch sehr schwierige Angelegenheit sein. Nach der Spaltung der Striktur wird in der Regel ein Katheter eingelegt und, je nachdem, wie die Wundverhältnisse es gestatten, die Weichteile und die Haut über dem Katheter vernäht. Bei Fisteln und Eiterungen unterbleibt die Naht stets. Manche Autoren verwerfen den Dauerkatheter, sie drainieren die Blase bei infiziertem Harn von der Urethrotomiewunde aus und lassen die vordere Harnröhre ganz in Ruhe; wieder andere lassen bei klarem Harn die Patienten durch die Dammfistel urinieren.

Wie man auch verfährt, immer muß man für freien Harnabfluß sorgen und frühzeitig mit einer Dilatationsbehandlung beginnen, um das operative Resultat zu erhalten bzw. zu verbessern. Wenn keine Eiterung vorhanden und der urethrale Weg für den Harn frei ist, schließen sich unter der Sondenbehandlung die operativen Dammfisteln meist in kurzer Zeit von selbst. Die Erweiterung der Striktur bei der Urethrotomia externa geht so vor sich, daß in dem durch das Auseinanderweichen der Schnittränder entstandenen Raum sich ein Granulationsgewebe einschiebt. Die anschließende Sondenbehandlung hat die Aufgabe, eine Verengerung durch sekundäre Narbenschrumpfung zu verhindern. Bei jeder Bougierung wird das schrumpfende Granulationsgewebe immer wieder oberflächlich eingerissen, und der neue Riß heilt dann in der gleichen Weise durch das Dazwischentreten neuer Narbenkeile; dieser Vorgang wiederholt sich so lange, bis der Kanal bei ausreichender Weite allseitig von Schleimhaut bekleidet ist.

Indiziert ist die Operation insbesondere bei impermeablen Strikturen in Verbindung mit falschen Wegen, Urinphlegmonen, schwerer Infektion und Harnstauung der oberen Harnwege. Die Mortalität des Eingriffs wird auf 3—14% berechnet. Die hohe Sterblichkeit ergibt sich daraus, daß ein großer Teil dieser Patienten erst in hoffnungslosem Zustand, im Stadium der Urosepsis und Niereninsuffizienz zur Operation kommt. Die Urethrotomia in dieser Form gibt für den Augenblick insofern günstige Resultate, als sie bei schweren uroseptischen Zuständen, wo die Kranken keinen größeren Eingriff vertragen können, direkt lebensrettend wirken kann. Die Dauerergebnisse befriedigen aber nicht. Wenn die Dilatationsbehandlung nicht ständig fortgesetzt wird, tritt über kurz oder lang ein Rezidiv auf, da ja der entzündliche narbig strikturierende callöse Prozeß nicht beseitigt wurde.

Die Einsicht, daß, solange man das entzündlich-schwielige Narbengewebe zurückläßt, Rezidive zu erwarten sind, führte notgedrungen zur *Resektion der Striktur*. Die Regeneration eines resezierten Harnröhrenteils geht von beiden Stümpfen der Urethra aus. Die Art und Schnelligkeit der Regeneration hängt in hohem Maße von dem postoperativen Verlauf ab, wobei ein aseptischer Verlauf ein gutes Resultat verbürgt, während eine Eiterung im Operationsgebiet den Erfolg in Frage stellt bzw. meist vereitelt. Die Eiterung hindert die Regeneration, schafft neue Narben und damit Rezidive. Darin liegt der Kernpunkt des Problems, daß eine Eiterung letzten Endes wieder denselben Zustand der Narbenstriktur hervorruft, wie er vor der Operation bestanden hat.

Die Entwicklung der operativen Strikturbehandlung von der Urethrotomia externa zur Resektion des strikturierten Harnröhrenabschnitts mit primärer Nahtvereinigung der Urethralstümpfe ist nicht denkbar ohne eine grundsätzliche Änderung des Operationszieles, mit anderen Worten, die Resektion mit Naht der Harnröhre rechnet nicht mehr mit einer Wegbarmachung der zurückgelassenen Narbenmassen, sondern sucht von vornherein einen Zustand zu schaffen, der den normalen anatomischen und funktionellen Verhältnissen gleichkommt. Die Erreichung dieses Zieles bietet die Gewähr für gute Dauerresultate.

Eine notwendige, nicht immer genügend bewertete Voraussetzung für das Gelingen einer primären Nahtvereinigung der Harnröhrenstümpfe nach Resektionen sowie bei plastischen Ersatzoperationen der verschiedensten Form ist, wie hervorgehoben, die primäre Wundheilung. Entzündliche Erscheinungen im Bereich der Harnröhre müssen also abgeklungen sein, bevor man operiert, zumal schon an und für sich die strenge Durchführung der Asepsis in diesem Operationsgebiet Schwierigkeiten bereitet. Sind die Bedingungen einer primären Wundheilung nicht gegeben, so vereitern die Nähte, geben nach und gelegentlich einer Erektion weichen die beiden Harnröhrenenden auseinander. Der so entstehende Defekt wird, falls nicht eine Dauerfistel entsteht, allmählich durch ein entzündliches Granulationsgewebe ausgefüllt und das endgültige Resultat kann dann schlechter werden als der Zustand vor der Operation.

Die Aussichten für die Wiederherstellung normaler Verhältnisse werden durch jede fehlgeschlagene Operation infolge des Materialverlustes und der weiter greifenden Entzündung ungünstiger. Gute Resultate hängen also in erster Linie von einer reaktionslosen Wundheilung ab; diese ist abgesehen von der entzündlichen Natur des Prozesses, auch noch durch die Rolle, die der Urethra bei der Harnentleerung zukommt, in Frage gestellt. Schon rein mechanisch werden die Harnröhrennähte durch die Dehnung, die der Urethralkanal bei der Miktion erfährt, belastet; noch gefährlicher aber ist das Eindringen von infiziertem Harn in die Nahtlücken. Durch die urinöse Durchtränkung werden die Nähte frühzeitig gelockert und die Harnröhrenstümpfe weichen auseinander; als erstes stellt sich eine Harnfistel ein und bald darauf auch wieder eine Verengerung des Harnröhrenlumens durch Schrumpfung des den Defekt ausfüllenden Granulationsgewebes.

Um diesen Mißständen zu begegnen und zugleich die Harnröhre für die Dauer der Heilung ruhig zu stellen, muß der Harn künstlich abgeleitet werden. Von allen Möglichkeiten, die dafür zu Gebote stehen (regelmäßiger Katheterismus der Blase während der ersten 8—10 Tage, Einlegen eines Verweilkatheters usw.), hat sich die temporäre Ableitung des Harns durch eine Urethrotomia externa bzw. durch eine Blasenfistel am besten bewährt.

Es ist interessant, zu verfolgen, wie es bis vor noch nicht langer Zeit geradezu als Kunstfehler galt, nach einer Harnröhrenresektion keinen *Verweilkatheter* einzulegen, wie erst ganz allmählich Zweifel an der Zweckmäßigkeit des Verweilkatheters aufkamen, während man heute gerade in dem Dauerkatheter eine der Ursachen der gelegentlichen Mißerfolge erblickt. Der Verweilkatheter wird als Fremdkörper empfunden und ruft bereits nach kurzer Zeit, auch in einer gesunden Harnröhre, eine in ihrer Intensität wechselnde Urethritis hervor, die sich entlang dem Katheter in der ganzen Harnröhre abspielt und die an der Stelle der Harnröhrennaht begreiflicherweise den besten Boden zur Entwicklung findet, da sie hier in die Tiefe dringen kann. Infolge von Verklebungen an der äußeren Harnröhrenmündung vermag das Sekret nicht frei nach außen abzufließen, es kommt zur Sekretstauung, wodurch die Sicherheit der Harnröhrennaht noch weiter gefährdet wird. Nach allem ist es wohl richtig, daß der Verweilkatheter die Infektion des Operationsgebietes eher begünstigt als verhütet.

Ein weiteres ungünstiges Moment liegt in der mangelhaften Trockenlegung der Blase durch den Katheter, da besonders beim liegenden Patienten in der Blase in dem sogenannten Spatium subcathetericum eine gewisse Restharnmenge zurückbleibt, die in der Regel schon nach kurzer Zeit durch die Katheterurethritis infiziert wird. Durch den dauernden Reiz, den der Verweilkatheter besonders bei fehlerhafter Lage auf die hintere Harnröhre und den Sphincter int. ausübt, treten gelegentlich plötzliche krampfartige Blasenkontraktionen ein, wobei der infizierte Harn außer in den Katheter auch neben diesem in die Urethra gepreßt wird, was sich besonders dann leicht ereignet, wenn der Katheter einmal undurchgängig geworden ist.

Alle diese Momente führen dazu, den Verweilkatheter abzulehnen, und den Harn zur Sicherung des Operationserfolges auf andere zuverlässigere Weise abzuleiten. Die *Urethrotomie* in der Dammgegend ist für diesen Zweck nur beschränkt anwendbar, weil sie naturgemäß für die weit hinten gelegenen Strikturen nicht mehr in Frage kommt. Sie hat gegenüber der suprasymphysären Blasenfistel auch noch andere Nachteile. Einmal stellt die Urethrotomie eine Harnröhrenverletzung dar, die, wenn auch nur selten, auch ihrerseits wieder zur Striktur führen kann; sodann führt die Entleerung des Harnes am Damm sehr leicht zur Einnässung des Operationsfeldes von außen, wodurch ebenfalls die primäre Wundheilung gefährdet wird.

Dem gegenüber sind die Vorteile der *suprapubischen Blasenfistel* sehr überzeugend; sie ist in allen Fällen anwendbar, und die Fistel schließt sich bei freier Harnröhrenpassage ohne jede weiteren Maßnahmen von selbst; ferner fällt der dauernde Reiz eines im Sphincter der Blase liegenden Katheters fort und auch eine Durchnässung des Operationsgebietes läßt sich mit Sicherheit vermeiden. Endlich spricht zugunsten der Blasenfistel die Möglichkeit, auf diese Weise bei impermeablen Strikturen mit Hilfe des retrograden Katheterismus das zentrale Ende der Striktur aufzufinden, wenn dies von der Dammwunde her auf unüberwindliche Schwierigkeiten stößt.

Abgesehen von dem Nutzen der künstlichen Harnableitung für den glatten Heilverlauf kommt der Blasenfistel auch noch mit Rücksicht auf die Behandlung einer bestehenden Stauung und Infektion in der Blase und den oberen Harnwegen der Vorzug einer unmittelbaren Drainage zu, die, wie insbesondere die Erfahrungen bei Prostatikern gelehrt haben, wirkungsvoller ist, als die Drainage durch einen Katheter, so daß besonders in schweren, vernachlässigten Fällen von Harnröhrenstrikturen mit ausgeprägten Zeichen funktioneller Störung und Infektion der oberen Harnwege die Blasenfistel schon aus diesem Grund allein dringend geboten erscheint. Hier, sowie bei ausgedehnten entzündlichen Begleiterscheinungen am Damm (Harninfiltration, Fisteln usw.) ist es unbedingt ratsam, zweizeitig vorzugehen, d. h. zuerst eine Blasenfistel anzulegen und erst nach dem Abklingen der lokalen entzündlichen Erscheinungen und nach Besserung der urämischen und uroseptischen Symptome die eigentliche Strikturoperation folgen zu lassen.

Wenn auch nach Resektion der Striktur durch ausgiebige Mobilisierung der beiden Harnröhrenstümpfe in der Regel eine direkte Vereinigung durch zirkuläre Naht möglich ist, so gibt es doch so ausgedehnte narbige strikturierende Prozesse, daß nach ihrer radikalen Excision eine Vereinigung der Urethralstümpfe technisch unmöglich wird. Für solche Fälle stehen uns verschiedene Operationsverfahren zum Ersatz des Harnröhrendefektes zur Verfügung, von denen im allgemeinen die gestielten *Plastiken* den Vorzug verdienen. Auf Einzelheiten der Harnröhrenplastik soll hier nicht weiter eingegangen werden.

Fisteln. Bei den Fisteln am Penis ist zu unterscheiden zwischen einfachen *Eiterfisteln* und *Urinfisteln*. Beide Fistelarten sitzen fast ausschließlich an der Beugeseite des Penis. Rein eitrige Fisteln, die infolge Durchbruchs vereiterter Drüsen entstanden sind, heilen häufig über kurz oder lang spontan aus; anderenfalls ist der Fistelgang zu spalten und, um vor Rezidiven sicher zu sein, das zugehörige vereiterte Drüsengebiet (z. B. COWPERsche Drüsen) zu exstirpieren. Der Eingriff ist im allgemeinen bei allen jenen Fisteln, die auf ventral von der Harnröhre gelegene Drüsenabschnitte zurückgehen, technisch nicht schwierig. In den seltenen Fällen, in denen dorsal gelegene vereiterte Drüsen ventral durchgebrochen sind und eine Fistel unterhalten, stellt die Operation begreiflicherweise oft große Anforderungen an die Geschicklichkeit des Operateurs.

Bei den eigentlichen Fisteln der Harnröhre, wie sie z. B. auf dem Boden einer periurethralen Entzündung mit Durchbruch nach innen und außen entstehen, liegen die Verhältnisse ähnlich wie bei den Strikturen der Harnröhre, bei denen, wie gesagt, ja auch bisweilen gleichzeitig Fisteln vorhanden sind.

Diese Fisteln haben in der Regel einen kurzen, bisweilen aber auch einen sehr langen und komplizierten Verlauf mit äußerer Mündung am Scrotum, am Gesäß, am Oberschenkel, in der Leisten- und Lendengegend usw. Die Stelle der Einmündung in die Harnröhre und der nähere Weg des Fistelganges entzieht sich häufig der äußeren Beurteilung. Durch Sondierung ist bei dem langen,

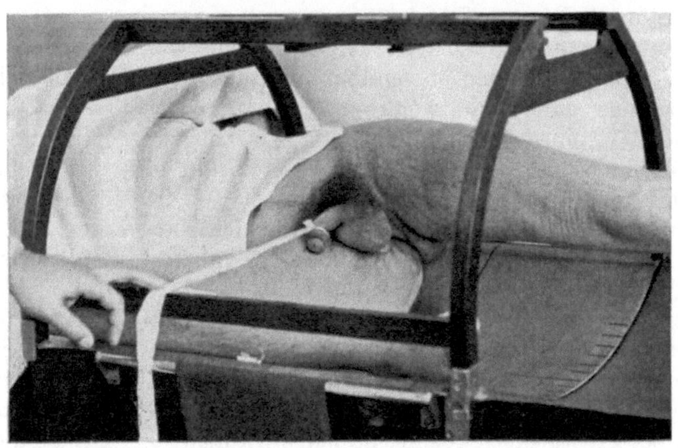

Abb. 5. Lagerung zur Röntgendarstellung der Harnröhre.

gewundenen, nicht selten auch mehrarmigen Verlauf in der Regel kein Aufschluß zu gewinnen, und auch die Urethroskopie gibt bestenfalls nur Auskunft über die Stelle der Fistelmündung in der Harnröhre. Bei der Wichtigkeit, die genauen topographischen Verhältnisse im Hinblick auf eine geplante operative Behandlung zu kennen, ist die *röntgenologische Darstellung des Fistelganges* durch Füllung der Harnröhre mit schattengebenden Lösungen von nicht zu unterschätzendem Wert.

Die *Technik* der Harnröhrendarstellung im Bereich der Pars pendula bereitet keine Schwierigkeiten. Die Wiedergabe der Pars posterior bzw. fixa wird durch die umgebenden Weichteil- und Knochenschatten erschwert, und es bedarf einer besonderen Lagerung, um den Verlauf der Urethra posterior ohne Projektionsverkürzung zur Darstellung zu bringen. Dies gelingt am besten, wenn der Patient mit der Seite dem Röntgenfilm bzw. der Blende aufliegt, das untere Bein im Hüftgelenk maximal beugt und das obere Bein im Hüftgelenk maximal überstreckt (vgl. Abb. 5). Der Zentralstrahl wird auf die Gegend der Peniswurzel eingestellt. Nachdem die Harnröhre mit der Kontrastlösung (20%, Jodipin flüssig, Umbrenal usw.) unter sanftem Druck gefüllt ist, hält man sie, um das Auslaufen der Kontrastlösung zu verhindern, für die Dauer der Aufnahme vorne zu und gibt der Pars pendula eine gestreckte Verlaufsrichtung.

Normalerweise ist die Pars posterior trotz genügender Füllung leer, weil die Kontrastlösung jenseits des Sphincter externus in die Blase abfließt, sie kommt daher bei der Aufnahme nicht, oder nur in Form eines ganz dünnen, teilweise unterbrochenen Kontrastfadens zur Darstellung. Bei Strikturen, Divertikeln, Fisteln usw. geben die so gewonnenen Bilder ein anschauliches

Bild von den jeweiligen pathologischen Veränderungen, ihrem Sitz und ihrer Ausdehnung und gestatten so, wie bereits gesagt, wertvolle Hinweise für die Behandlung (vgl. Abb. 6).

Eine besonders interessante Form der Harnfistel entsteht dann, wenn infolge retrostrikturaler Harnstauung eine Mündungsinsuffizienz der Ductus ejaculatorii eintritt und gleichzeitig (wegen rezidivierender Epididymitis) eine Vasotomie mit Einnähung des zentralen Vas deferens-Stumpfes in die Haut des Scrotums bzw. der Leistenbeuge vorgenommen worden war. Unter diesen Umständen beobachtet man zuweilen, daß der bei der Miktion zentral der Striktur sich anstauende Harn in die Ductus ejaculatorii eindringt und durch das Vas deferens außen an der Stelle der Einnähung in die Haut heraussickert.

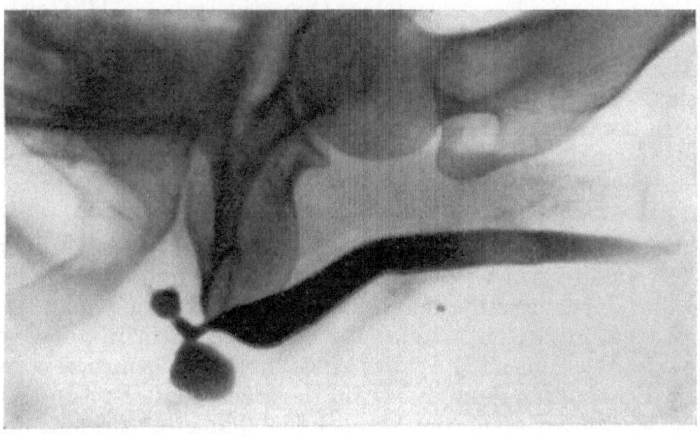

Abb. 6. Harnröhre kontrastgefüllt; Striktur der Pars perinealis mit retrostrikturaler Divertikelbildung.

Im allgemeinen ist es nicht ratsam, die entzündlich entstandenen Harnfisteln allzu eilig operativ anzugreifen, einmal mit Rücksicht auf die Möglichkeit einer Spontanheilung, dann aber auch, um genügend Zeit zum Abklingen der entzündlichen Erscheinungen verstreichen zu lassen. Ist die Fistel klein, so kann man nach Umschneidung der Fistelöffnung und Exstirpation des Fistelganges durch einfache Vernähung der Harnröhrenschleimhaut und des periurethralen Gewebes Erfolg haben. Ergeben sich nach Exstirpation des Fistelganges etwas größere Defekte in der Harnröhrenwand, so verzichtet man besser auf eine direkte Nahtvereinigung der Harnröhrenöffnung und deckt den Defekt durch Bildung zweier seitlich gestielter Lappen aus der Haut des Penis. Der eine Lappen dient zur Bildung der inneren Epithelauskleidung nach der Harnröhre zu, der zweite zur Hautdeckung nach außen. Im Bereich des Dammes kann man die gestielten Lappen aus der reichlich vorhandenen Haut des Scrotums herbeiholen. Nach derartigen Operationen empfiehlt es sich, den Urin für die ersten Tage durch schonenden Katheterismus, evtl. durch Blasenpunktion zu entleeren, um auf diese Weise eine Beanspruchung der Naht, wie sie durch den Durchtritt des Harns durch die Urethra bedingt wird, zu vermeiden.

Bei allen durch entzündliche Prozesse (Urininfiltration usw.) komplizierten Verhältnissen und bei allen etwas größeren Defekten und Fisteln wird man mit dieser einfachen Technik häufig nicht zum Ziele kommen, hauptsächlich weil die primäre Wundheilung ausbleibt. Es sind dann oft viele kleine Nachoperationen notwendig, ehe ein dichter Verschluß der Harnröhre erzielt wird, und oft genug ist dieser letzten Endes so gar nicht zu erreichen, da Patient und Arzt die Geduld verlieren. Angesichts solcher Erfahrungen kann es nicht verwundern, wenn man prinzipiell die Forderung aufstellt, bei allen etwas größeren und komplizierteren Harnröhrenfisteln zuerst eine Blasenfistel anzulegen. Die Erfahrung hat gezeigt, daß die Anlegung einer Blasenfistel, zu der die Patienten zwar meist nur ungerne ihre Einwilligung geben, sich lohnt, da jetzt in der Regel mit einer einzigen exakten Operation (eventuell Plastik) die Harnröhrenfistel beseitigt werden kann.

Je nach der Lage des Abscesses und der Richtung, in der der Durchbruch erfolgt, treten bisweilen auch sogenannte innere (*urethrorectale* und *urethrovaginale* usw.) Fisteln auf. Die Eingriffe zur Beseitigung derartiger Fisteln sind wesentlich komplizierter. Mit der Empfehlung der Operation sei man hier ebenfalls nicht zu eilig, da ein reaktionsloser Zustand des Fistelgebietes eine notwendige Voraussetzung für den Erfolg ist, und weil auch nach langer Zeit noch Spontanheilung eintreten kann. Ein allgemeines Operationsschema läßt sich für diese Fälle nicht aufstellen, da jede Fistel topographisch andere Verhältnisse bietet und dementsprechend angegangen werden muß; in jedem Fall sollte man auch hier keinesfalls auf die Vorteile, die die künstliche Ableitung des Harns durch eine temporäre Blasenfistel bietet, verzichten.

Derartige Operationen stellen hohe Anforderungen an die technische Geschicklichkeit des Operateurs und setzen gute anatomische Kenntnisse voraus. Im wesentlichen handelt es sich bei Fisteln zwischen zwei Hohlorganen darum, die beiden Hohlorgane zu trennen, in beiden nach erfolgter Anfrischung die Öffnung durch exakte Naht isoliert zu verschließen und womöglich dafür zu sorgen, daß die Verschlußnähte der beiden Organe nicht aufeinander zu liegen kommen. Bei rectourethralen Fisteln läßt sich dieses Prinzip am besten durch Mobilisierung des Rectums nach Art der WITHEADschen Operation verwirklichen. Nachdem die Fistelverbindung zwischen Harnröhre und Rectum vom Damm her gelöst ist, wird das Rectum im Bereich des Sphincters zirkulär umschnitten und nun der Mastdarm innerhalb des Sphincters so weit mobilisiert und durch den Sphincter herausgezogen, bis die Fistelöffnung außen erscheint. Der Mastdarm wird dann in dieser Höhe zirkulär abgetragen und mit der Analhaut vernäht. Es folgt dann die Versorgung der Harnröhre. Auch durch Einschlagen eines gestielten Hautlappens (aus dem Damm bzw. Scrotum) läßt sich nach Trennung von Mastdarm und Harnröhre in der Regel mit ziemlicher Sicherheit ein Verschluß solcher Fisteln erzielen. Selbst dort, wo infolge voraufgegangener fehlgeschlagener Operationen die anatomischen Verhältnisse für einen plastischen Verschluß ganz besonders ungünstig liegen, gelingt nach temporärer Ausschaltung von Mastdarm *und* Blase (durch Anus praeternaturalis und Blasenfistel) die Beseitigung der Fistel in der Regel doch noch. Auf weitere technische Einzelheiten einzugehen ist nicht die Aufgabe dieser Ausführungen.

Prostata.

Durch die Beteiligung der Vorsteherdrüse an der gonorrhoischen Infektion, die ja bei Erkrankung der hinteren Harnröhre nie auszubleiben pflegt, entwickeln sich unter ungünstigen Verhältnissen Zustände, die aus verschiedenen Gesichtspunkten zum Gegenstand chirurgischer Behandlung werden.

Akute Prostatitis und Prostataabsceß.

Fast ausnahmslos ist beim Prostataabsceß die Blasenentleerung erschwert sowie schmerzhaft, und die *Dysurie* steigert sich auch recht häufig zur *kompletten Harnsperre.* Nur zu einem geringen Teil ist diese Ischurie durch mechanische Momente (Kompression des Blasenausganges, entzündlich ödematöse Schwellung der Schleimhaut usw.) bedingt; zum Teil liegt ihr wohl auch eine reflektorisch bedingte Entleerungshemmung mit spastischem Krampf des Sphincters zugrunde. Wie bei der akuten Harnsperre, die gelegentlich im Verlaufe einer heftigen Urethritis posterior auftritt, so ist auch hier der Katheterismus nicht sehr zweckmäßig und die Entleerung der Blase besser durch capilläre Punktion vorzunehmen (vgl. S. 10 u. Abb. 4).

Durch eitrige Einschmelzung des Drüsengewebes kann es zu teilweiser, gelegentlich auch zu totaler *Abscedierung der Vorsteherdrüse* kommen. Das durch hohes Fieber, Schüttelfröste, starke Schmerzen, Dysurie (Steigerung

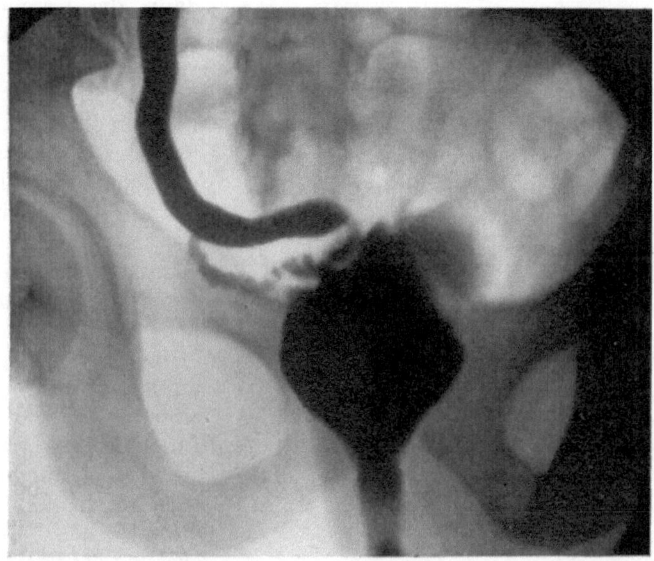

Abb. 7. Akute Abscedierung der Prostata mit Insuffizienz des Sphincter vesicae, der rechten vesicalen Harnleitermündung und des rechten Ductus ejaculatorius; dargestellt durch Kontrastfüllung von der Urethra aus.

beim Stuhlgang) sowie durch den rectalen Befund hinlänglich charakteristische Krankheitsbild des akuten Prostataabscesses kommt häufig auch ohne chirurgische Intervention durch spontane Perforation des Abscesses zu einer Art Selbstheilung. Es wäre aber falsch, im Vertrauen auf diesen Ausgang, den akuten Prostataabsceß sich selbst zu überlassen. Bei zentral gelegener Einschmelzung läßt der erhoffte spontane Durchbruch meist lange auf sich warten, und es ist ohne weiteres verständlich, daß, je länger der Absceß bis zur spontanen Perforation braucht, um so größere Teile der Prostata durch die Eiterung zugrunde gehen müssen, so daß gegebenenfalls hinterher ein unnötig großer, evtl. auch totaler Ausfall der Prostata, bzw. ihrer Funktion resultiert. Schon aus dieser Überlegung erwächst die berechtigte Forderung, die Prostataabscesse sobald wie möglich zu eröffnen.

Sodann kann man nicht mit Sicherheit voraussehen, wohin der Absceß durchbrechen wird (vgl. Abb. 8). Der *Durchbruch nach dem Damm* unter dem Bilde einer periproktitischen Eiterung muß als das Günstigste angesehen werden; der Durchbruch *nach dem Mastdarm* ist schon ungünstiger, einmal wegen der Möglichkeit einer permanenten Fistel, sodann aber auch wegen der sekundären gonorrhoischen Infektion des Rectums, die eine entsprechende Mastdarmbehandlung erforderlich macht. Ungünstig ist auch der Durchbruch *nach der*

Harnröhre, denn nicht immer kommt es danach zu einem Zusammenfallen der Absceßhöhle und Ersatz des Defektes durch eine Narbe. Viel häufiger, als es klinisch festgestellt wird, bleibt eine mehr oder weniger große Absceßhöhle bestehen, die mit der Harnröhre in Kommunikation steht, sich bei jeder Miktion mit Urin füllt und sozusagen ein Divertikel *(Pseudodivertikel)* im Bereich der prostatischen Harnröhre bildet, und von wo eventuell sekundäre Eiterungen und Urininfiltrationen in der Umgebung ihren Ausgang nehmen. Diese divertikelartigen Anhänge können morphologisch sehr einfache, aber auch sehr komplizierte Formen haben. Sie bleiben ihrer Natur nach häufig genug unerkannt und bilden dann die Ursache für die unbeeinflußbare bzw. immer wieder rezidivierende „chronische Prostatitis", bzw. „Urethritis post.", da jede medikamentöse bzw. instrumentelle Behandlung dieses oft nur durch einen feinen Fistelgang mit der Harnröhre verbundenen Pseudodivertikels auf unüberwindliche Schwierigkeiten stößt.

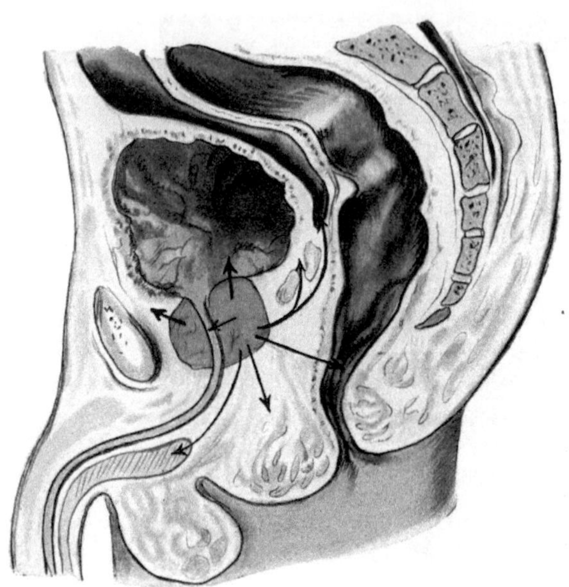

Abb. 8. Schematische Darstellung der Perforationswege beim Prostataabsceß.

Die Erkennung all dieser, infolge Durchbruch vereiterter Drüsen nach dem Lumen der Harnröhre zustande gekommenen divertikelartigen Bildungen ist durch die *Röntgenuntersuchung der kontrastgefüllten Harnröhre* wesentlich gefördert worden. Diese Methode leistet auch in jenen Fällen sehr gute Dienste, wo die üblichen diagnostischen Methoden (Sondierung, Endoskopie usw.) versagen müssen. Solche Pseudodivertikel im Bereich der hinteren Harnröhre als Folge eines nach innen erfolgten Spontandurchbruchs eines Prostataabscesses stellen so ungünstige Komplikationen dar, daß man sich mit dem Vorschlag, die Prostataabscesse durch Eindrücken der prostatischen Harnröhrenwand mit Hilfe eines kurzschnabeligen Metallkatheters von der Urethra aus zu eröffnen, nicht einverstanden erklären kann.

Als ganz besonders verhängnisvoll ist der *Durchbruch der Abscesse in das periprostatische bzw. subvesicale Gewebe* zu bezeichnen, da abgesehen von der Gefährdung durch eine Phlebitis innerhalb des Plexus vesico-prostaticus die hieran sich anschließende Eiterung in dem lockeren Beckenzellgewebe sehr schnell an Ausdehnung gewinnt und insbesondere dann einen rapiden, oft letalen Verlauf nimmt, wenn durch Eindringen von Urin die Eiterung den Charakter einer Harnphlegmone erhält. Diese *periprostatischen* bzw. *perivesicalen Phlegmonen* sind deswegen so schwierig zu behandeln, weil die notwendige breite Eröffnung und ausgiebige Ableitung der urinöseitrigen Sekrete aus anatomischen Gründen auf beträchtliche Schwierigkeiten stößt. Die suprapubische, bzw. inguinale, latero-vesicale Eröffnung und Drainage ist jedenfalls ungenügend und ist unbedingt durch eine Drainage durch die Fossa ischiorectalis nach dem

Damm zu und evtl. auch noch durch eine infrasymphysäre Ableitung zu erweitern. Handelt es sich um eine Harnphlegmone, so ist die künstliche Ableitung des Harns durch eine temporäre Blasenfistel eine selbstverständliche Forderung.

Alle diese Überlegungen stützen die Forderung, den Prostataabsceß so bald wie möglich zu eröffnen. Die Gefahr des fortschreitenden Untergangs und späteren funktionellen Ausfalls der Prostata sowie die Möglichkeit eines Durchbruchs in ungünstiger Richtung rechtfertigen dies um so mehr, als auf der anderen Seite durch die frühzeitige Eröffnung der Prozeß unter Erhaltung der Drüsenfunktion in der Regel endgültig zum Stillstand kommt, während nach erfolgtem Spontandurchbruch die Eiterentleerung häufig genug unvollständig bleibt und Rezidive infolgedessen auch nicht so selten sind.

Nicht immer sind die klinischen Erscheinungen so eindeutig, daß an dem Vorhandensein einer eitrigen Einschmelzung der Prostata kein Zweifel aufkommen kann. Nachweisbare *Fluktuation* ist durchaus kein konstanter Befund bei bereits eingetretener Abscedierung selbst größerer zentral gelegener Drüsenabschnitte. Eine starke *periprostatische Infiltration* verhindert oft den Nachweis der Fluktuation, und der rectale Befund unterscheidet sich dann nicht von dem einer schweren akuten Prostatitis.

In unklaren Fällen kann eventuell die *Punktion der Prostata* die Sachlage klären. Die *transrectale* Punktion unter digitaler Leitung der Kanüle, bzw. mit Hilfe eingeführter Mastdarmspecula ist zwar technisch die einfachste Methode, aber wegen der Möglichkeit einer gonorrhoischen Infektion des Mastdarms nicht sehr zu empfehlen. Zweckmäßiger ist die *Punktion vom Damm* (seitlich der Mittellinie), wobei die Vorführung der Kanüle digital vom Rectum aus kontrolliert werden kann. Die Entleerung der Absceßhöhle durch die Punktion allein führt meist nicht zu einer Radikalheilung.

Die Vornahme der Operation (*Prostatomie*) darf aber nicht von dem positiven oder negativen Ergebnis der Punktion abhängig gemacht werden. Ausschlaggebend bleibt das klinische Bild. Schnelle Zunahme der lokalen Schmerzen, Unterschiede in der Größe der beiden Prostatalappen, Schüttelfröste und ansteigende Kurve der Leukocytenzahl sprechen für Abscedierung und drängen zur sofortigen Operation, da bei längerem Zuwarten septische Zustände drohen und die Drüse zugrunde geht. Man sollte die operative Behandlung überhaupt nicht auf die Fälle bereits eingetretener Abscedierung beschränken wollen, sondern auch auf die schwereren Formen akuter parenchymatöser Prostatitis (periprostatisches Ödem, längerdauernde Harnverhaltung) ausdehnen. Durch frühzeitige Spaltung der geschwollenen, meist mit zahlreichen kleinsten Absceßchen durchsetzten Drüse erspart man dem Patienten viel Schmerzen und ein längeres Krankenlager und erhält ihm durch Vermeidung der eitrigen Sequestrierung nach Möglichkeit eine funktionstüchtige Prostata.

Die Mortalität der nicht operierten Prostataabscesse ist nicht gering. Die operative Behandlung hat das Ziel, den Absceß extraurethral nach dem Damm zur Entleerung zu bringen. Bei *den* Prostataabscessen, die sich bereits auf dem Durchbruch nach dem Damm (*periproktitischer Absceß*) befinden, ist die Erfüllung dieser Forderung recht einfach. Der Eiter hat hier den Weg bereits vorgebahnt, und es gelingt nach Durchtrennung der Haut in der Regel stumpf, den Eiterherd zu erreichen. Liegt der Absceß noch innerhalb der Prostata, oder handelt es sich um die Spaltung einer akuten Prostatitis, so können von den verschiedenen möglichen *Zugangswegen zur Prostata* nur die von unten, d. h. vom Damm her empfohlen werden, da nur auf diese Weise für die Ableitung des Eiters und der Wundsekrete usw. günstige Verhältnisse geschaffen werden. Zur Freilegung der Prostata eignet sich am besten die Steinschnittlage. Man benutzt einen bogenförmigen, die Mastdarmöffnung umgreifenden

Hautschnitt und arbeitet sich nun schrittweise nach Durchtrennung der Fasern des Musculus recto-urethralis unter Vermeidung einer Harnröhren- und Rectumverletzung teils scharf, teils stumpf gegen die Prostata vor. Die Incision in die Prostata selbst richtet sich nach dem jeweiligen Befund, d. h. nach der Lage des Abscesses. Quere Incisionen an der Hinterwand der Prostata sind wegen der Verletzung der Ductus ejaculatorii nach Möglichkeit zu vermeiden.

Technisch einfacher ist die Eröffnung *der* Prostataabscesse, die bei der rectalen Palpation deutlich erkennbar sind. Die vorherige Freilegung der Drüse ist dann nicht unbedingt erforderlich. Man durchtrennt die Haut am Damm

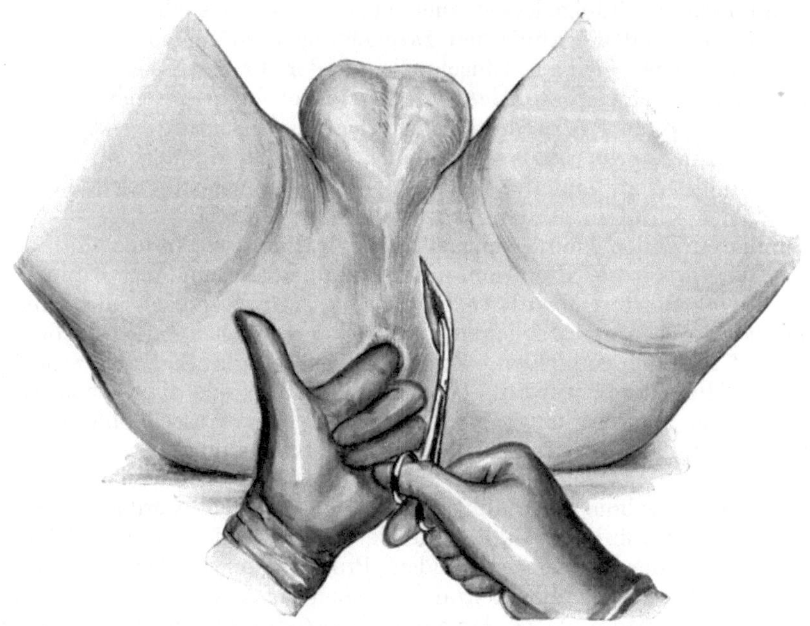

Abb. 9. Eröffnung von Prostataabscessen durch laterale Incision (gedeckte Methode).

rechts oder links der Mittellinie je nach der Lage der Fluktuation und arbeitet sich dann stumpf mit Hilfe einer Kornzange unter digitaler Kontrolle vom Rectum aus zur Prostata vor und perforiert die Absceßwand (vgl. Abb. 9). Um dem Eiter ausgiebigen Abfluß zu verschaffen, erweitert man die Absceßöffnung durch Spreizung der Kornzange und führt eventuell ein Drainrohr bis in die Absceßhöhle vor. Eine weitere Behandlung ist meist überflüssig; nach Entleerung des Eiters schließt sich die Fistel schnell auch dann, wenn in den ersten Tagen etwas Harn durch die Wunde nach außen abfloß, vorausgesetzt, daß der Abfluß des Harns durch die Harnröhre unbehindert ist (Strikturen).

Chronische Prostatitis.

Auch die *chronische* Prostatitis kann zum Gegenstand chirurgischer Behandlung werden, und zwar in jenen Fällen, die jeder konservativen Behandlung (Instillation, Massage, Mastdarmeingießungen, Diathermie, Proteinkörpertherapie usw.) auf die Dauer trotzen, bei denen es entweder überhaupt nicht zum Abklingen der entzündlichen Reizerscheinungen kommt, oder aber die Entzündung immer wieder rezidiviert und wo sowohl wegen der lokalen Erscheinungen, als auch durch das Hinzutreten von wiederholten Epididymitiden und Fernmetastasen (Arthritiden usw.) mit Rücksicht auf den Allgemeinzustand unbedingt eine Beseitigung des primären Entzündungsherdes notwendig wird. Der chronische Infektionsherd in der Prostata ist nach Auffassung mancher, insbesondere ausländischer Autoren, oft auch die Ursache für Gelenkstörungen nach Art des chronischen Gelenkrheumatismus und man spricht daher auch geradezu von einem gonorrhoischen Gelenkrheumatismus (*Tripperrheumatismus*), worunter nicht die klassische Form der Arthritis gonorrhoica verstanden wird, sondern eine mehr schleichende, nicht in Eiterung übergehende Form der Polyarthritis.

Die Indikation zur Operation aus den vorgenannten Gründen wird in Deutschland bisher noch relativ selten gestellt, während, wie aus der französischen und amerikanischen Literatur hervorgeht, dort die Prostatektomie aus diesen Gesichtspunkten heraus wesentlich häufiger vorgenommen zu werden pflegt. Die Verhältnisse liegen hier ähnlich wie bei der chronischen Spermatocystitis, wovon weiter unten noch die Rede sein wird. Im allgemeinen sind die Erfahrungen mit der operativen Behandlung rebellischer, rezidivierender und zu Metastasen neigender Prostatitiden insofern günstig, als in der Regel sowohl die lokalen Beschwerden, als auch die sekundären Erscheinungen von rezidivierender Epididymitis und Gelenkrheumatismus usw. zum Schwinden gebracht werden. In den Fällen, wo der günstige Einfluß auf diese sekundären Erscheinungen ausbleibt, muß man wohl glauben, daß man sich mit der Annahme des ursächlichen Zusammenhangs zwischen primärem Herd und metastatischen Erscheinungen geirrt hat, oder daß neben der Prostata auch die Samenblasen als Infektionsquelle in Betracht kommen (siehe weiter unten). Man wird sich in geeigneten Fällen angesichts der dauernden Gefährdung des Gesamtorganismus um so eher zur Exstirpation der Prostata entschließen können, als die Funktion solcher chronisch infizierten Vorsteherdrüsen ohnehin als weitgehend gestört, bzw. als wertlos gelten darf. Von einer Prostatomie, also einer Spaltung der Prostatakapsel, bzw. des Prostatagewebes hat man in diesen Fällen weder theoretisch noch erfahrungsgemäß eine nennenswerte therapeutische Beeinflussung zu erwarten; es kann hier nur die Exstirpation der Prostata in Betracht kommen.

Als Zugangsweg zur Prostatektomie eignet sich für diese Fälle der suprapubische transvesicale Weg, der ja für die Operation der Prostatahypertrophie weitaus am häufigsten Anwendung findet, wenig. Es handelt sich hier nicht um die Enukleation hypertrophischer Adenome, aus der eigentlichen, zur Kapsel komprimierten Prostata, sondern um die Entfernung der Prostata selbst, einschließlich der prostatischen Harnröhre, und damit um eine Unterbrechung der Kommunikation zwischen Blase und distalem Harnröhrenanteil. Es besteht also nach der Operation die Möglichkeit, daß Urin in das periurethrale bzw. subvesicale Gewebe eindringt, und hier zu der so gefürchteten Urinphlegmone führt. Diese Gefahr ist bei suprapubischer Operation nur dann mit wünschenswerter Sicherheit zu vermeiden, wenn zur Ableitung des in die Wundhöhle gelangenden Urins und der Wundsekrete eine besondere Drainage nach dem Damm hinzugefügt wird. Mit Rücksicht auf diesen Punkt eignen sich für die Exstirpation der entzündlich veränderten Prostata die Operationen mit sogenanntem unteren Zugangsweg, also in erster Linie die *perinealen* und die *ischiorectalen* Methoden, wesentlich mehr. Während die Enukleation der Adenome bei der sogenannten Prostatahypertrophie auf transvesicalem suprapubischen Wege einen äußerst einfachen Eingriff darstellt, stößt die Exstirpation der Prostata selbst, zumal wenn diese entzündlich indurativ verändert ist, auch in rein technischer Hinsicht oft auf recht beträchtliche Schwierigkeiten, so daß auch aus diesem Grunde der Operation „von unten“ in diesen Fällen der Vorzug zu geben ist.

Prostata- und sog. Blasenhalssklerose.

Ein weiteres Krankheitsbild, das im Gefolge einer chronischen (gonorrhoischen bzw. postgonorrhoischen) Infektion der Prostata bisweilen einen chirurgischen Eingriff erforderlich macht, ist die Sklerose der Prostata bzw. des Blasenhalses. Jenes Krankheitsbild, das die Franzosen als *Prostatismus sans prostate* bezeichnen, womit ohne Hinweis auf ätiologische Faktoren gesagt sein soll, daß es sich klinisch um das bei der Prostatahypertrophie geläufige Bild der zunehmenden Dysurie bzw. auch kompletten Harnverhaltung handelt, bei dem aber eine hypertrophische, subvesicale oder endovesicale Prostata mit Sicherheit fehlt. Pathologisch-anatomisch handelt es sich bei dem Krankheitsbild der Blasenhalssklerose um eine bindegewebige sklerotische Starrheit nicht nur des Blasenhalses, sondern auch der Pars prostatica urethrae bzw. der Prostata.

Durch die schwielige Induration verliert die Blasenausgangsmuskulatur ihre Elastizität, sie kann infolgedessen nicht mehr in der, für die spontane, reflektorisch sich abwickelnde Miktion nötigen Weise nachgeben, und in demselben Maße, wie die aktive Erweiterungsfähigkeit der Blasenausgangsmuskulatur sich verschlechtert, wird auch die reflektorisch an die Sphincterfunktion gebundene Austreibungsaktion des Detrusors ungenügend. Es handelt sich also auch hier um eine funktionelle Entleerungsstörung bzw. Harnverhaltung.

Diese Fälle von Harnverhaltung wurden früher vielfach als Atrophie der Prostata geführt, und in der Tat ist es ja das Charakteristische dieses Krankheitsbildes gegenüber der weitaus häufigeren Form der prostatischen Dysurie bzw. Harnverhaltung, daß in diesen Fällen die Prostata nicht vergrößert, sondern meist sogar geschrumpft ist. Die eigentliche Prostataatrophie, wie sie als Ausdruck der senilen Involution des Organs auftritt, bedingt aber wohl nie eine Harnverhaltung. Ob sich eine Sklerose des Blasenhalses als primäre entzündungsfreie Degeneration ausbilden kann, ist noch umstritten, zu allermeist ist sie das Endstadium einer chronischen Infektion, die man bisweilen anamnestisch auf eine oft lange zurückliegende Gonorrhöe zurückführen kann. Das Charakteristische des Untersuchungsbefundes bei dieser Form der Harnverhaltung liegt einmal in dem schon erwähnten Fehlen einer Prostatahypertrophie und andererseits in der Tatsache, daß selbst bei vollständiger Unfähigkeit der spontanen Miktion sich die Harnröhre beim Katheterismus auch für Instrumente starken Kalibers als vollkommen durchgängig erweist. Damit wird der funktionelle Charakter dieser Art der Harnverhaltung zur Genüge beleuchtet und man darf wohl einen großen Teil dieser Formen von sogenannter Blasenhalssklerose sowohl in ihrer Wirkung, als auch hinsichtlich des pathologisch-anatomischen Substrats vergleichen bzw. identifizieren mit den sogenannten weiten Strikturen der Harnröhre im Bereich der Pars prostatica, bei denen ja auch trotz an sich freier Harnröhre bzw. Fehlens einer eigentlichen Verengerung in steigendem Maße die Blasenentleerung unvollständig (Restharn) wird. Es sei erwähnt, daß es auch noch andere Formen der Blasenhalsstarre (z. B. evtl. auf rein neurologische Störungen zurückgehend) gibt, doch kann darauf hier nicht näher eingegangen werden.

Die konservative Behandlung der entzündlich bedingten Sklerose des Blasenhalses durch Dilatation mit Bougies- und KOLLMANNschen Dehnern usw. hat sich als ganz nutzlos erwiesen. Manchmal muß man sogar feststellen, daß durch die lokale Dehnbehandlung der Grad der Dysurie nur noch gesteigert wird. Erfolgreich sind dagegen alle jene Eingriffe, durch die der Sphincter, bzw. der Blasenausgang gespalten, oder bei denen ein mehr oder weniger großer Keil aus dem Blasenhals exzidiert wird. Diese Eingriffe werden sowohl transvesical von der eröffneten Blase aus, als auch endoskopisch mit Hilfe entsprechender Operationsurethroskope vorgenommen; zur Durchtrennung kann man sich entweder des scharfen Messers oder der chirurgischen Diathermie bedienen.

Samenblasen.

Der Ablauf der gonorrhoischen bzw. postgonorrhoischen Erkrankung der Samenblasen hängt nicht zum geringsten Teil von dem mehr oder weniger komplizierten anatomischen Bau des Organs und der sich daraus ergebenden erschwerten Entleerung des entzündlich-eitrigen Inhalts ab. Von der einfachen katarrhalischen Erkrankung der Schleimhaut bis zum Empyem mit Perforation in die Fossa ischiorectalis, den Mastdarm, die Harnblase, den Harnleiter, das Peritoneum gibt es fließende Übergänge. Die leichten *katarrhalischen und interstitiellen Formen der Spermatocystitis* bleiben in der Regel unbeachtet, da ihre klinischen Erscheinungen sich weitgehend mit denen der Prostatitis decken. Die schweren vorgenannten entzündlich eitrigen (chirurgischen) Erkrankungen der Samenblasen sind, sowohl absolut als auch relativ im Verhältnis zu den entzündlichen Prozessen der Samenblasen überhaupt, äußerst selten.

Akute Spermatocystitis. — Empyem.

In chirurgischer Hinsicht liegen die Dinge in vielem ähnlich wie bei der Prostata. Im akuten Stadium ist die Indikation zum Eingriff gegeben bei Entwicklung eines *Samenblasenempyems* sowie besonders bei jenen seltenen Formen, die Neigung zeigen, auf die Umgebung überzugreifen und entweder infolge direkter Perforation oder aber auf dem Wege der bakteriellen Durchwanderung zu *Phlegmonen im Beckenzellgewebe* führen. Diese Fälle, die neben erheblicher lokaler Schmerzhaftigkeit (Stuhlgang usw.), stets begleitet sind von schweren Störungen des Allgemeinbefindens, bedürfen dringend der Spaltung und Ableitung des Eiters bzw. der entzündlich toxischen Produkte, um den Übergang in eine septische metastasierende Form nach Möglichkeit zu vermeiden.

Bestehen gegebenenfalls Zweifel über das Vorhandensein einer Abscedierung der Samenblasen, so bleibt die Möglichkeit, die Diagnose durch eine *Punktion* zu sichern. Diese kann man rectal unter digitaler Leitung, oder mit Hilfe eines Speculums vornehmen und sie bietet, wenn wirklich eine eitrige Anschwellung vorhanden ist, weiter keine Schwierigkeiten. Besser ist die Punktion vom Damm her, sie ist zwar etwas schwieriger, hat aber nicht die Nachteile der rectalen Punktion (vgl. Punktion des Prostataabscesses). Zur Punktion eignet sich am besten eine Stelle, die etwa 3 cm vor der Analöffnung und ebenso weit rechts oder links von der Raphe entfernt liegt, da man auf diese Weise nicht so leicht den Bulbus urethrae und die Prostata verletzt. Von der seitlich gelegenen Einstichstelle aus führt man unter digitaler rectaler Kontrolle die Kanüle durch das Cavum ischiorectale in der Loge zwischen Bulbus bzw. Prostata einerseits und Rectum andererseits vor. Infolge der seitlichen Richtung der Kanüle stößt diese beckenwärts vom Levator dicht oberhalb der Prostata unmittelbar auf die rechte bzw. linke Samenblase. Wenn wirklich eine Anschwellung vorhanden ist, ist auch diese Form der Punktion nicht schwierig.

Hat die Punktion die Anwesenheit von Eiter ergeben, so kann man bei dieser Lage der Kanüle mit einem gewissen Schutz vor Nebenverletzungen ein langes schmales Messer entlang der Punktionsnadel einstechen und die Samenblase inzidieren. Diese *gedeckte Incision* ist aber nicht als Methode der Wahl zu empfehlen, sie erscheint zwar einfach, birgt aber doch die Gefahr unkontrollierbarer Nebenverletzungen des Rectums, der Blase, des Peritoneums, des Harnleiters usw., und kann nur in solchen Fällen angeraten werden, in denen der Absceß bereits in das Cavum ischiorectale unter dem Bilde eines periproktitischen Abscesses durchgebrochen ist. Abgesehen von solchen Fällen entspricht es modernen chirurgischen Anschauungen, die Samenblasen frei zu legen und erst dann zu inzidieren. Wie beim Prostataabsceß, so kommen auch für die Freilegung entzündlich-eitrig erkrankter Samenblasen wegen der günstigeren Drainageverhältnisse nur die sogenannten unteren *Zugangswege (perineal* oder *ischiorectal)* in Betracht.

Die Spaltung eines Samenblasenabscesses vom Rectum aus ist zu widerraten, da sich eine Fistel zwischen Samenblase und Rectum entwickeln kann und dann eine chronische Infektion der Samenwege unvermeidlich ist.

Chronische Spermatocystitis.

Bezüglich der *Indikationsstellung* für chirurgische Eingriffe bei *chronisch entzündeten Samenblasen* gehen die Ansichten noch sehr auseinander, und es besteht ein merklicher Unterschied der Meinungen zwischen den Ländern englischer Sprache und Deutschland. Während insbesondere in Amerika entzündete Samenblasen überhaupt viel häufiger Gegenstand der Therapie sind als bei uns, und auch Samenblasenoperationen verhältnismäßig oft vorgenommen werden, sind wir gegen diese Organe viel konservativer gesinnt.

Der bei den Entzündungen der Harnröhre, der Blase und des Nierenbeckens geläufigen *Spül- und Instillationsbehandlung* mit antiseptischen Mitteln stellen sich an den Samenblasen erhebliche Schwierigkeiten entgegen, da die Sondierung der Ductus ejaculatorii von der hinteren Harnröhre aus technisch außerordentlich schwierig ist und bei entzündlichen Veränderungen in der hinteren Harnröhre, die ja bei der Spermatocystitis nie vermißt werden, nur allzuhäufig mißlingt, weil die Mündungen der D. ejaculatorii nicht zu sehen sind. Eine andere Möglichkeit, die Samenblasen therapeutisch zu beeinflussen, bietet die Spülung vom Vas deferens aus. In Amerika, wo, wie gesagt, den Samenblasenerkrankungen sowohl in therapeutischer, als auch in diagnostischer Hinsicht ein weit größeres Interesse entgegengebracht wird wie bei uns, hat diese Spülbehandlung der Samenblasen bereits großen Anhang gefunden, während in Deutschland noch wenig Gebrauch davon gemacht wird.

Die *Technik der Vasotomie* ist einfach. In Lokalanästhesie wird mit Hilfe eines etwa 2—3 cm langen Schnittes der Samenstrang unterhalb des Annulus inguinalis freigelegt, das Vas deferens aus dem Funiculus isoliert und in die Wunde vorgezogen. Bei sorgfältig präparierendem Vorgehen ist eine Blutstillung meist nicht notwendig. Zur Instillationsbehandlung der Samenblasen wird entweder eine feine Kanüle in das Lumen des freigelegten Vas deferens direkt eingestochen, oder man eröffnet das Lumen zuerst durch eine kleine Längsincision. Quere Incisionen sind zu widerraten, da sich später an dieser Stelle eine Stenose des äußerst engen Kanals entwickeln kann, was, wie entsprechende histologische Nachuntersuchungen ergeben haben, bei Längsincisionen nicht zu befürchten ist. Man kann auch nach der Vasotomie einen dünnen Ureterkatheter einführen, das Vas deferens versenken, den Katheter durch die zugenähte Haut nach außen leiten und ihn hier befestigen. Nach Abschluß der Spülbehandlung hat man nur nötig, den Katheter herauszuziehen.

Auch die *percutane Punktion* des Vas deferens ist empfohlen worden; häufige Versuche haben mich belehrt, daß dies nicht so leicht ist, wie man vielleicht erwartet. Insbesondere macht die Feststellung Schwierigkeiten, ob die Kanüle sich wirklich im Lumen des Vas deferens befindet, wodurch die Methode recht unsicher wird. Die beigegebenen Bilder (Abb. 10 a—g) sollen *die* Art der Vasopunktion (eine Kombination verschiedener Methoden) illustrieren, die mir

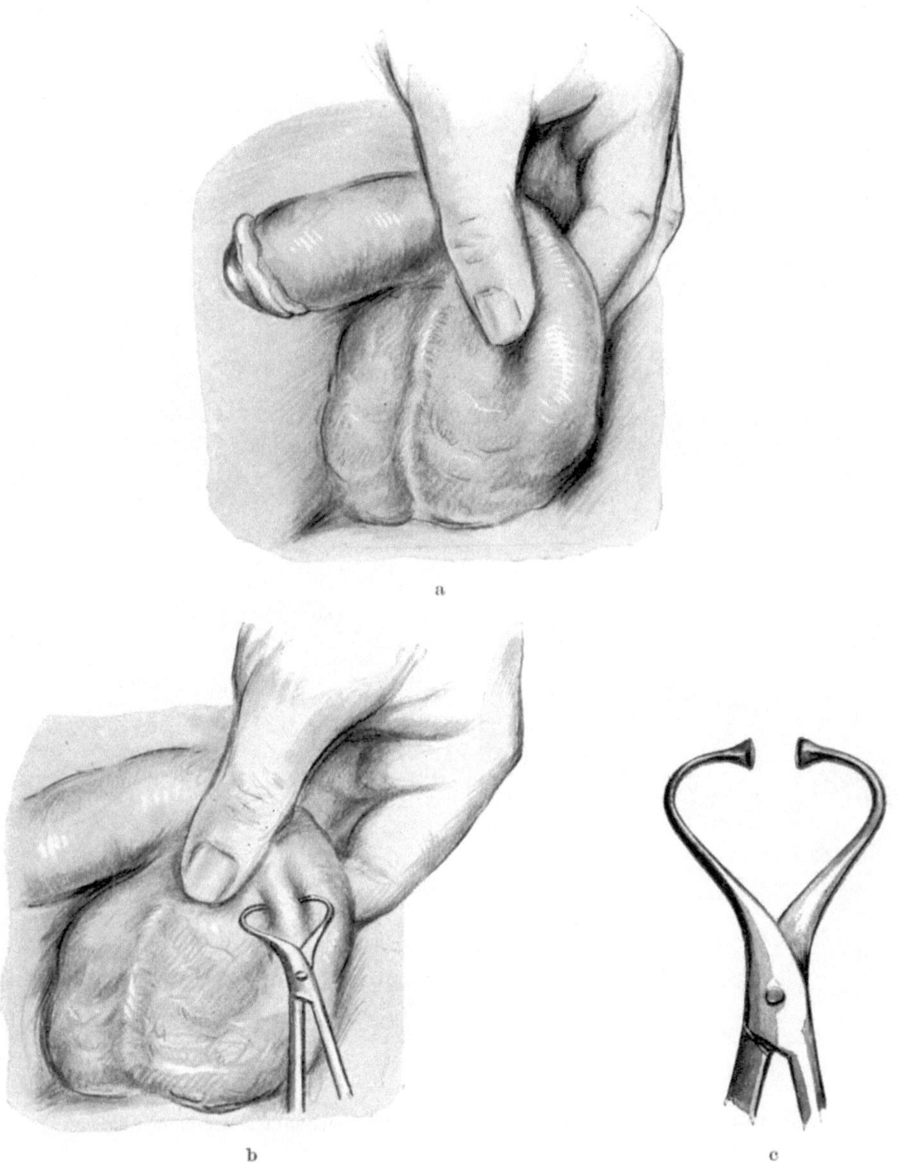

Abb. 10 a—c. Punktion des Vas deferens zur Spülbehandlung der Samenblasen.

als die einfachste und besonders für wiederholte Injektionen schonendste erscheint, und die ich daher sowohl zu diagnostischen wie therapeutischen Zwecken empfehlen kann. Dabei wird das Vas deferens am Übergang des Scrotums auf die Leistenbeuge zwischen den Fingern gefaßt, dicht gegen die Haut gedrängt, hier mit einer Art Tuchklammer (stumpfe Greifflächen) möglichst isoliert unter der Haut fixiert und angezogen. Die durch die Klammer vorgezogene Hautpartie wird nach Infiltration mit 1 ccm irgendeines Lokalanaesteticums auf eine ganz kleine Strecke (bis zu 1 cm) inzidiert, desgleichen die Hülle des Samenstranges und unter das so frei gelegte Vas deferens ein Faden durchgezogen, mit dessen Hilfe man das Vas deferens nach Lösung der

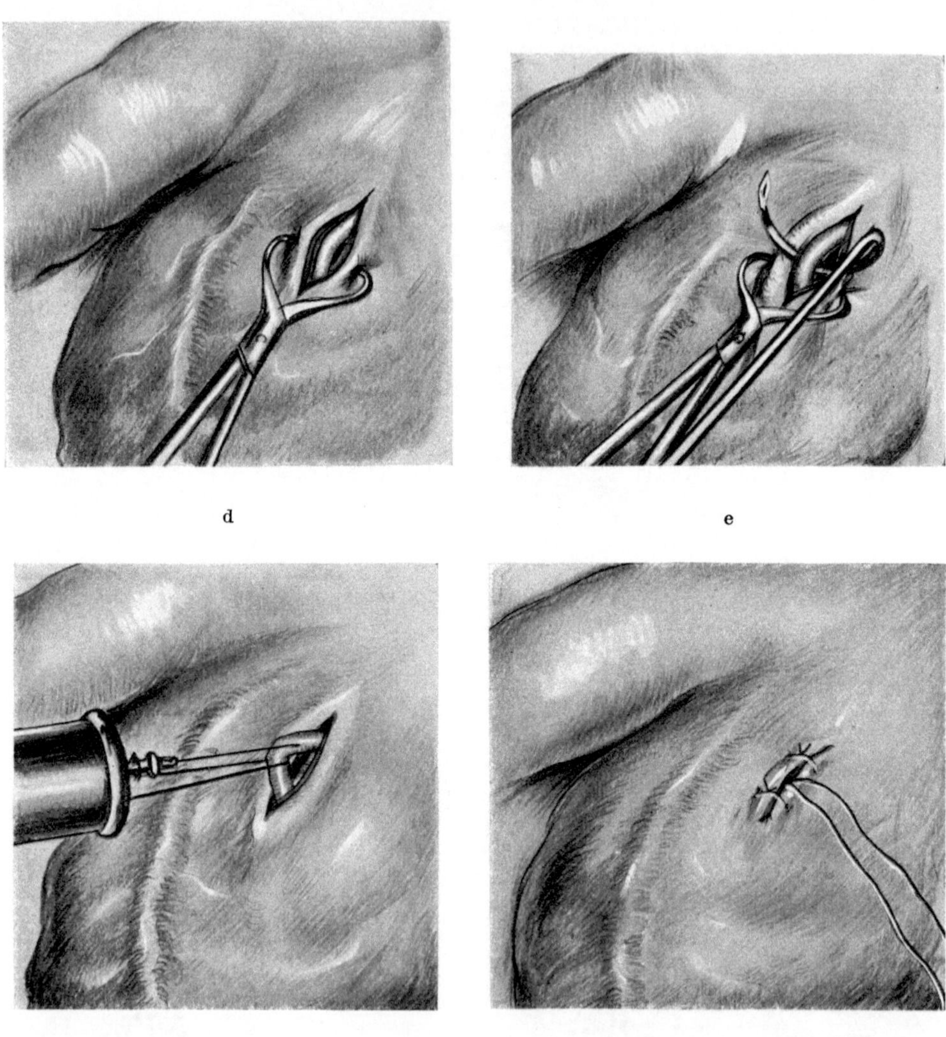

Abb. 10 d—g. Punktion des Vas deferens zur Spülbehandlung der Samenblasen.

Klammer aus der Wunde in der gewünschten Länge hervorziehen kann. Unter Anziehung des Fadens wird nun eine entsprechende kurz abgeschliffene Punktionskanüle in das Vas deferens eingeführt und nun die Instillation usw. vorgenommen. Danach läßt man das Vas deferens mit der Fadenschlinge wieder in die Wunde zurückgleiten und vereinigt die Haut durch eine Situationsnaht, bzw. durch eine Wundklammer. Man kann auf diese Weise ohne weitere Störung die Instillation der Samenblasen mehrmals wiederholen und braucht dazu nur das Vas deferens an der Fadenschlinge wieder vorzuziehen.

Neben der therapeutischen hat dies Verfahren insofern auch eine diagnostische Bedeutung, als man bei Anwendung schattengebender Lösungen in der Lage ist, sich röntgenologisch ein Urteil über die morphologischen Veränderungen der Samenblase zu bilden, insbesondere auch darüber, ob peripher von der Punktionsstelle die Samenblasen bis zum Eintritt in die Harnröhre durchgängig sind, eine Feststellung, die zur Beurteilung der Azoospermie (mechanische oder sekretorische Form) und ihrer Behandlungsaussichten von Bedeutung ist.

Von den chirurgischen Maßnahmen im engeren Sinne kommt bei den chronischen, bzw. rezidivierenden Formen der Spermatocystitis die Exstirpation einer, meist beider Samenblasen (Vesiculektomie) in Betracht. Dabei ergibt sich die Notwendigkeit zu so radikalem Vorgehen nur selten durch die chronische Infektion der Samenblasen und die lokalen Erscheinungen an sich, sondern in der Hauptsache durch das Hinzutreten von Metastasen, insbesondere von Gelenkerkrankungen, als deren Ausgangspunkt man den Infektionsherd in den Samenblasen betrachtet.

Erfahrungsgemäß führt bei den chronischen Samenblasenentzündungen die einfache Spaltung *(Vesiculotomie)* meist nicht zu einer Dauerheilung. Eine wirkliche, bakteriologische und histologische Heilung scheint ja überhaupt in Anbetracht des komplizierten Baues der Samenblasen recht unwahrscheinlich, und man darf wohl annehmen, daß eine einmal entzündlich erkrankte Samenblase zwar klinisch, niemals aber bakteriologisch völlig zur Ausheilung kommen wird. Eine wirkliche Beseitigung des Infektionsherdes ist demnach nur durch die *Vesiculektomie* zu erwarten. Die Vorstellungen vom ursächlichen Zusammenhang zwischen chronischer Spermatocystitis und „rheumatischen" Beschwerden sind insbesondere den amerikanischen Ärzten sehr geläufig. Die Gedankengänge liegen hier ähnlich wie bei der Oralsepsis. Ebenso wie es hier hinsichtlich der therapeutischen Konsequenzen sehr radikale Vertreter gibt, so auch bei der operativen Behandlung der chronischen Spermatocystitis. Ihren Anschauungen zufolge ist ein großer Teil chronisch rheumatischer Beschwerden auf derartige, lokal oft nur wenig in Erscheinung tretende Infektionsherde im Bereich der Urogenitalorgane, in der Prostata, ganz besonders aber in den Samenblasen zurückzuführen. Die operativen Resultate sind den amerikanischen Autoren zufolge bei Exstirpation der Samenblasen außerordentlich günstig.

Die Tatsache, daß die Exstirpation der Samenblasen eine eingreifende Operation darstellt und auch beim Operateur entsprechende Erfahrungen auf diesem Gebiet voraussetzt, sowie der Umstand, daß, wenn beide Samenblasen erkrankt sind und exstirpiert werden müssen, die Patienten eventuell zeugungsunfähig werden, und endlich die Unsicherheit des kausalen Zusammenhangs und damit des therapeutischen Erfolges lassen es verständlich erscheinen, daß man diesem Eingriff bei uns bisher mit einer gewissen Skepsis begegnet ist. Andererseits darf man sicherlich die Erfahrungen des Auslandes nicht unbeachtet lassen, und, wenn man auch nicht gleich in den Radikalismus begeisterter Operateure zu verfallen braucht, so wird man doch vielleicht öfters als es bisher der Fall war, unter sorgfältiger Auswahl bei chronischer Spermatocystitis mit gleichzeitig vorhandenen rheumatischen Beschwerden sich zur Vesiculektomie entschließen dürfen. Wenn man auf der einen Seite auch dem Grundsatz huldigen muß, daß, ehe man zum operativen Eingriff, zur Opferung der Samenblasen rät, alle konservativen Methoden einschließlich der Spülbehandlung erschöpft sein müssen, so sollte man andererseits in ganz refraktären Fällen doch auch nicht über Gebühr lange an der konservativen und als nutzlos erkannten Therapie um jeden Preis festhalten. Man muß sich immer fragen, was kann jetzt noch durch Fortsetzen der konservativen Behandlung dem Kranken genutzt werden, und, wenn dabei auf Grund der Erfolglosigkeit der bisherigen Bemühungen kaum noch etwas zu erwarten ist, so sollte man auch nicht zögern, die ohnehin funktionell wertlosen Samenblasen zu opfern.

Für die Exstirpation entzündlich erkrankter Samenblasen kommen, ebenso wie zur Exstirpation der entzündlich veränderten Prostata, die Zugangswege von unten in Betracht, wobei man entweder den gleichen Weg wie zur Freilegung der Prostata vom Damm her benutzt und den Zugang nach kranial über die Prostata hinaus zu den Samenblasen und der Hinterwand der Blase erweitert, oder einen seitlichen (ischorectalen) Zugang wählt, bei dem man die Beziehungen zwischen After und Harnröhre gar nicht stört, sondern seitlich und oberhalb des Anus durch die Fossa ischiorectalis direkt auf Prostata und Samenblasen vordringt.

Samenleiter und Nebenhoden.

Deferentitis.

Von den Samenblasen setzt sich die Entzündung nur allzu häufig auf das Vas deferens und den Nebenhoden weiter fort. Es ist gut, sich immer darüber Rechenschaft zu geben, daß es gonorrhoische bzw. postgonorrhoische Entzündungen des Samenstrangs und Nebenhodens ohne Mitbeteiligung bzw. vorherige Erkrankung der Samenblasen praktisch kaum gibt. Andererseits ist natürlich nicht jede Samenblasenentzündung von einer Erkrankung des Samenstrangs oder Nebenhodens gefolgt.

Die Entzündung des Samenstrangs führt bei Beteiligung des pelvinen Abschnitts gelegentlich zu einer Reizung des benachbarten Peritoneums, eine Begleiterscheinung, die auch bei Samenblasenentzündungen bisweilen beobachtet wird. Wenn es sich um Prozesse im rechten Vas deferens handelt, so können diese *peritonealen Reizerscheinungen* (reflektorische Bauchdeckenspannung und Darmlähmung, Druckschmerz in der Tiefe oberhalb des Leistenbandes usw.) gelegentlich mit einer interkurrenten Appendicitis verwechselt werden, und aus dieser Fehldiagnose heraus sind schon wiederholt Appendektomien vorgenommen worden. Neben einer einfachen Reizung des Peritoneums sieht man vereinzelt auch wirkliche *subperitoneale Abscesse* sowie entzündlich-eitrige Exsudationen im Peritonealraum auftreten. Die Erkennung des ursächlichen Zusammenhangs ist, wie gesagt, besonders in jenen Fällen schwierig, wo der im Scrotum befindliche Anteil des Samenstrangs und auch der Nebenhoden keine oder nur geringe entzündliche Veränderungen erkennen lassen. Zug am Hoden bzw. Samenstrang nach abwärts vermehrt die Schmerzen, was sich differentialdiagnostisch gegenüber der Appendicitis verwerten läßt.

Bisweilen findet die Beteiligung des Vas deferens in einer zuweilen ganz beträchtlichen ödematös-entzündlichen *Infiltration und Induration des ganzen Samenstrangs* ihren Ausdruck, wobei auch die Gefäße im Funiculus an der Entzündung teilnehmen und gelegentlich thrombosieren können. Dies nicht so ganz seltene Ereignis ist in zweifacher Hinsicht beachtenswert. Einerseits können solche *Thrombosen* zentralwärts fortschreiten und hierdurch, sowie durch Embolien zu einem das Leben bedrohenden Zustand führen, dem gegebenenfalls bei frühzeitiger Erkennung der Thrombose durch eine hohe Unterbindung (Kastration) vorgebeugt werden kann. Andererseits folgt der Funiculitis ab und zu eine *Hodenatrophie*. Die Hodenatrophie ist nach meiner Meinung hierbei häufiger, als vielleicht allgemein bekannt ist. Die Gefäßschädigungen bedingen nur in den seltensten Fällen eine schnell eintretende Erweichung und Nekrose des Hodens, häufiger ist die ganz allmählich sich unbemerkt entwickelnde Hodenatrophie als Folge der eingetretenen Zirkulationsstörung.

Akute Epididymitis.

Die in der Regel in der 3.—4. Woche auftretende Nebenhodenentzündung heilt natürlich im allgemeinen ohne chirurgische Behandlung aus. Die Fälle, in denen der Prozeß in die Umgebung, eventuell durch die Haut nach außen perforiert und die Eröffnung des Eiterherdes eine selbstverständliche Notwendigkeit ist, sind höchst selten. Auch die Fälle, bei denen die Entzündung auf den Hoden übergreift und zur Bildung eines *Hodenabscesses* oder einer eitrigen *Periorchitis* führt, kommen im Vergleich zur außerordentlichen Häufigkeit der gonorrhoischen Epididymitis nur selten zur Beobachtung. Über die Notwendigkeit einer Eröffnung solcher Abscesse zur Erhaltung des Hodenparenchyms braucht man keine Worte zu verlieren. Die relativ häufig auftretende *symptomatische Hydrocele* bildet sich in der Regel von selbst wieder zurück; ist das nicht der Fall, bleibt die Hydrocele nach Rückgang aller anderen entzündlichen Erscheinungen für sich alleine bestehen und sind auch wiederholte Punktionen ohne Erfolg, so kommt, falls die zunehmende Schwellung den Träger belästigt, ihre Beseitigung nach einem der bekannten Verfahren in Betracht.

Während über die Berechtigung zum Eingriff bei den vorgenannten Komplikationen der gonorrhoischen Nebenhodenentzündung Meinungsverschiedenheiten kaum bestehen, ist es eine noch sehr umstrittene Frage, ob auch die akute, nicht komplizierte gonorrhoische Epididymitis chirurgisch zu behandeln sei. Gemeint ist hier neben der *Punktion des Nebenhodens* mit anschließender Aspiration die sogenannte *Epididymotomie* (Stichincision in den Nebenhoden). Der nicht chirurgisch eingestellte Arzt steht derartigen Vorschlägen im allgemeinen ablehnend gegenüber, mit dem Hinweis, daß mit den üblichen Mitteln, Kälte bzw. Wärme, Salbenverbänden, Hochlagerung, Diathermie, Stauung, Vaccination, unspezifischer Reizkörpertherapie, Umspritzung mit Eigenblut usw. die Epididymitis eigentlich stets klinisch zur Heilung kommt. Als Anhänger der chirurgischen Behandlung kann man dagegen anführen, daß bei dieser Behandlung die klinische Heilung in der Regel 1—2, manchmal auch 3 Wochen in Anspruch nimmt, daß die Patienten während des akuten Stadiums erhebliche Schmerzen haben, längere Zeit arbeits- und gesellschaftsunfähig sind, und daß trotz allen Konservatismus das funktionelle Resultat zu wünschen übrig läßt, da der Nebenhoden in der Regel seine Durchgängigkeit einbüßt.

Die Epididymotomie kürzt, darüber kann kein Zweifel sein, die Behandlungsdauer wesentlich ab, Schmerzen, Schwellung und Fieber gehen schlagartig zurück, und die Patienten sind im Anschluß an den Eingriff sofort wieder bewegungsfähig. Dieser Vorteil tritt besonders kraß in Erscheinung, wenn man bei doppelseitiger Epididymitis die eine Seite konservativ behandelt und auf der anderen Seite den Nebenhoden inzidiert. Der Zeitgewinn allein würde jedoch sicherlich nicht genügen, der Stichincision Bürgerrecht in der Behandlung der akuten gonorrhoischen Nebenhodenentzündung zu verschaffen, wenn dadurch die spätere Funktion des Nebenhodens, insbesondere seine Durchgängigkeit für die Spermien in größerem Maße gefährdet würde, als bei konservativer Behandlung. An sich sollte man glauben, daß durch die Spaltung des Nebenhodens die Obliteration des Kanalsystems im Nebenhoden begünstigt würde, aber gerade das Gegenteil scheint nach allen Erfahrungen einzutreten. Bei konservativer Behandlung hat man eine nachträgliche Durchgängigkeit in etwa 15% errechnet, während in den Fällen mit Epididymotomie eine Durchgängigkeit in 55% festgestellt werden konnte. Mit diesen statistischen Zahlen ist an und für sich und insbesondere für den einzelnen Fall nicht viel anzufangen; es scheint aber doch so, daß die Gefahr der späteren Azoospermie durch die

Incision des Nebenhodens zum mindesten nicht größer ist als bei konservativer Behandlung.

Die Incision des entzündeten Nebenhodens muß frühzeitig, in den ersten Tagen der Erkrankung vorgenommen werden, weil nur dann eine weitere eitrige Zerstörung des Kanälchensystems nach Möglichkeit zu verhüten ist. Die Verhältnisse liegen hier ähnlich wie bei der Prostatitis, wo man auch mit gutem Recht den Standpunkt vertreten kann, in sehr stürmischen Fällen die hochgradig entzündlich geschwollene Prostata zu inzidieren, bevor sie durch eitrige Einschmelzung ganz zerstört wird, um auf diese Weise nach Möglichkeit die Drüse funktionstüchtig zu erhalten.

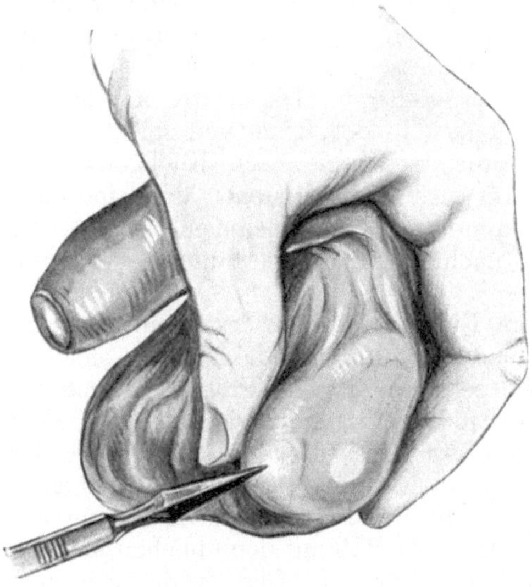

Abb. 11. Epididymotomie.

Der auch ohne besondere Anästhesierung ausführbare kleine Eingriff bietet technisch keinerlei Schwierigkeiten. Man fixiert den Nebenhoden mit der einen Hand, drängt ihn gegen die Scrotalhaut und führt nun mit einem spitzen Messer einen exakten Stich bis in den Nebenhoden hinein (vgl. Abbildung 11). Nach Möglichkeit soll dabei der Nebenhodenschwanz inzidiert werden, da erfahrungsgemäß hier die Entzündung am heftigsten zu sein pflegt. Die Wunde kann man durch Einlegung eines feinen Gummistreifens für einige Tage offen halten, damit die entzündlichen Wundsekrete und das Stauungsödem ungehindert abfließen können; notwendig ist das aber durchaus nicht. Im Anschluß an den Eingriff dürfen und können die Patienten gleich mit einem Suspensoriumverband umhergehen.

Rezidivierende Epididymitis.

Der Umstand, daß der Nebenhoden von den Samenblasen aus auf dem Wege des Vas deferens erkrankt, und daß die Spermatocystitiden in der Regel einen chronischen Verlauf haben, läßt es verständlich erscheinen, daß die Nebenhodenentzündungen nicht selten rezidivieren. Mit Rücksicht auf die *rezidivierende Epididymitis* lauten die Erfolge der Vasopunktur mit Spülbehandlung der Samenblasen (Kollargol usw.) nicht eindeutig. Bei älteren Männern scheint mir unter diesen Umständen eine *Vasostomie* angebracht zu sein. Ich kenne einige ältere Herren, die wahrscheinlich infolge Obliteration der Ductus ejaculatorii bei jedem Coitus regelmäßig heftige Schmerzen in der hinteren Harnröhre hatten, die im Anschluß hieran stets ein- oder doppelseitige Nebenhodenentzündungen bekamen, und die erst nach erfolgter Vasostomie ihres Lebens wieder froh wurden.

Die Vasostomie zum Zwecke der Vermeidung der rezidivierenden Epididymitis empfiehlt sich ihrer Einfachheit halber mehr als die *Epididymektomie*, bei der auch die Gefahr der Hodenatrophie infolge Zirkulationsstörungen (Verletzung der Vasa spermatica bei der Exstirpation des Nebenhodens), eine nach meinen Erfahrungen nicht allzuseltene Folge, zu berücksichtigen ist.

Die Technik der Vasostomie unterscheidet sich in solchen Fällen in nichts von der oben geschilderten einfachen Art der Freilegung des Vas deferens zum Zwecke der Spülbehandlung der Samenblasen. Die einfache Ligatur des Vas deferens genügt nicht, da die Ligatur leicht durchschneidet und die Kommunikation sich dann wieder herstellen kann. Nach Durchtrennung des Samenstrangs darf man die beiden Stümpfe nicht in die Tiefe der Wunde zurückgleiten lassen, denn ebenso wie sich im Nebenhoden durch Fortleitung von den Samenblasen her die Entzündung etabliert, so kann es auch an der Durchtrennungsstelle des Samenleiters zur Abscedierung kommen. Um solchen Eiterungen im Scrotum von vornherein vorzubeugen, müssen die beiden, insbesondere aber das zu den Samenblasen führende Ende des Vas deferens in die Haut eingenäht werden (vgl. Abb. 12).

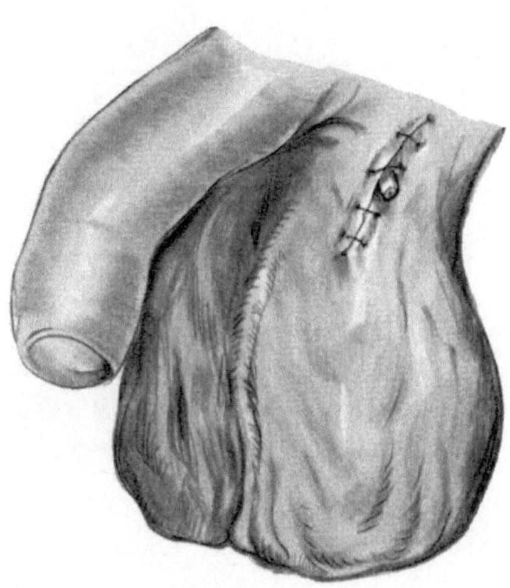

Abb. 12. Vasostomie; der periphere Vas deferens-Stumpf ist in die Haut eingenäht.

Bei doppelseitiger Vasostomie ist natürlich die Zeugungsfähigkeit aufgehoben. Den Patienten, die mit diesen Folgen nicht einverstanden sind, mag man eine *Spülbehandlung der Samenblasen* auf dem Wege der Vasopunktur (siehe oben) vorschlagen.

Chirurgische Behandlung der Azoospermie.

Durch den entzündlichen Prozeß im Bereich der Samenwege kommt es bei der Gonorrhöe bekanntlich häufig, insbesondere im Nebenhoden, zur *Obliteration* des Lumens und bei doppelseitigem Prozeß zu einer *Azoospermie* und damit zur Zeugungsunfähigkeit. Ich kann es mir ersparen, auf die verschiedenen Gründe hinzuweisen, die eine Beseitigungsmöglichkeit dieses leider recht häufigen Folgezustandes wünschenswert erscheinen lassen. Leider ist es so, daß wir trotz vieler Versuche eine sichere Methode zur Behebung dieser mechanisch bedingten Impotentia generandi nicht besitzen. Die Schwierigkeiten liegen einerseits in der Lokalisation des Hindernisses und andererseits in dem technischen Problem seiner Beseitigung. Wenn es sich auch meist bei der postgonorrhoischen Azoospermie um einen Verschluß im Bereich des Nebenhodens, insbesondere des Nebenhodenschwanzes handelt, so werden doch auch Obliterationen im Vas deferens selbst sowie im Verlauf der Ductus ejaculatorii, insbesondere an ihrer Einmündung in die Harnröhre beobachtet.

Zur Feststellung der Lage des Hindernisses dient neben der unzuverlässigen Sondierung der Ductus ejaculatorii und der Punktion der Samenblasen zum Zwecke des Spermiennachweises ganz besonders die *röntgenologische Untersuchung* der mittels Vasopunktur kontrastgefüllten Samenwege (vgl. Abb. 13 u. 14). Die Durchgängigkeit läßt sich auch bei Injektion von Farblösungen in das Vas deferens prüfen, da im Falle der Durchgängigkeit die Farblösung durch die Ductus ejaculatorii in die hintere Harnröhre und von hier aus rückläufig in die Blase gelangt, wo man ihre Anwesenheit mittels Katheter bzw. bei der nächsten Miktion nachweisen kann. Sind die Samenwege verschlossen, so ist die Injektion behindert bzw. nicht möglich, so daß dadurch schon ein gewisser Anhalt für die Durchgängigkeit, bzw. für einen Verschluß zu gewinnen ist. Diese Methode gestattet aber nicht die *Lokalisation* des eventuell vorhandenen Hindernisses, das ermöglicht allein die röntgenologische Untersuchung der kontrastgefüllten Samenwege.

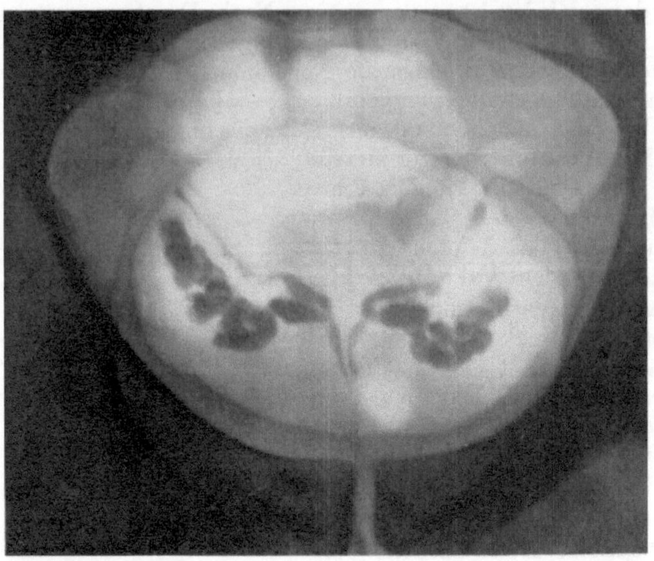

Abb. 13. Vesiculographie. Kontrastfüllung vom Vas deferens aus; Luftfüllung der Harnblase.

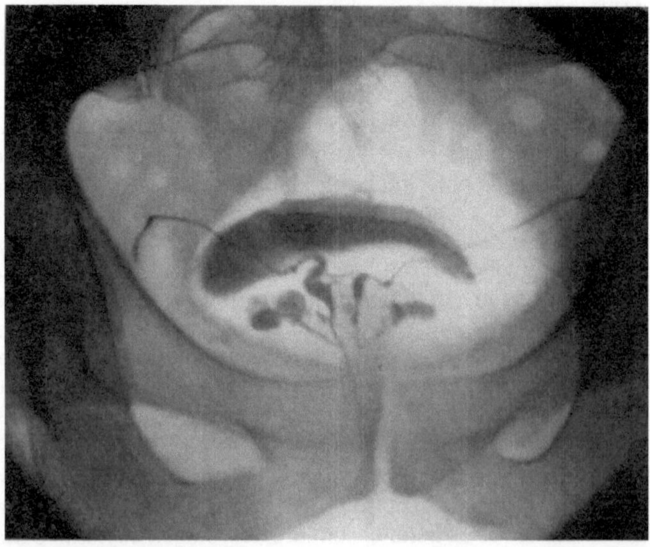

Abb. 14. Vesiculographie. Die Durchgängigkeit der Samenwege distal von der Stelle der Vasopunktur wird durch die Ansammlung der Kontrastflüssigkeit in der Blase bewiesen.

Bei Obliterationen im Bereich des scrotalen Samenstrangabschnitts liegt das technische Problem der *operativen Behandlung* relativ einfach. Hier besteht die Möglichkeit der End-zu-Endvereinigung nach Resektion der Stenose. Um eine sekundäre narbige Verengerung zu vermeiden, führt man vorher in das

Lumen der beiden Samenleiterstümpfe einen Catgutfaden ein, über dem die beiden Stümpfe durch einige feine zirkuläre Nähte vereinigt werden. Man kann zur Sicherung der Durchgängigkeit die Naht auch über einem feinen

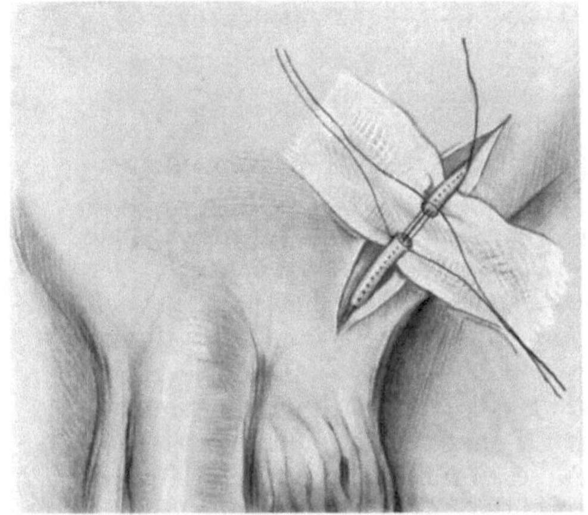

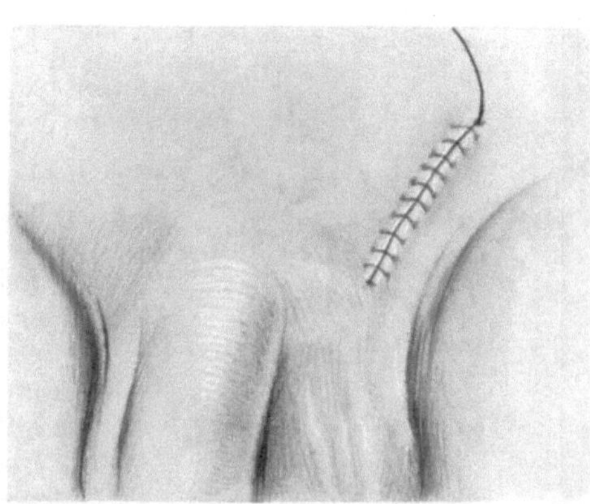

a b

Abb. 15a und b. Naht des Vas deferens.

Mandrin vornehmen, das man entfernt von der Nahtstelle durch den Samenleiter heraus, durch die genähte Hautwunde nach außen führt und erst nach Verlauf einiger Tage endgültig entfernt (vgl. Abb. 15a u. b). Experimentelle

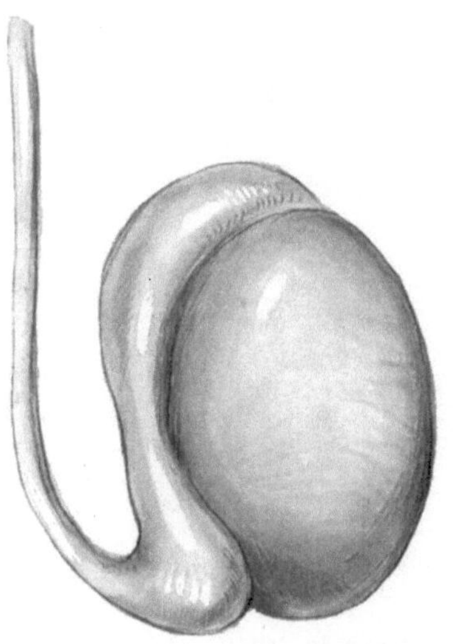

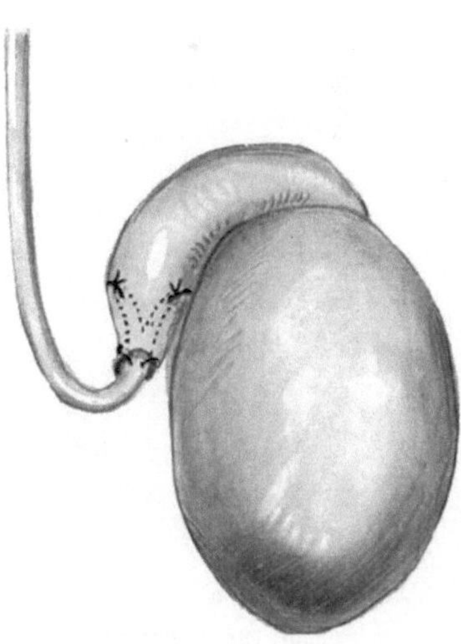

a b

Abb. 16a und b. Einpflanzung des Vas deferens in den Nebenhodenkopf (End zu End).

Untersuchungen bei Anwendung dieser Methode haben einwandfrei die Möglichkeit, auf diese Weise die Durchgängigkeit des Lumens wiederherzustellen, erwiesen.

Im Bereich des pelvinen Abschnitts des Samenstrangs stößt die operative Beseitigung von Stenosen auf wesentlich größere Schwierigkeiten und ist praktisch am Menschen auch noch nicht erprobt worden. Das gleiche gilt von den Vorschlägen, in solchen Fällen das Vas deferens in die Samenblasen und bei Obliteration der Samenblasen bzw. der Ductus ejaculatorii direkt in die Harnröhre einzupflanzen. Das sind theoretisch erdachte Möglichkeiten, denen zur Zeit keinerlei praktische Bedeutung zukommt.

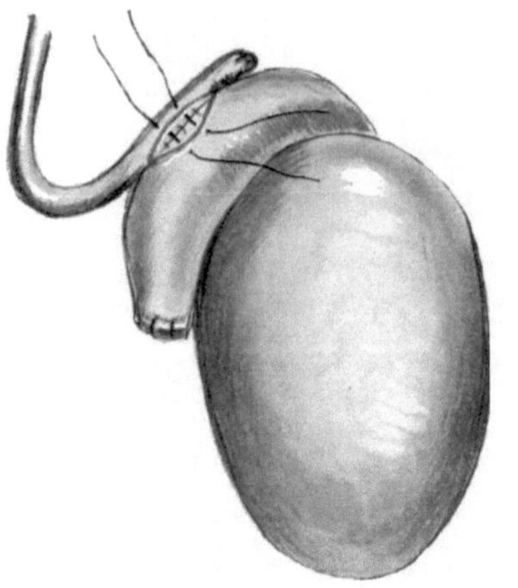

Abb. 17. Seitliche Anastomose zwischen Vas deferens und Nebenhodenkopf.

In den allermeisten Fällen von gonorrhoisch bedingter Azoospermie liegt eine Obliteration im Bereich des Nebenhodens vor. Obwohl der Zugang zu diesem Abschnitt der Samenwege der denkbar günstigste ist, muß man die Prognose hinsichtlich der Wiederherstellung der Durchgängigkeit auch hier als ganz ungewiß bezeichnen. Häufig ist nur der Nebenhodenschwanz induriert und undurchgängig, während sich im Nebenhodenkopf durch Punktion Spermien nachweisen lassen. In diesen Fällen ist die Einpflanzung des abgetrennten Vas deferens in den Nebenhodenkopf zu versuchen (vgl. Abb. 16a u. b u. 17). Dies Verfahren scheint, nach experimentellen Ergebnissen zu urteilen, günstigere Erfolgsaussichten zu bieten, als die Einpflanzung des Samenstrangs in den Hoden bzw. unter die Hodenhaut. Um an dem implantierten Vas deferens-Stumpf eine möglichst breite Eingangsfläche, bzw. Öffnung für die Spermien zu schaffen,

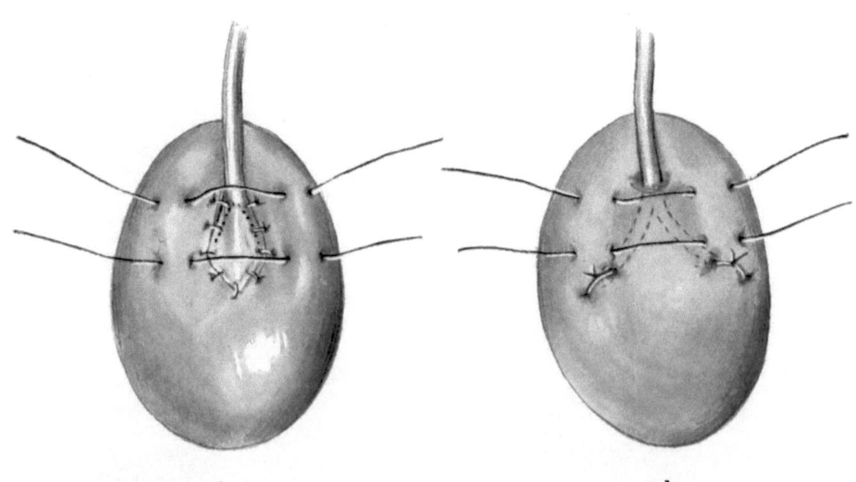

Abb. 18a und b. Implantation des Vas deferens in den Hoden.

wird das zu implantierende Ende schräg zugeschnitten (vgl. Abb. 18a u. b) Da bei diesem Verfahren doch nur sehr wenigen Hodenkanälchen die Möglichkeit der Kommunikation mit dem Vas deferens gegeben ist, hat man auch vorgeschlagen, zuerst im Hodenparenchym künstlich einen cystenartigen Hohlraum zu schaffen und in diesen dann das Vas deferens zu implantieren. Gegen diesen Vorschlag kann man einwenden, daß die künstlich geschaffene Cyste sich mit einer bindegewebigen Haut auskleidet, und daß dadurch die Hodenkanälchen abgeschlossen werden. Im übrigen sind die Erfolgsaussichten dieser Eingriffe, welcher Modifikation man auch den Vorzug gibt, wie gesagt, recht gering; absolut beweisende erfolgreiche Fälle sind beim Menschen nicht bekannt geworden, was auch nicht sehr Wunder nehmen darf, da man bei den bisher angewandten Methoden nicht verhindern kann, daß das implantierte Ende des Vas deferens sich nach mehr oder wenig kurzer Zeit narbig verschließt. Immerhin sind diese Eingriffe so harmlos, daß man trotz der geringen Aussichten auf Erfolg entsprechenden Wünschen der Patienten nachgeben wird. Daß alle diese Eingriffe erst unternommen werden dürfen, wenn jede entzündliche Reaktion im Bereich des Nebenhodens geschwunden ist, bedarf eigentlich keiner besonderen Erwähnung.

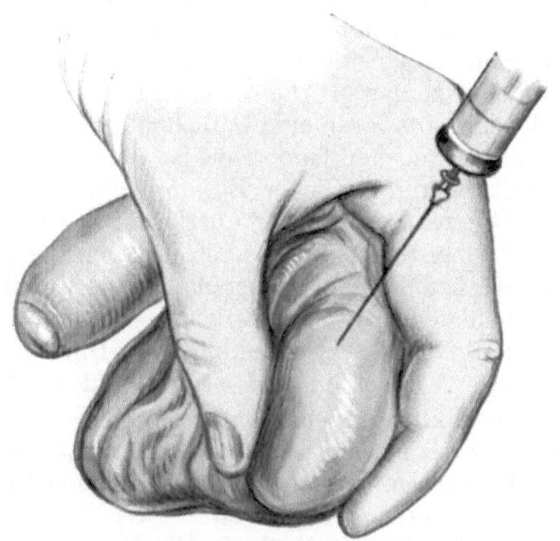

Abb. 19. Hodenpunktion.

Da alle diese Eingriffe nur Zweck und Berechtigung haben, solange die Spermatogenese noch stattfindet, so ist es selbstverständlich, daß man diese Frage vorher nach Möglichkeit zu klären bestrebt sein muß. Vielfältige Untersuchungen haben dargetan, daß die Hoden bei mechanischem Verschluß der Samenwege, sei es im Bereich des Vas deferens oder des Nebenhodens, nicht, bzw. nicht schnell ihre samenbildende Funktion einbüßen, und daß noch nach Jahren die Spermatogenese stattfindet. Nur unter diesen Umständen hat, wie gesagt, eine Beseitigung mechanischer Hindernisse überhaupt einen Zweck. Aus der durch Palpation erkennbaren Beschaffenheit der Hoden (Größe—Konsistenz usw.) kann man nicht auf die Funktion schließen, vor allem steht die Größe des Hodens in keinem Verhältnis zum Grad seiner Funktionsfähigkeit.

Die meisten Autoren empfehlen zur Klärung der Verhältnisse den Hoden zu punktieren. Die diagnostische Hodenpunktion kann man als einen durchaus harmlosen Eingriff bezeichnen; man sticht zu diesem Zweck eine Punktionsnadel etwa von der Stärke einer Lumbalkanüle in den im Scrotum fixierten Hoden ein (vgl. Abb. 19) und aspiriert dann mit einem kurzen Ruck. Das dabei zutage geförderte Gewebe, bzw. das angezogene Sediment wird sofort auf einem Objektträger zerzupft, gefärbt sowie ungefärbt unter einem Deckglas eingeschlossen und mikroskopisch untersucht. Da die Fälle von Azoospermie, die dieserhalb eine operative Behandlung nachsuchen, recht selten sind, so habe ich, um ein Urteil über die Zuverlässigkeit der Hodenpunktion zwecks Nachweis der Spermatogenese zu erhalten, wiederholt bei Männern, die im Alter von 30—40 Jahren durch anderweitige Erkrankungen (Unfall) ad exitum kamen und bei denen die Sektion keine Erkrankung der Urogenitalorgane ergab, unmittelbar post mortem den Hoden punktiert. Danach ist es mir nicht möglich, die Hodenpunktion für den Nachweis der Spermatogenese als *sehr* zuverlässig zu bezeichnen.

Die gonorrhoischen und postgonorrhoischen Erkrankungen der oberen Harnwege.

Die gonorrhoische Infektion bleibt leider nur allzu oft nicht auf die Harnröhre bzw. ihre Adnexe beschränkt. Häufig, und bei der Frau sogar so gut wie regelmäßig, wird bereits im akuten Stadium die Blase einbezogen. Aber auch beim Manne ist die Urethritis post. vielfach von einer sogenannten *Blasenhalscystitis* gefolgt, deren Auftreten durch das Einsetzen von stark vermehrtem Harndrang gekennzeichnet ist.

Die Infektion der oberen Harnwege (Ureter-Nierenbecken—Nieren) während des akuten Stadiums der Gonorrhöe ist recht selten, viel häufiger aber als durchweg angenommen wird, werden Nierenbecken und Nieren in Mitleidenschaft gezogen bei chronischer postgonorrhoischer Erkrankung der Adnexe (Prostata, Samenblase usw.). Die Verkennung des ursächlichen Zusammenhangs zwischen solchen sekundären entzündlichen Prozessen in den oberen Harnwegen und einer voraufgegangenen Gonorrhöe ist wohl deswegen so häufig, weil in der Regel kein unmittelbarer zeitlicher Zusammenhang besteht, da die chronische Prostatitis und Spermatocystitis oft unerkannt bleibt und es sich bei diesen ascendierenden Infektionen ebenso wie auch bei den „gonorrhoischen" Prostata- und Samenblasenerkrankungen meistens um Mischinfektionen handelt, bei denen die Gonokokken zwar die Rolle des Schrittmachers übernehmen, dann aber bald zugrunde gehen und sekundären Infektionserregern, insbesondere Staphylokokken, Colibacillen und Streptokokken Platz machen.

Im bakteriologischen Sinne reine *gonorrhoische Pyelitiden*, ein- und doppelseitig, sind an sich schon selten, auffallend selten im Vergleich zur Häufigkeit der Urethralgonorrhöe. Die oft heftigen Erscheinungen, wie Pollakisurie, Miktionsschmerzen, Schmerzen in der Nierengegend, im Bereich des Abdomens entsprechend dem Verlauf der Harnleiter (Verwechslung mit Appendicitis), sowie vorhandenes Fieber (gelegentlich mit Schüttelfrösten) klingen unter normalen Verhältnissen in der Regel bald wieder ab. Die Behandlung ist naturgemäß, wie bei jeder akuten Pyelitis, eine konservative. Es sei deshalb auch hier nicht näher darauf eingegangen und nur der Hinweis gestattet, daß die gonorrhoischen Pyelitiden durch kleine intravenöse Salvarsangaben so gut wie stets günstig beeinflußt werden.

Will man über die eigentlichen Erreger einer Harninfektion, insbesondere über die Frage, ob eine Gonorrhöe im Spiele ist, etwas aussagen, so sind nur Untersuchungsergebnisse aus den ersten Tagen verwertbar, da, wie gesagt, so gut wie immer bereits nach kurzer Zeit eine Mischinfektion eintritt und dabei die primären Erreger häufig ganz überwuchert werden, so daß die erst sekundär hinzu getretenen Bakterien dann allein das Feld beherrschen. Gerade bei den Gonokokken kann man häufig beobachten, daß diese durch Staphylokokken und das Bacterium coli völlig verdrängt werden. Es ist klar, daß durch dies Verhalten der Wert bakteriologischer Untersuchung hinsichtlich der wirklichen bakteriellen Ätiologie in der Regel sehr problematisch wird.

Wenn man von einer *ascendierenden Infektion* der oberen Harnwege spricht, so will man damit zum Ausdruck bringen, daß eine anfänglich in den tieferen Abschnitten der Harnwege (Harnröhre, Blase, bzw. den Adnexen) lokalisierte Entzündung von hier auf den Ureter, bzw. Nierenbecken und die Nieren übergegriffen hat. Bei offensichtlichem Zusammenhang spricht man daher, dieser Pathogenese Rechnung tragend, von einer *Cysto (Uretero-)-Pyelitis*. Es muß aber betont werden, daß nicht jede Nieren- bzw. Nierenbeckenentzündung bei gegebenem Infektionsherd in den tieferen Abschnitten des Urogenitaltraktus ascendierend entstanden sein *muß*, sondern daß auch für diese Fälle der hämatogene Weg in Betracht kommen *kann*.

Bei der *ascendierenden* Infektion, die für die gonorrhoischen bzw. postgonorrhoischen Erkrankungen der oberen Harnwege vornehmlich zu berücksichtigen ist, stehen den Bakterien verschiedene Wege offen. Sie können mit, bzw. im Harn oder durch kontinuierliches Fortschreiten der Entzündung in der Wand der Harnleiter oder unter Vermittlung periurethraler Lymphbahnen und endlich auch artefiziell gelegentlich einer Harnleitersondierung in das Nierenbecken gelangen. Welche der ersten drei Möglichkeiten bevorzugt ist, läßt sich schwer sagen. Es hängt das im einzelnen Falle von der Lage des Infektionsherdes und von anatomischen Verhältnissen, die diesen oder jenen Ausbreitungsweg erleichtern, ab. Man darf aber wohl sagen, daß der Infektion durch Kontinuität und insbesondere der auf dem Lymphwege zu wenig Beachtung geschenkt wird.

Für die *urogene (intrakanalikuläre) Infektion* spielt der Verschlußmechanismus der vesicalen Harnleitermündung eine besondere Rolle. Wie wichtig der Schutz des intakten Harnleiterostiums gegen eine aufsteigende Infektion ist, geht schon aus der Tatsache hervor, daß in den Fällen, in denen nach Blasenexstirpation usw. die Harnleiter zur Ableitung des Harns unter Verlust ihres Blasenostiums in den Darm eingepflanzt werden, mit großer Regelmäßigkeit über kurz oder lang eine ascendierende Pyelonephritis entsteht.

Man kann daran festhalten, daß unter normalen Verhältnissen beim Menschen ein Rückfluß des Blaseninhalts in die oberen Harnwege nicht vorkommt, und daß bei intaktem Harnleiterostium eine Überwanderung der Bakterien mit dem Harn aus der Blase in die Ureteren und das Nierenbecken nicht erfolgt. Aber selbst wenn es gelegentlich zu einem einmaligen Rückfluß kommen sollte, so tritt durch die unmittelbar einsetzende Ureterperistaltik sofort wieder eine Art Selbstreinigung ein, mit Ausnahme jener Fälle, in denen die Peristaltik des Harnleiters gestört ist. Solche einmaligen Sprengungen des Harnleiterverschlusses mit Rückfluß des Blaseninhalts in die Ureteren sieht man gelegentlich im Anschluß an eine Druckspülung der Blase.

Unter gewissen Umständen können die Harnleiterostien insuffizient sein oder werden und damit der ascendierenden Infektion den Weg zu den Nieren öffnen. Insuffiziente Ostien sieht man gar nicht so selten angeboren. Abgesehen von einigen anderen Ursachen (Steindurchtritt, tuberkulöse Destruktion usw.) ist es hier von besonderem Interesse, daß eine Insuffizienz gelegentlich auch im Gefolge oder während einer gewöhnlichen Cystitis auftreten kann. Da es sich dabei nicht um ulceröse bzw. mechanische destruierende Prozesse handelt und überhaupt äußerliche Veränderungen an den Harnleitermündungen, abgesehen von der üblichen entzündlichen Rötung und Schwellung der Schleimhaut fehlen, so gewinnt die Ansicht, daß es sich in solchen Fällen, in denen die Insuffizienz in der Regel auch nur vorübergehender Natur ist, um eine toxische Schädigung (Bakterientoxine) des muskulären Verschlußapparates bzw. seiner nervösen automatischen Steuerung handelt, an Wahrscheinlichkeit. Es ist ohne weiteres zu verstehen, daß eine Atonie des Harnleiters die ascendierende Infektion des Harnleiters und der zugehörigen Niere erleichtern muß, da außer dem Fortfall der natürlichen Schutzvorrichtung an der Harnleitermündung auch die reinigende Wirkung der Harnleiterperistaltik in Fortfall kommt oder ungenügend sein wird. In allen Fällen, in denen eine Kommunikation zwischen Harnblase und Harnleiter besteht, können die Bakterien durch Zurückströmen des Blaseninhalts in das Nierenbecken gelangen.

In naher Beziehung zu diesem Infektionsmodus und oft mit ihm vergesellschaftet steht die Infektion, die in ascendierender Richtung unter

Vermittlung der Harnleiterwand sich ausbreitet. Man versteht hierunter ein schrittweises Vordringen der Erreger bzw. der Entzündung auf der Schleimhaut oder in der Wand des Harnleiters, wobei die Lymphspalten innerhalb der Harnleiterwand eine vermittelnde Rolle spielen. Auffälligerweise ist bei dieser, durch *Kontinuität* ascendierenden Infektion, in der Blase oft nur das Trigonum entzündlich erkrankt, während die übrige Blase frei von entzündlichen Veränderungen oder doch auffallend wenig beteiligt ist. Zum Verständnis dieser Tatsache hat man auf den engen entwicklungsgeschichtlichen Zusammenhang von Ureteren, Trigonum und hinterer Harnröhre hingewiesen mit dem Bemerken, daß infolge dieser entwicklungsgeschichtlichen Zusammengehörigkeit wahrscheinlich auch eine gleichartige Disposition für Erkrankungen vorhanden sei.

Die *lymphogene Infektion* des Nierenbeckens und der Niere, ausgehend von entzündlichen Prozessen tiefer gelegener Abschnitte des Urogenitalsystems, breitet sich in der Hauptsache in den entlang dem Ureter zum Nierenbecken bzw. zur Niere ziehenden Lymphgefäßen aus. Die lymphogene Propagation kommt besonders dann in Frage, wenn entzündliche Prozesse im Becken (Parametritiden, Entzündungen der Prostata und Samenblasen usw.) als Infektionsquellen in Frage kommen. Dieser ascendierende lymphogene Infektionsmodus unter Vermittlung ureteraler sowie periureteraler Lymphgefäße ist sicherlich viel häufiger, als bisher allgemein angenommen wird.

Während man über die biologischen und konstitutionellen Faktoren, die beim Zustandekommen einer Harninfektion eine Rolle spielen, noch wenig Genaues weiß, ist die *Rolle der lokalen Disposition* über jeden Zweifel erhaben. Den besten Beweis für die Bedeutung der lokalen Disposition liefern wohl jene Beobachtungen, wo bei ein und demselben Individuum auf der einen Seite eine Bakteriurie, auf der anderen Seite eine Pyelitis oder Pyelonephritis mit Anwesenheit derselben Bakterien vorliegt. Auch die häufige Einseitigkeit der Nieren- und Nierenbeckeninfektionen, seien sie nun ascendierend oder hämatogen entstanden, wird nur durch die Annahme einer besonderen Organdisposition erklärlich. Im allgemeinen darf man annehmen, daß ohne lokale unterstützende Faktoren eine ascendierende Infektion nur schwer zustande kommt, bzw. nur schwer zu anhaltenden klinischen entzündlichen Erscheinungen führt.

Jede Art von Erkrankung der Blase, der Harnleiter und Nieren, wie Trauma, Tumor, Steine, abnorme anatomische Verhältnisse, sind erfahrungsgemäß imstande, die Einwanderung von Bakterien, bzw. das Haftenbleiben der Infektion zu begünstigen. Auch kongestive hyperämische Zustände in der Blase, wie sie sich vorübergehend bei Erkältungen, beim Sitzen auf kalten Steinen, nach Genuß von kaltem Bier, bei längerem Aufenthalt im Nassen, bei chronischer Obstipation, während der Menstruation, in der Schwangerschaft sowie nach geschlechtlichen Exzessen einstellen, schaffen einen günstigen Boden für die Infektion. Weitaus die wichtigste Rolle spielt aber in dieser Beziehung die *Harnstauung*; sie ist, ganz gleich auf welche Weise sie zustande kommt, für jede Infektion von größter Bedeutung, da die eingedrungenen Bakterien in dem stagnierenden, sich zersetzenden Harn äußerst günstige Wachstumsbedingungen finden. Ebenso wie die Harnstauung das Zustandekommen einer Entzündung begünstigt, so ist sie andererseits auch der Grund, weshalb die betreffenden Organe (Blase-Nierenbecken) mit der Infektion nicht fertig werden. Heilt daher eine Cystitis bzw. Pyelitis trotz geeigneter konservativer Behandlung nicht bald ab, so ist daraus auf das Vorhandensein besonderer Umstände, insbesondere auf eine ungenügende Entleerungsmöglichkeit dieses Abschnittes der Harnwege zu schließen.

Gegenüber diesen disponierenden Faktoren spielt die Virulenz der Bakterien und auch die Dauer der bakteriellen Invasion eine weit geringere Rolle. In allen diesen Fällen von mechanisch oder funktionell bedingter Entleerungsstörung der Harnwege mag es durch konservative Methoden wohl gelingen, die klinischen Erscheinungen der Infektion (Pyurie, Fieber usw.) zeitweise zu bannen, eine Heilung im bakteriologischen Sinne ist unmöglich, so daß man immer wieder mit gelegentlichen Rezidiven rechnen muß.

Daß gerade die chronischen Adnexerkrankungen (Prostatitis, Spermatocystitis, Parametritiden) auf die Dauer so häufig zu einer Erkrankung von Ureter

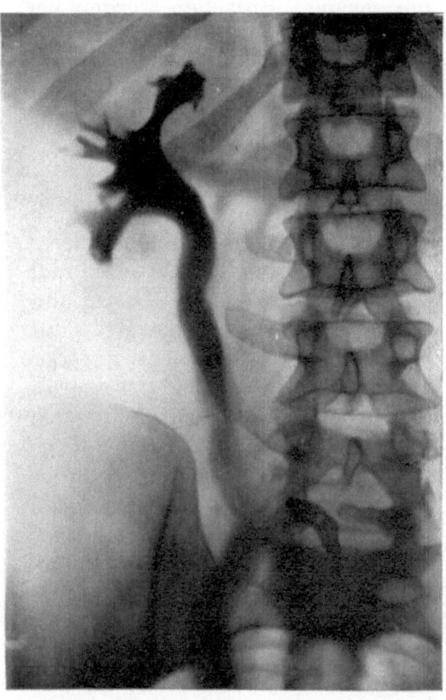

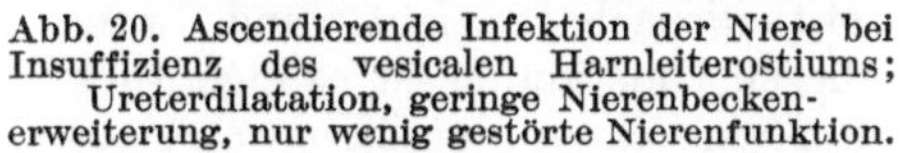

Abb. 20. Ascendierende Infektion der Niere bei Insuffizienz des vesicalen Harnleiterostiums; Ureterdilatation, geringe Nierenbeckenerweiterung, nur wenig gestörte Nierenfunktion.

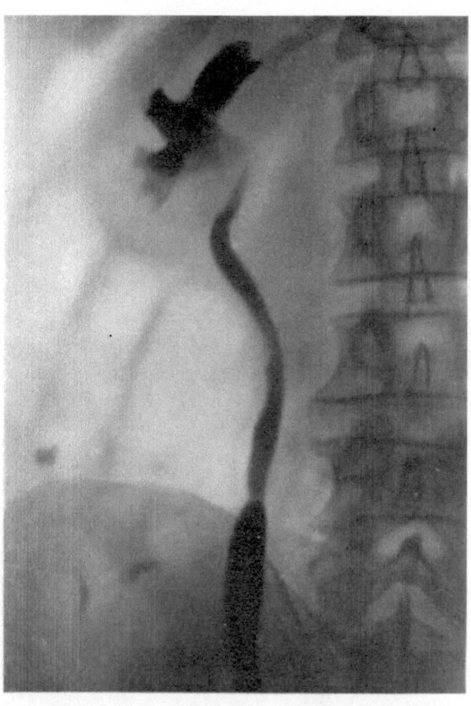

Abb. 21. Chronische Prostatitis, Spermatocystitis und Pyurie. Schwere Störung der Nierenfunktion.

und Nieren führen, liegt an ihren engen topographischen Beziehungen zum pelvinen Harnleiterabschnitt; so kann z. B. durch indurierte und geschwollene Samenblasen der Ureter sogar unmittelbar derartig komprimiert, verzogen bzw. abgeknickt werden, daß ein mechanisches Abflußhindernis für den Harn entsteht. Aber auch ohne so handgreifliche Veränderungen kann die Entzündung durch Übergreifen auf die Harnleiterwand zu schweren, auf die Dauer irreparablen Veränderungen an den oberen Harnwegen führen. Der nachweisliche Zusammenhang der Lymphgefäße des pelvinen Harnleiterabschnittes mit denen der Samenblasen, Prostata usw. macht eigentlich fast in jedem Falle von chronischer Adnexitis eine Mitbeteiligung des Ureters zur Selbstverständlichkeit.

Durch die entzündliche Infiltration des periurethralen Gewebes und der Harnleiterwand selbst verliert der Ureter seine Elastizität, er wird zu einem verdickten, starren Rohr umgewandelt, und die Folge ist eine Abflußbehinderung des Harns mit konsekutiver Dilatation von Harnleiter und Nierenbecken. Die Harnstauung begünstigt die aufsteigende Infektion, und beide Schädigungen führen langsam aber unweigerlich zum Untergang der Niere (*Nierenbecken-*

dilatation — Pyelitis — Pyelonephritis — pyelonephritische Schrumpfniere evtl. *Pyonephrose)*, wobei der Grad der hydronephrotischen Entartung mehr oder weniger dem Grad der Entleerungsstörung entspricht.

Die *klinischen Erscheinungen* (mehr oder weniger deutliche Spontan- und Druckschmerzen in der Nierengegend und entlang dem Harnleiter, gelegentliche Temperatursteigerungen, Miktionsschmerzen, allgemeine Mattigkeit, Appetitlosigkeit, evtl. auffallendes Durstgefühl usw.) sind in allen diesen Stadien zum Nachteil der Kranken häufig nur gering. Bisweilen werden bei der chronischen Spermatocystitis auch echte *Nierenkoliken* als Ausdruck einer plötzlich stärkeren Harnstauung beobachtet. In der Regel sind diese Koliken von Schüttelfrösten begleitet bzw. gefolgt und deuten dadurch an, daß der unter Druck stehende infizierte Nierenbeckeninhalt (Bakterien und deren Toxine) in die Niere und auf diesem Weg in den Kreislauf hineingelangte. Es liegt auf der Hand, daß durch solche Ereignisse die Niere in immer ausgedehnterem Maße infiziert und funktionell geschädigt wird. Solange sich der Prozeß auf eine Seite beschränkt, ist das Allgemeinbefinden in der Regel nicht wesentlich gestört; es liegt aber in der Ätiologie dieser Harnwegsinfektionen begründet, daß der Prozeß meistens beide Harnleiter und Nieren, wenn auch in verschieden schwerem Maße, in Mitleidenschaft zieht, und unter diesen Umständen ist es eigentlich nur eine Frage der Zeit, wann auf dem Boden der *pyelonephritischen Schrumpfniere* die *Niereninsuffizienz* eintritt. Die Beschwerden sind, wie gesagt (leider), nur allzuhäufig und allzulange so gering, so unbestimmt und wechselnd, daß die Patienten ärztlichen Rat nicht in Anspruch nehmen. Andererseits muß man aber offen sagen, daß häufig auch von seiten der Ärzte der Ernst der Situation verkannt wird und die Patienten mangels genügend sorgfältiger Untersuchung, mit der Diagnose einer harmlosen Blasen- oder Nierenbeckenentzündung beruhigt werden. Treten unter den subjektiven Beschwerden die abdominellen (peritonealen) Reizerscheinungen, wie sie ja bei jeder akuten Pyelitis in mehr oder weniger ausgeprägtem Maße vorhanden sind, in den Vordergrund, so wird in Verkennung des wahren Sachverhaltes in der Regel eine Appendizitis angenommen, wenn nun auch noch Fieber auftritt, ist es um den Wurmfortsatz geschehen.

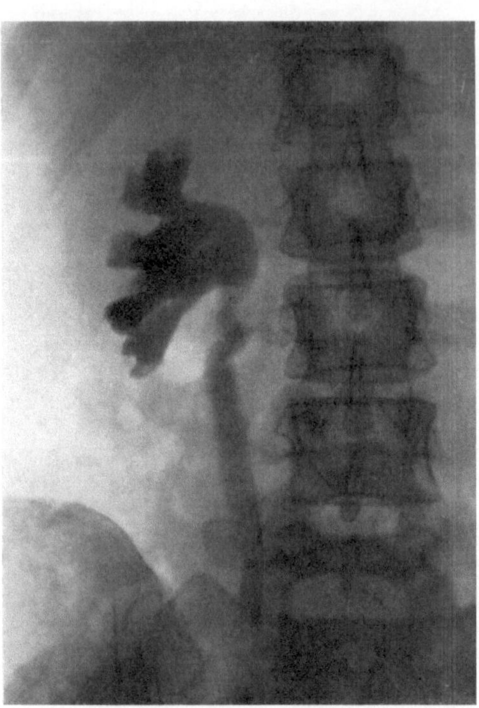

Abb. 22. Bakteriurie, intermittierende Pyurie. Rechtsseitige Adnexerkrankung mit Harnstauung und Infektion des gleichseitigen Ureters und der Niere. Ureter-Atonie — Nierenbeckendilatation — erhebliche Funktionsstörung der zugehörigen Niere.

Die *Harnuntersuchung* ergibt Eiweiß, Eiter in wechselnder Menge, oft auch Erythrocyten, selten in Form einer schon makroskopisch erkennbaren Hämaturie. Durch die chronische Adnexerkrankung selbst werden Druck- und Völlegefühl im

Mastdarm, bzw. am Damm, Miktionsstörungen, Pollakisurie und andere vieldeutige Sensationen ausgelöst. *Urethro- bzw. cystoskopisch* findet sich eine entzündliche Hyperämie und Schwellung des Colliculus seminalis, bullöses Ödem (Excrescenzen) am Trigonum und Blasenausgang; die Harnleiterostien erscheinen teils entzündlich ödematös geschwollen, bisweilen (in ganz chronischen Fällen) auch ohne jegliche lokale Veränderungen, manchmal auch insuffizient und klaffend. Als Ausdruck einer eingetretenen Störung der Harnleiterperistaltik fehlt dem an der vesicalen Harnleitermündung austretenden Harn jede Projektion; die Farbstoffausscheidung (Indigocarmin) ist verzögert und auch der Intensität nach herabgesetzt. Die Untersuchungsmethode κατ' ἐξοχήν für die richtige Deutung und Beurteilung solcher Zustände ist die *Röntgenuntersuchung mit Kontrastfüllung von Ureter und Nierenbecken.* Atonie, Dilatation, Verengerungen, Knikkungen usw. am Harnleiter werden auf diese Weise mit aller nur wünschenswerten Deutlichkeit offenbar; desgleichen der Grad der hydronephrotischen und entzündlich-eitrigen Veränderungen am Nierenbecken und der Niere (vgl. Abb. 20—26).

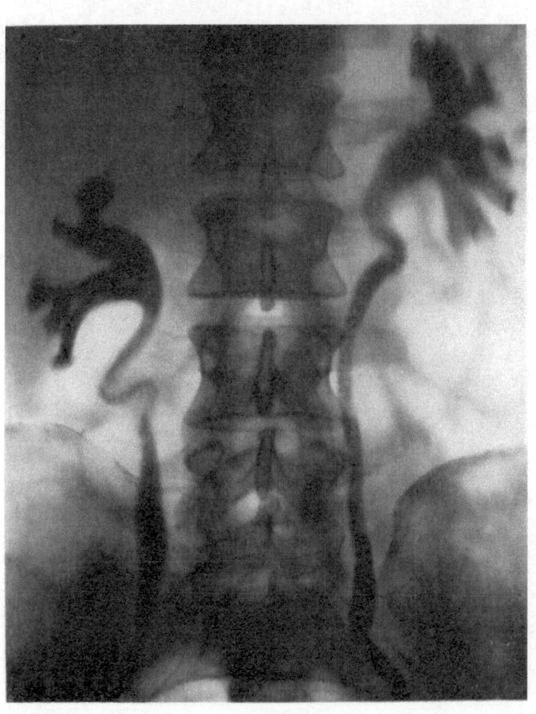

Abb. 23. Chronische Prostatitis und Spermatocystitis; beiderseitige ascendierende Infektion von Ureter und Nieren mit bereits deutlicher Störung der Nierenfunktion.

Die anatomische Beurteilung mit Hilfe der Urethro-Pyelographie in Verbindung mit dem Grad der Pyurie, Albuminurie, sowie dem Ausfall der funktionellen Nierenprüfung (Indigocarminausscheidung, bei doppelseitigen Prozessen auch Prüfung der Konzentrations- und Verdünnungsfähigkeit usw.) entscheiden über die notwendigen therapeutischen, insbesondere chirurgischen Maßnahmen, deren Indikation, Möglichkeiten und Grenzen.

Auf die konservative Therapie der chronischen Harnwegsinfektion einzugehen würde zu weit führen, ich kann darauf hier auch um so eher verzichten, als alle Bestrebungen, durch medikamentöse, diätetische sowie lokale instrumentelle Maßnahmen (Ureterenkatheterismus, Nierenbeckenspülungen) einen anhaltenden Erfolg zu erzielen, solange vergeblich sind, als die Ursache der Infektion und der Abflußstörung, sei sie funktioneller oder mechanischer Natur, fortbesteht. Die Wege, diese zu beheben, decken sich zum Teil mit der Behandlung der Prostatitis und Spermatocystitis, Parametritis usw. (siehe dort). Die Aussichten, durch Exstirpation chronisch entzündeter Samenblasen oder der Prostata usw. die Infektion der oberen Harnwege zu beheben, sind aber nur dann gegeben, wenn die bereits entstandenen Veränderungen (Infektion, Dilatation, Atonie) nicht zu bereits irreparablen Schädigungen geführt haben und, unterstützt durch medikamentöse, diätetische und instrumentelle Behandlung, einer mehr oder weniger spontanen Rückbildung noch fähig sind.

Die von Fall zu Fall für die *chirurgischen Eingriffe* am Ureter und den Nieren selbst sich ergebenden Indikationen können hier selbstverständlich auch nur kurz angedeutet werden. Ausschlaggebend ist die Feststellung, in welchem Ausmaß die Niere geschädigt ist, ob es noch Zweck hat, bzw. möglich ist, diese zu erhalten und ob der Prozeß ein- oder doppelseitig ist. Die *Nephrektomie* ist immer der schonendste und schnellste Weg zur Heilung, wenn der Grad der Veränderungen dies Opfer rechtfertigt und der Zustand der anderen Niere die Nephrektomie gestattet. Bei doppelseitigen Prozessen sind einem in dieser Hinsicht die Hände gebunden. Hier muß man sich gegebenenfalls mit *Dekapsulation der Niere* evtl. mit gleichzeitiger *Nephrostomie* auf einer oder beiden Seiten begnügen. Auch bei vorwiegend einseitiger Erkrankung kommen diese konservativen Eingriffe in Betracht, wenn eine Opferung der Niere noch nicht notwendig erscheint.

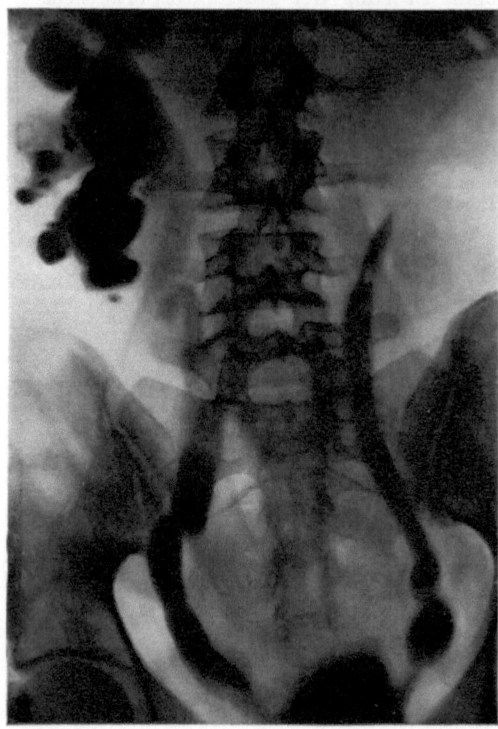

Abb. 24. Chronische Prostatitis, Spermatocystitis und Pyurie. Kontrastfüllung der geschrumpften Blase zeigt beiderseits Insuffizienz der Ureterostien mit hochgradiger Dilatation beider Harnleiter. Beiderseitige hydro- und pyelonephritische Schrumpfniere (nur rechts gefüllt). Klinische und funktionelle Zeichen bereits eingetretener Niereninsuffizienz.

Die Entscheidung, was im gegebenen Fall das Beste ist, ist häufig außerordentlich schwierig und nur auf Grund eingehendster Prüfung des lokalen und allgemeinen Krankheitszustandes möglich. Alle Eingriffe am Ureter *(Ureterolyse, Rëimplantation* in die Blase, in den anderen Ureter usw.) sind wie überhaupt alle *plastischen Operationen* zur Behebung mechanisch und funktionell bedingter Abflußstörungen bei chronisch entzündlichen Veränderungen der betreffenden Organe sehr problematisch, sie sind im allgemeinen nicht zu empfehlen. Erfahrungsgemäß führen sie nur in ganz seltenen, besonders gearteten Fällen zum gewünschten Ziel; in veralteten Fällen dauert die Atonie der Harnwege fort, die Entleerungsstörung ist trotz mechanisch günstiger Verhältnisse nicht behoben, so daß nachträglich die zugehörige Niere doch noch — jetzt vielleicht zu spät — entfernt werden muß.

Neben oder gleichzeitig mit der Erkrankung der Nieren gelangt unter Vermittlung periureteraler Lymphbahnen die Infektion auch in das peri- und paranephritische Gewebe und führt hier, je nach Dauer der Infektion und Virulenz der Bakterien zu einer chronischen Infiltration der Nierenhüllen *(Perinephritis)*, die mit der Zeit eine schwielige, sklerotische Umwandlung erfahren; nur selten kommt es auf diese Weise zu einer eitrigen Einschmelzung *(paranephritischer Absceß)*. Diese Peri- und Paranephritis wird gelegentlich auch ohne nennenswerte Beteiligung der Niere an der Entzündung gefunden.

Die klinischen Erscheinungen sind sehr wenig charakteristisch und, da auch die Anwendung modernster Untersuchungsmethoden (z. B. *Pneumoradiographie*) in der Regel nur zu einer mehr oder weniger gestützten Wahrscheinlichkeitsdiagnose führt, wird das Krankheitsbild häufig verkannt. Die konservative Therapie ist hier fast ganz machtlos. Bei starken Beschwerden ist Nephrolyse, Dekapsulation mit anschließender Nephropexie, in schweren Fällen und bei einseitiger bzw. vorwiegend einseitiger Erkrankung auch die Nephrektomie angezeigt.

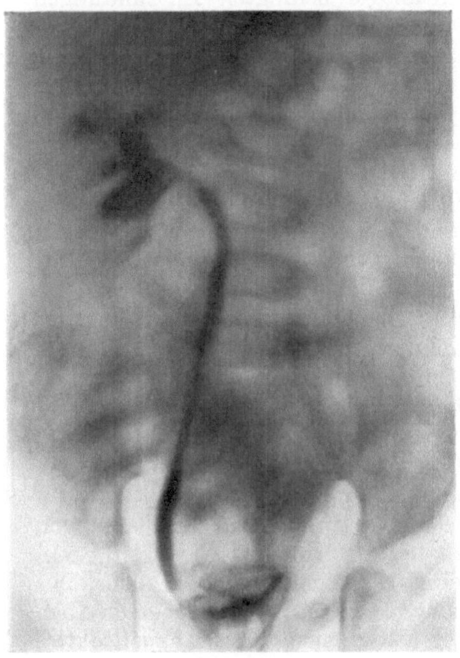

Abb. 25. Chronische Pyurie bei 9monatigem Mädchen. Cysto-Pyelitis (Pyelonephritis). Die Röntgenuntersuchung bei Kontrastfüllung der Harnwege zeigt Tonusverlust des Ureters, Dilatation des Nierenbeckens und Destruktion der Niere; erhebliche Funktionsstörung dieser Niere.

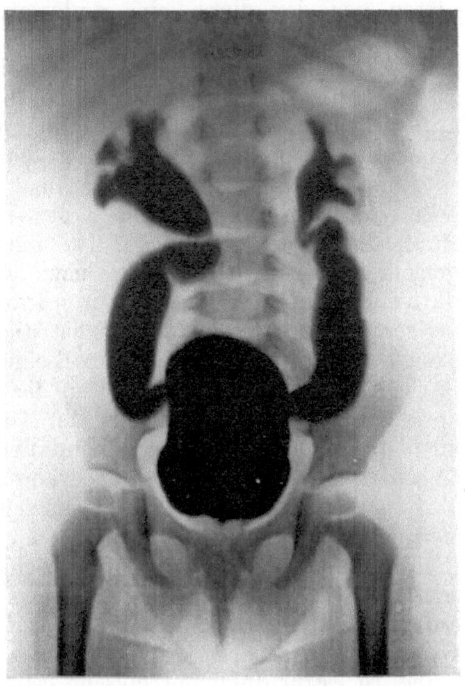

Abb. 26. Chronische Pyurie bei $2^1/_2$jährigem Mädchen, die durch nichts zu beeinflussen war. Kontrastfüllung der Harnblase zeigt stark erweiterte Blase, insuffiziente Ureterostien, riesige Dilatation und Atonie beider Harnleiter und Nierenbecken infolge Rückstauung des Harns aus der Blase in die Ureteren (vesico-renaler Reflux).

Im Vorstehenden ist, wie es nicht anders möglich war, nur in schematischer Form Pathogenese, Verlauf und Behandlung der postgonorrhoischen Harnwegsinfektion skizziert worden. Man kann trotz ihrer Häufigkeit weder von einem zwangsläufigen Eintreten der Infektion reden noch den Verlauf im einzelnen voraussagen. Nur über die große Gefahr, die dem Träger chronisch entzündeter Adnexe in dieser Richtung droht und die daraus sich ergebende Notwendigkeit sorgfältigster und frühzeitigster Behandlung bzw. Prophylaxe kann kein Zweifel bestehen.

Fernmetastasen der Gonorrhöe.

Unter Vermittlung der Blut- und Lymphwege können die Gonokokken sowie deren Toxine letzten Endes in allen Organen und Geweben zu metastatischen Entzündungen oder Eiterungen führen, die je nach Lage und Entwicklung einen chirurgischen Eingriff notwendig machen.

Bevorzugt sind die Gelenke, die Sehnenscheiden (*Tendovaginitis-Achillodynie* usw.), Schleimbeutel und Muskelansätze usw. in der Nähe der Gelenke, auch wenn letztere selbst nicht beteiligt sind; das Knochengewebe (gonorrhoische Osteomyelitis) sowie die inneren drüsigen Organe (Leber, Milz usw.) erkranken sehr viel seltener. Überanstrengungen, Traumen usw. scheinen für die Lokalisation der Metastase von Einfluß zu sein. Es erübrigt sich auf alle diese Möglichkeiten und Konsequenzen chirurgischer Art näher einzugehen, da die Art der Behandlung dieser gonorrhoischen Infektionen sich in nichts von der durch eine andersartige Ätiologie bedingten Entzündungen unterscheidet. Diese Fernmetastasen treten manchmal schon im akuten, häufiger erst im subakuten Stadium der Harnröhrengonorrhöe und nicht selten erstmalig im Anschluß an eine brüske Behandlung (z. B. Massage) erkrankter Adnexe auf. Als primäre Infektionsherde kommen insbesondere die Adnexe (Prostata, Samenblasen, Tuben usw.) in Betracht.

Eine nähere Betrachtung verdient die *Arthritis gonorrhoica.* Die Gelenke erkranken der Häufigkeit nach etwa in folgender Reihenfolge: Knie, Hand, Fuß, Ellenbogen, Schulter, Hüfte, Finger und Zehen, Kiefer, Sternoclaviculargelenk, Zwischenwirbelgelenke usw. Man kennt eine trockene und eine exsudative Form, bei beiden Formen erkrankt, wie auch bei bakteriologisch andersartigen Infektarthritiden, zunächst die Gelenkinnenhaut (Synovialis). Bei der exsudativen Form kommt es zu einem anfangs mehr serösen, später serös-eitrigen Erguß, dem nicht selten das Gelenkempyem folgt. Kapsel, Muskelansätze und Schleimbeutel in der Umgebung des erkrankten Gelenkes und auch die Haut nehmen an der entzündlichen reaktiven Schwellung Anteil.

Charakteristisch für die gonorrhoische Gelenkinfektion ist die Monarthritis. Das ist zwar insofern unrichtig, als sehr häufig im Beginn der Gelenkmetastasierung plötzlich, zu gleicher Zeit, *mehrere* Gelenke erkranken; die Erscheinungen (Schwellung, Rötung, Hitzegefühl, Schmerzhaftigkeit) sind jedoch in der Regel sehr flüchtig, und bilden sich in allen beteiligten Gelenken schnell zurück bis auf eins, in dem die Metastase haftet. Auch Rezidive an ein und demselben Gelenk, sowie die Erkrankung eines zweiten Gelenkes werden beobachtet. Dabei ist es für die gonorrhoische Natur der Infektion pathognomonisch, wenn bei Erkrankung eines neuen Gelenkes der Prozeß in dem bisher befallenen Gelenk sich schnell wieder zurückbildet, so daß praktisch in der Regel auch dann nur ein Gelenk erkrankt ist. Diese schnell wechselnde, flüchtige, sprunghafte in der Hauptsache toxisch bedingte Form der gonorrhoischen Arthritis ist unter Umständen schwer von einer leichten Polyarthritis rheumatica abzugrenzen (sog. *Tripperrheumatismus*).

Außer dem Nachweis der Gonokokken im Gelenkpunktat gibt es kaum zuverlässige Anhaltspunkte für die Natur der gonorrhoischen Arthritis. Das *Röntgenbild* gestattet ebenfalls keine sichere pathogenetische Beurteilung. Die anfängliche Erweiterung des Gelenkspaltes bei der exsudativen Form, der später, nach Zerstörung des Gelenkknorpels, eine Verschmälerung folgen kann, sowie die sekundäre Deformierung der Knochen und auch der besonders bei der indurativen Form ungemein schnell auftretende Entkalkungsprozeß der Knochen bieten keine differentialdiagnostisch sicheren Handhaben.

Die Intensität der *klinischen Erscheinungen* ist sehr wechselnd; fast ausnahmslos ist der Beginn (meist in der 3. Woche nach der Harnröhreninfektion) ganz plötzlich und das betroffene Gelenk auf Druck, insbesondere aber bei jeder aktiven und passiven Bewegung äußerst schmerzhaft. Die Fälle, in denen die Erkrankung auf die Synovialis beschränkt bleibt (Synovitis), sind prognostisch als gutartig zu bezeichnen, im Vergleich zu den phlegmonösen Formen, die unter Zerstörung der Gelenkkapsel zu peri- und paraartikulären Abscessen führen. Auch die Krankheitsdauer ist sehr wechselnd und nicht vorauszusagen, ebensowenig wie der endgültige Ausgang. Die Neigung zur Gelenkversteifung ist bei der gonorrhoischen Arthritis in jedem Falle groß; die schweren phlegmonösen Formen führen ausnahmslos zur Ankylose, in oft hochgradiger Contracturstellung.

Die *Behandlung* der gonorrhoischen Arthritis ist die gleiche wie die der unspezifischen Formen der Gelenkentzündungen bzw. Eiterungen. Hier wie dort hat sie während des Erkrankungsprozesses hauptsächlich prophylaktische Aufgaben zu erfüllen. Fixierende, jede Bewegung ausschaltende Verbände (Schienen- und Gipsverbände) sind wegen der dann sicher eintretenden Versteifung grundsätzlich zu vermeiden. Schon nach wenigen Tagen sind die Patienten anzuhalten das erkrankte Gelenk selbst zu bewegen, und wenn diese *aktiven* Bewegungen auch nur sehr bescheiden sind, so bieten sie doch den besten Schutz gegen hochgradige Versteifungen. Aus dem gleichen Grunde empfiehlt sich ein täglicher Wechsel der Gelenkstellung bei der Lagerung des erkrankten Gliedes. Die Bewegungsübungen, mit denen, wie gesagt, so bald als möglich zu beginnen ist, muß der Kranke *selbst* vornehmen, das kostet oft gewaltige Überwindung, muß aber mit aller Energie gefordert werden, will man überhaupt ernstlich der Gelenkversteifung vorbeugen. Den aktiven Bewegungen ist vor den passiven der Vorzug zu geben. Bei der aktiven Bewegungstherapie wird das erträgliche und vor allem zuträgliche Ausmaß an Bewegung durch die Schmerzen bestimmt, und man läuft daher nicht Gefahr, durch ein Zuviel in dieser Richtung zu schaden, während man bei passiven Bewegungsübungen nur zu oft erfahren muß, daß durch ein Zuviel der entzündliche Prozeß unterhalten wird bzw. wieder aufflackert und auf diese Weise alles bisher an Beweglichkeit Erreichte bzw. Erhaltene verloren geht. Diese Forderungen lassen sich am besten durchführen, wenn das erkrankte Glied im Extensionsverband liegt; dieser entlastet durch den Zug das erkrankte Gelenk, wirkt auf diese Weise schmerzlindernd, gestattet aktive Bewegungsübungen und wirkt gleichzeitig der Neigung zur Beugecontractur entgegen. Wenn die entzündlichen Erscheinungen abgeklungen sind und die erhalten gebliebenen aktiven Bewegungen schmerzlos ausgeführt werden, kann man zur Beseitigung der eingetretenen Bewegungsbeschränkung nun auch zu vorsichtigen passiven Bewegungsübungen (Quengeln) übergehen.

Bei Erkrankung des Kniegelenkes ist auf die oft auffallend schnell eintretende Atrophie des M. quadriceps zu achten. Wenn auch die empfohlene frühzeitige aktive Bewegungstherapie hier vorbeugend wirkt, so empfiehlt sich doch daneben noch eine tägliche, anfangs sehr vorsichtig ausgeführte Massage gerade dieses Muskels. Die Massage darf sich aber *nur* auf die Muskeln erstrecken und keinesfalls auf das Gelenk übergreifen, solange hier noch entzündliche Reaktionen vorhanden sind. Wenn die Patienten es lernen den Quadriceps selbständig, willkürlich „spielen" zu lassen, was in Streckstellung des Knies ohne Beeinflussung der Gelenkstellung möglich ist, und dies täglich wiederholt üben, so ist das eine gute Prophylaxe gegen die sonst nicht ausbleibende Muskelatrophie.

Gegen die Schmerzen wirkt die Biersche Stauungsbehandlung ganz ausgezeichnet, sie kann bei der gonorrhoischen Arthritis geradezu als Spezificum bezeichnet werden. Gegenüber der Wärme- (Diathermie — Heißluft) und Stauungsbehandlung und der möglichst sofort einsetzenden aktiven Bewegungstherapie spielt die Vaccine- und Serotherapie in Form von Injektionen in und um das Gelenk eine noch umstrittene Rolle. Auch die wiederholte Injektion der durch Punktion der Gelenke gewonnenen Flüssigkeit unter die Haut, die einer Behandlung mit Lebendvaccinen gleichzusetzen ist, wird neuerdings angewandt und gelobt. Empfehlenswert ist die Spülung und Umspritzung der Gelenke mit Rivanol (nach Klapp) und anderen leicht antiseptischen Mitteln, die insbesondere bei den zur Vereiterung neigenden Fällen angezeigt ist. Die Gelenkempyeme sowie die phlegmonösen Formen der gonorrhoischen Arthritis erfordern, wenn die *Punktions- und Spülbehandlung* nicht ausreicht, ebenso wie andersartige Gelenkeiterungen, gegebenenfalls eine operative Behandlung (*Arthrotomie*, evtl. bei septischen Zuständen Aufklappung des ganzen Gelenkes). Bei eintretender Gelenkversteifung haben hinsichtlich der zu wählenden Stellung sowie evtl. später in Frage kommender mobilisierender Eingriffe die gleichen Gesichtspunkte Geltung, wie für die anderen Formen entzündlich bedingter Gelenkerkrankungen bzw. -Versteifungen.

Angesichts der Tatsache, daß der primäre Herd vorzugsweise in den Samenblasen zu suchen ist (Männer erkranken wesentlich häufiger als Frauen), ergibt sich die Frage, ob und wie man diese behandeln soll, um Rezidive, bzw. weitere Metastasen zu verhüten. Die übliche konservative Behandlung der Spermatocystitis ist in dieser Hinsicht wenig dankbar. Solange sich die Gelenkerkrankung noch im akuten Stadium befindet, ist eine digitale Massage- bzw. Expressionsbehandlung der gonorrhoischen Adnexe (Prostata und Samenblase) dringend zu widerraten. Die Massage ist nur zu oft von einem Wiederaufflackern der Gelenkentzündung, bzw. von dem Auftreten neuer Metastasen in anderen Gelenken gefolgt. Nicht selten tritt sogar die gonorrhoische Arthritis erst im Anschluß an eine Massage der Adnexe erstmalig auf. Über günstige Erfolge beim gonorrhoischen Rheumatismus berichten ausländische Autoren, insbesondere Amerikaner, sowohl nach der Spülung der Samenblasen mittels der Vasopunktur als auch im Anschluß an die Exstirpation der Samenblasen. Eigene Erfahrungen stehen uns auf diesem Gebiete nicht zur Verfügung (vgl. auch Abschnitt Prostata und Samenblasen).

Literatur.

BACHRACH: Erkrankungen der Harnleiter. Handbnch der Urologie Bd. 5, Literatur. Berlin: Julius Springer 1928. — BAENSCH-BOEMINGHAUS: Die Röntgendiagnostik bei Erkrankungen des uropoetischen Systems. Z. urol. Chir. **7**, H. 1/3 (1921). — BELOSTOZKY: 70 Fälle eitriger Prostatitis. Z. urol. Chir. **17**, 53. — BLUM und RUBRITIUS: Die Erkrankungen der Prostata. Handbuch der Urologie Bd. 5, Literatur. Berlin: Julius Springer 1928. — BOEMINGHAUS, H.: (a) Über seltene Ausgänge von Prostataabscessen usw. Z. urol. Chir. **14**, H. 1/2, 1923. (b) Pyelitis. Erg. Chir. **19** (1926). Literatur. (c) Die Strikturen der Harnröhre. Erg. Chir. **17** (1924). Literatur. (d) Urologische Diagnostik und Therapie für Ärzte und Studierende. Jena: Gustav Fischer 1927.

CHOLZOFF: Über Störungen der Urinentleerung, hervorgerufen durch mechanische Hindernisse in der Blasenhalsgegend, ohne Hypertrophie der Prostata. Z. urol. Chir. **23**, 1.

FRANGENHEIM u. WEHNER: Die Chirurgie der Nieren, des Nierenbeckens und des Harnleiters. KIRSCHNER-NORDMANN Bd. 6, 1. Teil, Literatur. — FREYLICH, S.: Verengerungen des Orificium externum der männlichen Harnröhre. Z. Urol. **17**, 207. — FRONSTEIN: Über die Endresultate bei Vesiculitis gonorrhoica. Z. Urol. **22**, 497.

GOHRBANDT: Die Naht des Ductus deferens. Z. Urol. **20**, 247. — GOLDBERG, B.: Die funktionelle Therapie der Harnröhrenverengerungen. Z. urol. Chir. **15**, 61.

HAIM: Beitrag zur Operation der Phimose. Z. Urol. **21**, 331. — HASLINGER: Die pyelonephritische Schrumpfniere. Z. urol. Chir. **24**, 1. — HECKENBACH: (a) Die Auswirkung der chronisch-entzündlichen Erkrankungen der männlichen Adnexe auf die oberen Harnwege. Verh. dtsch. Ges. Urol. **1928**. (b) Die Auswirkung der chronisch-entzündlichen Erkrankungen der männlichen Adnexe auf die oberen Harnwege. Z. urol. Chir. **26**, 47.

ILJINSKY: Die pathologische Anatomie, Histologie und Pathogenese der gonorrhoischen Epididymitis. Z. urol. Chir. **17**, 213. — INGALL: Die Anwendung der Punktion beim Empyem der Samenblase. Z. Urol. **20**, 509. — ISRAEL, J. u. W.: Chirurgie der Niere und des Harnleiters. Berlin: Julius Springer 1925.

JANSSEN, P.: (a) Anatomie und allgemeine Operationslehre der Nieren, Harnleiter, Harnröhre, Penis, Hoden und Samenstrang. Handbuch der Urologie Bd. 1, Literatur. Berlin: Julius Springer 1926. (b) Diagnostik und Therapie der Strikturen der Harnröhre. Z. urol. Chir. **27**, 85.

KROISS: Zur operativen Behandlung der undurchgängigen Harnröhrenverengerung. Z. Urol. **23**, 499. — KUKUDSHANOW: Spermatogenese bei Erkrankungen der Epididymitis. Z. urol. Chir. **18**, 205.

LANGER, E.: Diagnose und Behandlungskontrolle der Harnröhrenerkrankungen mittels Röntgenaufnahmen. Z. urol. Chir. **21**, 301. — LAQUEUR, A.: Die physikalische Therapie der Komplikationen und Folgezustände der Gonorrhöe. Z. Urol. **20**, 655. — LATZKO: Gynäkologische Urologie. Handbuch der Urologie Bd. 5, Literatur. Berlin: Julius Springer 1928. — LEWIN, A.: (a) Die entzündlichen Erkrankungen der Harnröhre und ihrer Adnexe. Handbuch der Urologie Bd. 3, Literatur. Berlin: Julius Springer 1928. (b) Zur Frage der kryptogenetischen Entzündungen der Harn- und männlichen Geschlechtsorgane. Z. Urol. **18**, 572. — LICHTENBERG, v.: (a) Die Chirurgie der Gonorrhöe. BUSCHKE-LANGER, Lehrbuch der Gonorrhöe. Berlin: Julius Springer. (b) Allgemeine Röntgendiagnostik. Handbuch der Urologie Bd. 1, 2. Teil. Berlin: Julius Springer 1929. — LICHTENBERG, v. u. HEYNEMANN: Über die technischen Bedingungen der Sondierung des Ductus ejaculatorii. Z. urol. Chir. **25**, 286. — LICHTENSTERN u. GARA: Die Vasorchidocystostomie, eine neue Methode der Einpflanzung des Samenleiters in den Hoden. Z. urol. Chir. **24**, 156.

MARSELOS: Eine neue Therapie gonorrhoischer Harnröhrenstrikturen. Z. Urol. **19**, 417. — MEZÖ, v.: Neue Richtungslinien in der Behandlung des mechanischen Aspermatismus. Z. urol. Chir. **21**, 33. — MINDER: Über Prostataabscesse. Z. Urol. **22**, 1.

NECKER: Pyelitis, Pyelonephritis und Pyonephrose. Handbuch der Urologie Bd. 3, Literatur. Berlin: Julius Springer 1928.

PICKER, R.: Die Chirurgie der Samenwege. Z. Urol. **19**, 401. — PRAETORIUS: Zur Pathologie der Pars prostatica und der Prostata. Z. Urol. **17**, 129 u. 193.

RUBRITIUS: Zur Frage der idiopathischen Sphinkterhypertonie als Ursache von chronischen Harnverhaltungen. Z. Urol. **17**, 522.

SALOMON, O.: Abscedierende Hodenentzündung bei Gonorrhöe. Münch. med. Wschr. **1930**, Nr 1. — SCHMIDT, A.: Die Folgezustände nach Strikturen der hinteren Harnröhre im Röntgenbilde. Z. urol. Chir. **24**, 348. — SCHNAUTTE: Ureterstriktur. Z. Urol. **20**, 222. — SCHWARZ, O. A.: (a) Über die Pyelonephritis. Z. urol. Chir. **21**, 371. (b) Klinische Erfahrungen über die chronisch-entzündlichen Erkrankungen der Nierenhüllen. Verh. dtsch. Ges. Urol. **1928**. (c) Klinische Erfahrungen über die chronisch-entzündlichen Erkrankungen der Nierenhüllen. Z. urol. Chir. **26**, 38. — SCHWARZ, O. A. u. SIMKOW: Über die Erfolge der konservativen und operativen Behandlung der Samenblasenerkrankungen. (Ergebnisarbeit.) Z. urol. Chir. **14**, 180. — SCHWARZWALD, R. TH.: Die Samenblasen und ihre Erkrankungen. Handbuch der Urologie Bd. 5, Literatur. Berlin: Julius Springer 1928. — SIEDNER: (a) Multiple Abscesse bei chronischer Gonorrhöe, Z. Urol. **17**, 176. (b) Ureterknickungen durch periuteritische Verwachsungen. Z. Urol. **20**, 218. — SPRINZ, O.: Nutzen und Schaden der Prostatamassage. Z. Urol. **20**, 420. — SUTER: Die entzündlichen Erkrankungen der Harnblase und der Bindegewebshüllen der Blase. Handbuch der Urologie Bd. 3, Literatur. Berlin: Julius Springer 1928.

VOELCKER: Zur Behandlung der Harnröhrenmastdarmfistel. Z. Urol. **18**, 514. — (b) Chirurgie der Samenblasen. Neue dtsch. Chir. **2**. Stuttgart: Ferdinand Enke. — VOELCKER-BOEMINGHAUS: Anatomie und chirurgische Operationslehre der Blase, der Prostata und der Samenblasen. Handbuch der Urologie Bd. 1, Literatur. Berlin: Julius Springer 1926. — VOELCKER-WOSSIDLO: Urologische Operationslehre. Leipzig: Georg Thieme.

WEHNER: (a) Die Chirurgie der Harnblase, Prostata und Samenblasen, Hoden, Nebenhoden und Samenstrang. KIRSCHNER-NORDMANN, Literatur, Bd. 6, 2. Teil. (b) Die Erkrankungen des Hodens, des Samenstranges und der Scheidenhäute. Handbuch der Urologie Bd. 5, Literatur. Berlin: Julius Springer 1928. — WEINER, K.: Klinische und experimentelle Erfahrungen über die ascendierende Infektion der Harnwege usw. Z. urol. Chir. **27**, 1. — WILDBOLZ: (a) Die Erkrankungen der Harnröhre und des Penis. Handbuch der Urologie Bd. 5, Literatur. Berlin: Julius Springer 1928. (b) Lehrbuch der Urologie. Berlin: Julius Springer. — WOLOTZKY: Über die Harnleiterabbiegungen und Abknickungen und ihre Folgen für die Niere. Z. urol. Chir. **24**, 173.

ZINNER, A.: Infektion und atonische Dilatation der oberen Harnwege. Z. urol. Chir. **27**, 315.

Die Urethroskopie.

Von

ARTUR KOLLMANN-Leipzig und ARTUR MORGENSTERN-Leipzig.

Mit 43 Abbildungen.

I. Das Instrumentarium der Urethroskopie.

Der Beschreibung des Instrumentariums der Urethroskopie sei ein kurzer geschichtlicher Abriß vorausgeschickt, der einen Einblick in den Entwicklungsgang des Instrumentariums geben soll.

Wenn auch die Versuche, Körperhöhlen und ihre Zugänge am Lebenden dem Auge des Arztes sichtbar zu machen, auf den Frankfurter Arzt BOZZINI (1807) zurückgehen, so war es doch zuerst der Franzose DESORMEAUX (1853), der diese Versuche auf die Harnröhre und die Blase ausdehnte. Er führte dazu einen Tubus in die Harnröhre ein und benutzte zur Beleuchtung eine Lichtquelle, die sich außerhalb des Tubus befand, mit ihm aber fest verbunden war, und deren Strahlen er mittels eines Spiegels in das Tubusinnere hineinreflektierte.

Einen anderen Weg schlug GRÜNFELD (1877) ein, indem er die gleichfalls äußere Lichtquelle vom Tubus unabhängig machte. Ihre Strahlen warf er mittels eines Stirnreflektors in das Tubusinnere.

Im Gegensatz zu diesen beiden Arten der Beleuchtung von außen verlegte NITZE (1879) die Lichtquelle in das Innere des Tubus, eine Methode, die von OBERLÄNDER für die Harnröhre ausgebaut wurde. Mit Hilfe dieses Instrumentes schuf OBERLÄNDER den Grundstock der Urethroskopie. Das OBERLÄNDER-Instrument erhielt später eine für die Handhabung günstige Verbesserung dadurch, daß es VALENTINE gelang, eine genügend kleine elektrische Glühbirne anfertigen zu lassen, die den lichtspendenden, glühenden Platindraht des OBERLÄNDER-Instrumentes ersetzte und dadurch auch die Wasserspülung überflüssig machte, — ein Gedanke übrigens, der von OBERLÄNDER und KOLLMANN schon vorher konzipiert und ausprobiert wurde, der aber bei dem damaligen Stande der Technik in der Glühlampenfabrikation Deutschlands ein so unvollkommenes Resultat ergab, daß seine Verwirklichung sich darauf beschränken mußte, ein interessantes Stück in OBERLÄNDERs und KOLLMANNs Museum urethroskopischer Instrumente zu bleiben.

Ein Stück der männlichen Harnröhre wollte trotz dieser technischen Verbesserungen nicht recht zur Darstellung kommen, und zwar das Gebiet des inneren Schließmuskels und des hinteren Teiles der Pars prostatica der Harnröhre. GOLDSCHMIDT (1906) schuf durch die Erfindung der Irrigations-Urethroskopie die Möglichkeit, auch diesen Teil der männlichen Harnröhre genügend zu Gesicht zu bekommen.

In diesem Rahmen sind eine Unmenge konstruktiver Ideen von Ärzten verschiedenster Länder in die Tat umgesetzt worden, ein Zeichen dafür, welche Bedeutung man überall dem Ziele beimaß, am Lebenden das Harnröhreninnere mit dem Auge zu studieren.

Wenn wir hier einen Überblick über das Instrumentarium der Urethroskopie geben wollen, werden wir, wenn das Kapitel nicht den Umfang eines Buches annehmen soll, uns darauf beschränken müssen, nur die Instrumente aufzuführen, die einen neuen Konstruktionsgedanken verwirklichen, und zwar auch nur insoweit, als das betreffende neue Konstruktionsprinzip wesentlich von dem bis dahin bekannten abweicht. Wir werden uns befleißigen, gewöhnlich das Instrument zu benennen, welches das betreffende Neue zuerst aufweist; oder, wenn der betreffende Konstruktionsgedanke erst in einer späteren Form Lebensdauer behielt, und deshalb die spätere Form des praktischen Zweckes wegen beschrieben wird, werden wir wenigstens auf das erste Instrument hinweisen. Übergangen werden die vielen kleinen, unwesentlichen Änderungen.

Bei der Schilderung der Instrumente werden Einzelheiten nur insoweit erwähnt, als sie zum Verständnis des Konstruktionsprinzipes dienen. Auch die Technik der Anwendung der einzelnen Instrumente findet nur unter diesem Gesichtswinkel Berücksichtigung.

Die einzelnen Operationsinstrumente und Hilfsinstrumente bleiben ebenfalls unerwähnt, da ihr Indikationsgebiet, sowie die Technik ihrer Anwendung ohne weiteres aus ihrer Form ersichtlich ist.

Welche Instrumente der einzelne Arzt für sich auswählt, hängt sehr von seiner Gewohnheit und Ausbildung, auch von seinem Geldbeutel ab, so daß wir keinerlei Ratschläge in dieser Hinsicht mit unserer Kritik der Instrumente verbinden wollen.

Da sich die Wände der Harnröhre in der Ruhe ohne Zwischenraum aneinander legen, muß bei jedem Urethroskop der Tubus die Harnröhrenwand entfalten. Die Beleuchtung des dunklen Inneren des Tubus geschieht heutzutage wohl stets mit einer elektrischen Glühlampe, sei es nun, daß sich dieselbe außerhalb des Tubus befindet, oder sei es, daß sie im Tubusinnern liegt. Die Tatsache, daß sie heutzutage meist innen liegt, soll hier nur kurz erwähnt werden, während auf den Grund dafür später eingegangen wird.

Ist der Tubus am äußeren Ende offen und enthält er bei der Beleuchtung nur Luft, so spricht man kurz von „trockener“ Endoskopie.

Ist der Tubus am äußeren Ende verschlossen, und steht die Luft in seinem Innern unter höherem Druck, so nennt man dies gewöhnlich „Luftendoskopie“; man sollte sich aber besser des präziseren Ausdruckes „Druckluftendoskopie“ bedienen.

Wenn das Gesichtsfeld durch stehendes oder fließendes Wasser betrachtet wird, spricht man von „Irrigations-Urethroskopie“.

A. Urethroskope für die vordere Harnröhre des Mannes.

Die Urethroskope für die vordere Harnröhre folgen heutzutage wohl meist dem Prinzip der Innenbeleuchtung von Nitze. Wegen der entschiedenen Nachteile der Beleuchtung von außen hat man diese Beleuchtungsart zumeist verlassen. Da in neuerer Zeit Glingar wieder sehr für dieses Prinzip eintritt, wollen wir nicht verfehlen, hier nochmals diese vielerörterte Frage zu berühren.

Wir wollen gleich vorausschicken, daß in folgendem nur die besten bekannt gewordenen Instrumententypen als Vertreter der beiden gegenüberstehenden Prinzipien miteinander verglichen werden sollen. Mängel in der Ausführung können ein Instrument unbrauchbar erscheinen lassen, obgleich sein Konstruktionsprinzip gut ist.

Glingar führt als Gründe für die Außenbeleuchtung folgende an: „Zunächst die Einfachheit der endoskopischen Eingriffe, die ohne Behinderung durch die Glühbirne, bzw. ohne Gefahr einer Beschmutzung derselben vorgenommen werden können, ferner der Gewinn an der Größe des Gesichtsfeldes, welches der vollen Tubusweite entspricht und nicht durch das Lämpchen beeinträchtigt wird, ein Umstand, der bei engen Tuben ins Gewicht fällt, und schließlich die nunmehr eingetretene Entbehrlichkeit der Innenbeleuchtung, da die Fortschritte in der Glühlampentechnik es ermöglichen, mit lichtstarken Lämpchen vollständig ausreichende Lichtmengen in den Tubus von außen hineinzubringen".

Hierzu sei folgendes bemerkt:

Man macht im Innern des Tubus, also mit der Spitze des Operationsinstrumentes weit kleinere Exkursionen, als mit dem Handgriff desselben. Bei Glingars Instrument wird aber ein Teil der äußeren Tubusöffnung vom Kondensor und Glühlampe, bzw. vom Spiegel in Anspruch genommen. Dadurch aber werden die Operationsinstrumente gerade dort am freien Bewegen behindert, wo sie die größten Exkursionen machen.

Bei Innenbeleuchtung läßt sich ein Beschmutzen der Lampe während der Operation mit einer gewissen Geschicklichkeit meist umgehen. Auch ist die beschmutzte Glühbirne leicht herausgenommen und abgewischt.

Beleuchtet man aber von außen, so entsteht noch ein anderer Nachteil beim Operieren. Werfen doch die Operationsinstrumente ihre eigenen Schatten auf das anzugehende Objekt.

Hinsichtlich der Größe des Gesichtsfeldes ist folgendes zu sagen: In dem Oberländer-Valentine-Urethroskop ist nicht nur bei der Anwendung der Tuben mit einer Rinne, sondern auch bei Gebrauch der kreisrunden Tuben ohne Rinne die Lampe nicht sichtbar, sobald man den Blick nur auf das Untersuchungsobjekt richtet. Daß die kleine Lampe in diesem Falle übersehen wird, hat seinen Grund darin, daß sie bei Blickrichtung auf das Untersuchungsobjekt außerhalb des Gesichtswinkels zu liegen kommt, weil sie nicht ganz bis an den freien Rand des Tubus heranreicht, sondern ein Stück zurückliegt. Deshalb wird praktisch das Gesichtsfeld in keiner Weise durch die Lampe eingeschränkt. Allerdings muß man dazu kleine flache Lampen zur Verfügung haben, die der Tubuswand eng anliegen — was aber nicht bei allen Instrumenten der Fall ist, da eine ganze Reihe mangelhaft ausgeführter Instrumente auf dem Markt sich finden.

Die außen liegende Lichtquelle mag aber noch so stark und noch so praktisch konstruiert sein, auf jeden Fall wirft sie an das Objektende des Tubus weniger Licht als an das äußere Ende, also dorthin, wo man der Reflexwirkung wegen gar kein Licht haben will.

Eine Glühbirne im Innern des Tubus, an der Wand seines Objektendes, beleuchtet das Objekt nicht nur von vorn, sondern auch von der Seite her. Durch die seitliche Beleuchtung geben aber Unebenheiten der Schleimhaut Schatten. Es entsteht dadurch ein viel plastischeres Bild. Man mache nur folgende kleine Probe mit einem Testobjekt, welches bei jedem Urethroskop stets zur Hand ist. Man betrachte das übersponnene Zuleitungskabel einmal mit Innen-, das andere Mal mit Außenbeleuchtung. Beide Male ist wohl der Farbenton der Kabeloberfläche ungefähr der gleiche. Bei der Innenbeleuchtung wird aber der Aufbau des Gewebes viel deutlicher gesehen als mit der Außenbeleuchtung.

Kurz: Heutzutage, wo die Glühlampenindustrie so kleine und doch helle und auch dauerhafte Glühbirnen herstellt, ist für die Praxis die Entscheidung für das Prinzip der Innenbeleuchtung gefallen, eine Lösung, die mit wenigen Ausnahmen allgemein akzeptiert wird. Auch die Tatsache, daß im Handel noch mangelhafte Instrumente mit zu großen Lampen, dünnen, leicht verbiegbaren Lampenstielen und dergleichen sich finden, ist kein Grund, von dieser Ansicht abzugehen: denn ein erfahrener oder gut beratener Arzt wird solche minderwertige Instrumente nicht kaufen.

Wir werden deshalb darauf verzichten, die noch existierenden Instrumente mit Außenbeleuchtung näher aufzuführen.

1. Das Oberländer-Valentine-Urethroskop für die vordere Harnröhre.

Das von Oberländer ausgebaute Urethroskop nach dem Prinzip der Innenbeleuchtung von Nitze ist heute ausschließlich mit der kleinen elektrischen Glühbirne Valentines ausgerüstet. In dieser Form ist es jetzt das gebräuchlichste Instrument für die „trockene" Endoskopie der vorderen Harnröhre.

Es besteht aus Tubus, Obturator und Beleuchtungsapparat. Die Tuben sind zylindrische Röhren aus dünnem Metall, von 14 bzw. 9 cm Länge. Sie haben verschiedenen Umfang von Nr. 15 bis Nr. 31 Charrièrescher Skala.

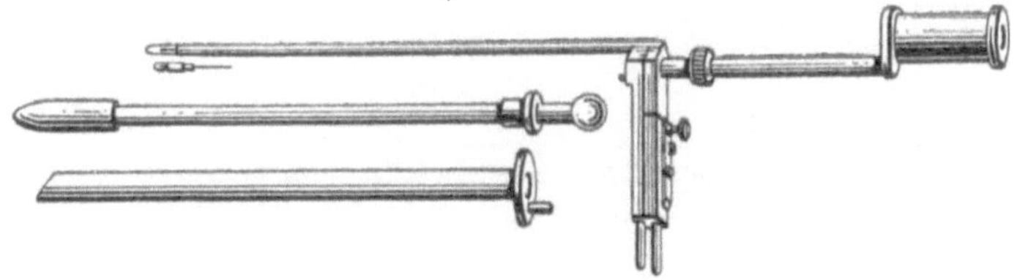

Abb. 1. Oberländer-Valentine-Urethroskop für die vordere Harnröhre (verbesserte Form Heynemann) mit Kaufmann-Teleskop.

Sie tragen zur Befestigung des Beleuchtungsapparates am äußeren Ende eine runde Scheibe mit einem Loch, welches der lichten Weite des Tubus entspricht. Beim Einführen ist der Tubus mit dem Obturator verschlossen. An seine Stelle tritt nach vollendeter Einführung des Tubus in die Harnröhre der Beleuchtungsapparat. Dieser besteht aus der Glühlampe, dem Lampenstiel, dem Handgriff und dem Teleskop mit Zwischenstück.

Ein Vorteil ist es, wenn der Lampenstiel ebenso dick ist wie die Glühlampe, und wenn er untrennbar mit dem Handgriff verbunden ist. Dadurch wird besonders exakt die Lage der Lampe an der Tubuswand gewährleistet. Der Handgriff trägt Unterbrecher und Kabelanschluß und wird mittels Loch und Schraube am Stift der Tubusscheibe befestigt.

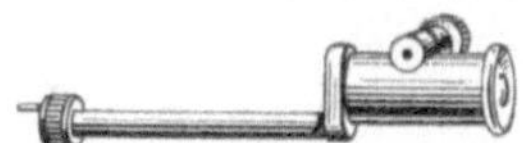

Abb. 2. E. Wossidlo-Teleskop.

Zur Vergrößerung des gesehenen Bildes setzte Kaufmann ein Teleskop vor die äußere Tubusöffnung, welches ein wenig vergrößert. Es hat den Vorteil, daß es für jedes Auge und für jede Tubuslänge scharf eingestellt werden kann. Ein Zwischenstück, welches ebenfalls von Kaufmann stammt, bringt das Teleskop in genügend großen Abstand vom Tubus, daß das Teleskop auch während der endoskopischen Operation benutzt werden kann.

E. Wossidlo gab ein Teleskop mit etwa vierfacher Vergrößerung an, bei welchem die Einstellung mittels Schraubvorrichtung geschieht.

Hinsichtlich der Modifikationen des Oberländer-Valentine-Urethroskopes soll nur erwähnt werden, daß Luys die Anwendung von Tuben mit einer Rinne befürwortet, in der Lampe und Lampenstiel verborgen liegt. Auf diese Weise soll die Lampe nicht mehr im Gesichtsfelde stören und dieses dadurch größer werden. Das ist aber unzutreffend. Denn erstens stört in Wirklichkeit die Lampe nicht, wenn man den Blick auf das Gesichtsfeld richtet, wie bereits ausgeführt wurde, und zweitens wird *bei gleichbleibendem Umfang* des Tubus das Gesichtsfeld kleiner, sobald der Tubus diese Rinne bekommt.

2. Das Goldschmidt-Irrigations-Urethroskop für die vordere Harnröhre.

Um Wiederholungen zu vermeiden, soll der Grundbau Goldschmidtscher Instrumente für Irrigations-Urethroskopie bei den betreffenden Urethroskopen für die hintere Harnröhre geschildert werden. Hier sei nur folgendes bemerkt:

Das ältere Modell des Goldschmidt-Irrigations-Urethroskopes der vorderen Harnröhre hat, wie auch das erste Instrument für die hintere Harnröhre, den Nachteil, daß das Objekt von hinten her beleuchtet, in praxi zumeist die Schleimhaut sogar von hinten durchleuchtet wird. Es ergeben sich dadurch in bezug auf Farbe und Form unnatürliche Bilder. Deshalb überlebte sich das Instrument bald. Außerdem gestattet es nur einen Blick in die Harnröhre durch zwei seitliche, sich gegenüberliegende Fenster, so daß die Architektonik der vorderen Harnröhre nur mangelhaft erkannt wird.

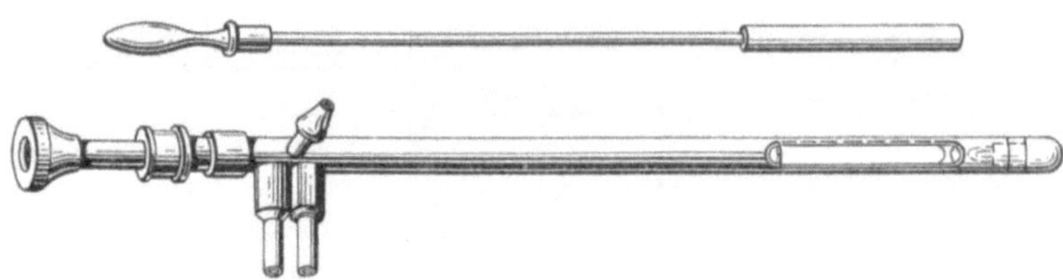

Abb. 3. Das Goldschmidt-Irrigations-Urethroskop für die vordere Harnröhre.

Ein späteres Modell Goldschmidts umgeht diese Mängel. Dieses Instrument benutzt einen am inneren Ende offenen Tubus, der natürlich gleichfalls für Irrigation eingerichtet ist. Die Lampe sitzt am inneren Ende der Optik auf, sich dieser dabei rund und eng anschmiegend. Sie ist mit der Optik, ebenso wie ihre Stromzuleitung, fest verbunden. So geschieht die Beleuchtung des Objektes von vorn her, wodurch das gesehene Bild mehr Leben und Farbe bekommt. Der an seinem inneren Ende zentral offene Tubus vermittelt außerdem ein einwandfreies Bild vom architektonischen Bau der vorderen Harnröhre. Leider erlaubt dieses Instrument keinerlei therapeutische Eingriffe.

3. Das Schlenzka-Instrumentarium.

Das Schlenzka-Urethroskop behebt den Mangel therapeutischer Möglichkeit des Goldschmidt-Instrumentes.

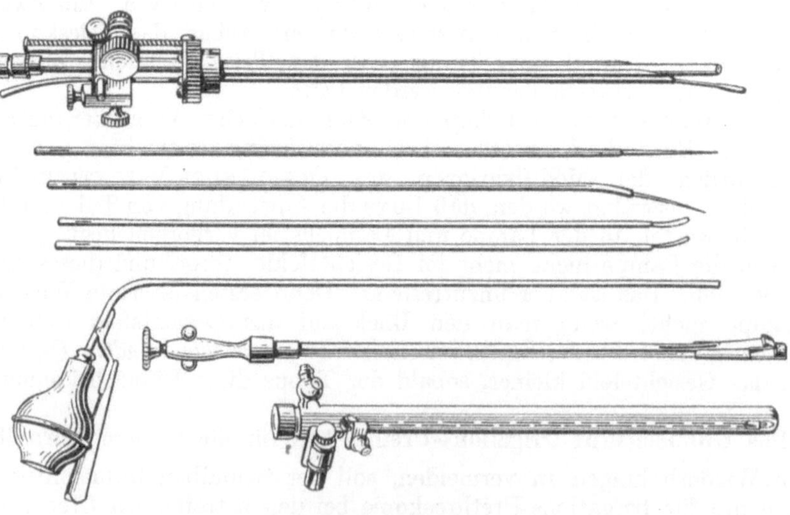

Abb. 4. Das Schlenzka-Instrumentarium.

Der Tubus birgt an seinem inneren Ende in einer kleinen Ausbuchtung der Wand die Lampe. Sein inneres Ende ist zentral offen. Unterhalb einer dünneren Optik werden die Operationsinstrumente geführt, deren Bewegung mittels einer Schlittenvorrichtung erfolgt. Sie treten durch eine Öffnung des Verschlußstückes des Tubus ein, welches gleichfalls die Optik durchtreten läßt.

Die Bewegung der Instrumente besteht nur im Vor- und Rückwärtsführen derselben.

4. Das E. Wossidlo-Instrumentarium für die vordere Harnröhre.

In dem für Irrigation eingerichteten Tubus, der an seinem inneren Ende offen ist, liegt wie bei Luys in einer Längsrinne — neben der zwei Wasserabflußkanäle verlaufen — ein Valentine-Lämpchen und der dazugehörige Lampenstiel. Der Träger des Lämpchens ist direkt am Tubus zu befestigen und kann abgenommen werden. Bei Benutzung der Spülung wird er am äußeren Ende

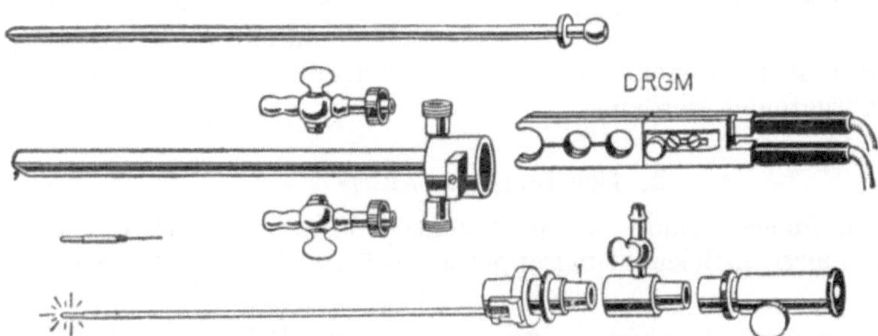

Abb. 5. Das E. Wossidlo-Instrumentarium für die vordere Harnröhre.

durch ein aufgestecktes Fenster verschlossen. Man blickt dann durch die ganze, den Tubus füllende Wassersäule. In dieser befindliche störende Luftblasen läßt man durch einen am oben erwähnten Fenster angebrachten Luftabflußkanal entweichen. Man kann das so zu Gesicht kommende Bild durch weiteres Vorsetzen des E. Wossidlo-Teleskopes vergrößern. Man erhält dadurch stark vergrößerte und unverzerrte Bilder, was bei Anwendung langer, bis in die Nähe des Objektes reichender Optiken (wie bei Goldschmidt, Schlenzka usw.) nicht möglich ist. Ein besonderer Vorteil dieses Instrumentes ist fernerhin der, daß die Irrigationsflüssigkeit infolge der langen Abflußkanäle zwangsläufig über das Gesichtsfeld weggeführt wird.

Läßt man das Verschlußfenster weg, stellt die Irrigation ab und untersucht trocken, so hat man das gleiche Bild wie beim Oberländer-Valentine-Urethroskop.

Für die Behandlung ist das Instrument sowohl bei der trockenen Methode als auch bei der Irrigations-Urethroskopie zu gebrauchen.

Die Behandlung im „trockenen“ Instrument geschieht in derselben Weise und mit denselben Instrumenten wie im Oberländer-Valentine-Urethroskop. Ein Zwischenstück ermöglicht gleicherweise das Operieren unter Teleskopvergrößerung.

Zur Behandlung unter Spülung können die Behandlungs-Instrumentarien nach E. Wossidlo oder C. G. Heynemann (siehe daselbst) ohne weiteres benutzt werden.

So interessant es ist, unter Irrigation zu arbeiten, so wird doch in der vorderen Harnröhre meist das viel einfachere therapeutische Vorgehen im „trockenen“ Oberländer-Tubus vorgezogen werden.

Neben der Wasser-Irrigation kann das WOSSIDLO-Instrument wie übrigens auch dasjenige von GOLDSCHMIDT und SCHLENZKA, auch für die Urethroskopie unter Druckluft verwendet werden.

B. Urethroskope für die hintere Harnröhre des Mannes.

1. Das OBERLÄNDER-Urethroskop mit Charnierobturator.

OBERLÄNDER benutzte sein Instrument auch für die Untersuchung der hinteren Harnröhre.

Um das Einführen des Urethroskopes in die hintere Harnröhre zu erleichtern, gebrauchte OBERLÄNDER einen Charnierobturator. Dieser gibt dem Urethroskoptubus einen kurzen Schnabel, der im schiefen Winkel zur Tubusachse steht. Mit dem aufgerichteten Obturator versehen läßt sich der Tubus wie ein NITZE-Cystoskop einführen. Alsdann wird der Charnierobturator mittels einer Schraubvorrichtung gestreckt und kann dann herausgezogen werden.

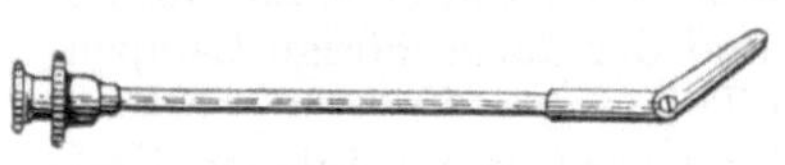

Abb. 6. Das OBERLÄNDER-Urethroskop mit Charnierobturator.

2. Der LOEWENHARDT-Tubus.

Dem am inneren Ende ebenfalls zentral offenen Tubus, der zum OBERLÄNDER-VALENTINE-Beleuchtungsapparat paßt, setzte LOEWENHARDT vorn einen soliden Schnabel auf nach Art des Schnabels des NITZE-Cystoskopes. Dieser Schnabel erleichtert wohl das Einführen des Urethroskopes, bewirkt jedoch, daß man statt des Zentralbildes nur das Bild *einer* Harnröhrenwand erhält, und zwar der Wand, die dem Schnabel gegenüberliegt. Diesen Nachteil vermeidet die nächstgenannte Konstruktion, weshalb der LOEWENHARDT-Tubus nicht mehr benutzt wird.

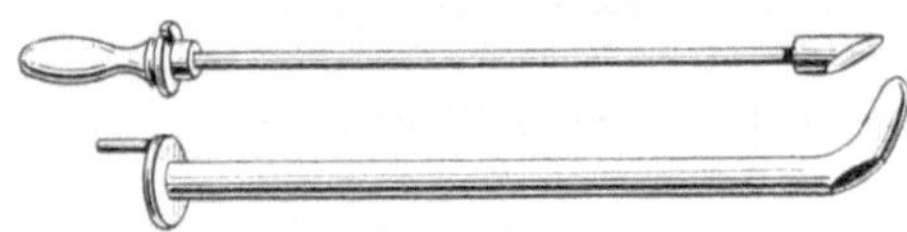

Abb. 7. Der LOEWENHARDT-Tubus.

Ein besonderes Modell dieses Tubus wurde von LOEWENHARDT mit einem Fenster verschlossen, um unter Druckluft beobachten zu können.

3. Das H. WOSSIDLO-Luft-Urethroskop.

H. WOSSIDLO gab dem LOEWENHARDT-Tubus einen etwas anders geformten und abschraubbaren Schnabel und in der Gegend der inneren Öffnung einen

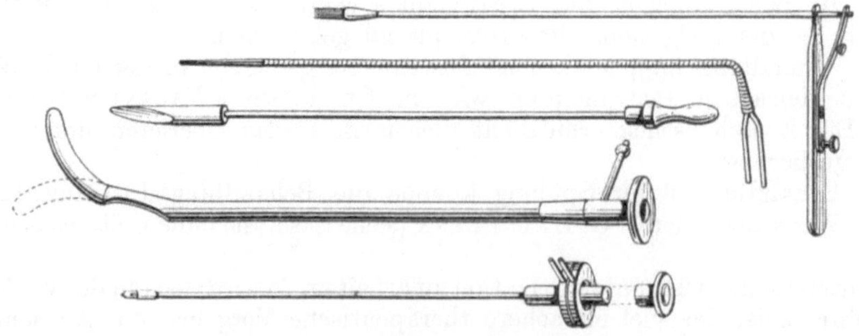

Abb. 8. Das H. WOSSIDLO-Luft-Urethroskop.

Knick. Gleichzeitig wurde die innere Öffnung an der Unterwand etwas verlängert. Es wurde auch ein zweiter abschraubbarer Schnabel beigefügt, der die Betrachtung der Oberwand (Dach) der Harnröhre gestattet.

Diese Änderung hat sich so bewährt, daß sie auf die später zu erwähnenden Irrigations-Urethroskope der hinteren Harnröhre übertragen wurde.

4. Das Goldschmidt-Irrigations-Urethroskop für die hintere Harnröhre.

Das Prinzip der Betrachtung eines Hohlorganes unter Wasser hatte sich bei der Cystoskopie schon längst bewährt, als Goldschmidt es auf die Urethroskopie der hinteren Harnröhre übertrug. Dadurch ist es möglich, Harnröhre und Blase an der Grenze der beiden Organe wechselweise ohne Störung zu studieren. Weiterhin drängt die Irrigationsflüssigkeit (wie die Luft bei der Druckluft-Endoskopie) die in den Tubus vorfallenden Wände der Harnröhre weit zurück.

Dadurch aber wird erst ein freier Überblick ermöglicht. Samenhügel und Papillome können sich frei aufrichten und dadurch einwandfrei betrachtet

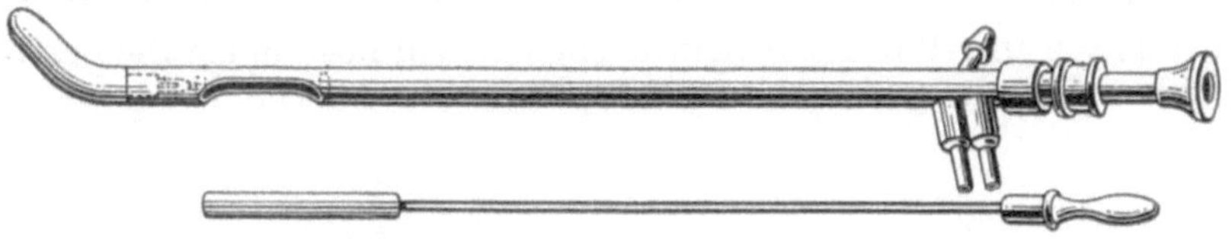

Abb. 9. Das Goldschmidt-Irrigations-Urethroskop für die hintere Harnröhre.

werden. Buchten wie die Fossula prostatica tun sich auf. Erst durch die Irrigations-Urethroskopie wurde ein ordentliches Studium der hinteren Harnröhre möglich.

Goldschmidt gab seinem Irrigations-Urethroskop für die hintere Harnröhre folgende Form:

Der gerade Tubus hat vorn einen kurzen, gebogenen Schnabel. Noch vor demselben ist in der Wand des Tubus ein großes Fenster angebracht.

Die Irrigation ermöglichen zwei sich gegenüberliegendeHähne am äußeren Ende des Tubus. Eine zwangsläufige Spülung des Gesichtsfeldes ist also nicht möglich, es sei denn, daß man das den Tubus füllende Wasser in die Blase drückt und es daraus von Zeit zu Zeit abläßt.

In allen Goldschmidt-Instrumenten erfolgt die Betrachtung der Objekte durch eine lange, bis in die Nähe des Objektes reichende Optik. Diese blickt geradeaus und gibt verschieden große Bilder der Objekte, je nachdem man mehr oder weniger weit an sie mit dem inneren — Objektiv — Ende herangeht.

Bei dem ersten Modell erfolgt die Beleuchtung von hinten, also vom Schnabel des Instrumentes her. Infolgedessen scheint das Licht dem Beschauer direkt ins Auge. Eine vor das Lämpchen gesetzte Mattscheibe dämpft die Blendwirkung etwas ab. Das Objekt wird bei dieser Beleuchtungsart also von hinten beleuchtet, ja häufig gar von hinten durchleuchtet. Das Bild, welches dieses Modell ermöglicht, war auch Goldschmidt ungenügend, und er schuf eine zweite Konstruktionsart seines Instrumentes.

Bei dem zweiten Instrument liegt die Lampe im Tubus dem Fenster gegenüber. Wegen des geringen Abstandes des Objektes von der Lampe bekommt man auch bei diesem Instrument nur ein kleines Stück der Schleimhaut zu sehen. Auch ist die fatale Durchleuchtung der Objekte nicht vollkommen aufgehoben.

Goldschmidt verfolgte deshalb bei den weiteren Modellen den Zweck, den Abstand des Lämpchens von dem gegenüberliegenden Objekt zu vergrößern. Alle diese Versuche wurden aber übertroffen durch die Kombination des Wossidlo-Tubus mit dem Goldschmidt-Irrigations-Urethroskop (siehe später).

Goldschmidt ging späterhin sogar dazu über, das Objekt von vorn her, also von der Seite des Beschauers aus, zu beleuchten. Er setzt dazu ein Lämpchen dem inneren Ende der Optik auf, das eine platte und gekrümmte Form hat, die sich gut der runden Optik anschmiegt. Lämpchen und Zuleitung sind dabei fest mit der Optik verbunden.

Wenn auch heutzutage zumeist nicht mehr Goldschmidts eigene Instrumente für die Irrigations-Urethroskopie der hinteren Harnröhre in Gebrauch sind, sondern zumeist das Goldschmidt-Wossidlo-Irrigations-Urethroskop, so bleibt es doch das Hauptverdienst Goldschmidts, die Methode der Irrigations-Urethroskopie geschaffen zu haben.

5. Das Goldschmidt-Wossidlo-Urethroskop für die hintere Harnröhre.

Das Goldschmidt-Wossidlo-Instrument ist wohl heutzutage die gebräuchlichste Form eines Irrigations-Urethroskopes für die hintere Harnröhre.

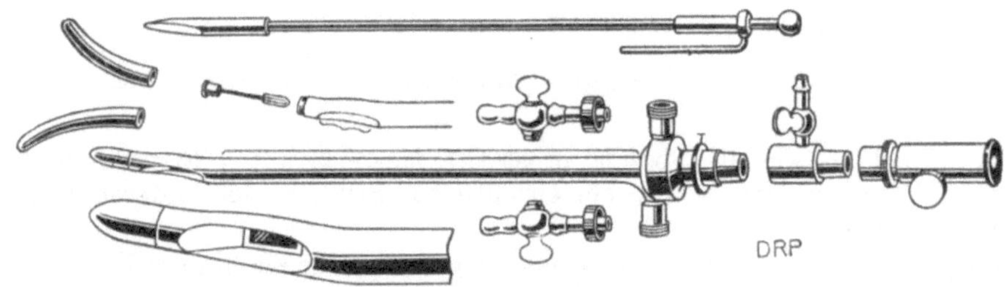

Abb. 10. Das Goldschmidt-Wossidlo-Irrigations-Urethroskop für die hintere Harnröhre.

Es unterscheidet sich vom Goldschmidt-Posterior-Urethroskop und seinen Abarten (auch denen, die zu Cysto-Urethroskopen ergänzt worden sind) durch die Knickung des geraden Tubus, die wir bei dem H. Wossidlo-Luft-Urethroskop besprochen haben, welche ein großes übersichtliches Gesichtsfeld schafft. Weiterhin hat die Anordnung und Form der Lampe gegenüber dem Fenster eine Änderung erfahren, wodurch vermieden wird, daß die Lampe in den Tubus vorspringt. Dadurch bleibt sie dem Auge vollkommen verborgen. Auch ist ein zwangsläufiges Zirkulieren des Wassers über das Gesichtsfeld dadurch erreicht worden, daß der Abflußkanal für das Wasser bis in die Nähe des Gesichtsfeldes herangeführt ist. Weiterhin ist das Instrument so eingerichtet, daß es Zusatzinstrumente verschiedenster Art zur Operation unter Luft oder Wasser anzufügen erlaubt. Diese Verbesserungen haben dem Instrument die weite Verbreitung gebracht.

6. Das E. Wossidlo-Behandlungsinstrument für die hintere Harnröhre.

Goldschmidt hat sich schon viel damit beschäftigt, seinem Irrigations-Urethroskop die endoskopische Behandlungsmöglichkeit zu geben. Die Erfolge seiner Bemühungen gehören ebenso der Geschichte an, wie die ersten Versuche E. Wossidlos in dieser Hinsicht.

Anfänglich verkleinerte E. Wossidlo die Optik des Goldschmidt-Wossidlo-Instrumentes, so daß sie nur die Hälfte des Tubusinneren einnimmt. Unter ihr bleibt ein Raum, in welchem die dünnen Behandlungsinstrumente geführt werden, die durch ein enges Loch des Verschlußstückes des Tubus eintreten.

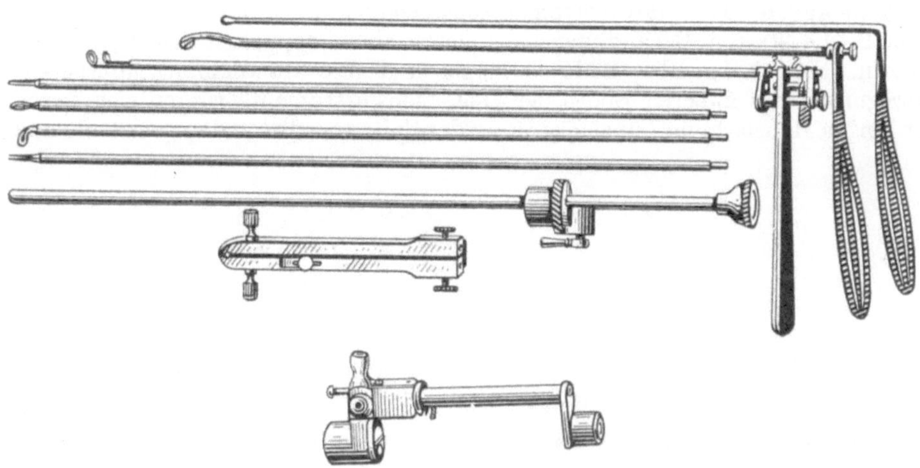

Abb. 11. Das E. Wossidlo-Behandlungs-Instrument für die hintere Harnröhre.

Es wollte aber nicht recht glücken, die Passagestelle der dünnen Behandlungs-Instrumente durch das Verschlußstück dicht zu bekommen. Außerdem ist die Bewegungsmöglichkeit der Behandlungsinstrumente auf das Vor- und Rückwärtsschieben beschränkt.

E. Wossidlo wandte sich deshalb späterhin einem ganz anderen Prinzip zu, welches bei seinem Anterior-Irrigations-Urethroskop Anwendung fand. Er ließ die in den Tubus vorzuschiebende Optik fort und setzte vor das äußere Tubusende ein Verschlußfenster mit einem Hahn an der Seite, durch den etwa noch im Tubus befindliche, störende Luftblasen abgelassen werden können. Durch diese Anordnung wird ein klares Bild erhalten, das durch die im Tubus eingeschlossene Wassersäule hindurch gesehen wird. Durch weiteres Vorsetzen des ebenfalls von E. Wossidlo angegebenen Teleskopes kann dasselbe sogar stark vergrößert werden.

Um behandeln zu können, verkleinerte er nun das Verschlußfenster so weit, daß neben ihm noch eine Dichtung am Verschlußstück Platz findet, durch die verschiedenartige, gerade starre Operationsinstrumente leicht hindurchgeführt werden können. Diese haben aber nicht nur die Möglichkeit der Vor- und Rückwärtsbewegung, sondern es steht ihnen infolge der Herausverlegung der Optik aus dem Tubus dessen ganzer Hohlraum zur Verfügung, wie beim Oberländer-Valentine-Urethroskop.

Weiter aber bleibt dieser Konstruktion die Möglichkeit, daß das Fenster abgenommen, die Irrigation abgestellt und damit von der Irrigation zur „trockenen“ Endoskopie übergegangen wird. Häufig wird man dann unter „trockener“ Endoskopie behandeln, nachdem man sich mit Hilfe des besseren Bildes der Irrigations-Urethroskopie orientiert hat.

7. Das BOEMINGHAUS-Behandlungsinstrumentarium für die hintere Harnröhre.

Das Instrumentarium von BOEMINGHAUS ist eine Weiterführung des E. WOSSIDLO-Behandlungs-Instrumentes mit der Absicht, die Operationsinstrumente während der Irrigation dicht durch das Verschlußstück führen zu können. Dieser Fortschritt wird dadurch erreicht, daß das große, gut dichtende Eintrittsstück am äußeren Ende des Instrumentes neben das Tubusrohr zu liegen kommt, weshalb die starren Behandlungsinstrumente einen doppelten Knick erhalten müssen. Sie werden aber dadurch länger und ihre Handhabung unpräziser. Bewegungen des äußeren Endes der Operationsinstrumente wirken sich durch den langen Hebelarm im Tubusinneren an der Spitze der Behandlungsinstrumente

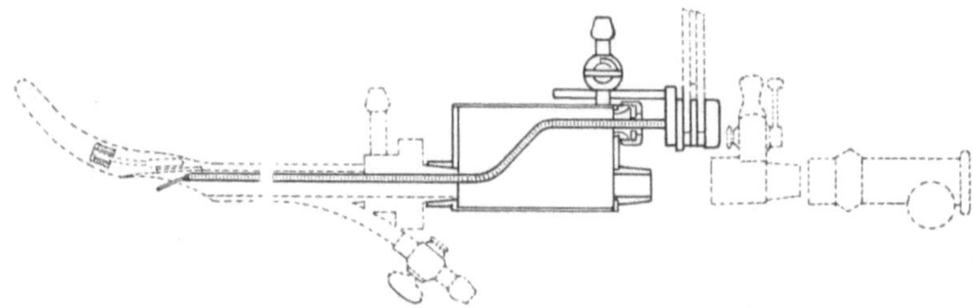

Abb. 12. Das BOEMINGHAUS-Behandlungs-Instrumentarium für die hintere Harnröhre.

sehr stark aus. Ein leichtes Zittern der Hand schon genügt, die Spitze vom Objekt wegzubringen.

8. Das HEYNEMANN-Behandlungsinstrumentarium.

Ein weiteres Instrumentarium für Behandlungszwecke trägt den Namen des Konstrukteurs und Fabrikanten, C. G. HEYNEMANN. Dieses Zusatzinstrumentarium läßt sich dem GOLDSCHMIDT-WOSSIDLO-Irrigationsurethroskop für die hintere Harnröhre, auch dem E. WOSSIDLO-Anterior-Urethroskop und anderen Modellen einfügen.

Den Grundgedanken dieses Instrumentes verdanken wir DOMMER. DOMMER machte den Versuch, ein Messer sowie eine Elektrode für Galvanisation mit der langen, bis in die Nähe des Objektes reichenden Optik des GOLDSCHMIDT-WOSSIDLO-Irrigationsurethroskopes fest zu verbinden. Er mußte sich dazu ein sehr dickes Urethroskop anfertigen lassen. HEYNEMANN griff später den Gedanken DOMMERS wieder auf und gab vor allem der Konstruktion die Möglichkeit der Galvanokaustik. Es gelang ihm, brauchbare solide Instrumente zu bauen.

Dieses Instrumentarium kann in normalen, in neuerer Zeit sogar in den dünnen neueren Irrigationsurethroskopen verwendet werden.

Die verschiedensten Instrumente, wie galvanokaustische Brenner verschiedener Form, spitze Sonde, Curette, Papillotom können der Optik aufgesteckt werden. Neuerdings hat PRAETORIUS auch eine Koagulationselektrode für dieses Instrument angegeben.

Dadurch, daß die Behandlungsinstrumente der Optik aufgesteckt werden, können sie nie aus dem Gesichtsfeld wegschlüpfen. Der wirksame Teil des Operationsinstrumentes muß infolge seiner festen Verbindung mit der Optik stets an der gleichen Stelle des Gesichtsfeldes bleiben. Mit nur einer Hand kann das Operationsinstrument zusammen mit der Optik vor- und rückwärts, sowie seitwärts bewegt oder gedreht werden. Die Spitze des Operationsinstrumentes kann also leicht jede Stelle der hinteren Harnröhre erreichen. Ein weiterer

Vorteil des Instrumentariums ist der, daß die bei anderen Operationsurethroskopen bekannten Täuschungen über die Größe des Objektes — das infolge

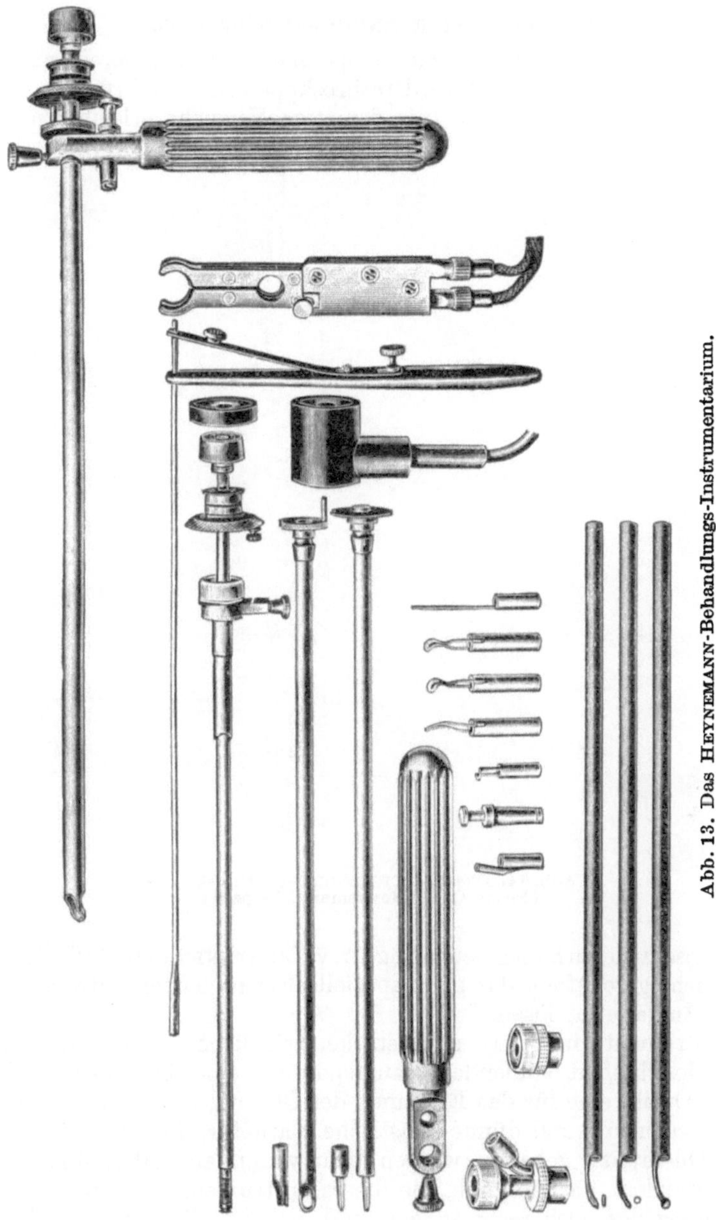

Abb. 13. Das HEYNEMANN-Behandlungs-Instrumentarium.

unkontrollierbarer Entfernung zwischen Objekt und Objektiv bald groß, bald klein erscheint — ausgeschlossen sind. Die stets unveränderliche Entfernung zwischen Objektiv und Spitze oder Schneide des Behandlungsinstrumentes läßt keine Täuschung aufkommen, sondern kann vielmehr als einwandfreier Maßstab für die Abmessung des anzugehenden Objektes benutzt werden.

Dieses Instrumentarium ist wohl dasjenige, welches am leichtesten, schnellsten und sichersten zu arbeiten ermöglicht. Sogar der weniger Geübte wird mit diesem Instrumentarium zurecht kommen.

9. Das v. Lichtenberg-Urethroskop.

Bisher wurden Versuche, die Ductus ejaculatorii zu sondieren, mit gewöhnlichen Urethroskopen bzw. Cysto-Urethroskopen ausgeführt, die höchstens eine kleine Ergänzung aufwiesen, die derartige Versuche erleichtern sollte.

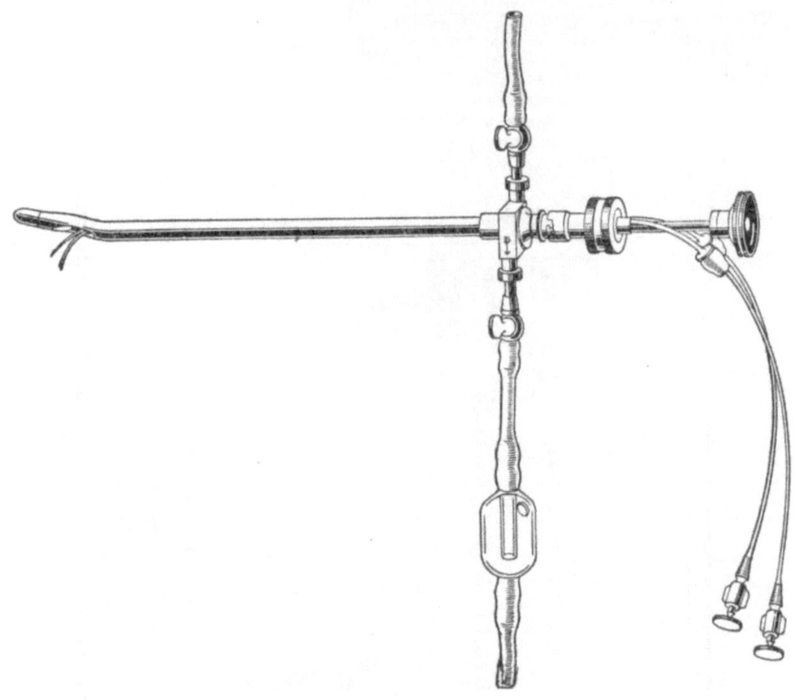

Abb. 14. Das v. Lichtenberg-Urethroskop.
(Firma C. G. Heynemann, Leipzig.)

Im Gegensatz hierzu haben neuerdings A. v. Lichtenberg und W. Heynemann ein Instrument geschaffen, das ganz spezielle Eigenschaften aufweist, um diese schwierige Aufgabe zu lösen.

Das Instrumentarium hat eine starke, wirkliche (d. h. ununterbrochen über das Gesichtsfeld spülende) Dauerspülung, eine besonders helle, stark vergrößerte Optik, eine für das Erkennen der Öffnungen der Ductus ejaculatorii günstige Beleuchtung und dünne, elastische Katheter, die dort, wo sie von der Hand des Operateurs gehalten werden, sehr widerstandsfähig sind.

Die Wichtigkeit der Aufgabe, die dieses Instrument lösen will, rechtfertigt die Erwähnung des noch recht jungen und sich lediglich auf ein kleines Teilgebiet sich beschränkenden Instrumentes.

C. Kombinations-Urethroskope.

In der Reihe der Kombinationsinstrumente sollen solche Urethroskope oder Ersatzteile zu Urethroskopen aufgeführt werden, die die Untersuchung eines bestimmten Harnröhrenteiles ohne Wechsel des Tubus auf einen anderen

Harnröhrenteil oder auf die Blase ausdehnen, oder die einen bestimmten Harnröhrenabschnitt auf verschiedene Weise untersuchen lassen.

1. Das GOLDSCHMIDT-Irrigations-Urethroskop mit wechselnder Beleuchtung von vorn und von hinten.

GOLDSCHMIDT hatte in seinem ersten Irrigationsurethroskop die Lampe in den Endteil des Tubus gelegt, also blasenwärts vom Fenster. Er beleuchtete damit das Objekt von hinten her. In einer späteren Konstruktion setzte er die Lampe dem inneren Ende der Optik auf und beleuchtete damit das Objekt von vorn.

Setzt er nun die mit der Lampe versehene Optik in sein erstes Instrument, so kann er bald von vorn, bald von hinten her beleuchten, indem er die vordere oder hintere Lampe einschaltet. Irgendeine Bewegung des Tubus ist dabei gar nicht nötig.

Eine größere Verbreitung hat das Instrument nicht gefunden. Seine Erwähnung erfolgt aus geschichtlichem Interesse.

2. Die Modifikation von JACOBY am GOLDSCHMIDT-Irrigations-Urethroskop für die hintere Harnröhre.

An dem GOLDSCHMIDT-Irrigationsurethroskop für die hintere Harnröhre mit der Beleuchtung von oben her brachte JACOBY an dem nach der Blase zu

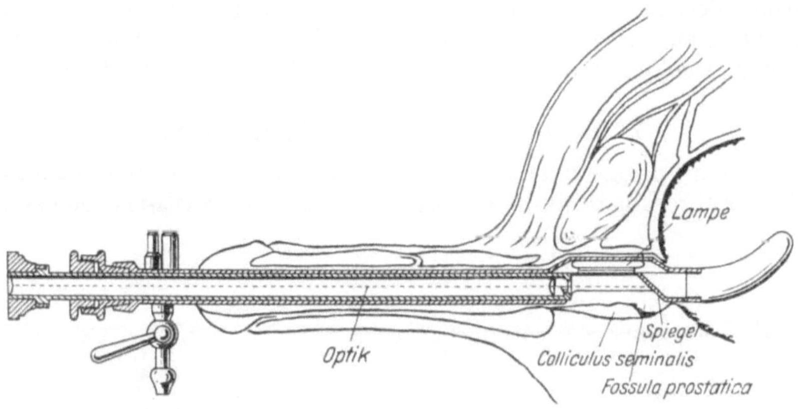

Abb. 15. Die Modifikation von JACOBI am GOLDSCHMIDT-Irrigations-Urethroskop für die hintere Harnröhre.

gelegenen Ende des Fensters einen Spiegel schräg zur Tubusachse an, um hinter den Colliculus blicken zu können. Der Konstruktionsgedanke ist recht interessant. Leider ist die Deutung des Spiegelbildes unpräzis. Das Instrument hat keine weitere Verbreitung gefunden.

3. Der A. ROTHSCHILD-Universalansatz.

ROTHSCHILD bezweckt und erreicht es auch, mit Hilfe seines Universalansatzes, den er dem äußeren Tubusende eines GOLDSCHMIDT-Instrumentes aufsetzt, von der Irrigationsurethroskopie ohne Tubuswechsel zur „trockenen" Endoskopie übergehen zu können, und zwar sowohl zu der Form, die die VALENTINE-Lampe gebraucht, als auch zu der Form, welche die Außenbeleuchtung hat. Dieser Universalansatz hat wohl heute nur noch geschichtliches Interesse. Allerdings mußte GLINGAR bei der Konstruktion seines später zu erwähnenden

Universalurethroskopes darauf zurückgreifen, da dieses Instrument für die vordere Harnröhre der Beleuchtungsmethode von außen folgt.

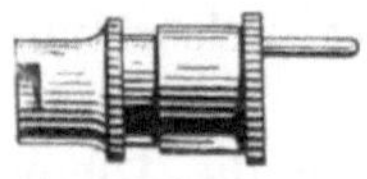

Abb. 16. Der A. Rothschild-Universal-Ansatz.

Alle weiteren Konstruktionen von Kombinationsinstrumenten erstrecken sich hauptsächlich auf die Kombination der Urethroskopie der hinteren Harnröhre mit der Cystoskopie. Daß daneben die Instrumente auch gleichzeitig die Endoskopie der vorderen Harnröhre erlauben, ist eine Möglichkeit, die zumeist nur theoretischen Wert hat. Praktisch ist sie wohl deshalb überflüssig, weil ein zweites Einführen eines Tubus in die vordere Harnröhre weder für den Arzt eine besondere Mühe, noch für den Patienten eine auf jeden Fall zu umgehende Unannehmlichkeit darstellt, wohl aber durch die Endoskopie der vorderen Harnröhre mit dem Oberländer-Urethroskop ein viel vollkommeneres und einwandfreies Bild erzielt wird.

4. Die Cystoscopie à vision directe von Luys.

Den einfachsten Weg, von der Urethroskopie der hinteren Harnröhre zur Cystoskopie überzugehen, schlägt Luys ein, indem er sein in die hintere Harnröhre eingeführtes gerades Urethroskop in die Blase vorschiebt und so die Blase inspiziert und behandelt. Daß diese Methode manche Vorteile hat, soll gern geglaubt werden. Die Nachteile derselben — wir nennen: die für den Patienten unbequeme Beckenhochlagerung, das kleine Gesichtsfeld in der Blase und die Beschränkung auf einen Bruchteil des Blaseninneren — hat bewirkt, daß ihre Anwendung wohl meist auf Luys und seine Schüler beschränkt blieb.

5. Das Goldschmidt-Cysto-Urethroskop.

Schon Goldschmidt kam auf den Gedanken, bei dem ersten Modell seines Irrigationsurethroskopes für die hintere Harnröhre die im Blasenende des Tubus

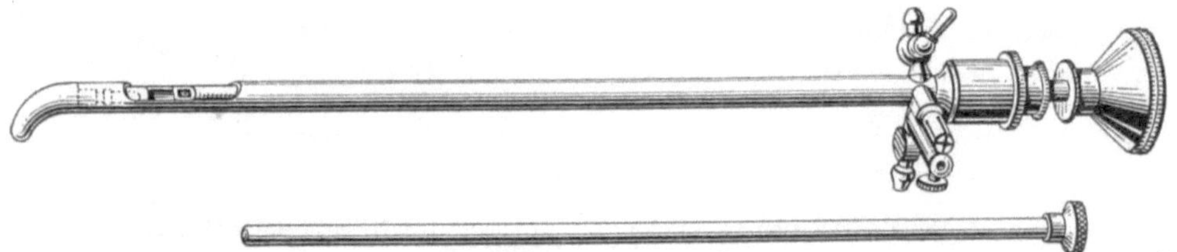

Abb. 17. Das Goldschmidt-Cysto-Urethroskop.

liegende Lampe soweit von rückwärts in das Fenster vortreten zu lassen, daß sie, wenn das Instrument in die Blase eingeführt wurde, gleichzeitig einen Teil der Blasenwand beleuchtete. Gleichzeitig vertauschte er die geradeausblickende Urethroskop-Optik mit der im rechten Winkel blickenden Cystoskopoptik und machte somit ohne Tubuswechsel aus einem Urethroskop ein Cystoskop. Leider konnte mit dem Instrument weder in der Harnröhre noch in der Blase behandelt werden, weshalb das Instrument bald in Vergessenheit geriet. Dieses Instrument ist aber deshalb aufgeführt worden, um zu zeigen, daß die Instrumente z. B. von Buerger und Mc Carthy, die viel Berühmtheit erlangt haben, trotz ihrer besonderen Eigenschaften im Grunde auf dieses Goldschmidt-Instrument zurückgehen.

6. Das Buerger-Cysto-Urethroskop.

Das Buerger-Cysto-Urethroskop ist ein Kombinationsinstrument für Cystoskopie und Urethroskopie, bei dem diese Doppelaufgabe mit nur einer Lampe und nur einem optischen System gelöst wird. Der Idee nach ist es mit dem vorbeschriebenen Goldschmidt-Cysto-Urethroskop in Verbindung zu setzen.

Der endoskopische Tubus hat an seinem zentralen Ende einen kurzen, im stumpfen Winkel abgebogenen Schnabel nach Art des Nitze-Cystoskopes. Ein kleines ovales Fenster unterbricht die Tubuswand auf der Seite, die dem Schnabel abgewandt ist, und zwar distalwärts in einer Entfernung von 2 cm vom Schnabelknick. Die Lampe findet ihren Platz in dem geraden Tubusstück, welches blasenwärts vom Fenster aus übrig bleibt. Bis hierher gleicht das

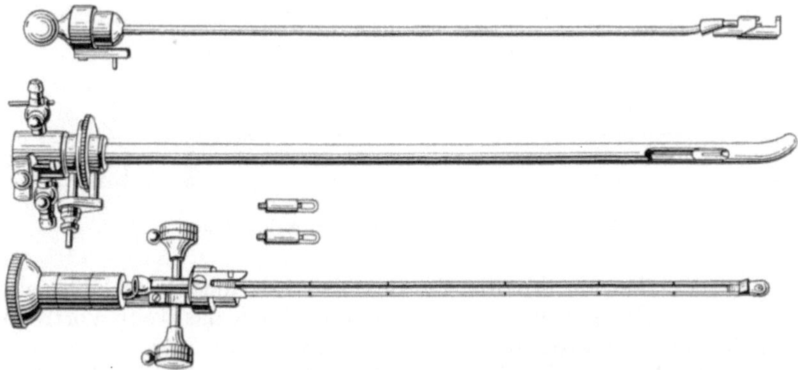

Abb. 18. Das Buerger-Cysto-Urethroskop.

Buerger-Instrument also im wesentlichen dem oben erwähnten Goldschmidt-Cysto-Urethroskop. Nach dem Fenster zu sitzt vor der Lampe ein Prisma, dessen Dach einen Spiegelbelag aufweist. Durch dieses Spiegelprisma erfahren die Strahlen der Lampe eine Doppelbrechung, wodurch die Wirkung erzielt wird, als ob sie von der Stelle der Tubuswand ausgingen, die etwa der Mitte des Fensters gegenüberliegt. Das optische System ist bis zur Hälfte des Fensters vorgeführt, so daß das zentrale Ende der Optik — also das Auge des optischen Systems — und der Punkt, von dem das Fenster scheinbar beleuchtet wird, direkt nebeneinander liegen. Das optische System gibt an seinem inneren Ende den Strahlen eine Ablenkung von etwas weniger als 90 Winkelgraden, damit die Optik gerade die Stelle der Fensterebene betrachten läßt, die am hellsten beleuchtet wird. Um zu vermeiden, daß die so nahen Objekte in der Harnröhre unter großer optischer Verzeichnung gesehen werden, hat das optische System eine entsprechende Brennweite und eine kleinere Vergrößerung erhalten. Außerdem kommt die Optik exzentrisch an das Dach des Tubus zu liegen. Das optische System gibt übrigens aufrechte und seitenrichtige Bilder.

Unter der exzentrisch liegenden, dünnen Optik bleibt im Tubus Raum für die Spülflüssigkeit und für die Passage flexibler Operationsinstrumente oder Ureterenkatheter.

Zum Aufrichten dieser flexiblen Instrumente dient eine Albarransche Hebelvorrichtung, die fest mit der Optik verbunden ist.

Es stellt somit das Buerger-Cysto-Urethroskop ein diagnostisches und therapeutisches Instrument sowohl für die Blase als auch für die Harnröhre dar.

7. Das Mc Carthy-Cysto-Urethroskop.

Das Mc Carthy-Instrument ist eine Weiterbildung des Instrumentes von Buerger und hat wegen seiner besseren therapeutischen Möglichkeit eine weite Verbreitung gefunden.

Die Hauptunterschiede gegenüber dem Buerger-Instrument bestehen in folgendem: Der Schnabel ist viel kleiner, so daß das Instrument in der hinteren Harnröhre um seine Achse gedreht werden kann. Das Fenster ist in der Längsausdehnung wesentlich vergrößert worden. Das Beleuchtungsprisma ist fortgefallen. Dafür nimmt die Lampe die ganze zentrale Hälfte des Fensters ein, wobei sie die Tiefe des Fensters ganz ausfüllt. Die Optik weist einen noch viel kleineren Brechungswinkel auf, um das weiter zentralwärts liegende hellste Beleuchtungszentrum zu überblicken und um den Weg vom zu beobachtenden Objekt bis zur Eintrittspupille der Optik zu vergrößern.

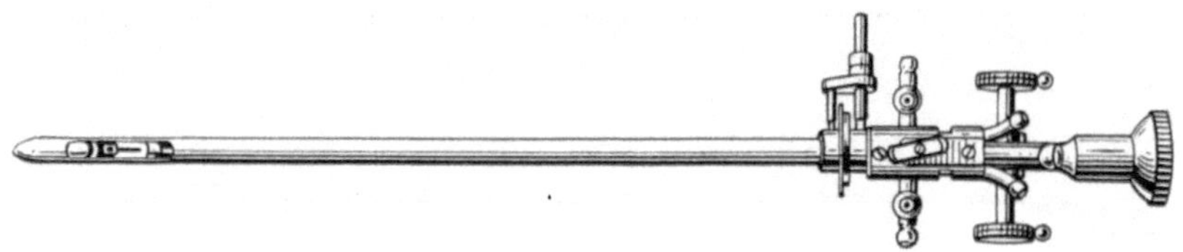

Abb. 19. Das Mc Carthy-Cysto-Urethroskop.

Durch das größere Fenster erhalten die flexiblen Instrumente mehr Spielraum; durch den Wegfall des Beleuchtungsprismas und durch das weite Vortreten der Lampe in das Fenster wird die Blase besser beleuchtet.

Zu diesen beiden amerikanischen Konstruktionen ist folgendes zu sagen:

Die Lösung der Doppelaufgabe der Urethroskopie und Cystoskopie mit nur einer Lampe und einer Optik besticht sicher durch ihre Einfachheit. Nur muß man sich sagen, daß sowohl vom cystoskopischen als auch vom urethroskopischen Teil Abstriche an der Vollkommenheit gemacht werden mußten, um diese einfache Lösung zu ermöglichen.

Bei dem Buerger-Instrument ist sicher die Helligkeit des Blasenbildes ungenügend, da das Prisma einen Teil der Leuchtkraft der Lampe wegnimmt.

Bei beiden Instrumenten läßt während der Urethroskopie sich trotz Änderung der Optik ein gewisses Durchscheinen der Lampenstrahlen durch die Schleimhaut nicht vermeiden, da die Schleimhaut der Harnröhre — wenn auch zu geringem Teile — von hinten beleuchtet wird. Noch mehr fällt aber die schlechte Operationsmöglichkeit in der Harnröhre auf. In dem engen Raum der Harnröhre kommt der Albarransche Hebel für das Aufrichten der Operationsinstrumente praktisch wohl kaum in Frage. Es können also in praxi die Instrumente nur vor und zurück geführt werden. Auch ist die Seitendirektion der langen, flexiblen Instrumente unpräzis.

Trotz aller dieser Mängel kann vor allem das Mc Carthy-Instrument als ein brauchbares Kombinationsinstrument angesehen werden. Die Einfachheit der Konstruktion hat allerdings Mängel derselben fast allzusehr übersehen lassen.

Auch verschiedene Erweiterungen sind aus dem Mc Carthy-Instrument hervorgegangen.

Heitz-Boyer verwendet mehrere, in verschiedenem Winkel blickende optische Systeme.

Lewin verbindet die Lampe mit der Optik und trennt die Führungsschiene der Operationsinstrumente von der Optik.

JOSEPH setzt einen Spiegel vor das Objektiv, um die Verzerrung des optischen Bildes zu vermeiden, die gewöhnlich sich einstellt, wenn die Schleimhaut sich in das Fenster des Urethroskopes vorwölbt.

Die Konstruktion HEYWALT gestaltet Schnabel und Obturator günstiger und verwendet einen einfachen, zuverlässigen Abschluß zwischen Tubus und Optik.

8. Das OELZE-Cysto-Urethroskop.

Das OELZE-Cysto-Urethroskop unterscheidet sich von den bisher aufgeführten Kombinationsinstrumenten dadurch, daß es als erstes ein gutes Cystoskop mit einem erprobten Urethroskop (GOLDSCHMIDT-WOSSIDLO) kombiniert, ohne durch diese Vereinigung weder der einen, noch der anderen Komponente irgend etwas an ihrer Vollkommenheit zu nehmen.

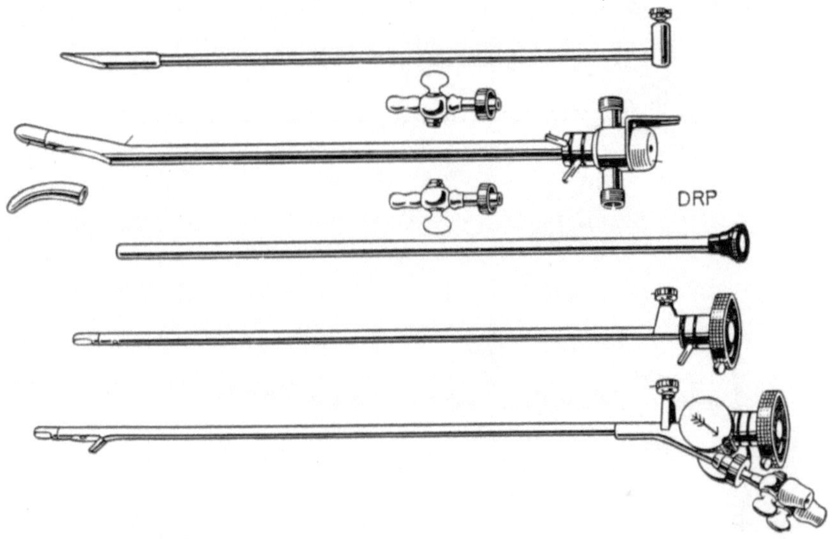

Abb. 20. Das OELZE-Cysto-Urethroskop.

Durch eine geringfügige Änderung des bewährten WOSSIDLO-Urethroskoptubus wird es ermöglicht, durch den Tubus ein gerades Cystokop mit Lampe, rechtwinklig blickender Optik und ALBARRANscher Hebelvorrichtung durchzuführen, sobald das mit dem Obturator verschlossene Urethroskop bis in die Blase eingeführt, und der Obturator entfernt worden ist. Dann hat man ein vollkommenes Ureterencystoskop zur Verfügung, welches sogar gegenüber dem gewöhnlichen Spülcystoskop den Vorteil hat, daß auch während der Cystoskopie gespült werden kann.

Beim Übergang zur Urethroskopie wird das Cystoskop entfernt und an seine Stelle die urethroskopische Optik eingeführt. Ein einfaches Umstecken des einen Poles des Leitungskabels läßt an Stelle der Cystoskoplampe die Urethroskoplampe aufleuchten. Dadurch hat man aber das gewöhnliche GOLDSCHMIDT-WOSSIDLO-Irrigationsurethroskop für die hintere Harnröhre vor sich.

Will man in der hinteren Harnröhre therapeutische Eingriffe vornehmen, so kann man das mit genau denselben Operationsinstrumenten und in derselben Art und Weise tun, wie wir es für das GOLDSCHMIDT-WOSSIDLO-Instrument beschrieben haben.

Die dem Instrument vorgeworfene Kompliziertheit ist eine scheinbare. Bietet es doch ein vollkommenes Urethroskop und Cystoskop, jedesmal mit entsprechender guter Behandlungsmöglichkeit.

Daß das Instrument nebenbei auch noch für die vordere Harnröhre Verwendung finden kann, versteht sich von selbst.

9. Das GLINGAR-Universalinstrument.

Das GLINGAR-Instrument läßt ebenso wie das OELZE-Cysto-Urethroskop durch den urethroskopischen Tubus ein vollkommenes Cystoskop mit Lampe,

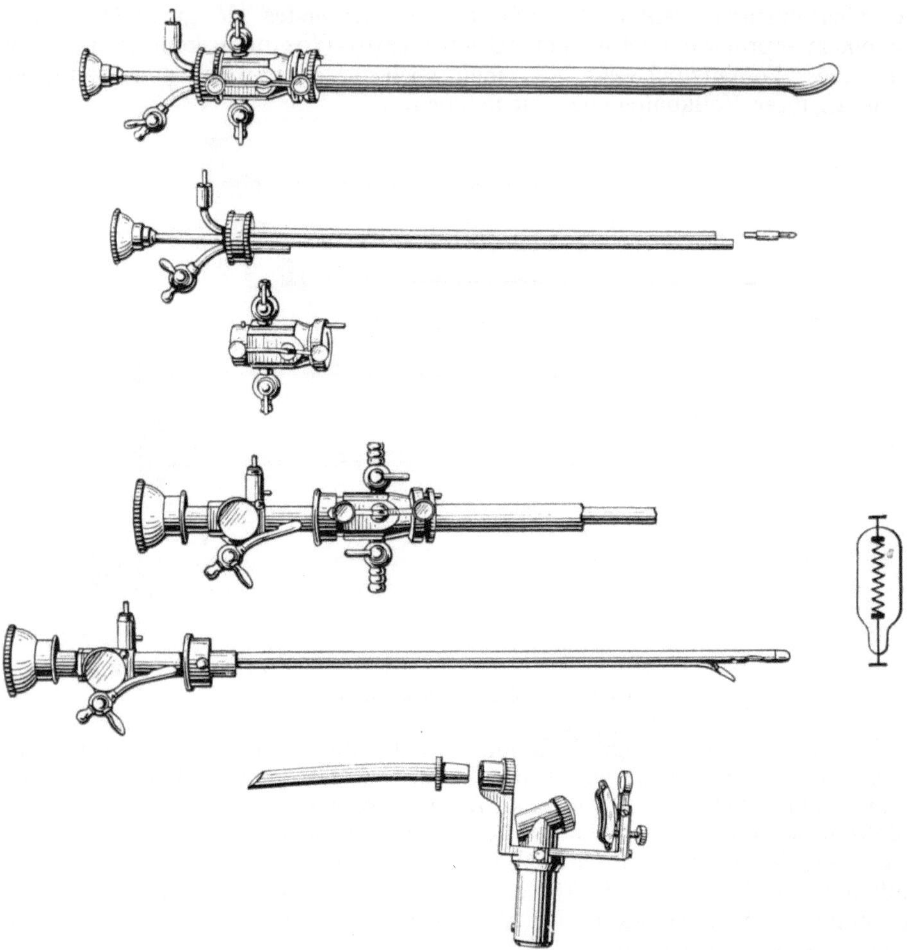

Abb. 21. Das GLINGAR-Universalinstrument.

rechtwinklig blickender Optik und ALBARRANscher Hebelvorrichtung vortreten. Es hat auch in gleicher Weise für die Urethroskopie eine besondere Lampe und Optik. Der gefensterte Tubus gleicht eher dem eines GOLDSCHMIDT-Irrigationsurethroskopes für die hintere Harnröhre. Das Cystoskop wird übrigens durch den urethroskopischen Tubus nicht ganz durchgesteckt, sondern nur bis an das hintere Ende des Fensters vorgeführt. Die urethroskopische Lampe sitzt mit ihrem Lichtträger der urethroskopischen Optik fest verbunden auf und ragt etwas über das innere Ende der Optik vor. Dadurch erfolgt bei der Urethroskopie die Beleuchtung des Objektes von vorn.

Das Cystoskop erlaubt Ureteren-Katheterismus und endoskopische Eingriffe in der üblichen Art.

Urethroskopische Eingriffe können auf zweierlei Art vorgenommen werden. Entweder werden unter Irrigation flexible Instrumente unter der Optik vorgeführt, die durch ein gebogenes Röhrchen eintreten.

Oder man arbeitet „trocken". In diesem Falle benutzt GLINGAR seine Beleuchtung von außen. Um diese Beleuchtung anzuwenden, kommt, wie bereits gesagt, das ROTHSCHILDsche Zwischenstück wieder zu Ehren.

Das GLINGAR-Instrument erkennt also ebenso wie das OELZEsche an, daß die Blase wie auch die Harnröhre jede für sich eine besondere Beleuchtungsart und Optik brauchen. Es verbindet also ebenso ein gutes Cystoskop mit einem brauchbaren Urethroskop. Bei der Therapie unter Irrigation kommt es allerdings nicht von dem Mangel los, der schon E. WOSSIDLO bewog, sein erstes Behandlungsinstrument zu verlassen. Die langen flexiblen Instrumente können nur vor- und zurückgeführt werden und ihre Seitendirektion ist unpräzis.

Daß es auch für die vordere Harnröhre verwendet werden kann, soll der Vollständigkeit halber noch erwähnt werden.

10. Das neue Mc CARTHY-Beobachtungs- und Operations-Cysto-Urethroskop. (Mc CARTHY Foroblique Pan-Endoscope.)

Das neue Modell eines Mc CARTHY-Cysto-Urethroskopes nimmt den Gedanken von LUYS wieder auf, ein gerades Rohr bis in die Blase vorzuschieben und dort zu beobachten und zu behandeln unter direktem Sehen. Allerdings

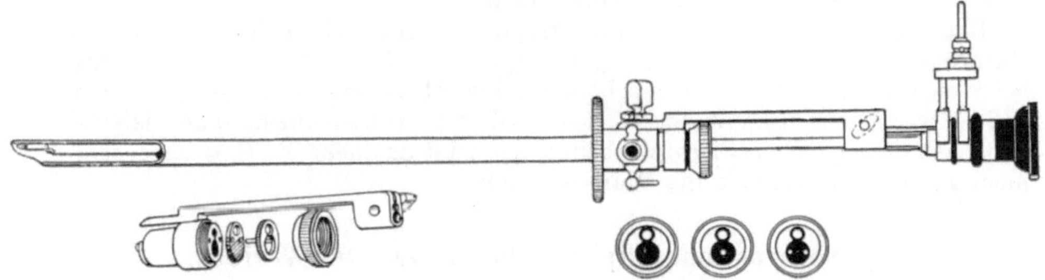

Abb. 22. Das neue Mc CARTHY-Beobachtungs- und Operations-Cysto-Urethroskop (Mc CARTHY Foroblique Pan-Endoscope).

findet bei dem neuen Instrument die Beobachtung und Behandlung unter Irrigation statt. Dadurch aber wird vor allem die leidige Beckenhochlagerung umgangen.

Das Instrument besteht aus einem geraden Tubus. Das innere Ende des Tubus ist schräg abgeschnitten. Das äußere Ende des Tubus trägt ein Verschlußstück, durch dessen obere Hälfte die Optik durchtritt und durch dessen untere Hälfte ein Operationsinstrument oder ein Ureterenkatheter oder zwei Ureterenkatheter durchtreten können. Die Dichtung erfolgt mit einer Gummischeibe, die je nachdem zwei oder drei Löcher hat (für Optik, für einen oder für zwei Ureterenkatheter). Außerdem hat diese Gummischeibe noch zwei kleine seitliche Löcher, durch die sie auf zwei Stifte in der richtigen Lage fixiert wird. Die Optik ragt außen fünf Zentimeter über das äußere Tubusende heraus, damit ein Bewegungsraum für die Operationsinstrumente geschaffen wird. Die Optik selbst ist dünn und liegt eng an der Oberwand des Tubus. Mit der Optik verbunden ist die Lampe, die sich am inneren Ende der Optik dieser aufsetzt.

Der Strahlengang im optischen System erfährt am Objektiv eine Ablenkung von 25 Winkelgraden. Wenn die Optik richtig eingepaßt ist, wird die innere Tubusöffnung so überblickt, daß von der Tubuswand selbst nichts zu sehen ist.

Das dickere Instrument weist einen Umfang von Nr. 28, das dünnere einen solchen von Nr. 24 Charrière auf. In dem dünnen Instrument kann als dickstes Behandlungsinstrument ein solches von Nr. 13 Charrière eingeführt werden, in dem dickeren Instrument sogar ein Behandlungsinstrument vom Umfang Nr. 18 Charrière.

Die Bewegung des ganzen Instrumentes in der Blase erfolgt so, daß der Sphincter internus den Stützpunkt bildet, um den die Bewegung erfolgt. Wie ein Gewehrlauf wird das Instrument auf das Ziel gerichtet. Der Tubus hat die üblichen Irrigationsansätze an seinem Außenende, so daß selbst während der Beobachtung das Wasser zirkulieren kann.

Da das Instrument erst jetzt in Deutschland bekannt wird, fehlt uns die praktische Erfahrung. Zu denken gibt die Art der Dichtung. Die kleine Gummiplatte erhält vier bis fünf verschieden große Löcher, die eine bestimmte Weite und Stellung haben müssen. Wenn es gelingt, derartige Gummiplättchen stets einwandfrei herzustellen, so ist das ein Kunststück, welches hierzulande nicht seinesgleichen haben dürfte.

Aber diese Methode scheint uns viel praktische Vorteile zu haben. Mit starren, nicht abgebogenen Instrumenten arbeitet es sich sicher bequem. Wichtigkeit könnte dieses Instrument erlangen für den Ureterenkatheterismus und die Pyelographie. Daß bei der Cystoskopie die obere Hälfte der Blase, sowie die vorderen Partien derselben zu kurz wegkommen, dafür dürfte das Ligamentum suspensorium des Penis sorgen.

Daß übrigens das E. Wossidlo-Irrigations-Urethroskop für die vordere Harnröhre des Mannes für die Cystoskopie und den Ureterenkatheterismus bei Weibern angewandt wird, möchten wir hier gleich erwähnen, um zu zeigen, daß — wenigstens beim Weibe — das E. Wossidlo-Instrument schon längere Zeit nach dem gleichen Prinzip arbeitet, das jetzt das neue Mc Carthy-Instrument bei der Cystoskopie des Mannes befolgt.

D. Urethroskope für die Harnröhre des Weibes.

Im allgemeinen kann das Oberländer-Valentine-Urethroskop in gleicher Weise für die Endoskopie der weiblichen Harnröhre verwendet werden.

Stoeckel gab dem Oberländer-Valentine-Urethroskop eine für die Frauenpraxis günstige Form, indem er das ganze Instrument verkürzte und die Tubusscheibe glockenförmig umgestaltete. In dieser Form ist das Instrument bei Frauenärzten in Gebrauch.

Für die Irrigationsendoskopie der weiblichen Harnröhre kommt das Irrigationsurethroskop für die vordere Harnröhre des Mannes von E. Wossidlo in Frage, ebenso das kurze Modell des Mc Carthy-Instrumentes.

Daß diese beiden Instrumente ihren Bereich auf die Blase des Weibes ausdehnen können, haben wir bereits erwähnt.

E. Photographier-Urethroskope.

Da diese Instrumente nur einzelne Wissenschaftler interessieren, soll hier der Hinweis genügen, daß das erste Photographierurethroskop von Kollmann stammt. Er war der erste, der gute photographische Abbildungen des Harnröhreninneren lieferte, schon zu einer Zeit, als er noch mit dem Platinlicht des ersten Nitze-Oberländer-Urethroskopes arbeitete.

Auch GOLDSCHMIDT setzte seinem Irrigationsurethroskop für die hintere Harnröhre eine kleine photographische Kamera vor und veröffentlichte die damit gewonnenen Aufnahmen.

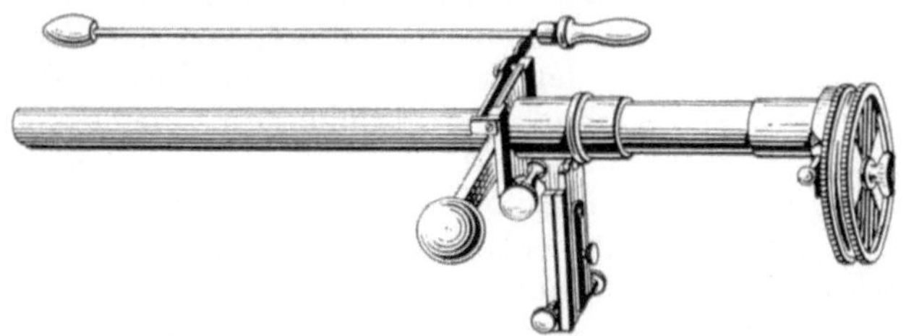

Abb. 23. Das KOLLMANN-Photographier-Urethroskop.

II. Die Endoskopie der männlichen Harnröhre.

1. Die Endoskopie der normalen männlichen Harnröhre.

A. Die vordere Harnröhre.

a) Die vordere Harnröhre bei Anwendung der „trockenen“ Urethroskopie.

Für die vordere Harnröhre ist zumeist die Endoskopie bei offenem Tubus, also die „trockene“ Endoskopie in Gebrauch, da diese Methode eine ganze Reihe von Feststellungen über das Aussehen der Schleimhaut ermöglicht, welche die Irrigationsurethroskopie nur ungenügend oder gar nicht gestattet. So erscheint bei der „trockenen“ Endoskopie die Farbe in weit größerer Natürlichkeit als bei der Irrigationsurethroskopie. Die Feststellung, ob die Schleimhautoberfläche matt oder glänzend ist, ist nur mit Hilfe der „trockenen“ Endoskopie möglich. Ganz besonders sind es die feinen und doch so wichtigen Veränderungen der Epitheldecke im Erkrankungsfalle, die größtenteils bei der Irrigationsurethroskopie der Feststellung entgehen. Trotzdem ist die Irrigationsurethroskopie für die vordere Harnröhre nicht unnötig, sie hat nur ihre besonderen Aufgaben, die an geeigneter Stelle genannt werden sollen.

Achtet man zuerst auf den Aufbau des endoskopischen Bildes, so wird man feststellen, daß die durch den Tubus entfaltete Harnröhrenwand ein längeres oder kürzeres Stück hinter dem Tubusende sich wieder zusammenlegt, ohne eine lichte Weite zu lassen. Die zu Gesicht kommende Schleimhaut bildet auf diese Weise einen Trichter. Dieser ist zumeist kurz. In seiner Mitte, an seiner tiefsten Stelle erblickt man einen dunkleren Punkt oder Spalt. Man nennt dieses Zentrum des Trichters die Zentralfigur. Ihr Aussehen wechselt je nach dem Harnröhrenteil, in welchem man gerade untersucht. In der Fossa navicularis bildet sich die Zentralfigur als senkrechter Spalt ab, der manchmal etwas offen steht. In der übrigen Pars cavernosa — mit Ausnahme des Bulbus — ist sie punktförmig, manchmal hat sie auch die Form eines kurzen, queren Spaltes. In dem Bulbus wölbt sich die Unterwand des Trichters auf Kosten der Oberwand vor. Die Zentralfigur rückt dadurch etwas nach oben und zieht sich zu einem kurzen, nach oben konvexen Bogen aus.

Es sei gleich betont, daß es unbedingt nötig ist, auf die Art der Trichterbildung und die Form der Zentralfigur zu achten. Es ist wichtig, die Art kennen zu lernen, wie durch geringeres oder stärkeres Anziehen des Penis über dem Tubus oder durch Schiefstellen des Tubus, oder endlich durch verschiedene Stärke des Tubus das Aussehen des Trichters und der Zentralfigur sich auch in der normalen Harnröhre ändert.

Immerhin ist es wohl stets möglich, solche künstliche Varianten des normalen Bildes mit Sicherheit als solche zu erkennen, wenn man die nötige Erfahrung hat.

Bei dem Zusammenlegen der Harnröhrenwand in der Ruhe faltet sich die Schleimhaut in der Längsrichtung. Im endoskopischen Bilde erscheinen diese Längsfalten infolge der Trichterbildung als radiäre, von der Zentralfigur ausgehende Falten. In der Nähe der Zentralfigur sind diese Falten besonders deutlich zu sehen, während sie nach der Peripherie hin verstreichen und dem Auge entschwinden. Ihre Zahl schwankt normalerweise zwischen vier und zehn. Diese Faltenbildung läßt sich vom Bulbus bis in die Gegend des Sulcus coronarius hin erkennen. In der Fossa navicularis liegt die Schleimhaut der Unterlage fester an. Es wird deshalb dort auch normalerweise die Faltenbildung vermißt.

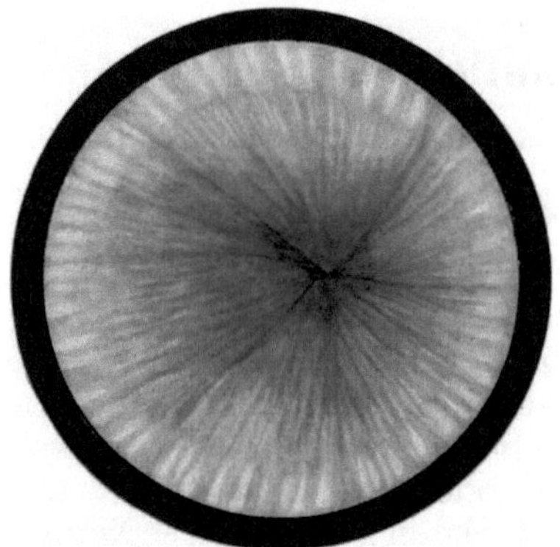

Abb. 24. Normale Harnröhre. Trockene Endoskopie, Mitte Pars anterior urethrae, blasse Schleimhaut.

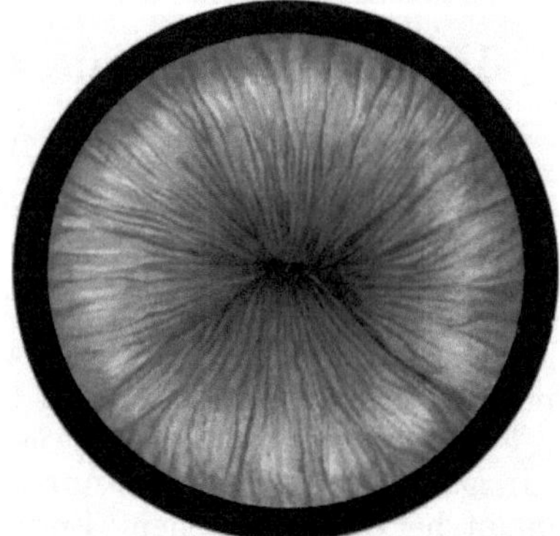

Abb. 25. Normale Harnröhre. Trockene Endoskopie, Mitte Pars anterior urethrae, gut durchblutete Schleimhaut.

Auf die Art der Faltenbildung ist stets auf das Genaueste zu achten. Krankhafte Affektionen der Schleimhaut verändern diese Faltenbildung. Auch individuelle Verschiedenheiten der Faltenbildung der normalen Harnröhre kommen vor. Nach diesem architektonischen Überblick interessiert zuerst den Endoskopiker die Farbe der sich dem Auge darbietenden Schleimhaut. Man ist erstaunt, daß die Farbe in normalen Harnröhren eine so verschiedene ist. Bald ist sie blaßrosa, bald rötlich, bald hochrot. Auch in ein und derselben Harnröhre ist die Farbe nicht im ganzen Verlauf dieselbe. Gewöhnlich weist die Schleimhaut der Fossa navicularis, weil sie frei von Papillen und wenig gefäßreich ist, einen viel blässeren Farbenton auf als die der übrigen Harnröhre. Weiterhin hat das Zentrum des Bildes einen viel satteren Ton als die Peripherie. Auch das Cocainisieren der Harnröhrenschleimhaut läßt die Farbe blässer erscheinen. Die Farbe der Schleimhaut hängt vom Blutgehalt des Gewebes ab. Es ist deshalb auch in der normalen Harnröhre die Farbe die inkonstanteste Eigenschaft der Schleimhaut, welche leicht künstliche Veränderungen erfährt. Mit längerer Übung lernt man aber doch, die Grenze des Normalen gegenüber dem Krankhaften auch in dieser Hinsicht festzulegen. Sieht man genauer hin, so sieht man überdies, daß die Farbe überhaupt nicht eine vollkommen gleichmäßige Ausbreitung hat, sondern daß sich das Rot aus längsverlaufenden, im endoskopischen Bilde radiär verlaufenden roten Streifen zusammensetzt. Zwischen diesen roten Streifen sieht ein blasser, gelber Grund hervor. Die longitudinale Anordnung der oberflächigen Schleimhautgefäße ruft diese rote Streifung hervor. Zwischen den längsverlaufenden Gefäßen kommen zuweilen zarte Querästchen zu Gesicht. Diese Längsstreifung ist mit Ausnahme der Fossa navicularis und des Bulbus im ganzen Verlauf der vorderen Harnröhre deutlich zu sehen. Besonders gut ist sie in weiten, gutvaskularisierten Harnröhren sichtbar. Die gefäßärmere Fossa navicularis läßt diese Streifung in dem blässeren Ton ihrer Schleimhaut dem Auge entschwinden, während die Streifung im Bulbus in dem satteren Ton dieser Stelle aufzugehen pflegt. Zu betonen ist die Regelmäßigkeit dieser Streifung, welches ein sicheres Zeichen der Gesundheit der betreffenden Schleimhautstelle ist.

Weiterhin wird man feststellen, daß die Schleimhautoberfläche überall glatt ist und gleichmäßig glänzt.

Als Einzelheiten stellen sich die Lacunae urethrales (Morgagnii) zumeist an der Oberwand dar als seichte Grübchen. Sind sie tiefer, so sind ihre Öffnungen als kleine, leicht klaffende Löcher zu sehen. In weiten Röhren mit starker Längsfaltung können die Lakunen übersehen werden.

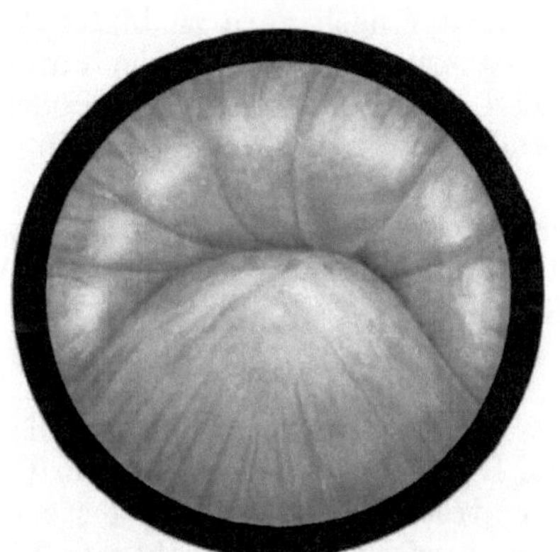

Abb. 26. Normale Harnröhre. Trockene Endoskopie, Bulbus.

Die Öffnungen der Glandulae urethrales (Littrei) sind normalerweise nicht zu sehen.

Selten kommen auch die Öffnungen der Glandulae bulbourethrales (Cowperi) zu Gesicht. Sie finden sich dann an der Unterwand des Bulbus und erscheinen unter dem Bild von Lakunen.

Es kann vorkommen, daß die Endoskopie einer normalen Harnröhre ein Bild liefert, welches sich recht weitgehend von dem eben skizzierten Aussehen der normalen Harnröhre im Endoskop unterscheidet. Es sind meist Leute mit kleinem Penis, deren Harnröhre bei voller Gesundheit ein solches überraschendes Bild liefert. Die Schleimhaut ist dann auffallend blaß, und liegt der Unterlage fest an. Weder Längsfaltung, noch Längsstreifung ist zu sehen. Dabei ist die Oberfläche der Schleimhaut aber gleichmäßig glatt und zeigt überall den normalen Glanz. Dieser gleichmäßige Glanz und die vollkommene Glätte der Oberfläche, zusammen mit der gleichmäßigen Verteilung des abweichenden Aussehens über die ganze Harnröhre läßt erkennen, daß ein normales und nicht ein krankhaftes Bild vorliegt.

Nochmals ist zu betonen, daß das Aussehen der normalen Harnröhre im Endoskop individuellen Schwankungen unterworfen ist. Nicht weniger verändern künstliche Einflüsse das Bild. Eine gewisse Erfahrung ist also erforderlich, um das normale Bild in allen seinen Varianten zu kennen.

b) Die vordere Harnröhre bei Anwendung der Irrigations-Urethroskopie.

Auffallend ist der gleichmäßige gelbgraue Farbenton, den das Harnröhreninnere bei der Irrigations-Urethroskopie dem Auge bietet. Geht man mit dem Tubusende nahe an die Harnröhrenwand hinan, so heben sich zarte längsverlaufende Gefäße ab. Besonders nach der Sphinctergegend zu treten diese Gefäße etwas deutlicher hervor. Geht man aber mit dem Tubus etwas weiter von der Wand weg, so verlieren sich sofort die Gefäßzeichnungen in dem schmutzigen, graugelben Farbenton.

Der Hauptwert der Irrigations-Urethroskopie für die vordere Harnröhre liegt in der Möglichkeit, mit ihrer Hilfe den architektonischen Bau der vorderen Harnröhre studieren zu können.

Der Sphincter externus repräsentiert sich im geschlossenen Zustand als ein kurzer Trichter. Die Schleimhaut bildet dort radiäre, festgefügte Falten. Wenn der Sphincter sich öffnet, so verstreichen diese Falten und man blickt in ein dunkles, querovales Loch. Zieht man den Tubus zurück, so sieht man, wie die Unterwand der Harnröhre zurücktritt und sich die große Höhle des Bulbus auftut, die auf einmal gar nicht zu übersehen ist. Die Oberwand beteiligt sich an dieser Ausbuchtung nicht, sondern geht fast in gerader Fortsetzung weiter. Sucht man die Unterwand der Bulbushöhle ab, so sieht man ab und zu die Öffnungen der Cowperschen Drüsen.

Geht man mit dem Tubus weiter heraus, so sieht man, wie die Unterwand der Harnröhre jäh wieder ansteigt, und daß fast wie eine Querleiste die vordere Begrenzung der Excavatio bulbi sich deutlich markiert.

Weiter nach vorn zu bildet dann die Harnröhre einen Tunnel. Nur einige wenig erhabene Querleisten unterbrechen das einförmige Bild. An der Oberwand erinnern kleine flache, oder tiefere runde Ausbuchtungen an das Vorhandensein von Morgagnischen Lakunen.

An der Grenze zur Fossa navicularis hin findet sich an der Oberwand zumeist ein queres Schleimhautfältchen, welches eine nach vorn sehende kleine flache Tasche begrenzt. Es ist dies die Valvula fossae navicularis — die Guérinsche Klappe.

B. Die hintere Harnröhre.

Im Gegensatz zu vorn ist in der hinteren Harnröhre bei weitem häufiger die Irrigations-Urethroskopie in Gebrauch. Dies hat seinen guten Grund. Bei der „trockenen" Endoskopie stört vor allem das Hineinfließen von Harn in das endoskopische Bild, sobald man in die Nähe des inneren Schließmuskels kommt. Weiter nach hinten als bis zum Colliculus seminalis wird man selten mit der trockenen Methode gehen können, wenn man ein sauberes Bild behalten will. Außerdem kommt es infolge des gebogenen Verlaufes der hinteren Harnröhre und der zarteren Beschaffenheit der Schleimhaut dieses Harnröhrenteiles bei der Endoskopie leichter zu Blutungen, die bei der „trockenen" Endoskopie stören, bei der Irrigationsurethroskopie aber kaum den Gang der Untersuchung beeinträchtigen, da die Irrigationsflüssigkeit dauernd die geringen Blutmengen fortspült.

Bei der Endoskopie der hinteren Harnröhre spielt eine besondere Rolle die Erkennung der Architektonik dieses Harnröhrenteiles. Viel ausgesprochener als vorn wechseln hier Buchten mit Erhebungen. Erst die Irrigations-Urethroskopie hat durch das gute Entfalten der Harnröhrenwände die volle Klarheit über den Bau der hinteren Harnröhre gebracht. Sie hat auch ermöglicht, das Gebiet der inneren Schließmuskulatur zu studieren, und hat uns die Art ihrer Tätigkeit gezeigt, da sie erlaubt, sie sowohl von der Harnröhren-, als auch von der Blasenseite zu betrachten. Zum anderen spielen — dies sei hier vorausgenommen — die proliferierenden Entzündungsprozesse in der hinteren Harnröhre eine größere Rolle, deren Produkte im Irrigationsendoskop deutlicher zu sehen sind.

Seitdem die modernen Instrumente der Irrigations-Urethroskopie für die hintere Harnröhre die Beleuchtungsart von oben führen, wird auch der Vorwurf größtenteils entkräftet, den man früher den Irrigationsinstrumenten mit der Beleuchtungsart von hinten her mit Recht machte, daß sie ein lebloses, gleichmäßig gelbweißes Bild lieferten.

Trotzdem behält aber auch für die hintere Harnröhre die „trockene" Endoskopie ihre — wenn auch eingeschränkte — Bedeutung. Die Färbung der Schleimhaut läßt sich besser mit der „trockenen" Methode studieren. Glanz oder

Mattigkeit sind nur mit ihr voneinander zu unterscheiden. Vor allem aber korrigiert eine Untersuchung nach der „trockenen“ Methode häufig falsche Größenvorstellungen, die man sich von gewissen Gebilden — etwa des Samenhügels — gelegentlich der Betrachtung unter Irrigation mit Hilfe einer Optik gemacht hat. Nicht zuletzt aber findet sie häufiger Anwendung, wenn man unter Kontrolle des Auges örtlich behandeln will. Sind doch die Behandlungen im „trockenen“ Endoskope technisch viel einfacher. Pinselungen mit ätzenden Flüssigkeiten wird man wohl meist nur bei „trockener“ Endoskopie ausführen.

Einige Worte sollen hier gleich hinsichtlich der Luft-Endoskopie gesagt werden. Besser wäre diese Methode Druckluftendoskopie zu nennen, wie bereits erwähnt wurde. Häufiger übt man diese Methode im Ausland aus. In Frage kommt sie hauptsächlich für die Therapie. Für die Diagnose wird sie wohl meist durch die Irrigations-Urethroskopie zu ersetzen sein. Gelegentlich sind bei ihrer Anwendung Luftembolien vorgekommen, die sogar zu tödlichem Ausgang führten. Vorangegangen war in solchen Fällen jedesmal eine Blutung. Deshalb stellen die betreffenden Autoren die Forderung auf, auf jeden Fall auf die Druckluftendoskopie zu verzichten, wenn auch die geringste Blutung stattgefunden hat. Wenn es blutet, soll man 8—14 Tage warten. Derartige Zufälle sind relativ selten. Es ist eben vorsichtig vorzugehen und die Untersuchung sofort zu unterbrechen, wenn der Patient irgendwelche Unruhe zeigt.

a) Die hintere Harnröhre bei Anwendung der „trockenen“ Urethroskopie.

Die Färbung der Schleimhaut ist normalerweise in der hinteren Harnröhre viel dunkler als in der vorderen. Die Oberfläche der Schleimhaut ist glatt und feucht glänzend. Der Glanz ist allerdings nicht so hochgradig wie vorn.

In der Fossula prostatica ist der Trichter kurz geschlossen. Eine deutliche Faltung läßt sich daselbst nicht konstatieren. Geht man mit dem Tubus weiter nach vorn zu, so springt der Colliculus seminalis an der Unterwand vor. Die einzelnen Formen dieses Gebildes sollen bei der Schilderung der Irrigations-Urethroskopie besprochen werden. Die Oberfläche des Samenhügels ist glatt oder gefurcht. Fast der ganze Tubus wird von dem vorspringenden Gebilde des Samenhügels ausgefüllt. In der Mitte der Erhebung ist die Öffnung des Utriculus prostaticus zu sehen. Die Öffnungen der Ductus ejaculatorii repräsentieren sich — wenn sie nicht im Utriculus liegen — an den beiden Seitenwänden des Samenhügels mehr vorn oder mehr hinten — als zwei abstehende runde Höcker oder sie sehen aus wie Lakunen. Die Öffnungen der Ductus prostatici sind eher zu sehen. Am regelmäßigsten findet man sie in den Sulci laterales. Weiter nach vorn zu erhebt sich an der Unterwand in der Mittellinie die längliche, vom Samenhügel abfallende Falte der Crista urethralis, die sich oft bis zur Hälfte der Pars membranacea fortsetzt. In der Pars membranacea erhält man dann wieder ein endoskopisches Bild, welches dem der vorderen Harnröhre ähnelt. Die kurze Trichterbildung und Längsfaltung wird wieder sichtbar.

b) Die hintere Harnröhre bei Anwendung der Irrigations-Urethroskopie.

Die Farbe der Harnröhrenwand stellt bei den älteren Instrumenten für die Irrigations-Urethroskopie, welche die Beleuchtungsart von hinten her aufweisen, ein unbestimmtes grauweißes Kolorit dar. Bei den modernen Instrumenten mit der Beleuchtungsart von oben her ist das Bild farbenreicher. Man sieht dann deutlich längsverlaufende Gefäßzeichnungen. Immerhin ist der Farbenton viel blasser als der dunkelrote der „trockenen“ Endoskopie.

Der Sphincter internus stellt sich als glatter Saum dar, oder er zeigt zarte Einkerbungen, die den Falten der Schleimhaut entsprechen. Öffnet sich der Schließmuskel — und er ist willkürlich zu öffnen — so zieht der untere Teil seiner Zirkumferenz nach unten. Die obere Hälfte rührt sich nicht oder steigt

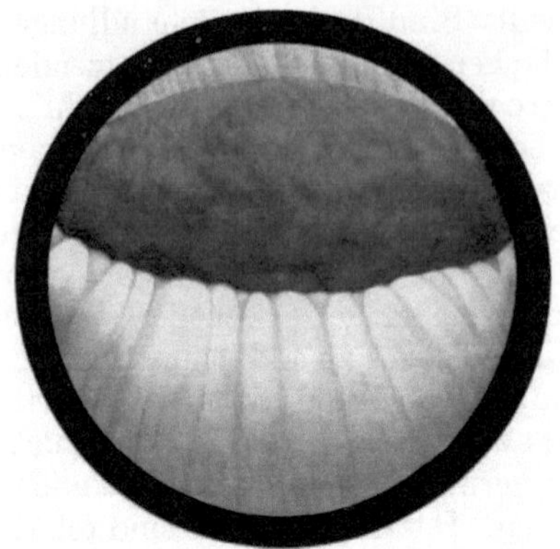

Abb. 27. Normale hintere Harnröhre. Irrigations-Urethroskopie, Sphincterrand.

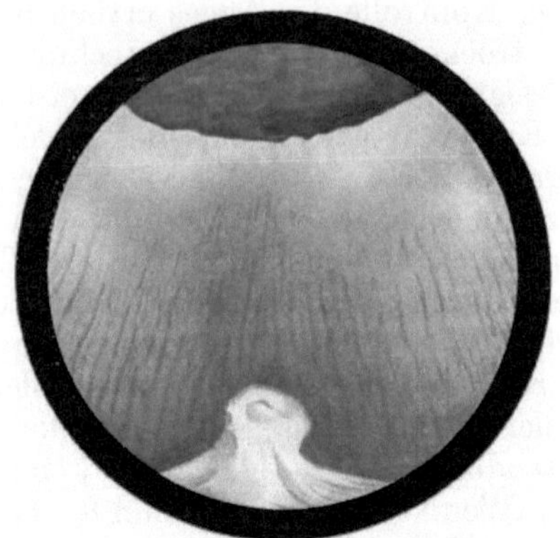

Abb. 28. Normale hintere Harnröhre. Irrigations-Urethroskopie, Fossula prostatica, Eintreten des Colliculus seminalis in das Gesichtsfeld.

ebenfalls ein wenig herab. Vom Saum des Schließmuskels fällt die untere Wand der Harnröhre steil ab. Man blickt dann in die Ausbuchtung der Fossula prostatica. Diese ist bald flacher, bald tiefer. Bei älteren Personen zieht in der Mittellinie der Fossula prostatica eine flache Leiste oder Falte, die wohl dadurch entsteht, daß bei älteren Leuten die Harnröhre seitlich komprimiert wird, was zu einer Faltung der Unterwand führen muß.

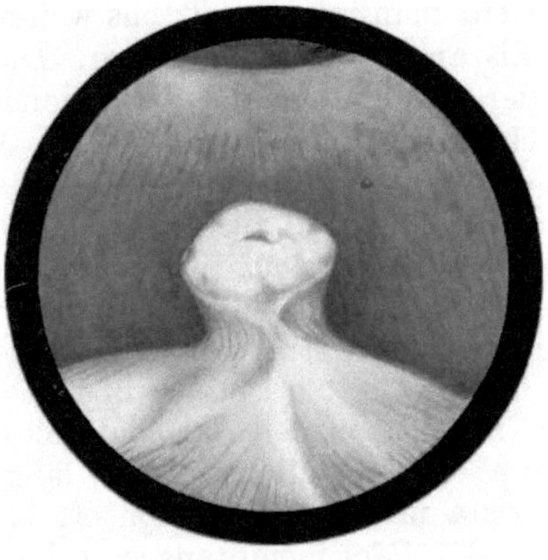

Abb. 29. Normale hintere Harnröhre. Irrigations-Urethroskopie, normaler Colliculus seminalis.

Die Seitenwände der Pars prostatica zeigen eine glatte Oberfläche und buchten sich, dem Wasserdruck nachgebend, vor allem bei jugendlichen Personen aus. Bei älteren Leuten sind sie jedoch wenig nachgiebig, auch zeigt ihre Oberfläche unregelmäßige geringe Erhebungen.

Beim weiteren Herausziehen des Tubus springt an der Unterwand die Erhebung des Colliculus seminalis vor. Der Samenhügel hat verschiedenste Form und Größe. Gewöhnlich ist er flachoval, bald auch pilzförmig oder spitz. Er kann eine glatte Oberfläche haben, prall derb erscheinen, oder die Oberfläche kann uneben sein und Falten und Runzeln zeigen. Ebenso verschieden ist bei den verschiedenen Individuen seine Größe. Durch die Verzeichnung der Optik täuscht man sich über die wirkliche Größe des Samenhügels. Man übe sich, zum Vergleich ohne Optik zu untersuchen, und man wird dann optischen Irrtümern zu entgehen lernen.

Auf der Oberfläche des Colliculus seminalis erkennt man meist deutlich den Spalt des Utriculus prostaticus. Zuweilen sieht man auch an Stelle eines Spaltes eine kraterförmige Aushöhlung. Die Öffnungen der Ductus ejaculatorii stellen sich, wenn sie nicht im Utriculus liegen, als schlitzförmige Öffnungen an den Seitenwänden des Samenhügels dar. Sie sind oft schwer zu sehen. Manchmal nehmen sie auch die Form von höckerigen Gebilden an und sehen dann aus wie Froschaugen. In dieser Gestalt sind sie natürlich leicht zu konstatieren.

Die Farbe des Colliculus seminalis ist bei Beleuchtung von oben her weiß glänzend, infolge der Nähe der Lampe. Bei Beleuchtung von hinten her ist die Farbe ein unbestimmtes Hellgelbgrau.

Seitlich vom Samenhügel finden sich zwei Rinnen, die Sulci laterales. Sie sind der Ort, wo am häufigsten die Öffnungen der Ductus prostatici gesehen werden. Diese Öffnungen finden sich natürlich auch anderorts in der Pars prostatica.

Nach vorn setzt sich der Colliculus seminalis, getrennt durch eine kleine Einkerbung, in die abfallende mediane Leiste der Crista urethralis fort. Die Farbe dieses Gebildes ist an der höchsten Erhebung ebenfalls weißlich-rosa, sie wird nach den tieferen Teilen zu ein satteres Rosa. Auf der Crista urethralis beginnen auch wieder Gefäßzeichnungen sichtbar zu werden, die auf der Höhe des Samenhügels nicht oder schwer erkennbar, in zartester Zeichnung sich finden.

Die Pars membranacea stellt sich als glatter, straffer Tunnel von fast weißer Farbe dar. In der Gegend des äußeren Schließmuskels ist die Farbe rein weiß.

Beim Übergang in die vordere Harnröhre — das sei hier für die Technik der Ausübung der Urethroskopie bemerkt — soll man das Urethroskop festhalten, sonst schnellt es in einem Ruck vor, was dem Arzt die Beobachtung verdirbt und dem Patienten Schmerzen verursacht.

2. Die Endoskopie der männlichen Harnröhre bei der Gonorrhöe.

A. Einleitung.

Zu Beginn dieses Kapitels wäre eigentlich darzulegen, warum der Endoskopie der Gonorrhöe ein besonderes Kapitel gewidmet wird, mit anderen Worten, warum wir als Endoskopiker die Gonorrhöe aus der Reihe der Urethritiden auf infektiöser Grundlage hervorheben.

Es müßten dazu jedoch Einzelheiten angeführt werden, die erst in den folgenden Kapiteln erwähnt werden sollen. Deswegen ist es wohl richtiger, dieser Frage erst am Ende der ganzen Abhandlung näher zu treten, und zwar dort, wo über die Bedeutung der Urethroskopie gesprochen wird.

Für die Gonorrhöe kommt die Urethroskopie nur für das subakute und chronische Stadium dieser Krankheit in Frage. Diese Beschränkung der Urethroskopie wird begründet und bestimmter umschrieben in dem Kapitel: Indikationen und Kontraindikationen der Urethroskopie.

Daß sich trotzdem ein Kapitel findet, in dem die Endoskopie des Anfangsstadiums der Gonorrhöe dargestellt wird, widerspricht nicht den eben ausgesprochenen Worten, weil es sich dabei um die Endoskopie von Fällen handelt, die von allem Anfang an akutentzündliche Erscheinungen vermissen lassen.

Hat man häufig Gelegenheit genommen, männliche Harnröhren zu endoskopieren, in denen sich der chronische Entzündungsprozeß der Gonorrhöe etabliert hat, und läßt man dabei die gesehenen endoskopischen Bilder in der Erinnerung Revue passieren, so wird man unschwer zu folgenden Feststellungen gelangen:

In der Minderzahl der Fälle bietet die Harnröhrenschleimhaut eine deutlich dunklere, satter rote Farbe dar, als die Schleimhaut gesunder Harnröhren.

Im Gegensatz dazu sieht in der großen Mehrzahl der Fälle die Schleimhaut auffallend blaß aus. Ihre Farbe geht dabei gewöhnlich soweit in weiß über, daß der Unterschied gegenüber dem Farbenton normaler Schleimhaut deutlich hervortritt.

In den letzterwähnten häufigeren Fällen pflegt der endoskopische Tubus beim Einführen in die Harnröhre einen mehr oder weniger starken Widerstand vorzufinden, sobald er die kranken Stellen passiert. Auch im endoskopischen Bild zeigt sich diese Unnachgiebigkeit oder gar Starrheit der Harnröhrenwand dadurch an, daß die Schleimhaut der betreffenden Stellen sich nur grob faltet, oder die Wände sich gar nicht mehr zusammenlegen.

Bei den erst erwähnten Fällen macht man diese Beobachtung nicht, sondern die dunkelrote kranke Schleimhaut faltet sich fast ebensogut wie die gesunde.

Ein derartiges unterschiedliches Verhalten der Harnröhrenwand im Verein mit solchen ausgesprochenen Farbenunterschieden der Schleimhaut findet sich nun nicht in allen Fällen rein vor. Im Gegenteil hat man eine recht stattliche Anzahl solcher Fälle zur Hand, wo sich die erwähnten Unterschiede verwischen. Auch gibt es viele Fälle, bei denen Veränderungen von gegensätzlichem Aussehen nebeneinander bestehen. Die wiederholte endoskopische Beobachtung zeigt auch häufig, daß dunkelrote Stellen sich in blasse verwandeln können.

Auf Grund dieser rein endoskopischen Feststellungen läßt sich schon folgendes aussagen:

Die Veränderungen, die der chronische Entzündungsprozeß in der Harnröhrenschleimhaut hervorruft, können ein sehr verschiedenes Bild zeigen.

Die verschiedenen endoskopischen Bilder sind Abbildungen verschiedener Stadien ein- und desselben Entzündungsprozesses.

Dem fließenden Übergang der verschiedenen Stadien des Entzündungsprozesses entsprechen gleitende Formen des endoskopischen Bildes.

Es liegt nahe, diejenigen entzündlichen Veränderungen der Schleimhaut, die dem endoskopischen Tubus keinerlei Widerstand entgegensetzen, als weiche zu bezeichnen, und diejenigen harte zu nennen, die eine Unnachgiebigkeit der Harnröhrenwand hervorrufen.

Betrachtet man sich die harten, blaß aussehenden entzündlichen Veränderungen genauer, so wird man — beim Vergleich vieler Bilder — finden, daß sie kein uniformes Aussehen aufweisen, sondern daß sich zuweilen große Unterschiede im Aussehen dieser Veränderungen im Endoskop konstatieren lassen.

Einerseits können diese harten Veränderungen eine fleckenweise Ausbreitung erkennen lassen. Zwischen den blassen, harten Stellen finden sich rote, elastische Stellen gesunder Schleimhaut oder dunkelrote Stellen der weichen Entzündungsform. Auch die blassen Partien selbst geben ein nicht gleichmäßiges Bild, sondern auf dem blassen Grund sind zahlreiche rote Pünktchen oder Punkte zu sehen, die sich beim näheren Hinsehen als rotumhofte Drüsenöffnungen entpuppen.

Andererseits sind die harten Veränderungen über größere Gebiete der Harnröhrenschleimhaut ohne Unterbrechung verteilt. Sie selbst geben dabei ein gleichförmiges, blasses, lebloses Bild, dessen Einförmigkeit von nichts unterbrochen wird, wenn man von den sechs bis acht Morgagnischen Krypten absieht, die sich über den ganzen Verlauf der Harnröhre verteilen.

Dieses unterschiedliche Aussehen von harten Veränderungen pflegt sich meist dann vorzufinden, wenn die betreffende Harnröhre keinerlei instrumentelle Behandlung vor der Urethroskopie erfahren hat, und wenn auf der Höhe des Entzündungsstadiums endoskopiert wird. Auch hier kommen aber zahlreiche Fälle vor, bei denen diese unterschiedlichen Merkmale nicht so deutlich in Erscheinung treten.

Bringt man diese endoskopischen Feststellungen in Konnex mit der Lehre der Anatomie und Pathologie, so ergibt sich folgendes:

Die weichen Entzündungsherde mit der dunkelroten Schleimhautfarbe bekommt man in dem Stadium der Entzündung zu sehen, in dem neben seröser

Durchtränkung des Gewebes und neben Blutgefäßneubildung vor allem eine kleinzellige Infiltration die Mucosa durchsetzt.

Die blassen harten Veränderungen entsprechen dem Stadium der Entzündung, bei dem aus Rund- und epitheloiden Zellen sich Spindelzellen bilden, Bindegewebsfasern auftreten und infolge der Druckwirkung des sich bildenden Bindegewebes eine Gefäßarmut an die Stelle des früheren Gefäßreichtums tritt.

Da OBERLÄNDER bei der weichen Entzündungsform vor allem die kleinzellige Infiltration als die Hauptsache des Entzündungsprozesses ansieht, weil aus ihr die charakteristische Bindegewebsneubildung des chronischen Trippers hervorzugehen pflegt, nennt er dieses Stadium die weiche Infiltrationsform der Entzündung. Wir folgen ihm in dieser Benennung. Wir möchten GLINGARS Bezeichnung: „Urethritis erythematosa" deswegen ablehnen, weil das Wort: „Infiltration" unserer Bezeichnung besser das Wesentliche des krankhaften Geschehens hervorhebt.

OBERLÄNDER hat dieses Stadium übrigens in früheren Arbeiten Urethritis mucosae benannt, eine Bezeichnung, die wir deshalb nicht empfehlen — auch OBERLÄNDER hat sie später verlassen —, weil OBERLÄNDERS Ansicht, daß bei dieser Entzündungsform der krankhafte Prozeß sich hauptsächlich in der Mucosa abspiele, sicher nicht zu Recht besteht; denn von allem Anfang an hat die Gonorrhöe eine ausgesprochene Vorliebe, die Drüsen der Harnröhrenschleimhaut zu befallen.

Das Stadium des Entzündungsprozesses, dessen anatomische Charakteristica der Gehalt an Bindegewebsfasern und die Gefäßarmut sind, nennt OBERLÄNDER die harte Infiltrationsform der Entzündung. Wir behalten auch diesen Namen bei, denn der sonst noch gebräuchliche Name „Urethritis indurativa" besagt dasselbe.

Fragt man sich nun weiter, ob das verschiedene Aussehen der harten Infiltrate nicht auch ein anatomisches Korrelat hat, so gibt die Anatomie und Pathologie auch hierüber Auskunft.

Sie zeigt, daß das unterschiedliche Aussehen der harten Infiltrate bedingt ist durch die verschiedene Lage der LITTREschen Drüsen zur Schleimhautoberfläche. Liegen die Körper der LITTREschen Drüsen nahe der Oberfläche und öffnen sich ihre Ausführungsgänge auf diese, so werden sie im Erkrankungsfalle im endoskopischen Bild sichtbar. Man sieht die rotumhoften, geschwollenen und vergrößerten Ausführungsgänge deutlich inmitten des blassen Infiltrationsherdes. Die harte Infiltration sitzt in solchen Fällen außerdem mit ausgesprochener Vorliebe in der Nähe von Drüsengruppen.

OBERLÄNDER nennt deshalb diese Form des harten Infiltrates die glanduläre Form des harten Infiltrates.

FINGER protestiert gegen diese Bezeichnung, weil der Name zu der falschen Annahme verleiten könnte, daß damit gesagt sei, es säße der Entzündungsprozeß nur im Drüsenkörper oder in nächster Nähe desselben. Er betont, daß in solchen Fällen der Entzündungsprozeß wohl lokalisiert sei, aber sich über den ganzen Herd gleichmäßig verteile.

Im Gegensatz zu FINGER sind wir aber der Ansicht, daß ein glanduläres hartes Infiltrat die Summe von erkrankten Drüsen und Drüsengruppen darstellt. Wir behalten deshalb OBERLÄNDERS Bezeichnung bei.

Liegen die LITTREschen Drüsen tief in der Schleimhaut, und sind sie nicht nur von der Epithelschicht, sondern auch noch von einem Teil des eigentlichen Mucosagewebes bedeckt, so bleiben sie natürlich auch im Erkrankungsfalle dem Auge verborgen,

Weiter kann es vorkommen, daß die Bindegewebsbildung der harten Infiltration die Ausführungsgänge der Drüsen — wenn sie überhaupt vorhanden sind

— abschließt und damit die erst offene Drüse in einen abgeschlossenen Hohlraum verwandelt. In solchen Fällen zeigt dann das harte Infiltrat das beschriebene gleichmäßig blasse Aussehen. Kein Pünktchen einer Drüsenöffnung unterbricht diese Einförmigkeit. Derartige Infiltrate erstrecken sich meist ohne Unterbrechung über weite Strecken der Harnröhre.

Führt man den endoskopischen Tubus durch solche Infiltrate hindurch, so erhält man den Eindruck, daß das starre Instrument über eine auffallend trockene Schleimhaut gleitet. Man hat zuweilen das gleiche Gefühl, das man empfindet, wenn man einen Metallstift in eine trockene Lederscheide steckt. Oberländer nennt diese Form die trockene Unterform des harten Infiltrates, eine Bezeichnung, die wir deshalb beibehalten wollen, weil sie den endoskopischen Charakter dieser Infiltrate recht treffend wiedergibt.

Wir wollen ebenso wie Oberländer betonen, daß mit dem Beiworte „trocken" nicht gesagt sein soll, daß diese Fälle ohne Harnröhrenausfluß verlaufen. Im Gegenteil tun sie das zumeist, ohne daß dabei die obenerwähnte Empfindung von der Trockenheit der Schleimhaut beim Einführen des urethroskopischen Tubus verloren geht.

Wir werden zuerst die endoskopischen Bilder besprechen, die der Entzündungsprozeß in der vorderen Harnröhre hervorruft, und wollen diejenigen besonders besprechen, die in der hinteren Harnröhre sich aus ihm ergeben. Der festere oder zartere Bau der Schleimhaut, die verschiedene Unterlage der Schleimhaut, sowie die verschiedene Architektonik beider Harnröhrenteile bewirken, daß der Entzündungsprozeß sich vorn anders auswirkt als hinten, mithin auch sein endoskopisches Bild verschieden ausfällt.

Wegen der hohen Bedeutung für die Behandlung der chronischen Gonorrhöe sollen die endoskopischen Beobachtungen der Rückbildungsvorgänge, der Rezidive und der definitiven Heilung in einem besonderen Kapitel zusammengefaßt werden.

B. Die Endoskopie der männlichen Harnröhre im akuten Stadium der Gonorrhöe.

In dem Kapitel: Indikationen und Kontra-Indikationen der Urethroskopie soll unter den Kontraindikationen das akute Stadium der Gonorrhöe an erster Stelle aufgeführt werden.

Es gibt nun aber Fälle von gonorrhoischer Urethritis, die von Anfang an ohne akut-entzündliche Erscheinungen verlaufen. In diesen Fällen ist von Anfang an der Harnröhrenausfluß äußerst gering, und bei der Zweigläserprobe zeigen sich beide Harnportionen klar. In solchen Fällen darf viel früher als normalerweise endoskopiert werden. Man wird dann als Grund des Nichtheilenwollens dieser so wenig Erscheinungen machenden Gonorrhöefälle begrenzte Herde weicher Infiltration (siehe später) finden, oder es zeigt sich, daß der Entzündungsprozeß von einer isolierten Erkrankung einer oder einiger weniger Lakunen oder einer kleinen Drüsengruppe unterhalten wird. Dann kann man im Endoskop unter Leitung des Auges und bei Schonung der gesunden Schleimhaut diese kranken Stellen energisch behandeln, wodurch die Dauer der Erkrankung oft wesentlich abgekürzt wird, was bei diesen so mild verlaufenden, aber oft besonders lange dauernden Fällen von besonderer Wichtigkeit ist.

In gleicher Weise läßt die Endoskopie bei mißlungener Abortivkur zuweilen erkennen, daß alles in Ordnung ist bis auf ein oder zwei isoliert erkrankte Lakunen. Diese kranken Taschen können im Endoskop energisch behandelt werden, wodurch es — nach Glingar — mitunter gelingt, die unvollkommene Abortivkur doch noch erfolgreich zu beenden.

Einer Beobachtung von ASCH soll hier noch gedacht werden, die wir in gleicher Weise bisher nicht gemacht haben.

Nach ASCH kann der Gonokokkus in wenigen Tagen Membranen und diphtherieähnliche Beläge auf der Harnröhrenschleimhaut bilden. ASCH beschreibt eine solche Membranbildung von grauweißer, schmutziger Farbe direkt hinter der Fossa navicularis und in der Gegend des Angulus penoscrotalis, sowie eine streifenartige Faltenbildung im Bulbus. Eine halbmondförmige Falte in der Gegend des Angulus penoscrotalis wird weiterhin erwähnt.

C. Die Endoskopie der männlichen Harnröhre im chronischen Stadium der Gonorrhöe.

a) Die Endoskopie der Erkrankungsformen der einzelnen Gewebsteile der Harnröhren-Schleimhaut bei der chronischen Gonorrhöe.

1. Das Epithel.

Die Epithelschicht ist im gesunden Zustande glatt, feucht und durchsichtig. Im Endoskop ist sie deshalb im gesunden Zustande nicht zu sehen. Die seröse Durchtränkung der Epithelschicht zeigt sich im endoskopischen Bild als erhöhter Glanz der Schleimhautoberfläche. Kommt es in der Epithelschicht infolge der darunter liegenden harten Infiltration der Mucosa zu Ernährungsstörungen, so geht der normale Oberflächenglanz verloren und die Schleimhautoberfläche hat dann ein mattes Aussehen. Infolge von Ernährungsstörung kann es auch zu einem Abstoßen des Epithels kommen. Im Endoskop wird der Epithelverlust dadurch erschlossen, daß leicht höckrige, hochrote, leicht blutende Schleimhautstellen gesehen werden. Die pathologisch-anatomische Unterlage dazu besteht darin, daß an längere Zeit epithellosen Stellen der Papillarkörper zu wuchern pflegt. In schweren Formen von Epithelveränderung wird aus Cylinderepithel Plattenepithel. Die endoskopischen Bilder sind dann entsprechend dem Grade der Epithelveränderung folgende:

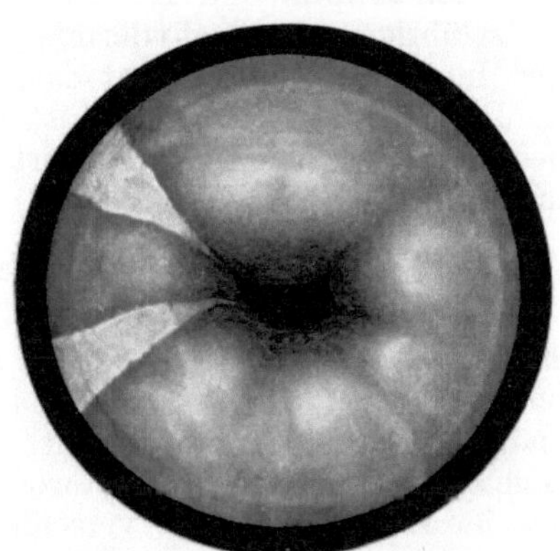

Abb. 30. Striktur. Trockene Endoskopie, Bulbus, Grenzgebiet einer Strikturstelle, mit Psoriasis mucosae.

Bei der Epithelumbildung geht die Durchsichtigkeit der Epithelschicht verloren. Die Zeichnung des endoskopischen Bildes wird dadurch undeutlich.

Kommt es außer der Umwandlung und Wucherung der Epithelschicht noch zur Desquamation, und regeneriert sich das Epithel unregelmäßig, so wird die Schleimhautoberfläche uneben.

Es kann auch in stärkeren Graden zu einer richtigen Abschuppung des veränderten Epithels kommen. Im Endoskop sieht man dann auf der unebenen Oberfläche der Schleimhaut eine Schicht von krümlichen, gelbgrauen, abgeschuppten Epithelmassen daraufliegen.

Geht die Umwandlung und Wucherung des Epithels ohne wesentliche Desquamation vonstatten, so treten in der Schleimhautoberfläche runde, graurote bis perlgraue Flecke auf, von Stecknadelkopfgröße bis zur Länge eines Zentimeters. Diese Flecken können die Höhe eines Millimeters erreichen.

Ergreift diese Epithelwucherung und Umwandlung (Pachydermie) größere Harnröhrenteile, so sehen die betroffenen Stellen mattgrau aus. Ist die Schicht noch nicht allzustark, so schimmert das Rot der Mucosa durch das Grau des Epithels durch.

Einer hochgradigen Veränderung des Epithels soll hier noch kurz gedacht werden, deren Ätiologie übrigens unklar ist, welche OBERLÄNDER in seinem Lehrbuche der Urethroskopie Psoriasis mucosae genannt hat. Derartige schwere Formen von Epithelveränderung bekommt man heutzutage fast kaum mehr zu sehen. Auch BOEHME und schon OBERLÄNDER sprachen sich im gleichen Sinne aus. Nach den Untersuchungen von KOLLMANN handelt es sich in diesen Fällen um den Ersatz des Cylinderepithels durch polygonale Pflasterzellen. Derartige Veränderungen der Epithelschicht finden sich in der Pars cavernosa hyperämischer Röhren. Es entstehen halbkreisförmige, unregelmäßige, weißliche Flecken der Epitheloberfläche, wobei die Peripherie dicker als das Zentrum ist. Sie haften fest an der Unterlage und sind über die Umgebung erhaben. Die kleinsten sind stecknadelgroß. Sie können aber die Größe von mehreren Zentimetern erreichen.

Eine photographische Abbildung dieser seltenen Erscheinung findet sich auf Tafel III, Abb. 1, 2 und 3; im Lehrbuch „Die chronische Gonorrhöe“ von OBERLÄNDER und KOLLMANN. Leipzig 1910.

Ist übrigens die Pachydermie nur von einer geringfügigen harten Infiltration der Mucosa begleitet, so hat das Bild wohl einen mattgrauen Farbenton, aber die Faltung der Schleimhaut ist noch deutlich erkennbar. Bei gleichzeitigem Bestehen einer tieferen Mucosaerkrankung wird auch die Faltung der Schleimhaut vermißt.

2. *Die Glandulae urethrales* (LITTRE).

Für die Urethroskopie haben allein die LITTREschen Drüsen eine Bedeutung. Sie befinden sich in großer Zahl in der Harnröhrenschleimhaut, besonders in der Oberwand. Daß sie im gesunden Zustand im Endoskop nicht zu sehen sind, haben wir bereits erwähnt. Diese Drüsen können eine sehr verschiedene Lage zur Oberfläche haben, wie schon ausgeführt wurde. Dadurch ergeben sich im Erkrankungsfalle verschiedene urethroskopische Bilder.

Liegen die Drüsen oberflächig, so erscheinen im Erkrankungsfalle die Drüsenöffnungen als rote Pünktchen. Diese roten Pünktchen stehen meist in Gruppen zusammen. Gelegentlich zieht über diese roten Pünktchen eine dünne durchsichtige Epithelschicht. Die Gänge können aber auch offen stehen, und sich die Drüsen auf die Oberfläche öffnen. Wenn dann der Entzündungsprozeß weiter fortgeschritten ist, klaffen diese Mündungen zumeist kraterartig. Aus ihnen kommt Sekret heraus. Dazu umgibt gewöhnlich ein großer blutroter Hof diese Öffnungen. Zuweilen wird die Mündung so groß, daß man glaubt, Lakunen vor sich zu haben. Dadurch aber, daß man mehrere solcher großen Gebilde beieinander stehen sieht, wird man sich nicht täuschen lassen.

Liegen die Drüsen tiefer — wobei sie meist auch weniger zahlreich sind, so sind sie bei der endoskopischen Untersuchung auch im Erkrankungsfalle nicht zu sehen. Es gibt Fälle, wo die Drüsen mit wenigen Ausnahmen diese tiefe Lage einnehmen. Befindet sich der betreffende Teil bereits im Stadium der harten Infiltration, so bekommt man dann das reine Bild der trockenen Unterform der harten Infiltration zu sehen. Die über dem Infiltrat liegende Epithelschicht wird im Erkrankungsfalle undurchsichtig und gestattet keinen Blick in die Tiefe.

Das Bindegewebe harter Infiltrate kann aber auch die Ausführungsgänge der Drüsen verlegen, oder es wächst das Epithel von der Seite her über die Drüsenöffnungen darüber. Dadurch aber kann der Drüseninhalt nicht mehr abfließen. Ist der Inhalt der Drüse schleimig, so entstehen kleine Cystchen. Diese repräsentieren sich als kleine, graue, durchscheinende Vorwölbungen. Ist der Drüseninhalt Eiter, so hat man einen Pseudoabsceß vor sich. Dann erscheinen diese Gebilde als gelbliche Vorwölbungen. Im Endoskop bekommt man sie allerdings selten zu sehen. Meist ist die oberflächige Bedeckung bereits eingeschmolzen.

3. Die Lacunae urethrales (MORGAGNI).

Die Lakunen können einzeln erkranken oder liegen inmitten erkrankter Zonen.

Daß bei der Abortivkur eine krankbleibende einzelne Lakune den Erfolg in Frage stellen kann, haben wir bereits erwähnt.

Eine solche einzeln erkrankte Lakune stellt sich dar als stecknadelkopfgroße, rote bis hochrote Erhabenheit mit glasig geschwollenen Rändern, inmitten normaler Umgebung.

In Herden weicher Infiltration hebt sich die entzündete Lakune oft schwer von der gleichfalls hochroten und geschwollenen Umgebung ab und kann dann gelegentlich übersehen werden.

Inmitten harter Infiltration ist die Deutlichkeit eine um so größere.

Bei der „trockenen“ Form des harten Infiltrates kann es auch vorkommen, daß die Öffnung der Lakune zuschwillt. Dann stellt sich die abgeschlossene Lakune als gelblich schimmernde Erhabenheit dar. Derartige Follikel werden hanfkorngroß und noch größer. Oft sind sie von außen besser zu fühlen als im Endoskop zu sehen.

4. Die eigentliche Mucosa.

Weiche Infiltration der Mucosa dokumentiert sich im Endoskop durch die dunklere, satter rote Farbe und durch gröbere Faltung der Schleimhaut.

Die harte Infiltration der Mucosa erkennt man im Endoskop an dem blassen Farbenton des Bildes der Schleimhautoberfläche, an dem Fehlen der Längsfaltung und an dem Offenstehen der Zentralfigur. Ist doch die Elastizität der Harnröhrenwand durch die harte Infiltration entsprechend deren Stärke und Dichte mehr oder weniger eingeschränkt.

b) Die Endoskopie der vorderen Harnröhre bei der chronischen Gonorrhöe.

1. Die Entzündungsform der weichen Infiltration.

Die weiche Infiltration fällt klinisch mit dem subakuten Stadium und dessen Übergang ins chronische Stadium der Gonorrhöe zusammen. In den Fällen reiner weicher Infiltration dürfen die Harnröhrenwände dem Einführen des endoskopischen Tubus keinerlei Widerstand entgegensetzen. Sie sind also bei dieser Entzündungsform weich und nachgiebig.

Stellen weicher Infiltrate finden sich in der vorderen Harnröhre zumeist dort, wo die Längsfaltung der Schleimhaut besonders deutlich ist, also in der Pars cavernosa mit Ausnahme der Fossa navicularis und des Bulbus.

Im Endoskop ist die Färbung der Stellen weicher Infiltration viel lebhafter als die der normalen Schleimhaut. Über diesen Stellen ist auch der Glanz der Schleimhaut erhöht. Wenn sich allerdings das Epithel abschuppt, dann kann der Glanz auch verschwinden, und die betreffende Stelle hat dann ein mattes Aussehen. Kommt es zum Epithelverlust, so wuchert der Papillarkörper und es entstehen Granulationsstellen, deren Bild wir schon beschrieben haben.

Die Lakunen stellen sich inmitten weicher Infiltrate als stecknadelkopfgroße Erhabenheiten dar. Ihre Ränder sind glasig geschwollen. Aus ihren Öffnungen kommt Sekret heraus. Die Lakunen können in der hochroten geschwollenen Schleimhaut der weichen Infiltrationsstellen übersehen werden.

Die Ausführungsgänge LITTREscher Drüsen sind nicht zu sehen.

Durch die lebhafte Gefäßinjektion und Gefäßneubildung wird die Längsstreifung undeutlich.

Die Falten der Schleimhaut erscheinen infolge der Schleimhautschwellung dicker und gröber. Trotz dieser Schwerfälligkeit der Faltung bleibt aber die Zentralfigur immer geschlossen.

Oft findet sich unter einer weichen Infiltration schon ein hartes Infiltrat. Dann sieht man bei einer wiederholten Endoskopie, daß nach einigen Dehnungen der Harnröhre die Röte einer auffallenden Blässe der Schleimhaut Platz gemacht hat.

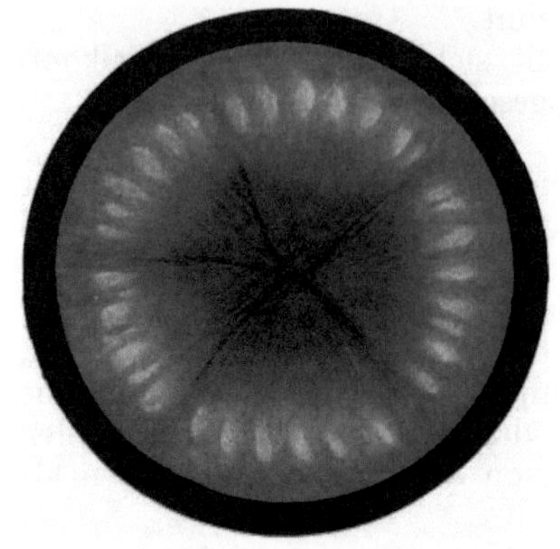

Abb. 31. Weiches Infiltrat. Trockene Endoskopie, Mitte Pars anterior urethrae.

2. Die Entzündungsform der harten Infiltration.

Die harte Entzündungsform entspricht dem chronischen Stadium der Gonorrhöe im engeren Sinne.

Für die harte Infiltratoinsform ist der Elastizitätsverlust der Harnröhrenwand charakteristisch. Beim Einführen des endoskopischen Tubus spürt man schon den mehr oder weniger starken Widerstand der Harnröhrenwände.

Nach dem Grade der Verengerung des Harnröhrenlumens durch die harte Infiltration teilen OBERLÄNDER und KOLLMANN die harte Entzündungsform in drei Untergruppen ein. Sie nennen harte Infiltrate von geringerer Mächtigkeit solche, die noch einen Tubus von Nr. 25 Charrière passieren lassen, harte Infiltrate von mittlerer Mächtigkeit solche, die ein Tubus von Nr. 23 noch passiert, und rechnen alle noch engeren Infiltrate zu der Gruppe der stärksten Ausbildung dieser Entzündungsform, die man auch als Strikturen bezeichnet.

Vom Gesichtspunkt des behandelnden Arztes, der sich auch über die Dauer der Behandlung auszusprechen hat, ist diese Unterteilung recht praktisch, da sie tatsächlich einen Anhalt in dieser Hinsicht gibt.

Für die Schilderung des endoskopischen Bildes der harten Infiltrationsform genügt es aber, ein einziges Bild festzuhalten, und zwar dasjenige, welches dem harten Infiltrate mittlerer Mächtigkeit entspricht.

Es werden auf diese Weise viele Wiederholungen vermieden, die bei einer endoskopischen Besprechung aller drei Gruppen sich notwendigerweise ergeben müßten.

Da die Infiltrate stärksten Grades — die Strikturen — meist schon Rückbildungserscheinungen erkennen lassen, macht sich allerdings für diesen Grad der harten Infiltration eine kleine Zusatzschilderung notwendig.

Der Entzündungsprozeß der harten Infiltration ist nun nach Ausdehnung und Tiefe sehr verschieden angelegt. Seine Oberflächengrenze ist unregelmäßig. Er kann über die ganze Harnröhre verteilt sein. Seine Lieblingsstellen sind aber der Häufigkeit nach: das mittlere Drittel der Pars cavernosa, der Bulbus und die Fossa navicularis.

Wir haben schon oben darauf hingewiesen, daß die verschiedene Lage der Drüsen zur Oberfläche das endoskopische Bild der harten Infiltrationsform verschieden erscheinen läßt. Das Bild der glandulären Unterform unterscheidet sich wesentlich von dem der trockenen Unterform des harten Infiltrates. Neben der Sichtbarkeit oder Unsichtbarkeit der Drüsenöffnungen weisen die Bilder beider Unterformen aber noch eine ganze Reihe besonderer Merkmale auf, die ebenfalls genannt werden sollen.

Der Häufigkeit nach halten sich die glanduläre und trockene Unterform des harten Infiltrates ungefähr die Wage. Mischformen sind häufig. Besonders instrumentelle Behandlung verwischt das reine Bild beider Unterformen.

2a. Die glanduläre Unterform des harten Infiltrates. Charakteristisch für die glanduläre Form der harten Infiltration ist die fleckenweise Verteilung der Entzündungsherde über die Schleimhautoberfläche. Stellen mit tiefergehender Infiltration und mit entsprechend hochgradig verändertem endoskopischen Bild wechseln mit Stellen geringerer Veränderungen. Ebenso finden sich zwischen den harten Infiltrationsstellen noch solche weicher Infiltration. Auch normale Stellen treten dazwischen. Das Bild ist also ein sehr wechselndes, wenn man die Oberfläche der Schleimhaut an dem zentralen Ende des Tubus vorübergleiten läßt.

Dieser Wechsel prägt sich vor allem an dem architektonischen Aufbau des endoskopischen Bildes aus.

An Stellen harter Infiltration sind die Harnröhrenwände starr. Deshalb schwindet die normale Trichterbildung. Die Schleimhaut der hart infiltrierten Stellen faltet sich nicht mehr und man erblickt im Endoskop einen mehr oder weniger langen Tunnel. Je stärker die Infiltration ist, um so länger ist das starre, offenstehende Rohr. Da die Infiltration die Harnröhrenwand nicht überall in gleicher Stärke befällt, erhält das dunkle Loch, welches die Zentralfigur der harten Infiltration darstellt, ein unregelmäßiges zackiges Aussehen, auch fällt die Mitte dieses Loches häufig nicht mehr mit dem Zentrum der Tubusöffnung zusammen. Kommt man an die Grenze eines harten Infiltrationsherdes, so beginnt der Tunnel kürzer zu werden, weiterhin stellt sich wieder eine Trichterbildung ein, wobei die Schleimhaut sich in groben Falten zusammenlegt. Die Faltung geschieht dabei schwerfällig. Die Falten sind unregelmäßig und geringer an Zahl als in gesundem Zustande. Kommt man aus dem Gebiete der harten Infiltration heraus, so zeigt Trichterbildung, Zentralfigur und Faltung das Aussehen, wie wir es für die normale Harnröhre oder für die weiche Infiltrationsform beschrieben haben, um dann wieder die Charakteristica der harten Infiltration anzunehmen, sobald das zentrale Tubusende von neuem eine Stelle harter Infiltration passiert. Die Grenzen gesunder Stellen gegenüber Infiltrationsbezirken sind dabei recht unregelmäßig. Das Gesamtbild, welches man sich aus den einzelnen Teilbildern zusammensetzt, die der zurückgleitende Tubus vermittelt, ist also in seinem Aufbau vielgestaltig und abwechslungsreich.

Lieblingsstellen harter Infiltrate sind: das mittlere Drittel der Pars cavernosa, der Bulbus und die Fossa navicularis. Dabei ist aber zu beachten, daß außer den am stärksten infiltrierten Stellen, die zumeist an den Lieblingsstellen harter Infiltration sitzen, noch Gebiete geringerer Infiltration bestehen, mithin der Infiltrationsprozeß eine größere Ausbreitung hat, als man ohne Endoskop etwa auf Grund einer Untersuchung mit einer Knopfsonde glauben könnte.

Die Oberfläche harter Infiltrationsherde ist im allgemeinen leicht gewellt, kann aber in leichten Fällen auch glatt sein. In schwereren Fällen sind auf der Oberfläche zarte linienförmige oder streifenförmige Erhebungen zu sehen. Zuweilen ist auch eine netzförmige Anordnung dieser Bildungen zu konstatieren. Diese Gebilde sind Bindegewebszüge, die an die Oberfläche treten. Sie sind noch relativ dick, weil sie noch Elemente kleinzelliger Infiltration führen. Sie sind also nicht endgültiges reines Bindegewebe.

Die Farbe der harten Infiltrationsbezirke ist blasser als die der gesunden Schleimhaut. Je dichter die Bindegewebsbildung und je dicker die Infiltrationsstelle ist, um so blasser wird die Farbe. Der normale gelbrote Farbenton der Mucosa wird weißgelb, blaßrosa, schließlich grauweiß. Im Zentrum der Herde ist die Farbenveränderung am stärksten, während nach der Peripherie hin der Farbenton sich immer mehr dem der Norm nähert. Die Farbe der oben beschriebenen, oberflächigen Züge unfertiger Schwielen ist fast dieselbe wie die des Zentrums des Infiltrationsherdes. Zuweilen haben sie ein blässeres, zuweilen aber auch ein etwas röteres Aussehen als ihre Umgebung.

Da nun die weißen Stellen harter Infiltration mit rosa bis rot gefärbten Stellen normaler Schleimhaut oder gar mit hochroten Bezirken weicher Infiltration wechseln, entsteht im Verlauf der ganzen Röhre ein buntscheckiges Bild.

Die normale Längsstreifung, also die normale Gefäßzeichnung, ist über harten Infiltrationsgebieten geschwunden. Es sind eben die Blutgefäße durch den Druck des Bindegewebes an Zahl ganz erheblich zurückgegangen. An den Grenzen von Infiltrationsbezirken, wo die harte Infiltration ganz flach angelegt ist, können Reste von Längsstreifung konstatiert werden. Selbst wenn die Gefäße noch vorhanden wären, würden sie zum großen Teile dem Auge verborgen bleiben, weil das Epithel von harten Infiltrationsstellen schwer verändert ist, und seine normale Durchsichtigkeit zumeist eingebüßt hat.

Durch Desquamation des Epithels wird die Oberfläche glanzlos und uneben. Besonders um Drüsengruppen herum sieht man solche glanzlose, unebene Stellen der Schleimhautoberfläche. Schon in leichteren Fällen harter Infiltration treten auf der Höhe der Erkrankung inmitten der Entzündungsherde in der Oberfläche opalfarbene Flecken auf. Erreichen diese Flecken eine exquisit perlgraue Farbe, so heben sie sich deutlich von der an und für sich blassen Farbe der Oberfläche ab. Diese Flecken sind das Zeichen dafür, daß in der Epithelschicht die Umwandlung vom Cylinderepithel in Plattenepithel stattgefunden hat. Schließlich kann das veränderte Epithel abschilfern. Man sieht dann auf der Oberfläche einen krümlichen grauweißen Belag. Im höchsten Grade der Pachydermie kann die Farbe der Epithelflecken rein weiß werden. Durch solche Epithelveränderungen wird natürlich jeder Blick in die Tiefe der Schleimhaut genommen.

Die Lakunen sind in harten Infiltrationsstellen immer affiziert. Sie erscheinen, von der blassen Umgebung sich deutlich abhebend, als rote erhabene Punkte. Die Ränder ihrer Öffnungen sind gewulstet. In schweren Fällen klaffen die hypertrophischen glasigen Ränder. Aus den Mündungen kann Sekret oder eine smegmaartige Masse herauskommen. In der Umgebung der Lakunen ist die Infiltration gewöhnlich besonders stark. Um die Öffnungen der Lakunen herum verlaufen bogenförmig feine Züge unfertigen Bindegewebes.

Die LITTREschen Drüsen lassen inmitten der Infiltrationsherde ihre Öffnungen deutlich sehen. Aus der deutlichen Sichtbarkeit von Drüsenöffnungen kann man stets schließen, daß in der Nähe der Drüsen oder im Drüsenkörper selbst die harte Infiltration eingesetzt hat. In der blassen Umgebung sieht man in leichteren Fällen kleine rote erhabene Punkte, welche selten einzeln, zumeist in Gruppen stehen. Häufig ist die Umgebung solcher Drüsengruppen auch lebhafter gerötet und deutlich geschwollen. Im stärksten Erkrankungsfalle sind die Öffnungen an den Rändern gewulstet, und Sekret kommt aus ihnen heraus. Um die Öffnung herum bildet sich ein hochroter Entzündungshof. Zuweilen werden die Öffnungen größer, sie klaffen, die Ränder wulsten noch mehr empor, und das ganze Gebilde nimmt so an Größe zu, daß es einer entzündeten Lakune ähnelt. Aber auch solche vergrößerte Drüsen pflegen in Gruppen zusammenzustehen. Aus diesem Umstand kann man erkennen, daß diese

Drüsengebilde kranke Drüsen und nicht Lakunen sind, da letztere sich immer vereinzelt finden.

Bei schwerster Infiltration können übrigens die Drüsenöffnungen im Zentrum des Entzündungsgebietes fehlen. Dafür sieht man aber an den Grenzen des Infiltrationsbezirkes besonders viele und schwer erkrankte Drüsen.

Kommt es zur Verlagerung der Drüsenmündung, so sieht man inmitten der blassen Oberfläche grau durchscheinende cystenartige Bildungen, die zuweilen auch eine graublaue Farbe haben, solange der Retentionsinhalt das normale oder wenig veränderte Drüsensekret ist. Enthält die verschlossene Drüse Eiter, so ist die Farbe des betreffenden cystenartigen Gebildes gelb (Pseudoabsceß).

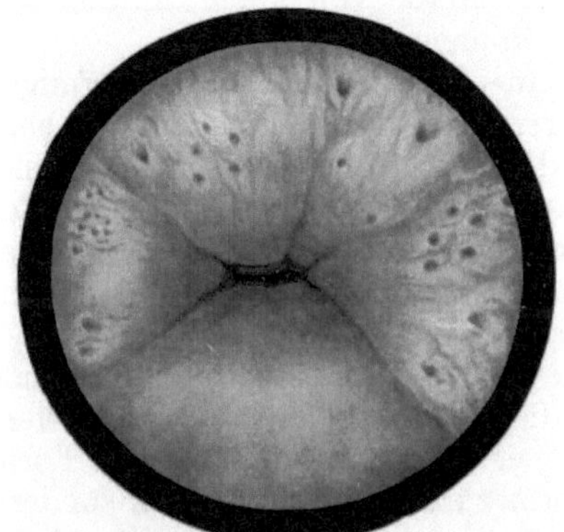

Abb. 32. Glanduläres hartes Infiltrat. Trockene Endoskopie, Mitte Pars anterior urethrae, besonderer Reichtum an sichtbaren Drüsen im Grenzgebiet des glandulären harten Infiltrates.

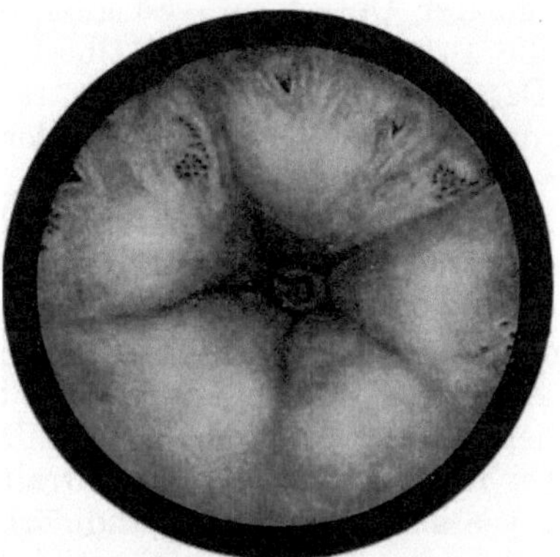

Abb. 33. Glanduläres hartes Infiltrat. Trockene Endoskopie, Mitte Pars anterior urethrae, mit Argyrose.

Diese Erscheinung wird aber sehr selten beobachtet. Meist hat sich der Pseudoabsceß schon geöffnet.

Mitten zwischen harten Infiltrationsherden kommen nun, und zwar besonders häufig an der Unterwand des hinteren Drittels der Pars cavernosa, scharf abgegrenzte Herde vor, die sich durch ihre hochrote, gekörnte Beschaffenheit von der blassen, immerhin glatten Oberfläche des harten Infiltrationsgebietes deutlich abheben. Es sind dies Granulationsherde. Findet man solche Granulationsstellen inmitten oder in der Nähe von harten Infiltraten, so kann man mit großer Sicherheit darauf rechnen, daß in dem betreffenden Fall noch Gonokokken im Ausfluß der Harnröhre sich finden.

Die bisher geschilderten Veränderungen sind nun graduell sehr verschieden ausgebildet je nach der Tiefe, Flächenausbreitung und Dichte der Anlage des Entzündungsprozesses.

Sieht man ein hartes Infiltrat auf der Höhe der Erkrankung, so wird man an der Oberfläche nur einzelne Züge von Bindegewebe zu sehen bekommen, welches an die Oberfläche getreten ist. Ein stärkeres Hervortreten von solchen Zügen und Fasern in der Oberfläche zeigt an, daß der betreffende Fall in Rückbildung begriffen ist.

Für die glanduläre Form des harten Infiltrates ist also ein vielgestaltiges und abwechslungsreiches Gesamtbild charakteristisch.

Man erinnere sich an die Lieblingsstellen der harten Infiltrationsform und überblicke nochmals das Gesamtbild. Man wird dann vergeblich in der Erinnerung suchen, ob man je bei einem unspezifischen Katarrh ein Bild gesehen hat, welches auch nur annähernd das oben gezeichnete Bild trifft.

2b. Die „trockene“ Unterform des harten Infiltrates. Wie schon beschrieben wurde, hat man bei der „trockenen“ Unterform der harten Infiltration beim Einführen des endoskopischen Tubus ein anderes Gefühl als bei der glandulären Unterform. Außerdem fühlt man, daß der sich bietende Widerstand sich auf weite Strecken verteilt.

Wie wir schon oben ausführten, hat die „trockene“ Unterform ihren Grund darin, daß die Drüsen tiefer in der Mucosa liegen und sich in vielen Fällen nicht nach der Oberfläche zu öffnen. Zeichen ihrer Erkrankung bekommt also der Endoskopiker gar nicht zu Gesicht. Selten bringt der Entzündungsprozeß allein die Bedeckung der Drüsen zum Schwinden. Häufiger tut dies die instrumentelle Behandlung. Dadurch entstehen Mischfälle von trockener und glandulärer Unterform. Es gibt aber auch Mischfälle von allem Anfang an, da die Drüsen regellos zur Oberfläche liegen können.

Das endoskopische Bild der „trockenen“ Unterform ist nun viel einförmiger als das Bild, welches wir von der glandulären Unterform gezeichnet haben. Vor allem zeigt sich, daß die Harnröhrenwand auf weite Strecken hin erkrankt ist. Es folgen nicht im bunten Wechsel kranke und gesunde Stellen aufeinander wie bei der glandulären Form. Infolge der Ausbreitung des Entzündungsprozesses auf weite Strecken sieht man im Endoskop, daß die Wände der Harnröhre in großer Ausdehnung gleichmäßig starr sind.

Auch wenn der Tubus eine größere Strecke zurückgleitet, stellt sich nirgends Schleimhautfaltung und Trichterbildung ein; die Zentralfigur steht immer offen. Dabei fällt auf, daß die Zentralfigur nicht etwa eine unregelmäßige Form hat, wie man es bei der glandulären Unterform zu sehen gewohnt ist, sondern daß sie immer die Form eines ziemlich regelmäßigen Ovales beibehält. Auch ist die Oberfläche der kranken Stelle nur leicht gewellt. Ebenso eintönig wie die Architektonik ist die Farbe der Stellen trockener Infiltrate. Sie ist gleichmäßig blaßrosa bis graurot.

Längsverlaufende Gefäße, die die normale Streifung machen, sind gar nicht mehr zu sehen. Deshalb macht die Oberfläche in der ganzen Ausdehnung des Infiltrates einen trockenen, glanzlosen, matten Eindruck. Locker aufsitzende krümliche Massen oder Abschuppungen zeigen die Desquamation des veränderten Epithels an.

Lakunen sind in ihrer normalen beschränkten Zahl sichtbar, sie haben leicht gewulstete Ränder, die nur wenig gerötet sind.

Drüsenöffnungen sind in den reinen Formen des „trockenen“ Infiltrates gar nicht zu sehen.

Je schwerer die Erkrankung ist, um so blasser wird die Farbe des Bildes. Besondere Zeichnung macht aber auch ein schwerer Fall nicht. Insbesondere treten in der Oberfläche keinerlei Bindegewebszüge auf.

3. Besonderheiten des stärksten Grades harter Infiltration, der Striktur.

Die Endoskopie bei den gonorrhoischen Strikturen hat vor allem gezeigt, daß der Entzündungsprozeß sich nicht nur auf die — oft kurze — Strikturstelle beschränkt, sondern daß er, wenn auch in geringem Grade, sich außerdem über weite Strecken der Harnröhre verteilt. Aus dieser endoskopischen Beobachtung ist die Lehre zu ziehen, daß es keinen Zweck hat, die Strikturstelle allein zu behandeln, sondern daß man auch alle übrigen kranken Stellen der Harnröhrenschleimhaut behandeln muß, wenn man den Prozeß endgültig beenden will.

Läßt sich der endoskopische Tubus nur bis an die Strikturstelle heranführen, so sieht man dort dicke, weiße, quergelagerte Schwielenmassen. Die enge Eintrittsstelle der Striktur ist oft besser bei der Irrigations-Urethroskopie zu sehen.

Gelingt es, den Tubus des einfachen Endoskopes durch die Striktur hindurchzuführen, so findet man, daß das Bild der engsten Stelle keinen Anhalt für die Beantwortung der Frage gibt, ob die Striktur aus einem glandulären oder trockenen, harten Infiltrate hervorgegangen ist.

Die Farbe der Strikturstelle ist blaß wie Knorpel. Manchmal zeigt sich eine Andeutung von Flecken, wenn die Striktur aus einem glandulären Infiltrat hervorgegangen ist. Zumeist ist sie aber eintönig blaßgrau.

Auch wenn es sich um eine Striktur handelt, die ein glanduläres Infiltrat zur Grundlage hat, finden sich an der engsten Stelle kaum mehr Drüsen und Lakunen. Diese erscheinen in solchen Fällen erst wieder an der Peripherie des Strikturbezirkes, und zwar dann in verstärktem Maße.

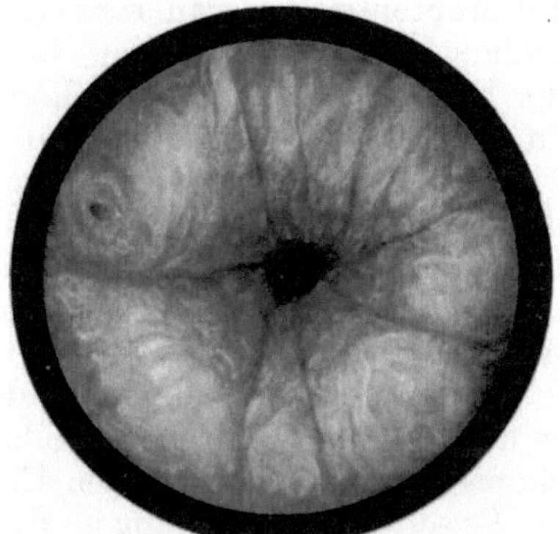

Abb. 34. Striktur.
Trockene Endoskopie, Bulbus.

Das starre Rohr, in welches man an der Strikturstelle blickt, ist äußerst unregelmäßig gestaltet. Die Zentralfigur, wenn man überhaupt davon sprechen kann, ist ein zackiges, verzerrtes Loch.

Die an der Oberfläche der Strikturstelle sich zeigenden gröberen oder feineren Züge von Schwielengewebe nehmen nicht gleichmäßig die ganze Zirkumferenz der Harnröhrenwand ein, sondern beschränken sich auf mehr oder minder große Teile des Umfanges.

Auch blasenwärts von der Strikturstelle spielen sich harte Infiltrationsvorgänge in der Harnröhrenschleimhaut ab. In nicht wenigen Fällen ist es zentral von der Strikturstelle auch zu ulceröser Zerstörung der Schleimhaut gekommen. Oder man erblickt die Reste ulceröser Prozesse in Form von sternförmigen, festen, schneeweißen Narbenzügen.

Zuweilen finden sich dort auch Ausbuchtungen der kranken Harnröhrenwand. Auch innere Fistelöffnungen bevorzugen die gleiche Stelle.

c) Die Endoskopie der hinteren Harnröhre bei der chronischen Gonorrhöe.

Das endoskopische Bild der hinteren Harnröhre bei der chronischen Gonorrhöe unterscheidet sich so wesentlich von dem Bild der vorderen Harnröhre bei dieser Erkrankung, daß es eine besondere Gesamtdarstellung verlangt.

Für den besonderen Ablauf des Entzündungsprozesses und damit für die Besonderheit des endoskopischen Bildes hat schon der anders geartete architektonische Bau der hinteren Harnröhre eine Bedeutung. Die vordere Harnröhre stellt trotz aller Kaliberdifferenzen im ganzen doch ein regelmäßig gebautes Rohr dar. In der hinteren Harnröhre dagegen wechseln enge mit weiten Stellen in viel schrofferer Weise. Es finden sich weiterhin Vorsprünge der Harnröhrenwand, wie der Colliculus seminalis und die Crista urethralis. Alle diese Momente haben Einfluß auf die Lokalisation des Entzündungsprozesses.

Von Wichtigkeit für die Auswirkung des Entzündungsprozesses in der Harnröhrenschleimhaut ist auch die Art der Unterlage derselben. So fehlt der hinteren Harnröhre bis auf gewisse unbedeutende Reste die Unterlage des Schwammgewebes. Wir wissen aber, daß gerade die Unterlage des Corpus spongiosum in der vorderen Harnröhre wesentlich Anteil nimmt an der Bildung strikturierender harter Infiltrate. Aus dem Fehlen der spongiösen Schicht kann man sich wohl die Tatsache erklären, daß in der hinteren Harnröhre die strikturierenden Schwielenbildungen nie zu so weitgehenden Kaliberverengerungen führen wie in der vorderen Harnröhre.

Andererseits ist zu bedenken, daß in nächster Nähe der hinteren Harnröhre die große Drüse der Prostata, die Samenblasen, sowie die Ausführungsgänge der Geschlechtsprodukte liegen, und daß die hintere Harnröhre in dem komplizierten Schließmuskelapparate der Harnblase eingelagert ist.

Auch die Erkrankung der Epithelschicht verläuft in der hinteren Harnröhre anders als wie vorn. Vielleicht ist der zartere Bau der Epithelschicht dieses Harnröhrenteiles daran schuld. Es werden hier nie so starke Pachydermiebildungen gesehen wie vorn. Dafür kommt es häufiger zu Epitheldefekten. Bei der Endoskopie bluten epithellose Stellen leicht, wenn der Tubus darübergleitet. In der Tat erfolgen in der hinteren Harnröhre bei der Endoskopie Blutungen viel häufiger als vorn, selbst wenn man die größere technische Schwierigkeit, den Tubus in die hintere Harnröhre einzuführen, in Rechnung stellt. An epithellosen Stellen kommt es auch leicht zu Wucherungen des Mucosagewebes. In der hinteren Harnröhre sind deshalb Granulationen, Zotten und Polypen viel häufiger zu finden wie vorn.

Alle diese Umstände geben dem Entzündungsprozeß und seinen Produkten in der hinteren Harnröhre eine besondere Note. Es wird folglich auch das endoskopische Bild einen eigenen Charakter haben.

Es soll nun von Anfang an darauf hingewiesen werden, daß die verschiedenen Formen der Entzündung — die weiche und die harte Infiltration — in der hinteren Harnröhre viel häufiger nebeneinander bestehen. Sie tuen dies außerdem in ziemlich unregelmäßiger Weise. Das Bild wird also regellos.

Es sei von vornherein auch erwähnt, daß man sich aus dem endoskopischen Bild der Schleimhaut der hinteren Harnröhre keinen Schluß erlauben darf über den Zustand der Schleimhautunterlage, insbesondere der Adnexe. Schwere Erkrankungen der Prostata und Samenblasen finden sich bei geringen Erscheinungen der Schleimhaut, und umgekehrt werden schwere Entzündungsprozesse der Schleimhaut festgestellt, ohne daß die Entzündung in den Adnexen dem Grade nach konform geht. Die hintere Harnröhre ist also nicht der getreue Spiegel der Adnexe.

Daß die Irrigationsurethroskopie in der hinteren Harnröhre viel häufiger im Gebrauch ist, hatten wir bereits erwähnt. Es muß also das endoskopische Bild der krankhaften Veränderungen bei der Irrigationsurethroskopie stets neben das Bild zum Vergleich gehalten werden, welches die trockene Endoskopie von ihnen liefert.

1. Die Entzündungsform der weichen Infiltration.

Die weiche Infiltration ist die häufigste Entzündungsform in der hinteren Harnröhre, auch bei der Gonorrhöe. Auch andere Infektionen außer der Gonorrhöe, ferner Exzesse in sexualibus, Vergrößerung der Prostata durch Entzündung und Neubildung, Entzündungen der Prostata und Samenblasen, weiter distalwärts liegende Hindernisse für den Harnstrahl, Katheterismus, Urinentmischungen und Steine rufen diese Entzündungsform in gleicher Weise hervor.

Die weiche Infiltration erstreckt sich meist über die ganze hintere Harnröhre.

Bei der trockenen Endoskopie erscheint die Farbe weicher Infiltrationsstellen dunkelrot bis blaurot. Sie ist bei anämischen Harnröhren entsprechend blasser. Durch Quellung, Abstoßung und unregelmäßige Regeneration des Epithels wird über solchen Stellen die Oberfläche matt. Daß übrigens auch im normalen Zustande in der hinteren Harnröhre die Schleimhautoberfläche nicht denselben Hochglanz zeigt wie in der vorderen Harnröhre, hatten wir bereits erwähnt. Die Trichterbildung bleibt bei weicher Infiltration dort gewahrt, wo sie auch in der Norm gesehen wird, also hauptsächlich in der Fossula prostatica, und in der Pars membranacea. In der dunkelroten, geschwollenen Schleimhaut sind die Öffnungen der Ductus prostatici und ejaculatorii oft schwer oder gar nicht zu sehen. Bekommt man sie zu Gesicht, so zeigen sie glasig geschwollene Ränder. Der Colliculus seminalis erscheint dunkelrot groß, gelappt und gefurcht. Die Crista urethralis ist erhaben und dick.

Bei der Irrigationsurethroskopie ist über weichen Infiltraten ebenfalls eine lebhaftere Farbe festzustellen, wenn man auch nicht eine so tief dunkelrote, oder gar blaurote Farbe zu sehen bekommt wie bei der „trockenen" Urethroskopie. Die normale Gefäßzeichnung ist verwischt und hat einer diffusen Röte Platz gemacht. Außerdem ist die Oberfläche der Schleimhaut nicht mehr glatt und eben, sondern rauh. Von der entzündlich veränderten Form des Colliculus bekommt man ein gutes Bild.

2. Die Entzündungsform der harten Infiltration.

Die harte Infiltrationsform ergibt bei der trockenen Urethroskopie ein Bild, das dem der vorderen Harnröhre ähnlich ist. Allerdings ist das Bild viel einfacher, so daß man nicht daran denken kann, eine Unterteilung vorzunehmen, wie wir es für die harten Infiltrate der vorderen Harnröhre getan haben. Wegen seiner Gleichförmigkeit ähnelt das Bild demjenigen der „trockenen" Unterform der harten Infiltration in der vorderen Harnröhre.

Die Farbe ist gleichmäßig blaß. Der Farbenton ist hier aber etwas lebhafter als der einer entsprechend angelegten Infiltrationsstelle der vorderen Harnröhre. Die Oberfläche hat ein trockenes Aussehen. Zu sichtbaren Epithelabschilferungen kommt es im Gegensatz zu vorn selten. Die grauweißen Flecken der Epithelveränderungen sind nicht so dicht wie vorn, sie fallen deshalb weniger auf.

Werden in der Schleimhautoberfläche Züge oder Fasern von Schwielen sichtbar, so liegen diese mehr an der Oberfläche.

Der Colliculus seminalis ist im Falle harter Infiltration flach und glatt. Die Öffnungen der Ductus ejaculatorii klaffen zuweilen. Die Crista urethralis ist ebenfalls flach und abgeblaßt. Sie hebt sich kaum von der Umgebung ab.

Man erkennt im Endoskop, daß die Wände der hinteren Harnröhre an Elastizität wesentlich eingebüßt haben. Immerhin hat man gewöhnlich den Eindruck, daß die Anlage der harten Infiltrate nicht so tiefgehend und dicht ist wie in der vorderen Harnröhre. Am häufigsten sind also die leichteren Formen, gemessen nach dem Grade der Verengerung des Harnröhrenlumens.

Es können aber bei der chronischen Gonorrhöe, wenn auch viel seltener als vorn, in der hinteren Harnröhre harte Infiltrate vorkommen, die die Harnröhre so weit verengern, daß man sie zu den Strikturen rechnen muß, wenn man der klinischen Einteilung von Oberländer und Kollmann folgt. Praetorius hat recht, wenn er aus den Veröffentlichungen von Oberländer und Kollmann herausliest, daß diese Autoren die Ansicht aussprechen wollten, daß die Gonorrhöe wohl imstande sei, in der hinteren Harnröhre so schwere, das Lumen verengernde Schwielenbildungen hervorzurufen, daß man diese Infiltrate als Strikturen bezeichnen müsse. Wohl erreichen diese Strikturen der hinteren Harnröhre nicht filiforme Grade, sondern gehen nur wenige Grade unter Nr. 21 Charrière herunter. Sie sind deshalb mit Recht als Strikturen zu bezeichnen.

Praetorius hat das Verdienst, nachgewiesen zu haben, daß diese noch relativ weiten, nur wenige Grade unter der Grenze von Nr. 21 Charrière herabgehenden Strikturen der hinteren Harnröhre klinisch dieselbe Auswirkung haben, wie viel engere Strikturen, die weiter distalwärts in der Harnröhre sitzen.

Darauf hingewiesen soll hier werden, daß es neuerdings als ein Dogma gilt, daß Strikturen bei der chronischen Gonorrhöe in der hinteren Harnröhre nicht vorkommen, daß man vielmehr berechtigt sei, in dem Falle, daß man eine Striktur der hinteren Harnröhre entzündlicher Provenienz fände, eine tuberkulöse Erkrankung der hinteren Harnröhre anzunehmen. Dem ist aber nicht so, wie wir an Hand genügend zahlreicher Fälle bestätigen können.

Praetorius beobachtete solche Schwielenbildungen nicht weiter nach hinten als bis zu dem vorderen Ende des Colliculus seminalis. Seinen Angaben nach sind diese Strikturen relativ kurz, und nehmen den ganzen Umfang der Harnröhrenwand ringförmig ein. In solcher ausgesprochenen Form haben wir diese Bildungen nicht gesehen. Wir sind aber ebenfalls der Ansicht, daß diese hochgradigen harten Infiltrate meist am Übergang der Pars membranacea zur Pars prostatica sitzen. Wir haben aber auch Fälle gesehen, wo der Tubus erst kurz vor dem Sphincter internus durch quere Schwielenmassen aufgehalten wurde, nachdem er die geringer strikturierte Stelle vor dem Colliculus passiert hatte. Dabei boten diese quergelagerten Massen das Aussehen von Schwielen und nicht etwa von Absceßnarben.

In diesen hochgradigen Fällen ist oft die Einführung des endoskopischen Tubus in die hintere Harnröhre enorm schwierig und gelingt zuweilen überhaupt nicht. Der Widerstand, den man fühlt, ist dabei tief und äußerst fest, was wohl darauf schließen läßt, daß narbige Verwachsungen der Harnröhrenwand mit der Umgebung bestehen.

Ein besonders lehrreiches Bild erhält man, wenn man den Aufbau der harten Infiltrate mit der Irrigationsurethroskopie studiert.

Nochmals sei betont, daß neben harten Infiltraten gleichzeitig weiche bestehen können, wodurch das Bild recht vielgestaltig und wechselnd wird.

3. *Die Entzündungsform der abscedierenden Urethritis.*

In der hinteren Harnröhre kommt noch die abscedierende Form der Urethritis vor. Wohl stets handelt es sich dabei um Mischinfektionen.

Von Bedeutung für das Zustandekommen der abscedierenden Urethritis ist — — wie Oberländer betont — auch eine schlechte Schleimhautbeschaffenheit, wie man sie bei Leuten findet, die für Tuberkulose empfänglich sind.

Im akuten Stadium dieser Entzündungsform wird man wohl wegen der hochentzündlichen, oft mit Fieber einhergehenden Erscheinungen nicht endoskopieren. Endoskopisch von Interesse ist diese Entzündungsform wegen der bleibenden Reste, die sie nach ihrer Rückbildung hinterläßt.

Mit Hilfe des Endoskopes hat übrigens Asch diese Form im subakuten Stadium therapeutisch angegangen, indem er Auskratzungen und Pinselungen mit Jodtinktur vornahm. Er entwirft folgendes endoskopische Bild: „Die Wandungen der hinteren Harnröhre sind vollkommen zerklüftet, die Wand besteht nur noch aus einer Reihe kleinerer oder größerer Kavernen, die durch Septen voneinander getrennt sind.“

Im Endstadium dieser Entzündungsform sieht man im Endoskop lineäre und sternförmige echte Narben, die die Harnröhrenwand verzerren und sich oft quer vor den Tubus legen. Praetorius zerstört diese Narbenzüge im Endoskop mit dem Kauter mit gutem Erfolge. Derartige Narbenstellen sind meist relativ kurz. Seltsamerweise wird in diesen Fällen meistens die vordere Harnröhre frei von harten Infiltrationen befunden.

Bei Durchbrüchen von Prostataabscessen in die hintere Harnröhre kommt es zur Zerstörung der Harnröhrenwand. Der Absceß steht dann mit dem Harnröhreninnern in Verbindung. Besonders häufig finden sich solche Öffnungen in der Nähe des Sphincter internus. Daß in solchen Fällen nur mit Hilfe der

Endoskopie Klarheit zu schaffen ist, liegt auf der Hand. In Frage kommt dabei nur die Irrigationsurethroskopie.

4. Die Entzündungsform der proliferierenden Urethritis.

Es wurde schon erwähnt, daß in der hinteren Harnröhre Proliferationsbildungen sehr oft vorkommen. In der vorderen Harnröhre werden sie wohl auch festgestellt, jedoch haben sie für diesen Harnröhrenteil bei weitem nicht die Bedeutung wie für die hintere Harnröhre.

Nach längerem Epithelverlust beginnt die Mucosa zu wuchern, und es entstehen Granulationen, Zotten und Polypen. Lieblingsstellen solcher Bildungen sind: Die Gegend des Sphincter internus, der Colliculus seminalis, die Crista urethralis und die Sulci laterales.

Für diese Entzündungsform kommt die Irrigationsurethroskopie wohl allein in Frage.

Nochmals wird das Kapitel: „Die Endoskopie der Neubildungen der Harnröhre“ Gelegenheit geben, sich mit diesen Bildungen vom endoskopischen Standpunkt aus zu befassen.

d) Die Endoskopie der Rückbildungserscheinungen der Entzündungsprodukte der chronischen Gonorrhöe, der Rezidiverscheinungen und des Zustandes endgültiger Heilung an den einzelnen Gewebsteilen der Harnröhrenschleimhaut.

Das endoskopische Bild der Rückbildungserscheinungen des chronischen gonorrhoischen Prozesses in der Harnröhrenschleimhaut läßt das pathologische Geschehen in einer solchen Feinheit verfolgen, wie es bei der Betrachtung toter Objekte nur das Mikroskop erlaubt. Es sei bei dieser Gelegenheit daran erinnert, daß OBERLÄNDERs Lehrmeinung von der chronischen Gonorrhöe lediglich auf Grund endoskopischer Beobachtung entstand und daß sie keine wesentliche Korrekturen zu erfahren brauchte, als die Pathologen mit der mikroskopischen Untersuchung nachfolgten.

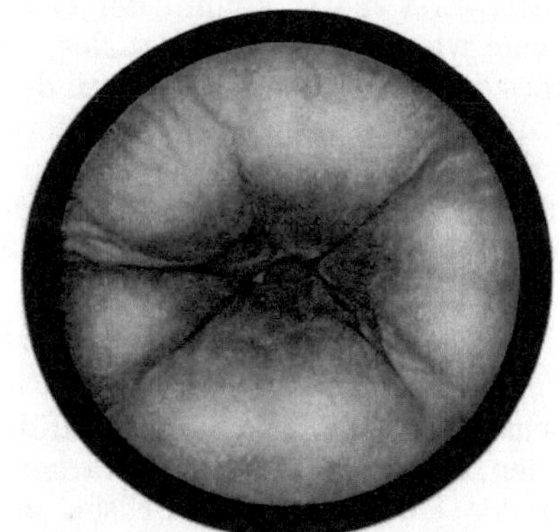
Abb. 35. Striktur. Trockene Endoskopie, Bulbus, Rückbildungsstadium.

Die endoskopische Beobachtung der Rückbildungsvorgänge hat aber auch einen besonders praktischen Wert, weil man auf diesem Wege den Einfluß der Therapie auf die Rückbildung des Entzündungsprozesses mit dem Auge verfolgen kann.

Der Rückbildungsprozeß geht nun — das weiß jeder Urologe — meist nicht ohne Rückfälle ab. Endoskopiert man fleißig im Laufe der Behandlung, so wird man solche Rückfälle voraussagen können. Es ist aber immer besser, beim Wiederauftreten von Rezidiverscheinungen nicht ebenso überrascht zu sein wie der Patient.

Eine genaue Kenntnis des endoskopischen Bildes der geheilten Harnröhre gibt endlich den sichersten Anhalt, wenn man sich über die Frage nach der Beendigung des Entzündungsprozesses in der Harnröhrenschleimhaut auszusprechen hat.

Besonders bei der stärksten Form der Infiltratbildung, bei der Striktur, ist es wichtig, sagen zu können, daß kein Rezidiv wieder auftreten wird. Es ist in der Tat möglich, eine Striktur unter Leitung des Endoskopes so weit zu behandeln, daß sie nicht rezidiviert, und man kann diesen endgültigen Ruhezustand einer Striktur durch eine mehrmals vorgenommene endoskopische Untersuchung sicher diagnostizieren. Es geht nicht mehr an, — heutzutage wo uns die Endoskopie in technisch einwandfreier Form zur Verfügung steht — bei rein empirischen Anweisungen zu verharren, wie sie für diesen Fall in einem neueren Lehrbuche der Urologie (Wildbolz) gegeben werden. Wenn auch die Beobachtung des Verlaufes vieler Fälle sagt, daß nach 3—4 Jahren Beobachtungszeit eine Striktur wohl meist zur Ruhe gekommen ist, so gibt es sicher eine ganze Reihe Fälle, wo diese Erfahrung nicht ausreicht und somit die rein empirische Anweisung des betreffenden Lehrbuches falsch ist. Mit Hilfe der Endoskopie getrauen wir uns aber durch mehrmalige Beobachtungen ein diesbezügliches Urteil in viel kürzerer Zeit aussprechen zu können, welches dabei absolut sicher ist. Welche Bedingungen des endoskopischen Bildes dazu erforderlich sind, werden wir am Schluß dieses Kapitels schildern.

Wir beschreiben hier die im Endoskop zu beobachtenden Rückbildungserscheinungen des Entzündungsprozesses der einzelnen Gewebsteile der Harnröhrenschleimhaut. Aus den einzelnen Teilbildern wird man sich im konkreten Fall das Gesamtbild leicht zusammensetzen können.

1. Das Epithel.

Der erhöhte Glanz der Schleimhautoberfläche, der Ausdruck der Schwellung der Epithelschicht, verliert sich in ungefähr einer Woche bei geeigneter Behandlung. Ist es zur Desquamation gekommen, so verschwinden zuerst die Epithelschuppen. Die betreffende Stelle wird ebener, bleibt aber längere Zeit matt. Erst später kommt der Glanz wieder. Bei jedem Rezidiv wird die Oberfläche wieder matt und glanzlos. Es ist also der normale Glanz der Oberfläche eines der untrüglichsten Zeichen der Gesundheit, und zwar nicht nur der Epithelschicht, sondern auch der darunterliegenden Mucosa. Bei Pachydermiebildungen verdünnt sich der unebene, graue Epithelüberzug langsam. Nach und nach schimmert die rote Unterlage wieder durch. Die betreffende Stelle bleibt dann noch längere Zeit matt, um zuletzt den normalen Glanz wieder zu erhalten.

2. Die Glandulae urethrales (Littre).

Sind die Littreschen Drüsen nur wenig erkrankt, so können bei geeigneter Behandlung die sichtbaren Ausführungsgänge bald wieder aus dem endoskopischen Bild verschwinden. Stärker erkrankte Drüsen verlieren ihre roten Höfe. In der Umgebung der Drüsen und Drüsengruppen treten in der Oberfläche intermediäre Schwielenzüge auf. Dadurch werden die Drüsenöffnungen oft noch deutlicher, da sie durch den Zug des unfertigen Bindegewebes klaffen. Mit dem Zurückgehen dieser Schwielenzüge werden die Drüsen auch wieder unsichtbar. Es kann aber auch zum narbigen Verschluß der Ausführungsgänge kommen. Auf diesem Wege entstehen Cysten. Selbst nachdem die umgebende Schwielenbildung sich zu ruhendem, reinem Bindegewebe zurückgebildet hat, bleiben zuweilen noch einige Drüsenöffnungen inmitten solcher abgeheilten Stellen sichtbar. Sie lassen dann keinerlei entzündliche Veränderungen mehr erkennen.

Bei der „trockenen“ Unterform der harten Infiltration kann die Bedeckung der Drüsen, wenn sie nicht allzu stark ist, durch die instrumentelle Behandlung schmelzen. Es werden dann Drüsenöffnungen sichtbar. Auf diesem Wege entstehen die Mehrzahl der Mischfälle.

3. *Die Lacunae urethrales* (MORGAGNI).

Ist eine Lakune solitär erkrankt, so heilt sie bald bei geeigneter Behandlung. Ebenso erhalten die Lakunen bald wieder ihr normales Aussehen beim Abheilen weicher oder geringgradiger harter Infiltrate. Liegen die kranken Lakunen inmitten stärkerer harter Infiltrationsbezirke, so bilden sich in ihrer Umgebung zirkuläre Züge unfertiger Schwielen, die auch in der Längsrichtung der Harnröhre ausstrahlen.

Durch Zug dieser Gebilde klaffen die Ausführungsgänge der Lakunen. Mit dem Zurückbilden dieser zirkulären Schwielen retrahiert sich meist die ganze Stelle unter das Niveau der Schleimhaut. Selten tritt der gewulstete Rand der Lakunenöffnung über die Ebene der Schleimhautoberfläche hervor.

Die auftretenden Schwielenzüge können gelegentlich auch die Öffnung der Lakune verlegen. Es entsteht dann ein größeres cystisches Gebilde, welches OBERLÄNDER Follikel nannte.

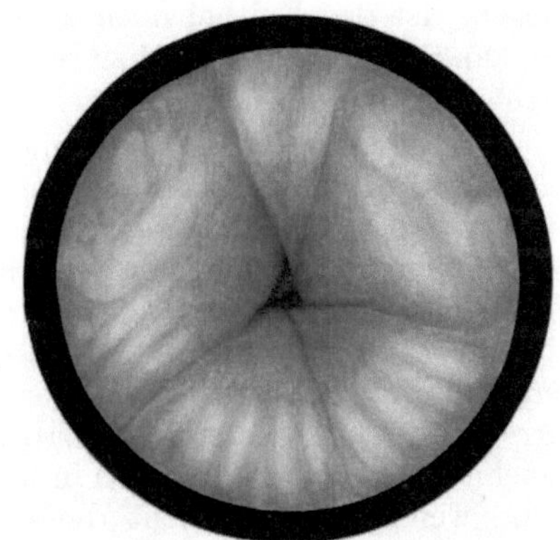

Abb. 36. Hartes Infiltrat. Trockene Endoskopie, Bulbus, Stadium fortgeschrittener Heilung.

4. *Die eigentliche Mucosa.*

Im Falle weicher Infiltration der Mucosa kann entweder eine vollkommene Aufsaugung der Entzündungsprodukte stattfinden, oder es kann zum Übergang in die harte Infiltrationsform kommen. Endoskopisch läßt sich nichts feststellen, woraus man schließen könnte, nach welcher Richtung hin sich ein weiches Infiltrat entwickeln wird.

In Fällen harter Infiltration sieht man im Stadium der Rückbildung, daß in der Oberfläche der Schleimhaut Züge von hyperplastischem Bindegewebe sichtbar werden. In leichten Fällen treten diese Züge nur in der Umgebung von Drüsengruppen oder Lakunen auf. In schweren Fällen sieht man solche Gebilde besonders im Zentrum der Infiltrationsgebiete. Je nach der Ausbildung der harten Infiltration und der Dichte ihrer Anlage sind diese Züge dicker und länger, oder dünner und kürzer. Um Drüsengruppen herum haben sie einen zirkulären Verlauf. Sie senden auch Ausläufer in die Längsrichtung der Harnröhre. Sie sind aber auch netzartig angeordnet. Diese Züge hyperplastischen Bindegewebes lassen meist eine Faserung erkennen. Nun soll man aber nicht glauben, wenn man solche gefaserten Bindegewebszüge in der Oberfläche der Schleimhaut sieht, daß man reines Bindegewebe vor sich hat, und demnach der Entzündungsprozeß in der Schleimhaut zur Ruhe gekommen ist. Endoskopiert man in einem solchen Falle eine Zeit später noch einmal, so wird man häufig konstatieren, daß diese Gebilde nicht abgenommen, sondern sich sogar vermehrt haben. In der Tat schließen derartige an die Oberfläche tretende Züge von Bindegewebe in mehr oder weniger reichem Maße noch Elemente kleinzelliger Infiltration in sich ein. Sie sind also alles andere als ruhende, tote Schwielenzüge und erfreuen sich im Gegenteil noch recht großer Vitalität. Sie sind lediglich der Ausdruck, daß die Rückbildung des Entzündungsprozesses begonnen hat. Das Aussehen solcher Bindegewebszüge mit Einschluß kleinzelliger Elemente richtet sich nach der Tiefe und der Dichte der anfänglichen Infiltration, nach ihrer Lage zur Schleimhautoberfläche und ihrem Gehalte an kleinzelligen Elementen. Bei der Vielheit der Gestaltung ist eine Schilderung nicht möglich. Als Hauptcharakteristica merke man sich die Faserigkeit und die relative Dicke.

Hauptaufgabe der Behandlung der chronischen Gonorrhöe muß es nun sein, diese Züge hyperplastischen Bindegewebes von ihren kleinzelligen aktiven Elementen zu befreien. Dadurch wird aus der lebenden Schwiele eine ruhende oder tote Schwiele. Oberländer sagt dafür: „tote Narbe". Es ist aber auch für das Endstadium die Bezeichnung „Narbe" falsch; denn auch das Endstadium ist nur aus einem subepithelialen Prozeß hervorgegangen, wie Finger richtig betont. Die echte Narbe ist aber die Folge eines Entzündungsprozesses unter Zerstörung des Epithels, also einer Ulceration. Die bei der Gonorrhöe auftretenden Epithelverluste sind aber zumeist nie vollkommen oder werden schnell ersetzt, so daß man nicht von einer Ulceration sprechen kann.

Wie sieht nun eine ruhende tote Schwiele aus?

Wir haben oben schon betont, daß das Epithel ein getreuer Indicator für den Zustand der Tiefe ist. Die tote Schwiele muß deshalb unter intaktem Epithel liegen. Ist das Epithel noch krank, wobei es dann ein mattes Aussehen zeigt, so kann man mit Sicherheit darauf rechnen, daß auch das darunterliegende Schwielengewebe noch kleinzellige Infiltration birgt.

Weiterhin soll das Endgebilde keinerlei Faserung mehr erkennen lassen. Auch soll es keine Niveaudifferenzen der Schleimhautoberfläche bewirken. Es soll zart und kurz sein. Mehrere Züge sollen sich nicht mehr zu größeren Gebilden zusammenfügen. Die Zahl der Endelemente soll nicht mehr so groß sein, und sie sollen nicht so dicht liegen, daß eine stärkere Blutleere der Schleimhaut sich in einer auffallenden Blässe des Farbentones dokumentieren müßte. Den normalen roten, satten Farbenton wird die betreffende Stelle wohl nicht wieder erreichen, die Abblassung soll aber nur unbedeutend sein. Die normale Gefäßzeichnung der Oberfläche soll in möglichst weitgehendem Maße wiederhergestellt sein, wenn sie auch nicht die regelmäßige Anordnung in der Längsrichtung wieder zu erreichen braucht. Es genügt, wenn zwischen den ruhenden Bindegewebsteilen Gefäße an der Oberfläche deutlich sichtbar werden. In schweren Fällen wird die Schleimhaut trotz der vollkommenen Ausheilung des Prozesses nicht wieder die volle Elastizität zurückerhalten, was durch den Gehalt an toten Schwielenzügen bedingt ist. Sie wird sich deshalb in gröbere und weniger zahlreiche Falten zusammenlegen. Die Trichterbildung muß aber deutlich erfolgen und die Zentralfigur vollkommen geschlossen sein.

Ist das Endbild, welches wir für die einzelnen Gewebsteile geschildert haben, nicht nur für die Mucosa, sondern auch für das Epithel, die Drüsen und Lakunen erreicht, und bleibt das Gesamtbild während einiger Wochen dasselbe, so kann der betreffende Fall hinsichtlich der Harnröhrenschleimhaut als geheilt angesprochen werden. Dabei muß man sich aber klar sein, daß man sich mit Hilfe des Endoskops nur über den Zustand der Harnröhrenschleimhaut aussprechen kann. Der Zustand aller übrigen Teile des Harn- und Geschlechtsapparates, die die Gonorrhöe befallen kann, muß an Hand anderer diagnostischer Hilfsmittel beurteilt werden. Es ist also die Endoskopie nur ein Teil des diagnostischen Rüstzeuges. Zur Beurteilung des Zustandes der Harnröhrenschleimhaut ist sie allerdings unserer Ansicht nach das wichtigste Hilfsmittel.

3. Die Endoskopie der männlichen Harnröhre bei den nichtgonorrhoischen Urethritiden.

Bei der Schilderung der Endoskopie der nichtgonorrhoischen Urethritiden sollen erstens die Urethritiden übergangen werden, die sich als Sekundärinfektionen dem gonorrhoischen Entzündungsprozeß aufpfropfen, weil sie in zu engem Zusammenhang mit der Gonorrhöe stehen. Es bleiben zweitens diejenigen nichtgonorrhoischen Urethriditen außer Betracht, die in der Harnröhrenschleimhaut spezifische Entzündungsprodukte liefern, also Tuberkulose, Ulcus molle, Lues und Herpes, da der Endoskopie dieser Erkrankungen ein besonderes Kapitel gewidmet wird. Aus dem gleichen Grunde bleiben hier unbesprochen die Urethritiden auf Grund von mechanischen und chemischen Einwirkungen, sowie diejenigen, die im Gefolge von Hauterkrankungen beobachtet wurden.

Die dann noch verbleibenden nichtgonorrhoischen Urethritiden stellen nun keine einheitliche Erkrankung dar, sondern entstehen durch mannigfaltige Mikroorganismen, wobei es auch gleichgültig ist, ob die Erkrankung von außen oder von innen kommt.

Bakteriologisch und vor allem klinisch lassen diese Erkrankungen der Harnröhre zwei Hauptunterarten erkennen:

Erstens existiert eine schwere Form von exquisit chronischem Verlauf und überaus schlechter Prognose quoad durationem et sanationem, die sich dadurch auszeichnet, daß der Bakterienbefund ihrer Ausflüsse meist ein negativer ist, und daß sie eine auffallend lange Inkubationszeit hat. WÄLSCH hat zuerst diesen Typ beschrieben.

Die zweite und viel häufigere Form weist einen mehr akuten Verlauf auf. Die Inkubationszeit dieser Fälle beträgt wenige Tage, die Symptome sind meist lebhafter, die Prognose hinsichtlich Heilung und Dauer ist viel besser, und der Befund an Mikroorganismen in den Ausflüssen dieser Fälle ist reichlich.

Bei hochentzündlichen Erscheinungen wird man auch bei den nichtgonorrhoischen Urethritiden nicht endoskopieren, um die Entzündung nicht zu verschlimmern. Nach Rückgang der entzündlichen Erscheinungen oder bei Fällen mit geringen Symptomen von Anfang an wird man aber mit Vorteil sich der Endoskopie bedienen, um Klarheit in diese oft dunklen Fälle zu bringen.

Man wird dann erstens urethroskopieren wegen der Differentialdiagnose gegenüber Lues, Ulcus molle, Herpes und Tuberkulose. Auch die mechanischen und chemischen Urethritiden weisen endoskopisch Besonderheiten auf. Wir können mit anderen Endoskopikern nur raten, in solchen chronisch verlaufenden Fällen nicht allzulange mit der Endoskopie zu warten, und warnen davor, sie überhaupt zu unterlassen. Es wird durch die endoskopische Untersuchung mancher dunkle Fall zum Wohle des Patienten geklärt.

Andererseits wird man endoskopieren, um die chronische Gonorrhöe mit ihren Sekundärkatarrhen auszuschließen. Welche sichtbaren Veränderungen die Gonorrhöe in der Schleimhaut macht, haben wir in dem vorigen Kapitel geschildert. Hier können wir für die nichtgonorrhoischen Urethritiden sagen, daß uns unsere endoskopische Erfahrung lehrt, daß die nichtgonorrhoischen Urethritiden in der Harnröhrenschleimhaut nur weiche Infiltrate zeigen.

Bei Durchsicht der in der Literatur mitgeteilten Fälle und der größeren Arbeiten über dieses Gebiet von ADRIAN, KÖNIGSTEIN und CALLOMON finden wir keine gegenteilige Ansicht vertreten, wobei wir allerdings bemerken müssen, daß die Endoskopie dieses Gebietes in der Literatur wenig eingehend besprochen wird.

Wir möchten hierbei zu bedenken geben, daß man zur Beurteilung dieser Frage eigentlich nur die Fälle heranziehen soll, die nie eine Gonorrhöe überstanden haben, am besten die Fälle, die man von allem Anfang an selbst gesehen hat. Wie häufig wird heute noch dem Arzt gegenüber eine Gonorrhöe in der Vorgeschichte von Leuten verschwiegen, denen man ein solches falsches Verhalten nicht zutrauen sollte! Und leider kommen auch heute noch Fälle von Gonorrhöe vor, die wegen des spärlichen Ausflusses, den sie unterhalten, nicht vom Arzt einer mikroskopischen Untersuchung unterworfen werden, und wo dann der Patient im guten Glauben eine Gonorrhöe in der Vorgeschichte abstreitet.

Wenn wir aber wissen, daß nichtgonorrhoische Katarrhe allein keine harten Infiltrate aufweisen, so soll man auch die Endoskopie bei chronischen Urethritiden mit heranziehen, um mit ihrer Hilfe die postgonorrhoischen, unspezifischen Urethritiden von den nichtgonorrhoischen Urethritiden im engeren Sinne abzusondern. Findet man dann harte Infiltrate und dazu noch in der Ausbildung und Verbreitung, wie wir sie bei der chronischen Gonorrhöe geschildert haben, so wird man stets berechtigt sein, den betreffenden Fall als nicht mehr Gonokokken führendes Rezidiv einer chronischen Gonorrhöe anzusprechen.

Wir werden am Schlusse dieser Arbeit nochmals auf diese Frage zurückkommen, wenn wir auch die Endoskopie der anderen nichtgonorrhoischen Urethritiden besprochen haben.

Hier wollen wir aber gleich erwähnen, daß wir die Verengerung entzündlichen Ursprungs in der Fossa navicularis, welche die Folge eines Übergreifens einer Balanoposthitis auf die Urethra ist, ihrer Härte wegen eher für eine Narben- als für eine Schwielenbildung ansehen.

Einer interessanten Beobachtung Glingars soll hier noch gedacht werden. Glingar beschreibt für die schwere Form Waelschs der unspezifischen Urethritis einen endoskopischen Befund folgendermaßen: „Nur bei einer Gruppe von Urethritis non gon., deren Verlauf dem Typus Wälschs entspricht, fand ich kleine, graue, etwas durchscheinende Granula, die über das Niveau der Schleimhaut ein wenig hervorragen und manchmal in Gruppen stehen. Die übrige Schleimhaut ist im Zustande der akuten und subakuten Entzündung mit mehr oder weniger Mitbeteiligung der Lakunen und Drüsen . . . . . Die Unterscheidung gegenüber ähnlichen Gebilden ist meist leicht. Tuberkelknötchen sind mehr weiß und opak, auch größer; die Follikel Oberländers haben mehr cystisches Aussehen und sind durchschnittlich etwas größer; außerdem lassen sich die Follikel anstechen und verschwinden durch Entleerung des Inhaltes, während die von mir beobachteten Körnchen bei diesem Versuche bestehen bleiben.“

Von Böhme-Dresden erfahren wir gesprächsweise, daß Oberländer und er selbst solche Bildungen, wie sie Glingar beschreibt, ebenfalls gesehen hätten, jedoch in der gonorrhoisch kranken Harnröhre. Wir wollen hierzu keine Stellung nehmen, da uns bisher nur *ein* diesbezüglicher Fall zur Verfügung steht, der allerdings für Glingars Ansicht zu sprechen scheint.

Kurz sind hier noch zu erwähnen die wenigen Fälle von Urethritis mycotica, die urethroskopisch beobachtet wurden. Es werden beschrieben weißliche, fleckenförmige, leicht erhabene Beläge in der Gegend der Fossa navicularis (Pierangeli) und kleine, zahlreiche, weißliche, glänzende Herde in der hinteren Harnröhre (Frei).

4. Die Endoskopie der männlichen Harnröhre bei den Urethritiden auf Grund chemischer Einwirkungen.

Lösungen chemischer Stoffe, die zu therapeutischen Zwecken oder zur Prophylaxe in die Harnröhre gebracht werden, können die Harnröhrenschleimhaut reizen, wenn sie in der Dosierung zu stark oder für die Schleimhaut ungeeignet sind. Sie rufen dann gewöhnlich eine Urethritis hervor, deren Zeichen lebhafte Gefäßinjektion und Schwellung der Schleimhaut sind. Derartige Veränderungen sitzen zumeist in dem vordersten Teile der Harnröhre, sowie im Bulbus.

Nach starker Ätzwirkung entstehen Narben, die den traumatischen Strikturen nicht unähnlich sind, und die die Harnröhre weitgehend strikturieren können.

Gewisse Lösungen machen besondere Veränderungen. Die schwersten Veränderungen der Schleimhaut folgen nach Injektionen von *Sublimatlösungen.* Im Endoskop sieht man gewöhnlich ein grautrübes, geschwollenes Epithel über weite Strecken. ASCH beschreibt stark hervorragende, weiße, derbe Stränge, die sich nach Sublimatinjektionen oft innerhalb weniger Tage bilden. Sie geben später harte, derbe Strikturen. Solche Veränderungen rufen auch Lysollösungen hervor.

Nach Injektion von *Höllensteinlösungen* sieht man im Endoskop, daß die Oberfläche der Schleimhaut ein gleichmäßiges weißliches Aussehen bietet, wenn die Höllensteinlösung kürzere Zeit gebraucht wurde. Es sieht dann aus, als ob ein feiner weißer Staub über die Oberfläche gestreut wäre. Diese Erscheinung bildet sich in wenigen Stunden bis längstens ein oder zwei Tagen zurück. Beim längeren Gebrauche von Höllensteinlösungen erscheinen in der Nähe des Bulbus und in der hinteren Hälfte der Pars cavernosa bläulichschwarze Flecken, die dem Verlaufe der Längsfalten folgen oder sich um die Drüsen oder Taschen herum finden. Diese Flecken sehen aus wie verwischte Tintenflecke. OBERLÄNDER nannte diese Erscheinung: Argyrose der Schleimhaut.

Resorcin macht bei längerem Gebrauche stärkerer Lösungen Aufquellung und Verhornung des Epithels. Man sieht dann im Endoskop das Epithel auf weite Strecken abgehoben und unregelmäßig grauweißlich verfärbt.

5. Die Endoskopie der männlichen Harnröhre bei den Urethritiden auf Grund von mechanischen Einwirkungen.

Mechanische Reizungen der Harnröhrenschleimhaut machen unmittelbar der Dauerkatheter, der tägliche Selbstkatheterismus sowie ausfallende Harnsalze.

Die endoskopischen Erscheinungen sind folgende: Bei häufigem Katheterismus und bei Dauerkatheter sieht man anfänglich eine lebhafte Gefäßinjektion und Schwellung der Schleimhaut. Bei längerer Dauer treten harte Infiltrate auf, die aber immer oberflächig bleiben. Dabei sind Drüsen und Lakunen affiziert. Als spezifische Erscheinung tritt eine gleichmäßige Epitheltrübung hinzu, die sich fast über den ganzen Verlauf der Harnröhre verteilt. Die ganze Oberfläche ist auffallend matt, das Ganze hat ein stumpfes, blaßrotes Kolorit.

Unter den ausfallenden Harnsalzen spielen die Phosphate die wichtigste Rolle. Bei länger dauernder Phosphaturie finden sich endoskopisch in der hinteren Harnröhre weiche Infiltrate. Diese sitzen meist im Gebiete des Schließmuskels und der Pars prostatica. Die Oberfläche der Pars prostatica ist zuweilen mit weißen krümlichen Massen bedeckt. Auch im Utriculus finden sich diese weißen Ausfällungen.

Auch indirekte mechanische Reizungen kann die Harnröhrenschleimhaut erfahren. Dies ist der Fall beim Reiten, Rad- und Motorradfahren, auch beim Automobilfahren.

Zumeist findet sich in solchen Fällen lebhafte Gefäßinjektion und Schwellung der Schleimhaut in der hinteren Harnröhre. Seltner weist auch der Bulbus solche Veränderungen auf.

6. Die Endoskopie der männlichen Harnröhre bei der Syphilis.

Syphiliserscheinungen werden in der Harnröhre in allen Stadien dieser Krankheit beobachtet.

Die Sklerosen des Orificium externum der Harnröhre bieten endoskopisch kein Interesse.

Tiefer gelegene Primäraffekte werden meist erst diagnostiziert, wenn ein periurethrales Infiltrat auftritt. Würden „unspezifische Katarrhe" öfters endoskopiert, so würden diese luetischen Primäraffekte in der Tiefe der Harnröhre nicht so häufig der Feststellung entgehen.

Im Endoskop erscheinen sie als Erosionen mit glänzender blaubrauner oder braunroter Oberfläche. Der Rand hat oft ein bläuliches Aussehen. Die Harnröhrenwand ist dabei starr, infolgedessen klafft die Zentralfigur.

Von den Sekundärerscheinungen sind im Endoskop bisher nur papulöse Efflorescenzen beobachtet worden. Sie stellen sich als hanfkorngroße bis linsengroße Efflorescenzen von blaßroter Farbe dar. Das bedeckende Epithel dieser Bildungen ist undurchsichtig, getrübt.

Erwähnt sollen hier auch die Befunde FRIEDLÄNDERs werden; sie werden folgendermaßen beschrieben:

Bei primärer, seropositiver Lues sind es stecknadelkopfgroße, kaum vorspringende Inselchen mit weißlicher Verfärbung oder kleine Schleimhauterosionen, die von weißgrauem, leicht erhabenen Belag umgeben sind.

Bei sekundärer Lues beschreibt FRIEDLÄNDER weißlichgraue, wenig vorspringende Stellen, die häufig eine hyperämische Randzone erkennen lassen. Bei einem Patienten fand er in 8 cm Tiefe eine halblinsengroße, weißlich glänzende Efflorescenz, ähnlich den Plaques opalines, in welcher Spirochäten nachgewiesen wurden.

Derartige Bildungen, wie sie FRIEDLÄNDER für die sekundäre Lues beschreibt, haben wir neben Papeln auch gesehen. Zu seinen Befunden bei primärer seropositiver Lues aber haben wir keine gleichen Befunde zur Hand.

Die meist vorn in der Fossa navicularis sitzenden Gummata bedürfen keiner endoskopischen Untersuchung.

Wenn tiefer in der Harnröhre sitzende Gummata an der Oberfläche der Harnröhrenschleimhaut liegen, zerfallen sie meist rasch geschwürig. Größere, tiefer liegende Gummata komprimieren die Harnröhre wie Tumoren.

Zu dem Syphilome cylindroide Fourniers können wir endoskopisch keine Stellung nehmen.

Neuerdings beschreibt THOMPSON das Syphilome cylindroide als 4—8 cm lange Verengerung der Harnröhre, während es in einem von MASIA beschriebenen Falle sich über die ganze Harnröhre erstreckt hatte.

7. Die Endoskopie der männlichen Harnröhre bei dem Ulcus molle.

Die Erkrankung des weichen Schankers der Harnröhrenschleimhaut stellt sich im Endoskop dar in Form von meist scharf ausgeschnittenen, gelb belegten Geschwüren. Die Begrenzung der Geschwüre kann auch unregelmäßig sein. Die Ulcera finden sich in der Ein- oder Mehrzahl. Sie können konfluieren, wodurch die Entzündungsgebiete größere Dimensionen annehmen.

Da äußere Geschwüre fehlen können, werden solche Fälle meist erst diagnostiziert, wenn Bubonen auftreten.

Würde man bei Harnröhrenausflüssen, deren Natur nicht bald erkannt wird, öfter endoskopieren, so würde ein Ulcus molle der Harnröhrenschleimhaut öfters früher diagnostiziert, bevor eine auftretende Schwellung der Inguinaldrüsen auf die Unterlassungssünde hinweist.

8. Die Endoskopie der männlichen Harnröhre bei dem Herpes genitalis.

Der Herpes der Harnröhrenschleimhaut kommt meist bei Personen mit chronischem Herpes praeputialis vor. Im Endoskop erscheinen in diesen Fällen einzelne gerötete und etwas geschwollene Schleimhautstellen von der Größe eines Fingernagels zumeist im vorderen Drittel der Pars cavernosa. Inmitten dieser roten Stellen sieht man seltener stecknadelkopf- bis linsengroße graue Stellen. Häufiger ist das Epithel abgestoßen, was man daran erkennen kann, daß diese Stellen leicht bluten. Blutet es einmal nicht und hält man den Tubus schräg, so kann man an den epithellosen Stellen auch seichte Grübchen zu sehen bekommen. Manchmal werden auch echte Bläschen sichtbar, oder man stößt auf Reste von solchen. Wenn der endoskopische Tubus über die betreffenden Stellen gleitet, äußert der Patient meist einen lebhaften Schmerz. Dadurch wird man auf die kranken Stellen aufmerksam gemacht.

Als Folge von Herpes kann auch (nach KLAUSNER) eine außerordentlich hochgradige Striktur vorkommen, die jeder konservativen Therapie trotzt. Es liegt dann wohl unserer Ansicht nach eher eine Narben- als eine Schwielenbildung vor.

Von CANDELA wird als Herpes eine Gebilde von adhärentem, glänzenden, weißlichen Belag in der Harnröhre bei starrem Rohr beschrieben. Diese Schilderung eines Herpes findet sich sonst nicht wieder. Sie widerspricht unserer diesbezüglichen Erfahrung.

9. Die Endoskopie der männlichen Harnröhre bei der Tuberkulose.

Bei der Tuberkulose der Harnorgane soll man im allgemeinen nicht urethroskopieren, besonders nicht bei stark eitrigem Blasenkatarrh und bei hochgradigen Urinbeschwerden.

Meist ergibt sich auch die Diagnose aus dem Harnbefunde, sowie aus dem Befunde der Prostata, der Samenblasen, der Samenstränge und der Nebenhoden.

Urethroskopiert soll nur werden in zweifelhaften Fällen, wenn man sich durch die Endoskopie eine Aufklärung des Sachverhaltes versprechen kann. Dabei ist besondere Vorsicht in der Ausführung des Eingriffes erforderlich. Für die hintere Harnröhre ist wohl stets die Irrigationsurethroskopie zu empfehlen.

In der vorderen Harnröhre ergeben sich folgende endoskopische Bilder.

Unter Freibleiben der Fossa navicularis und des vorderen Drittels der Pars cavernosa finden sich auf sonst anämischem Grunde hochrote, glänzende, ungleichförmige Flecken mit kugliger Schwellung. Diese Flecken heben sich von dem blassen Grunde deutlich ab. Dieser tuberkulöse Oberflächenkatarrh, der nach SCHUCHARDT weder Geschwürsbildung noch sonstige spezifische tuberkulöse Gewebsveränderungen zu zeigen pflegt, kann ganz von selbst heilen.

Die Diagnose wird gesichert durch Feststellung von Geschwüren. Diese können aber, wie gesagt, auch ganz fehlen.

Die eigentlichen tuberkulösen Veränderungen sind Knötchen und Geschwüre.

Die tuberkulösen Knötchen stellen sich dar als leicht erhabene, halberbsengroße Knötchen mit rotem Hof.

Die tuberkulösen Geschwüre finden sich fast immer auf erhabener, geröteter Stelle; seltener kommen sie in scheinbar gesunder Umgebung vor. Sie sind meist stecknadelkopf- bis linsengroß, etwa 1 mm tief, und haben einen seichten oder steilen Rand. Ihr Belag ist käsig. Sie finden sich meist in einer Anzahl von 2—6 Stück, und können zu größeren, polycyclischen Geschwüren konfluieren.

In der hinteren Harnröhre läßt die Tuberkulose viel häufiger Befunde erkennen.

In der Pars prostatica kommen neben fleckiger Rötung miliare Knötchen, erbsengroße flache Geschwüre und Granulationen zur Beobachtung. Geschwüre und Granulationen bevorzugen dabei den Colliculus seminalis. Weiterhin kann es im Verlaufe des Entzündungsprozesses zur Bildung von tiefgehenden Substanzverlusten, sogar von Kavernen kommen, die mit Herden der Umgebung communicieren können.

Verengerung des Harnröhrenlumens kann auch bewirkt werden durch Kompression der Harnröhrenwand von seiten tuberkulöser Nachbarorgane.

Auch Granulationsmassen verlegen die Harnröhre.

Endlich verengern Narbenbildungen die Harnröhre, die beim Ausheilen tieferer ulceröser Prozesse entstehen.

Es sei hier noch erwähnt, daß SAWARMURA der Ansicht ist, daß tuberkulöse Strikturen sich in der Pars anterior häufiger vorfinden als in der hinteren Harnröhre. Diese Beobachtung widerspricht aber unserer Erfahrung.

Der von ASCH beschriebene primäre Entzündungs- und Sklerosierungsprozeß — ohne Vernarbung von Tuberkeln oder Ulcera, lediglich als Verteidigung des Organismus gegen die tuberkulöse Infektion — wird von SAWARMURA bestritten, welcher Ansicht wir uns anschließen.

Andererseits konnten jedoch auch wir in gewissen Fällen von Blasen- oder Nierentuberkulose oberflächige harte Infiltratbildungen konstatieren. Meist handelte es sich dann um langdauernde Fälle und um sehr heruntergekommene Patienten. Wir fanden gelegentlich in diesen Fällen — ohne daß eine eigentliche Tuberkulose der Harnröhre bestand — oberflächige harte Infiltrate und Trübung des Epithels über weite Strecken der Harnröhre. Wir sind der Ansicht, daß es sich in diesen Fällen eher um den Ausdruck einer Sekundärinfektion, als einer Tuberkulose handelt.

10. Die Endoskopie der männlichen Harnröhre bei kongenitalen Mißbildungen derselben.

A. Die Endoskopie bei Doppelbildungen und akzessorischen Gängen.

Das Vorliegen echter Doppelbildungen der Harnröhre oder Nebenröhren, die die Struktur der eigentlichen Harnröhre nur unvollkommen nachahmen, wird — abgesehen von den Fällen, bei welchen diese Mißbildung im Verein mit anderen Mißbildungen sofort nach der Geburt in die Augen springt — meist erst festgestellt, wenn sich in der Harnröhre eine Entzündung etabliert.

Die Urethroskopie dient in diesen Fällen hauptsächlich dazu, die Frage nach dem Vorhandensein und dem genauen Sitz einer Kommunikationsöffnung zwischen der Neben- und Hauptröhre zu klären. Dazu verwendet man meist die Irrigationsurethroskopie bei offenem Tubus. Führt man dabei in die Nebenröhre eine feine Sonde ein, so kann man im Endoskop beobachten, wie die Spitze derselben durch das Verbindungsloch durchtritt. Dadurch wird das Auffinden der Kommunikationsöffnung wesentlich erleichtert.

Bei den akzessorischen Gängen hat die Urethroskopie sowohl für die Diagnose als auch für die Behandlung derjenigen Unterart dieser Bildungen Bedeutung, die Erweiterungen der MORGAGNIschen Lakunen darstellen. Bei den übrigen Formen akzessorischer Gänge liegt die Öffnung so, daß das bloße Auge sie sehen kann, weshalb sich das Hilfsmittel der Urethroskopie erübrigt.

B. Die Endoskopie bei angeborenen Verengerungen.

Die Urethroskopie kommt für die Diagnose der angeborenen Verengerungen nur dann in Frage, wenn dieselben so tief in der Harnröhre sitzen, daß sie mit dem bloßen Auge nicht mehr gesehen werden können. Selbst für die Diagnose der angeborenen Verengerungen des Eichelteiles der Harnröhre wird man in der Praxis die Urethroskopie wohl kaum heranziehen. Da die angeborenen

Verengerungen in stärkerer Ausbildung durch Harnstauung und deren verderbliche Wirkung auf die Nierenfunktion meist schon in früher Kindheit dem Leben des betreffenden Patienten ein Ziel setzen, findet die Urethroskopie bei diesen schweren Fällen ebenfalls nicht statt, weil die Enge der kindlichen Harnröhre das Einführen des Urethroskopes nicht erlaubt. In diesen schweren Fällen frühester Kindheit bleibt — falls ein feiner Katheter das Hindernis anstandslos passiert — das Cystogramm das einzige und sichere diagnostische Hilfsmittel.

In Harnröhren, welche die urethroskopische Untersuchung gestatten, stellen sich im Endoskop die angeborenen Verengerungen der Harnröhre in folgenden Formen dar:

Falten der Harnröhrenwand springen in das Lumen vor. Dieselben verlaufen entweder in der Längsrichtung der Harnröhre, oder stehen senkrecht oder schief zur Längsachse.

Bandartige Bildungen ziehen von einer Stelle der Harnröhrenwand zu einer anderen.

Klappenartige Bildungen gehen von der Wand der Harnröhre aus, und zwar einseitig oder doppelseitig. Die konkave Fläche dieser Klappen sieht meist nach der Blase hin. Sie kann aber auch nach der Harnröhrenöffnung zu blicken, was bei den klappenartigen Bildungen der Fall ist, die mit MORGAGNIschen Lakunen in Zusammenhang stehen.

In ganz seltenen Fällen sind angeborene *ringförmige* oder *zylindrische* Verengerungen beschrieben worden.

Die angeborenen Verengerungen kommen gut zu Gesicht, wenn der urethroskopische Tubus an seinem zentralen Ende offen ist, und die Untersuchungen unter Irrigation stattfindet. Die Entfernung derartiger Gebilde erfolgt im Urethroskop mit oder ohne Irrigation durch den galvano-kaustischen Brenner, bzw. durch Kaltkaustik.

Falten und Bänder finden sich vorzüglich in der Pars cavernosa und in dem Bulbus. Bänder werden aber auch in der hinteren Harnröhre beobachtet; sie stehen dann in enger Beziehung zum Samenhügel.

Klappen gehen meist von den natürlichen Faltenbildungen aus, die peripher- und zentralwärts vom Samenhügel aus in der Unterwand der Harnröhre verlaufen.

In der vorderen Harnröhre stehen klappenartige Bildungen mit geringerer Ausbildung im Zusammenhang mit Lakunen, indem sie durch Erhebung der hinteren Begrenzung einer Lakunenöffnung entstehen.

Die seltenen ringförmigen oder zylindrischen Verengerungen dürfen, wenn man sie als angeborene ansprechen will, keinerlei Anzeichen einer entzündlichen Provenienz erkennen lassen. Traumatische Strikturen unterscheiden sich von den angeborenen durch ihre sehnige Beschaffenheit und durch ihre meist nur auf einen Teil des Harnröhrenumfanges beschränkte Ausdehnung. Angeborene Verengerungen ringförmiger Gestalt gehen andererseits einher auch mit anderen Mißbildungen des Harn- und Geschlechtsapparates.

C. Die Endoskopie bei angeborenen Erweiterungen.

Für die Diagnose der seltenen Mißbildung des angeborenen Divertikels hat die Urethroskopie die Bedeutung, den genauen Sitz der Öffnung des Divertikels nach der Harnröhre zu festzustellen, sowie deren Größe und Form zu ermitteln. Falls sich mit dem Endoskop das Divertikelinnere betrachten läßt, kann die Urethroskopie auch herangezogen werden zur Klärung der Frage, ob man die betreffende Höhle als angeborenes oder erworbenes Divertikel ansprechen soll.

Zumeist wird die Diagnose eines angeborenen Divertikels der Harnröhre ohne Urethroskopie gestellt, und zwar aus dem Vorhandensein einer elastischen, scharf umschriebenen, vollständig oder unvollständig ausdrückbaren Anschwellung an der Unterseite der Harnröhre, und zwar der Pars cavernosa. Daß die Anschwellung nicht gleich von der Geburt an bestanden hat, sondern erst später bemerkt wurde, braucht nicht gegen die Natur einer angeborenen Mißbildung zu sprechen. Kann man das Divertikelinnere beleuchten, so zeigt gewöhnlich seine Innenfläche dasselbe Aussehen wie die übrige gesunde Harnröhrenschleimhaut.

Es kann aber auch vorkommen, daß bei klarem, sauren Blasenharn und gesunder Schleimhaut der Harnröhre durch die Stagnation des Urins im Divertikel in der Schleimhaut der Höhle entzündliche Veränderungen auftreten. Man soll sich an der Diagnose einer angeborenen Mißbildung dadurch aber nicht irre machen lassen.

In allen den wenigen Fällen von angeborener Divertikelbildung der Harnröhre saß die Öffnung des Divertikels ausschließlich in der Unterwand der Pars cavernosa.

Ein photographisches Bild eines Divertikels findet sich bei OBERLÄNDER-KOLLMANN: Die chronische Gonorrhöe der männlichen Harnröhre auf Tafel II, Abb. 2, 3 u. 4. Leipzig 1910.

11. Die Endoskopie der männlichen Harnröhre bei Neubildungen.

A. Die Endoskopie bei Angiomen, Kavernomen und Varizen.

Angiome und Kavernome der Harnröhrenschleimhaut sind seltene Vorkommnisse. Sie sitzen sowohl in der vorderen als auch in der hinteren Harnröhre. Im Endoskop lassen sie sich leicht feststellen. Sie erscheinen meist als erbengroße Bildungen mit unebener Oberfläche. Ihre Farbe ist graublau oder dunkelblaurot. Zuweilen erscheint der blaurote Farbenton nur in der Nähe der Zentralfigur, während nach der Peripherie des endoskopischen Bildes hin durch Druck des Tubus das Gebilde mehr eine grauweiße Farbe zu zeigen pflegt. Zuweilen sieht das Ganze aus wie ein erhabener, buckliger Tintenklecks. Eine Unterscheidung zwischen Angiomen und Kavernomen durch das Aussehen im endoskopischen Bilde ist nicht möglich. Kommt es zu Blutungen aus dem Gebilde, so erfolgt diese bei Angiomen in pulsierendem, hellroten Strahl. MULZER beschreibt ein solches Ereignis.

Varizen der Harnröhrenschleimhaut, die hier gleich mit benannt werden sollen, sind nicht minder selten. Sie erscheinen als längsverlaufende, geschlängelte Venenbildungen von typischer Farbe, und nehmen meist die Länge von einigen Zentimetern ein. Sie werden nur in der vorderen Harnröhre beschrieben.

B. Die Endoskopie bei gutartigen Geschwülsten.

Geschwülste der Harnröhre kommen am besten bei der Irrigationsurethroskopie zu Gesicht. Bei trockener Urethroskopie können sich die zarten Gebilde der Wand anlegen und übersehen werden.

Die häufigsten gutartigen Tumoren der Harnröhre sind die Papillome. Für ihr Vorkommen ist es nicht unbedingt nötig, daß klinisch nachweißbare Katarrhe oder Gonorrhöe vorausgegangen sind; wohl ist dies aber meistens der Fall. Sie finden sich meist in der Mehrzahl.

Endoskopisch erscheinen diese Gebilde dann gestielt, oder flach und ungestielt. Zuweilen gehen mehrere von einer Basis aus. Ihre Oberfläche ist glatt, im Anfange ihres Entstehens auch uneben. Die Farbe ist rosa bis hochrot.

Oft erscheinen sie gequollen und transparent. Sind die Gebilde größer, so kann man in ihrem Inneren ein oder mehrere feine Gefäßchen sehen. Sie sitzen in einzelnen Exemplaren über die ganze Harnröhre verteilt. In der hinteren

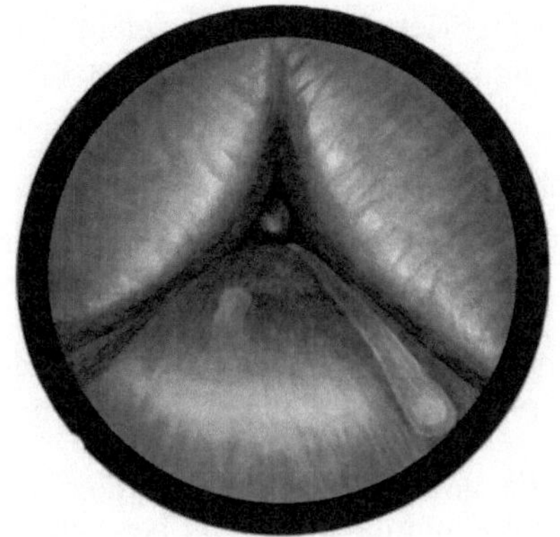

Abb. 37. Gestielter Polyp. Trockene Endoskopie, Bulbus, gestielter Polyp einer Schleimhautfalte anliegend, kleiner Polyp auf Schleimhaut.

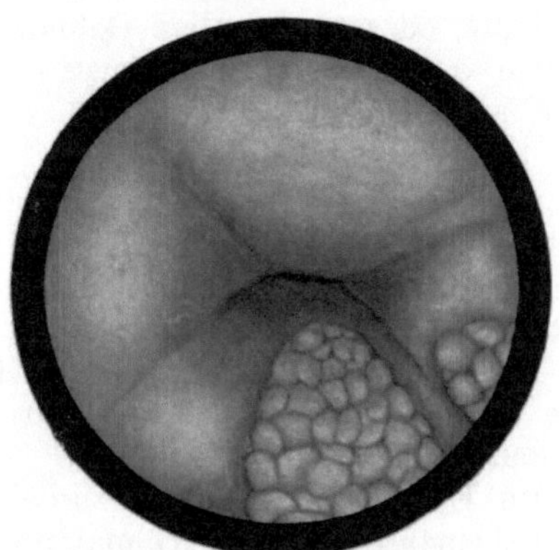

Abb. 38. Polypen. Trockene Endoskopie, Mitte Pars anterior urethrae.

Harnröhre bevorzugen sie das Gebiet des inneren Schließmuskels, die Fossula prostatica und den Colliculus seminalis.

Treten die Papillome in solchen Einzelexemplaren auf, so sind ihre klinischen Erscheinungen gering, oder es bestehen gar keine.

Es gibt aber nun noch eine zweite Art des Wachstumes der Papillome, und zwar das Auftreten in Beeten. In diesen Formen machen die Papillome oft erhebliche klinische Erscheinungen, da diese Konglomerate ein oft kaum zu bändigendes Wachstum zeigen, wodurch die ganze Harnröhre durch Papillombildungen verlegt werden kann, und recht erhebliche Harnbeschwerden daraus resultieren.

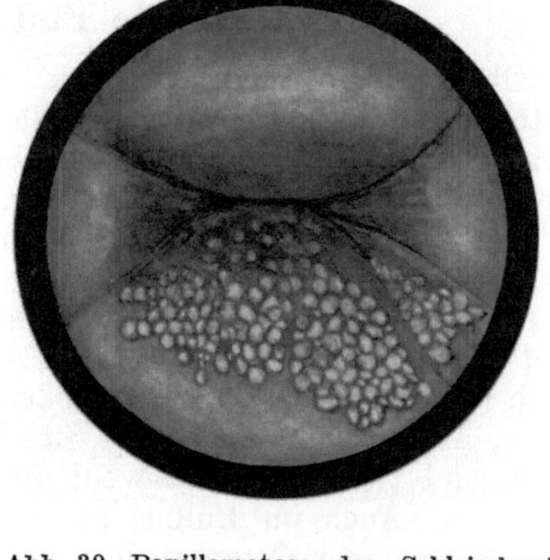

Im Endoskop sieht man dann, gewöhnlich im mittleren Drittel der Pars cavernosa, diese Beete von Papillomen.

Die Farbe der Herde ist zumeist nicht mehr rot, sondern auffallend perlmuttergrau, woraus man schließen kann, daß diesen Gebilden eine feste Epithelbekleidung eigen ist.

Auch die Konsistenz dieser Papillomrasen ist eigentümlich fest.

Abb. 39. Papillomatose der Schleimhaut. Trockene Endoskopie, Bulbus, Herde kleiner Papillome mit grauem Epithelbelag und festem Bau.

Heilen diese Stellen ab — und sie tuen das nach jahrelangem Bestehen, oft ohne jegliche Therapie — so konstatiert man häufig im Endoskop, daß die Schleimhautstelle, wo die Papillome saßen, äußerst hart infiltriert ist. Diese Infiltrate sind vom Typus der glandulären Infiltrate.

Erwähnt soll noch werden, daß es in Papillomen zu einer serösen Durchtränkung kommen kann. In diesem Falle ähneln gewisse Papillome Cysten, wodurch Verwechslungen mit echten Cystenbildungen bei endoskopischer Betrachtung vorkommen können.

Die sehr seltenen *Fibrome* finden sich im Gegensatz zu den Papillomen wohl immer in der Einzahl. Meistens stehen sie in Beziehung zum Colliculus seminalis. Sie kommen aber auch in der vorderen Harnröhre vor.

Im Endoskop erscheinen sie als längliche, dünne Bildungen von geschlängeltem Verlaufe, oder als kugelige Gebilde mit dünnem Stiele. Man kann leicht feststellen, daß sie eine feste Konsistenz haben. Sie haben eine blaßrote, ins Bläuliche schimmernde Farbe.

C. Die Endoskopie bei bösartigen Geschwülsten.

Die Carcinome der Harnröhre sind meist solche von sekundärer Natur, die durch Übergreifen eines Carcinoms der Nachbarschaft auf die Harnröhre entstehen.

Die primären Carcinome der Harnröhrenschleimhaut sind viel seltener. Die erste endoskopische Beobachtung eines primären Carcinoms stammt von Oberländer.

Im Endoskop gelingt es zumeist nicht, die ganze Masse des Tumors auf einmal einzustellen, sondern man muß ihn teilweise und nacheinander betrachten. Gewöhnlich ist der ganze Tubus ausgefüllt von einer unregelmäßigen, hügeligen, hochroten Masse. Das ganze Gebilde sieht aus nach Form und Farbe wie eine überreife Himbeere. Auf der Oberfläche können außerdem noch verschiedene kleinere, äußerst brüchige Excrescenzen sitzen. Kommt es zu ulcerösen Zerfall, so zeigt der Geschwürsgrund ein rauhes, zerklüftetes Aussehen und eine speckige, gelbe Farbe.

Für die in der Harnröhre ebenfalls vorkommenden Sarkome haben wir keinen endoskopischen Befund zur Hand. Sie werden zumeist ohne Urethroskopie festgestellt als voluminöse, grobhöckerige Tumoren von weniger harter Konsistenz.

12. Die Endoskopie bei Cysten.

Obwohl die echten Cysten der Harnröhre in der Reihe der Neubildungen hätten mit aufgeführt werden sollen, wollen wir sie doch zusammen mit den Cysten entzündlichen Ursprunges besprechen, um das Übersichtsbild der in der Harnröhre vorkommenden Cysten nicht zu zerreißen.

Echte Cysten der Harnröhre im Sinne von Tumoren sind für die vordere Harnröhre nur selten beschrieben worden.

Im Endoskop erscheinen sie zumeist als hanfkorn- bis erbsengroße Gebilde, und können in dieser Größe auch multipel gefunden werden. Es werden aber auch bohnengroße und noch größere Gebilde beschrieben, die sich dann meist in der Einzahl vorfinden. Der Sitz ist meist die vordere Hälfte der Pars cavernosa, und zwar kommt sowohl die Ober- als auch die Unterwand hierfür in Betracht. Auch im Bulbus können Cysten vorkommen, die dann Beziehung zum System der Cowperschen Drüsen haben.

Im endoskopischen Bilde zeigen diese Cysten ein silberglänzendes Aussehen und eine faserige Oberfläche, oder sie erscheinen mehr grautransparent. Gelegentlich haben sie auch eine rötlichbraune Farbe. Die Umgebung der Cysten ist frei von entzündlichen Veränderungen. Auf der Kuppe größerer Cysten sind narbige Veränderungen der Oberfläche gesehen worden.

In der hinteren Harnröhre sind echte Cysten ebenfalls selten beschrieben worden, obwohl Michailow darauf hinweist, daß sie gar nicht so selten sind. Die echten Cysten der hinteren Harnröhre stehen meist am Samenhügel und sind entweder Retentionscysten des Utriculus prostaticus oder der Ductus ejaculatorii. Für die endoskopische Schilderung dieser Gebilde wollen wir das Bild benutzen, welches Michailow von einem seiner Fälle entwirft: „Eine

1,5 cm hohe und 1 cm breite Cyste fand sich an der Stelle des Samenhügels, deren obere Grenze deutlich, deren untere nicht zu sehen war. Die Wand war gräulichrot, stark durchscheinend, bedeckt mit zahlreichen erweiterten Blutgefäßen."

Die Untersuchung des Cysteninhaltes, den man im Endoskop entnommen hat, kann übrigens als Anhalt für die Meinungsbildung über den Ursprungsort der Cystenbildung dienen.

Die in der vorderen Harnröhre sonst noch vorkommenden Cysten sind alle entzündlichen Ursprunges. Sie entstehen durch die entzündliche Verlegung der Öffnungen von Drüsen, Lakunen oder paraurethralen Gängen. Das Aussehen solcher Gebilde ist bereits bei der Schilderung der Endoskopie der chronischen Gonorrhöe beschrieben worden.

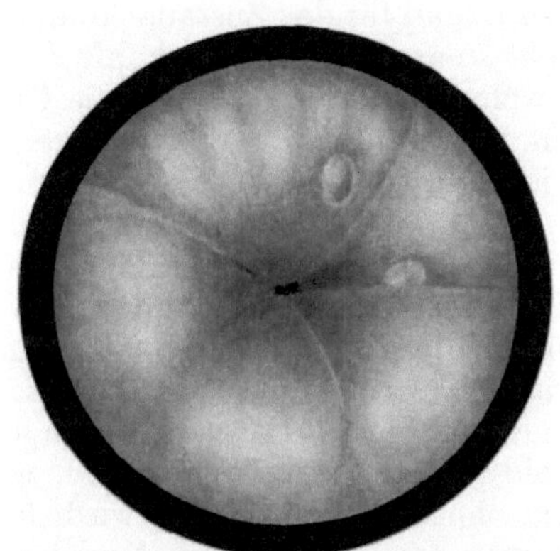

Abb. 40. Cysten. Trockene Endoskopie, Mitte Pars anterior urethrae, Cysten entzündlicher Provenienz bei oberflächigem, sich rückbildenden, harten Infiltrat.

Glingar erinnert noch an eine andere Möglichkeit der Entstehung von Cysten in der Harnröhrenschleimhaut. Es könnte eine Neubildung drüsenähnlicher cystischer Gebilde vorkommen, analog der Cystitis cystica, aus Limbeck-Brunnschen Zellnestern. Er bringt aber für diese Vermutung keine histologischen Unterlagen bei.

In der hinteren Harnröhre beschreibt Buerger als Urethritis cystica chronica eine Schleimhautveränderung, bei der einzeln oder in Gruppen stehende Cysten von 1—5 mm Durchmesser vorkommen, die eine durchscheinende Wand haben, welche Gefäßverästelungen erkennen läßt. Sitz dieser Gebilde ist die Fossula prostatica, der Colliculus seminalis und der Sphincterrand. Stets war diesen Fällen Gonorrhöe vorausgegangen.

Glingar hält die von Buerger beschriebenen Cysten für serös durchtränkte Polypen.

Auch wir haben derartige Bildungen, wie sie Buerger beschreibt, an den betreffenden Stellen gesehen. Entweder kann man hinsichtlich der Natur dieser Gebilde Glingars Ansicht teilen, oder man kann sie für Retentionen von Schleimhautdrüsen oder oberflächig liegenden prostatischen Drüsen halten. Wir haben übrigens auch an der Oberwand der hinteren Harnröhre derartige Cysten gesehen. Manchmal war deren Farbe mehr gelblich, und der Inhalt schleimigeitrig. Sie fanden sich stets bei chronischen Entzündungen der Schleimhaut.

Wir haben bei den Papillomen schon erwähnt, daß diese bei seröser Durchtränkung und Quellung in gewissen Fällen Cysten täuschend ähnlich sehen.

Endlich wollen wir noch erwähnen, daß das sogenannte bullöse Ödem, welches sich im Trigonum der Blase findet, unserer wie auch anderer Erfahrung nach die Grenze des inneren Schließmuskels distalwärts nicht überschreitet. Es soll deshalb hier nicht näher darauf eingegangen werden.

13. Die Endoskopie der männlichen Harnröhre bei Verletzungen.

Bei einer frischen Verletzung der Harnröhre — sei es von außen oder sei es von innen her — ist die Urethroskopie auf jeden Fall kontraindiziert, weil sie eine Infektionsgefahr bedingt, und das Einführen des starren Instrumentes die Verletzung nur vergrößern würde.

Führt eine Verletzung zu einer traumatischen Striktur, so tritt die Endoskopie in ihr Recht. Wir werden im nächsten Kapitel darauf zurückkommen.

Viel früher aber hat die Urethroskopie Bedeutung, wenn eine Verletzung von innen her stattgefunden hat. Diese Verletzungen von innen her werden meist durch Sonden oder Katheter hervorgerufen und führen auch den Namen „falsche Wege“. Hat man nach dem Zustandekommen eines falschen Weges einige Tage gewartet, sind alle Zeichen einer Harninfiltration ausgeblieben, ist kein Fieber vorhanden gewesen, und geht der Urin auf natürlichem Wege fort, so wird man ohne Schaden und mit Vorteil die Urethroskopie ausführen. Sie zeigt, wie keine andere Methode den genauen Sitz des falschen Weges, sie läßt den Grad und das Aussehen der Verletzung erkennen, sie bringt aber auch den Grund für das Zustandekommen eines falschen Weges ans Licht und ermöglicht so am besten, in Zukunft das Hindernis zu umgehen. Vor allem die letzterwähnte Aufklärung durch die Urethroskopie ist sehr wichtig. Denn ist einmal ein falscher Weg gesetzt, so gerät der Katheter oder die Sonde sehr leicht wieder in ihn hinein, anstatt den normalen Weg zu finden.

Für diese Fälle kommt wohl ausschließlich die Irrigationsurethroskopie in Frage. Falsche Wege finden sich besonders im Bulbus und in der Pars prostatica. Im letzteren Falle sind es die Vorbuchtungen der Wände der hinteren Harnröhre, die zumeist durch die Tumorbildung des Prostataadenoms entstehen, welche Instrumenten ein Hindernis bieten und dadurch Anlaß für das Entstehen eines falschen Weges geben. An dem Entstehen falscher Wege im Bulbus ist wohl meist eine Striktur schuld, wenn auch diese Stelle der Harnröhre gelegentlich ohne Striktur verletzt wird, falls der Katheterismus ungeschickt mit einem starren Instrumente zur Ausführung kommt.

Bei Strikturen sitzt die Anfangsstelle des falschen Weges meist vor oder innerhalb der Verengerung. Es kann aber gelegentlich auch vorkommen, daß der Katheter oder die Sonde die Harnröhrenwand verletzt, nachdem die Striktur schon passiert wurde.

Das Aussehen der Eintrittsstelle eines falschen Weges soll nicht weiter beschrieben werden, weil das Bild so eindeutig ist, daß keine andere diagnostische Möglichkeit in Frage kommt.

14. Die Endoskopie der männlichen Harnröhre bei den traumatischen Strikturen.

Traumatische Strikturen können gelegentlich an jeder Stelle der Harnröhre sitzen. Zu allermeist finden sie sich aber im Bulbus und in der Pars membranacea.

Traumatische Strikturen sind besonders fest und sind viel unnachgiebiger als gonorrhoische. Endoskopisch zeichnen sie sich aus durch ihr sehniges, oft glänzendes, schneeweißes Aussehen und durch das Fehlen von Entzündungserscheinungen in ihrer Umgebung. Weiterhin finden sie sich zumeist in der Einzahl. Sie nehmen nicht den ganzen Umfang der Harnröhre ein, sondern beschränken sich fast stets auf einen mehr oder weniger großen Teil desselben. Traumatische Strikturen unterscheiden sich auch zumeist durch ihre Kürze und oft bandartige Gestalt von Strikturen anderer Provenienz. Gegenüber hochgradigen gonorrhoischen Infiltraten, die sich im fortgeschrittenen Rückbildungsstadium befinden, unterscheiden sich traumatische Strikturen dadurch, daß sie an ihren Grenzen keine entzündlichen Veränderungen geringeren Grades aufweisen, wie es bei gonorrhoischen Strikturen stets der Fall ist.

Sollten Zweifel über die Natur der gesehenen Veränderungen entstehen, so wird man sich die betreffende kranke Stelle nicht nur von innen, sondern auch von außen betrachten, wenn man das nicht schon vorher getan haben sollte.

15. Die Endoskopie der männlichen Harnröhre bei den erworbenen Erweiterungen.

Blasenwärts von jeder Striktur findet eine allgemeine Erweiterung des Harnröhrenraumes statt. Auch mehr umschriebene Ausbuchtungen der Harnröhrenwand sind häufig, da neben dem Harndruck lokale Entzündungsprozesse der Harnröhrenwand die Grundlage für ihr Entstehen abgeben.

Erworbene Blindsackbildungen sind wohl meist die Folge von Absceßdurchbrüchen von Drüsen der Nachbarschaft. In der vorderen Harnröhre sind es Abscesse der Cowperschen Drüsen, in der hinteren Harnröhre solche der Prostata und der Samenblasen, die in die Harnröhre durchbrechen. In der hinteren Harnröhre ist es auch die Tuberkulose, die für diese Entstehungsart erworbener Divertikel eine Rolle spielt.

Im Endoskop sieht man, daß die so entstandenen Öffnungen in der Harnröhrenwand verschiedenste Formen haben. Zuweilen sind sie auch in der Mehrzahl vorhanden. Nur mit Hilfe der Endoskopie ist es möglich, in solche Fälle Klarheit zu bringen.

Eine besondere Bedeutung haben solche erworbene Höhlen, wenn ihre Kommunikationsstelle nach der Harnröhre zu in der Nähe des inneren Schließmuskels liegt, und sie selbst sich unter diesen und die Blase erstrecken. Durch Aufblähen solcher Absceßhöhlen durch Harn kann eine partielle oder komplette Harnretention entstehen. Die Urethroskopie ist allein imstande, solche dunklen Fälle von Harnverhaltungen zu klären.

Für die Therapie solcher erworbener Divertikel kommt die Urethroskopie insofern in Frage, als man versuchen kann, im Endoskop die Öffnung des Divertikels nach der Harnröhre zu mit dem Galvanokauter derartig zu erweitern, daß aus dem Blindsack eine flache Ausbuchtung wird, in welcher keine Stauung von Harn und Eiter mehr stattfinden kann.

Bei großen Gebilden wird allerdings wohl ausschließlich die Operation von außen in Frage kommen.

Daß für diese Fälle immer die Irrigationsurethroskopie angewandt wird, ist wohl verständlich.

16. Die Endoskopie der männlichen Harnröhre bei Fisteln.

Die Urethroskopie dient bei Harnröhrenfisteln dazu, den Sitz der inneren Fistelöffnung präzis zu bestimmen.

Kann man von außen eine Sonde durch die Fistel durchführen, so sieht man die Spitze der Sonde innen durch die Wand durchtreten. Ist das Durchführen einer Sonde durch die Fistel nicht möglich, so kann man sich gelegentlich mit der Einspritzung von Farblösungen durch die Fistel helfen.

Es kann sonst schwierig sein, im Endoskop die innere Fistelöffnung zu finden. Liegt sie doch häufig in hochentzündeter Schleimhaut, zuweilen inmitten von Granulationsstellen.

Oft erschließt man die innere Fistelöffnung aus einem Granulationspfropf, in dessen Mitte manchmal die Fistelöffnung nicht gesehen, aber durch Abtasten mit einer Sonde entriert werden kann. Ist man durch die begrenzte Granulationsstelle aufmerksam gemacht worden, so sieht man gelegentlich doch noch inmitten derselben eine dunklere Vertiefung, die die innere Fistelöffnung markiert.

Angeborene Fisteln halten sich meist an die Mittellinie der Unterwand. Erworbene können an jeder beliebigen Stelle der Harnröhre sitzen. Innere Fistelöffnungen brauchen nicht immer in der Einzahl vorhanden zu sein.

17. Die Endoskopie der männlichen Harnröhre bei Harnröhren-Steinen und Fremdkörpern.

Für die Diagnose von Steinen der Harnröhre hat die Urethroskopie nur dann Bedeutung, wenn die Steine in einer Ausbuchtung der Harnröhrenwand liegen. In solchen Fällen gleitet die Metallsonde an dem in der verborgenen Tasche liegenden Steine vorbei, weshalb dieser der Feststellung entgeht.

Steine können im Urethroskop eingestellt und mit der Zange gefaßt werden.

In normalen Harnröhren bleiben Steine gern in der Pars membranacea oder am zentralen Ende der Fossa navicularis stecken.

Zur genauen Bestimmung der Fremdkörper der Harnröhre wird man die Urethroskopie häufig und auch mit gutem Erfolg gebrauchen. Besonders wichtig ist die endoskopische Untersuchung bei kleinen Fremdkörpern, die der tastenden Knopfsonde entgehen. Der Nachweis von Seidensuturen, die durch die Harnröhrenwand durchwandern, ist wohl nur mit Hilfe des Endoskopes möglich.

Fühlt die tastende Knopfsonde bereits den Fremdkörper in der Pars pendula, und will man sich über seine Form mit Hilfe der Urethroskopie noch besonders instruieren, so tut man gut, beim Hinanführen des endoskopischen Tubus an den Fremdkörper die Harnröhre zentral vom Fremdkörper von außen zuzudrücken, um ein weiteres Hineinschlüpfen des Fremdkörpers in die Harnröhre zu verhindern.

Fremdkörper können im Endoskop unter Leitung des Auges gefaßt und dann herausgezogen werden.

18. Die Endoskopie der männlichen Harnröhre bei Hautkrankheiten.

Bei Lichen planus fanden sich nach E. Heuss im mittleren Drittel der Pars pendula zwei scharf umschriebene Plaques, die nach zweimonatlicher Behandlung schwanden.

Erwähnt sei hier noch, daß Urbán bei einem Fall von Erythema multiforme auch auf der Harnröhrenschleimhaut entsprechende Efflorescenzen beobachtete. Es fanden sich zwei linsengroße, abgeflachte Bläschen, umgeben von lebhaft rotem Hof, 5 mm vom Orificium externum entfernt. Obwohl es in diesem Falle auch ohne Urethroskop möglich war, diese Beobachtung zu machen, soll sie doch hier aufgeführt werden erstens wegen der Seltenheit dieser Erscheinung auf der Urethralschleimhaut, und zweitens um zu zeigen, wie wichtig es ist, bei Dermatosen mit Hilfe des Urethroskopes auch die Harnröhrenschleimhaut zu inspizieren.

19. Die Endoskopie der männlichen Harnröhre bei dem Prostata-Adenom.

Bei der Prostatahypertrophie kommt für die Untersuchung der hinteren Harnröhre nur die Irrigationsurethroskopie in Betracht. Der Eingriff geht dabei viel schonender vor sich, auch gibt sie einen viel besseren Einblick in die veränderte Architektonik der hinteren Harnröhre dieser Fälle als die trockene Endoskopie.

Bei der Endoskopie sieht man, daß die Harnröhrenwände dem Wasserdruck nicht nachgeben, sondern, daß sich die Seitenwände der hinteren Harnröhre beiderseits oder auch nur der einen Seite sogar in das Harnröhrenlumen vorbuchten. In hochgradigen Fällen von Prostataadenom erhält dadurch die hintere Harnröhre ein schluchtenartiges Aussehen. Gleichzeitig wird man feststellen, daß die Länge der hinteren Harnröhre zugenommen hat. Besonders wird der Teil zwischen Samenhügel und innerem Schließmuskel von der Längsausdehnung betroffen.

Eine besondere Veränderung erfährt mitunter das Aussehen des inneren Schließmuskelgebietes. Es erhebt sich in solchen Fällen die Unterwand der Fossula prostatica steil empor, und es entsteht hierdurch eine Art Querfalte. Beim Auffordern zum Urinieren macht diese untere Begrenzung des Schließmuskels nicht die übliche Exkursion nach unten, oder sie tut das nur in augenfällig unzureichendem Maße. Schon GOLDSCHMIDT selbst hat diese Querfalte bei der Prostatahypertrophie beschrieben.

Die Durchtrennung dieser Querfalte bringt zumeist eine weitgehende Verringerung der Restharnmenge. Für viele schwache Patienten, die eine Radikaloperation nicht mehr aushalten würden, ist sie die einzige Möglichkeit, dem lästigen Selbstkatheterismus zu entgehen. Eine später dann doch noch nötig werdende Radikaloperation wird allerdings durch die Narbenbildungen, die diesem Eingriff zu folgen pflegen, erschwert.

Bei Nachbehandlung der Prostatektomie findet man zuweilen Narbenzüge im Schließmuskelgebiet, die den Operationserfolg in Frage stellen, indem sie der Anlaß für eine neue Harnretention werden. Wir haben gelegentlich in solchen Fällen mit dem Kauter gearbeitet und so die funktionelle Heilung doch noch herbeigeführt.

20. Die Endoskopie der männlichen Harnröhre bei der Urogenitalneurasthenie.

Trotz der Unklarheit und Vieldeutigkeit der Bezeichnung „Urogenitalneurasthenie" haben wir sie doch gewählt zur Kennzeichnung dessen, was in diesem Kapitel erörtert werden soll, weil diese Angabe kurz ist, und sich ein gewisses Gewohnheitsrecht im Laufe der Zeit erworben hat.

Schon vor der Zeit der Urethroskopie wurden circumscripte Ätzungen in der hinteren Harnröhre bei der Therapie der Sexualneurasthenie ausgeführt. Erinnert sei hierzu an den Namen LALLEMAND.

Nachdem die Urethroskopie die Möglichkeit geschaffen hatte, die hintere Harnröhre zu Gesicht zu bekommen, begannen die endoskopierenden Ärzte, in der hinteren Harnröhre des Mannes nach endoskopisch sichtbaren, krankhaften Veränderungen zu suchen, die sich mit dem klinischen Symptomenkomplex der Urogenitalneurasthenie oder gewissen Teilen desselben in Verbindung bringen ließen, mit der Absicht, durch örtliche Behandlung dieser Veränderungen einen Einfluß auf das Verschwinden der betreffenden Symptome auszuüben.

So berichtet schon einer der ersten Endoskopiker — GRÜNFELD — über seine endoskopischen Erfahrungen bezüglich der LALLEMANDschen Ätzmethode.

Eine reiche Literatur ist seither über dieses Sondergebiet der Urethroskopie entstanden.

Unsere Darstellung des endoskopischen Teiles dieser zahlreichen Arbeiten vereinfacht sich wesentlich dadurch, daß ein großer Teil derselben von allem Anfang an dabei außer Betracht gelassen werden kann. Es sind das die Arbeiten, in denen der Beschreibung einer Reihe von endoskopisch sichtbaren, krankhaften Veränderungen in der hinteren Harnröhre, die als bedeutungsvoll und behandlungswürdig angesehen werden, eine mehr oder weniger ausgedehnte Aufzählung von Symptomen der Urogenitalneurasthenie folgt. Diese Arbeiten sind inhaltlich so wenig greifbar, daß eine Berichterstattung für den ärztlichen Leser keinen Gewinn bringen würde.

Wir wollen uns deshalb eher an die Arbeiten halten, bei denen die im Endoskop gesehenen objektiven Veränderungen enger an ein bestimmtes klinisches Symptom oder an einen umschriebenen Komplex von klinischen Erscheinungen geknüpft werden.

Die sexuellen Symptome werden nun hauptsächlich mit krankhaften Veränderungen des Samenhügels in Verbindung gebracht, während die urinären Symptome mit pathologischen Befunden in der Fossula prostatica und im Gebiet des inneren Schließmuskels in Beziehung gesetzt werden.

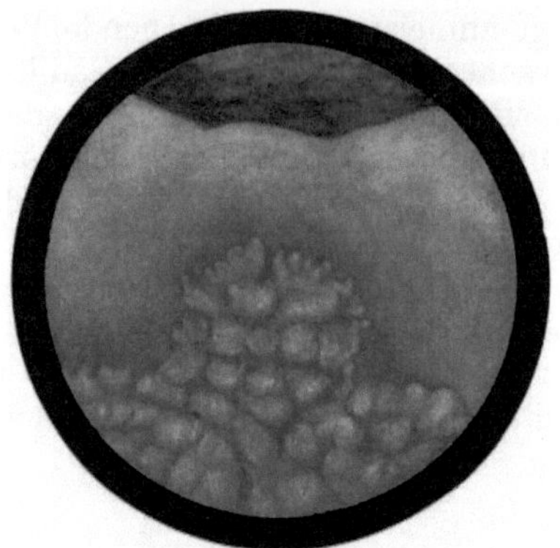

Abb. 41. Colliculus seminalis, besetzt mit Proliferationsprodukten, Irrigationsurethroskopie.

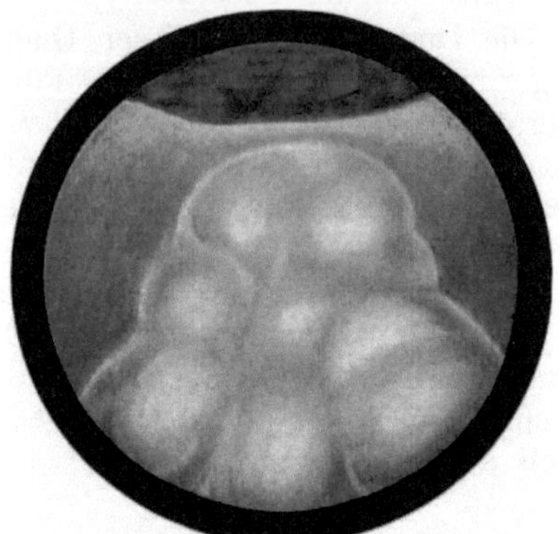

Abb. 42. Glasig geschwollener Colliculus seminalis. Irrigationsurethroskopie.

Unter den bedeutungsvollen Befunden, die am Samenhügel beschrieben werden, steht die sogenannte Colliculushypertrophie an erster Stelle. Die Befunde, die sonst noch in dieser Beziehung angeführt werden, wie Polypen, Cysten, Absceßbildungen, Steine im Utriculus usw., treten an Häufigkeit der Erwähnung weit zurück. Wir haben uns also hauptsächlich mit der Colliculushypertrophie zu beschäftigen.

Die verschiedensten sexuellen Symptome, zumeist zu Symptomenkomplexen vereinigt, werden von ihr abgeleitet, wobei gewöhnlich im Mittelpunkt des Symptomenkomplexes die Impotentia coeundi des Mannes zu stehen pflegt.

Am eindeutigsten finden wir bei Orlowski die Verbindung zwischen Colliculushypertrophie und einem bestimmten Symptomenkomplex aufgezeichnet, wobei auch die Form und Entstehung dieser krankhaften Veränderungen am Samenhügel, sowie das dazu in Beziehung gebrachte Bild klinischer Symptome von diesem Autor am prägnantesten beschrieben wird. Nach Orlowski ist es vor allem die Colliculushypertrophie, die sich einstellt als Folge von Coitus reservatus, frustraner Libido, Onanie und sonstigen sexuellen Mißbräuchen. Ihr reflektorisch-neurotischer Ausdruck ist diejenige Impotenzform, die mit Ejaculatio praecox beginnt.

Es dürfte praktisch sein, diese bestimmten Angaben Orlowskis herauszugreifen, um die urethroskopischen Fragen dieses Gebietes zu erörtern.

Von allem Anfang an weisen wir nochmals darauf hin, daß bei der Beurteilung der Größe eines in der hinteren Harnröhre gesehenen Gebildes im Irrigationsurethroskop mit Optik leicht Irrtümer unterlaufen können. Auch der Geübte tut gut, immer mal wieder das einfache Urethroskop zu Hilfe zu nehmen, um solchen Täuschungen zu entgehen.

Wie bei der Schilderung der Endoskopie der normalen hinteren Harnröhre ausgeführt wurde, hat der Samenhügel bei den verschiedenen Individuen keine konstante Form und Größe, sondern es kommen für beide Eigenschaften recht große individuelle Schwankungen vor. Wer aber in unbehandelten Fällen normale Colliculi häufig gesehen hat, und sich des wohlgezeichneten, dabei festgefügten Bildes der Schleimhautbedeckung solcher Colliculi erinnert, wird auch im Angesicht einer selteneren Form und Größe eines normalen Samenhügels sich nicht verleiten lassen, eine krankhafte Veränderung zu diagnostizieren.

Das Einführen von Instrumenten, der wechselnd starke Druck der Irrigationsflüssigkeit, sowie eingebrachte Anästhetica verändern natürlich künstlich das endoskopische Bild in der hinteren Harnröhre; doch wird man bei Übung mit solchen nicht zu umgehenden Mängeln fertig.

Das Bild des kranken Samenhügels stellt sich nun in folgenden Formen dar:

1. Bei mehr oder weniger ausgesprochener Vergrößerung des ganzen Gebildes hat die Oberfläche ein samtartiges, tiefrotes Aussehen. Sie blutet leicht bei Berührung. Auch kann sie mit polypösen Wucherungen und Polypen besetzt sein.

2. Bei meist beträchtlicher Vergrößerung des ganzen Gebildes bietet die Oberfläche ein eigentümlich blasses, glasiges, verschwollenes Aussehen. Bei Berührung bluten solche Colliculi nicht. Diese Samenhügel sind es, auf die der Name Hypertrophie am besten paßt.

3. Bei Verkleinerung des Gebildes zeigt sich die Oberfläche straff, weiß und retrahiert (Atrophie).

Die beiden ersten Formen können sich auch mit Veränderungen des übrigen Teiles der hinteren Harnröhre vereinigt finden, und zwar von Art des weichen Infiltrates oder der proliferierenden Urethritis. Oft wird die Gestalt des Samenhügels erst bei einer wiederholten Endoskopie nach Betupfen solcher Proliferationsprodukte deutlich sichtbar.

Die beschriebenen drei Unterformen des Aussehens eines kranken Samenhügels sind natürlich nur der verschiedene Ausdruck einer Colliculitis. Daß dem beschreibenden Endoskopiker der Name Hypertrophie sich aufdrängte, ist verständlich. Es ist jedoch richtiger, die Bezeichnung der pathologischen Anatomie zu wählen.

Übrigens weist Orlowski mit Recht auf die Unstimmigkeit hin, daß Heller die große Seltenheit von Beobachtungen veränderter Samenhügel bei Sektionen betont, während die endoskopische Erfahrung lehrt, daß die großen glasig verschwollenen, nicht blutenden, ziemlich festen Colliculi relativ gar nicht selten beobachtet werden, und daß sie, wenn sie unbehandelt bleiben, recht lange dieses Aussehen beibehalten, eine endoskopische Erfahrung, die wir bestätigen können.

Orlowski spricht diesen an sich nicht spezifischen Veränderungen am Samenhügel eine Bedeutung für die Impotenz zu, wenn sie ihre Entstehung sexuellem Abusus verdanken, wie Coitus reservatus, frustrane Libido, Onanie und französische Liebe.

Es dürfte in diesem Zusammenhang interessant sein, die endoskopischen Beobachtungen anzuführen, die bezüglich des sexuellen Mißbrauches in dem Lehrbuch der Urethroskopie von Oberländer aufgeführt werden, wobei auch Kollmanns diesbezügliche Beobachtungen besprochen werden.

Bei lange geübtem Coitus reservatus finden sich recht häufig Veränderungen der Schleimhaut des Samenhügels nach Art der weichen Infiltrationsform, ebenso in der Fossula prostatica und nach dem Schließmuskel zu.

Bei jahrelang geübter Onanie findet sich mit regelmäßiger Deutlichkeit folgendes Bild:

Durch jahrelangen derartigen Mißbrauch entsteht bei gewissen Individuen ein sehr charakteristisches Bild der Schleimhaut. In der vorderen Harnröhre ist das Wesentliche daran eine Trübung des Epithels. An besonders gereizten Stellen kann es bis zur Bildung von opaken Flecken kommen. Dieselben bleiben immer im Niveau der Schleimhaut. Infolge dieser Veränderungen bietet die Schleimhautoberfäche über weite Strecken hin eine auffallend blaßgraue Farbe und eine stumpfe Oberfläche. In stärkeren Fällen ist die Längsstreifung verwischt. Eigentliche Entzündungserscheinungen der Mucosa fehlen, weshalb die Schleimhautfaltung und Trichterbildung keine Veränderungen erfährt. Nur in der Umgebung einzelner sichtbarer Drüsengrüppchen finden sich kleine, flache, harte Infiltrate. Die opaken Flecken heben sich übrigens nicht besonders ab. Sie sind gewöhnlich 2—5 mm breit und können bis 10 mm lang werden. Zu einer Epitheldesquamation kommt es nicht.

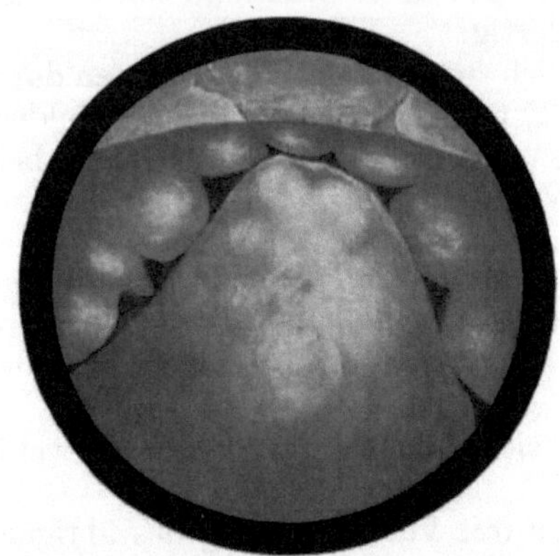

Abb. 43. Entzündliche Schwellung des Colliculus seminalis. Trockene Endoskopie. Vorwölben der Seitenwände der Harnröhre durch die gleichfalls entzündlich veränderte Prostata.

Das Vorkommen dieses Bildes hängt weniger von dem Grade der Ausübung dieses Mißbrauches als vielmehr von der individuellen Schleimhautbeschaffenheit ab.

In der hinteren Harnröhre kommt es gewöhnlich zu weichen Infiltraten. Nach jahrelangem Mißbrauch können auch harte Infiltrate des Colliculus seminalis auftreten. Der Samenhügel ist dann flacher als normal, sieht blaßgelblich bis grauweiß aus und hat eine trockene Oberfläche, die keinerlei Furchung zeigt. Die Mündungen der Geschlechtsdrüsen sind gewöhnlich klein, sie klaffen nicht und weisen zuweilen einen roten Hof auf. Der Saum des inneren Schließmuskels bietet in diesen Fällen gewöhnlich ein höckriges Aussehen.

Wir können diese Beobachtungen auch heute noch bestätigen. Wir ergänzen sie insofern, als wir sagen, daß auch wir die Entzündungsform des Colliculus mit dem mehr soliden Bau und dem glasigen, verschwollenen Aussehen als Folge sexuellen Mißbrauches gesehen haben.

Nochmals möchten wir betonen, daß ein wesentlicher Faktor für das Zustandekommen dieser Veränderungen nach sexuellem Abusus die Schleimhautbeschaffenheit ist. Bei manchen Individuen treten diese Veränderungen schon nach relativ kurzer Zeit auf, während sie bei anderen wieder trotz jahrelangen Mißbrauches ganz ausbleiben können.

Im ersten Falle sind es vor allem Personen mit schlechter Schleimhautbeschaffenheit, die auch sonst zu chronischen Schleimhautkatarrhen neigen.

Um einen immer wiederkehrenden Einwurf zu begegnen, soll noch erwähnt werden, daß die in Rede stehenden Veränderungen des Colliculus seminalis und der übrigen hinteren Harnröhre als Folge sexuellen Mißbrauchs sich wohl auch bei Leuten finden, die in der Vorgeschichte eine Gonorrhöe aufweisen, daß sie sich aber ebenso auch bei solchen Personen finden, die nie geschlechtskrank gewesen sind. Diese endoskopische Erfahrung teilen wir mit einer ganzen Reihe ernsthafter Endoskopiker.

Auch soll noch gesagt werden, daß nicht immer die erwähnten Veränderungen nach sexuellem Abusus von Veränderungen der Prostata begleitet sein müssen, die sich bei der Rektaluntersuchung nachweisen lassen. Zumeist ist in der

Literatur in dieser Hinsicht von der großen schlaffen Prostata die Rede. Wir haben Fälle zur Hand, wo sich bei der Rectaluntersuchung keinerlei Abweichung von der Norm konstatieren ließ. Wir haben aber diese schlaffe, große Prostata bei der Rectaluntersuchung öfter feststellen müssen, als ORLOWSKI, soweit aus dessen Veröffentlichungen zu ersehen ist.

Die endoskopische Behandlung der Colliculitis besteht in der Hauptsache in Pinselungen mit 20%iger Arg. nitr.-Lösung, sowie in galvanokaustischen Stichelungen oder oberflächigem Brennen. In Amerika ist man sogar daran gegangen, den Colliculus abzukappen.

Pinselungen werden im trockenen Endoskop ausgeführt oder im Irrigationsurethroskop, nachdem man nach Einstellen des Colliculus das Wasser abgelassen und haftende Wasserreste mit einem Luftgebläse entfernt hat.

Stichelungen und oberflächiges Brennen läßt sich eleganter unter Irrigation ausführen, da die Instrumente freiere Beweglichkeit haben.

Wir sind der Ansicht, daß der Arzt heilen und nicht verstümmeln soll. Einen Colliculus seminalis abzutragen, halten wir mit HELLER für einen Unfug, da narbige Verlegungen der Ductus ejaculatorii wohl mit Sicherheit daraus resultieren, und mit ORLOWSKI für sinnwidrig für alle jene Ärzte, die im Colliculus seminalis ein wichtiges Organ sehen.

Man bekommt zuweilen einen Colliculus seminalis zu sehen, der von energischer Therapie etwas erzählen kann.

Wird aber halbwegs vernünftig vorgegangen, so resultiert zumeist eine Verkleinerung des Gebildes in toto unter Erhaltung der Form.

Die Behandlung der Cysten, Pseudoabscesse usw. ist in den betreffenden Kapiteln besprochen worden.

Zur Behandlung der weichen Infiltrate empfehlen wir Dehnungen der hinteren Harnröhre nach OBERLÄNDER-KOLLMANN. Dieselbe Behandlung kann auch bei proliferierenden Prozessen vorgenommen werden; dafür kämen auch noch Pinselungen mit 20%iger Arg. nitr.-Lösung im Urethroskop in Frage, sowie die LOHNSTEINsche Curette.

Erfolge solcher Behandlung werden meist nicht in exakter Weise angegeben.

In jedem einzelnen Falle spielen viele andere Umstände mit hinein, so daß es schwer ist, überhaupt einen Vergleich anzustellen.

HELLER spricht von reiner Suggestionswirkung. ORLOWSKI dagegen weist auf die Wellenbewegung ärztlicher Lehrmeinungen hin und auf die Tatsache, daß immer wieder exakte Ärzte verschiedenster Länder diese lokale Therapie betreiben, und zwar nicht bloß mit der Absicht, eine Suggestionswirkung zu erzielen.

Da wir nur die Aufgabe haben, über die endoskopische Seite dieses Gebietes zu berichten, müssen wir uns versagen, auf diese Frage einzugehen; ohne längere, auf andere Gebiete übergreifende Ausführungen würde eine Stellungnahme auch nicht zu begründen sein.

So viel ist jedenfalls sicher, daß es eine kleine Minderheit aus der großen Zahl der Fälle von Sexualneurasthenie ist, für die diese Frage überhaupt aufgeworfen werden kann.

In der Literatur findet sich häufiger die Angabe, daß man bei der Spermatorrhöe ein Klaffen der Öffnungen der Ductus ejaculatorii beobachten könne. Diese Ansicht ist aber sicher nicht richtig.

Die urinären Symptome werden mit krankhaften Veränderungen der Fossula prostatica und des Gebietes des inneren Schließmuskels in Verbindung gebracht.

In der Hauptsache sind es die Produkte proliferierender Urethritis und Papillome der Fossula prostatica, die neben Cysten und Pseudoabscessen als bedeutungsvoll für urinäre Symptome gehalten werden.

Der Sphinkterrand bietet in solchen Fällen gewöhnlich ein höckeriges Aussehen, die zarte Faltung wird grob.

Auf Dehnbehandlung sowie endoskopische lokale Maßnahmen hin verschwinden die urinären Symptome mit ziemlicher Regelmäßigkeit, wie wir in der Literatur verzeichnet finden und aus eigener Beobachtung bestätigen können.

Die Impotentia generandi kann in narbiger Verengerung der Öffnungen der Ductus ejaculatorii ihren Grund haben. Man wird dann folgerichtig zur Bougierung dieser Gänge im Urethroskop schreiten.

Plausibel ist übrigens der Zusammenhang dieser Verengerung mit dem Symptom des Ejakulationsschmerzes.

III. Die Endoskopie der weiblichen Harnröhre.

1. Die Endoskopie der normalen weiblichen Harnröhre.

Für die Endoskopie der weiblichen Harnröhre kann man sowohl das einfache als auch das Irrigationsurethroskop gebrauchen.

Bei der „trockenen" Urethroskopie sieht man, daß die durch den Tubus entfalteten Harnröhrenwände wie in der männlichen Harnröhre sich hinter dem Tubus wieder zusammenlegen, ohne eine lichte Weite zu belassen. Es entsteht also ebenfalls ein Trichter. Auch Längsfalten werden sichtbar, die im endoskopischen Bilde in radiärer Anordnung erscheinen. Besonders an der Unterseite treten diese Falten deutlich hervor. Der Übergang zur Blase repräsentiert sich als ein kurzgeschlossener Trichter. An der Unterwand ragt zuweilen eine Erhebung vor, die von Barkow Colliculus cervicalis genannt wurde. In der Mitte der Harnröhre finden sich auch Querfalten, so daß durch die Vereinigung mit den Längsfalten Gitterfalten entstehen.

Die Farbe der Schleimhaut ist satter rot als wie beim Manne. Die längsverlaufende Gefäßzeichnung — im endoskopischen Bild radiäre Streifung — tritt nicht so deutlich in die Erscheinung wie in der männlichen Harnröhre. Seitliche Gefäßverästelungen sind deutlich zu sehen. Littresche Drüsen sind in der gesunden Harnröhre nicht erkennbar. Lakunen geben das übliche Bild, sie ragen in der weiblichen Harnröhre zuweilen über die Oberfläche der Schleimhaut vor.

Bei der Irrigationsurethroskopie läßt der Übergang nach der Blase zu in regelmäßiger Anordnung feine Fältchen erkennen. An der Oberfläche der Schleimhaut sind längsverlaufende hellrote Gefäße deutlich zu sehen, zwischen denen Querästchen die Verbindung herstellen. Zwischen der Gefäßzeichnung schaut der hellere, weißgelbliche Grund der Schleimhaut hervor.

2. Die Endoskopie der kranken weiblichen Harnröhre.

Um Wiederholungen zu vermeiden, wollen wir uns darauf beschränken, bei der Schilderung des endoskopischen Bildes nur die Besonderheiten zu benennen, die der weiblichen Harnröhre gegenüber der männlichen zukommen. Da zu diesem Zwecke für einzelne Gebiete ein kurzer Hinweis genügt, verzichten wir auf eine Einteilung des Stoffes in einzelne Kapitel.

Bei der Gonorrhöe kommt es in der weiblichen Harnröhre viel seltener als beim Manne zu den typischen Veränderungen des chronischen Stadiums. Meist kommen nur weiche Infiltrate zur Beobachtung. Als Besonderheit der weiblichen Harnröhre im subakuten und chronischen Stadium der Gonorrhöe ist das häufige Auftreten von sammtartigen geschwollenen Schleimhautstellen zu nennen. Es sind das Granulationsstellen. Inmitten dieser Bildungen können auch zahlreiche, kleinere, papillenartige Excrescenzen aufschießen. Dann haben diese Stellen eine unebene Oberfläche und ein dunkelrotes Aussehen. Sie setzen sich scharf von der Umgebung ab. Gleitet der urethroskopische Tubus darüber, so bluten sie leicht. Im Stadium der weichen Infiltration lassen sich die Lakunen infolge der Schleimhautschwellung oft nicht erkennen. Die harten Infiltrate, die man im chronischen Stadium der Gonorrhöe zu sehen bekommt, haben meist nicht die Stärke und Dichte, wie diejenigen der männlichen Harnröhre. Ganz selten kommt es zu einer wirklichen Starrheit des Rohres. Dann kann man die Unnachgiebigkeit der Harnröhrenwand auch von der Vagina aus fühlen. Das Bild der harten Infiltrate ist in der weiblichen Harnröhre zumeist recht einförmig. Die Schleimhaut faltet sich schlecht oder es liegt ein starres Rohr vor. Die Farbe ist, wie üblich, blaß. Die Epithelveränderungen dokumentieren sich in Mattigkeit der Oberfläche oder bestehen in leichter bläulichweißer Trübung der Epithelschicht. Zu echter Pachydermiebildung kommt es nicht. Drüsengruppen und Lakunen werden deutlich gesehen. Neben der zumeist gleichmäßigen Ausbreitung gibt es aber auch ein mehr umschriebenes Auftreten der harten Infiltrate. Dabei kommen gewöhnlich mehrere solcher Stellen nebeneinander vor. Die Schleimhautoberfläche ist dann höckrig, die Farbe ebenfalls blaß. An der Oberfläche lösen sich weißgraue Schuppen veränderten Epithels ab. Im Rückbildungsstadium sieht man bei der umschriebenen Form Züge von Bindegewebe, die an die Oberfläche treten und sich um Lakunen und Drüsenherde herumgruppieren. Die Lakunen treten dann zumeist über die Oberfläche hervor. Lakunen und Drüsen können durch den Entzündungsprozeß verschlossen werden und dadurch Cysten entstehen. In den stärksten Graden gonorrhoischer harter Infiltration kann es zu ringförmigen Bildungen kommen. Aber auch die stärksten Infiltrate der weiblichen Harnröhre erreichen bei der Gonorrhöe nie so hohe Grade wie bei der männlichen Harnröhre.

Nichtgonorrhoische Urethritiden geben dieselben urethroskopischen Bilder wie die Gonorrhöe. Am häufigsten bekommt man dabei das Bild der weichen Infiltration zu sehen; oder es finden sich Granulationsstellen. Eine besondere Beachtung verdienen weiche Infiltrationen und Granulationsstellen der weiblichen Harnröhre bei der Coliinfektion der Harnwege, da von diesen Bildungen die ewigen Rezidive dieser Krankheit auszugehen pflegen.

Harte Infiltrate werden in vereinzelten Fällen auch bei nicht gonorrhoischen Urethritiden gefunden.

Besonders wenn zu einer Infektion ein *Trauma* — meist das bei der Geburt — hinzukommt, entstehen oft recht schwere Strikturen der weiblichen Harnröhre. In manchen Fällen sitzt diese Narbenbildung in nächster Nähe des Überganges der Harnröhre zur Blase. In solchen Fällen sind die Retentionserscheinungen besonders stark.

Daß ein *Trauma* auch ohne *Infektion* eine Strikturbildung hervorrufen kann, ist wohl ohne weiteres ersichtlich. Bei diesen echten Narbenstrikturen fehlt vor- und rückwärts von der Strikturstelle die typische Zone geringerer Entzündungserscheinungen, wodurch der Charakter der traumatischen Striktur deutlich hervortritt. Allerdings begleiten Infektionen meist ein Trauma der weiblichen Harnröhre.

Angeborene Verengerungen der weiblichen Harnröhre kommen wohl nicht vor. Wir haben keine derartige Beobachtungen gemacht und auch in der Literatur ist nichts darüber berichtet.

Erweiterungen der weiblichen Harnröhre werden am besten mit Hilfe der Irrigationsurethroskopie studiert. Sie betreffen wohl ausschließlich die Unterwand.

Sie sind flach oder stellen echte Divertikelbildungen dar. In seltenen Fällen sind angeborene Divertikelbildungen der weiblichen Harnröhre als umschriebene Anschwellungen der Unterwand der Harnröhre beschrieben worden. Die Öffnung solcher Bildungen nach der Harnröhre zu hielt immer die Mittellinie der Unterwand der Harnröhre ein. Für die Diagnose der Urethrocele hat die Urethroskopie nur eine beschränkte Bedeutung. Auch ohne sie läßt sich durch den Nachweis einer umschriebenen, prallen, mehr oder weniger ausdrückbaren Vorbuchtung der Unterwand der Harnröhre die Diagnose dieses Leidens stellen. Die Urethroskopie gibt nur Aufschluß über die Lage, Form und Größe der Öffnung der Urethrocele in die Harnröhre. Bei genügend großer Öffnung läßt sich das Divertikelinnere betrachten. Dabei kann man starke Veränderungen der Divertikelschleimhaut vorfinden, während die Harnröhrenschleimhaut selbst gesund erscheint. Die Form der Öffnung ist verschieden, meist ist sie schlitzförmig.

Bei Vorfall der vorderen Scheidenwand sieht man im Endoskop nur eine flache Ausbuchtung der Unterwand. Kommt es im Verlaufe eines Scheidenvorfalles zu unwillkürlichem Harnabgang, so haben wir beobachtet, daß die flache Ausbuchtung der Unterwand wohl nach dem Blasenübergang zu wieder anstieg, dagegen schon ein geringer Druck der Irrigationsflüssigkeit genügte, diese Erhebung verstreichen zu lassen und damit die Öffnung nach der Blase zu frei zu machen.

Für die Diagnose der *bösartigen Tumoren* der weiblichen Harnröhre hat die Urethroskopie wenig Bedeutung, da diese Neubildungen meist im vorderen Teil der kurzen Röhre sitzen, also von außen gesehen und von der Vagina aus getastet werden können.

Ebenso liegt die Sache bei *Myomen.*

Polypöse Exkrescenzen und *Polypen* läßt die Irrigationsurethroskopie leicht erkennen. Wie lange wird oft ein Blasenkatarrh des Weibes mit Instillationen behandelt, da der Schmerz am Ende der Miktion nicht schwinden will, während solche, mit dem Urethroskop leicht nachweisbare Gebilde der Harnröhrenschleimhaut es sind, die diese quälenden Sensationen unterhalten.

IV. Urethroskopie und Therapie.

Die Urethroskopie hat nicht nur eine Bedeutung für die Diagnose von Harnröhrenerkrankungen, sondern sie ist auch ebenso wichtig für die Behandlung.

Vor allem ist es möglich, eine ganze Reihe Affektionen der Harnröhrenschleimhaut im Endoskop direkt unter Leitung des Auges therapeutisch anzugehen. Wir wollen hier nicht die Einzelheiten dieser direkten urethroskopischen Behandlung aufführen, da eine vollkommene Übersicht über dieses Gebiet der Therapie in dem Buche: „Urologische Operationslehre“ von Voelcker und Wossidlo in einer Bearbeitung von E. Wossidlo leicht zugänglich zur Hand ist. Auch alle Lehrbücher der Urethroskopie geben dahingehende Anweisungen.

Wir haben uns übrigens in dem betreffenden Kapitel befleißigt, von jedem Instrument gegebenenfalls die technische Möglichkeit für die endourethrale Operation zu besprechen.

Nur einige kurze Bemerkungen sollen hierzu gemacht werden.

Vor allem möchten wir warnen vor einer lokalen Behandlung der Harnröhrentuberkulose, also auch vor einer urethroskopischen Behandlung. Es kommt nichts Gutes dabei heraus.

Weiter bleibt uns hier zu erwähnen, daß uns hinsichtlich der von KLOTZ (1905) vorgeschlagenen Sondierung der Ductus ejaculatorii und Füllung der Samenblasen mit Hilfe des Endoskopes keine ausreichenden Erfahrungen zur Verfügung stehen. LUYS ist ein eifriger Verfechter dieser Methode.

Wir verlassen damit das Gebiet der direkten endoskopischen Behandlung. Es bleibt weiterhin auszuführen, daß die Urethroskopie auch einen recht beträchtlichen Einfluß auf die nichtendoskopische Therapie ausübt.

Einen besonderen Wert hat sie in dieser Hinsicht erlangt für die Behandlung der Harnröhrenveränderungen des chronischen Trippers. Von allem Anfang an gibt die Urethroskopie dieser Behandlung eine sichere Grundlage, da sie eine bis ins einzelne gehende Auskunft über den Zustand der Harnröhrenschleimhaut erteilt, indem sie Sitz, Form und Grad der Entzündungsprodukte der Harnröhrenschleimhaut erkennen läßt.

Weiter aber ermöglicht sie auch, die Wirkungsweise der angewandten Therapie mit dem Auge zu verfolgen. Man kann mit dem Endoskop genau beurteilen, ob die Behandlung anspricht oder nicht.

Von besonderer Wichtigkeit sind diese Möglichkeiten für die Dehnbehandlung des chronischen Trippers nach OBERLÄNDER-KOLLMANN. Ganz abgesehen von dem Umstande, daß die Dehnbehandlung überhaupt ihre Grundlage von der Urethroskopie erhalten hat, ermöglicht die Endoskopie, die Dehnungen wirklich an der begrenzten kranken Stelle zu applizieren und läßt dadurch gesunde Teile schonen. Eine zweckmäßige Auswahl des Dehners ist nur nach einer vorher geübten Urethroskopie möglich. Die Urethroskopie unterrichtet aber auch über den nötigen Grad der Dehnung. Eine Stelle weicher Infiltration bedarf nur einer leichten Dehnung. Ein hartes Infiltrat wird man stärker dehnen müssen, und zwar um so stärker, je dichter und dicker es angelegt ist. Hat man bei der Urethroskopie gefunden, daß das Infiltrat Rückbildungserscheinungen zeigt, so wird man stärker dehnen können, als man es seiner Dicke und Dichte nach sonst tun würde. Zuweilen spricht eine Dehnbehandlung nicht an, weil das Infiltrat noch sehr aktiv und im Fortschreiten begriffen ist. In solchen Fällen gibt die Urethroskopie dem Arzt rechtzeitig einen Wink, vorläufig die Dehnbehandlung auszusetzen. Endoskopiert man eine gedehnte Stelle eines harten Infiltrats, so sieht man, daß an dieser Stelle Kontinuitätstrennungen in Gestalt kleiner Risse sichtbar sind. Es kommt das daher, daß die kranke Stelle dem Druck des Dehners nicht so elastisch nachgibt wie die gesunde Schleimhaut, und daß das entzündliche Gewebe brüchiger ist. Derartige Dehnungswunden sollen unter dem Epithel liegen. Man sieht, daß besonders die Infiltrationsstellen, welche zahlreiche Kontinuitätstrennungen aufweisen, sich gewöhnlich besonders gut aufzusaugen pflegen. Man wird dann die Stellen, die bei einer Kontrollendoskopie als resistent erkannt werden, das nächste Mal energischer dehnen.

Im Endoskop sieht man, wenn die Behandlung gut anspricht, einen raschen Ablauf der Rückbildungsvorgänge, wie wir sie bereits geschildert haben. Ohne Zwischenfälle geht es dabei wohl nie ab. Mit Hilfe des Endoskopes erkennt man aber leicht die Stellen, die Rezidiverscheinungen zeigen, und man kann seine Behandlung danach einrichten. Wenn man also während der Behandlung laufend urethroskopiert, verliert man nicht die Zügel aus der Hand, was sonst leicht der Fall ist.

Daß uns die Endoskopie auch einen sicheren Anhalt für ein Zuruhekommen des Entzündungsprozesses der Schleimhaut gibt, haben wir schon erwähnt. Sie gibt aber damit auch das Zeichen für das Aufhören der Therapie.

Es sei uns hier nun nochmals erlaubt, die Frage zu berühren, wie weit man die Behandlung der Harnröhrenschleimhaut treiben soll. Daß wir der Ansicht sind, daß sie so lange fortzusetzen ist, bis das von uns skizzierte Bild der Heilung erreicht ist, ist wohl verständlich genug. Wenn man die Abneigungen anderer Ärzte gegen diese strengen Anforderungen OBERLÄNDERS liest, so könnte leicht die Ansicht entstehen, daß es in der Praxis meist nicht möglich sei, dieses Idealziel zu erreichen. Wir können aber hier nur betonen, daß man in den allermeisten Fällen dieses Idealziel erreicht, und zwar in einem Zeitraum, der nicht so groß ist, daß der Patient der Behandlung überdrüssig wird. Man muß allerdings während der Behandlung fleißig urethroskopieren und dadurch die Dehnungen oder sonstige therapeutische Maßnahmen streng indizieren, also die Zeit nicht unnötig mit halben Maßnahmen vertrödeln.

Wir wissen heute noch nicht, warum eigentlich manche Fälle zu Strikturen führen. Wir wissen aber dank der Urethroskopie, daß auch weite nicht Strikturen machende harte Infiltrate, sich selbst überlassen, eine Lebensdauer von vielen Jahren haben. Sie bleiben aktiv, was man im Endoskop daraus ersieht, daß sie sich per continuitatem ausbreiten oder an bisher gesunden Stellen Infiltrate hervorrufen können. Es ist nun aber nicht das einzige Erfordernis, daß der betreffende Entzündungsprozeß so lange zu behandeln ist, bis eine Strikturbildung ausgeschlossen ist. Selbst wenn diese Möglichkeit nicht mehr vorliegt — wer kann das aber mit Bestimmtheit in jedem Falle ohne Endoskopie sagen — bleibt trotzdem ein aktiver Entzündungsprozeß im Körper zurück, der Anlaß für ein Rezidiv in der Harnröhre oder für eine Ausbreitung der Entzündung auf die Adnexe werden kann. Man wird deshalb nicht bei halben Maßnahmen stehen bleiben.

Daß es Gründe gibt, die das Idealziel nicht erreichen lassen, ist uns bekannt. Es kann vorkommen, daß man Pausen in der Behandlung eintreten lassen muß. Oft saugt sich nach einigen Monaten ein Infiltrat auf Dehnbehandlung dann doch noch auf, was anfangs nicht ansprechen wollte.

Wie wir schon darlegten, zeigt die Urethroskopie die Gründe dafür.

Es kann aber auch die Notwendigkeit eintreten, auf halbem Wege stehen zu bleiben, wenn etwa der Patient körperlich und seelisch durch instrumentelle Therapie erschöpft wird. Man soll dann den Blick für den ganzen Menschen nicht so weit verloren haben, daß man sich in die Erreichung des spezialistischen Endziels verrennt. Gewöhnlich kann man nach einer längeren Pause auch bei diesen Patienten die Behandlung zu Ende führen.

Wird aber die Behandlung des Harnröhrenprozesses durch das Urethroskop kontrolliert, so wird der Arzt nie unsicher in seinen Maßnahmen werden. Als Folge davon wird auch der Patient trotz langer Behandlungszeit selten an der Kunst seines Arztes irre. Der Patient hat ja gewöhnlich eine feine Nase dafür, wenn der Arzt anfängt, unsicher zu werden.

Erwähnt soll hier noch werden, daß man zuweilen die Ansicht hört, die Wirkung der Dehnungen beruhe auf einer Entleerung der Drüsen und Lakunen von krankem Inhalte. Schon LOHNSTEIN wollte einmal auf diese Ansicht hinaus. Wer aber den Aufbau und das Eigenleben harter Infiltrate im Endoskop gesehen hat, wird solche Ansicht nicht haben können.

V. Indikationen und Kontraindikationen der Urethroskopie.

Die Endoskopie der Harnröhre wird man, wie jedes andere Untersuchungsmittel, nur dann anwenden, wenn man sich von der Anwendung einen Erfolg für den Kranken versprechen kann.

Unnütz und deshalb zu unterlassen ist sie in allen Fällen akuter Entzündungen der Harnröhrenschleimhaut. In solchen Fällen ist meist die Schleimhaut im Bereiche der ganzen vorderen Harnröhre hochrot injiziert, geschwollen und leicht blutend. Ein Nutzen ergibt sich dabei durch die Endoskopie weder für die Diagnose noch für die Therapie. Außerdem lehrt die Erfahrung, daß bei akuter Harnröhrenentzündung und im akuten Stadium eines Rezidivs das Einführen von Instrumenten, also auch des Urethroskopes, schädlich ist. Es folgt zumeist eine Verschlimmerung der entzündlichen Erscheinungen oder gar ein Überspringen des Prozesses auf die hintere Harnröhre und Adnexe. Bestehen diese Komplikationen bereits, so werden sie durch die Endoskopie verschlimmert; und nicht zuletzt zu vergessen, daß in allen diesen Fällen das Einführen eines Urethroskopes dem Patienten große Schmerzen bereiten würde.

Was für das akute Stadium der Urethritiden gilt, soll auch für das subakute gesagt sein. Eine Ausnahme ist hierbei allerdings folgende: Lassen sich bis zum subakuten Stadium trotz häufiger Untersuchungen keine Gonokokken im Ausfluß nachweisen, und ergibt die mikroskopische und kulturelle Untersuchung überhaupt keinen eindeutigen Anhalt hinsichtlich der Natur des Leidens, so ist es zur Förderung der Diagnose erlaubt, zu endoskopieren. Häufig klärt dann die Endoskopie einen Fall von Lues, Ulcus molle, Herpes oder Tuberkulose auf durch Nachweis der spezifischen Entzündungsprodukte dieser Infektionen.

Die Hauptdomäne der Urethroskopie ist aber das chronische Stadium der Urethritiden.

Auf den Wert der Endoskopie bei den spezifischen Entzündungen hatten wir oben hingewiesen. Bei der Tuberkulose ist aber auch bei einer diagnostischen Endoskopie die größte Vorsicht vonnöten. Wenn es irgend angängig ist, ist sie überhaupt zu unterlassen.

Daß die Urethroskopie ferner indiziert ist bei Mißbildungen, erworbenen Verengerungen, Erweiterungen und Steinen der Harnröhre, sowie auch beim Prostataadenom, steht außer Zweifel, da die Urethroskopie in diesen Fällen entweder allein imstande ist, die Diagnose zu klären oder sie doch wesentlich zu fördern.

Wann das chronische Stadium einer Urethritis beginnt, erschließt man aus den klinischen Symptomen, wie Aufhören des Ausflusses, Klärung des Harns usw.

Da manche Gonorrhöefälle von Anfang an einen chronischen Verlauf nehmen, wird man in solchen Fällen frühzeitig urethroskopieren können. Es liegen in solchen Fällen zumeist bei Gesundheit der übrigen Röhre begrenzte Entzündungen von Lakunen oder Drüsengruppen vor, die im Endoskop einer raschen Heilung zugeführt werden können. Auch manche mißlungene Abortivkur läßt sich auf diesem Wege noch erfolgreich gestalten (Glingar).

Treten im chronischen Stadium Rezidive auf, so sind sie als ein Aufflammen einer akuten Entzündung zu werten. Es ist also die Endoskopie bis zum Abklingen der akutentzündlichen Symptome aufzuschieben.

Die Urethroskopie ist eine Methode, die gewisse technische Handfertigkeit für das Einführen des starren Instrumentariums in die Harnröhre erfordert. Auch das Sehen im Endoskop will gelernt sein. Ist der Arzt mit der Urethroskopie ungenügend vertraut, so springt kein Nutzen für den Patienten heraus; gar oft ist dann sogar eine Schädigung mit der Vornahme einer Endoskopie verknüpft. In solchem Falle ist die Endoskopie zu unterlassen. Die Urethroskopie ist eine Kunst, die gelernt sein will.

VI. Die Bedeutung der Urethroskopie.

Der Wert der Urethroskopie für die Diagnose und Behandlung der Harnröhrenleiden ist zumeist so handgreiflich, daß es überflüssig wäre, nochmals darauf hinzuweisen. Auch ist die Endoskopie der Harnröhre keine Neuheit mehr, die sich durch Aufzählen ihrer Vorteile einführen müßte.

Wir wollen deshalb in diesem Schlußkapitel nur einige Punkte berühren, die im Laufe der Jahre die Ursache zu Meinungsverschiedenheiten abgaben.

Ein häufig wiederkehrender Einwand ist der, daß das endoskopische Bild der normalen Harnröhre nicht unbeträchtliche Variationen biete, die oft soweit divergieren, daß es mitunter schwer sei, das betreffende Bild in jedem Falle mit Sicherheit als normales zu erkennen. Dieser Einwurf sollte nicht immer wieder gemacht werden. Man muß es eben lernen, das normale Bild auch einmal in einer selteneren Aufmachung als solches zu erkennen und mit Sicherheit von krankhaften Erscheinungen zu unterscheiden.

Ebenso überflüssig ist es, immer wieder auf die Verzeichnungen der urethroskopischen Optiken hinzuweisen. Mit Übung und Erfahrung wird man mit solchen technischen Mängeln fertig.

Ein anderer Einwand ist der, daß es nach Asch Gonokokkenträger gibt, also Leute, auf deren Harnröhrenschleimhaut der Gonokokkus lebt, während die Schleimhaut endoskopisch keinen krankhaften Befund erkennen läßt, auch keinerlei klinische Symptome bestehen. Wir möchten dazu erstens bemerken, daß wir auf Grund unserer endoskopischen Erfahrung an dieser Beobachtung Aschs zweifeln. Weiter wollen wir darauf hinweisen, daß bisher kein ernsthafter Endoskopiker gesagt hat, daß durch die Urethroskopie das Mikroskop überflüssig würde. Wie man aber weiß, daß es bei der Diphtherie Bazillenträger gibt, man aber trotz dieses Zuwachses an Erfahrung weiterhin fordert, bei Halsschmerzen den Rachen des Patienten zu inspizieren, so wird man mit Vorteil weiter endoskopieren, auch wenn man die Möglichkeit von Gonokokkenträgern in der Theorie zugibt.

Weiter hört man abfällig von der Urethroskopie sprechen, weil von ihr mehr erwartet wird, als sie ihrer Natur nach leisten kann. Die Urethroskopie läßt nur den Zustand der Oberfläche der Harnröhrenschleimhaut beurteilen und erlaubt nur in geringem Maße ein Urteil darüber, wie es in der Tiefe der Schleimhaut und unter ihr aussieht. Gewiß spiegeln sich Erkrankungen der Tiefe mit großer Sicherheit in Veränderungen der Oberfläche — am deutlichsten der Epithelschicht — wider. Sicher ist auch, daß Epithelveränderungen geringeren Grades bei geringer Übung im Urethroskopieren übersehen werden, wodurch Irrtümer entstehen, die der Urethroskopie eher als dem eigenen Nichtkönnen zur Last gelegt werden. Was aber wirklich Krankhaftes in der Tiefe vor sich geht, entzieht sich der exakten Beurteilung. Ebensowenig können krankhafte Vorgänge tiefer gelegener Organe — etwa der Adnexe — mit Hilfe des Endoskops beurteilt werden. Man wird also der Urethroskopie billigerweise keinen Vorwurf machen können, daß sie für solche Leiden keinen Wert hat.

Weiterhin gehen die Ansichten darüber auseinander, ob und wieweit man sich bei Urethritiden aus dem endoskopischen Bilde einen Schluß auf die Ätiologie erlauben darf. Da wir damit an den Punkt kommen, wo wir begründen müssen, warum wir die Endoskopie bei der Gonorrhöe von der der übrigen Urethritiden absonderten, wollen wir etwas näher auf diese Frage eingehen.

Wir wollen bei diesen Erörterungen diejenigen Urethritiden beiseite lassen, die spezifische Entzündungsprodukte in der Harnröhrenschleimhaut liefern, wie Lues, Ulcus molle, Herpes und Tuberkulose. Diese spezifischen Entzündungsprodukte geben ein so deutliches Bild, daß man die Natur der Entzündung leicht daraus ablesen kann. Eine gewisse Ausnahme macht dabei die Tuberkulose, weshalb sie bei den folgenden Erörterungen teilweise mit in Betracht gezogen werden soll.

Wir können auch die chemischen Urethritiden kurz abtun. Auch sie ermöglichen durch ihr charakteristisches Aussehen und durch ihren besonderen Sitz in der Harnröhre zumeist eine endoskopische Klärung ihrer Natur.

Von den mechanischen Urethritiden können diejenigen kurz behandelt werden, die ihr Entstehen Niederschlägen verdanken, die aus dem Harn ausfallen. Diese Veränderungen, — weiche Infiltrate —, sitzen ausschließlich in der hinteren Harnröhre, sind unbedeutend und erfahren durch den Nachweis von Harnniederschlägen auf ihrer Oberfläche in stärkeren Graden solcher Fälle eine Klärung in ätiologischer Hinsicht.

Der andere Teil der mechanischen Urethritiden — die Katheterurethritiden — gehört aber sicher größtenteils mit zu den Urethritiden auf Grund von Infektionen. Der Katheterismus pflegt ja fast immer bei längerer Anwendung irgendeine Infektion in die Harnröhre einschleppen. In anderen Fällen wird er deswegen ausgeübt, weil in der Blase oder den höheren Harnwegen eine Infektion Platz gegriffen hat, die dann natürlich Gelegenheit hat, sich auf die Harnröhre zu übertragen.

Unsere Erörterungen schränken sich demnach auf die Urethritiden auf infektiöser Grundlage ein.

Ist es nun möglich, durch Urethroskopie bezüglich der Ätiologie einer infektiösen Urethritis etwas Sicheres festzustellen.

Da im akuten Stadium der Urethritiden, wie wir früher ausgeführt haben, die Endoskopie keine Anwendung finden soll, gelten die weiteren Ausführungen nur für das subakute und chronische Stadium. Auch soll zuerst nur die männliche Harnröhre in Betracht gezogen werden.

Hierzu ergibt sich folgendes:

Weiche Infiltrate machen außer der Gonorrhöe auch alle anderen Urethritiden.

Ist es also nur bis zur Bildung von weichen Infiltraten gekommen, so soll man auf einen Schluß hinsichtlich der Ätiologie aus dem endoskopischen Bild verzichten. Die gewissen kleinen Differenzen der weichen Infiltrate genügen nicht, um einen Anhalt in dieser Hinsicht zu geben.

Anders verhält sich unserer Ansicht nach die Sache, wenn es zur Bildung von harten Infiltraten gekommen ist.

Unserer Erfahrung nach müssen wir sagen, daß das Vorhandensein harter Infiltrate fast ausschließlich für eine gonorrhoische Provenienz des Prozesses spricht.

Wir müssen diese Behauptung insofern einschränken, als wir gewisse Ausnahmen finden, die wir gleich benennen wollen. Wir wollen aber von vornherein betonen, daß diese Ausnahmen gewöhnlich solche Besonderheiten aufweisen, daß sie von den gonorrhoischen Infiltraten sich unterscheiden lassen. Diese Unterschiede können gelegentlich undeutlich sein, und auch ein gonorrhoisches hartes Infiltrat kann nur gering angelegt oder durch instrumentelle Behandlung im Aussehen verändert sein. Dann kann es vorkommen, daß man gonorrhoische harte Infiltrate mit solchen Ausnahmen verwechselt. In der Regel ist das aber nicht der Fall.

Es kann auch passieren, daß hochgradige, gonorrhoische, harte Infiltrate, die sich in fortgeschrittener Rückbildung befinden, mit echten Narben der Harnröhrenschleimhaut verwechselt werden. Gewöhnlich ist das nicht möglich, aber vorkommen kann es doch.

Außer gonorrhoischen harten Infiltraten können in der Harnröhrenschleimhaut oberflächige, dünn angelegte, harte Infiltrate im Endoskop festgestellt werden bei Patienten, die längere Zeit einen Dauerkatheter trugen oder sich längere Zeit katheterisierten. Diese Infiltrate unterscheiden sich aber von den gonorrhoischen meist dadurch, daß neben der Infiltration der Mucosa — die übrigens stets nur oberflächig und gering angelegt ist, — eine gleichmäßige Epithelveränderung über weite Strecken der Harnröhre besteht, wie man sie über so weite Gebiete der Harnröhre und in solcher Gleichmäßigkeit bei gonorrhoischen Infiltraten nicht zu finden pflegt.

Die harten Infiltrate, die sich bei Onanie in der hinteren Harnröhre finden, sind erstens selten, und zweitens wohl ausschließlich auf den Samenhügel beschränkt, eine Beschränkung, die bei der Gonorrhöe in so ausgesprochener Weise wohl kaum vorkommt.

Die oberflächigen Infiltrate der dekrepiden Patienten bei langdauernder Blasen- und Nierentuberkulose sind den Katheterinfiltraten nicht unähnlich und bedürfen meist wegen der ausgesprochenen klinischen Symptome der Grunderkrankung keinerlei ätiologischer Klärung.

Narben in der Harnröhre, die mit harten, weit zurückgebildeten gonorrhoischen Infiltraten verwechselt werden können, können erstens traumatischen Ursprungs sein. Da diese Narben aber meist kurz und in der Einzahl vorhanden sind, meist nur einen Teil der Zirkumferenz der Harnröhre einnehmen, an ihren Grenzen keinerlei entzündliche Veränderungen geringeren Grades erkennen lassen, auch die übrige Harnröhre, vor allem distalwärts von der Striktur, als gesund erkannt wird, kann die Verwechslung zumeist nur bei Unachtsamkeit oder Unkenntnis passieren.

Schon eher können Verwechslungen vorkommen bei Narben aus abszedierenden Entzündungen der Harnröhrenschleimhaut, oder als Folge von Absceßdurchbrüchen in die Harnröhre, oder als Folge der Tuberkulose. Es ist dies deshalb leichter möglich, weil neben diesen Narben zumeist noch weiche Infiltrationen bestehen. Trotzdem wird eine Unterscheidung möglich sein, wenn man folgendes beachtet: Derartige Narben haben meist eine sternförmige Form und sehen weißer, sehniger aus als Schwielenzüge. Außerdem finden sie sich wohl meist in der hinteren Harnröhre. In zweifelhaften Fällen ist es deshalb gut, neben der hinteren auch die vordere Harnröhre zu beobachten und lieber darauf seine Entscheidung zu gründen. Es kann aber in diesen Fällen möglich sein, daß Verwechslungen vorkommen. Ist doch hierbei die Technik der Urethroskopie oft schwierig, da die Narben, wie übrigens auch hochgradige Schwielen, den Tubus umklammern und die freie Betrachtung behindern.

Die in der vorderen Harnröhre beschriebenen harten Infiltrate bei Herpes möchten wir eher für eine Narbenbildung halten. Derartige Strikturen sind fest, sehnig, kurz und ähneln traumatischen Strikturen.

Dasselbe möchten wir von den harten Strikturen der Fossa navicularis sagen, die die Folge eines Übergreifens einer Balanoposthitis auf die Harnröhre, meist im Kindesalter, sind.

Harte Infiltrate, die nach Verschwinden von größeren Papillomrasen in der vorderen Harnröhre zurückbleiben, ähneln am meisten den gonorrhoischen, was vielleicht seine Erklärung dadurch findet, daß auch dem Papillomrasen eine Gonorrhöe zugrunde lag.

Auf Grund dieser Ausführungen glauben wir sagen zu können, daß es zumeist möglich ist, nichtgonorrhoische harte Infiltrate oder Narben der Harnröhre von gonorrhoischen harten Schwielenbildungen zu unterscheiden.

Danach dürfte es aber eine Berechtigung haben, das endoskopische Bild der chronischen Gonorrhöe als ein — mit wenigen Ausnahmen — scharf umschriebenes hervorzuheben. Nähert sich ein Fall einem der Schulbilder, die wir von diesen Veränderungen beschrieben haben, so ist er sicher als chronische Gonorrhöe anzusprechen.

Insbesondere wollen wir nochmals betonen, daß sich bei den unspezifischen Urethritiden im engeren Sinne keine harten Infiltrate finden.

Dadurch ist es aber möglich, die nicht mehr Gonokokken führenden Urethritiden, die sich auf eine vorangegangene Gonorrhöe aufpfropfen, als solche auf Grund des endoskopischen Bildes zu erkennen. Es fallen dann diese Sekundärkatarrhe aus den Diskussionen über die nichtgonorrhoischen Urethritiden fort. Damit ist aber für die Frage der nichtgonorrhoischen Urethritiden viel gewonnen worden. Hat doch vor allem die Verwechslung von diesen Sekundärkatarrhen der Gonorrhöe mit den echten nichtgonorrhoischen Urethritiden viel Unklarheit in die Erörterung dieser Frage gebracht.

Daß übrigens für die nichtgonorrhoischen Urethritiden die Urethroskopie noch die Bedeutung hat, daß sie Lues, Ulcus molle, Herpes und Tuberkulose absondert, Leiden, die ebenfalls unklare Harnröhrenausflüsse machen, soll nochmals in diesem Zusammenhang erwähnt werden.

In der weiblichen Harnröhre ist es anders. Da kommen Strikturen auch bei nichtgonorrhoischen Urethritiden vor. Wahrscheinlich ist das mechanische Moment — meist der Geburt — daran schuld. Vielleicht sind diese Bildungen überhaupt eher Narben als Schwielen.

Zusammenfassend bleibt also zu sagen, daß der Urethroskopie für die Klärung der Ätiologie von Urethritiden mehr Beachtung zukommt als allgemein angenommen wird.

Mikroskop und Kulturverfahren bleibt natürlich für die ätiologische Klärung die Hauptsache.

Ein weiterer Einwand, der weniger die Urethroskopie als uns als Darsteller derselben angeht, ist der, daß die Unterteilung des endoskopischen Bildes der chronischen Gonorrhöe, wie sie von Oberländer getroffen wurde, und der auch wir in der Hauptsache folgen, überflüssig und gekünstelt wäre. Die Veränderungen der Harnröhrenschleimhaut bei der chronischen Gonorrhöe wären wechselnd und mannigfaltig. Diese Unterbilder wären aber nichts anderes als Bilder verschiedener Stadien ein- und desselben Entzündungsprozesses, demnach gingen sie fließend ineinander über.

Hierzu ist nur darauf hinzuweisen, daß die Bilder, die als Schulbilder unserer Unterteilung gezeichnet wurden, auch in Wirklichkeit in dieser reinen Form vorkommen und nicht etwa künstlich zurechtgemacht sind. Man sieht sie sogar regelmäßig dann, wenn man das Glück hat, das betreffende Stadium auf der Höhe seiner Ausbildung zu sehen, und wenn der betreffende Fall vor der urethroskopischen Untersuchung instrumentell noch nicht behandelt worden ist. Das wird jeder gern bestätigen, der häufiger endoskopiert. Man wird beim Vergleich dieser Schulbilder aber zugestehen, daß sie sich im Aussehen soweit voneinander unterscheiden, daß jedes für sich einer besonderen Schilderung bedarf. Es könnte sonst passieren, daß ein Anfänger in der Endoskopie uns mit Recht den Vorwurf macht, wir hätten es unterlassen, ihn auf solche mögliche und häufige Differenzen aufmerksam zu machen. Es muß außerdem darauf hingewiesen werden, daß jedem Schulbild ein histologischer Grund unterliegt. Zur Bewältigung des tatsächlich mannigfaltigen Stoffes muß man aber aus didaktischen Gründen von differenten Schulbeispielen ausgehen, wenn solche differente Bilder tatsächlich vorkommen. Denn wer die Grundelemente der Mischung kennt, wird auch die verschiedenen Arten der Mischung beurteilen können. Daß Oberländers Unterteilung außerdem noch klinisches Interesse hat, sei hier nur kurz angedeutet.

Endlich müssen wir noch einige Unklarheiten richtigstellen, die sich einzustellen pflegen, wenn über den Wert der Urethroskopie für die Konstatierung der Heilung der Gonorrhöe gesprochen wird.

Die Urethroskopie kann ihrem Wesen nach nur etwas über den Zustand der Harnröhrenschleimhaut aussagen.

Es wurde schon betont, daß in der Tiefe liegende, noch nicht zur Ruhe gekommene Entzündungsprozesse bei Beginn eines Rezidives wieder Veränderungen in der Harnröhrenschleimhaut erkennen lassen. Sie tun das in der Regel früher, als die klinischen Erscheinungen des Rezidivs auftreten. Durch wiederholte endoskopische Untersuchung ist man deshalb imstande, ein Rezidiv vorauszusagen. Auch kann man eine Dauerheilung hinsichtlich der Harnröhrenschleimhaut durch wiederholtes Endoskopieren eher feststellen, als es sonst möglich ist. Bleibt das früher gezeichnete Bild der Heilung einer chronischen Gonorrhöe bei mehreren wiederholten Endoskopien bestehen, stellen sich die bereits skizzierten Anzeichen von drohendem Rezidiv in der Harnröhrenschleimhaut nicht ein, so ist mit Sicherheit von seiten der Harnröhrenschleimhaut nichts mehr zu befürchten.

Daß ein Persistieren des gonorrhoischen Prozesses in den Adnexen nicht mit Hilfe der Urethroskopie erkannt werden kann, ist selbstverständlich.

Die Urethroskopie ist also ein nicht zu vernachlässigender Teil der diagnostischen Maßnahmen. Sie hat am Schlusse jeder Gonorrhöebehandlung in gleicher Weise zu stehen wie alle übrigen diagnostischen Hilfsmittel.

Es ist nicht zu verstehen, auf der einen Seite auf immer neue diagnostische Maßnahmen zu sinnen, und sich auf der anderen Seite eines so sicheren Untersuchungsmittels, wie es die Urethroskopie für die Harnröhrenschleimhaut ist, zu entäußern.

Diese an sich selbstverständliche Sache muß auch hier nochmals erwähnt werden, weil noch recht häufig Personen mit Gonorrhöerezidiven zur Beobachtung kommen, die nach einigen Provokationsmaßnahmen aber ohne Urethroskopie als geheilt entlassen wurden, und bei denen eine nachgeholte Endoskopie leicht in der Harnröhrenschleimhaut den Grund des Rezidives aufdeckt.

Literatur.

Nur die Arbeiten werden hier aufgeführt, auf deren Inhalt in der vorstehenden Abhandlung wörtlich Bezug genommen wurde, oder deren Autoren namentlich genannt wurden. Ein ausführliches Literaturverzeichnis der urethroskopischen Arbeiten bis zum Jahre 1910 findet sich in dem Handbuch der Geschlechtskrankheiten, herausg. von FINGER, JADASSOHN, EHRMANN und GROSS, Bd. 1, S. 680—683 (H. WOSSIDLO). Trotz der oben angeführten Beschränkung unserer Literaturangaben ist auch die jüngere urethroskopische Literatur im wesentlichen aufgeführt.

ADRIAN, C.: Die nichtgonorrhoische Urethritis beim Manne. Halle: Marhold 1925. — ASCH: (a) Gonorrhoische Membran- und Faltenbildungen. Fol. urol. (Lpz.) **4**, 657—663. (b) Urethroskopische Beiträge zur Diagnose, Therapie und Prognose des Trippers und seiner Folgen. Z. Urol. **1**, H. 4, 302. (c) Die Einwirkung der Sublimatinjektion auf die Schleimhaut der Harnröhre und ihre Gefahren. Münch. med. Wschr. **1905**, Nr 25, 1197. (d) Die tuberkulösen Strikturen der Harnröhre. Straßburg. med. Z. **6**, 122.

BOEMINGHAUS: Behandlungsinstrumentarium für die hintere Harnröhre. Z. urol. Chir. **14**, H. 5 u. 6, 231 (1924). — BOZZINI: Der Lichtleiter, oder Beschreibung einer einfachen Vorrichtung und ihrer Anwendung zur Erleuchtung innerer Höhlen. Weimar 1807. — BUERGER: (a) Ein Kysto-Urethroskop. Fol. urol. (Lpz.) **5**, H. 1, 61—66. (b) Urethrocystitis und Urethritis chron. cystica. Fol. urol. (Lpz.) **5**, H. 5, 301—313.

CALLOMON, F.: (a) Die nichtvenerischen Genitalerkrankungen. Leipzig: G. Thieme 1924. (b) Die nichtvenerischen Genitalerkrankungen. Ein Lehrbuch für Ärzte. Zweite, neubearb. u. erw. Aufl. Leipzig: Georg Thieme 1928. (c) Urethritis und Epididymitis non gonorrhoica. Zbl. Hautkrkh. **19**, H. 11/12, 577—599. (d) Zur Therapie der nichtgonorrhoischen Urethritiden. Fortschr. Ther. **1**, H. 11, 371—374 (1925). — CANDELA, ORTELLO: Urethritis herpetica. Progr. Clinica **18**, No 112, 478 (1921). — CARTHY, MC JOSEPH: (a) Das Mc

CARTHY Cysto-Urethroscop ist im Journal of Urologie in dem Kriegsjahre 1915 veröffentlicht worden, genaue Angabe nicht zu erhalten (auch nicht durch Fabrikanten Wappler-New York). (b) A new type observation and operating Cysto-Urethroscope. J. of Urol. **10**, H. 6, 519—523 (1923).

DÉSORMEAUX: De l'endoscopie et de ses applications au diagnostic et au traitement des maladies de l'urètre et de la vessie. Paris 1865. — DOMMER, F.: Urologische Instrumente zur Behandlung der hinteren Harnröhre. Fol. urol. (Lpz.) **5**, Nr 8, 577—579.

FINGER: Die Blennorrhöe der Sexualorgane und ihre Komplikationen. Leipzig-Wien: Franz Deuticke. — FREI, W.: Urethritis posterior chronica mycotica. Dermat. Wschr. **80**, Nr 11, 411—414 (1925). — FRIEDLÄNDER: Über das Vorkommen der Spirochaete pallida in der männlichen Harnröhre bei primärer und sekundärer Syphilis. Berl. klin. Wschr. **58**, Nr 48, 1410 (1921).

GOLDSCHMIDT, H.: (a) Die Endoskopie der Harnröhre, eine vorläufige Mitteilung. Berl. klin. Wschr. **1906**, Nr 6. (b) Sitzungsberichte der Berlin. med. Ges. Berl. klin. Wschr. **1906**, Nr 30. (c) Eigenschaften und Ziele einer neuen Methode der Harnröhrenbesichtigung. Münch. med. Wschr. **1907**, Nr 14. (d) Die Irrigations-Urethroskopie. Fol. urol. (Lpz.) **1**, 97—110. (e) Instrumente für die Irrigations-Urethroskopie. Fol. urol. (Lpz.) **2**, H. 6, 704—719. (f) Ein Irrigations-Urethroskop. Fol. urol. (Lpz.) **4**, 725—729. (g) Photographien von Bildern, wie sie mittels des Irrigations-Urethroskopes gesehen werden. Fol. urol. (Lpz.) **1**, 107—110. — GLINGAR, A.: a) Die Endoskopie der männlichen Harnröhre. Wien 1924. (b) Ein Universalurethroskop. Z. urol. Chir. **5**, H. 4—6, 224—228. (c) Über Urethritis non gonorrhoica. Wien. med. Wschr. **1914**, 591—595. — GRÜNFELD: (a) Der Harnröhrenspiegel. Wien. med. Wschr. **1877**. (b) Die Ergebnisse endoskopischer Untersuchung mit Rücksicht auf die LALLEMANDsche Ätzmethode. Wien. med. Presse **1884**, 23 u. 24.

HELLER, J.: Hat der Symptomenkomplex der Sexualneurasthenie wirklich ein anatomisches Substrat in der hinteren Harnröhre. Z. Urol. **1925**, H. 4, 241. — HELLER, J. und O. SPRINZ: (a) Beiträge zur pathologischen Anatomie des Colliculus seminalis. 4. Verhandlungsbericht d. dtsch. Ges. f. Urol. 429. (b) Untersuchungen zur vergleichenden und pathologischen Anatomie des Colliculus seminalis. Z. urol. Chir. **7**, H. 6, 196—258 (1921). — HEUSS, E.: Lichen planus der Urethralschleimhaut. Mschr. prakt. Dermat. **1900**, 15. Nov.

JACOBY: Eine Modifikation des GOLDSCHMIDTschen Urethroskopes. Z. Urol. **6**, 1007 bis 1008. — JOSEPH, EUGEN: Cystoskopische Technik. Ein Lehrbuch der Cystoskopie, des Ureterenkatheters usw. Berlin: Julius Springer 1923.

KAUFMANN: (a) Verbesserungen am Urethroskop. Z. Urol. **6**, 490. (b) Eine verbesserte Lupenvorrichtung zur endoskopischen Untersuchung der Harnröhre. Z. Urol. **2**, H. **6**, 525. — KLAUSNER, E.: (a) Herpes urethrae (Urethritis non gonorrhoica acuta ohne Bakterienbefund). Arch. f. Dermat. **130**, 487—489 (1921). b) Hochgradige Striktur als Folge eines Herpes urethrae. Dermat. Wschr. **78**, Nr 3, 82—83 (1924). — KLOTZ: Med. J. a. Rec. 26. Jan. **1895**. — KÖNIGSTEIN im Handbuch der Geschlechtskrankheiten. Wien: Hölder 1910. — KOLLMANN, A.: (a) Die Photographie des Harnröhreninneren. Internat. Zbl. Physiol. u. Path. **2**, 227—231. (b) Über einige Hindernisse beim Katheterismus der männlichen Harnröhre. Festschrift für BENNO SCHMIDT, S. 183. Leipzig: Georg Thieme 1896. (c) OBERLÄNDER-KOLLMANN, Die chronische Gonorrhöe der männlichen Harnröhre. 2. Aufl. Leipzig: G. Thieme 1910. — KOLLMANN und H. WOSSIDLO: Modifiziertes VALENTINEsches Urethroskop. Krkh. Harn- u. Sexualorg. **12**, H. 1, 14.

LALLEMAND, M.: Des pertes involontaires. Paris: Montpellier, 3 T., p. 1836—1839. — LEWIN, A.: Die entzündlichen Erkrankungen der Harnorgane und ihrer Adnexe. Handbuch der Urologie Bd. 3. Berlin: Julius Springer. — LICHTENBERG, A. v. u. W. HEYNEMANN: Über die technischen Bedingungen der Sondierung der Ductus ejaculatorii. Z. urol. Chir. **25**, H. 3/4, 286—291 (1928). — LOEWENHARDT: Neues Endoskop mit seitlicher Beleuchtung. Dermat. Z. **1900**, 1. Abt., 256. — LUYS, G.: (a) Verbessertes Urethroskop. Med. Korresp.bl. Württemberg **13**, Nr 2 (1904). (b) Cystoscopie à vision directe. Z. Urol. 1. Beih., Verhdlgsber. dtsch. Ges. Urol. 78. (c) Traité de Cystoscopie et d'Uréthroscopie. Paris 1914.

MASSIA, A.: Grave stenosi uretrale da infiltrazione diffusa sifilitica. Giorn. ital. di Dermat. **67**, H. 2, 845—846 (1926). — MICHAILOW: Cysta vesiculae prostaticae. Fol. urol. (Lpz.) **2**, H. 5, 546—550. — MULZER: Allgemeine Angiomatose der Harnröhre als Ursache einer Hämaturie. Z. Urol. **2**, 321—333.

NITZE: (a) Eine neue Beleuchtungs- und Untersuchungsmethode für Harnröhre, Harnblase und Rectum. Wien. med. Wschr. **1879**, Nr 24. (b) Lehrbuch für Kystoskopie. Bergmann.

OBERLÄNDER: Lehrbuch der Urethroskopie. Leipzig: G. Thieme 1893. — OBERLÄNDER-KOLLMANN: Die chronische Gonorrhöe der männlichen Harnröhre. 2. Aufl. Leipzig: G. Thieme 1910. — OELZE, F. W.: (a) Über Cysto-Urethroskopie. Dermat. Wschr. **73**, Nr 37, 962—966 (1921). (b) Ein neuer Untersuchungsapparat für Blase und Harnröhre. Arch. f. Dermat. **138**, 419—420 (1922). — ORLOWSKI: (a) Über Colliculushypertrophie und Colliculuskaustik. Z. Urol. **1909**. (b) Über seltene reflektorische Folgezustände der Colliculushypertrophie. Z. Urol. **6**, 767 (1912). (c) Die Behandlung der männlichen Impotenz. Z. Urol. **15**, H. 2, 483—485 (1921). (d) Die Impotenz des Mannes. 3. Aufl. Leipzig: Curt Kabitzsch 1922. (e) Der Colliculus seminalis während der Miktion und Erektion. Z. Urol **18**, H. 6, 331—334 (1924). (f) Die urogenitale Minderwertigkeit. Z. Urol. **19**, H. 9, 673—679 (1925).

PRAETORIUS (a) Demonstration eines neuen Diathermie-Instrumentes für die Posterior und den Sphincter. Verh. dtsch. Ges. Urol. **1925**, 239—240. (b) Zur Pathologie der Pars prostatica und der Prostata. Z. Urol. **17**, 129—146 (1923). — PIERANGELI, WALTER: Di un caso di uretrite da oidium albicans. Rinasc. med. **2**, Nr 6, 139 (1925); Ref. Zbl. Hautkrkh. **17**, 454.

ROTHSCHILD: Zur Endoskopie der Urethra, Kombination aller Methoden der Urethroskopie durch ein Universalansatzstück. Z. Urol. **1909**, 3. Beih., 458.

SAWARMURA: Über tuberkulöse Strikturen der Harnröhre. Fol. urol. (Lpz.) **4**, 683 bis 698. — SCHLENZKA: (a) Modifiziertes GOLDSCHMIDTsches Instrument zur Untersuchung und Behandlung der vorderen Harnröhre. Berl. klin. Wschr. **49**, 1429. (b) Die GOLDSCHMIDTsche Irrigationsurethroskopie. Leipzig: W. Klinkhardt 1912. — SCHUCHARDT: Die Übertragung der Tuberkulose auf dem Wege des geschlechtlichen Verkehrs. Langenbecks Arch. **44**, 445—448. — STOECKEL: Modifiz. Valentine als Urethroskop für die weibliche Urethra. Z. gynäk. Urol. H. 6.

THOMPSON, LLOYD: Syphilis of the genital organs of the male and the urinary organs. V. Penis, urethra, kidney, pelvis. Amer. J. Syph. **5**, Nr 4, 573—587 (1921).

URBÁN, FERENCE: Ein Fall von Erythema exsudativum multiforme mit einer seltenen Lokalisation. Börgyó gy. Szemle (ung.) **2**, Nr 3, 63 (1924). Ref. Zbl. Hautkrkh. **13**, 358.

VALENTINE: New genito-urinary instruments. J. cutan a. genito-urin. dis. New York, April **1899**, 188. — VOELCKER und WOSSIDLO: Urologische Operationslehre.

WAELSCH: Urethritis und Folliculitis non gonorrhoica. Dermat. Wschr. **77**, Nr 41 1208—1209 (1923). — WOSSIDLO, E.: (a) Neues Operationsinstrument für die hintere Harnröhre. Berl. klin. Wschr. **49**, 1190. (b) Technik operativer Eingriffe in die Urethra posterior. Fol. urol. (Lpz.) **7**, H. 1. (c) Die chronischen Erkrankungen der hinteren Harnröhre. Leipzig 1913. — WOSSIDLO, H.: (a) Instrumente für die Urethroskopie und die Behandlung der hinteren Harnröhre. Fol. urol. (Lpz.) **1**, H. 4, 526—528. (b) Zur Technik der Urethroscopia posterior mit meinem kombinierten Urethroskop. Fol. urol. (Lpz.) **6**, H. 3, 243—246. (c) Instrumente für die Urethra posterior. Dtsch. med. Wschr. **36**, 321. (d) Urologische Instrumente. Verh. Ges. dtsch. Naturforsch. **2**, H. 2, 504. (e) Ein neues Irrigationsurethroskop. Dtsch. med. Wschr. **1909**, Nr 7

Fernkomplikationen bei Gonorrhöe.

Von

OTTO DITTRICH-Kiel.

Die Gonorrhöe beginnt in ihrer häufigsten Form, der Urethritis, als rein lokale Erkrankung, hervorgerufen meist durch eine Kontaktinfektion. Bleibt die Krankheit auf die Urethra beschränkt, so heilt sie regelmäßig innerhalb einer bestimmten Zeit, z. B. beim Manne in 4 Wochen, unter sachgemäßer Behandlung und bei vernünftigem Verhalten des Patienten aus. Verzögerung dieses normalen Ablaufes der Gonorrhöe kündigt ein Fortschreiten der Infektion, den Beginn einer Komplikation mit großer Sicherheit an. Bei intakter Schleimhaut, also bei Ausschaltung des Blutweges, geschieht die Ausbreitung der Gonokokken auf dem Wege der präformierten Kanäle, deren Pforten zu erreichen ihnen teils durch die anatomische Lage, teils durch die in ihnen herrschende natürliche Sekretrichtung, ja sogar durch antiperistaltische Bewegungen des betreffenden Kanals ermöglicht wird. Es gelingt so den Gonokokken, von der Urethra oder der Cervix aus in alle Verästelungen des Urogenitalapparates einzudringen, ohne daß der übrige Organismus in Mitleidenschaft gezogen wird. Damit sind die ersten Phasen der Gonorrhöe abgeschlossen, und bei dieser Verlaufsart alle Möglichkeiten der lokalen Komplikationen erschöpft.

Fernkomplikationen der Gonorrhöe werden durch einen anderen Ausbreitungsmodus der Erreger bedingt. Mit ihrem Auftreten erhält die Gonorrhöe den Charakter einer echten Infektionskrankheit, wenn man darunter eine Überschwemmung des Organismus mit den lokal eingedrungenen Infektionskeimen verstehen will. Diese Allgemeininfektion kommt dadurch zustande, daß die Gonokokken an irgendeiner Stelle zu jeder Zeit durch infiltrative oder traumatische Eröffnung der kleinsten Lymph- und Blutgefäße den Anschluß an den gesamten Körperkreislauf erreichen können. Positive Gonokokkenbefunde in den extraparenchymatösen Lymphbahnen (NOBL) und den inguinalen Adenitiden (COLOMBINI u. a.) bestätigten die Möglichkeit des einen Infektionsweges, während der Nachweis der Erreger im strömenden Blut zuerst HEWES gelang. Die Tatsache des Vorhandenseins einer Bakteriämie und von Gonokokken im Innern einer gonorrhoischen Fernkomplikation (PETRONE) machte die zahlreichen Komplikationstheorien, von denen uns heute die sog. Reflextheorie von EISENMANN am wenigsten verständlich erscheint, gegenstandslos. Außer in den bakteriologischen findet die Auffassung der Gonorrhöe als eine wenigstens zeitweise Allgemeininfektion eine Stütze in den serologischen Untersuchungsmethoden, von denen die Komplementfixation nach MÜLLER-OPPENHEIM, BRUCK, VANNOD im Gebiete der gonorrhoischen Fernkomplikationen eine große differentialdiagnostische Bedeutung erlangt hat. Manche Autoren (JAUSION) wollen der Gonorrhöe sogar eine serologische und präserologische Phase zuerkennen.

Daß auch der *Liquor cerebrospinalis* und die von ihm durchströmten Gebiete von der Gonokokkeninvasion nicht verschont bleiben, konnten an den Meningen und im *Lumbalpunktat* Prochaska, Bier, Milhit und Tanon nachweisen. Die Möglichkeit dazu ist jederzeit gegeben, da zwischen Blut und Liquor, wie man z. B. bei der Syphilis sieht, Beziehungen bestehen, welche sich auf Grund wechselnder Verhältnisse an den Sperren beider Systeme mehr oder weniger eng gestalten können. Vorbedingung zu einer Infektion des Liquors ist eine Ansammlung von Infektionserregern oder Infektionsstoffen im Blute.

Der Aufenthalt der *Gonokokken im Kreislauf* kann je nach seiner Ursache verschiedene Wirkungen auf den Gesamtorganismus zur Folge haben. Es existieren für diese Zustände zahlreiche Bezeichnungen, welche alle die Infektion des Blutes zum Kernpunkte haben. Am umfassendsten ist der Begriff der Sepsis, bei welcher nach Schottmüllers Definition sich innerhalb des Körpers ein Krankheitsherd gebildet hat, von dem dauernd oder periodisch pathogene Keime in den Blutkreislauf gelangen, derart, daß durch diese Invasion subjektiv und objektiv Krankheitserscheinungen ausgelöst werden. Auch bei der Gonorrhöe werden die Bedingungen periodischer Schübe von Erregern ins Blut (Bakteriämie) und Existenz eines Primärherdes erfüllt. Die reine Form der gonorrhoischen Sepsis, d. h. die Krankheitsbilder, bei denen die Bakteriämie dank ihres lediglich endovasal bleibenden Verlaufs keine deutlichen organischen Erscheinungen verursacht, gelangen sehr selten zur Beobachtung. Am ehesten sind darunter die Fälle zu rechnen, deren Temperaturkurven im Laufe der Behandlung zuweilen einige, durch keine organischen Herz- oder sonstigen visceralen Befunde motivierte Zacken zeigen. Die in der Literatur mit Gonokokkensepsis, Gonokokken-Septicämie usw. geschilderten Krankheitsbilder sollen später im Zusammenhang mit den einzelnen Komplikationen besprochen werden, da sie fast durchweg mit diesen vergesellschaftet vorkommen.

Wenn kasuistische Beiträge, z. B. unter dem Titel *Gonokokkensepsis*, hervorgerufen durch maligne Endokarditis erscheinen, so muß man sich bewußt sein, daß die Endokarditis schon eine Metastase ist, welche der Bakteriämie ihren Ursprung verdankt und erst in zweiter Linie imstande ist, die Blutinfektion zu unterhalten. Die Überschwemmung des Kreislaufes von einem Primärherd aus mit spezifischen Erregern führt gerade bei der Gonorrhöe nicht selten in den fern liegenden Organen zu Metastasenbildung, deren Reihenfolge oder Prädilektion gänzlich unkontrollierbaren Einflüssen unterworfen ist. Diese Metastasen, welche sich von den lokalen Komplikationen durch Lage und Entstehungsart unterscheiden, werden auch Fernkomplikationen genannt und stellen sekundäre, oft eitrige Entzündungen dar. Da sie außer mit einer lokalen auch mit einer starken Blutleukocytose einherzugehen pflegen, bezeichnet man derartige Zustände als pyämische. Inwieweit bei der Bildung von eitrigen Metastasen auch Mischinfektionen mit anderen Erregern beteiligt sind, soll später erörtert werden. Cholzow schlug eine Einteilung in pyämische und septicämische vor, wobei die pyämische Form die häufigere sei. Eine Bezeichnung, die wenigstens bei den häufigsten und schweren Fällen den beiden genetischen Hauptfaktoren, der Bakteriämie und Pyämie am besten Rechnung trägt, ist der Name Septikopyämie.

Die Gonorrhöe hat also die Neigung, entweder entsprechend ihrem rein lokalen Anfangscharakter innerhalb einer bestimmten Zeit auszuheilen oder aus klinisch oft nicht feststellbaren Ursachen über dem Wege lokaler Komplikationen oder auch ohne solche in eine Allgemeininfektion überzugehen. Diesen Verlaufsarten gegenüber haben Barbe und Meynet den fast mottoartigen Ausdruck geprägt: Wenn eine Gonorrhöe beginnt, weiß man nie, wann und wie sie enden wird.

Von den durch Infizierung des gesamten Körperkreislaufes hervorgerufenen Fernkomplikationen bei Gonorrhöe interessieren vor allem die Erkrankungen des Bewegungsapparates, des Herzens, des Gefäß- und Nervensystems.

Bewegungsapparat.

Der Bewegungsapparat des Menschen besteht aus dem Stammskelet und dem Skelet der freien Extremitäten, welche mit der Wirbelsäule durch den Schulter- bzw. Beckengürtel in mehr oder weniger leicht beweglicher Verbindung gehalten werden. Es ist ein knöchernes Hebelsystem, an welchem sich einerseits die passiven Bewegungen des Körpers abspielen, andererseits die aktiven Bewegungskräfte, die Extremitätenmuskeln, zur Auswirkung gelangen. Der Angelpunkt jeder Körperbewegung ist ein Gelenk oder eine Gruppe von Gelenken, wodurch jeder Extremitätenknochen mit Ausnahme derjenigen der äußersten Peripherie doppelseitig begrenzt wird. Störungen funktioneller Art wird man also an diesem Punkte oder in seiner näheren Umgebung, dem Knochen wahrnehmen können.

Um die pathologischen Vorgänge am Gelenk besser überblicken zu können, ist es angebracht, die normalen Verhältnisse kurz zu streifen. Von den Knochenvereinigungen kommt, da für die in Rede stehenden größeren Bewegungsexkursionen die Vereinigung in der Kontinuität ohne Bedeutung ist, praktisch nur die Diarthrose, das eigentliche Gelenk in Frage. An jedem Gelenk sind nach Kopsch zu unterscheiden: Die artikulierenden Flächen, meist von hyalinem Knorpel überzogen, die Gelenkkapsel, bestehend aus der Synovial- oder Innenhaut und der äußeren fibrösen Haut, die Gelenkhöhle mit der Synovia oder der Gelenkschmiere und den besonderen Einrichtungen, zu denen Verstärkungsbänder, Zwischenscheiben, Gelenklippen und Schleimbeutel gehören. Der Gelenkknorpel ist von wechselnder Dicke. Interessant bezüglich seiner Konsistenz ist die Tatsache, daß sich die eigentlich benützten Flächen erst während der Bewegung selbst bilden. Vom Knochen ist der hyaline Knorpel durch eine Lage verkalkten Knorpels getrennt. Die Gelenkinnenhaut gehört der Kapsel an und sendet in das Innere des Gelenkes mehrere Fortsätze aus, von denen besonders die äußerst gefäßreichen Synovialfalten interessieren. Die Kapsel selbst vermittelt die Verbindung zwischen zwei Knochen und steht bis zum Rande des Gelenkknorpels in engen Beziehungen zum Periost. Ihre Bindegewebsbündel, zwischen deren Lücken zuweilen Ausstülpungen der Synovialhaut in Gestalt von Ganglien erfolgen können, sind in variierender Entfernung vom Knorpelrand der Gelenkflächen befestigt. Die Gelenkhöhle ist unter physiologischen Verhältnissen ein nur spaltförmiger, capillarfeiner Raum, welchen die Gelenkschmiere ausfüllt.

Arthritis gonorrhoica.

Auf diesem Gelände spielen sich die Krankheitsprozesse ab, welche unter dem Namen „*Arthritis gonorrhoica*“ zu den Fernkomplikationen des Trippers gehören. Wie die Gonokokken dorthin gelangen, wird an anderer Stelle zu erörtern sein. Bei den Gelenkaffektionen gonorrhoischer Natur muß man unterscheiden zwischen rein funktionell und zwischen organisch bedingten Störungen des Bewegungsablaufes. Die ersteren Formen gehen meist mit subjektiven Schmerzempilndungen einher, ohne daß sich irgendwelche organischen Veränderungen am Gelenk oder seiner Umgebung nachweisen lassen. Diese Schmerzen treten teils in Gestalt einer im Laufe des Tages allmählich abfallenden Kurve, teils in regelrechten Schmerzattacken auf. Fournier hat diese nicht selten an verschiedenen Gelenken gleichzeitig auftretenden Sensationen als „Arthralgie blenorrhagique“ beschrieben. Es ist jedoch nicht unwahrscheinlich, daß diese rheumatoiden Erscheinungen schon „Arthritismen“, d. h. Vorstufen oder abortive Formen der Arthritis darstellen. Namentlich für die chronischen Fälle macht KÖNIG als Ursache der Neuralgie Verwachsungen oder Verklebungen der Gelenkflächen mit Faserstoff verantwortlich. Bei den akuten, bald vorübergehenden oder in gewissen Intervallen rezidivierenden Formen liegen solche gröberen Veränderungen sicherlich nicht vor, sondern es genügen zur Auslösung von subjektiven Empfindungen an der Synovia schon die minimalsten Anfänge der Entzündung, das perivasculäre, noch leicht resorbierbare Exsudat.

Persistiert dieses Exsudat unter Änderung seiner Menge und seines cytologischen Charakters längere Zeit, so entsteht aus dem funktionell bedingten „Arthritismus" eine organische Gelenkserkrankung, die *Arthritis*, welche auf das Gelenk allein beschränkt bleiben kann oder unter Mitbeteiligung der Nachbarschaft auftreten kann. Nach NATHAN befällt der Gonokokkus direkt die affizierten Gelenke, und die Krankheitsherde liegen entweder in den Synovialmembranen (Arthritis) oder in den Knochengelenksenden (Osteoarthritis). In letzteren Fällen ist der Knochenherd immer das Primäre und nie durch Übergang der Entzündung aus dem Gelenkinnern bewirkt. Daher bleibt eine gonorrhoische Arthritis immer eine Arthritis und befällt niemals die Knochen, ohne Rücksicht auf die Dauer der Erkrankung. Blennorrhoische Gelenkerkrankungen können rekurrieren, aber niemals chronische sein; die chronisch genannten Fälle sind solche, bei denen die initiale akute Entzündung Verwachsungsbänder oder andere Strukturveränderungen an der Synovialis bei Arthritis und knöcherne Auswüchse oder Ankylosen bei Osteoarthritis zurückgelassen hat.

Mit den eben erwähnten Arthralgien FOURNIERS haben große Ähnlichkeit die Erscheinungen, welche oft dem gonorrhoischen Gelenkrheumatismus vorauszugehen pflegen. Auch hier sind es kurz dauernde, ziehende Schmerzen im ganzen Bereich des Bewegungsapparates. Nachdem während 1—2 Tagen Schmerzen in mehreren Gelenken aufgetreten waren, lokalisiert sich der Schmerz bald auf ein einziges Gelenk, nach FERNET gewöhnlich derart, daß die Kranken meistens nachts durch einen plötzlichen, ungeheuer starken, bei passiven und aktiven Bewegungen sich steigernden Schmerz aufgeweckt werden, worauf sich bald eine Schwellung wechselnden Ausmaßes in der betroffenen Artikulation einstellt. Die über dem befallenen Gelenk befindliche äußere Haut kann von normaler Beschaffenheit, zuweilen auch gespannt, gerötet und leicht ödematös sein. Die Allgemeinsymptome können im Verhältnis zu der Intensität der lokalen Erscheinungen verhältnismäßig gering sein; im Vordergrunde steht das Fieber, jedoch nicht in konstanter Weise, denn es kann, wie NOLEN bei 89 von 118 Fällen zeigte, völlig fehlen, mitunter bis zu 40° und darüber ansteigen, gewöhnlich geht es im Mittel nicht weit über 39° hinaus. Eine Fiebercontinua ist selten, die Temperaturkurve zeigt meist einen remittierenden Charakter mit dem Punctum maximum in den Abendstunden, hin und wieder sieht man Fieberperioden vom Tertianatyp. Bei dem Fieber einer gonorrhoischen Arthritis sind 3 Beobachtungen bemerkenswert; das Auftreten von Remissionen, in welchen LESSER den Ausdruck von Vitalitätsschädigungen der wärmeempfindlichen Gonokokken vermöge der vorausgegangenen Erhöhung der Körperwärme erblicken will, das Aufhören gonorrhoischen Fluors aus der Urethra während der Fieberperiode und die Erfahrung, daß ein Parallelismus zwischen Fieber und Gelenkaffektion bei gewöhnlichen rezidivfreien Fällen nur im ersten Drittel der Krankheit besteht. Die übrigen Allgemeinerscheinungen wie Mattigkeit, Appetitlosigkeit, Kopfschmerzen usw. hängen in der Regel von der Höhe des Fiebers, der Schwere der Infektion, der Zahl der erkrankten Gelenke und der damit verbundenen Schmerzhaftigkeit und Krankheitsdauer ab.

Was das Blutbild anlangt, so zeigt es bei den leichteren Fällen anfangs ein mäßiges Ansteigen der Leukocyten, deren Zahl später wieder normale Werte annimmt; die roten Blutkörperchen und das Hämoglobin bleiben in der Regel fast unbeeinflußt. Bei schwereren Fällen stellen sich, wie es im Verlauf von Infektionskrankheiten nicht ungewöhnlich ist, prognostisch wichtige Veränderrungen des Blutbildes ein, sei es im Sinne einer Hyperleukocytose mit Verschiebungen innerhalb der Leukocytenreihe bei unverändertem roten Blutstatus oder namentlich bei Nachlassen der Körperkräfte im Sinne einer Verringerung der Leukocyten, Erythrocyten und des Hämoglobins. Außerdem besteht nach HERRMANN eine starke Beschleunigung der Senkungsgeschwindigkeit der roten Blutkörperchen.

Die Untersuchung des Stoffwechsels bei gonorrhoischer Arthritis ergibt nach VALERIO keine auffälligen Abweichungen von der Norm, nur im Beginn der Erkrankung besteht eine mäßige Harnstoffretention sowie eine vermehrte Phosphaturie. Der Urin zeigt bei unveränderter Menge meist sauere Reaktion.

Die gonorrhoische Arthritis pflegt meist in der 3. bis 4. Woche einzusetzen, also zu einer Zeit, welche man erfahrungsgemäß als den Wendepunkt im Verlaufe einer Urethralgonorrhöe anzusehen gewohnt ist. Aber auch früher, in der 1. oder 2. Woche kann es zuweilen zu Gelenkkomplikationen kommen; eine spontan auftretende Arthritis in den ersten Tagen der Infektion gehört zu den Seltenheiten. Im Verlaufe einer energischen Abortivkur wird sie gelegentlich beobachtet, wie BALZER u. a. gezeigt haben. Meist handelt es sich bei den Gonorrhöen mit Gelenkkomplikationen um akute und subakute Fälle.

Klinik. Bei den Versuchen einer Einteilung der gonorrhoischen Arthritiden sind mancherlei Schemen aufgestellt worden, welche jedoch der Vielgestaltigkeit und zugleich der Verlaufsart des Gesamtbildes nicht immer vollständig gerecht wurden und deshalb wieder verlassen worden sind. Man hat im Laufe der Zeit auf eine erschöpfende Zusammenfassung verzichtet und ist im wesentlichen der von KÖNIG auf Grund von pathologisch-anatomischen Gesichtspunkten vorgeschlagenen Einteilung gefolgt. Vor KÖNIG hatte allerdings schon LASALLE 4 Stadien: L'Arthralgie, L'Hydarthrose, L'Arthrite aigue und L'Arthrite suppurée. In dem KÖNIGschen Schema fehlt diese erste Form aus den erwähnten Gründen, es werden ebenfalls 4 Typen hervorgehoben: der Hydrops, die serofibrinöse Entzündung, das Empyem und die phlegmonöse Entzündung. Diese Gruppenbildung unterrichtet ausreichend über Zustand und Prognose der Gelenkerkrankung, wobei man der Vollständigkeit halber nach noch mono- oder polyartikuläres Auftreten berücksichtigen kann.

Die leichteste Form, unter der eine Arthritis gonorrhoica auftreten kann, ist der *Hydrops.* Er bevorzugt meist die großen Gelenke, von ihnen besonders das Kniegelenk, woselbst er ohne sonderlich starke subjektive Beschwerden, vom Patienten selbst in seinen Anfängen oft unbemerkt, sich entwickeln kann. Das einzig wahrnehmbare Symptom ist eine allmählich zunehmende Schwellung des Gelenkes, welche mehr oder weniger große Ausmaße annehmen kann. Ohne allgemeine oder lokale Temperaturerhöhung ist klinisch eine deutliche Vergrößerung des Gelenkumfanges nachzuweisen, als deren Ursache die palpatorisch feststellbare Fluktuation einen beträchtlichen intraartikulären Erguß erkennen läßt. Der Erguß kann schon nach wenigen Tagen verschwunden sein, ohne daß er besondere Motilitätsstörungen hervorgerufen hat. Stärkere Exsudate führen teils zu einer Einschränkung des Exkursionsradius, teils zu abnormer Beweglichkeit des Gelenkes, welche durch eine vermehrte Durchtränkung seiner Stütz- und Hilfsapparatur (Lockerung der Bänder, Ausweitung der Kapsel durch hohen Druck der entzündlichen Exsudation) verursacht wird. Die extremen Folgen einer Kapseldehnung, wie Distensionsluxation, Subluxation oder Schlottergelenk, welche man bei osteomyelitischer Gelenkkomplikation des Kindesalters beobachten kann, sind beim gonorrhoischen Hydrops selten. Nicht allzu selten sind die Fälle, bei denen der Hydrops in ein chronisches, über Monate sich hinziehendes Stadium treten oder analog den Vorgängen in der Genitalregion Rezidive aufweisen kann. Die Punktion des Gelenkes ergibt in der Regel eine seröse, von Eitertrübungen fast freie Flüssigkeit, welche einer Aufschwemmung von Gelenkschmiere entspricht und dank dieser Beschaffenheit wohl früher eine Stütze für die Auffassung dieser Arthritisform als einen rein symptomatischen Erguß gewesen sein mag.

Die folgenden beiden Gruppen, namentlich die *serofibrinöse Gelenkentzündung* stellen die eigentlichen Typen dar, unter denen das Bild einer gonorrhoischen Arthritis gewöhnlich zur Erscheinung gelangt. Es bestehen bei ihnen nur gewisse qualitative Unterschiede, welche in genetischer und prognostischer Beziehung von Interesse sind. Im Vordergrunde ihrer Krankheitsbilder stehen bei beiden die pathognomonischen Symptome der Arthritis gonorrhoica: Schmerzen, Exsudat und Fieber. Man hat hierbei wirklich den Eindruck einer schweren Erkrankung, sowohl was die subjektiven wie die objektiven Krankheitsäußerungen betrifft. Mit oder ohne Vorboten setzt die Arthritis serofibrinosa plötzlich ein: unter heftigen, fast unerträglichen Schmerzen schwillt das Gelenk an, seine Umgebung ist gespannt und fluktuiert, der Kranke hält das Gelenk zu seiner Erleichterung in mittlerer Beugestellung ängstlich fixiert. Gleichzeitig besteht in den ersten Tagen hohes Fieber, welches aber bald in das Stadium der Remissionen eintritt, um allmählich zur Norm abzufallen. Ein etwa vorhandener gonorrhoischer Urethralfluor pflegt, eine häufig wiederkehrende Beobachtung im Verlaufe einer komplizierten Gonorrhöe, während der Dauer hoher Temperaturen auch hier zu persistieren. Seltsamerweise ist die Exsudation im Gelenk oft nicht so reichlich, wie man es nach der Schwere der klinischen Erscheinungen hätte erwarten können. Man hat den Eindruck, als ob die bei dieser Arthritisform vorkommende Entzündung einen bösartigeren Charakter angenommen hat. Der Gelenkinhalt ist trübe, serös und mit Fibrinflocken vermischt; prognostisch bedenklich ist seine hämorrhagische Beschaffenheit. Die Entzündung erstreckt sich namentlich auf die Gelenkkapsel, wodurch auch das im Krankheitsbild dominierende Symptom des Schmerzes seine Erklärung findet. Er beruht auf einer Dehnung der Kapsel durch die exsudativen Prozesse an der Synovialmembran, zu welcher sich auch unter Umständen ein reichlicher Gelenkerguß gesellen kann, so daß es zu hochgradiger Lockerung des periartikulären Stützapparates im Sinne eines Schlottergelenkes kommen kann. Andererseits können bei überstürzten Regenerationserscheinungen an der Kapsel Dystopien der einzelnen Gelenkteile resultieren. Im allgemeinen pflegen die Fälle von Arthritis serofibrinosa, nachdem das akute schmerzhafte Stadium überwunden ist, in das subakute einzutreten, welches oft erst nach wochenlanger Dauer unverändert bleibender Anfangserscheinungen zur Heilung überleitet. Bedingung für diese ist die möglichst vollständige Entfernung des Gelenkinhaltes und Rückgang der Kapselschwellung, ohne Hinterlassung von chronischem Hydarthros, Kapselschwielen oder Gelenkadhäsionen. Die letzteren Gefahren bestehen namentlich bei vorausgegangener Häufung von Rezidiven.

Der Name *Empyem,* den König der dritten Arthritisform gegeben hat, bezeichnet ganz allgemein eine Eiteransammlung in präformierten Höhlen; in serösen Höhlen ist dem Eiter meist dauernd Fibrin beigemengt. Die klinischen Erscheinungen gleichen fast völlig denen der Arthritis serofibrinosa, der Unterschied liegt in der Beschaffenheit des Gelenkexsudates. Der serofibrinöse Erguß nimmt entweder allmählich eine eitrige Beschaffenheit an oder es setzt gleich zu Beginn der Erkrankung die Arthritis suppurativa ein, welche unter pyämischen Erscheinungen wie hohes Fieber, Schüttelfröste usw. ein von vornherein ernsteres Krankheitsbild zustandekommen läßt. In diesen Fällen sind oft schon Anzeichen dafür vorhanden, daß die Entzündung nicht mehr intraartikulär beschränkt zu bleiben geneigt ist. Es kommt unter Rötung der Haut zu ödematöser Durchtränkung der Umgebung und zuweilen zum Durchbruch von Eiter aus dem Gelenkinnern durch die umgebenden Weichteile nach außen. Bei dieser Verlaufsart spielen Mischinfektionen neben der spezifischen Infektion eine große Rolle. Sie sind die Ursache des oft tödlichen Ausganges solcher Komplikationen, von denen gewöhnlich nur die Minderheit unter schweren Verlusten seitens der Funktionstüchtigkeit dieser Gelenke in Heilung übergeht.

Im Gegensatz zu diesen immerhin noch ziemlich oberflächlich verlaufenden Gelenksentzündungen steht die letzte und schwerste Form der gonorrhoischen Arthritiden, die *phlegmonöse Gelenkerkrankung,* welche man schon nicht mehr als eine Synovitis, sondern auf Grund der Ausdehnung der Prozesse als eine Panarthritis ansehen muß. Bei ihr etabliert sich das Krankheitsbild frühzeitig extraartikulär, nachdem vorher in raschem Verlauf das Gelenk in allen seinen Teilen mit Knorpel und Bändern ergriffen war. Der intraartikuläre Erguß kann in den meisten Fällen überraschend gering sein; während bei einem starken Hydrops die Konturen der überdehnten Gelenkhöhle mit ihrem Recessus sichtbar werden, ist dies bei der Arthritis phlegmonosa nicht der Fall. Bei ihr handelt es sich gewöhnlich um eine primäre Kapselphlegmone, welche auf die Umgebung übergeht, die Partien des Gelenkes oft auch weit ober- und unterhalb davon in einen unförmig verdickten, Einzelheiten kaum erkennbar lassenden, äußerst schmerzhaften Schwellungszustand versetzen. Das Gelenk selbst sieht dann klinisch einem tuberkulösen Tumor albus nicht unähnlich, während die Haut im Einklang mit den stürmisch einsetzenden Kapselprozessen das Bild einer Phlegmone in Gestalt von rasch zunehmender Schwellung, klopfenden Schmerzen und starker Rötung zeigen kann. Von einem Exsudat ist wie gesagt kaum die Rede, meist sind es Ausscheidungen von trockenem Fibrin im Sinne einer Arthritis pseudomembranacea OLLIER, welche aber ähnlich wie ein übermäßig großer Hydrops destruierend und funktionsstörend auf die Bandapparatur des Gelenkes einwirken, sodaß auch hier die bekannten, oft paradoxesten Stellungen resultieren können. Diese Fibringerinnsel führen zu einer mehr oder weniger vollkommenen Verklebung der Gelenkenden, an welche sich unter Umständen Organisationsprozesse in Form von bindegewebigen oder knöchernen Ankylosen anschließen. Dieser Fall tritt besonders häufig dann ein, wenn die phlegmonöse Arthritis aus der suppurativen hervorgegangen war, welche die Neigung hat, durch Arrosion des Gelenkknorpels den Boden für die Fibrinniederschläge und somit Angriffsflächen für spätere Verwachsungen zu setzen. Die Verlaufsart der phlegmonösen Gelenkkomplikation ist an sich schon ungemein chronisch, wenn der Patient überhaupt die initialen schweren Krankheitserscheinungen überlebt hat; Rezidive oder Exazerbationen verlängern die Krankheitsdauer oft ins Ungewisse.

Eine andere Einteilung der gonorrhoischen Arthritiden, welche sich an das eben behandelte KÖNIGsche Schema anlehnt, stammt aus neuester Zeit von RAVAUT und BOULIN. Es werden nach pathologisch anatomischen Gesichtspunkten 5 Typen unterschieden, von denen der erste der Polyarthritis und Hydarthrose mit Hauptsitz in der Synovialis entspricht. Der zweite Typ befällt als pseudophlegmonöse Monarthritis mehr die Kapsel mit ihrem muskulären und Bandapparat, wobei auch periostitische Erscheinungen unter Verdeckung von Epi- und Diaphyse auftreten können. Läsionen der Gelenkbänder, Meniskusresorption, Knorpelulcerationen, selbst Beeinflussung der Knochensubstanz lassen sich bei diesem Typ nachweisen. Die dritte Form wird der suppurierenden Arthritis gleich gesetzt und zeichnet sich einerseits durch bedeutende Entzündungserscheinungen an der Synovialis mit eitrigem

Erguß, andererseits durch destruktive Veränderungen an Bändern, Kapsel, Knorpel und Knochen, bei letzterem durch deutliche osteomyelitische Eiterungen auf. Die perforierte Kapsel zieht durch Austritt ihres Inhaltes die umgebende Muskulatur in Mitleidenschaft. Die plastischen ankylosierenden Formen der gonorrhoischen Arthritis, welche intra- und extraartikulär entstehen, zeigen neben fibrösen auch ossifizierende, sowie Verkalkungsprozesse und werden zum vierten Typ gerechnet. Die letzte Abteilung des Schemas umfaßt den chronischen deformierenden, gonorrhoischen Rheumatismus.

Die *Coxitis gonorrhoica* verdient wegen ihrer Zugehörigkeit zur Gruppe der schweren Hüftgelenksentzündungen besonderer Erwähnung. Sie zeichnet sich unter allen Arthritiden der Hüfte durch stärkste Schmerzhaftigkeit aus und kann alle bekannten klinischen Merkmale der gonorrhoischen Arthritis aufweisen. Am häufigsten ist jedoch, wie M. LAMY auf Grund von 160 Beobachtungen aus der Literatur und 11 eigenen Fällen gezeigt hat, die sog. osteoartikuläre Form. Sie wird gekennzeichnet durch einen schnellen Verlauf, wogegen selbst Schutzmaßnahmen wie kontinuierliche Extension sehr häufig wirkungslos sind und den Ausgang in völlige Zerstörung des Gelenkes nicht aufhalten können. Die häufigsten Folgen der Erkrankung sind Luxationen des Femur und Läsionen der Gelenkpfanne. Die Röntgenbilder ähneln beim Kind denen der kongenitalen Luxation und der Osteochondritis; bei Erwachsenen zeigen sich Subluxationserscheinungen und solche von Coxarthritis, Befunde, welche Verfasser sich die Frage vorlegen lassen, ob nicht so manche andere Gelenkerkrankungen dieser Region wie die sog. kongenitalen Subluxationen, Coxa vara, Arthritis deformans, Morbus coxae senilis usw. ätiologisch durch den Gonokokkus bedingt sein können. Der Ausgang der Erkrankung gestaltete sich bei 17 Fällen, welche mehr als 2 Jahre beobachtet werden konnten, wie folgt: Ein Todesfall durch Septicämie, 11 Luxationen mit Verkürzung der unteren Extremität um 3—4 cm, bei 3 von 16 Patienten Heilung ohne Ankylose, 3 andere behielten eine Stellungsanomalie und unte 10 bedurften 2 einer späteren operativen Korrektur des bisherigen Heilungsergebnisses. Als Behandlung des infektiösen destruierenden Prozesses wird eine spezifische sero- und vaccine Therapie empfohlen und als einziges Mittel gegen die Folgen der Zerstörung die Dauerextension, evtl. verbunden mit Ruhigstellung im Gipsverband bezeichnet, wodurch in allen Fällen auch die Schmerzen schnell gelindert werden.

Die Divergenz der Statistiken über gonorrhoische Fernkomplikationen erklärt sich u. a. dadurch, daß die Fälle wegen der Eigenart ihrer klinischen Erscheinungsformen in die Hände verschieden eingestellter Untersucher gelangen, woraus sich eine zwangsläufig zu Trugschlüssen führende Einseitigkeit in der Verwertung des Zahlenmaterials ergeben muß. Mit Sicherheit aber kann man daraus entnehmen, daß die Arthritiden unter den metastatischen Prozessen der Gonorrhöe an erster Stelle stehen. Die Prozentzahlen der Statistiken über die Gelenkerkrankungen schwanken in weiten Grenzen von $^1/_2$% bei ARONSTAM und FRASER, bis zu 14% bei EMMET. Im Mittel dürfte die Komplikation in 2% der Fälle nach den heutigen Erfahrungen eintreten, eine Beobachtung, welche schon in einer der ältesten (1866) und zahlenmäßig größten Statistik (GRISOLLE, 2,8% bei 2423 Fällen) veröffentlicht ist. Wie verschieden die Berechnungen selbst in der Zeiteinheit eines Berichtsjahres ausfallen können, zeigen die Zahlen der Berliner Universitätspoliklinik mit etwa 0,15 und die von BOND mit 11%. Als Beispiel für die Relativität von Statistiken diene die Beobachtung von KLOSE, wonach es sich bei 95% aller in einem Jahre in einer chirurgischen Klinik verzeichneten Arthritiden um gonorrhoische handelte. Nach WELJAMINOFF betrug die Zahl bei seinen in 10 Jahren wahllos gesammelten 817 Gelenkerkrankungen 8,8% und übertraf damit an Häufigkeit die luischen und rheumatischen Prozesse.

Die Arthritis gonorrhoica befällt meist die großen Gelenke, überhaupt vor allem die Gelenke, welche in mehr oder weniger hervorragender Weise am Zustandekommen der Extremitätenbewegung beteiligt sind. Es sind dies das Kniegelenk, die Metatarsal- und Metakarpalgelenke, Finger und Zehen, Schulter-, Ellenbogen- und Hüftgelenk (JOUNG, SCHWAB). Von den übrigen Regionen sind zu nennen; Kiefer, Kreuzbein, Schlüsselbein, Rippen, Wirbelsäule und Kehlkopf (KRÜGER, RHODIN). Belege für die Häufigkeit dieser Komplikationen am Bewegungsapparat findet man bei FINGER und CHOLZOW, welchen 376 bzw. 103 Fälle zur Verfügung standen:

	FINGER	CHOLZOW
Kniegelenk	36—1%	50—4%
Tibiotarsalgelenk . . .	15—6%	22—3%
Handgelenk	11—4%	14—5%
Schultergelenk	6—5%	6—7%
Ellenbogengelenk . .	6—6%	2—9%
Hüftgelenk	4—7%	etwa 1%

Nach RAVAUT und BOULIN beträgt das Verhältnis zwischen poly- und monartikulärem Auftreten 2:3 und die klinischen Symptome der polyartikulären Form zeigen sich unter den Zeichen einer Allgemeininfektion plötzlich bei 3—4 Gelenken, darauf erfolgt ein Rückgang der Mehrzahl der Gelenkentzündungen bis auf 1 oder 2, bei denen weiterhin bei Gelegenheit von Bewegungen Schmerzen auftreten, und die in Beziehung zum Gelenk stehende Muskulatur mehr oder weniger lange Zeit andauernde Atrophie aufweist. Der Ausgang der Polyarthritis ist wechselnd; völlige Wiederherstellung steht sowohl leichten funktionellen Recidiven als auch Übergang in das chronische Stadium mit zunehmender Bewegungseinschränkung, progressiver Muskelatrophie und Ankylosierung gegenüber. MÜLLER erwähnt als Beitrag zu den Beobachtungen, nach welchen wir den Ort der Metastasenbildung bei Infektionskrankheiten mechanische und traumatische Einflüsse eine große Rolle spielen, einen Fall von schwerster Polyarthritis gonorrhoica bei einem 48jährigen Patienten im Anschluß an einen Unfall (Verstauchung des linken Knies, Hämatombildung) entstanden. Bei *Kindern* kommen alle eben beschriebenen Arthritisformen in Frage, jedoch scheint beim Säugling die suppurierende Form am häufigsten zu sein und im Verhältnis von 1:3 letal zu verlaufen. Später und beim Großkind ist wie beim Erwachsenen die *Polyarthritis* weit verbreitet, die pseudophlegmonöse Form sehr selten. Plastische Ankylosen und Eintritt der Erkrankung ins chronische Stadium werden vereinzelt beobachtet.

Nach den Untersuchungen, welche H. O. MÖLLER an 296 Fällen von gonorrhoischer Mon- und Polyarthitis vorgenommen hat, tritt die gonorrhoische Arthritis einerseits nicht überwiegend monartikulär auf, im Gegensatz zu manchen anderen Angaben aber auch nicht überwiegend polyartikulär. Einem Befallensein von einem Gelenk in $^2/_3$ aller Fälle stand bei seinem Material eine Affektion von mehreren Gelenken in $^1/_3$ der Fälle gegenüber. Ferner bestehen nach dieser Arbeit keinerlei Zusammenhänge zwischen Beruf, Lokalisation, Lebensalter, Jahreszeit, Inkubation der Gonorrhöe und den verschiedenen Arthritiden. Es resultierte lediglich eine Tatsache, nämlich die prozentual stärkste Beteiligung der Kniegelenke bei den gonorrhoischen Kniegelenksentzündungen überhaupt, ohne daß dafür ein besonderer Grund ersichtlich war. Traumen und dauernde Gelenkanstrengungen sind nicht ohne weiteres für die Pathogenese zu verwerten, es bleibt zur Erklärung nach Ansicht des Autors noch immer der vage Begriff einer Disposition übrig.

Die Häufigkeit einer Polyarthritis läßt sich nach CHOLZOW mit 13,5% errechnen, während PORUDAMISKI eine sicherlich zu hohe Quote von 85% feststellte. Hinsichtlich nach der Frage der Beteiligung der Geschlechter an den genannten Komplikationen waren früher auf Grund einseitiger Statistiken Zahlen im Umlauf, welche bald nach der einen, bald nach der anderen Seite als zu hoch oder zu niedrig gegriffen erschienen. Nach heutiger Ansicht ist der Prozentsatz gonorrhoischer Arthritiden bei Frauen und Männern annähernd gleich, nach WEIKSEL vielleicht bei Frauen um 1—2% höher als beim Mann. Nach demselben Autor erkranken die Männer im Alter von 20—45 Jahren unter Bevorzugung des 28.—35. Lebensjahres, Frauen zwischen 18 und 25 Jahren. Die Frauen sollen mehr zu Erkrankungen der oberen Extremitäten neigen, während bei den Männern häufiger das Knie- und Fußgelenk ergriffen ist.

Zu den seltensten Komplikationen des Trippers gehören die *Erkrankungen der Wirbelsäule,* welche sich ähnlich wie bei anderen Gelenken in einem Befallensein des Gelenkes sowie des zugehörigen Bandapparates äußert. Daß auch diese Prozesse als Metastasen einer gonorrhoischen Allgemeininfektion aufzufassen sind, machen die anatomischen Verhältnisse an dem Wirbelkörper sehr wahrscheinlich. Die Wirbelsäule besitzt ein besonders reichhaltiges venöses Gefäßsystem, welches aus zahlreichen Anastomosennetzen, sozusagen in Plexusform die Wirbelkörper und Bänder durchzieht und eine Verbindung des Innenraums der Wirbelsäule mit der Außenseite herstellt. Die arterielle Blutversorgung ist ebenfalls gut ausgeprägt; sie wird von der Art. vertebralis sichergestellt, welche als stärkster Ast der Arteria subclavia mit den großen arteriellen Gefäßstämmen in Verbindung steht. Auch zwischen den Gefäßen des Wirbelbandapparates und dem Gefäßsystem des Wirbelkanals besteht ein inniger Zusammenhang. Von den Bändern sind wegen der Wichtigkeit ihrer Funktion vor allem die Lig. flava zu nennen, da sie die Elastizität beim Drehen, Beugen und Dehnen gewährleisten. Mit ihren lateralen Rändern reichen sie bis zu den Gelenkfortsätzen, können also leicht von den im Gelenk sich abspielenden Krankheitsprozessen erreicht werden. Es ist klar, daß aus Affektionen dieser wichtigen Apparatur mehr oder weniger starke Funktionsstörungen für den Gebrauch der Wirbelsäule resultieren können. Man bezeichnet diese Erkrankungen auch bei Gonorrhöe als Spondylitis oder Spondylarthritis. Sie sind in ihrem Verlauf durch eine rarefizierende Ostitis der Wirbelkörper und ankylotische Ossifizierung der Wirbelbänder gekennzeichnet.

Was die Häufigkeit des Vorkommens dieser Erkrankungen betrifft, so hat KRAUSE unter 77 Fällen chronischer Steifigkeit der Wirbelsäule, welche teils den Typ Bechterew, teils den Typ Strümpell-Marie zeigten, 10 Fälle gonorrhoischen Ursprungs gefunden. Es gibt gonorrhoische Erkrankungen der Wirbelsäule, welche nach etwa 6 Wochen im Anschluß an eine akute Urethralgonorrhöe, aber auch oft Jahre nach der stattgehabten Infektion sich entwickeln können.

Nach RAMEL kann man 2 Formen der Spondylarthritis gonorrhoica unterscheiden. Die seltenere Form ist die, welche unter dem Bilde der akuten Arthritis mit schmerzhafter Gelenkschwellung, starker Druckempfindlichkeit der Processus spinosi, Schmerzen bei aktiven Bewegungen und mit Fieber einhergehen können. Auch beim Befallensein der Gelenke der Wirbelsäule scheint es Teile zu geben, welche mit Vorliebe heimgesucht werden, und zwar die oberen Randwirbel, mittlere Brustwirbelsäule und die Lumbosakralgegend. Diese Entzündungen können als alleinige Komplikationen auftreten, häufig aber sind andere Gelenke, z. B. Knie- und Hüftgelenke, Costovertebralgelenke usw. mitbefallen. Über ein auffallend schnelles Verschwinden der Symptome (in einer Woche) berichtet SANDER bei einem 40jährigen Mann und führt sie auf das

Abklingen der Urethralgonorrhöe zurück; es scheint sich dabei um eine flüchtige, wenig ausgedehnte rheumatoide Form gehandelt zu haben. Meist ist aber der Endausgang ein viel schwererer; es kommt zu einer allgemeinen Erstarrung und totalen Unbeweglichkeit der Wirbelsäule infolge Ossification der intervertebralen Bandscheiden und der Ligamente. Die fast absolute Starre des Thorax ist im akuten Stadium eine funktionelle, welche auf die ungemein starke Schmerzhaftigkeit der Wirbelsäule bei aktiven Bewegungen zurückzuführen ist. Die zweite Form der Spondylarthritis gonorrhoica zeigt einen mehr chronischen Verlauf. Es kommt erst lange Jahre nach Abklingen der Urethralgonorrhöe zu einer schmerzhaften Erstarrung und fortschreitender Ankylosierung im Bereiche der Wirbelsäule, ähnlich wie bei den sonstigen Spätformen des blennorrhoischen Rheumatismus (WEIL-GAUCHER).

Einer Behandlung sind im allgemeinen nur die akuten Formen, namentlich wenn wenige Gelenke befallen sind, zugänglich und zwar hat man zuweilen gute Resultate von der Vaccinetherapie gesehen. Bei eingetretener Ankylosierung mehr oder weniger weiter Strecken der Wirbelsäule und den daraus resultierenden Deformitäten (Kyphose, Kyphoskoliose usw.) ist wohl jede Therapie machtlos.

Pathologische Anatomie. Die Untersuchungen an der Leiche oder bei Gelegenheit von Operationen bestätigen die Brauchbarkeit der KÖNIGschen Einteilung der gonorrhoischen Arthritiden, indem sie Veränderungen aufzeigen, welche zu dem klinischen Krankheitsbild in deutlichem Parallelismus stehen. Man kann auch hier im wesentlichen Erkrankungen der Synovia, der Kapsel und die im Anschluß an letztere erfolgende Beteiligung des umliegenden Gewebes unterscheiden. Bei den intraartikulären Formen spielen die Vorgänge an der Synovialmembran die Hauptrolle, da sie vermöge ihres anatomischen Aufbaues den geeigneten Boden für die exsudativen Prozesse abgibt. So kann man an dieser gefäßreichen Membran alle Stadien der Entzündung histologisch und auf Grund des qualitativen Verhaltens des Entzündungsproduktes verfolgen. Außerdem kennzeichnet der Tiefgang der Affektion an diesem Gewebe die einzelnen Formen der Arthritis.

Bei der serösen Gelenkerkrankung sind nur die oberflächlichen Schichten der Synovialis beteiligt, oft nur derart gering, wie man sie bei den sympathischen Gelenkergüssen vorzufinden pflegt. Bei deutlichem *Hydrops* ist die Gelenkflüssigkeit, welche normalerweise eine durch Transsudation entstandene, eiweiß- und mucinhaltige Flüssigkeit ist, mucinärmer und fibrinreicher geworden. Die Synovialmembran ist hyperämisch, ödematös und von dunkelblauroter Farbe. Es besteht eine starke Schwellung, und an den Knorpelansätzen lassen sich dicke Wülste nachweisen. Das letztere ist namentlich der Fall, wenn der Hydrops sich nicht zurückgebildet hat. Aus der Schwellung der Membran entsteht eine Verdickung infolge Vergrößerung der Synovialzotten, welche allmählich entweder in solitärer oder in massiger Wucherung auf den Knorpel übergreifen und ihn dabei oft, wenigstens in seinen oberflächlichen Partien verändern können (Synovitis pannosa s. prolifera). Das Punktat wird eiweißreicher, unter Umständen plastischer, zuweilen gallertartiger und zeigt in steigendem Maße Beimengungen von Eiterkörperchen.

Dieses Bild, in dem besonders das klassische Symptom des Exsudates, der Eiweißreichtum, in Gemeinschaft mit einer Vermehrung des Fibringehaltes hervortritt, findet man besonders bei der *Arthritis serofibrinosa.* Hier trifft man auch erstmalig auf Gonokokken, sei es im Punktat, sei es in der Synovialmembran, deren Nachweis in den rein serösen Formen mit Sicherheit noch nicht gelungen ist. Sie sind besonders reichlich intracellulär auf den Synovialwucherungen zu finden, während ihr Nachweis im Exsudat nicht mit derselben Regelmäßigkeit gelingt.

Die *Hauptgefahren* drohen, wenn man von den mechanischen Einflüssen des Exsudates absieht, von seiten des Fibrins. Während bei den serofibrinösen Formen der Fibringehalt nur in Form einer leichteren Trübung des Exsudates und von freien Niederschlägen auf der Synovialis zutage tritt, kommt es bei der ausgesprochen fibrinösen Entzündung zur Existenz von mehr oder wenigen groben Fibrinflocken oder Klumpen, zuweilen sind die Gelenkknorpel von ausgedehnten fibrinösen Häuten bedeckt. Die gegenüberliegenden synovialen Teile verkleben, besonders wenn das Exsudat zu gering ist, um eine Annäherung der Kapselwände zu verhüten. Bei der Organisation dieser Auflagerungen sieht man häufig die Nebenräume der Gelenkhöhle, welchen für umfangreichere Exkursionen keine unwesentliche Rolle zufällt, durch die reaktiven Bindegewebswucherungen ausgefüllt. Der Knorpel kann erst später bei längerer Krankheitsdauer ernstere Störungen aufweisen.

Sie sind besonders häufig bei der eitrigen Arthritis, dem *Empyem*. Dieses kann oft einen auf eine eitrige Synovitis beschränkten Krankheitsverlauf nehmen, meist aber handelt es sich dabei um indurative Prozesse, welche in die tieferen Synoviaschichten reichen und daher von manchen Autoren als *indurative Form* bezeichnet werden. Der ganze Gelenkraum ist mit einem meist reichlichen trüben, gelbgrünen Exsudat ausgefüllt, welches faserreich, dick und zähflüssig ist; hin und wieder findet sich Blut beigemengt. Seine Reaktion ist nach Haslund neutral oder leicht alkalisch. Die leukocytenreiche Flüssigkeit beherbergt fast elektiv nur Gonokokken oder nur andere Bakterien, während Mischinfektionen seltener vorkommen. Zuweilen ist das Gelenk plastisch mit purulentem Inhalt ausgefüllt. Bei den gutartigeren Formen handelt es sich nach Volkmann um ein stark schleimiges, grünlich gefärbtes, weniger purulentes Exsudat, in welchem erst durch Sedimentierung Eiterkörperchen in nennenswerter Menge nachweisbar sind.

Da die Fälle von Arthritis suppurativa häufig zur Autopsie gelangen, existieren eine Reihe von Untersuchungen des anatomischen Substrates, von dem besonders die Befunde an der Synovialis die Vorgänge gut erkennen lassen. Den besten Überblick geben noch immer die klassischen Befunde der Fälle von Finger, Ghon und Schlagenhaufer, da sie allen Anforderungen an eine exakte und erschöpfende Untersuchung und Aufklärung eines Krankheitsbildes entsprechen. Nach der Darstellung Nobls, welcher diese Krankheitsbilder eingehend interpretiert, zeigt sich in der senkrecht durchtrennten Kapsel des entzündeten Kniegelenkes zu innerst eine mehrschichtige Ansammlung von Eiterzellen, welche teils frei, teils in einer fädig geronnenen fibrinähnlichen Grundsubstanz liegen. „Es folgt eine Schicht homogener oder leicht granulierter, ungefärbter Grundsubstanz, die relativ wenig intakte Eiterkörperchen, dafür aber viele Kerne und kleine Körnchen verschiedenster Größe enthält, die Anilinfarben begierig aufnehmen und wohl vom Zerfall der Eiterzellen herrühren. Diese ziemlich breite Lage ruht einer von zahlreichen Blutgefäßcapillaren durchsetzten Granulationsschicht auf. Nach außen geht das Granulationsgewebe ziemlich unvermittelt in ein welliges, zunächst noch etwas zellreicheres, dann weiter nach außen in völlig normales Bindegewebe über, das wohl dem periartikulären Bindegewebe entspricht. Sowohl in der innersten Schicht der Eiterzellen als auch in dem homogenen Stratum und der Lage des Granulationsgewebes finden sich typische, vorwiegend in Leukocyten eingeschlossene Gonokokken.“ Es bestand außerdem eine Mischinfektion mit kulturell identifizierten Streptokokken. Bei dem zweiten Falle fand sich neben ähnlichen Befunden unter dem rarefizierten Endothel der Synovialis eine Gliederung der Membran in Form eines Granulationsgewebes, bestehend aus spindelförmigen und runden Zellen nebst zahlreichen Blutgefäßen, deren Wandungen von Leukocyten infiltriert sind. Der Schwund des Endothels läßt sich nach RINDFLEISCH mit den dort stattfindenden Desquamationsvorgängen erklären. Die Granulationen der Synovialis können verschiedene Stärkegrade annehmen; oft sind sie dick rot und haben wie in dem Falle von COUNCILMAN das Aussehen von Tuberkelgranulationen. Die Zellen dieses Gewebes befanden sich in einem Quellungszustand und zeigten große Ähnlichkeit mit epitheloiden Zellen. Die Infiltration der Synovialis kann derart zunehmen, daß auch die äußeren Kapselschichten und das paraartikuläre Gewebe in den Krankheitsprozeß einbezogen werden können. Es entsteht dabei eine gewisse Ähnlichkeit mit der phlegmonösen Form der Arthritis, wobei aber zu beachten ist, daß es sich beim Empyem doch mehr um circumscripte abscedierende, perforative Endprozesse handelt, als deren sichtbarer Ausdruck die Entleerung von Eiter nach außen aufzufassen ist. Die Schichten des subsynovialen Anteiles der Kapsel sind nach KLOSE durch Ödem auseinandergedrängt, um die Gefäße findet man ausgedehnte Plasmazellinfiltrationen.

Bei längerem Bestande oder tieferem Sitz der eitrigen Gelenkentzündung geraten auch Knorpel und Knochen allmählich in Gefahr ergriffen zu werden, wodurch namentlich die Motilität des Gelenkes im Sinne von echter Ankylosenbildung ungünstig beeinflußt werden kann. Die Knorpelzellen fallen infolge der Durchtränkung mit dem entzündlichen Ödem der Trübung, Auflockerung, Erweichung, schließlich sogar der fettigen Degeneration anheim. Die Grundsubstanz zeigt eine zunehmende Zerfaserung mit Ausgang in Verflüssigung. Die Auffaserung führt auch zu Niveaudifferenzen der Knorpeloberfläche, wodurch der Entstehung von Usuren Vorschub geleistet wird. Bei diesem Stadium ist einer Beteiligung der Knochen am Krankheitsprozeß Tür und Tor geöffnet, indem die Infektionserreger in die freiliegenden knöchernen Gelenkenden eindringen und so unter Umständen eine Osteomyelitis mit weitgehender Nekrose des Knochens hervorrufen können. Diese Zustände sind aber seltener, oft beschränkt sich die Reaktion am Knochen dem Entzündungsreiz gegenüber auf weniger hochgradige Ausdrucksformen, es kommt nur zu einer Umgestaltung der äußeren Umrisse in Gestalt von Osteophytenbildung und mehr oder weniger flächenhafter Volumzunahme des Knochens. Die Gewebsreaktionen im Gefolge vorausgegangener, umfangreicherer Beteiligung von Knochen und Knorpel zeigen in ihrem Ausgang ihre Abhängigkeit von ihrem Milieu, indem sie im Laufe der Zeit nach Passieren des fibrinösen Stadiums einer Ossification entgegengehen, welche den Endprozeß des Krankheitsbildes, die knöcherne Ankylose darstellt. Im Gegensatz hierzu steht die falsche Ankylose, welche bei intaktem knöchernen und knorpeligen Gerüst durch Schrumpfungsvorgänge entzündlichen Ursprungs an der Gelenkkapsel hervorgerufen wird.

Eine scharfe Unterscheidung zwischen einer abscedierenden schweren Form der *Synovitis purulenta* und einer *Arthritis purulenta* ist häufig auch pathologisch-anatomisch nicht leicht, da die Entstehungsart der letzteren aus der vorhergehenden nicht immer mit Sicherheit auszuschließen ist. Man wird dann nicht selten nur graduelle Verschiedenheiten vorfinden. Wie schon der Name Kapselphlegmone sagt, geht bei dieser Erkrankung alles im Tempo einer Phlegmone vor sich. Es liegt also in der Natur der Sache, daß die Gewebe in allen ihren Schichten gründlich ergriffen sein müssen, um den Prozeß nach außen seinen Fortgang nehmen zu lassen. So sieht man denn auch die Synovialmembran einen viel stärkeren Grad von Hyperämie und Ödem aufweisen als sonst. Ihre Konsistenz ist von fast sulziger Beschaffenheit, die Oberfläche hat sich in eine schmierige eitrige Schicht umgewandelt, welche entsprechend dem progredienten Entzündungsprozeß weniger zu starker Exsudation als zu Blutungen Anlaß gibt. Auch die subsynovialen Gewebe sind weitgehend ergriffen, in einem großen Teil der Fälle sogar der Hauptsitz, der Primärherd der Erkrankung. Der gesamte Kapselapparat nimmt an der Vereiterung teil, worauf bald im Anschluß an eine derartige *Panarthritis* die Infektion auf die peri- und paraartikulär liegenden Bänder, Sehnen und Weichteile übergeht, und an der Haut als Begleiterscheinung der sich darunter abspielenden suppurativen Prozesse ein entzündlich- ödematöser, oft echt phlegmonöser Schwellungszustand sich herausbildet.

Welche Verheerungen auch in bezug auf Knochen und Knorpel bei der phlegmonösen Arthritis in einem Gelenk auftreten können, geht aus den Sektionsbefunden hervor, welche Schlagenhaufer bei einem Fall von *Coxitis blennorrhoica* erhoben hat. Das rechte Hüftgelenk einer 40jährigen Frau wurde durch einen bakteriologisch sichergestellten gonorrhoischen Prozeß derart destruiert, daß nach fast totaler Einschmelzung des Pfannenknorpels und der Knorpelbezüge des Femurkopfes und -halses der knöcherne Pfannenboden zerstört wurde, die das Gelenk zusammensetzenden Knochenpartien der drei Beckenknochen stark in Mitleidenschaft gezogen waren und auch der Kopf und Hals des Oberschenkelknochens schwere destruktive Veränderungen, aber ohne Verkürzung seiner Längsachse aufwies. An Stelle des knöchernen Pfannenbodens fand sich eine aus gonorrhoischem Granulationsgewebe, dem inneren Beckenperiost und schwieliger Muskulatur bestehende Membran, welche kuppelartig durch den Femurkopf gegen das Beckeninnere vorgewölbt war. Daß die der Arthritis phlegmonosa eigene Weichteilinfiltration auch an den äußeren Gelenkflächen nicht spurlos vorübergehen kann, sieht man oft an den vorhandenen Reaktionserscheinungen, welche in Form von peripheren Ossificationsvorgängen zum Zustandekommen der knöchernen Ankylosen beitragen.

Röntgenbild der Arthritis gonorrhoica. Interessant ist ein Vergleich der Befunde der Röntgendurchleuchtung mit den pathologisch-anatomischen. Die Unterschiede in den Ergebnissen liegen zum Teil darin begründet, daß man mit Hilfe des Röntgenbildes weit eher in der Lage ist, frühere Phasen der Erkrankung zu beobachten als sie auf dem Sektionstisch zur Feststellung gelangen. So findet man bei klinisch schweren Fällen nicht selten einen röntgenologisch völlig negativen Befund am Gelenk, wie es zuweilen bei der rein perikapsulären phlegmonösen Form der Fall sein kann. Andererseits kann man schon frühzeitig bei geringen klinischen Erscheinungen eine Beteiligung des Knochens radiologisch aufdecken, worauf Sudeck und Kienboeck zuerst, später Kamnitzer u. a. aufmerksam gemacht haben. Die Knochenerscheinungen können in der Zeit von 2—8 Wochen nach Beginn der Arthritis einsetzen. Das Röntgenbild zeigt in diesen Fällen von „akuter Knochenatrophie“ die Einwirkung der Entzündungsprozesse auf den Knochen in Form einer herdweise begrenzten, kleinfleckigen, unregelmäßigen Aufhellung der Spongiosa, deren Randpartien und Gerüst nur verschwommen zu erkennen sind. Später nimmt diese Transparenz der Spongiosa diffus zu und geht auch auf die Diaphysenrinde über, so daß Einzelheiten nicht mehr zu erkennen sind. Die Auslöschphänomene sind auf vorübergehende Entkalkungsprozesse zurückzuführen, deren Beendigung auch röntgenologisch kontrolliert werden kann. Diese Vorgänge sind analog denjenigen, welche bei kalk- und phosphorarmer Ernährung im Tierversuch unter dem Bilde der Osteoporose beobachtet worden sind. Costa und Garcin fanden in 200 röntgenologisch untersuchten Fällen von gonorrhoischer Arthritis am Gelenk keine charakteristischen Symptome, dagegen bestanden in den benachbarten Knochen Veränderungen im Sinne einer Osteoporose.

Die Veränderungen am Knorpel sind röntgenologisch nicht immer mit Sicherheit nachweisbar; erst in schwereren Fällen kann man aus dem Beginn der Aufhellung an den Gelenkenden und der Verschmälerung des Gelenkspaltes auf eine Beteiligung des Knorpels schließen. Eindrucksvoll ist das Bild der Synostosen, denen eine vollständige Arrosion des Knorpels zugrunde liegt und bei welchen die Spongiosa der beiden Knochen eine zusammenhängende Masse bildet. Bei teilweiser Usurierung des Knorpels sind trotz bestehender Ankylose die Gelenkkonturen noch sichtbar, weil die Vereinigung der beiden Knochen auf die Bildung von Knochenbrücken beschränkt bleibt. Auf die Bedeutung der Knorpelzone weisen die Beobachtungen von NOBÉCOURT und DUHEM hin, welche bei einem $14^1/_2$jährigen Mädchen mit Vulvovaginitis nebst schubweisen Arthritiden der Finger- und Handgelenke eine auffallende Verschmälerung der Epiphysenknorpel, an den Metakarpalknochen sogar eine bereits vollständige knöcherne Vereinigung von Dia- und Epiphyse feststellten. Auf diese Umstände werden die ausgedehnten, zu Deformität und Versteifungen führenden Gelenkerkrankungen zurückgeführt, wobei eine allgemeine Dystrophie (zurückgebliebene Entwicklung) und eine spezielle des Knochensystems richtunggebend gewesen sein mögen.

BORAK hat neuerdings die Arthritis gonorrhoica röntgenologisch eingehend untersucht, wobei er die Brauchbarkeit der klinischen Einteilung im wesentlichen bestätigen und den Wert der Röntgendiagnostik für diese Erkrankungen durch Aufdeckung mancher Vorgänge, welche dem klinischen Befund entzogen blieben oder in scharfem Gegensatz zu ihm standen, darlegen konnte. Die arthralgische Form ist durch ein völlig negatives Röntgenbild charakterisiert. Bei der exsudativen Arthritis tritt vor allem eine starke Erweiterung des Gelenkspaltes in Erscheinung, welche man aber nur mit Vorsicht für die Diagnose Hydrops verwerten darf, da an ihrer Entstehung auch andere Vorgänge anatomischer und physiologischer Art mitwirken können. Die Knochenatrophie ist gewöhnlich mäßig, eine Affektion des Knochens und damit indirekt auch des Knorpels verrät sich oft nur durch den Nachweis von kleinen Exostosen und Osteophytenbildungen, wenn nicht gröbere Verunstaltungen der Knochenumrisse stattgefunden haben. Für das bleibende Symptom, die Ankylose, ist eine Röntgenuntersuchung unerläßlich, da dadurch leicht die Art derselben festgestellt werden kann.

Die kapsulären Formen der Arthritis zeichnen sich durch eine Verengerung des Gelenkspaltes und eine rasch fortschreitende akute Knochenatrophie aus. Die Obliterierung des Gelenkraumes erfolgt sowohl von der Kapsel wie vom atrophierenden Knochen her. Die Beteiligung des Periostes sieht man an dem Vorhandensein von dauernden Verdickungen der Knochenenden, sogar die Anfangserscheinungen einer Periostitis gonorrhoica sind röntgenologisch von BORAK in Form von deutlich abgrenzbaren einzelnen Schichten festgestellt, welche durch Summation von entzündlichen Abhebungs- und nachfolgenden Ossificationsvorgängen zu erklären sind.

Am überraschendsten wirken die Röntgenbefunde bei der rein phlegmonösen Form. Man findet nur eine starke Schwellung der Weichteile, während die knöchernen Partien des Gelenkes gewöhnlich frei von pathologischen Erscheinungen sind. Nur zuweilen liegt eine Knochenbeteiligung vor, und zwar wie BORAK nachwies, in Form von ziemlich ausgedehnten periostalen Auflagerungen, welche interessanterweise fern vom Gelenk liegen und oft einem völlig normalen Knochen aufsitzen. Bei einer echten Gelenkphlegmone, wie sie unter dem Namen Panarthritis geschildert ist, kommt es natürlich auch zu röntgenologisch feststellbaren Destruierungen des ganzen Gelenkapparates, deren Einzelheiten sich aus einer Kombination der oben dargelegten Vorgänge ergeben.

Allgemeine Ätiologie und Pathogenese. Es ist schon eingangs darauf hingewiesen worden, unter welchen Umständen und zu welchen Gelegenheiten aus der Gonorrhöe als anfänglich lokaler Erkrankung eine Allgemeininfektion im Sinne einer Bakteriämie entstehen kann. Ferner geht aus der Statistik hervor, daß die Gelenkmetastasen eine der häufigsten Fernkomplikationen darstellen.

Bei allgemeinen Infektionskrankheiten besteht die Erfahrungstatsache, daß gerade die Stellen des Gefäßsystems, welche die am weitesten distal liegenden Punkte des Kreislaufes darstellen, am meisten der endogenen Schädigung von seiten der in der Blutbahn kreisenden Bakterien ausgesetzt sind. Das beste Beispiel dafür bieten die Exantheme an Haut und Schleimhaut infektiöser oder toxischer Genese. Es braucht sich dabei nicht immer um eigentliche Endgefäße zu handeln, häufig sind es die Stellen, an denen sich die Umkehrung der Strombahn abzuspielen pflegt, d. h. die Capillaren, kleinsten Venen und Lymphgefäße.

Ihre Wandungen werden anatomisch oder funktionell derart verändert, daß auf Grund dieser Permeabilität ein Austritt von Blutelementen und mit diesen oder den darin transportierten Bakterien bzw. ihren toxischen Bestandteilen Reaktionen von seiten des abhängigen Gewebes erfolgen können. Der für solche Vorgänge erforderliche Reichtum an Gefäßen ist bei den Gelenken vorhanden; er findet sich namentlich an der Synovialis, welche zwei für den Ablauf des Krankheitsgeschehens sehr wichtige Anordnungen der Gefäßsysteme enthält. Die oberflächliche dünne Bindegewebsmembran ist besonders in ihren Fortsätzen, den Plicae synoviales, sehr gefäßreich und neigt schon physiologisch zu Transsudationsvorgängen, welchen nach HUETER die Gelenkschmiere ihre Entstehung verdankt. Die Lymphgefäße fehlen in dieser Schicht, während die tiefere fibröse über ein reichliches Lymphgefäßnetz verfügt, das nach SCHMIDT peripher mit dem periostalen und intermuskulären, nicht aber mit dem Kapselraum in Verbindung steht.

Aus diesen Befunden erklärt es sich, weshalb die leichteren Formen der Arthritiden stets als eine Synovitis beginnen müssen und auch enden können, die komplizierteren durch Befallensein der tieferen Schichten der Synovialmembran so oft die Neigung haben, para- und periartikuläre Erscheinungen zu setzen. Daß der Knorpel primär am Krankheitsprozeß so wenig beteiligt ist, ist wegen seiner Gefäßlosigkeit verständlich. Die Gelenkkapsel steht, wie schon früher ausgeführt, bis zum Rand des Knorpels in engen Beziehungen zum Periost. Dieses enthält in seinen beiden Schichten zahlreiche Lymph- und Blutgefäße, welche den Knochen einschließlich des Markes versorgen, so daß der Knochen auch auf dem Blutwege bei intakten Knorpelbezügen der Gelenkenden ergriffen werden kann.

Was den Nachweis der *Gonokokken im Gelenkpunktat* betrifft, so gibt es hier oft negative Ergebnisse, sowohl mikroskopisch wie kulturell und biologisch; das letztere wies JADASSOHN durch negativ ausfallende Überimpfung von Punktat auf die gesunde männliche Harnröhre nach. Man hat zur Erklärung die Toxintheorie herangezogen, welche aber insofern nur verwertbar ist, als das Toxin, wenn es derartige Wirkungen hervorrufen soll, nur aus den an Ort und Stelle vorhandenen oder zugrunde gegangenen Mikroorganismen entstehen kann. Die Gonokokken haben nun im Exsudat keine lange Lebensdauer, wenigstens deuten auf ernstere Schädigungen ihre morphologischen Veränderungen hin. Sie sind meist nach 6 Tagen nicht mehr nachweisbar. Die Einwirkung überhöhter Körpertemperaturen auf Gonokokken ist z. B. am Urethralfluor oft beobachtet worden. Abgesehen von diesen Ursachen sind auch Alter der Affektion und die Menge des zu untersuchenden Punktates für das Resultat ausschlaggebend. Am ehesten finden sich die Gonokokken an ihrer Ansiedlungsstelle, an der Synovialis, von wo aus sie ihre Wirkung auf das Gelenk zu entfalten pflegen. Die Gelenkflüssigkeit enthält zuweilen außer den spezifischen Erregern auch andere Bakterien wie Strepto-, Staphylo- oder Pneumokokken. Diese Mikroorganismen können auch allein die Ursache der Erkrankung sein, meist handelt es sich dabei um schwere Komplikationen. Sie können aus den verschiedenen Körperstellen gleichzeitig mit den Gonokokken ins Gelenk gelangen, aber auch erst als Sekundärinfektion zur Pyarthrose führen, nachdem die gonorrhoische Infektion den Boden für ihre Ansiedlung geschaffen hat. PEPPER ist der Ansicht, daß der Gonokokkus sowohl eine spezifische wie eine nichtspezifische Arthritis hervorrufen kann, und weist bei seinen 3 Fällen mit rheumatischen Herzklappenveränderungen neben gonorrhoischen Herzaffektionen in diesem Zusammenhang auf die Schwierigkeit der Differentialdiagnose zwischen gonorrhoischem und gewöhnlichem Rheumatismus hin.

Ähnliche Zusammenhänge findet man auch bei der Tuberkulose und Lues, wobei TOMMASI und SCHLESINGER Kombinationen mit Gonorrhöe-Rheumatismus nachwiesen. Daß auch sonstige Rheumatismen die Entstehung des rein gonorrhoischen oder mischinfizierten namentlich in ihren Exazerbationszeiten verursachen oder begünstigen können, erscheint nicht unmöglich. RENAULT hat bei 20 willkürlich ausgewählten Patienten mit gonorrhoischer Arthritis 15mal Rheumatismus in der Familie nachgewiesen. Außer der allgemeinen Disposition zur Arthritis kann eine spezielle zur Erkrankung bestimmter Gelenke führen, welche Überanstrengungen ausgesetzt waren (Radfahren, Märsche, Berufstätigkeit usw.).

Über Bedeutung für die funktionelle Inanspruchnahme als disponierendes Moment unterrichtet die 500 Fälle umfassende Statistik von GARROD, wobei z. B. die Handgelenke zu 86%, die Kniegelenke zu 60% befallen waren. Eine große Rolle hat von jeher das Trauma als prädisponierendes Moment für die Ansiedlung von Infektionserregern an bestimmten Körperstellen gespielt; auch bei der Gonorrhöe sind metastatische, mikroskopisch bestätigte Komplikationen im Anschluß an Unfälle oder Operationen (MOUCHET und BRUAS) bekannt. Bei dem von SCHUBERT angeführten Fall trat nach einer Torsion der großen Zehe im subakuten Verlauf einer Gonorrhöe eine gonokokkenhaltige Fluktuation und Arthritis des Grundgelenkes auf. Rein spezifische oder sekundär infizierte Arthritiden sind in der Schwangerschaft oder bei septischen Aborten nicht allzu selten. Was den Sitz des gonorrhoischen Primärherdes anlangt, so können zu Metastasierungen außer der gewöhnlichen genitalen Erkrankungsart wie Urethritis, Vulvovaginitis (SCHUSZIK) mit Beteiligung der Adnexe auch extragenitale Infektionen der Mundhöhle, des Rectum, der Augenbindehaut, selbst banaler Hautwunden Anlaß geben.

Diagnose und Differentialdiagnose. Gelenkerscheinungen, welche im Verlaufe einer Urethralgonorrhöe auftreten, werden im allgemeinen dem Dermatologen keine Schwierigkeiten bereiten, auch wenn es sich nicht um die eindrucksvollen Bilder eines ausgedehnten Hydrops oder einer Arthritis phlegmonosa handelt. Der Wechsel im klinischen Bild einer Arthritis, abhängig vom Sistieren oder Wiedereinsetzen, Exazerbieren oder Rezidivieren des spezifischen Fluors, ist ein wichtiges pathognomonisches Symptom, ebenso das mono- oder oligarthritische Auftreten des gonorrhoischen Rheumatismus, wobei zu beachten ist, daß ein Gonorrhöe-Rheumatismus häufig polyartikulär beginnt, um sich dann an einem oder mehreren Gelenken festzusetzen. Das anfangs hohe Fieber pflegt den Gelenkprozeß in der Regel nicht zu überdauern; häufig ist auch ein völlig afebriler Krankheitsverlauf beobachtet worden, eine Parallele zu den fieberlosen gonorrhoischen Exanthemen. Auch der anfangs heftige Schmerz klingt spontan oder unter geeigneter Behandlung meist in kurzer Zeit ab.

Schwierigkeiten in der Diagnose können entstehen, wenn afebrile polyartikuläre Zustände vorliegen, ohne daß eine klinisch nachweisbare Gonokokkeninfektion des Organismus zu bestehen scheint. Vor Irrtümern kann in diesen Fällen nur eine sorgfältige Durchuntersuchung der in Frage kommenden Eintritts- und Propagationsstellen schützen, wozu eine besondere Aufmerksamkeit und Geduld bei der weiblichen Gonorrhöe und bei der des Mannes die Expression der Samenblasen mit evtl. Kultur aus Sperma gehört (Leibfried). Von der Bedeutung gonorrhoisch infizierter Samenblasen für die Metastasenbildung haben sich besonders Fuller und Cunningham auf Grund der operativen Erfolge der Vesicotomie beim gonorrhoischen Gelenkrheumatismus überzeugen können. Wertvoll sind auch provokatorische Vaccineinjektionen (Madranges), wobei man sich aber vor einer Überschätzung ihres diagnostischen Wertes hüten muß. Die Anwendungsweise der Vaccine am Blute in vitro hat in Form der Komplementfixation und Agglutination ebenfalls diagnostisch brauchbare Resultate ergeben, welche bei der ersteren von manchen Autoren auf annähernd 100% geschätzt werden. Die röntgenologisch wichtigen Merkmale der gonorrhoischen Gelenkerkrankungen sind bereits im Anschluß an ihre pathologische Anatomie geschildert worden.

Der Gelenkerguß, welcher nach König durch eine maigrüne Farbe sich von den bernsteinfarbenen einer tuberkulösen Arthritis unterscheidet, soll nach Karwacki cytologische Unterschiede zwischen dem genuinen und gonorrhoischen Rheumatismus aufweisen, indem bei dem ersteren hauptsächlich neutrophile, spärlich eosinophile Zellen und hochgradig veränderte Epithelien, beim letzteren neben den Leukocyten in fast gleicher Zahl rote Blutkörperchen und Endothelien (Lösung ihrer chromaffinen Substanz, Auftreten von tiefrot gefärbten Körnchen-Gonokokkencytolyse?) zu beobachten sind. Ein mikroskopisch und kulturell negatives Resultat der Gelenkspunktion spricht, wie die Pathogenese lehrt, nicht gegen die Annahme einer gonorrhoischen Gelenkaffektion. Nicht selten wird man genötigt sein, die Diagnose per exclusionem und ex juvantibus zu stellen.

Differentialdiagnostisch kommt vor allem der *Gelenkrheumatismus* in Frage. Er unterscheidet sich vom gonorrhoischen Rheumatismus durch eine längere Fieberperiode, kürzeren Krankheitsverlauf, größere Häufigkeit der Herzkomplikationen und sein promptes Ansprechen auf Salicyl. Die von früheren Autoren betonten Unterscheidungsmerkmale beider Erkrankungen, nämlich das mono- oder polyartikuläre Auftreten, haben nach den Untersuchungen von Mayr und Bremer nicht mehr die differentialdiagnostische Bedeutung wie früher, denn es besteht bei der Arthritis gonorrhoica, Polyarthritis rheumatica, bei der Arthritis luica und tuberkulosa eine weit gehende Übereinstimmung auch hinsichtlich der Reihenfolge des Befallenseins der Gelenke als hinsichtlich des Lebensalters der Patienten, indem die Höchstzahl der Miterkrankung von Gelenken in den Jahren von 20 und 30 zu beobachten ist. Während bei der Gonorrhöe und Polyarthritis rheumatica in den jüngeren Altersstufen die Monoarthritis vorherrscht, finden sich bei der Lues und Tuberkulose umgekehrte Verhältnisse. Die *Rheumatoide* bei Scharlach, Meningitis, Ruhr und Pneumonie sind unter Berücksichtigung des Grundleidens leicht zu erkennen. *Septische Gelenkerkrankungen* sind besonders durch wiederholte Schüttelfröste gekennzeichnet und kommen auch bei den Pyarthrosen der Gonorrhöe vor. Bei Versagen der Salicylate hat man außer an Gonorrhöe auch an *Lues* zu denken, deren zweites Stadium unter besonders nachts einsetzenden Schmerz- und Temperatursteigerungen das Bild der Polyarthritis mit remittierendem Fieber zustande kommen lassen kann. Das *Denguefieber* kann in den Tropen ebenfalls differentialdiagnostisch in Betracht kommen, da es sich durch Rötung und Schwellung der Gelenke (Hüften!) und Muskeln der Nachbarschaft auszeichnet. Das hohe Fieber läßt aber nach 1—2 Tagen nach, und nach Schwinden der subjektiven Erscheinungen tritt plötzlich ein morbilliformes Exanthem auf. Nach evtl. Wiederholung des ganzen Krankheitsbildes zwischen dem 5. und 7. Tage beginnt unter Abschuppung die Heilung. Die fast regelmäßig monartikulär auftretenden ersten *Gichtanfälle* lassen sich auf Grund sonstiger sichtbarer Zeichen harnsaurer Diathese und von Störungen im Blutchemismus von der Gonorrhöe leicht abgrenzen, desgleichen nach Aussehen und Entstehungsart die tuberkulösen Arthritiden. Polyarthritische Erkrankungen im Kindesalter können an die STILL*sche Krankheit* erinnern, welche hochfieberhaft einsetzen kann, sich aber durch Nackensteifigkeit, Milz- und Lymphdrüsenschwellung auszeichnet. Die deformierenden und ankylosierenden Formen der Arthritis werden anamnestisch und klinisch von den anderen konstitutionellen und Altersarthritiden unschwer unterschieden werden können.

Prognose. Die besten Heilungsaussichten haben die sog. Arthritismen, bei denen eine Exsudation in Form eines geringen Extravasates vorliegt. Erreicht aber der Erguß größere Ausmaße, oder erfolgt nach einem bzw. mehreren Rezidiven ein Übergang in das chronische Stadium, so kann infolge von Durchtränkung oder Überdehnung auch nach der Resorption eine Schwäche, selbst eine Schrumpfung des Bandapparates zurückbleiben. Für die Prognose sind die qualitativen Änderungen des Exsudates von großer Wichtigkeit. LEMIERRE und LÉVESQUE halten die Abnahme der polynucleären Leukocyten und die Zunahme der Mononucleären für ein verläßliches Zeichen beginnender Heilung. Bei den sero-fibrinösen Formen hängt die Prognose hinsichtlich der Funktionstüchtigkeit von der Menge des abgeschiedenen Fibrins ab. Im allgemeinen gelingt es auch hier, durch rechtzeitige und geeignete Therapie der durch das Fibrin gesetzten Adhäsionen Herr zu werden, sofern die Veränderungen am Knorpel nicht allzu ausgedehnt sind.

Weit unsicherer sind die Heilungsaussichten bei den indurativen eitrigen und phlegmonösen gonorrhoischen Arthritiden. Hier kommt alles auf die Ausdehnung der Infiltration mit ihren Rückwirkungen auf benachbarte Weichteile (Muskelatrophie, Stellungs- und Bewegungsanomalie der Gelenkknochen) und auf das Verhalten von Periost, Knochen und Knorpel an, deren Schädigungen in weitgehendem Maße vor allem zur Ausbildung des Endstadiums, der knöchernen Ankylose, eines in konservativer Behandlung meist nicht mehr zu behebenden Zustandes, Anlaß geben. Im allgemeinen ist die Prognose der gonorrhoischen Arthritiden, von den schweren Fällen mit Beeinträchtigung des Gesamtorganismus abgesehen, bei der Möglichkeit frühzeitiger Therapie nicht ungünstig, wenngleich man im Durchschnitt auf eine längere Krankheitsdauer, in den ernsteren Fällen auf die Gefahr der Rezidive und bleibenden Bewegungseinschränkungen gefaßt sein muß.

Therapie. Daß die gonorrhoischen Arthritiden lange Zeit als eine Crux medicorum galten, sieht man daraus, daß annähernd 40 Behandlungsmethoden dafür existieren, welche je nach Einstellung und Wirkungsweise mehr oder weniger voneinander abweichen. Gemeinsam ist ihnen das Ziel, den Primärherd und die Metastase entweder direkt oder indirekt auf dem Wege des Säftestromes zu bekämpfen. Ob man sich dabei an ausgearbeitete Behandlungspläne anderer (RUBRITIUS, KEY u. a. m.) hält oder auf Grund eigener Erfahrungen die für den jeweiligen Fall zutreffenden Methoden auswählt, sei dem Urteil des behandelnden Arztes überlassen.

Bei jeder Arthritis ist es zunächst notwendig, den Patienten bezüglich des Vorhandenseins einer gonorrhoischen Infektion am Genitaltraktus oder an den

Adnexen genau zu untersuchen. Eine energische, wenn auch vorsichtige Behandlung des Primärherdes hat mit derjenigen der Komplikation einherzugehen, um Rezidive zu vermeiden. Besondere Aufmerksamkeit muß beim Manne auf die Untersuchung und Behandlung der Prostata und Samenblasen verwandt werden, da dort, ähnlich wie in den Adnexen des weiblichen Genitales meist mit der Existenz von sog. latenten Herden zu rechnen ist. Auf die Bedeutung der Samenblasenerkrankung für Entstehung von Metastasen haben Fuller, Witherspoon zuerst und in neuerer Zeit Cunningham und Greenberg hingewiesen und über gute Erfolge der Vesiculotomie oder Vesiculektomie berichtet. Die letzteren operativen Methoden in Verbindung mit der Prostatektomie sind dann anzuwenden, wenn Einspritzungen von 15—20%iger Argyrollösung durch den Duktus oder das Vas deferens, vorgenommen nach Kontrastfüllung der Samenblasen mit Natriumbromatlösung zwecks Orientierung über Lage, Gestalt und Austreibungszeit, nicht zum Ziele geführt haben. Die Operierten bleiben steril, aber nicht impotent. Bei Tuberkulose ist die Operation zu unterlassen.

Bei den gewöhnlichen Formen der Arthritis, soweit nicht eitrige und phlegmonöse Prozesse in Frage kommen, wird man wohl meist in der Lage sein, von größeren chirurgischen Eingriffen abzusehen und sich auf konservative Maßnahmen zu beschränken. Zunächst kommt es darauf an, das Stadium der Schmerzhaftigkeit möglichst schnell zu überwinden, da es den Patienten zu einer übermäßig starken Schonung des befallenen Gelenkes verleitet. Wohl muß man für eine Ruhigstellung in der ersten Zeit sorgen, welche durch sorgfältige Lagerung und Fixation (Schienen, Gips- und Stärkebinden) zu erreichen ist (Collings); aber immer sind von Anfang an aktive und passive *Bewegungen* des Gelenkes machen zu lassen, um die bei völliger Ruhe sehr schnell einsetzenden, die spätere Funktionstüchtigkeit störenden Organisationsvorgänge nicht aufkommen zu lassen. Zur Beseitigung des Schmerzes dient vor allem Wärme in jeder Form: Wattepackungen, Prießnitzverbände, heiße Sand-, Moor- und Schlammumschläge (40° C), Heißluftbäder, auf deren gute Erfolge Wagner und Rombach hinweisen und bei deren Anwendung Grunspan und Faroy eine Maximaltemperatur von 125° während 25—30 Minuten empfehlen, und Heißwasserduschen von 35—42°. Wie schon erwähnt, sind frühzeitige Bewegungsversuche unerläßlich. Die passiven Bewegungen am Gelenk werden vom Patienten als sehr unangenehm empfunden, daher ist es oft zu empfehlen, ihn selbst von der schmerzstillenden Wirkung heißer Bäder Gebrauch machen zu lassen, indem er vorerst dort in Form von aktiver Bewegung sich von der Erträglichkeit und Möglichkeit größerer Exkursionen des erkrankten Gelenkes überzeugt. Daß allzu brüske passive Bewegungen auch Schaden stiften können, sieht man an dem Auftreten von Allgemeinerscheinungen, das man hin und wieder euphemistisch mit der Bezeichnung „Autovaccinierung“ belegt hat.

Den Bädern können hautreizende Zusätze wie Kochsalz, Schmierseife, Fichtennadelextrakt, Terpentin (nach Robin 100,0 Terpentinöl und 100,0 Schmierseife) beigemengt werden. Hautreize, welche im Sinne einer lokalen Hyperämie die sub- und objektiven Erscheinungen beeinflussen, werden auch durch lokale Applikation von Jod- und Ichthyolpräparaten erzielt. Zwei auf den Schmerz oft elektiv wirkende Verfahren sind die *Stauungsbehandlung* nach Bier und die Vaccinierung. Die Staubinde muß so angezogen werden, daß keine venöse Hyperämie entstehen kann, und wird in der Regel bis zu 20—22 Stunden ertragen werden können. Die Technik dieser Methode darf heute nach 23 Jahren ihres Bestehens als bekannt vorausgesetzt werden, über beachtenswerte Einzelheiten bei der Behandlung proximal gelegener Gelenke hat Nobl besonders bzgl. der Schulterstauung, Della Valle für die Coxitis berichtet. Drever-

MANN fordert bei der Stauung akut-gonorrhoischer Gelenke röntgenologische Kontrolle.

Die Vaccintherapie gehört zu den Behandlungsarten, von denen man sich ähnlich wie bei der Serum-, Fieber- und Proteinkörpertherapie eine biologische Einwirkung auf dem Wege des Allgemeinorganismus verspricht. Die ausgesprochen analgesierende und auch den Gelenkprozeß gut beeinflussende Wirkung der Vaccine wird von vielen Autoren (MAININI, STOCKMANN, MOBITZ, SEAY, HAWORTH, GRAMENZKI, HARVEN, LEES, MOULINGUET, LE FUR, MURELL, LÄVEN, JACK, HARTWELL, VALLET, BONNAMOUR, DASSO u. a.), teils nach alleiniger Anwendung von Autovaccine, mono- oder polyvalenter (SDANNOWITSCH, ROSS) und sensibilisierter Vaccine oder in Kombination mit konservativen oder chirurgischen Methoden hervorgehoben. Die Einführung der Vaccine in die Behandlung der gonorrhoischen Komplikationen verdanken wir BRUCK. Seitdem werden zahlreiche Präparate in der Praxis angewandt, welche im Prinzip dasselbe erstreben, sich hauptsächlich durch Keimzahl, Herkunft und Valenz voneinander unterscheiden und deren Herstellungsweise bzw. Dosierungstechnik a. O. angegeben ist. Das gebräuchlichste Präparat ist das Arthigon, welches BRUCK angegeben hat und bei dem in seiner neuen Form (Aufschwemmung der Gonokokken in $40^0/_0$iger Urotropinlösung) eine der Hauptursachen therapeutischer Fehlschläge, das Altern der Vaccine beseitigt ist. Was die Anwendungsweise der Vaccinen anlangt, so werden sie jetzt der prompteren Wirkung wegen meist intravenös in 3—4tägigen Abständen unter Berücksichtigung des Allgemeinzustandes und der Herdreaktion in steigenden Dosen verabreicht. Interessanterweise sah MICHEL auch nach Injektion unspezifischer Vaccine (1—500 Millionen Keime von Paratyphusbacillen) gute Erfolge.

Die Behandlung gonorrhoischer Fernkomplikationen durch *Seruminjektionen* hat besonders im Ausland, namentlich Frankreich eine große Anhängerschaft gefunden. Benutzt werden im allgemeinen 3 Arten: spezifische und unspezifische Sera, sowie Eigensera. Auch bei der Serotherapie ist der intravenösen Injektionsmethode ähnlich wie bei der Vaccinisierung das Wort geredet worden, obwohl die subcutane und intramuskuläre Anwendungsweise ebenfalls Erfolge zu verzeichnen hat (COUVELAIRE). Man ermittelt z. B. bei dem Antigonokokkenserum NICOLLE zunächst durch Injektion geringer Mengen (1—2 ccm) die Empfindlichkeitsgrenze des Patienten und gibt dann alle 2 Tage eine Einspritzung, deren Menge zwischen 5 und 50 ccm variiert. Im allgemeinen sind 3—6 Injektionen ausreichend. Nach TIMOTÉEFF soll sich die Behandlung nach dem Stande der Autoimmunisierung richten, meßbar am Ausschlag der Seroreaktion. Die frappanteste Wirkung soll die auf den Schmerz sein, welcher oft wenige Stunden nach der ersten Injektion verschwindet. Am besten geeignet sind frische Arthritiden, die älteren nur, wenn bei ihnen keine vollständige Organisation und noch deutliche Entzündungserscheinungen vorliegen. Auch schwere Allgemeininfektionen sollen hinsichtlich Fieber, Anämie und Kräftezustand gut beeinflußt werden. Das zweite am meisten gebräuchliche Antigonokokkenserum ist das Stérianserum, womit ein multivalentes Hammelserum bezeichnet wird. Die von deutschen Autoren wie LINSER, KLOEPPEL u. a. empfohlene Therapie mit Menschenimmunserum bei gonorrhoischen Gelenkerkrankungen hat BERON bei einer Anzahl von Fällen mit gutem Resultat angewandt, und zwar sah er besonders günstige Wirkungen bei den akuten Fällen, nicht so deutliche bei den chronischen. Üble Zufälle waren nicht zu beobachten. Das Serum wurde den mit einer Gonovaccine (mehrere Stämme, deren Kulturen mit $5^0/_0$igem Karbol versetzt und mit physiologischer Kochsalzlösung aufgeschwemmt wurden) längere Zeit behandelten

Patienten, welche durch die Wa.R. vorher auf Lues geprüft waren, entnommen. Es wurde $^1/_2$ Stunde bei 56^0 im Wasserbad inaktiviert und den Patienten in einer Menge von 5—10 ccm intravenös injiziert; weitere Injektionen jeden 2.—3. Tag in derselben oder in steigender Dosis bis zum Abklingen der Krankheitserscheinungen. Leider ist die Therapie von der Anwesenheit einer genügenden Anzahl vaccinebehandelter Kranker in der Klinik abhängig. Von lokalen Resultaten intraartikulärer Serotherapie hat sich J. PARAF überzeugen können, die Methode ist jedoch wegen der zu großen Zahl der Gelenkspunktionen wieder verlassen worden. Erfahrungen mit Antigonokokkenserum, zuweilen unter Kontrolle des Punktates, liegen vor u. a. von SWINBURNE, CIUFFO, LEMIERRE, OETTINGER, REENSTIERNA, OLINESCU. Zur Verstärkung der spezifischen Serumwirkung empfiehlt REENSTIERNA die gleichzeitige Injektion von abgetöteten Typhusbacillen, da er bei dieser kombinierten Behandlung nach 1—2 Injektionen innerhalb von etwa 2 Wochen Heilung selbst allerschwerster, frischer Gelenkentzündungen auftreten sah. An Stelle des Antigonokokkenserums kann auch das Antimeningokokkenserum mit fast denselben Erfolgen injiziert werden, eine wichtige Tatsache für das Problem weitgehender Verwandtschaft zwischen beiden Kokkenarten. Es findet bei lokalen und Fernkomplikationen Anwendung COMPAN, CEALIC, HEVESCA und STRONINGER, gewöhnlich intramuskulär, wirkt aber auch lokal intra- und periartikulär eingebracht, wie RAMON und CHIRAY bei Fällen von akuter oder subakuter Monarthritis bezüglich des raschen Schwindens aller Erscheinungen feststellen konnten. Eine der Konsequenzen der Behandlung der gonorrhoischen Arthritis mit unspezifischen Seren (NETTER) ist die Autoserotherapie. Das Serum kann aus dem Eigenblut (Armvene) gewonnen und lokal injiziert (DE BELLA) oder wie DUFOUR und ALEXEWSKY empfehlen, in Form der durch Gelenkspunktion erhaltenen serösen Flüssigkeit subcutan zugeführt werden.

Außer den im Serum vorkommenden Eiweißkörpern können auch andere Proteine tierischer und pflanzlicher Herkunft in der Reizkörpertherapie Anwendung finden. Ihre Wirkung besteht ebenfalls in einer Mobilisierung des Gesamtorganismus in Form von Fieber- und Herdreaktionen, welchen ein günstiger Einfluß auf den Ablauf der akuten sub- und objektiven Erscheinungen zuzuschreiben ist. Intervall und Einzeldosis richten sich nach der Stärke der Reaktion; im allgemeinen werden bei intramuskulärer Anwendung von abgekochter Milch (R. MÜLLER und WEISS, SCHAEFFER und BARON) und der Milcheiweißlösung Aolan Mengen von 10 ccm gut vertragen. Zu intravenöser Milchtherapie kann das Caseosan, eine sterilisierte Caseinlösung, Verwendung finden. Andere Präparate, welche wie Omnadin oder das aus der Ulcus ventriculi-Therapie bekannte Novoprotin Pflanzeneiweiß enthalten, bedürfen vor jeder nächsten Injektion einer besonderen Beobachtung der Reaktionsstärke, welche bei der hohen Wirksamkeit dieser Eiweißkörper zuweilen unerwünschte Grade annehmen kann.

Die Terpentininjektionen nach KLINGMÜLLER leisten bei gonorrhoischen Komplikationen wohl dasselbe wie die Reizkörpertherapie, sind mit ihr jedoch nicht völlig identisch, da dem Terpentin neben seiner Funktion als „Reizkörper" sicherlich auch eine bedeutende Eigenwirkung zukommt. Zur Erzielung schnellerer Erfolge ist die langsame intravenöse Einspritzung empfehlenswert, welche auch in täglichen Dosen von 0,5—1 ccm erfolgen kann. Das $10^0/_0$ige Terpentinpräparat, Olobintin-KLINGMÜLLER, kann mit gutem Erfolge außer bei Dermatosen (Lichen ruber usw.) auch in allen Stadien der männlichen und weiblichen Gonorrhöe zur Unterstützung der lokalen Therapie verwendet werden. H. ADLER berichtet auf Grund von Beobachtungen an etwa 200 Fällen über günstige Erfahrungen mit Olobinininjektionen, besonders bei komplizierter Gonorrhöe, auch bei Adnexerkrankungen und bei veralteten rezidivierenden Fällen. Besonders hervorgehoben wird das Ausbleiben von allzu stürmischen Reaktionen, wie sie namentlich nach Anwendung von Vaccine zur Behandlung der weiblichen Gonorrhöe in störender Weise auftreten, und die Verringerung der Zahl der Rezidive. Das Olobintin ist mit anderen Terpentinpräparaten nicht identisch und enthält vor allem kein Anaestheticum, zu dessen Einfügung wegen der guten Verträglichkeit auch kein Grund vorliegt.

Es ist eine bei chronischen Krankheiten oft beobachtete Tatsache, daß allmählich eine Gewöhnung des Patienten an sein Arzneimittel oder an eine seiner Komponenten eintritt, welcher man durch Änderung der Konzentration oder des Präparates begegnen kann. Auch bei den oben geschilderten Behandlungsmethoden macht man oft die Erfahrung, daß der Heilungsverlauf sich erst durch Wahl einer anderen Applikationsart, Vergrößerung der Dosen, Änderung der wirksamen Prinzipien u. a. m. kontinuierlich gestalten läßt. Erst nach Erschöpfung dieser Möglichkeiten wird man zur kombinierten Behandlung übergehen, es sei denn, daß deren exakte Wirkung auch trotz der durch sie hervorgerufenen Verschleierung des Krankheitsbildes deutlich genug in Erscheinung tritt und durch Überschneiden der Wirkungslinien keine Verschlimmerung oder Vergeudung der Behandlungsreserven gesetzt wird.

Das Bestreben, durch Reaktion des Gesamtorganismus die gonorrhoischen Arthritiden zu beeinflussen, liegt auch der von SUTTON MACY empfohlenen Anwendung von Pituitrin in steigenden (bis 2 g) und fallenden Dosen zugrunde, nachdem vorher WALLET und CHILD darauf aufmerksam gemacht hatten. Die Schmerzen verschwanden meist innerhalb der ersten Woche, der funktionelle Erfolg stellte sich in der Zeit bis zu 6 Wochen ein; die genügend lange Nachbeobachtung ergab Rezidivfreiheit. Hinsichtlich der Wirkungsweise handelt es sich offenbar um eine Erhöhung des Grundumsatzes, welcher auch klinisch in einer vermehrten Nieren-, Herz-, Darm- und Schweißdrüsentätigkeit zum Ausdruck kam.

Die *medikamentöse Behandlung* der gonorrhoischen Gelenkkomplikationen verfügt über eine reiche Auswahl von Mitteln, welche peroral oder in Form von Injektionen mit mehr oder weniger großem Erfolge zur Anwendung gelangen. Außer den Balsamica Copaiva, Sandelholzöl usw. werden per os gern Antipyretica verordnet, von denen die Salicylate am häufigsten gebraucht werden, obwohl ihnen der Ruf pathognomonischer Wirkungslosigkeit beim Tripperrheumatismus anhaftet. Sie scheinen aber auf die hydropischen Formen der Arthritis nach BOCKHART ganz gut zu wirken und werden hauptsächlich wegen ihres analgesierenden und die Temperatur herabmindernden Einflusses bevorzugt. Salicylsäure enthalten auch gut wirksame Präparate wie Atophanyl, Cylotropin u. a., welche meist intravenös gegeben werden.

Die meisten Heilmittel werden entsprechend der Umstellung der Medizin auf die parenterale Behandlungsart jetzt der schnelleren und direkteren Wirkung wegen intravenös gegeben. Die gute Beeinflussung der *Silbersalze* auf die Genitalgonorrhöe war der Anstoß zu ihrer Verwendung in der intravenösen Therapie, und zwar in der Form des kolloidalen Silbers, wie es die Präparate Collargol, Dispargen, Fulmargin, Elektrokollargol u. a. enthalten. Der kolloidale Zustand des Metalls verbürgt zwar eine größere Wirksamkeit, mahnt aber andererseits zu vorsichtiger Dosierung und Injektion, um Nebenwirkungen (Schüttelfröste) zu vermeiden. Am auffallendsten ist die Wirkung dieser Präparate bei fieberhaften Gelenkerkrankungen, indem sie Schmerz und Temperatur oft prompt zum Schwinden bringen; eine vollkommene Restitutio ad integrum vermögen allerdings auch sie allein nicht herbeizuführen. GENNERICH bevorzugt die subcutane Anwendung von Elektrocollargol und empfiehlt, jeden etwa 4 Wochen alten Erguß zu punktieren und das Gelenk mit $^1/_2$—1%iger Kollargollösung zu spülen, während PAKUSCHER die überraschende Wirkung des gut verträglichen Fulmargins hervorhebt. Gute Erfolge sind auch nach kombinierter Behandlung beobachtet worden, indem im Anschluß an eine durch Injektion von fiebererregenden Mitteln (Milch, Vaccine) verursachte Allgemeinreaktion die Silbertherapie kontinuierlich, zuweilen unterbrochen durch Darreichung von Eiweißpräparaten, fortgesetzt wurde.

Schmierkuren bei Arthritis gonorrhoica sind wohl jetzt allgemein verlassen worden, die intravenöse Injektion von 1 promilliger Sublimatlösung befürwortet neuerdings PULIDO. Auf die Beobachtung, daß zuweilen eine Gonorrhöe bei luischer Phimose nach Salvarsan- und Hg-Behandlung ausheilt, gründeten LÉVY-WEISSMANN ihre erfolgreichen Versuche einer Behandlung gonorrhoischer Komplikationen mit intramuskulären Injektionen von Sulfarsenol (0,18—0,24), während BING und DUROEUX mit Neosalvarsan bei mehreren Anfällen von gonorrhoischem Rheumatismus Erfolge erzielten.

Von anderen Mitteln wären noch zu erwähnen: kolloidaler Schwefel (jeden zweiten Tag 2 ccm i. v. — CUNSTON), die Acridinfarbstoffe, von denen das bekannteste das Trypaflavin oder Gonacrine der Franzosen (JAUSION und DIOT) ist, und Fibrolysin besonders bei chronisch-progressiven und deformierenden Prozessen (SCHAWLOW). Mit Gonacrine (2%ige Lösung intravenös) wurden von ADELMANN 10 Fälle von gonorrhoischem Rheumatismus mit 50%igem Heilerfolg behandelt. Es wurden jeden 2. oder 3. Tag 5 ccm pro Einzeldosis und im ganzen 5—15 derartige Injektionen gegeben.

In physikochemischen Bahnen bewegen sich die Anschauungen PILLADO MATHEUS über die Behandlung der gonorrhoischen Arthritis, welche nach dem Vorgang von MC DONAGH (vgl. PILLADO) auf eine Lokalisierung der Infektion und Abtötung der Erreger, hervorgerufen durch Mobilisierung einer Schutzsubstanz (Lipoglobuline) mit Hilfe von Oxydations- und Reduktionsvorgängen abzielt. Er verwendet im akuten Stadium zur Förderung der Oxydation das Tramin (Eisen-Mangan-Zink), im chronischen zur Einleitung von Reduktionsprozessen das Intramin (Diorthoaminothiobenzen). Die Wechselwirkung der beiden Präparate werden bei einem Fall von gonorrhoischer, seit 20 Tagen fieberhafter Hüftgelenksentzündung demonstriert, indem nach intramuskulärer Injektion von Intramin eine bedeutende Besserung und Fieberabfall erfolgte, die folgende Einspritzung von Tramin ein Aufflackern des Krankheitsprozesses verursachte, und schließlich nach einer weiteren Injektion des ersten Präparates rasche Heilung eintrat. Über eine Verbreitung oder Nachprüfung dieser Behandlungsart ist vorläufig nichts bekannt geworden.

Der elektrische Strom findet außer zur Faradisation bei den Muskelatrophien auch bei der Arthritis in Form der medikamentösen Elektrolyse Anwendung. Als Medikament wurde das JK als sehr geeignet befunden, welches auch per os hin und wieder wirksam ist. Nach UTEAU und SCHWAB wird das kranke Gelenk von zwei Zinkplatten umgeben, welche mit Kompressen, imprägniert mit JK-Lösung (7 : 1000) beschickt sind. Die Stromstärke braucht 15 Milliampere nicht zu überschreiten, die Sitzungsdauer beträgt etwa 15 Minuten. Die gute Wirkung erstreckt sich hauptsächlich auf die Schmerz- und Entzündungserscheinungen, aber auch Gelenksteifigkeiten können unter dieser Behandlung eine bedeutende Besserung erfahren.

Die Diathermie übertrifft an Tiefenwirkung die mit Heißluft beobachteten Erfolge, da bei der Thermopenetration (KLINGMÜLLER-BERING) das Zentrum der Wärmestrahlen in größere Nähe der erkrankten Partien gebracht werden kann. Dadurch kommt es zu einer starken aktiven Hyperämie und Steigerung des Stoffwechsels im erkrankten Gelenk oder, wie PUTTE meint, zu einer Anregung der Antikörperbildung.

Bei der *Strahlenbehandlung* des gonorrhoischen Rheumatismus wird besonders von den Röntgenstrahlen und den strahlenden Energien radioaktiver Elemente Gebrauch gemacht. Von den letzteren stehen Radium, Thorium und Mesothorium im Vordergrunde. Die analgesierende und resorptive Wirkung des radioaktiven Schlammes ist seit längerer Zeit (RENAULT) bekannt, ebenso die der intra- und periartikulären Injektionen unlöslicher Radiumsalze (Radiumsulfat — CHEYRIER, MATHIEU). Zuverlässiger als Radiumschlammpackungen sind die exakter dosierbaren Radiumträger von DOMINICI.

Mesothorium und Thorium X (AVERSENQ) werden häufig intramuskulär angewandt, indem man nach VIGNAL 10 Tage lang je 5 mg Mesothoriumbromür injiziert und nach einer Pause von 3 Wochen weitere 10 Injektionen anschließt. Im Falle einer energischeren Kur gibt man wöchentlich eine Injektion, steigend von 100 auf 300 mg. Das Anwendungsgebiet der radioaktiven Stoffe sind besonders die Arthralgien und die akuten Mono- und Oligoarthritiden.

Zur Röntgentiefentherapie sollen nach WETTERER die Fälle möglichst frühzeitig herangezogen werden, bevor Gelenkdeformitäten und Knorpelveränderungen eingetreten sind. Besonders wirksam ist bei größeren Gelenken die „Kreuzfeuerbestrahlung", d. h. die Bestrahlung aus verschiedenen Richtungen. WETTERER benutzt Dosen von 200—300 F nach FÜRSTENAU, während VIGNAL besonders bei den chronischen Formen 6 Bestrahlungen mit 4 H oder 800 R mit 6 mm Aluminiumfilter bei 150000 Volt Spannung empfiehlt. Durch die Röntgenbestrahlung soll eine Resorption des Exsudates und der Infiltrate an der Synovialis beschleunigt sowie auch Adhäsionserscheinungen an den Gelenkenden günstig beeinflußt werden. Am Knochen selbst, der im Zeichen der Entkalkung steht, erfolgt nach GRYNKRAUT durch die Bestrahlung eine derartige Veränderung seiner elektrischen Reaktion, daß er imstande ist, wieder Kalk aus dem Blute aufzunehmen, außerdem kann eine übermäßige Knochenneubildung aufgehalten werden.

Eine *operative Behandlung* der gonorrhoischen Arthritiden wird man erst dann einleiten, wenn alle sonstigen konservativen Maßnahmen ohne Erfolg geblieben sind. Zeigt ein Hydrops infolge seiner Stärke oder der Neigung zu Rezidiven bei gleichzeitiger Eiteransammlung im Gelenk geringe Aussicht zur Resorption, so ist die Punktion nicht zu umgehen. Sie führt durch die Entleerung des Gelenkinhaltes zur Entspannung der Kapsel und dadurch zur Verringerung der Schmerzhaftigkeit und gibt Gelegenheit, die Synovialmembran mit Hilfe von Spülungen direkt zu behandeln. BRESSOT empfiehlt Ätherauswaschung mit nachfolgender Injektion von Meningokokkenserum, KLAPP und PARTSCH Rivanol-Morgenroth in einer Lösung 1 : 1000 bis 1 : 500 intraartikulär oder paraartikulär im Chloräthylrausch oder unter Zusatz einer 0,5$^0/_0$igen Novocainlösung. Auch Vuzin und 5$^0/_0$iges Karbolwasser werden häufig benutzt. Die seit langem geübte Extension der Gelenke hat sich bei den akuten, chronischen und rezidivierenden Formen des Tripperrheumatismus gut bewährt. Sie bewirkt eine Ruhigstellung der Gelenke sowie eine Distraktion der Gelenkenden und verhindert durch die Möglichkeit, täglich dem Zug und dadurch den erkrankten Gelenkenden eine andere Richtung zu geben, ihre Ankylosierung. Größere chirurgische Eingriffe sind nach WILMS angezeigt bei frischeren Fällen von phlegmonösen Kapselentzündungen, wo eine Stauung infolge der hohen Empfindlichkeit unmöglich ist und bei älteren Entzündungen, bei denen, verspätet behandelt, die Gefahr der Versteifung droht. Sie bestehen in dem Anlegen von mehr oder weniger großen Längsincisionen bis in die Kapsel und in kleineren Eröffnungen des Gelenkhohlraums, wodurch eine bessere Entleerung der toxischen Produkte und des plastischen oder eitrigen Exsudats erfolgt. Bei den voll ausgebildeten Ankylosen sind nur lediglich korrigierende Operationen am Platze; ihre beste Prophylaxe ist die, bei unabwendbarer Versteifung die Gelenkenden durch geeignete Gipsverbände in der funktionell optimalen Stellung zu erhalten.

Bei der Behandlung der gonorrhoischen Arthritiden hat es sich gezeigt, daß jetzt im allgemeinen die Ansicht vorherrscht, im Gegensatz zu früher, mit chirurgischen Maßnahmen sparsamer umzugehen, da man mit den konservativen Methoden in den meisten Fällen zu guten Resultaten kommen kann. Sehr gut bewährt hat sich die Kombinierung einer physikalischen, medikamentösen und biologischen Behandlungsweise (SAAD). KARRENBERG und MÖLLER bevorzugten auf Grund ihrer Erfahrungen mit 175 Fällen serofibrinöser, gonorrhoischer Arthritis eine Kombination von heißen Bädern, verbunden mit passiver Bewegung, Atophanylinjektionen und Gonokokkenvaccin, da sie hierbei größere Erfolge beobachteten als bei der Einzelanwendung. Ein Haupterfordernis bei jeder Arthritis ist es natürlich, wie schon oben erwähnt, rechtzeitig und energisch den gonorrhoischen Primärherd zu behandeln. Bei den gewöhnlich dem Kliniker zur Beobachtung kommenden hydropischen und serofibrinösen Formen wird es genügen, durch Ruhigstellung des Gelenkes, ohne es allerdings allzu starr zu fixieren, durch Erzeugung von lokaler Hyperämie in Form von Wattepackungen, Diathermie, Anwendung von hautreizenden Mitteln und BIERscher Stauung die akuten Erscheinungen abklingen zu lassen. Gleichzeitig ist eine vorsichtige Vaccinebehandlung am Platze. Das Hauptaugenmerk ist auf eine möglichst frühzeitig einsetzende Bewegungstherapie zu richten, welche sich besonders im warmen Bad von seiten des Patienten aktiv (LAHMEYER) einleiten und bald darauf in energischerer Form passiv durchführen läßt. Bei Prozessen, welche auf Grund ihres klinischen Befundes eine längere Krankheitsdauer voraussehen lassen, ist es angebracht, durch vorsichtige Massage der das Gelenk umgebenden Muskulatur ihrer Atrophie vorzubeugen. Mit dieser Behandlungsweise wird es in den meisten Fällen gelingen, ohne die spätere Funktion gefährdende größere Eingriffe günstige Heilerfolge zu erreichen und eine Verschleppung der Erkrankung ins chronische Stadium oder einen Übergang in schwerere Formen zu vermeiden. Was letztere anlangt, so hat man im letzten Jahrzehnt den Eindruck gewonnen, daß sie viel seltener beobachtet werden, eine Tatsache, welche wohl offenbar als ein Erfolg der Einführung des Silbers in die Behandlung der Genitalgonorrhöe zu buchen ist.

Knochenerkrankungen bei Gonorrhöe.

Bei der früher erwähnten Beteiligung des Knochens handelte es sich meist um eine sekundäre Erkrankung der beiden das Gelenk begrenzenden Knochen, indem der Krankheitsprozeß nach Zerstörung des Knochens in das Knocheninnere eingedrungen war. Es gibt aber auch, obgleich ziemlich selten, *primäre* Erkrankungen von Knochen, entfernt vom Gelenk, welche auf hämatogene Verschleppung der Erreger zurückzuführen sind.

Man hat zu unterscheiden zwischen einem Befallensein des Periostes und des Knochens selbst. Nach GANGOLPHE werden die blennorrhoischen Osteopathien eingeteilt in drei Formen: 1. einfache Periostitiden, 2. hypertrophische Osteoperiostitiden und 3. akute blennorrhoische Osteomyelitis. Bei der ersteren handelt es sich um einfache entzündliche Schwellung des Periostes, bei den hypertrophischen Formen außer der Periostschwellung noch um Reizerscheinungen oder um Läsionen an den kleinen und langen

Knochen, häufig im Sinne von Exostosen, bei welchen zwischen palpabler Knochenverdickung und radiographisch erkennbarer Läsion ein bemerkenswertes Mißverhältnis besteht.

Klinisches. Was die Lokalisation der Periostitis gonorrhoica betrifft so ist ihr Auftreten u. a. an der Ulnar, Tibia, an den Zehen, am Calcaneus, Oberschenkel, an Vorder- und Rückseite des Sternums, sowie an dem sternalen Drittel der Rippen beobachtet worden. Eine ausführliche Kasuistik findet sich bei WATTS. Das klinische Aussehen einer solchen Periostitis wird gekennzeichnet durch eine rasch auftretende, meist circumscripte Auftreibung, welche sich mehr oder weniger scharf mit der Umgebung verbunden erkennen läßt und häufiger auf Druck als spontan empfindlich ist. Es kann sich dabei um geringe bis nußgroße Verdickung der betreffenden Stellen handeln, welche zunächst von weicher Konsistenz, später derb, knotig und tumorähnlich aussehen. Die Veränderungen der Haut bestehen zuweilen nur in einer leichten Rötung und einer ebensolchen ödematösen Durchtränkung, häufig aber ist nur eine reaktionslose Vorwölbung durch den darunter sitzenden Tumor zu beobachten. Zuweilen kommt es aber auch zu Abscedierung nach außen, wobei man in diesem oder in dem durch Punktion der periostalen Verdickung gewonnenen Eiter Gonokokken nachgewiesen hat. WISCHER punktierte einen auf der Ulna festaufsitzenden Tumor auf seiner Höhe und fand in der spärlich blutig-serösen Flüssigkeit Gonokokken. BREITLÄNDER berichtet über eine Periostitis gonorrhoica bei einem 17jährigen Chinesen mit Urethritis gonorrhoica und starken Schmerzen im linken Kniegelenk und an der linken Kopfseite, wobei klinisch am Schädel in der Gegend des linken Os parietale oberhalb und hinter den Ohren eine etwa kleinhandtellergroße, leicht ödematöse Schwellung mit enormer Druckschmerzhaftigkeit des Knochens bzw. des Periostes bestand. Am Kniegelenk fand sich ein die Bewegungen nicht beeinträchtigender leichter Erguß, in der Nähe der Tuberositas tibiae und etwas lateral davon eine etwa fünfmarkstückgroße ödematöse Schwellung der Weichteile mit starker Druckschmerzhaftigkeit in einer Ausdehnung von $2 \times 1{,}5$ cm bei einer Temperatur von 37°. Von einer Durchleuchtung des Schädels wurde wegen der geringen röntgenologischen Darstellbarkeit der dortigen Verhältnisse Abstand genommen, während an der Tuberositas tibiae im Röntgenbild eine ziemlich scharf umschriebene, etwas fleckige Resorptionszone der corticalen Knochensubstanz in einer Länge von etwa 2,5 und einer Tiefenausdehnung von 0,5 cm nachgewiesen werden konnte; keine reaktive Knochenneubildung. Eine 14 Tage später vorgenommene Kontrolle zeigte eine Zunahme des Knochenabbaues in Form eines corticalen Defektes. Diese von außen nach innen fortschreitende Atrophie des Knochens wird in vorliegendem Fall auf eine metastatisch-gonorrhoische Erkrankung des Periostes zurückgeführt, da dafür auch als weiteres Zeichen der Metastasierung der Gonorrhöe die gleichzeitige Erkrankung des linken Os parietale und die im weiteren Verlauf sich einstellende der rechten Tuberositas tibiae sprechen.

Es gibt unter den Periostitiden Formen, welche man als *irritative* bezeichnen kann, da sie Neigung haben, innerhalb kurzer Zeit spontan wieder zu verschwinden. Sie sind wohl in eine Parallele zu setzen zu den flüchtigen Arthritiden, welche ebenfalls auf einer schnell vorübergehenden Schädigung der Gefäße beruhen. Bei längerem Bestande einer periostalen Auftreibung kann es zu chronischen Periostitiden kommen, welche durch den Dauerreiz zu solideren Manifestationen einer erhöhten Periosttätigkeit, zu osteophytärer Wucherung, ja sogar zu dem Bilde von Exostosen führen. Diese *Exostosen* sind häufig am Calcaneus beobachtet worden, wo sie unter anderem zur Erklärung des Phänomens der Talalgien herangezogen sind. Von solchen Reaktionsvorgängen des Periostes sind auch das Schlüsselbein, wo Hirtz und Croissaut eine Osteoperiostitis blennorrhagica von dem Aussehen eines Osteosarkoms festgestellt hatten, die Kreuzbeingegend und die Sternalansätze der Rippen betroffen.

Pathologische Anatomie. Bei den einfachen Periostitiden besteht eine Erweiterung der Gefäße, deren Lumina zum Teil mit Leukocyten ausgefüllt sind, während ihre Wandungen eine mehr oder weniger starke Einscheidung von kleinzelliger Infiltration zeigen. Bei den plastischeren Formen findet man größere Ausmaße des Infiltrates, welches zwischen Periost und Knochen sich ansammelt und meist einen eitrigen Charakter annimmt. In diesen Abscessen, welche besonders zwischen Perichondrium und Knorpel nach Finger, Ghon und Schlagenhaufer beobachtet worden sind, finden sich nur noch spärliche Reste der eitrig-infiltrierten Grundsubstanz und besonders reichlich an der Peripherie des Abscesses intracellulär gelegene Gonokokken.

Diagnose. Die Diagnose der Periostitiden wird, wenn man an die Möglichkeit ihres Vorkommens als gonorrhoische Komplikation denkt, im allgemeinen im Hinblick auf ihre subjektiven Erscheinungen, ihre Entstehungsart und Lokalisation keine Schwierigkeiten machen. In differentialdiagnostischer Hinsicht kommt außer den bösartigen Tumoren und Gummen auch eine sekundär syphilitische Periostitis in Frage, welche nach Bockow röntgenologisch kleine Infiltrationsnester mit der Neigung, im späteren Stadium zu diffusen Infiltraten zu konfluieren, beobachten läßt. Einen röntgenologischen Befund einer Gonokokken-Periostitis teilt Lloyd mit, in welchem sich bei einem Patienten ein Jahr nach der abgelaufenen komplizierten Genitalgonorrhöe ein kleiner periostal gelegener, sich klinisch nur durch Wadenschmerz verratender Herd am oberen Tibiaende (Wa.R. negativ) fand.

Die *primäre Knochenbeteiligung* im Verlaufe einer Gonorrhöe erfolgt meist unter den klinischen Symptomen einer Osteomyelitis, in dem sich unter Temperaturanstieg bis zu 39—40^0 eine auf Druck schmerzhafte Schwellung der betreffenden Extremität (meist untere Extremitäten) einstellt. Die Haut ist stark gerötet, zuweilen teigig geschwollen, und der Patient ist wegen Herabminderung der Gehfähigkeit und der zuweilen ziemlich starken Allgemeinerscheinungen in Form von Schüttelfrösten, welche auch den Schmerzen vorangehen können, ans Bett gefesselt. Es handelt sich bei diesen Prozessen, welche auch als *Osteomyelitis blennorrhagica* bezeichnet werden, um Veränderungen der Markhöhle im Sinne einer Entwicklung von multiplen Abscessen, bei denen es hin und wieder zu Sequesterbildung kommt. Diese Veränderungen sind auch röntgenologisch unter dem Bilde von Verschattungen oder Höhlenbildung sichtbar. Bei Punktion der Markhöhle entleert sich Eiter, in welchem sich mikroskopisch und kulturell Gonokokken nachweisen lassen. Gonorrhoische Osteomyelitiden sind am Oberschenkel von Holmberg, an der Tibia von Heymann beobachtet worden, während in dem Falle Batut die primäre Entstehung der Osteomyelitis bei einem Falle von gonorrhoischer Arthritis des Ellbogengelenkes mit Abscedierung des ganzen M. bracchialis anterior nicht ganz einwandfrei nachzuweisen war.

Bei der *Behandlung* der gonorrhoischen Periostitiden und Knochenerkrankungen wird man im allgemeinen mit den bei der Arthritis geschilderten Methoden auskommen. Ausgedehnte Erkrankungen werden dem Chirurgen zugeführt werden müssen.

Schleimbeutelerkrankungen.

Die Erkrankungen des Schleimbeutels als gonorrhoische Fernkomplikation sind ziemlich selten beobachtet worden. Daß die Möglichkeit dazu besteht, ist im Hinblick auf den anatomischen Bau der Schleimbeutel und ihrer Lage verständlich. Ihrer Zusammensetzung nach haben die Schleimbeutel große Ähnlichkeit mit den Gelenkräumen. Auch sie stellen mehr oder weniger große Hohlräume dar, welche mit Synovia ausgefüllt und deren Wände von einer bindegewebigen Membran ausgekleidet sind. Nach KOPSCH entstehen sie aus Spaltbildungen im interstitiellen Gewebe und können eine ein- oder mehrkammerige Einteilung besitzen. Es gibt isoliert liegende Schleimbeutel und solche, welche sekundär mit dem Gelenk in Verbindung stehen, zuweilen sogar Ausstülpungen der Synovialmembran und Gelenke darstellen. Die Funktion der Schleimbeutel bezieht sich auf die Erleichterung des Gleitens von Muskel oder Sehnen über die knöcherne Unterlage. Nach KAUFMANN kommen sie meist nur an typischen Stellen vor, „können sich aber, da sie erst durch den Gebrauch erworbene Bildungen (Traumen, Entzündungen usw.) sind, auch an atypischen Stellen entwickeln“. Ihre Blutgefäßversorgung ist in ähnlicher Weise wie bei der Synovialmembran des Gelenkes ausgestattet.

Klinisches. Nach der Betrachtung von Bau und Lage der Schleimbeutel kann es also nicht verwundern, wenn auch ihre klinischen Erscheinungsformen eine gewisse Ähnlichkeit mit den im Gelenkraum sich abspielenden Prozessen haben können. Man unterscheidet auch bei den Schleimbeutelerkrankungen im wesentlichen zwei Formen, die ***serösen*** und die ***eitrigen***. Sie entstehen meist hämatogen auf dem Wege der Allgemeininfektion, einige von ihnen, namentlich diejenigen, welche mit einem Gelenk communicieren oder Ausstülpungen der Gelenkmembran darstellen, werden durch Ausbreitung des Gelenkprozesses in Mitleidenschaft gezogen. Daß eine isolierte Erkrankung nur des Schleimbeutels sehr selten beobachtet wird, liegt daran, daß auch die topisch und funktionell im Zusammenhang stehenden Gebilde wie Sehnenscheiden, Muskeln und Fascien häufig mitergriffen sind.

Die akute Bursitis, bei der sich ein seröses Exsudat vorfindet, zeichnet sich, hämatogen entstanden, durch ein überaus plötzliches Einsetzen aus. Es stellt sich ein Entzündungsprozeß ein, welcher unter hohen Temperaturen bis zu 39—40^0 zu äußerst schmerzhaften Schwellungsund Dehnungszuständen des Synovialsackes führt. Die Haut braucht bei dem tiefer gelegenen Schleimbeutel keine Zeichen von Miterkrankung zu zeigen, bei den oberflächlich, mehr subcutan gelegenen Schleimbeuteln kommt es natürlich zu den bekannten Symptomen einer Hautentzündung. Die isolierte Erkrankung eines Schleimbeutels ohne Beteiligung eines Gelenkes ist, wie schon gesagt, sehr selten, namentlich in Fällen von akuter Gonorrhöe. Einen derartigen Fall hat KLAUSNER beobachtet. Bei diesem zeigte sich schon in den ersten Wochen nach der Infektion bei noch bestehender Urethritis anterior unter Fiebererscheinungen vom remittierend-septischen Typ eine Bursitis tuberositatis tibiae, wobei der Patient über stechende Schmerzen unterhalb des rechten Kniegelenkes klagte. Zunächst waren keine sichtbaren Veränderungen dieser Gegend, ebenso keine funktionellen Störungen des Kniegelenkes festzustellen. Nach einigen Tagen fand sich an der Tibiagegend eine etwa taubeneigroße, fluktuierende Geschwulst bei verschieblicher, unveränderter Haut. Im Punktat waren intracellulär gelegen spärlich Gonokokken nachzuweisen. Die Affektion, Fieber und Schmerzhaftigkeit schwanden erst nach Spaltung und Tamponade. Das Kniegelenk war während der ganzen Krankheitsdauer von Veränderungen oder Funktionsstörungen frei geblieben.

Bei längerem Bestande des Schleimbeutelhydrops machen sich natürlich Einwirkungen auf das Innere des Schleimbeutels geltend, welche die Wandungen zunächst in irritativer Weise und mechanisch beeinflussen, später außer zu degenerativen, auch zu proliferativen Prozessen im Sinne einer Hypertrophie und papillären Wucherungen an der Synovialis führen können. Gesellen sich zu diesen Erscheinungen noch reaktive Veränderungen des Periostes, so können Schwierigkeiten in der Beurteilung eines bei Fernkomplikationen der Gonorrhöe oft beobachteten Krankheitsbildes der sogenannten Achillodynie entstehen. Auf die Theorien über das Zustandekommen dieses Phänomens soll später eingegangen werden.

Die eitrigen Formen der Bursitis gonorrhoica entstehen meist sekundär im Anschluß an ebensolche Arthritiden. Es handelt sich daher meist bei ihnen um solche Schleimbeutel, welche mit der Gelenkhöhle communicieren oder durch Ausstülpung ein Teil derselben sind. Diese Formen neigen ebenfalls zu eitriger Einschmelzung des Schleimbeutels und können unter Zerstörung der Wandungen nach außen perforieren. Der Schleimbeutelinhalt ähnelt in seiner bakteriellen Zusammensetzung oft der Pyarthrose, indem sich häufig Symbiosen von Gonokokken und anderen Eitererregern im Punktat nachweisen lassen.

Was das *Vorkommen* der gonorrhoischen Bursitiden anlangt, so finden sich die Hygrome, wie man diese Schleimbeutelerkrankungen auch zu nennen pflegt, sehr häufig auf den Beuge- und Streckseiten der Hand, so besonders am großen Volaren-Sehnenscheidensack, an der Trochanter- und Gesäßgegend und vor allen Dingen in der Nähe des Kniegelenks und Unterschenkel als Bursitis praepatellaris, subpatellaris und subcruralis. Von besonderer Bedeutung ist ein Schleimbeutel, welcher zwischen Achillessehne und Fersenbein oder Calcaneus liegt. In die Gegend dieses Schleimbeutels, welcher bei gonorrhoischer Erkrankung meist einen serösen oder trübserösen, oft gonokokkenhaltigen Erguß aufweist, wird von Patienten wie Autoren der Hackenschmerz, die Achillodynie lokalisiert.

Pathologische Anatomie. Der Erguß kann, wie die durch Punktion erhaltenen Ergebnisse zeigen, wechselnde Verhältnisse aufweisen. Man kann ebenso wie am Gelenk, seröse, serofibrinöse oder eitrige Zustände beobachten. Bei den eitrigen, klinisch als tumorähnliche fluktuierende Gebilde erscheinenden Formen werden durch Punktion dicke, gelblichbraune, mehr oder weniger große Eitermengen entleert. Der Eiter besteht fast ausschließlich aus polynucleären Leukocyten und Mucin, hin und wieder finden sich hämorrhagische Beimengungen. Auf die Gonokokkenbefunde ist oben schon hingewiesen worden. Die schweren Formen der eitrigen Bursitis zeigen histologisch weitgehende Zerstörungen oder Granulationen der einzelnen Schichten der Wand, welche die unter dem Einfluß der Eiterung zu einer Absceßhöhle gewordenen Schleimbeutel begrenzt. Es handelt sich dabei im wesentlichen um infiltrative Vorgänge, welche nach mehr oder weniger ausgedehnter Zerstörung der inneren Schicht die äußere auf weite Strecken und in verschiedener Tiefe in ein Granulationsgewebe von großem Reichtum an cellulären Elementen (Lymphocyten, Plasmazellen) und Gefäßsprossen umwandeln. Nach innen wird dieses Gewebe von einem Wall von Eiterkörperchen, nach außen von einem allmählich sich wieder normalen Zuständen nähernden Bindegewebe begrenzt.

Diagnose und Differentialdiagnose. Außer Gonorrhöe kommen bei Erkrankungen der Schleimbeutel als Ursache die *Tuberkulose,* Tumoren und eine besondere Varietät, das Ganglion in Frage. Die Tuberkulose befällt gern den Schleimbeutel des großen volaren Sehnenscheidensackes; das dadurch entstandene Hygrom stellt einen kalten Absceß dar und zeichnet sich durch meist völlige Symptomlosigkeit aus. Ganglien sind kugelige Gebilde in der Nähe von Gelenken oder Sehnenscheiden von langsamer Entwicklung und geringen subjektiven Erscheinungen. Vermöge ihrer Größe und zuweilen sehr derben, knochenharten Konsistenz können sie durch Druck auf Nerven neuralgische Symptome auslösen. Tumoren wie Sarkome, Papillome u. a. lokalisieren sich ziemlich selten an den Schleimbeuteln, am ehesten finden sie sich an der Bursa praepatellaris. Sie werden zu differentialdiagnostischen Schwierigkeiten selten Anlaß geben. Für die gonorrhoischen Schleimbeutelentzündungen ist typisch die überaus starke Schmerzhaftigkeit, welche das subjektive Befinden und zuweilen auch die Bewegungsfähigkeit der Extremität oder des Gelenkes beeinträchtigt. Sie treten meist plötzlich auf, indem sie im Verlauf einer Gonorrhöe entweder den Schleimbeutel allein oder einen Schleimbeutelkomplex an einem Gelenk ergreifen. Dieses plötzliche Auftreten spricht überzeugend für die meist hämatogene Entstehung der gonorrhoischen Bursitiden. Der Verlauf einer gonorrhoischen Schleimbeutelentzündung ist bei den unkomplizierten Formen meist ein gutartiger, es kommt gewöhnlich zur restlosen Ausheilung der Erkrankungen. Chronische und besonders eitrige Bursitiden lassen mehr oder weniger starke, die Funktion aber meist nicht allzu sehr beeinträchtigende Residuen in Form von Schrumpfungen oder bestehenbleibenden Organisationsvorgängen zurück.

Bei der *Behandlung* wird von chirurgischer Seite besonders die Anwendung der Stauungshyperämie empfohlen, welche die Entzündungserscheinungen sehr gut beeinflußt. Daneben sind Vaccineinjektionen sehr wertvoll. Nach außen perforierende Abscedierungen müssen natürlich chirurgisch mit Incisionen und Tamponade behandelt werden.

Sehnenscheidenerkrankungen.

Die Neigung des Gonokokkus, Schleimhäute oder seröse Häute zu befallen, zeigt sich auch bei der gonorrhoischen Erkrankung der Sehnenscheiden. Sie spielt im Gebiete der Fernkomplikationen nächst der Arthritis eine große Rolle, wenngleich ihre Häufigkeit wohl nicht mehr so groß erscheint, wie sie FOURNIER ($^1/_4$ aller gonorrhoischen Erkrankungen) veranschlagt hat.

Anatomisch handelt es sich bei den Sehnenscheiden um blind endende Kanäle, in welchen die Sehnen, von geringen Mengen synoviaähnlicher Flüssigkeit gefüllt, ihre Bewegungen ausführen. Das Gleitmittel wird hauptsächlich von dem inneren synovialenBlatt der Scheidenwände, der Vagina mucosa tendinis produziert, welches mit der Sehnenoberfläche in ständiger Berührung steht. Die Gefäßversorgung der Sehnenscheide ist ziemlich reichlich, zuweilen finden sich kleine Ausstülpungen, besonders am parietalen Blatt, welche große Ähnlichkeit mit den Synovialzotten der Gelenke aufweisen. Durch diese Synovialmembran treten für die Sehnenscheide als auch die Sehne selbst die Gefäße und Nerven. Lymphgefäße sind nur auf der Oberfläche der Sehne vorhanden. Durch die Gefäßanordnung ist ein reger Stoffwechselaustausch zwischen Sehnenscheide, Sehne und dem mit der Sehne oft zu einem Ganzen verknüpften Muskel gewährleistet, dessen Gefäßversorgung aus funktionellen Gründen besonders ausgiebig gehalten ist.

Klinisches. Aus dem Hinweis auf das synoviale Substrat der Sehnenscheide geht hervor, daß es sich bei der Tendovaginitis um Krankheitsprozesse handeln muß, welche einen exsudativen Charakter zeigen und deren Einteilung sich aus der wechselnden Beschaffenheit dieses Exsudates ergibt. Es ist also auch bei den Sehnenscheidenerkrankungen unter Umständen ein möglicher Übergang aus dem Stadium einer rein serösen Entzündung über die bekannten Zwischenstufen bis zur phlegmonösen Tendovaginitis zu beobachten. Die Sehnenscheidenerkrankungen beginnen klinisch unter ziemlich heftigen Entzündungserscheinungen, welche sich leicht auf einen engen Bezirk der in Frage kommenden Sehne oder Sehnenkomplexe lokalisieren lassen. Es entstehen unter nicht sonderlich hohem Fieber (38—39^0) Schwellungen, welche allmählich ödematösen

Charakter annehmen und bei Druck oder Bewegung schmerzempfindlich sind. Die Haut ist oft an der Entzündung beteiligt, indem sie aktive Hyperämie und mehr oder weniger starke Grade einer ödematösen Durchtränkung zeigt. Zuweilen führen klinisch sichtbare Zeichen einer Lymphangitis von einem gonorrhoisch erkrankten Gelenk aus zu dem in Mitleidenschaft gezogenen Sehnenkomplex. Die Vorgänge der sekundären Beteiligung der Sehnenscheiden durch Weiterleitung des Krankheitsprozesses eines primär befallenen Gelenkes auf dem Lymphwege werden nicht selten beobachtet. Ziemlich selten ist eine isolierte Erkrankung der Sehnenscheiden, häufiger werden die Sehnen der nächsten Umgebung einzelner Gelenke ergriffen, wenn die Erkrankung derselben sich periartikulär ausbreitet.

Was das *Vorkommen* der Tendovaginitis gonorrhoica anlangt, so findet man die Erkrankung häufig an den Sehnenscheiden der Mm. quadrizeps, gracilis, sartorius, gastrocneminus, M. radialis internus, Flexor digit. sublimis und Dig. commun., des Extensor Dig. V und propr. M. peroneus longus et brevis und des M. flexor poll. long. sowie der dorsalen Flexoren der Zehen. In der älteren Literatur existieren zahlreiche Fälle von Tendovaginitis gonorrhoica, welche NOBL zusammengestellt hat, während in dem letzten Jahrzehnt u. a. RAUSCHENBERGER auf eine Erkrankung der Sehnenscheide der Mm. peronei longi et brevis und HECHT auf einer ebensolchen der M. extensor Dig. V propr. hingewiesen haben.

Pathologische Anatomie. Die Sehnenscheidenentzündungen nehmen zuweilen einen derartigen Umfang an, daß es zu einer klinisch sichtbaren fluktuierenden Geschwulst kommen kann. Ihre Punktion ergibt ein eitriges, dünnflüssiges Exsudat, in welchem sich mehr oder weniger reichlich Eiterkörperchen und Gonokokken nachweisen lassen. Bei der Eröffnung der Sehnenscheide sieht man die einzelnen Blätter, besonders das parietale Blatt stark gerötet, aufgelockert und mit Auflagerungen bedeckt, deren Charakter je nach Höhe der exsudativen Entzündung fibrinös, hämorrhagisch oder eitrig ist. Bei den schweren Formen von Tendovaginitis gonorrhoica, wie sie JAKOBI und GOLDMANN anläßlich einer metastatischen Sehnenscheidenerkrankung des M. tibialis posticus schildern, kommt es zunächst zu einer Zerstörung des Endothels durch den Eiter mit mehr oder weniger großer Ausdehnung nach der Tiefe zu. Es besteht eine diffuse Infiltration der Synovialmembran mit polynucleären Leukocyten, welche am zahlreichsten an der Innenfläche der Scheide sind und nach der fibrösen Wandung hin an Zahl abnehmen. Es ist eine Eigentümlichkeit der gonorrhoischen Entzündung der Sehnenscheide, daß aus ihr keine sonderlichen Rückwirkungen auf die Sehne selbst entstehen. Während bei den gewöhnlichen Tendovaginitiden es leicht zu einer Nekrose von Scheide und Sehnen kommt, bleibt der gonorrhoische Prozeß meist auf die Scheide begrenzt. Nur vereinzelt sieht man an der Sehne Erscheinungen von Auflockerung und leichte Rötung. Die Hauptveränderungen finden sich an der Innenfläche der Sehnenscheide, wo es, wie schon erwähnt, zu Auflagerungen, mitunter zu mehr oder weniger starken dunkelroten, leicht blutenden *Granulationen* kommen kann. Diese bestehen nach MELCHIOR außer Plasmazellen besonders aus eosinophilen Zellen. Es gelingt leicht ebenso wie in den Synovialwucherungen der Gelenkkapseln in diesen Herden Gonokokken nachzuweisen. In seltenen Fällen kann auch der darunter liegende Knochen in Form einer Periostitis ergriffen sein, wie POLLASSON und OZENNE am Unterschenkel nachgewiesen haben.

Pathogenese. Die Gonokokken gelangen auf dem Blut- oder Lymphwege durch die Gefäße der Synovialmembran in das Innere der Sehnenscheide, wo sie zur Entstehung der Synovitis Anlaß geben. Die in der Nähe von Gelenken sich abspielenden Tendovaginitiden sind meist sekundären Ursprungs, in dem der Krankheitsprozeß vom Orte der primären Fernkomplikation lymphogen auf die Nachbarschaft sich ausbreitet. Als Infektionspforte für das Eindringen der Gonokokken in die Blutbahn sind neben der Genitalgonorrhöe auch anderweitige extragenitale Infektionen festgestellt worden, indem im Anschluß an oberflächliche Entzündungen der Glans durch Gonokokken (Macaigne und Finet) oder der sonstigen Haut sowie sehr häufig nach Ophthalmoblennorrhöen als Fernkomplikation eine gonorrhoische Tendovaginitis auftrat. Dupré stellte zuerst, später Jakobi und Goldmann im Punktat der erkrankten Sehnenscheide mikroskopisch Gonokokken fest, während Jundell außer den mikroskopischen auch den kulturellen und experimentellen Nachweis als erster führen konnte.

Die Tendovaginitis gonorrhoica kann in jedem Stadium der Gonorrhöe auftreten. Am häufigsten ist sie im Verlaufe einer akuten oder subakuten gonorrhoischen Infektion, bei Kindern auch als Komplikation einer Vulvovaginitis oder Conjunctivalblennorrhöe beobachtet worden. Gewöhnlich stellt sich die Sehnenscheidenentzündung in der Zeit von 10. Tage bis zu 3 Wochen nach der Infektion ein, wobei sich die klinischen Symptome entsprechend der Virulenz der Erreger und der Größe des befallenen Bezirkes mehr oder weniger stürmisch und ausgedehnt entwickeln können.

Diagnose und Differentialdiagnose. Für die gonorrhoische Natur von Sehnenscheidenerkrankungen spricht ihr Auftreten im akuten oder subakuten Verlauf einer Gonorrhöe, wobei das gleichzeitige Vorhandensein anderer Metastasen besonders an den Gelenken die Diagnose erleichtern wird. Die gonorrhoische Tendovaginitis zeigt außerdem oft die auch anderen Komplikationen eigentümliche Neigung, bei Rezidiven oder Neuinfektionen aufzuflackern bzw. sich erneut an den bei der ersten Infektionsperiode befallen gewesenen Stellen zu lokalisieren. Der klinische Eindruck der Erkrankung wird meist derartig eindeutig sein, daß man auf Punktionen, insofern diese nicht aus therapeutischen Gründen indiziert erscheinen, auf Provokation mit Vaccine oder serologische Untersuchungsmethoden in vielen Fällen verzichten kann.

Flüchtigere Formen bieten zuweilen Gelegenheit der Verwechslung mit rheumatoiden Erkrankungen oder solchen nach Überanstrengung (Musiker, Arbeiter usw.), unterscheiden sich aber von ihnen durch größere Schmerzhaftigkeit, Entstehungsweise und Verlauf. Bei der Tendovaginitis tuberculosa finden sich meist auch tuberkulös erkrankte Gelenke oder Knochen vor. Hierbei gibt es Fälle von rein serösem oder serofibrinösem Hygrom der Sehnenscheide, zuweilen fungöse Formen mit starken Granulationen der Synovialmembran. Punktion (kalter Absceßeiter, Corpora oryzoidea) und Tierversuch werden die Diagnose vervollständigen, wenn das klinische Bild der weichen symptomlosen Schwellung im Verlaufe der Sehnenschiede gegen eine gonorrhoische Erkrankung spricht. Gummen und Tumoren (Sarkome) der Sehnenscheiden sind selten. Gichtische Erkrankungen verlaufen als eine chronische Entzündung mit oft weitgehenden Gewebszerstörungen, wie man sie in Gesellschaft mit Knochen- und Knorpeldeformitäten an der „Gichthand" findet. Ihr Auftreten im Gefolge von Gichtanfällen und Stoffwechseluntersuchungen lassen sie leicht von der Tendovaginitis gonorrhoica unterscheiden.

Prognose. Geringfügigere Ergüsse in der Sehnenscheide können ohne Beeinträchtigung der Funktion resorbiert werden. Umfangreiche Exsudate führen namentlich bei längerem Bestande zu Veränderungen, welche im Sinne von Adhäsionen oder Schrumpfungsvorgängen (Sehnenverkürzung) starke Bewegungseinschränkungen verursachen. Am gefürchtetsten sind die eitrigen und phlegmonösen Formen der Tendovaginitis, besonders wenn infolge anatomischer Verhältnisse die Erkrankung nicht auf eine Sehne beschränkt bleibt, sondern, wie an der Hand, ganze Sehnenkomplexe ergriffen werden. Unter Umständen kommt es zur Rupturierung der Sehne (Melchior). Sehnenscheidenentzündungen im Sulcus calcaneus, welche im allgemeinen subakut und chronisch verlaufen, machen das Gehen vollständig unmöglich.

Therapie. Die Behandlung der gonorrhoischen Sehnenscheidenentzündungen erfolgt im wesentlichen nach den bei den übrigen Fernkomplikationen üblichen Grundsätzen, indem zunächst versucht wird, auf konservativem Wege durch Lokalbehandlung in Form von Stauung, Heißluft, Salben- oder Alkoholverbände, Vaccinierung sowie durch Ruhigstellung des befallenen Gliedes die Erkrankung zu beherrschen. Für die eitrigen Formen, besonders für die Sehnenscheidenphlegmone werden die chirurgischen Eingriffe wie Punktion, vorsichtige, doch ausgiebige Incisionen im Verlauf der Sehnenscheide am Platze sein.

Die gonorrhoischen Muskelerkrankungen.

Wir haben im vorhergehenden gesehen, daß als Ausdruck der Fernkomplikation bei Gonorrhöe hauptsächlich die Organe erkrankt waren, welche passive Teile des Bewegungsapparates darstellen. Die Sehnen und Schleimbeutel sind schon streng genommen Teile der aktiven Bewegungsorgane; das Befallensein der eigentlich contractilen Elemente, welche der Hauptsitz der Bewegung sind, wird nicht weniger häufig beobachtet. Auch bei ihnen zeigen die *anatomischen Verhältnisse* die Möglichkeiten des Infektionsmodus, welche, wie man sieht, bei den vorhergehenden Komplikationen eine große Rolle gespielt haben. Den großen Reichtum an Gefäßen der Synovialmembran steht ein ebensolcher, wenn nicht noch größerer der Muskulatur gegenüber. Sehne und Muskeln bilden ein Ganzes, wobei die Sehne den Ausstrahlungspol der Muskelaktivität darstellt. Der Muskel selbst besteht aus einer verschieden großen Anzahl von Bündeln, welche in zahlreiche Komplexe von Fibrillen zerfallen und durch Bindegewebssepten gegeneinander abgesetzt sind. Von diesen interessiert uns besonders das im Innern des Muskels befindliche lockere Bindegewebe, welches unter dem Namen Endomysium oder Perimysium internum Sitz der Gefäße und Nerven ist, und die einzelnen Muskelfasern abschnittsweise umschließt. Die Muskulatur verfügt über ein außerordentlich großes Gefäßnetz, welches dem Kreislauf auf dem Wege von zahlreichen venösen und arteriellen Anastomosen eine ausgiebige Versorgung der Muskulatur ermöglicht. Von den Endarterien des Muskels spalten sich unzählige Capillaren in der Weise ab, daß jede Muskelfaser von ihnen aus reichlich vrsorgt wird. Während im Innern des Muskels eine reichliche Anastomosierung vorkommt, ist nach Kopsch das Gefäßsystem des Muskels fast ganz in sich abgeschlossen, wobei nur wenige Verbindungen mit der Nachbarschaft bestehen. Die Lymphgefäße der Muskulatur stehen den Blutgefäßen an Zahl bedeutend nach.

Klinisches. Es gibt bei den Myositiden gonorrhoischer Herkunft wie bei allen Fernkomplikationen solche, welche primär auf metastatischem Wege entstanden sind, und solche, welche erst sekundär von einem anderen hämatogen entstandenen Prozeß mitbefallen werden. Man unterscheidet also im wesentlichen eine metastatische und eine periartikuläre Myositis gonorrhoica, da letztere eine häufige Begleiterscheinung der Arthritiden darstellt. Klinisch weisen beide Entstehungsarten keine wesentlichen Unterschiede im Beginn und Verlauf der Erkrankung auf. Bei den gonorrhoischen Muskelaffektionen handelt es sich um flüchtigere Reizerscheinungen der Muskulatur oder um deutlich ausgeprägte, länger dauernde Entzündungen. Man kann also im wesentlichen zwei Formen beobachten: die Myalgie und die gonorrhoische Myositis. Beide Erkrankungsarten geben zu zwei Folgezuständen Anlaß, welche bei der ersteren zu dem Bilde der Muskelatrophie, bei der letzteren außerdem ziemlich häufig zu Muskelabscessen führen kann.

Die Myalgie hat in ihren klinischen Äußerungen große Ähnlichkeit mit den bereits geschilderten Arthritismen. Die Erscheinungen können so leicht, kurz dauernd und sprunghaft sein, daß man zunächst an eine neurologische Komponente zu glauben geneigt war, welche durch toxische Einflüsse der Infektion ausgelöst würde. Es sind aber auch für diese anscheinend funktionell auftretenden Zustände in der Muskulatur entzündliche Grundlagen gefunden worden (Nobl). Im Vordergrunde der Erscheinungen stehen rheumatische, plötzlich, zuweilen auch in Attacken auftretende Schmerzen, welche unter Umständen von längerer Dauer sein und dadurch zur Kontraktion der befallenen Muskeln führen können. Auch passive Bewegungen werden als schmerzhaft empfunden. Die Muskelaffektionen können sowohl isoliert als auch universell, sogar an Muskeln auftreten, welche z. B. von der in der Nähe eines primär erkrankten Gelenkes liegenden Muskulatur weit entfernt sind (Jaquet, Hackemann, Chauffard). Das Phänomen der Myalgie kann auch zuweilen ein Vorläufer einer organischen Erkrankung eines Muskels darstellen, indem die Myositis geraume Zeit vor ihrem Einsetzen durch ziehende, rheumatoide Schmerzen in dem betreffenden Muskelabschnitt eingeleitet wird. Sie stehen dadurch in Parallele zu der Arthritis vorausgehenden Arthropathien, wie sie denn auch zuweilen mit ihnen gleichzeitig auftreten können.

Eine gonorrhoische Myositis kann fieberlos oder unter mäßigem Fieber (bis 38,5^0) beginnen. Es entsteht allmählich eine entzündliche Anschwellung des infizierten Muskels, seine vorher gut sichtbaren Umrisse verwischen sich infolge des Ödems und der prallen Infiltration. Es treten starke Schmerzen auf, der Muskel wird vom Patienten möglichst entspannt gehalten, er verkürzt sich infolgedessen sehr leicht, und die Entzündung führt dann sehr bald zu einer Kontraktion. Oft kommt es zu einer lokalen Temperaturerhöhung in dem befallenen Gebiet, in dem die Haut heiß und stark gerötet ist; ödematöse Zustände an Haut und Muskel pflegen bald abzuklingen, um von infiltrierenden Prozessen abgelöst zu werden. Die gonorrhoischen Myositiden können, da sie häufig periartikulär vorkommen, auch multipel, entsprechend dem polyartikulären Auftreten der gonorrhoischen Arthritis vorkommen. Bei den Infiltraten handelt es sich in der Regel um eine diffuse Ausbreitung in den Muskelbündeln, zuweilen werden auch circumscripte Herde beobachtet, welche sich durch ihren Verlauf von den ersteren Formen unterscheiden. Isolierte Erkrankungen werden bei der gonorrhoischen Myositis ziemlich selten beobachtet. Brandes teilt einen Fall von Bicepserkrankung gonorrhoischer Herkunft mit, bei welchem die Myositis von einem metastatischen Prozeß der Schulterkappenmuskulatur ihren Ausgang genommen hatte. Bei dem 28jährigen Patienten wurden durch Punktion eines etwa apfelgroßen Tumors im unteren Drittel des Biceps intracellulär gelegene Gonokokken gefunden. Der Fall ist auch dadurch interessant, daß bei dem Patienten Gonokokken in dem Fluor seiner leichten unspezifischen Urethritis nicht gefunden und auch röntgenologisch keine pathologischen Veränderungen an den Gelenken festgestellt werden konnten.

Was die Lokalisation der gonorrhoischen Myositis anlangt, so ist ihr Auftreten beobachtet worden von Newburger an der Vorderarmmuskulatur, wo sich ein metastatischer Absceß vorfand. Die Bewegung des Hand- und Ellbogengelenkes war schmerzhaft aber nicht wesentlich gestört. Pro- und Supination normal, Ring- und Mittelfinger in halber Beugestellung. Im Absceß Eiter, massenhaft gramnegative intracelluläre Diplokokken nachzuweisen, welche sich kulturell und Dextrose gegenüber als Gonokokken erwiesen. Endokimow beobachtete eine Myositis des linken Gastrocnemius nach doppelseitiger

Gonitis gonorrhoica und gleicher Erkrankung des linken Sprunggelenkes, Ssoffronow eine Phlegmone ebenda. Capelli diagnostizierte ex juvantibus (Vaccine) eine gonorrhoische Muskelerkrankung nach einem Trauma auf Schulter und Arm. Sachs fand eine Beteiligung der beiden Mm. sternocleidomastoideus und cuculares, Klöppel nach Heilung einer Arthritis des rechten Fußgelenkes Absceßbildung im Mm. tibialis anterior. Eine ausgedehnte Zusammenstellung gonorrhoischer Myositiden findet sich bei Trogu, welcher bei einem 17jährigen Mann in den ersten Wochen einer akuten Gonorrhöe einen hühnereigroßen Absceß an der Innenseite des rechten Oberschenkels gefunden hat. Die gonorrhoische Muskelerkrankung ist auch in den M. tensor latae (Rona), im Pectoralis major (Braquehaye und Servel), im M. vastus internus (Servel) und medialis (Mulzer) beobachtet worden. Heyn beschreibt eine Affektion des M. obtur. internus, bei welcher der Patient unter plötzlichen Schmerzen in der rechten Hüfte erkrankte. Das rechte Bein befand sich in Außenrotation, die Innenrotation war behindert, die rechte Gesäßhälfte geschwollen. Als Ursache der Druckempfindlichkeit in Höhe des Foramen ischiadic. min. wurde rectal eine diffuse, schmerzhafte, teigige Schwellung in der rechten Wand des kleinen Beckens festgestellt, welche sich nach dem Sakrum zu spindelförmig fortsetzte. Es wurde bei dem Gonorrhoiker, da die Punktion (rectal) keine Flüssigkeit ergab, die Wahrscheinlichkeitsdiagnose isolierte Muskelerkrankung (Synovitis der Bursa mucosa) gestellt.

Pathologische Anatomie. Bei der leichteren Form der Myositis findet sich besonders das Perimysium serös durchtränkt und kleinzellig infiltriert. Die Muskelfasern brauchen keine starke Veränderung aufzuweisen, häufig sind sie vom Exsudat nur leicht im Sinne einer Quellung beeinflußt. Bei den eitrigen Formen der gonorrhoischen Muskelentzündung zeigt neben einer stärkeren ödematösen Durchtränkung des Unterhautzellgewebes auch eine deutliche Infiltration der Muskelinterstitien. Das Infiltrat besteht aus zahlreichen Leukocyten und vereinzelten Plasmazellen und kann das interstitielle Gewebe teils diffus oder circumscript durchsetzen. Bei den abscedierenden Formen kommt es zur Bildung von größeren isolierten oder kleinen multiplen Höhlenbildungen, welche durch Granulationsgewebe sich von der Umgebung scharf absetzen. Die Wände sind meist glatt und können teilweise mit dem Periost verwachsen sein. In dem dünnflüssigen Eiter solcher cystischer Tumoren finden sich reichlich intracellulär gelagerte Gonokokken. Die Muskelfasern sind bei diesen Abscessen fast vollkommen zerstört, ihre Kerne zeigen eine reaktive Wucherung. Es gibt besonders an den Muskeln der unteren Extremitäten myositische Prozesse, welche Eichhorst als blennorrhoisch sklerosierende Muskelentzündung bezeichnet hat, eine Erkrankungsart, bei welcher die Infiltrate des Muskels sehr lange eine derbe Konsistenz behalten. Dieser Erscheinung dürfte pathologisch-anatomisch eine reichliche, produktive Bindegewebsentwicklung zugrunde liegen, welche sich nach einiger Zeit zurückbilden oder unter Entartung der Muskelfasern zur Entstehung von Muskelschwielen Anlaß geben kann. In derselben Weise geht nach Kaufmann die Vernarbung eines Muskelabscesses vor sich. In ganz seltenen Fällen finden sich auch circumscripte inselförmige Infiltrationsherde, welche allmählich eine knorpelharte Konsistenz zeigen. Es liegen hierbei ähnliche Vorgänge vor, wie sie bei der Myositis ossificans beobachtet werden. Es handelt sich wahrscheinlich um eine indirekte Entstehung von Knochensubstanz, in dem zuerst auf Grund der chronischen Entzündungsreize durch Zell- oder Gewebsmetaplasie Knorpel gebildet wird. Daß es sich nicht um sofortige Knochenbildung handeln kann, beweist die Beobachtung der teilweisen Resorption eines solchen Gebildes.

Pathogenese. Die primären Myositiden sind als sichere Metastasen der gonorrhoischen Allgemeininfektion aufzufassen, indem es im Bereich der zahlreichen Gefäße eines Muskels auf embolischem Wege zu einer Ansiedlung von Gonokokken mit ihren Folgezuständen kommt. Daß hierbei auch eine durch irgendwelche Ursachen erfolgte Schwächung der örtlichen Verhältnisse, ein Locus minoris resistentiae für die Lokalisation der Metastase eine Rolle spielen kann, zeigt u. a. der Fall von Capelli, in welchem nach einem Trauma sich eine äußerst schmerzhafte Schwellung der Schulter- und Armmuskulatur bei intakten Gelenken einstellte. Häufiger wird eine indirekt metastatische, periartikulär auftretende Entzündung der Muskeln beobachtet, welche auf eine Fortleitung der Entzündungsprozesse des Gelenkes auf die benachbarten Gewebe zurückzuführen ist. Man war lange Zeit im Zweifel, wie die gonorrhoische Infektion am Muskel sich auswirkt. Zur Erklärung wurden die verschiedensten Theorien herangezogen, weil man eine scharfe Trennung zwischen Wirkungen des Erregers selbst oder seiner Toxine durchführen wollte. Die Toxingenese der gonorrhoischen Myositis fand zahlreiche Anhänger, welche sich nicht mit der direkten Einwirkung des Toxins auf die Muskelfasern begnügten, sondern dem Toxin eine Fernwirkung auf dem Wege der Nervenbahnen zuschreiben wollten. Der letztere Modus wurde sowohl für primäre gonorrhoische Muskelerkrankungen und ihre Folgezustände (Atrophien) als auch für die bei Erkrankung eines Gelenkes auftretenden Myositiden seiner Nachbarschaft herangezogen. Bei der Muskelatrophie ist nämlich hin und wieder eine leichte bis starke Herabsetzung der elektrischen Erregbarkeit bei direkter und indirekter Reizung für beide Stromarten beobachtet worden, während andererseits die EAR. auch bei stark ausgedehnten Atrophien keine Abweichung vom normalen zeigte. Über das Zustandekommen der Muskelatrophie äußert sich neben Sabourin, Brown-Séquard, Duchenne auch Šamberger besonders bezüglich der im Gefolge einer Arthritis auftretenden, in dem er der Ansicht ist, daß die Reizung sich vom erkrankten Gelenk zentripetal fortpflanzt, zur Hyperämisierung des betreffenden Rückenmarkabschnittes führt und so durch das dabei erfolgende vermehrte Toxinangebot einen Stupor in den benachbarten trophischen Zentren hervorruft, welcher die Muskelatrophie zur Folge hat.

Der verschiedenartige Verlauf gonorrhoischer Myositiden hat Chauffard und Fresinger Anlaß zu experimentellen Untersuchungen gegeben, welche die Fragestellung zum Gegenstand hatten, ob vielleicht das Gonotoxin nur für die Koagulation der Fibrillen, die Gonokokken selbst für die Eiterung verantwortlich sind. Die Gonokokkenemulsion verursacht bei Kaninchen schon nach kurzer Zeit Verdickung und Schwellung der Muskelfasern unter Verlust der Querstreifung. In den Interstitien kam es zu Abscedierungen, welche aber zur Resorption neigten. Das Gonotoxin machte dieselben Veränderungen, mit dem Unterschiede, daß sich fast keine Reaktionserscheinungen in den interstitiellen Räumen nachweisen ließen. Nebenbei bemerkt sind die bei diesen Versuchen beobachteten Muskelalterationen nicht für den Gonokokkus spezifisch, man kann dieselben auch bei Verwendung von Staphylokokkenemulsionen mit lediglich graduellen Unterschieden beobachten. Man sieht also, daß zwischen direkter bakterieller Wirkung und solcher von seiten des Toxins nicht leicht unterschieden werden kann. Ohne auf die Stellung von Endo- oder Exotoxin einzugehen, kann man sagen, daß eine Toxinwirkung von der Existenz der an Ort und Stelle vorhandenen Mikroorganismen abhängen muß. Negative bakteriologische Befunde im Gefolge einer Punktion oder sonstiger Untersuchungsmethoden insbesondere bei einer durch Gonokokken hervorgerufenen Erkrankung, namentlich bei Fernkomplikationen der Gonorrhöe, sind keine sicheren Zeichen der Abwesenheit der Erreger. Gerade die Vitalität der Gonokokken wird durch mancherlei Umstände (Fieber, Bactericidie des Blutes und der Exsudate usw.) stark beeinflußt, so daß es selten gelingt, sie mikroskopisch nachzuweisen oder kulturell zur Anschauung zu bringen.

Diagnose und Differentialdiagnose. Für die Deutung des Krankheitsbildes akuter fieberhafter Muskelerkrankungen kommt in erster Linie die Sepsis mit ihren Muskelmetastasen in Frage. Auch die Gonorrhöe kann nicht selten unter dem Bilde einer Sepsis verlaufen, so daß besonders bei Mischinfektionen die bakteriologischen Methoden allein keinen sicheren Aufschluß über die Natur der Myositis geben dürften. Anamnese und klinischer Verlauf sowie das Ergebnis der Punktion des Herdes werden aber in der Mehrzahl der Fälle auf die richtige Spur führen. Die gewöhnliche Sepsis führt im Gegensatz zur Gonorrhöe zu multiplen Muskelmetastasen. Rheumatoide Muskelerkrankungen im Gefolge einer Arthritis können auch an das Bild einer Polymyositis erinnern. Ihr Beginn ist ebenfalls fieberhaft, es treten aber meist Erscheinungen an der Haut in Gestalt von polymorphen Exanthemen auf (Dermatomyositis). Das Muskelinfiltrat ist bei ihr diffus und ebenso wie das Ödem unbeständig. Das häufig beobachtete Gesichtsödem fehlt bei der gonorrhoischen Myositis völlig. Die hämorrhagische Form der Polymyositis führt oft durch Blutungen in das Myokard und Beteiligung der Zwerchfellmuskulatur zum Exitus. Muskelerkrankungen bei Trichinose und Lues (Gummen) werden sich meist durch den serologischen und morphologischen Blutbefund, sowie andere Untersuchungsmethoden (Trichinellennachweis im Muskel) ausschließen lassen. Die primäre metastatische Muskeltuberkulose tritt meist als einzelner beweglicher Solitärknoten auf, ohne daß der Patient irgendwelche subjektiven Erscheinungen angibt. Sie neigt zu fortschreitender Infiltration und fungöser oder kavernöser Umwandlung des Muskels. Zur Differentialdiagnose der Muskelatrophien als Folge gonorrhoischer Myositiden oder Gelenkserkrankungen Krankheitsbilder mit ausgesprochen neurogener Komponente heranzuziehen, ist meines Erachtens überflüssig. Bei den Affektionen gonorrhoischer Herkunft handelt es sich nach übereinstimmendem Urteil vieler Autoren zwar um Myopathien, aber um solche, welche auf krankhafte Prozesse im Muskel selbst zurückzuführen sind; damit hat auch die Frage der Inaktivitätstheorie an Bedeutung verloren, obwohl man zugeben muß, daß die übermäßig lange Schonung der Extremität infolge der damit verbundenen mangelhaften Entfernung der Krankheitsstoffe Verlauf und Heilungsaussichten beeinflussen kann. Im allgemeinen wird die Diagnose gonorrhoischer Muskelerkrankungen nicht schwer zu stellen sein, wenn im Verlaufe einer Gonorrhöe plötzlich oder nach rheumatoiden Prodromen in einem oder in mehreren Muskeln fieberhafte, schmerzhafte Schwellungserscheinungen auftreten, besonders wenn sie mit bestehenden gonorrhoischen Gelenksprozessen in Zusammenhang gebracht werden können. Die Atrophie als Symptom oder Restzustand gonorrhoischer Muskelerkrankungen ist so konstant, daß sie nahezu als pathognomonisch anzusehen ist und differentialdiagnostisch in erster Linie den Verdacht auf Gonorrhöe lenken muß. Bei fieberlosem Beginn oder Fehlen von sonstigen gonorrhoischen Erscheinungen können zur Klärung der Ätiologie serologische (Wa.R., Gonorrhöe-Komplementfixation) und provokatorische Maßnahmen (Vaccine) beitragen.

Prognose. Die gonorrhoischen Muskelerkrankungen haben meist eine gute Heilungstendenz. Die Prozesse im Muskel können zu völliger Ausheilung ohne Funktionsstörung führen. Auch die eitrigen Formen verhalten sich ähnlich, zuweilen sieht man nach größerer Abceßbildung narbige Veränderungen im Muskelgewebe, welche aber bei geringerer Ausdehnung und günstiger Lage funktionell erscheinungslos bleiben können. Daß auch Verhärtungen im Muskel sich noch einigermaßen zurückbilden können, beweist der von Batut beobachtete, sehr seltene Ausgang einer gonorrhoischen Myositis in Ossification, wobei ein ausgedehntes Osteom im Brachialis internus allmählich bis auf Größe einer Walnuß resorbiert wurde. Die Muskelatrophien sind meist schwer zu beeinflussen.

Therapie. Die Behandlung der gonorrhoischen Myositiden ist im ganzen die gleiche wie bei den übrigen gonorrhoischen Fernkomplikationen. Bei den Anfangsstadien sind mit BIERscher Stauung gute Erfolge zu erzielen. Eitrige Myositiden, insbesondere Muskelabscesse sind nach chirurgischen Gesichtspunkten zu behandeln. Bei Ausgang in Ossification (röntgenologische Kontrolle!) muß die Ossificationsbereitschaft des Muskelbindegewebes durch konservative Maßnahmen (Ruhe, Heißluft) überwunden werden, da nach KLAPP auf zu frühzeitige chirurgische Eingriffe Rezidive zu folgen pflegen. Muskelatrophien können durch Übungstherapie, Anwendung von elektrischem Strom, Massage usw. gebessert werden.

Die Gonokokkensepsis.

Bei der Gonorrhöe beobachtet man wie bei manchen anderen Infektionskrankheiten, daß uuter gewissen Umständen die anfänglich lokale Infektion in eine Allgemeininfektion umschlagen kann. Von dem Primärherd aus gelangen die Gonokokken in die Blutbahn, ein Zustand, welchen man als Bakteriämie bezeichnet. Der Aufenthalt der Erreger im Blut kann dreierlei Verlaufsarten der Infektion zeitigen. Zunächst können die Gonokokken schon nach kurzer Zeit durch die Bactericidie des Blutes zur Abtötung gelangen, ohne daß aus der Invasion der Mikroorganismen irgendwelche Reaktionen für den Organismus resultieren. Ferner kann der Übertritt von Erregern aus dem Primärherd in die Blutbahn zur Erzeugung eines zweiten Herdes, zu einer Metastase in irgendwelchen Organen führen, wobei dem Blutstrom lediglich die Rolle eines Transportweges zufällt. Diese beiden Formen sind streng genommen noch nicht als Sepsis zu betrachten. Zu diesem Zustand kann die dritte Verlaufsart der Bakteriämie führen, welche in einer relativen Vermehrung der eingedrungenen Erreger im Blut besteht. Diese Vermehrung kann schon nach dem ersten Bakterienschub aus dem Primärherd eintreten, häufiger aber wird sie beobachtet, wenn sie in dem vom Primärherd einerseits, der Metastase als Gegenpol andererseits geschlossenen Stromkreis vor sich geht. Der letztere Modus ist der wahrscheinlichere, da bei ihm die Bactericidie des Blutes von zwei Seiten angegriffen wird, wobei man den Eindruck hat, daß die Metastase, zumal die eitrige, dem Primärherd an Aktivität überlegen ist.

Die reine Form der Gonokokkensepsis, bei welcher schon die Schübe aus dem Primärherd zur längere Zeit dauernden Erhöhung der Zahl der Gonokokken im Blut führen, ist, wie in der Einführung erwähnt wurde, sehr selten (WEIL und COLANERI). TAPIA beschreibt eine derartige Sepsis bei einem 54jährigen Mann, welcher eine deutliche Milzschwellung, fieberhaften Verlauf mit meningealen Symptomen, negative Blutkulturen und gramnegative Diplokokken im Lumbalpunktat aufwies. Meist bestehen bei dem Krankheitsbild der Gonokokkensepsis zahlreiche Metastasen, z. B. in den Gelenken, am Herzen, an der Haut usw., welche je nach Ausdehnung oder Virulenz der Erreger zu dauernden Superinfektionen des Blutes Anlaß geben. Die Eintrittspforten für den Gonokokkus in die Blutbahn können außer in der akuten oder subakuten Infektion der Ausführungsgänge des Harn- und Geschlechtsapparates in den lokalen Komplikationen, in den Orten der extragenitalen Infektion (Ophthalmoblennorrhöe, Haut -und Mundschleimhautinfektionen usw.) zu suchen sein. Physiologische Sonderzustände wie Schwangerschaften (häufig mit Geburtstraumen), Menstruation können unter Umständen der Ausgangspunkt für die Generalisierung einer bestehenden lokalen Gonorrhöe sein. Von den übrigen Möglichkeiten zur Allgemeininfektion ist schon im ersten Teil die Rede gewesen.

Klinisches. Das klinische Bild der Gonokokkensepsis ist hauptsächlich durch Allgemeinerscheinungen schwerer Natur charakterisiert. Im Vordergrunde steht das Fieber und die Beeinträchtigung des Allgemeinbefindens. Die gewöhnlichen Metastasen gehen auch mit Fieber einher, welches aber selten die Metastasen überdauert, sondern häufig schon nach wenigen Tagen abklingt. Das septische Fieber ist von längerer Dauer, zeigt größere Differenzen der Abend- und Morgentemperatur und kann unter verschiedenen Formen verlaufen. Eine Fieberkontinua ist seltener, meist ist die Temperaturkurve von remittierendem Typ, oft kann man Einsetzen und Dauer des Bakterienschubes in die Blutbahn in Form von periodisch auftretenden Fieberzyklen beobachten. Das Fieber einer Gonokokkensepsis hat zuweilen Ähnlichkeit mit dem der Malaria, indem man einen Tertiana- oder Quartana-Typ unterscheiden kann. Es liegen auch zahlreiche Beobachtungen von typhoidem Fieber vor, wobei auch das sonstige klinische Krankheitsbild den Verdacht auf beginnenden Typhus abdominalis durch das Vorhandensein von Milztumor und Roseolen rechtfertigte (THAYLER). Selbst eine Symbiose von Typhusbacillen und Gonokokken ist bei derartigen septischen Fieberzuständen im Blut nachgewiesen worden (DIEULAFOY), zuweilen erfolgte erst nach Abklingen der Gonokokkensepsis der Durchbruch einer Typhusfieberkurve, welcher bakteriologisch eine Typhusinfektion zugrunde lag. Das Allgemeinbefinden des Patienten ist zuweilen nicht sonderlich beeinträchtigt, es leidet aber namentlich bei länger andauernden Fieberzuständen und durch die Schüttelfröste, welche bei jedem neuen Eindringen der Erreger ins Blut in mehr oder weniger großer Stärke aufzutreten pflegen. In deutlich ausgeprägten Fällen von Gonokokkensepsis, namentlich bei solchen von längerer Dauer, tritt oft eine rapide Verschlechterung im Zustande des Patienten auf. Die Zunge ist trocken, rissig und borkig belegt, starke Schweiße stellen sich ein, die Atmung ist klein und frequent, an der Haut und an den Conjunctiven zeigt sich eine subikterische Verfärbung. Die Milz ist häufig deutlich palpabel, die Leber etwas vergrößert, und im Urin finden sich zuweilen als Ausdruck toxischer Gefäßschädigung zahlreich rote Blutkörperchen. Dieses septische Krankheitsbild ist, wie schon erwähnt, beim Gonorrhoiker fast immer von zahlreichen Metastasen an den Gelenken, am Herzen, zuweilen auch an der Pleura und am Peritoneum begleitet. Selbst meningeale Symptome der gonorrhoischen Allgemeininfektion haben spezifisch gonorrhoische Prozesse am Zentralnervensystem zur Ursache.

Daß es nach dem Eindringen riesiger Mengen von Gonokokken ins Blut (WEITZ hat in 15 ccm Blut etwa 20 000 Kulturen festgestellt) auch zu einer Schädigung der corpusculären Elemente kommen muß, ist erklärlich. Die Veränderung der Blutkörperchen kommt außer in der subikterischen Verfärbung der Scleren vor allem in ihrem morphologischen Bilde zum Ausdruck. Daran kann nicht nur die Allgemeininfektion mit Gonokokken, sondern auch die Mischinfektion mit banalen Eitererregern beteiligt sein. Letztere können auch im Anschluß an die gonorrhoische Infektion allein das Bild einer Sepsis mit Blutveränderungen hervorrufen, wie BUSCHKE-HIRSCHFELD an einem Falle von Staphylokokkensepsis bei einem Gonorrhoiker ein Blutbild im Sinne einer aplastischen Anämie vorfanden. TEBBUT beobachtete zwei Fälle von Gonokokkensepticämie, welche anämische Symptome, Arthritiden, Hautblutungen und Dyspnoe aufwiesen. Bei dem 28jährigen Patienten war die Blutgerinnungszeit um 7 Minuten verlängert, Zahl der roten Blutkörperchen 3 900 000, der Leukocyten 110 000; Hgl. 70%. Differenzbild: Neutroph. 37,2%, Eosinophile 1,3, Basophile 0,6, kleine Lymphocyten 3,3, große Lymphocyten 15,3, neutrophile Myelocyten 36,0, eosinophile M. 1,3 basophile M. 5,0, im übrigen Anisocytose, keine Poikilocytose oder Polychromasie; wenig Normo- und Megaloblasten. Kulturell wuchsen Gonokokken. Bei der 34jährigen Frau bestand klinisch der Verdacht einer subakuten Endokarditis mit Albuminurie und Anämie. Die Blutkultur ergab Gonokokken. Die Zahl der roten Blutkörperchen betrug 3 Millionen, Hgl. 40%, Leukocyten 18400 mit 81% Polynucleären. Ähnliche Beeinflussung der Blutbeschaffenheit durch Gonokokken sah Mondschein. Tapia beobachtete bei einer 22jährigen Frau das Blutbild einer perniziösen Anämie mit einem Färbeindex von 2, eine beschleunigte Blutsenkung, welche die Annahme einer Sepsis nahelegte, eine positive Komplementfixation sowie eine nicht ganz deutliche Milzschwellung; autoptisch fanden sich bei Anwesenheit einer Endokardläsion, welche in vivo keine deutlichen Erscheinungen gemacht hatte, in der Kapsel einer Niere miliare Abscesse, in welchen Gonokokken nachgewiesen werden konnten.

Daß bei derartigen Fieberzuständen auch Erscheinungen am Herzen und peripheren Zirkulationsapparat in Gestalt von auscultatorischen Phänomenen, Pulsalterationen und Albuminurien beobachtet werden, ist nicht verwunderlich. Es brauchen ihnen nicht immer organische Veränderungen zugrundezuliegen; bei Fieber sind anämische Geräusche am Herzen, wechselnde Pulsfrequenz und -qualität sowie Eiweißausscheidungen seit langem nicht unbekannt. Die eigentlichen Kreislauferkrankungen bei der Gonorrhöe werden später erörtert.

Als prägnantes Beispiel für die Ausdehnung gonorrhoischer Prozesse auf dem Blutwege ist aus der neueren Literatur der Fall von Sutter zu erwähnen, in welchem es bei einem 3jährigen Mädchen mit Vulvovaginitis gonorrhoica zu einer diffusen gonorrhoischen Peritonitis, Arthritis, Otitis media gonorrhoica, Stomatitis gonorrhoica und gonorrhoischem Exanthem kam. Massini berichtet über einen Fall schwerer Gonokokkensepsis mit makulösem, papulösem und pustulösem sowie hämorrhagischem Exanthem. Der Primärherd war eine Spermatocystitis. Im Blut wurden 3mal Gonokokken nachgewiesen. Eine besonders lange Verweildauer der Gonokokken im Blut fand sich bei einem 20jährigen Patienten von O'Brien und Bancker, welcher alle Erscheinungen der Gonokokkensepsis in Form von Gelenkerkrankungen, Schüttelfrösten und einem Exanthem in Gestalt von pustulösen Efflorescenzen an Nacken, Armen und Beinen, sowie starke Beeinträchtigung des Sensoriums nebst einem temporären systolischen Geräusch am linken Sternalrand aufwies. Im roten Blutbild waren 3,5—3,1 Mill., Hämoglobin 60—50% und im weißen 7—22000 Leukocyten vorhanden.

Bakteriologie. Was das Vorkommen von Gonokokken im Blute von Gonorrhoikern betrifft, so hat man die Erreger dort auch in den früheren Stadien der Gonorrhöe und im Stadium der lokalen Komplikationen häufig nachweisen können. Lofaro konnte bei 67 Fällen akuter und chronischer Urethralgonorrhöe 39mal Gonokokken aus dem Blut züchten. Von 26 Fällen gonorrhoischer Epididymitis ergaben 19 positive Befunde, ebenso 4 Fälle mit Strikturen. Bei der Sepsis mit ihren ungleich stärkeren Nachschüben von Erregern ins Blut ist der Nachweis der Gonokokken vielen Autoren gelungen. Über positive Blutbefunde bei Gonokokkensepsis berichten u. a. Cholzow, Citron, Dorner, Jenkin, Dieulafoy, Jakobi und Cohn, Achard und Mouzon, Marini, Rueck, Hübschmann, Winter, Thayler, Haase, Marfan und Debré. Nicht selten mißlingt der Nachweis der Gonokokken im Blut; die Kulturen bleiben entweder steril oder es zeigen sich Staphylo- oder Streptokokken. Die Rolle der beiden letzteren ist bei der Gonorrhöe besonders für die Frage der Mischinfektion von Bedeutung. Wie sie an den Ort der Metastase gelangen und zu welcher Zeit, ob vor den Gonokokken, gleichzeitig mit ihnen oder später als sie, ist bisher noch nicht genügend aufgeklärt worden. Die Mehrzahl der Autoren neigt der Ansicht zu, daß die Gonokokken gewissermaßen einen präparasitorischen Einfluß auszuüben imstande seien, wodurch es den Saprophyten ermöglicht wird, sich in dem durch die Gonokokken oder ihren Toxinen bearbeiteten Boden festzusetzen und dort ihre Wirkung zu entfalten. Daß der Gonokokkennachweis im Blut und den Metastasen hin und wieder nicht gelingt, kann an der starken Empfindlichkeit des Gonokokkus gegenüber mancherlei Einflüssen, darunter auch dem Überwuchertwerden durch andere Erreger beruhen. Es erscheint daher überflüssig, etwaigen Mutationsformen des Gonokokkus, wie es auch in neuerer Zeit noch geschieht, eine allzu große Rolle zuzuteilen.

Pathologische Anatomie. Bei pathologisch-anatomischen Befunden, welche einer Gonokokkensepsis zugrunde liegen, handelt es sich in der Regel um dieselben, welche man auch sonst bei den übrigen Metastasen zu erheben gewohnt ist. Die Gonokokkensepsis pflegt ja meist durch ein Zusammenwirken von ausgedehnten oder ganz besonders schwer verlaufenden Metastasen aller Art zu entstehen, wobei es durch die massenhafte Überschwemmung des Blutes mit Erregern zu den oben geschilderten septicämischen Erscheinungen kommt. Die schweren Veränderungen, welche bei einer Bakteriämie am Blutbild beobachtet werden, sind schon im klinischen Teil berücksichtigt worden.

Die erheblichen Schädigungen, welche dabei auch an den Blutbildungsstätten auftreten können, werden bei dem Fall von Buschke-Hirschfeld beschrieben. Die im Anschluß an eine Gonorrhöe unter schweren Erscheinungen von Anämie auftretende Staphylokokkensepsis führte zu ausgesprochen atrophischen Veränderungen am Mark der kurzen Knochen. Mikroskopisch fand sich eine auffallende Zellarmut, ganz vereinzelt waren Normoblasten und Plasmazellen nachzuweisen. Letztere fanden sich in der Milz und den Lymphdrüsen in großer Zahl. Von den sonstigen pathologisch-anatomischen Veränderungen bei Gonokokkensepsis verdient besondere Erwähnung der Fall von Massini, da er unter anderem auch für die Pathogenese dieses Krankheitsbildes von Wichtigkeit ist. Der Primärherd war eine Spermatocystitis, an welche sich eine ausgedehnte Thrombose des Plexus prostaticus anschloß. Im weiteren Verlauf kam es zur Thrombosierung einer großen Zahl von Venen bis zu den Vv. femoralis, welche eine eitrige Erweichung zeigten und so wieder einen Herd darstellten, von dem aus Gonokokken ins Blut geschwemmt wurden. Die Herzklappen sowie das übrige Herz waren völlig frei von gonorrhoischen Veränderungen. Es kam also bei diesem Krankheitsbild zu einer entzündlichen Infiltration der Mehrzahl der kleinen Gefäße der Prostata und Samenblasen, während das dazwischen liegende Gewebe völlig frei von der Entzündung blieb. Die Gonokokken setzten ihren Weg von dort auf den Venenplexus des kleinen Beckens fort. Die Phlebitis hatte intra vitam keine Erscheinungen verursacht. Autoptisch wurden in den Thromben des Plexus prostaticus Gonokokken nachgewiesen.

Diagnose. Die Diagnose der Sepsis wird im allgemeinen auch beim Gonorrhoiker keine großen Schwierigkeiten bereiten. Der schwere allgemeine Zustand, welcher allerdings zuweilen durch das Vorhandensein einer Euphorie mit dem übrigen Krankheitsbild stark kontrastieren kann, der Fiebertypus, welcher durch seine starken Differenzen zwischen Morgen- und Abendtemperatur die Aussaat von Krankheitskeimen ins Blut anzeigt, die Anwesenheit von zahlreichen oder schwer verlaufenden Metastasen, zuweilen vergesellschaftet mit Erythemen verschiedenster Morphe lassen an der Diagnose „gonorrhoische Septicämie" meist keinen Zweifel. In schweren Fällen kann es auch zu Netzhautblutungen und hämorrhagischer Nephritis kommen. Die exakte Diagnose der Gonokokkensepsis erfolgt durch die Züchtung der Erreger aus dem Blut, wobei zu beachten ist, daß der Nachweis der Gonokokken entweder versagt oder wegen des nicht seltenen Vorkommens von Mischinfektionen mit banalen Eitererregern unter Umständen mißlingen kann. Was das klinische Bild anlangt, so kommt differentialdiagnostisch vor allem die Meningokokkensepsis in Frage, da sie ebenfalls mit ihren Gelenkschwellungen, Exanthemen und Fieberkurven große Ähnlichkeit mit der gonorrhoischen Allgemeininfektion aufweist. Auch bei ihr finden sich nicht selten Milzschwellungen und Endokarditiden. Die Entscheidung ist durch die bakteriologische Untersuchung zu treffen.

Prognose. Die Heilungsaussichten einer Gonokokkensepsis sind von Zahl und Zustand der Metastasen sowie nicht in letzter Linie von den Verhältnissen im Zirkulationsapparat abhängig. Die Zahl der geheilten Fälle beläuft sich nach PEISER bisher auf etwa 25%. Bei rapid verlaufenden Fällen ist zuweilen ein Ausgang in akute Leberatrophie beobachtet worden (WITZE), in dem es unter Einwirkung der massiven Gonokokkeninfektion zu schweren toxischen Schädigungen der Leberzellen und zu ihrem völligen Untergang innerhalb weniger Tage kommen kann.

Behandlung. Zur Behandlung der gonorrhoischen Sepsis werden in erster Linie die bei den übrigen Komplikationen schon genannten Silbersalze empfohlen. Gute Erfolge sahen ZADOCK-KAHN von subcutanen Injektionen von Terpentinessenz und Gonacrin (3 ccm pro dosi intravenös), BOSSE von 25%iger Jodipinlösung (10 ccm 3mal wöchentlich intramuskulär), WIRAD von Sulfarsenol und DORNER von Trypaflavin (5 ccm einer 0,5%igen Lösung intravenös). Auch die vorsichtige Anwendung von Vaccine kann nach GOTHGEN, COUVEILHIER von Nutzen sein. Die Behandlung der blennorrhoischen Septicämie mit Antigonokokkenheilserum wird u. a. von THÉVENOT und MICHEL, RAVAUT und DUCOURTIOUX als wirksam empfohlen. Nach Prüfung der Empfindlichkeit des Patienten durch vorhergehende Injektionen geringer Mengen (1—2 ccm) wird alle 2 Tage eine intravenöse Injektion (5—50 ccm) eines verdünnten Antigonokokkenserums (9 A.—G. auf 1000 physiologisches Serum) verabreicht. Dieselben Erfolge lassen sich nach CITRON und STROMINGER mit Antimeningokokkenserum erzielen.

Die gonorrhoischen Herzerkrankungen.

Die Vorstellung einer durch Gonokokken hervorgerufenen Veränderung am Herzen war seiner Zeit derart neu, daß Skeptiker sich trotz sonstiger positiver färberischer und morphologischer Befunde erst durch den kulturellen Nachweis der Gonokokken überzeugen ließen. Nach RICORD, welcher zuerst auf das Auftreten gonorrhoischer Herzerkrankung im Verein mit gleichartigen Gelenkrheumatismen hinwies, konnte DESNOS die ersten Sektionsbefunde einer gonorrhoischen verrukösen Endokarditis der Mitral- und Aortenklappen mitteilen. 1895 erfolgt durch WELCH die Züchtung der Gonokokken aus dem Blute bei einem Fall von gonorrhoischer Endokarditis. RENDU und HALLÉE, GHON und SCHLAGENHAUFER gelang es, in den endokarditischen Auflagerungen selbst die Gonokokken kulturell nachzuweisen. Damit war die Existenz gonorrhoischer Herzerkrankungen erwiesen, die von den Voruntersuchern aus mancherlei Gründen angezweifelt war. Soweit kulturelle Untersuchungen vorlagen, hatten diese regelmäßig dieselben Ergebnisse aufzuweisen; die Kulturen blieben entweder steril oder zeigten statt der erwarteten Gonokokken oder neben diesen andere Eitererreger. Diese Befunde sind auch bei anderen gonorrhoischen Metastasen anzutreffen und haben dort zu denselben Erörterungen Anlaß gegeben, in deren Mittelpunkt das Auftreten von pyogenen banalen Eitererregern auch heute noch steht, weil ihre Invasions- und Ansiedlungsursachen noch ungeklärt geblieben sind. Vor allem harrt die Frage ihrer Lösung, ob der sog. präparasitorische Einfluß der Gonokokken auf Saprophyten sich auf die primäre Eintrittspforte der Gonokokken, oder auf den Ort der Metastase erstreckt, eine Frage, deren Beantwortung wegen der bekannten Schwierigkeiten des experimentellen Arbeitens mit Gonokokken auch durch den Tierversuch zur Zeit kaum erfolgen dürfte.

Man beobachtet bei den gonorrhoischen Herzerkrankungen wie bei den übrigen Infektionskrankheiten Beteiligungen des Endo-, Myo- oder Perikard, wobei die einzelnen Teile des Herzens isoliert, häufiger auch zu gleicher Zeit befallen sein können. Unter Umständen erfolgt ein Übergreifen des Krankheitsprozesses auf die dem Herzen angeschlossenen Gefäßstämme.

Endocarditis gonorrhoica.

Bei der gonorrhoischen Endokarditis unterscheidet man Erkrankungen mit gutartigem Verlauf, maligne und Übergangsformen. Sie können als einzige Äußerungen einer gonorrhoischen Allgemeininfektion auftreten, öfter werden sie in Vergesellschaftung mit anderen Metastasen beobachtet, nicht allzu selten entziehen sie sich gänzlich der klinischen Erkenntnis, indem sie unter dem Bilde eines spezifischen Gelenkrheumatismus oder einer Sepsis erscheinungslos ablaufen und erst durch die Sektion zur Feststellung gelangen. Ähnlich wie bei der Synovialmembran der Gelenke findet man auch bei den serösen Häuten des Herzens gegenüber der bakteriellen Infektion und deren Begleitumstände eine mehr oder weniger starke Reaktionsfähigkeit, so daß sich theoretisch die verschiedensten Stadien zwischen diesen funktionellen Störungen bis zu den tiefgreifenden organischen Schädigungen aufstellen ließen, in praxi wird man sich, da die experimentellen Unterlagen fehlen, mit der oben erwähnten Dreiteilung begnügen müssen.

Die Diagnose einer Herzaffektion bei Infektionskrankheiten ist unter Umständen zahlreichen Irrtümern ausgesetzt, nicht so sehr in bejahendem als vielmehr in ablehnendem Sinne, da infolge der Kenntnis der extrakardialen Faktoren beim Zustandekommen eines Herzgeräusches die Rolle desselben häufig unterschätzt wird. Solange für den Nachweis eines „Herzfehlers" das Vorhandensein eines typischen Geräusches gefordert wird, sind Fehldiagnosen im Krankheitsbeginn unausbleiblich. Es gibt sicherlich Initialstadien der Endokarditis, welche so geringfügig sind, daß sie nicht ausreichen, am gesamten kardio-vasculären System deutliche Reaktionen auszulösen. Dies ist nicht verwunderlich, wenn man sieht, wie oft sogar vollausgebildete Herzklappenfehler wie eine Mitralstenose erscheinungslos bleiben und doch ziemlich regelmäßig den Hauptbefund bei den Sektionen alter Herzen darzustellen pflegen.

Einen ähnlichen geringen Grad von klinischen Erscheinungen hat die *benigne* Form der gonorrhoischen *Endokarditis* aufzuweisen. Es handelt sich meist um Geräusche, welche über dem linken Herzen, besonders über der Mitralklappe zu hören sind; sie sind gewöhnlich von geringer Stärke und schon nach wenigen Tagen auscultatorisch nicht mehr nachweisbar. Ihre Flüchtigkeit und die Tatsache, daß sie meist bei fieberfreien Zuständen aufzutreten pflegen, wird als typisch für die Endocarditis benigna angeführt. Es ist aber sehr wahrscheinlich, daß selbst die in frühen fieberhaften Stadien der Urethralgonorrhöe zuweilen anfallsweise vorhandenen Herzgeräusche auf Grund ihres kurzen Verlaufes als abortive Formen einer spezifischen, allerdings äußerst leichten Endokarditis aufgefaßt werden müssen. Beweise fehlen, da der Nachweis von Gonokokken im Blut nicht die Ansiedlung der Erreger am Endokard beweist. Die subjektiven Erscheinungen sind sehr gering und äußern sich nur in Form von leichtem Herzklopfen und Druckempfindung in der Herzgegend. Der Puls zeigt hinsichtlich Qualität und Frequenz keine Besonderheiten; er kann zuweilen beschleunigt und etwas unregelmäßig sein besonders, wenn außer durch die Herzmetastase der Organismus durch anderweitige Äußerungen der gonorrhoischen Allgemeininfektion geschwächt worden ist. In seltenen Fällen kommt es unter Schüttelfrösten, geringer Temperaturerhöhung (37,4°) und hochgradiger Blässe des Gesichts zur Ausbildung von systolischen Geräuschen, welche über allen Ostien, am stärksten über der Aorta zu hören sind und im Laufe einer Woche verschwinden (Blind). Nach Miljaeff überwiegt die Beteiligung der Mitralis (78%) an der Encokarditis benigna gegenüber derjenigen der Aortenklappen (16,7%).

Die maligne Endocarditis gonorrhoica zeigt schon in der Art ihres Auftretens ihre Zugehörigkeit zu den ernst zu nehmenden Fernkomplikationen der Gonorrhöe. Das plötzliche Einsetzen der Krankheit unter starken Schüttelfrösten und hohem Fieber, die sofortige Beeinträchtigung des subjektiven Befindens des Patienten weisen neben anderen objektiven Befunden darauf hin, daß die Blutinfektion zu einem Haften der Gonokokken am Herzen selbst geführt hat. Beginn und Verlauf der Erkrankung ist in der Regel so stürmisch, daß ähnliche, aber weniger intensiv auftretende Symptome nach einigen Autoren (Renault u. a.) gegen eine gonorrhoische Endokarditis sprechen sollen. Der Patient empfindet starke subjektive Beschwerden, soweit sein Sensorium noch nicht getrübt ist. Die Benommenheit ist zuweilen so stark, daß sie zu Verwechslungen mit typhösen Zuständen Anlaß geben kann. Auch akute Delirien sind im Verlauf einer malignen Endokarditis nicht selten beobachtet worden, welche intra vitam als Gelenkrheumatismus mit cerebralen Symptomen gedeutet wurden, bis die Sektion eine frische vegetierende Endocarditis mitralis aufdeckte (Bonnamour und Gauthier). Die subjektiven Herzbeschwerden wie Palpitationen, Präkordialangst usw. sind hier viel stärker ausgesprochen als bei der benignen Endokarditis. Dyspnoische Anfälle werden wiederholt beobachtet und deuten teils auf die Stärke der Herzbeteiligung am Krankheitsprozeß, teils auf den hohen Grad der Allgemeininfektion hin, welche die blutbildenden Apparate des Körpers in Mitleidenschaft gezogen hatten.

Das Herz selbst befindet sich im Zustand stürmischer Aktion, die Bewegungen des Spitzenstoßes sind deutlich sichtbar. Pulsationen im Jugulum, an den Carotiden, im Epigastrium, zuweilen auch der Cubitalarterien sowie wechselnde Füllungszustände der Halsvenen weisen auf die krankhaften Vorgänge hin, welche sich im Zentralorgan des Kreislaufes abspielen. Herzgeräusche können, wie die klinisch als Sepsis verlaufenden, autoptisch als Endokarditis identifizierten Fälle zeigen, völlig fehlen, häufig aber finden sich bei der Endocarditis maligna diastolische oder systolische Geräusche meist über den Aortenklappen oder an der Herzbasis. In sehr seltener Zahl sind die Tricuspidal- und Pulmonalklappen befallen.

Die Geräusche dauern auch bei Lagewechsel des Patienten an, sind deutlich hörbar und nehmen einen blasenden Charakter an. Zuweilen pflanzen sie sich bis zur Achselhöhle und zum Rücken fort, namentlich wenn sie an der Herzspitze auftreten. Ihre Intensität ist mitunter so groß, daß man die Vibrationen mit aufgelegter Hand palpatorisch nachweisen kann, eine Erscheinung, die auch bei gewöhnlichen Herzfehlern nicht selten beobachtet wird. Verdoppelung des zweiten Tones an der Spitze, sowie sonstige Rhythmusänderungen der Herztöne, Dekompensationserscheinungen usw. lassen einen schweren Verlauf vorhersagen. Der Puls bringt die abnormen Zustände der Herzaktion deutlich zum Ausdruck, da ja seine Qualität und Frequenz von ihr beeinflußt werden.

Irregularitäten, durch Extrasystolen bedingt, Pulsbeschleunigungen und Nachlassen des peripheren Gefäßtonus werden häufig beobachtet.

Dazu gesellen sich profuse Schweißausbrüche, Magen-Darmstörungen, Hautausschläge in Form von rubeolaähnlichen Plaketten, flüchtigen papulösen Eruptionen, besonders an den Extremitäten und am Stamm (BARBE und MEYNET), so daß das Krankheitsbild der malignen Endokarditis stark an das der gleichnamigen Sepsis erinnert, mit welcher zusammen sie häufig aufzutreten pflegt. Das fast nie fehlende Fieber ist häufig ebenfalls septischen Charakters, wenn es nicht von vornherein den Stempel einer an Typhus erinnernden hohen Fieberkontinua trägt. Es bestehen oszillierende Temperaturen, welche zuweilen in bestimmten Zeitabständen ähnlich wie bei der Sepsis unter Schüttelfrösten in langschlägige Fieberattacken übergehen. Von den übrigen Organen ist fast regelmäßig die Milz in Form von starker Schwellung am Krankheitsprozeß beteiligt. Zuweilen stellen sich im weiteren Verlauf, namentlich nach dem Endstadium zu toxische Nierenschädigungen, Embolien der Lungen und sonstigen Körperarterien ein, wobei es sich um Infarktbildungen anläßlich der Störungen im kleinen Kreislauf handelt.

Entsprechend dem klinischen Aussehen der anämischen Patienten lassen sich auch im *Blutbilde* Störungen nachweisen. Sie ähneln im wesentlichen den Veränderungen, welche man bei den anämischen Zuständen einer Gonokokkensepsis antrifft. Bei den engen Beziehungen zwischen dieser Sepsis und ihren Metastasen ist es, wie schon eingangs hervorgehoben wurde, kaum möglich, die Wirkungen der einzelnen Krankheitsprozesse auf den Gesamtorganismus scharf abzugrenzen. Auch die Endocarditis gonorrhoica ist nur ein Ausdruck des Niederschlages einer floriden Infektion, die ihren Weg von der Eintrittspforte durch die Körperblutbahnen zum Herzen genommen hat. Nach SIMONS sind bei akuter Endokarditis die roten Zellen gewöhnlich nicht befallen. Die Leukocytenwerte schwanken zwischen 15 und 50 000 mit hohen Zahlen für die polynucleären Zellen. Chronische Fälle haben häufig den Typ sekundärer Anämie mit Verminderung der roten Blutkörperchen und des Hämoglobins. Die weißen Blutkörperchen zeigen nur in schweren Fällen stark verringerte Werte, gewöhnlich sind die Zahlen normal oder es besteht eine Leukocytose (etwa 12 000), welche sich aus Anlaß von Infarcierungen steigern kann. Von Interesse ist die Angabe von NAEGELI, daß bei Sepsis wie bei malignen Endokarditiden im chronischen Stadium die Eosinophilen trotz weiteren Vorhandenseins von Bakterien im Blute wieder fast normale Werte aufweisen können, ohne daß sich der letale Ausgang des Krankheitsprozesses aufhalten ließe.

Bei den Blutveränderungen im Gefolge gonorrhoischer Erkrankungen handelt es sich meist nicht um direkte Schädigung der Blutzellen, sondern um Störungen des erythropoetischen Systems, Vorgänge, welche einerseits durch Sektionsbefunde bei Gonokokkensepsis, andererseits durch den Nachweis myelitischer Knochenerkrankungen bei der Gonorrhöe sichergestellt sind.

Komplikationen. Während die Endocarditis gonorrhoica benigna ziemlich schnell in Heilung ausklingt, drohen bei der malignen Form dem Patienten eine Reihe von Komplikationen, welche jederzeit dem an sich schweren Krankheitsverlauf eine erneute Wendung zum schlechteren geben können.

In erster Linie sind die Klappenfehler zu nennen, welche sich auf dem Boden einer überstandenen Endocarditis gonorrhoica entwickeln. CALANDRE teilt einen Fall von Mitralstenose mit, die eine 4 Wochen nach der Infektion aufgetretene Endokarditis zum Ursprung hatte und in kurzer Zeit letal endete. Umgekehrt können auch schon bestehende Herzfehler durch die gonorrhoische Infektion eine Verschlechterung ihrer Prognose erfahren. Nach KRANZFELDT beträgt die Mortalität der Herzklappenfehler 21,9%; durch Hinzutreten akuter Infektionen steigt sie auf 40%.

Die gonorrhoische Infektion bleibt nicht immer auf die Prädilektionsstellen, die Klappengegenden beschränkt, sondern greift zuweilen auf die großen Gefäßstämme über. Diese Erscheinungen sind, wenn auch sehr selten, besonders an der Aorta beobachtet worden, und zwar in Form von akuter Aortitis mit Aneurysmen an demselben Gefäß oder seinen Klappen (THAYER, LION und LEWY, REIFENSTEIN). Aneurysmen mit Endokarditis pflegen unter Fieber, Frösten, Dyspnoe und retrosternalen Schmerzen aufzutreten. Durch Ausdehnung des endokarditischen Prozesses auf die übrigen Herzhäute kann es zu dem schweren, in kürzester Zeit zum Exitus führenden Bilde der Pankarditis kommen (COUNCILMAN). Zu den größten Gefahren im Verlaufe einer Endokarditis gehören Embolien, zu welchen die stürmischen Herzaktionen bei Vorhandensein leicht abbröckelnder Klappenvegetationen häufig Gelegenheit geben. ROWLAND sah in zwei Drittel seiner Fälle Embolien in den Gefäßen der Haut, Milz, Lungen, Gehirn, Nieren und Muskeln. LENHARTZ konnte in der Milz Gonokokken kulturell nachweisen. Nach SCHOLZ führen die Embolien nur zur einfachen Thrombose des Gefäßes. Neben den Aa. brachialis und poplitealis werden nicht selten auch Gehirnarterien betroffen. ZAWADZKI und BREGMANN beschreiben einen Fall von maligner Endokarditis, bei welcher nach Kopfschmerzen, Frösten, Gelenkschmerzen eine rechtsseitige Parese und Hemianästhesie bzw. Hyperästhesie der anderen Körperseite auftraten. Autoptisch handelte es sich um eine komplette Embolie der Arteria fossae Sylvii, welche zur Erweichung des Corpus striatum und des inneren Teiles des Linsenkerns geführt hatte.

Die im Gefolge der Endokarditis auftretenden hämorrhagischen Nephritiden werden allgemein als toxische aufgefaßt, da der Gonokokkennachweis in der Niere bisher noch nicht geglückt sei. Eine Verschlimmerung der Endokarditis ist auch nach Injektionen von *Arthigon* beobachtet worden, wobei es sich um Herdreaktionen handelte (LUITHLEN), welche unter Störung des Allgemeinbefindens und Auftreten von Herzkollaps verliefen. Weitere Injektionen wurden nach Besserung der Herzsymptome reaktionslos vertragen.

Myokarditis.

Isolierte Erkrankungen des Herzmuskels im Verlaufe der Gonorrhöe sind sehr selten beobachtet worden. Sie scheinen der Beobachtung noch öfter zu entgehen als die gutartigen gonorrhoischen Endokarditiden. Handelt es sich bei den Gonorrhoikern doch meist um jugendliche Personen, bei welchen die Abgrenzung von Pulsirregularitäten auf Grund der Infektion gegenüber den dem jugendlichen Alter eigenen physiologischen nicht immer leicht ist. Gerade erfahrene Untersucher werden sich bei der Beurteilung des Pulses Reserve auferlegen und sich nicht angesichts der bestehenden Infektion von einer vorgefaßten Meinung einer toxischen Myokarditis leiten lassen, obwohl derartige leichtere Rhythmusstörungen auch bei der Gonorrhöe als einer Allgemeininfektion nicht selten auftreten mögen. Bei deutlichen klinischen Erscheinungen, welche mit denen der Myokarditiden anderer Ätiologie identisch sind, ist die Diagnose mit Sicherheit zu stellen.

JAGIĆ und SCHIFFNER berichten über 2 Fälle gonorrhoischer Myokarditis, von denen der eine 14 Tage nach Auftreten einer Gonitis bemerkt wurde. Es bestand eine Verbreiterung des Herzens nach links, der Puls war frequent, arrhythmisch und zeigte zuweilen hochgradige Extrasystolen. Beide Fälle gingen in Heilung aus, nur nach Anstrengungen stellten sich Herzbeschwerden und Tachykardien ein. Die Tachykardien werden häufig als Restzustände nach abgelaufenen gonorrhoischen Herzerkrankungen beobachtet (Blind), ein Zeichen der häufigen Beteiligung des Myokards an der Erkrankung des Endokards.

Die gonorrhoische Myokarditis tritt überhaupt weit häufiger als allgemein angenommen wird gleichzeitig mit der gonorrhoischen Endo- und Perikarditis auf (Renault). Von dem Krankheitsbild der Pankarditis (Councilman) war schon bei der malignen Endokarditis die Rede. Meist geht der Prozeß, wie Rudz und Ocana gezeigt haben, von einer Endokarditis der Aortenklappen aus und durchsetzt das Myokard in diffuser eitriger Infiltration, häufiger kommt es zur Bildung von Abscessen, welche durchbrechen und so ihrerseits weitere Gebiete des Endokards mit dem gonokokkenhaltigen Eiter infizieren können (Siegheim, Hübschmann, Dauber und Borst, v. Leyden, His).

Perikarditis.

Die Perikarditis ist ebenso wie die gonorrhoische Myokarditis als solitäre Komplikation des Herzens und als Begleiterscheinung einer Endokarditis beobachtet worden. Die erstere Erkrankungsweise ist bei weitem die seltenere. Sie kann auch bemerkenswerterweise ohne gleichzeitige gonorrhoische Arthritiden eintreten, wie u. a. Lacassaigne nachgewiesen hat. Diese Art der Perikarditiden sind in der Regel leichterer Natur, was Symptome und Krankheitsdauer anlangt. Nach Schlagenhaufer handelt es sich meist um trockene Formen, welche die bekannten physikalischen Phänomene der gewöhnlichen, dem Internisten zur Kenntnis gelangenden Perikarderkrankungen zeigen. Daß auch schwerere Veränderungen vorkommen können, beweist der letal verlaufene Fall von Beurmann-Griffon, in welchem eine eitrige gonorrhoische Perikarditis mit positivem Gonokokkenbefunde vorgelegen hatte. Im übrigen ist die Literatur über diese isolierten Erkrankungen des Perikards sehr spärlich; die ersten Angaben stammen von Gluzinski, Guiard und Huber. Der Fall von Huber erscheint allerdings nicht ganz einwandfrei, denn an dem $3^1/_2$jährigen Mädchen waren neben Vulvovaginitis, Arthritis des Fußgelenkes und deutlicher Perikarditis auch Störungen in der Funktion der Herzklappen zu beobachten. Trotz der sehr schweren Allgemeinerscheinungen (Erbrechen usw.) ging der Fall in Heilung aus.

Die häufiger beobachtete Form der Perikarditis ist diejenige, welche mit anderen Lokalisationen der gonorrhoischen Infektion am Herzen kombiniert ist, wobei es für die Genese ohne Belang ist, ob die Herzkomplikationen solitär oder in Begleitung anderweitiger Metastasen auftreten. Meist pflegt aber eine Beteiligung des Herzens sich erst nach oder bei der Existenz einer ernsteren Fernkomplikation wie einer schweren Arthritis einzustellen, weil dieser Herd durch die Frische der Infektion eher als der ältere Metastasenausgangsherd in der Lage sein dürfte, dem im Blut kreisenden Infektionsmaterial durch erneute Nachschübe einen konstanten oder noch gesteigerten Virulenzgrad zu erhalten. Diese Perikarditis zeigt bald trockenen, bald exsudativen Charakter unter klinischen Symptomen, welche als bekannt vorausgesetzt werden dürfen. Das Exsudat kann alle Stadien der Entzündung erreichen, wie sie schon beim Gelenkerguß besprochen worden sind und bezüglich seiner Größe zuweilen derartige Mengen aufweisen, daß man wegen der Kleinheit des Pulses und zunehmender Atemnot zur Herzpunktion greifen muß (Robin und Fiessinger). In diesen ziemlich seltenen Fällen ist dem Perikard bis zu 800 ccm Flüssigkeit entnommen worden (Thayer und Lazear, Rendu und Hallé, Councilman). Gonokokken werden im strömenden Blut hin und wieder gefunden, während ihr Nachweis im perikarditischen Exsudat auf dieselben Schwierigkeiten stößt und nur unter denselben Bedingungen zu erreichen ist, wie beim Hydrops gonorrhoicus der übrigen serösen Häute.

Die gonorrhoischen Herzerkrankungen sind, wie die Statistiken von THAYER und LAZEAR, MILJAEFF, SCHLAGENHAUFER zeigen, bei Männern häufiger anzutreffen als beim weiblichen Geschlecht. Nach MILJAEFF betragen die Zahlen für Männer 75%, für Frauen 25% bei einem Material von 124 Fällen. Die Häufigkeit der kardialen Metastase bei der Gonorrhöe beläuft sich nach W. S. THAYER, welcher sich auf 176 bakteriologisch genau ausgewertete Sektionen stützen konnte, auf 11,3%; besondere zeitliche Zusammenhänge zwischen dem Beginn der Gonorrhöe und der Affektion des Endokards sowie anderen Komplikationen waren nicht zu ermitteln. Diese Angaben decken sich fast mit denen aus der älteren Literatur von SEARS, welcher bei 167 Fällen mit gonorrhoischer Arthritis 25 Herzaffektionen feststellte, RUFUS COLE fand unter 29 Fällen von Gonokokkensepsis 11mal Erkrankung des Endokards. Was die selbständigen Myo- und Perikarditiden betrifft, so ist die Zahl der bekannt gewordenen Fälle zu klein, um statistisch-kritische Betrachtungen daran knüpfen zu können.

Die Herzbeteiligung am Krankheitsprozeß der gonorrhoischen Allgemeininfektion ist meist in dem Jahrzehnt kurz nach der Pubertät bis zum 30. Lebensjahr anzutreffen; sie ist jedoch nicht allzu selten bei 2jährigen Mädchen mit Vulvovaginitis gonorrhoica und in Altersklassen beobachtet worden, welche schon dem Senium angehören.

Pathologische Anatomie der gonorrhoischen Herzerkrankungen.

Endokarditis. Die durch Gonokokken hervorgerufenen Endokardläsionen lassen im wesentlichen dieselben Hauptformen unterscheiden wie die Endokarditiden bei anderen Infektionskrankheiten. Auch bei ihnen ist das Wandendokard weniger häufig befallen als die Klappenregionen, welche den Zugang zu den Gefäßostien vermitteln. In erster Linie finden sich die Veränderungen an den Aortenklappen, an der Mitralis, seltener an den Pulmonal- und Tricuspidalklappen. Letztere scheinen erst bei längerer Dauer der Erkrankung ergriffen zu werden, wie die Sektionsbefunde chronischer Endokarditiden zeigen. Es handelt sich um verruköse Auflagerungen oder um ulcerierende Prozesse, häufig um Kombinationen beider Vorgänge. Die Klappenvegetationen können von wechselnder Größe und Konsistenz sein. Neben den weichen blaßroten, umschriebenen Wucherungen von Stecknadelkopfgröße finden sich auch Endokarditisformen, welche ausgedehnte, zuweilen hohe, gelbgrüne, blumenkohlartige, polypöse Auflagerungen (DWYER, SMITH) zeigen. An diese vegetativen Stadien schließen sich meist ulcerative Prozesse an; alleinige Geschwürsbildung an den Klappen ist bei der Gonorrhöe seltener beobachtet worden. Das histologische Bild der Klappenveränderungen, von GHON und SCHLAGENHAUFER eingehend geschildert, läßt peripher feine körnige Massen erkennen, welche hauptsächlich polynucleäre Leukocyten und zuweilen dichte Ansammlungen intracellulär liegender Gonokokken enthalten und gegen die intakten Klappenteile durch Granulationsgewebe abgesetzt sind. Dieses anatomische Substrat ist der Ausdruck von Endprozessen, zu welchen die eitrige Entzündung und Einschmelzung solider Efflorescenzen oder weicher thrombotischer Auflagerungen führen. Letztere sind die häufige Ursache für die Entstehung akuter Klappenaneurysmen oder von Klappenperforationen.

Myokarditis. Akute septische Herzmuskelerkrankungen sind selten beobachtet worden. Meist handelt es sich um Prozesse, die von anderen Herzteilen, besonders vom Endokard fortgeleitet werden. Die myokarditischen Herde liegen daher oft in der Nähe der Klappen. Die Erkrankung verläuft gewöhnlich unter dem Bilde einer eitrigen Entzündung, welche herdweise oder in diffuser Infiltration den Herzmuskel ergreift. Die Muskelfasern zeigen fettige Degeneration, scholligen oder vakuoligen Zerfall oder mehr oder weniger ausgedehnte Nekrosen. Die Infiltrate bestehen zum großen Teil aus polynucleären Leukocyten und liegen interstitiell sowie perivasculär. Reparationserscheinungen wie Bildung von Bindegewebsschwielen sind bisher nicht festgestellt worden. Es kommt meist zur Abscedierung oder zu diffuser Infiltration im Muskel, wobei die Muskelfasern durch Einschmelzung oder Umwandlung in weiche gelatinöse Massen unter blasser, wachsartiger Verfärbung des Herzfleisches zugrunde gehen (COUNCILMAN). Histologisch erscheinen nach GHON und SCHLAGENHAUFER „in Schnitten, welche auch Partien des myokarditischen Abscesses enthalten, die zentralen Partien desselben vollständig von nekrotischem oder eitrig eingeschmolzenem Gewebe gebildet, durchsetzt von ziemlich zahlreichen roten Blutkörperchen, während nach außen zu die Veränderungen allmählich an Intensität abnehmen. Im Myokardprozeß sind weniger reichlich Gonokokken zu finden, und zwar meist intracellulär gelagert. An sonstigen Veränderungen finden sich häufig Hypertrophie und Dilatation des Herzmuskels".

Perikarditis. Die Veränderungen am Perikard sind dieselben, welche bei fibrinösen und eitrig-fibrinösen Entzündungen anderen Ursprungs gefunden werden. Gefäßinjektionen, zuweilen kleinere Blutungen sowie feine fibrinöse Beläge trüben die Oberfläche des Perikards. Die Fibrinniederschläge haben oft die Form von zusammenhängenden Membranen oder dicken zottigen Auflagerungen, welche auf beide Blätter des Perikards sich erstrecken können. Zuweilen sind auch Abscesse des epikardialen Fettgewebes beobachtet worden (HUEBSCHMANN), in welchen Gonokokken nachgewiesen werden konnten. Das Exsudat ist meist trüb-eitrig oder eitrig-hämorrhagisch.

Pathogenese. Daß das Herz, die Sammel- und Antriebsstelle des Kreislaufes, von der gonorrhoischen Allgemeininfektion befallen wird, ist keine Seltenheit. Schwer erklärlich ist die Tatsache, daß in vielen Fällen, in denen es ebenfalls zu einer Überschwemmung des Organismus mit Gonokokken kommt, auch nicht die leisesten Anzeichen einer Herzaffektion vorhanden sind. Wie unzulänglich sich die Mittel einer Herzuntersuchung oft erweisen, haben wir schon oben festgestellt; ebenso ist der Nachweis der Gonokokken im Blut kein sicherer Beweis für den spezifischen Charakter einer gleichzeitigen Herzerkrankung, da auch am Herzen Erkrankungen durch Mischinfektion mit banalen Erregern oder deren alleiniges Vorhandensein zustandekommen können. Die Wege, welche von der lokalen Erkrankung zu einer Allgemeininfektion führen, sind bekannt. Zur Erklärung der Metastase im Herzen bleibt wie bei so vielen Fernkomplikationen der Gonorrhöe und anderer Infektionskrankheiten die ebenso beliebte wie mangelhaft begründete Annahme einer Disposition persönlicher oder familiärer Art übrig. Es ist naheliegend, an die Schädigungen zu denken, welche überstandene Infektionskrankheiten am Herzen zurückzulassen pflegen. Die capillarreichen Membranen, wie sie auch die Herzhäute vorstellen, bieten infolge der großen Labilität der feinsten Gefäße gegenüber Reizen irgendwelcher Art reichlich Gelegenheit, durch Änderungen ihres Querschnittes zum Haften der Mikroorganismen zu führen, woran sich durch Vermehrung oder Untergang Schädigungen des Gewebes anschließen.

Daß der Endocarditis benigna, für welche pathologisch-anatomische Belege bisher nicht existieren, im wesentlichen eine Toxinwirkung, die sich natürlich auch aus einem wenn nur kurz dauerndem Vorhandensein von Gonokokken an den Klappen ergibt, zugrunde liegen muß, wird allgemein angenommen. Von den Infektionskrankheiten zieht besonders der Gelenkrheumatismus das

Herz in Mitleidenschaft; die daraus resultierenden Klappenfehler werden häufig für später entstehende, gonorrhoische Endokarditiden verantwortlich gemacht, eine These, welche autoptisch durch das häufige Vorhandensein von Prozessen älteren Datums neben frischen gonorrhoischen Vegetationen an den betreffenden Endokarditiden an Wahrscheinlichkeit gewinnt (TRENTI). Von einer überragenden Bedeutung des Rheumatismus für das Zustandekommen gonorrhoischer Herzerkrankungen zu sprechen, ist ebenso weitgehend wie die Behauptung ROWLANDS, das Leiden befällt gesunde Herzen, es bevorzugt nicht rheumatisch geschädigte.

Außer dem Gelenkrheumatismus, als dessen Erreger der Pneumokokkus noch nicht allgemein anerkannt ist, können auch andere infektiöse Prozesse an den Herzklappen den Boden für das Zustandekommen einer gonorrhoischen Herzmetastase bereiten. Auch nach Masern ist zuweilen eine Endocarditis gonorrhoica beobachtet worden (WITHINGTON). Experimentelle Arbeiten, welche einen Einblick in die Frühstadien der gonorrhoischen Herzerkrankungen geben könnten, liegen nicht vor. Von den wenigen Autoren, welche sich mit den Reaktionen der Gonokokken oder ihres Toxins im tierischen Organismus beschäftigt haben, sind CHAUFFARD und FRESINGER schon bei dem Kapitel Myositiden berücksichtigt worden.

Über das Zustandekommen der Funktionsstörungen am Herzen können die folgenden, bei anderen Infektions krankheiten klinisch und experimentell erhobenen Befunde unterrichten, zumal es nach den oben genannten Autoren erwiesen ist, daß die bei Versuchen mit Gonokokken gemachten Feststellungen für diese Erreger nicht spezifisch sind. BUTTERFIELD fand bei einem 16jährigen Mädchen mit akuter Karditis und partiellem Herzblock bei Sepsis diffuse Infiltration des ganzen Herzens, besonders stark am TAWARAschen Knoten; mikroskopisch waren sehr zahlreiche grampositive Diplokokken ohne Kapseln, oft in kurzen Ketten angeordnet, nachzuweisen. Nach COWAN-GEOFFREY bestanden bei einem Fall von Diphtherie, welcher 3 Tage vor dem Tode Aufhebung der atrioventrikulären Leitung gezeigt hatte, und bei einer Endokarditis frische Entzündungsherde teils des gesamten Reizleitungssystems, teils nur am TAWARAschen Knoten ohne Beteiligung des HISschen Bündels.

Die experimentelle Erzeugung einer Endokarditis ist SALTYKOW gelungen, welcher durch intravenöse Staphylokokkeninjektionen eine mechanische Schädigung der Herzklappen bei 5 Kaninchen die typischen Endokardläsionen setzen konnte. Bei allen Versuchstieren entstand eine Endocarditis mitralis, bei zwei außerdem eine ebensolche der Aortenklappen, während bei einem Kaninchen ein Aneurysma der Mitralklappe zu beobachten war. *Myokarditische Herde* brachten THALHEIMER und ROTSCHILD bei Kaninchen zur Darstellung, welche mit intravenösen Injektionen einer Aufschwemmung von Kulturen des Streptococcus mitis behandelt waren. Die Prozesse begannen als Degenerationsherde in den Muskelzellen, um die sich Leukocyten, Plasmazellen und Mononucleäre ansammelten. In den vorgeschritteneren Stadien zeigten sich Nekroseherde mit interstitiellen Entzündungen. Oft war eine Beziehung der Herde zu kleinen Gefäßen unverkennbar. Die experimentell erzeugten Veränderungen gleichen nach Ansicht des Verfassers den bei der Streptokokkensepsis beobachteten Herzerscheinungen.

Es kommt also bei der Gonorrhöe zur Metastasenbildung im Herzen, indem durch Gonokokken, Mischinfektion oder banale Eitererreger allein mannigfache Entzündungserscheinungen an den Häuten des Herzens und seiner Muskulatur auftreten. Die Veränderungen an den Klappen gehen häufig, wie auch SALTYKOW in seinen Experimenten nachwies, von ihren Schließungslinien aus. Die durch Nekrosen an den Klappen entstandenen Substanzverluste werden häufig durch thrombische Niederschläge aus dem strömenden Blut gedeckt. Diese Auflagerungen halten gewöhnlich dem Innendruck nicht stand, sondern lassen durch ihre große Elastizität akute Klappenaneurysmen zustandekommen. Die ähnlich entstehenden Herzaneurysmen sind bei gonorrhoischer Myokarditis noch nicht beschrieben worden.

Diagnose. Die Erkennung gonorrhoischer Herzerkrankungen wird bei genauer Untersuchung oft möglich sein. Da ein exakter Beweis für ihre spezifische Natur in vivo nicht zu erbringen ist, wird man sich bei der Beurteilung auf die serologischen und bakteriologischen Untersuchungsmethoden beschränken müssen, welche im Verein mit anderen klinischen Symptomen zur Stellung einer Wahrscheinlichkeitsdiagnose Gonorrhöe des Herzens ausreichen werden. LION und LEVY-BRUHL empfehlen besonders die Agglutination, mit welcher namentlich durch die Höhe des Titers eine Unterscheidung gegenüber der ebenfalls Endokarditiden hervorrufenden Meningokokkeninfektion (FINLEY) möglich sein soll.

Prognose. Von den beschriebenen Herzerkrankungen haben lediglich die Endocarditis benigna, die Myokarditiden sowie die „ambulatorische" Form der Perikarditis eine gute Prognose. Bei den übrigen Affektionen haben besonders die eitrigen, ulcerösen Prozesse einen fast immer letalen Ausgang. Die ungünstigste Erkrankungsart ist die suppurierende Pankarditis. Die meisten Fälle maligner gonorrhoischer Herzkrankheiten zeichnen sich durch einen akuten Verlauf aus, welcher gewöhnlich innerhalb von 2—3 Monaten zum Tode führt. Bei chronischen Formen kann sich der Ausgang bis zu 11 Monaten hinauszögern. Für diejenigen Patienten, welche eine chronische Herzaffektion überstehen, bilden die meist resultierenden Herzklappenfehler eine ständige Gefahr, auch erneuten Infektionen gegenüber, besonders wenn kombinierte Vitia vorliegen.

Behandlung. Die Behandlung erfolgt nach denselben Grundsätzen, wie sie bei der Gonokokkensepsis zur Anwendung gelangen. Einen guten Erfolg sah LUITHLEN nach Arthigon bei vorsichtiger Technik. RENAULT empfiehlt kleine Digitalisdosen, während er Vaccine für wertlos hält. AUBERTIN und GAMBILLART, SCHIELE und DÖRBACH berichten über Heilung von schweren Endokarditiden mit Injektionen (i. v. und i. m.) von Antigonokokkenserum, wobei auch eine Rückkehr des anämischen Blutbildes zur Norm zu beobachten war. ROBIN und FIESSINGER sahen eine exsudative Perikarditis nach Herzpunktion und Anwendung von Elektrokollargol und WRIGHTscher Vaccine in Heilung ausgehen.

Gefäßerkrankungen bei Gonorrhöe.

Kreislaufstörungen gonorrhoischer Ursache oder als Begleiterscheinungen der Gonorrhöe werden am Gefäßsystem seltener beobachtet als am Herzen selbst. Die Veränderungen bestehen in Entzündungen der Gefäßwände, Thrombosen, Embolien oder Aneurysmabildung und sind mit Ausnahme der Aneurysmen an fast allen Teilen der Blut- und Lymphgefäßbahn festgestellt worden. Sie werden, was die arterielle Seite des Stromkreises anlangt, meist als Folge einer Störung am Zentralorgan angesehen, wie die Komplikation einer Arterienembolie im Verlauf einer malignen Endokarditis lehrt, können aber auch ohne solche oder durch Funktionsstörungen des peripheren Herzens zustandekommen. Gerade das Gebiet des letzteren als Vermittler des peripheren und zentralen Säfteaustausches ist geeignet, bei vorhandener Infektion zu einer der wichtigsten Quellen gonorrhoischer Fernkomplikationen zu werden. Der direkte Zusammenhang der Gefäßerkrankungen mit der gonorrhoischen Infektion wird sich oft nicht mit Sicherheit feststellen lassen, indem der Gonokokkennachweis infolge des Unterliegens der Erreger gegenüber den Saprophyten, lokalen Immunitätsvorgängen usw. die bekannten Schwierigkeiten zeigt; immerhin existieren eine Anzahl von Fällen, bei denen der positive Gonokokkenbefund, sei es im Punktat oder histologisch die Möglichkeit derartiger spezifischer Gefäßerkrankungen außer Zweifel setzt. Die negativen Befunde im Bereich gonorrhoischer Exantheme beweisen nichts für eine exklusive Stellung der Bakterien und Toxine.

Was die klinischen Symptome solcher Erkrankungen anlangt, so werden sie je nach Lage der Gefäße und ihrer Bedeutung für die Funktion wichtiger Organe in verschiedenem Grade sich bemerkbar machen. Fieber und Schüttelfröste werden oft beobachtet, sind aber nicht nur den Gefäßerkrankungen eigen, sondern häufig auf die übrigen Äußerungen der Allgemeininfektion wie Endokarditis, Arthritis, Abscesse usw. zu beziehen. Zuweilen nimmt das Krankheitsbild einen durchaus afebrilen Verlauf. Werden größere Gefäßstämme in der Nähe des Herzens betroffen, so lassen sich oft auch physikalische Phänomene nachweisen.

Man unterscheidet bei der Gonorrhöe Erkrankungen der Arterien, Venen, Capillaren und Lymphgefäße. Das Capillargebiet soll hier nur kurz gestreift werden, da seine Veränderungen im Kapitel „Exantheme" Berücksichtigung finden werden.

Bei den größeren Gefäßen sind besonders die Erkrankungen der Aorta und der Arteria pulmonalis bekannt geworden. FÜRTH und WEBER berichten über einen Fall von ulcero-verruköser Endarteriitis der *Arteria pulmonalis* unter dem Bilde einer Endokarditis im Anschluß an eine Gonorrhöe. 2 Monate nach der zweiten gonorrhoischen Infektion zeigten sich bei dem 27jährigen Patienten unter intermittierendem Fieber ein starker Milztumor und schwirrende systolische und blasende diastolische Geräusche über der Pulmonalis. Autoptisch fanden sich über der Pulmonalklappe an der A. pulmonalis geschwürige Auflagerungen, in denen sich keine Gonokokken, nur Strepto- und Staphylokokken nachweisen ließen. Eine *Arterienthrombose* beobachtete MOORE bei einem 20jährigen Gonorrhoiker, welcher unter rapid fortschreitender Gangrän beider Beine ad exitum kam. Unterhalb der Abgangsstelle der A. renalis saß in der Aorta ein rötlichgrauer Thrombus, der bis in die Aa. iliacae communes und ihre Anastomosen hineinreichte. Ähnliche Thromben fanden sich in der A. renalis. Die Gefäßintima erwies sich als stark zerstört bzw. entzündlich gewuchert und mit Gonokokken besetzt.

Selten sind isolierte Erkrankungen der Aorta ohne Beteiligung der Herzklappen oder der übrigen Herzhäute, wie sie u. a. LINDAU in Form einer *akuten ulcerierenden Aortitis* gesehen hat. Für *Aortenaneurysmen* gelang es REIFENSTEIN den gonorrhoischen Ursprung nachzuweisen. Die 29jährige Patientin kam im Laufe von 2 Monaten, nachdem sie vor einem $^1/_2$ Jahr einen Abort durchgemacht hatte, unter Harnbeschwerden (nephritisches Sediment), Fieber und Schüttelfrösten, Schweißen und Dyspnoe, Sternalschmerzen und zunehmender Kachexie durch Sepsis ad exitum. Es handelte sich u. a. um eine akute Endokarditis der Aortenklappen, fibrinöse Perikarditis und mehrere kleine Aneurysmen der Rückwand der Aorta descendens. Ihr Durchmesser betrug 0,5—1 cm, während der Inhalt dieser Aneurysmen aus granulierten Thromben bestand. Im Ausstrich und kulturell waren Gonokokken nachzuweisen. Die Entstehung derartiger Aneurysmen, wie sie auch bei Pneumokokkeninfektionen beobachtet wurden, wird entweder auf direkte bakterielle Schädigung der Intima oder auf eine hämatogene Infektion der Media zurückgeführt, wobei kongenitale oder arteriosklerotische Resistenzverminderungen der Gefäßwände das Zustandekommen der Erkrankung begünstigen können. Die embolischen

Vorgänge in den Arterien des Gehirns, der Lunge und sonstigen Körperarterien war schon bei den Komplikationen einer Endocarditis gonorrhoica maligna berücksichtigt worden.

Die Erkrankungen der *Venen* im Verlauf einer Gonorrhöe treten meist unter dem Bilde einer Thrombophlebitis auf. Wenn Sasserath zur Diagnose einer gonorrhoischen Venenerkrankung neben dem Fehlen von rheumatischen, luischen oder sonstigen Infektionskrankheiten ihr Auftreten als erste und einzige Komplikation bei jungen, kräftigen Leuten im Anschluß an eine gonorrhoische Infektion bei völlig intaktem Venensystem fordert, so ist dabei zu bedenken, wie schwer der exakte Nachweis eines völlig normalen venösen Kreislaufes wohl sein dürfte. Man ist oft erstaunt, wie häufig man histologisch, ohne daß man durch irgendwelche klinischen Erscheinungen darauf aufmerksam geworden wäre, Veränderungen, wenn auch geringfügiger Art, an den Wänden der Venen feststellen kann. Man braucht also als ursächliches Moment auch für die Entstehung einer gonorrhoischen Venenerkrankung nicht die schweren mechanischen Schädigungen, wie sie den Körper in besonderem Maße in Anspruch nehmenden Berufe mit sich bringen, in erster Linie verantwortlich zu machen, sondern einleuchtender ist die Annahme einer unspezifischen Schwächung der Venenwand dispositioneller und funktioneller Art, auf deren Boden sich die weiteren Ereignisse abspielen. Daß dem auch bei der Gonorrhöe so ist, beweisen die Befunde von Gonokokken in der Gefäßwand. Durch die endogene Infektion kommt es zu einem Haften der Erreger an der vorher geschädigten Intima, wodurch eine Entzündung (Phlebitis) und erst dadurch eine Gerinnung des Blutes (Thrombose) zustandekommen, welche Vorgänge man als Thrombophlebitis zu bezeichnen pflegt. Über gonorrhoische Phlebitiden liegen zahlreiche Befunde vor, die aber hinsichtlich des exakten Nachweises ihrer spezifischen Natur nicht immer von Erfolg gekrönt waren (Voelcker, Vidard, Stratigopulos, Heller, Sasserath, Olivet u. a.). Wertheim und Massini-Socin fanden im Schnitt thrombosierter Venen der Blase, bzw. der V. hypogastrica und femoralis Gonokokken. Die gonorrhoischen Venenerkrankungen stellen eine Komplikation dar, welche zuweilen in der 3. bis 6. Woche nach Beginn der Infektion beobachtet wird. Sie beginnen mit leichten ziehenden oder brennenden Schmerzen in der Gegend der befallenen Venen, wo sich bald ein Ödem einstellt, dessen Ausmaß von der Lage und Funktion des Gefäßes abhängt. Das Fieber bewegt sich zwischen 38 und 40°; hin und wieder werden Schüttelfröste und Übelsein beobachtet, ohne daß es indessen zur Ausbildung einer echten Sepsis kommt. Die Haut über der erkrankten Vene ist leicht gerötet, etwas gespannt, zuweilen heiß und ödematös. In den Fällen, bei denen es sich wie an den Extremitäten um Verlegung größerer Venenäste durch die Thrombose handelt, ist eine bläuliche Verfärbung der betreffenden Extremität wahrzunehmen. Von ähnlicher Farbe, meist aber ziemlich intensiv rot können die im Verlauf der Gefäße nicht selten beobachteten Streifen sein, welche nicht immer von einer Lymphangitis deutlich zu unterscheiden sein werden, wie denn auch Voss der Ansicht ist, daß die Phlebitis durch Schädigung der Vasa vasorum als direkte Fortsetzung der Entzündung auf dem Lymphwege entstehe. Die erkrankten Venen sind als bleistift- bis fingerdicke, knotige Stränge zu fühlen. Die Veränderungen an den Venenwänden gehen meist schleichend vor sich, zuweilen kündet sich die Obliterierung des Lumens durch einen plötzlichen „Ruck“ durch den ganzen Körper (Olivet) an. Dieser Verschluß eines größeren Gefäßes wirkt sich auch auf seinen Kollateralkreislauf in Gestalt eines diffusen Ödems der Umgebung aus.

Als Lokalisationsstellen für eine gonorrhoische Venenerkrankung sind bisher bekannt geworden: V. saphena magna et parva, V. femoralis, iliaca communis et interna, renalis, die Venen der Arme, der Kniekehle, der Bauchhaut und des Genitaltraktus. Genauere Angaben über die Häufigkeit der Erkrankung der gesamten Gefäße finden sich bei SCHLAGENHAUFER. Nach BOAS sind in der Regel die Männer, und zwar im Alter zwischen 20 und 30 Jahren häufiger erkrankt als die Frauen, die nur in einem Fünftel der Fälle betroffen werden.

Die Dauer der Erkrankung beträgt im Durchschnitt etwa 2—8 Wochen. Zwischenfälle wie Embolien (Lungenembolie nach BOAS), Thrombosen mit Penisgangrän (BATUT) und Infarkte, Sepsis usw. sind sehr selten. Die quoad vitam günstige Prognose wird quoad sanationem etwas getrübt durch die häufig auftretenden Rezidive, bei denen sich hin und wieder auch klinische Zusammenhänge mit dem Aufflackern gonorrhoischer Prozesse am Genitale feststellen lassen. Die Durchgängigkeit der Thromben läßt unter Umständen ziemlich lange auf sich warten, so daß die Venenstränge oft weit über das entzündliche Stadium hinaus bemerkbar bleiben. Die Diagnose der gonorrhoischen Venenerkrankungen wird sich aus dem allgemeinen klinischen Bilde fast immer mit Sicherheit stellen lassen. Wo lymphangitisähnliche Erscheinungen bestehen, werden differentialdiagnostische Schwierigkeiten durch den Nachweis einer exogenen Infektionspforte und der schmerzhaften regionären Drüsenschwellung im Sinne einer Lymphangitis entschieden werden können.

Die Behandlung der gonorrhoischen Venenerkrankungen ist die übliche konservative, wie sie auch bei Phlebitiden bzw. Thrombophlebitiden anderer Ätiologie in Form von Hochlagerung, Ruhigstellung und Anwendung von antiphlogistischen Mitteln durchgeführt wird. Neuerdings empfiehlt KITCHEVAZ die Einspritzung einer Mischung von Vaccine und physiologischem Serum in die erkrankte Vene.

Erkrankungen der Lymph- und Kapillargefäße.

Über das Vorkommen einer Lymphgefäßerkrankung als lokale Komplikation des Trippers liegen zahlreiche klinische und histologische Beobachtungen vor. Von ihr gehen nicht selten Metastasen aus; es kann aber auch, wie SCHULTZ gezeigt hat, die Lymphangitis gonorrhoica als einzig nachweisbare Primärerscheinung der Infektion auftreten und zur Ausbildung einer metastatischen Blennorrhoe d'emblée führen. Das Bild einer solitären, auf metastatischem Wege zustande gekommenen Lymphangitis gehört zu den größten Seltenheiten und ist meines Erachtens einwandfrei noch nicht beobachtet worden. Weit häufiger sind die sekundären Lymphangitiden, welche im Verlaufe sonstiger gonorrhoischer Fernkomplikationen wie Arthritiden, Myositiden, Sehnenscheidenentzündungen usw. entstehen und deren Einzelheiten in dem Komplex dieser Prozesse nicht deutlich genug zum Ausdruck kommen. Es liegen also meist metastatische Herde vor, von denen aus es zu einer „endogenen" Infektion der Lymphgefäße kommt, Erscheinungen, die auch aus den Vorgängen bei der Lymphangitis tuberculosa bekannt sind. MATARASSO sah eine Lymphangitis, welche mit einer schmerzhaften Schwellung und Rötung im Gebiete des Musculus triceps brachialis verbunden war und auf Grund des Heilerfolges zweier Injektionen von Antigonokokkenvaccine als spezifisch angesprochen wurde. Da nach MC. CALLUM wahrscheinlich ist, daß die Gewebsflüssigkeit nicht direkt in die Lymphbahnen eintritt, sondern ihre Aufnahme osmotischen Vorgängen verdankt, kann man sich vorstellen, daß Erkrankungen dieses Gefäßsystems bei gonorrhoischen Fernkomplikationen als Peri- oder Paralymphangitiden beginnen müsse, wobei die Infektion im Verlaufe der Stränge durch das primär affizierte Gebiet erfolgt. Bei der Endolymphangitis handelt es sich um obliterierende Prozesse, welche nach PICARD nicht auf einer Anhäufung von

Polynucleären, sondern auf lokalen proliferierenden Vorgängen beruhen und deshalb außerordentlich selten zur Vereiterung neigen.

Die weiteren Erkrankungen des peripheren Kreislaufes, der die Präcapillaren, Capillaren und postcapillaren Venen umfaßt, werden an anderer Stelle abgehandelt werden. Hier sei nur angedeutet, daß auch bei ihnen eine Erörterung der Frage Toxinwirkung oder direkter Einfluß der Erreger nicht zu umgehen sein wird. Hinsichtlich der ersteren dürfte der Fall von Gallvardin und Delachanal von Interesse sein, bei welchem im Verlauf eines blennorrhoischen Rheumatismus ein akutes angioneurotisches Ödem an Hand, Fußrücken, Rumpf, Extremitäten, Augen, Unterlippe, Zunge und Glottis in flüchtiger Form auftrat. Andererseits berichten Chevallier, Lévy-Bruhl und Bourgeois über positive Gonokokkenbefunde in den Elementen einer generalisierten, chronischen fast apyretisch verlaufenden Purpura, deren Ätiologie durch den auch im Blut und Uterinsekret erfolgten Nachweis der Erreger zu weiteren Zweifeln keinen Anlaß gab. Eine umfassende Darstellung der Purpuraerkrankungen gonorrhoischer Ätiologie nebst einem Versuch einer Einteilung der verschiedenen Purpuraformen geben Chevallier und Bourgeois. Im übrigen kann man bezüglich der Hauterscheinungen bei Gonorrhöe mit Landouzy (zit. nach Gibson) maculöse, papulöse, vesiculöse, scarlatiniforme und erythematöse Formen unterscheiden. Derselbe Autor teilt einen eigenen Fall von typischer gonorrhoischer Keratodermie mit, welcher eine große Mannigfaltigkeit der Hautveränderungen in Form von Intertrigo, Papeln, Petechien, Bläschen und rupienähnlichen Krusten aufwies.

Der Fersenschmerz bei Gonorrhöe.

Im Verlaufe der Gonorrhöe treten bei Männern häufiger als bei Frauen im Bereich der Sprunggelenksapparate Beschwerden auf, welche man entsprechend ihren strittigen Ausgangspunkten mit verschiedenen Namen wie Achillodynien, Talalgien, Tarsalgien, Achillobursitis usw. belegte. Jaquet prägte die Bezeichnung „Pied blennorrharique“, nachdem von Swediaur und Fournier der Zusammenhang dieser Erkrankung mit der Gonorrhöe erkannt worden war. Am bekanntesten ist die Erscheinung unter dem Namen Achillodynie, welche allerdings auch auf ähnliche Zustände anderer als gonorrhoischer Ätiologie angewandt wird. Auch bei Gicht, Malaria und nach Traumen ist sie häufig beobachtet worden.

Man versteht ganz allgemein unter Achillodynie ein Krankheitsbild, welches durch ziemlich heftige Schmerzen beim Gehen und Stehen ausgezeichnet ist und deren Ausgangspunkt in die Gegend des Ansatzes der Achillessehnen verlegt wird. Bei der Gonorrhöe spielen sich die Vorgänge meist retro- und inframalleolär in dem Gelände zwischen Achillessehnenansatz und der Fascia plantaris ab (Jakobsthal). Das klinische Bild zeigt oft keinen einheitlichen objektiven Befund. Zuweilen sieht man Fälle, bei denen die geäußerten Beschwerden durch das Vorhandensein einer deutlich sichtbaren, schmerzhaften teigigen Anschwellung der Fersengegend, zuweilen mit entzündlicher Veränderung der Haut gerechtfertigt erscheinen, andere hingegen lassen trotz sorgfältigster Untersuchung und operativer Kontrolle jegliches Anzeichen pathologischer, organisch bedingter Prozesse in dem genannten Gebiet vermissen. Die Angliederung des Phänomens an das Krankheitsbild der Gonorrhöe ist nicht immer unter beweiskräftigen Gründen, sondern meist unter dem Eindruck der Koinzidenz erfolgt; denn das Leiden tritt oder trat früher ziemlich häufig im Verlauf oder im Gefolge einer Gonorrhöe auf, welche häufig von Metastasen in den Gelenken, Sehnenscheiden usw. begleitet ist.

Ein stärkeres Hervortreten der Symptome bei Rückfällen des Trippers ist wiederholt zu beobachten. Auch diese Tatsache kann für die gonorrhoische Ätiologie der Achillodynie verwertet werden. Sichere Beweise, vor allem der Gonokokkennachweis in dem erkrankten Gebiete fehlen.

Es lassen sich also in dem Bilde des gonorrhoischen Fersenschmerzes zwei Formen unterscheiden, von denen die eine organisch bedingt ist und als solche der Einordnung unter die übrigen gonorrhoischen Fernkomplikationen keine größeren Schwierigkeiten als die Fälle von gonorrhoischer Bursitis, Tendovaginitis usw. bereitet. Bei der anderen, objektiv durchaus systemlosen Form ist ein funktioneller Einschlag nicht zu verkennen, wobei der vorhandenen Gonorrhöe vielleicht nur die Rolle der Gelegenheitsursache zuzuschreiben wäre. Bei der ersten Art hat man alle die Hilfsapparaturen des Sprunggelenkes beteiligt gefunden, welche durch ihre Erkrankung den normalen Ablauf der Bewegung beeinträchtigen können und dem Leiden einen akuten oder chronischen Charakter verleihen. Meist handelt es sich um chronische Zustände mit afebrilem Verlauf. Da eine Arthritis des Gelenkes meist nicht besteht, kommen in genetischer Beziehung vor allem Erkrankungen des Periostes, des Knochens, der Schleimbeutel und Sehnenscheiden in Betracht, welche oft deutlich isoliert erkrankt erscheinen, zuweilen aber einen Komplex fließender Übergänge darstellen, in welchem die Reihenfolge nicht immer einwandfrei festzustellen ist. Die Affektion im Bereich der Achillessehnen stellt sich als ein kleiner harter, druckempfindlicher Tumor an der Ansatzstelle dar, welcher nach Albert, dem Autor des Namens Achillodynie, in deutlicher Abhängigkeit von dem sonstigen Verhalten der Gonorrhöe steht. Die Schleimbeutelerkrankungen, welche eine Achillodynie vortäuschen können, bestehen in schleimig-serösen, infolge ihrer Lage klinisch oft nicht nachweisbaren Ergüssen oder in hypertrophisch-regenerierenden Prozessen bindegewebiger Art. Die Erscheinungen ähneln also den sonstigen metastatisch bedingten Bursitiden gonorrhoischer Ätiologie.

Sie sind an der Bursa subcalcanea, häufiger an der Bursa achillea profunda beobachtet worden. In Nobls Fällen handelt es sich um eine schmerzhafte, oberhalb des Fersenhöckers gelegene Geschwulst, welche als Symptom einer akuten Bursitis achillea profunda erkannt und auf eine entzündlich-ödematöse Schwellung der endothelialen und subendothelialen Kapselmembran zurückgeführt wird.

Die die Geschwulst umgebende Ober- und Unterhaut war von entzündlichem und ödematös verdicktem Zustand. Die von Nobl beobachteten chronischen Formen beruhten auf einer Verdickung der vorher geschrumpften Schleimbeutelkapsel. Daß auch Zottenbildungen der Kapselmembran beobachtet worden sind, ist bei diesen entzündlichen Zuständen am Schleimbeutel nicht verwunderlich. Nach Raynaul und Kirmisson können auch entzündliche Veränderungen an der Sehnenscheide der Achillessehne oder ihrer nächsten bindegewebigen Umgebung die Ursache der Beschwerden sein, wobei Zusammenhänge mit den sonstigen metastatisch-gonorrhoischen peritendinösen Sehnenscheidenentzündungen bestehen. Am eigentlichen Skelet des Sprunggelenkes bilden vor allem die Prozesse am Calcaneus und seiner Knochenhaut das Substrat für das Zustandekommen des Hackenschmerzes, den man auch mit Calcaneodynie zu bezeichnen pflegt. Die entzündlichen Reaktionen am Periost und Knochen und ihre Folgezustände geben die Gelegenheit zur akuten, oft plötzlich einsetzenden oder chronischen Ausbildung der bekannten Beschwerden. Am überzeugendsten wirken nicht die oft nur sehr schwer feststellbaren Calcaneusperiostitiden, sondern die von ihnen ausgehenden und sich auf den Knochen fortsetzenden soliden *Konkremente,* welche sich von der Einlagerung von Kalksalzen bis zur Neubildung von Knochensucbstanz steigern können. Diese osteophytären, meist circumscripten Gebilde sind es, welche unter dem Bilde von Hyper- und Exostosen am Calcaneus sowie am Achillessehnenansatz, Corticalisveränderungen (Kienböck, Barker, Nouell, Wintrup, König, Klöppel u. a.) einer exakten (röntgenologischen) Untersuchung zugänglich sind.

Die oben genannten Erkrankungen sind nur Teilerklärungen für das Phänomen des Fersenschmerzes bei Gonorrhöe; es bleiben noch genügend Fälle übrig, bei denen jegliche pathologisch-anatomische Grundlage fehlt, bei denen selbst ohne eigentliche chirurgische Indikation vorgenommenen, prophylaktischen Meißelungen am Calcaneus der Erfolg versagt blieb. Man wird nicht umhin können, für diese Fälle eine neuralgische Komponente anzunehmen, welche teils irradiierenden Einflüssen krankhafter Prozesse der Nachbarschaft (fortgeleitete Plattfußbeschwerden, Myositis durch Überanstrengungen, Neurome der Achillessehne usw.) beruht oder primär von dem dazu gehörigen Nervengebiet oder seinen übergeordneten Zentren aus auf das Zustandekommen der Talalgien Einfluß gewonnen hat.

Zur Diagnose gonorrhoischer Fersenschmerz wird man sich, wenn man unter Ausschluß von Lues, Tuberkulose, Gicht, Rheumatismus die gonorrhoische Natur der zugrunde liegenden Fernkomplikation erkannt hat, leicht entschließen, während bei den Fällen völliger objektiver Symptomlosigkeit die Diagnose bestenfalls auf Vermutungen beruhen dürfte. Die Therapie wird demnach bald nach chirurgischen Incisionen oder Beseitigung der Exostosen, bald nach internen (Röntgenbestrahlung Bateva) oder neurologischen Gesichtspunkten einzuleiten sein.

Die Erkrankungen des Nervensystems bei Gonorrhöe.

Bei der Besprechung der Fernkomplikationen bei Gonorrhöe haben wir gesehen, daß die Fernwirkung der gonorrhoischen Primärinfektion im wesentlichen auf die rein visceralen bzw. exekutiven Organe menschlicher Lebenstätigkeit beschränkt blieb. Gewisse nervöse Symptome besonders bei den Gelenkerkrankungen, Myalgien usw. ließen den Schluß zu, daß auch das Nervensystem nicht unberührt bleibt. Um diese Vermutung zu bekräftigen, bedarf es keiner schlagenden Beweise, wie sie Embolien von einer Endocarditis gonorrhoica maligna aus in das nervöse Zentralorgan darstellen, sondern es genügt der Hinweis auf die Tatsache, daß es im Laufe einer Gonorrhöe zu einer hinreichend starken Anreicherung des Blutes mit den spezifischen Krankheitserregern kommt, welche teils auf vasalem, teils auf ependymalem Wege zur Ausbildung klinischer Allgemeinerscheinungen führen kann.

Fördert schon der Nachweis der Erreger in den sonstigen Metastasen keine allzu häufigen positiven Resultate zutage, so geschieht dies in noch viel höherem Maße bei der Untersuchung der Gehirn- und Rückenmarksflüssigkeit, weil dabei auch unter anderem mit mancherlei Identifizierungsschwierigkeiten gegenüber den dort am häufigsten vorkommenden pathologischen Keimen, den Meningokokken, zu rechnen ist. Ganz selten ist der *Gonokokkennachweis* in den Meningen und im Liquor cerebrospinalis *gelungen,* für die übrigen Erkrankungen des Nervensystems muß man bis heute mit der immerhin etwas behelfsmäßigen Begründung auszukommen versuchen, daß es sich um eine Gonotoxinwirkung handele. Wenn dabei die Stoffwechselprodukte der Gonokokken eine wesentliche Rolle spielen, dürfte mit dieser Annahme eine Anwesenheit der Erreger in unmittelbarer Nähe des Krankheitsherdes wahrscheinlich gemacht und der wechselnde Erfolg hinsichtlich ihres Nachweises wie bei manchen anderen

Fernkomplikationen durch ihr biologisches Verhalten gegenüber den Besonderheiten des Terrains zu erklären sein.

Die Vorstellung einer Toxinwirkung stößt gerade beim Nervensystem auf keine allzu großen Schwierigkeiten, wenn man weiß, wie leicht es auf dem Wege der übergeordneten Zentren oder Reflexbogen auf den Einstrom von Stoffwechselprodukten organischer, anorganischer oder bakterieller Natur ins Blut mit nervös gesteuerten Symptomen wie Temperaturerhöhung, Erythemen, Albuminurien usw. reagiert.

Man unterscheidet Erkrankungen des *Zentralorgans,* der *Medulla,* der *Hirnnerven* und der peripheren Nerven. Man hat sich früher von der Vorstellung lange Zeit nicht frei machen können, daß es sich um Reflexerscheinungen handelt, welche als Begleitphänomene anderweitiger gonorrhoischer Metastasen auftreten, ein Standpunkt, den noch 1888 CHARCOT für die spinalen Symptome im Gefolge einer häufig rezidivierenden Arthritis gonorrhoica vertrat. Andererseits gab es schon einige Dezennien vor der Entdeckung des Gonokokkus Autoren, welche die Möglichkeit engerer Beziehungen zwischen der Gonorrhöe und dem Nervensystem teils vermuteten, teils mit Hilfe allerdings noch rein klinischen Beweisführung wahrscheinlich machten, so z. B. MASSON 1817 für die Ischias gon., STANLEY 1833 für die Myelitis. Auch späteren Arbeiten, welche die erwähnten Zusammenhänge immer deutlicher hervortreten lassen (für die Hirnnerven FOURNIER 1886, Polyneuritis ENGEL-REIMERS 1890, Myelitis v. LEYDEN 1892, Neuralgien EULENBURG 1900 u. a. m.), blieb der exakte Nachweis für die spezifische Natur der Erkrankung versagt. *Erst 1905* stellte PROCHASKA durch den einwandfreien Befund von *Gonokokken im Lumbalpunktat* die Möglichkeit für den Übertritt von Erregern der Gonorrhöe aus dem Blut in den Liquor und ihre direkte Einwirkung auf nervöse Organe außer Zweifel.

Bei manchen Menschen sieht man, daß die Gonorrhöe für sie mehr als ein „sexuelles Trauma“ bedeutet, ihre Auswirkungen auf die Psyche sind oft unverkennbar. Die Erscheinungen können in jedem Stadium der Erkrankung beobachtet werden, nicht bei jedem Menschen, sondern vielleicht nur bei demjenigen, welcher schon einen wenn auch leichten psychopathischen Einschlag aufzuweisen hat. Sie gliedern sich in die bei dem Initialstadium, im Verlaufe einer komplikationsreichen Gonorrhöe und bei der Nachperiode auftretenden Zustände, welche organisch oder funktionell zu einer meist nur temporären Umwälzung in der Psyche des Patienten führen. Namentlich die erstmalige Infektion ist bei Jugendlichen oder in höherem Alter ein Komplex von sozialen, ethischen und ästhetischen Faktoren, welcher bei sensiblen Naturen leicht zu einer pathologischen Steigerung der vorhandenen nervösen Symptome drängt.

CASCELLA berichtet von einem jungen Manne, der bei jeder seiner vier gonorrhoischen Infektionen psychische Störungen, die beiden ersten Male stupuröse Melancholie, dann *maniakalische Aufregungen* aufwies. VENTURI konnte für beide Formen, nachdem er aus seiner 330 Geisteskranke umfassenden Statistik 22 *Hebephrene* ausgesondert hatte, bei 12 von diesen einen Zusammenhang mit der Gonorrhöe nachweisen. Es handelte sich dabei um Patienten, welche eine komplikatorische Gonorrhöe (Arthritis, Endo- und Perikarditis) durchgemacht hatten. Im Falle von SIEWERT löste eine komplizierte Gonorrhöe manisch-depressive Zustände aus, nachdem die Patientin in der Jugend ein Kopftrauma erlitten hatte. Nach RAYNAUD kommen die *Neurosen des Gonorrhoikers* wie Hysterie, Melancholie, Hypochondrie nicht nur bei prädestinierten Menschen als Ausdruck latenter Neurosen vor, sondern auch bei bisher völlig Gesunden können die Symptome dieser Krankheiten plötzlich einsetzen. Zuweilen gibt es Fälle von blennorrhischem Rheumatismus, bei denen die Erscheinungen dort lokalisiert sind, wohin bei funktionellen Neurosen die subjektiven Beschwerden projiziert zu werden pflegen. So stellte sich ein Fall von Bartholomew (Schauspielerin wegen kontinuierlicher, bei Bewegung der Gesichtsmuskulatur sich verschlimmernder Schmerzen der Scheitelgegend als Hysterica behandelt) als gonorrhoischer Rheumatismus im Gebiete der Aponeurose des M. occipitofrontalis heraus. Nicht ganz sichergestellt ist der Zusammenhang von multipler Sklerose und Gonorrhöe, welcher einmal von Szécsi bei einem 25jährigen Gonorrhoiker beobachtet wurde. Szécsi selbst läßt es dahingestellt, ob das Verschwinden des genannten Krankheitsbildes auf die gleichzeitig erfolgte Heilung der Gonorrhöe zurückzuführen sei. Chorea ist bei Gonorrhöe sehr selten beobachtet worden. Sie entsteht indirekt durch Vermittlung einer Endocarditis gonorrhoica. Bei den in der gonorrhoischen Nachperiode zuweilen auftretenden nervösen Erscheinungen handelt es sich wohl nicht immer um eigentliche konstitutionelle Neurasthenie, sondern um eine sekundäre Neurose, welche auf einem vorhandenen pathologischen Untergrund, wie z. B. Restzuständen eines Trippers mit bleibenden Veränderungen in der Prostata, den Testikeln, am Colliculus und persistierender, spärlicher unspezifischer Fluor ex urethra entsteht. Hin und wieder hat man allerdings den Eindruck, als ob die dabei vorhandene Überempfindlichkeit gegenüber sensiblen, sensorischen und Gemütseinflüssen und der dadurch erleichterte Ablauf des psychischen und rein nervösen Reflexmechanismus bei den oft willensschwachen Patienten dem Krankheitsbilde der konstitutionellen Neurasthenie zugehörig sind. Es soll hier nicht versucht werden, das Problem der Sexualneurasthenie aufzurollen, zumal hierfür die Gonorrhöe bzw. ihre Folgezustände nicht die einzigen ätiologischen Momente sein dürften und überdies die Berechtigung der Abtrennung des gesamten Krankheitsbildes von dem der Neurasthenie zweifelhaft erscheint.

Eine Einwirkung der Gonokokken oder ihrer Toxine wird man zur Erklärung der Symptome nicht heranzuziehen brauchen, in der Regel handelt es sich bei den Patienten, denen schon von vornherein die Gonorrhöe ein psychisches Trauma bedeutete, um ein erneutes Aufflammen dieses cerebralen Engramms, hervorgerufen durch das Bewußtsein bestehender Veränderungen der peripheren Sexualzone, auch wenn sie schon unspezifischer Natur geworden sind. Nach Carle sind z. B. die postblennorrhoischen Prostataveränderungen nur Gelegenheitsursachen für solche Neurasthenien, dessen Vorbedingungen in einer nervösen Veranlagung zu suchen seien.

Von den *cerebralen* Symptomen, welche im Gefolge einer Gonorrhöe auftreten und denen organische Veränderungen zugrunde liegen, sind im Zentralorgan selbst Embolien der Hirngefäße und apoplektiforme Anfälle beobachtet worden. Die ersteren Erkrankungen sind bereits bei den Komplikationen der Endocarditis gonorrhoica maligna berücksichtigt worden und betreffen meist die Art. fossae Sylvii. Bei den *Apoplexien* handelt es sich abgesehen von denen, welche in höheren Lebensaltern beobachtet werden, nicht um die sogenannten sanguinösen Apoplexien, sondern um die unblutige Form, durch Gefäßsperre hervorgerufen. Sie treten meist schleichend, durch vorhergehendes Unwohlsein angekündigt, auf, seltener schlagartig. Im Anfall kann die Körpertemperatur absinken, zuweilen bewegt sie sich zwischen 37 und 38°. Klinisch äußert sich die Erkrankung gewöhnlich in Form von *Hemiplegien* und ist auf Grund ihrer Symptome wie spastische Lähmung der Extremitäten, Hemianästhesie, Lähmung des N. facialis sowie motorische und sensorische Aphasien auf pathologische Vorgänge im Pons und der Gegend der inneren Kapsel, wo selbst kleinere Erweichungsherde die dort eng benachbarten motorischen sensiblen und sensorischen Bahnen in Mitleidenschaft ziehen können, zurückzuführen. Was das Lebensalter betrifft, in welchem Hemiplegien bei Gonorrhöe eintreten können, so geht aus den spärlichen, oft wenig genau untersuchten Fällen der älteren

Literatur (Pitres, Zawadzki und Bregman, Tambourew, Brunn) hervor, daß die Erscheinungen nicht nur bei Angehörigen höherer Altersklassen (von 50 Jahren aufwärts), sondern bei Männern und Frauen auch schon im 2. oder 3. Dezennium sich zeigen können. In neuerer Zeit berichtet Brunn von einer 31jährigen Patientin mit positivem Gonokokkenbefund in Urethra und im Blut, daß nach kurz dauerndem Unwohlsein eine linksseitige Facialislähmung, völlige Paralyse des linken Armes und Beines sowie vorübergehende Sprachstörungen auftraten; außerdem waren sämtliche Gelenke der erkrankten Körperhälfte angeschwollen. Die Erscheinungen besserten sich auf Vaccinebehandlung.

Häufiger als das Gehirn selbst sind seine Häute an der Erkrankung beteiligt, meist in Verbindung mit einer eitrigen *Spinalmeningitis*. Diese Fernkomplikationen sind bisher die *einzigen* geblieben, bei denen der strikte *Beweis* einer Gonorrhöe des Nervensystems *durch den Gonokokkenbefund* an den Meningen und im *Liquor* erbracht worden ist. Die Erscheinungen können teils in Verbindung mit anderen gonorrhoischen Metastasen beobachtet werden, teils verlaufen die Fälle unter dem klinischen Bilde einer kryptogenen Sepsis (Lindenfeld). Sie beginnen wie die eitrigen Meningitiden anderer Ätiologie meist mit Schüttelfrost, Schwindel, Erbrechen, heftigen Kopf- und Nackenschmerzen und zunehmender Steifigkeit der ganzen Wirbelsäule. Die Bewußtseinsstörungen bestehen anfangs in psychischen Erregungszuständen, welche in schweren Fällen bald somnolenten, soporösen und komatösen Stadien weichen. Die Temperatur ist nicht selten nur leicht erhöht, häufiger aber zeigt sie einen re- oder intermittierenden Typ mit Spitzen bis zu 40^0. Der Puls ist in seiner Frequenz von der Höhe der Temperatur abhängig (bei 40^0 etwa 110 nach Bruusgard und Thjotta). Über eine letal verlaufene Meningitis im Gefolge einer gonorrhoischen Septicämie berichten Hagi und Nicolau, welche dadurch interessant ist, daß eine sehr starke Pleocystose der Cerebrospinalflüssigkeit, nämlich 1100—4400 Zellen unter Vorherrschen der Polynucleären bestand. Gonokokken waren im Liquor des 37jährigen Mannes nicht nachzuweisen; es bestand eine komplizierte Gonorrhöe mit meningitischen Symptomen. Der letale Verlauf ließ sich durch intralumbale und subcutane Injektionen von Antimeningo- bzw. Antigonokokkenserum nicht aufhalten. Auf Grund des negativen Ausfalles der Kulturen wurde die Meningitis als eine gonorrhoische angesprochen.

Nach Gibson ist eine klinische Scheidung zwischen der gonorrhoischen Meningitis und anderen Meningitisformen fast unmöglich. Am meisten hat sie Ähnlichkeit mit der Meningokokkenmeningitis, ohne jedoch die bei letzterer häufigen Petechien an der Haut aufzuweisen, während Erytheme öfters beobachtet werden. Den rein meningealen Symptomen können sich auch solche von seiten des Gehirns beigesellen, welche meist unter dem Bilde der Rindenreizung in Erscheinung treten. So berichtet Ferrari von einem Gonorrhoiker mit sieben tetanusartigen Krampfanfällen, welche mit Trismus, Krämpfen in den Extremitäten sowie leichter Temperaturerhöhung einhergingen. Die bisher beobachteten Fälle von Meningitis gonorrhoica standen im Alter von 19 bis 53 Jahren (Prochaska, Ferrari, Josselin de Jong, Lindenfeld, Bruusgard und Thjotta, Bier, Biek, Schall, Morelli u. a.).

Die *spinalen Komplikationen* der Gonorrhöe treten unter dem Bilde einer *Poliomyelitis* lumbalis, einer *Myelitis* transversa acuta und chronica sowie einer *Meningomyelitis* auf. Der Symptomenkomplex ist hinsichtlich seiner Größe von der Ausdehnung und dem Sitz der myelitischen Herde abhängig.

Man unterscheidet bei diesen Erkrankungen einen plötzlichen und einen schleichenden Beginn. Wenn es nicht zu einer plötzlichen Ausbildung der Erscheinungen kommt, so pflegt sich die Komplikation durch Schwächegefühl in den Extremitäten, Zittern des Körpers, schweren unsicheren Gang und durch unwillkürliche Muskelkontraktionen anzukündigen. Mitunter ist das erste Zeichen der Erkrankung ein oft plötzlich bemerkter *Verlust des Wärmegefühls* (beim heißen Fußbad). Alsbald stellen sich Schmerzen ein, welche teils stichartig in den Extremitäten gefühlt werden, teils in heftiger Form gürtelartig an Leib und Flanken auftreten. Der *Gang* wird stolpernd, die Muskeltätigkeit ungeordnet, bis das Gehen ohne Stock allmählich unmöglich wird oder der Kranke ins Bett muß. In mehr oder weniger kurzer Zeit sind Lähmungserscheinungen auf motorischem und sensiblem Gebiet festzustellen, erstere je nach Sitz des Entzündungsherdes in schlaffer oder spastischer Form. Die sensiblen Ausfallserscheinungen beziehen sich auf den Tast-, Schmerz- und Temperatursinn. In einigen Fällen sind auch Steigerungen der Empfindlichkeit in Form von *Hyperästhesien* beobachtet worden (Kalindero), meist überwiegen, wenn überhaupt Sensibilitätsstörungen bestehen, die *Hyp- und Parästhesien*. Die Muskulatur befindet sich, der Art der jeweiligen Paraplegie entsprechend, in hyper- oder hypotonischem Zustande. Hand in Hand mit den Lähmungserscheinungen gehen die Veränderungen am *Muskel* (anfallsweise und chronische fibrilläre oder klonische Zuckungen, Atrophien), und das Verhalten der Sehnenreflexe. Sie können herabgesetzt sein, fehlen oder in pathologischer Form (Babinsky) auftreten; bei der spastischen Lähmung findet eine Steigerung der Reflexe bis zur Ausbildung von Fuß- und Patellarklonus statt. Die Hautreflexe können fehlen oder gesteigert sein (nach Seleneff ist das letztere bezüglich der Bauchdecken- und Cremasterreflexe schon bei der akuten Gonorrhöe der Fall, bei subakuter und chronischer Gonorrhöe sollen sie herabgesetzt sein oder fehlen). Zuweilen verläuft die Paraplegie unter Mitbeteiligung der Sphincteren der Blase und des Mastdarms, evtl. auch mit Lähmung des M. detrusor (Polony). In dem Falle desselben Autors bewegten sich die Temperaturen bei der Myelitis transversa gonorrhoica zwischen 37,8 und 38,8°. Bloch beobachtete ein Ausbleiben der Erektionen nach dem Beginn der Blasenlähmungen. Verlust der Kontrolle über die Sphincteren und herabgesetzte Gehfähigkeit, Gefühl der Schwäche und Schwere in den Beinen, also einige Symptome einer Myelitis transversa gonorrhoica führte Gibson bei einem 25jährigen Manne auf eine mehrere Wochen zurückliegende Gonorrhöe zurück, obwohl der Liquor gonokokkenfrei gefunden wurde; im Kubikmillimeter fanden sich 650 Zellen, davon 94% Lymphocyten.

Die heftigen, oft anfallsweise einsetzenden Schmerzen im Verlaufe einer Myelitis deuten auf eine Mitbeteiligung der Meningen *(Meningomyelitis gonorrhoica)*. Die übrigen Symptome sind dieselben wie bei der Myelitis. Zuweilen aber bilden sich Krankheitsbilder heraus, welche mit Erscheinungen der amyotrophischen Lateralsklerose und der mit ihr verwandten spastischen Spinalparalyse (primäre Seitenstrangsklerose, nicht hereditäre Form) große Ähnlichkeit haben. Bei diesen Formen bleibt die Sensibilität gewöhnlich intakt und die Sphinkterenfunktion normal, wobei es auch Ausnahmen gibt (Seleneff). Debove beschreibt einen Fall von blennorrhoischer Meningomyelitis, in dem es bei einem 28jährigen Mann nach zweimaliger, komplizierter Gonorrhöeinfektion unter Fieber anfallsweise heftige Schmerzen in den unteren Extremitäten, spastisch-paraplegische Erscheinungen im rechten Unterschenkel auftraten. Die Störungen setzten sich auf den rechten Oberschenkel und rechte Glutäalgegend fort und gingen später auf das linke Glutäengebiet über, um nacheinander den linken Oberschenkel und Unterschenkel zu befallen. Dann trat eine hochgradige Atrophie der Waden- und Gesäßmuskulatur hinzu, welcher sich Schwund der Arm- und Wangenmuskulatur anschloß. Die Wirbelsäule versteifte; Reflexe gesteigert, Babinsky positiv. Sensibilität und Sphincteren normal.

Die Lähmungserscheinungen bei gonorrhoischen Rückenmarkserkrankungen können zuweilen den Umfang einer *„spinalen Quadriplegie“* annehmen, wie sie von SOUQUES in ihrer chronischen Form beobachtet worden ist. Die Lähmung entstand bei zwei Patienten etwa einen Monat nach der Infektion, nachdem eine Periode von Fieber, Kopfschmerzen und Auftreten von pathologischen Phänomenen (KERNIG) vorausgegangen war.

Das Krankheitsbild der Myelitis gonorrhoica ist bisher in den Altersstufen von 16.—30. Lebensjahre beobachtet worden und scheint beim Mann häufiger vorzukommen als bei der Frau (STANLEY, GULL, HAYEM und PARMENTIER, CHARCOT, DUFOUR, O'CONNOR, EULENBERG, DELAMARE, PETER, TIXIER, SPILLMANN und HAUSHALTER, v. LEYDEN, PISSAVY und STÉVENON, OLMER, KÖHLICHEN, ROGALSKY, GOWERS, RAYNAUD, DEBOVE, BLOCH, KALINDERO, v. POLONY, PHIFER und FORSTER u. a.). Die Erscheinungen können in allen Stadien der Gonorrhöe in den ersten Wochen bis Monate nach der Infektion auftreten, wobei es gleichgültig ist, ob es sich um einen erstmalig erworbenen, komplizierten oder nicht komplizierten Tripper handelt. Zuweilen hat man allerdings den Eindruck, als wenn Patienten, deren erste Gonorrhöe unter schweren, den Organismus stark angreifenden Komplikationen (Arthritis usw.) verlaufen war, bei einer der darauf folgenden Neuinfektionen relativ häufiger pathologische Spinalsymptome aufweisen, soweit man überhaupt von einer Häufigkeit dieses Krankheitsbildes sprechen kann.

Was die Erkrankung der *Hirnnerven* bei Gonorrhöe betrifft, so entbehrt ihre Auffassung als direkte primäre Metastase noch jeglicher sicheren Beweise. Meist dürfte es sich dabei um Folgezustände spezifischer Prozesse im Gehirn oder an den Meningen handeln. Nach den bisherigen, ziemlich weit zurückliegenden Beobachtungen (FOURNIER, PANAS, CROS, FROMAGET, FISCHEL, HÉBERT, MARTINO) kommt eine Beteiligung der N. facialis, acusticus und opticus in Frage, wobei bei dem ersteren Lähmungserscheinungen, bei den übrigen temporäre unvollständige oder totale Taubheit bzw. Gesichtsfeldeinschränkungen, Diplopien, Pupillentrübungen sowie Neuroretinitis die klinischen Symptome darstellen. In neuerer Zeit berichtet CIMINO über eine bilaterale, gonorrhoische Sehnervenentzündung, welche unter fast vollständiger Erblindung ad exitum führte. Der Gonokokkennachweis gelang im Exsudat der eitrigen Basalmeningitis, der Sehnervenscheiden und des Chiasmas.

Am *peripheren Nervensystem* können bei oder durch Gonorrhöe Krankheitserscheinungen auftreten, welche sich in Form von Neuralgien oder Neuritiden äußern. Neuralgische Symptome sind schon von den gonorrhoischen Gelenkmetastasen her bekannt; sie können aber auch unabhängig von diesen beobachtet werden und zumal, wenn sie sich im Verlaufe eines Nerven finden, zu differentialdiagnostischen Schwierigkeiten Anlaß geben. Unter Neuralgien versteht man Krankheitserscheinungen im Bereich der sensiblen Bahnen, welchen a priori kein anatomisch-pathologisches Substrat zugrunde liegt. Die Entscheidung über die Unterbringung der Neuralgien und die funktionellen Phänomene ist klinisch nicht immer leicht, da man häufig bei histologischer Untersuchung mindestens perineuritische Veränderungen bei intakten Nerven, zuweilen aber auch direkte neuritische Prozesse hat nachweisen können. Für die Gonorrhöe liegen solche Untersuchungen nicht vor, während es bei den gonorrhoischen Neuritiden gelungen ist, zwar keine Gonokokken, so doch interstitielle und parenchymatöse Entzündungserscheinungen nachzuweisen. Es besteht daher der Begriff der Neuritis bei der Gonorrhöe zu Recht, und man kennt Mono- und Polyneuritiden im Gefolge einer blennorrhoischen Infektion.

Die *Neuralgien* sind durch anfallsweise, zum Teil außerordentlich heftige Schmerzen im Verlauf eines peripheren Nerven ausgezeichnet, wobei Anfall und Intervall sich in mehr oder weniger großen Zeitabschnitten (Stunden bzw. Monate) bewegen können. Vielfach sind bei der Gonorrhöe die Schmerzen auch an die Umgebung der erkrankten Gelenke, Knochen, Genitalien und seiner Adnexe usw. gebunden, deren Schmerzattacken streckenweise in den sensiblen Bahnen der benachbarten Nerven fortgeleitet werden. Die Neuralgie ist zwar eine Angelegenheit der sensiblen Nervenfasern, aber angesichts der Tatsache, daß diese Fasern auch bei einer Neuritis in Gestalt von Hyperästhesien, Hyperalgesien oder An- und Parästhesien miterkrankt sein können, daß beide Arten die Empfindlichkeit gewisser Nervendruckpunkte gemeinsam haben, endlich auch die Neuralgien bei längerer Zeitdauer auch hin und wieder trophische Störungen setzen können, ist eine scharfe Trennung beider Krankheitsbilder nicht immer möglich. Immerhin ist bei den Neuralgien die Schädigung der sensiblen Fasern nicht so ausgesprochen, daß eine Unterbrechung des Reflexbogens zustande kommt, wie man sie bei der Neuritis nicht selten beobachtet und neben anderen Symptomen zur Aufstellung des Krankheitsbildes einer Pseudotabes bei Gonorrhöe verwertet hat (Cros, Seleneff, Déjerin).

Die Trennung der gonorrhoischen Nervenerkrankungen in Mono- und Polyneuritis unterliegt nicht grundlegenden Differenzen der Symptome im einzelnen, sondern äußerlichen Gründen, ähnlich der Einteilung der Arthritiden in Mono- und Polyarthritis gonorrhoica. Die Neuritis bei Gonorrhöe ist seltener an den Nerven der oberen Extremitäten, häufiger an den der unteren beobachtet worden. Sie führt mit oder ohne neuralgische Vorerscheinungen zur Druck- und Schmerzempfindlichkeit des Nerven selbst oder des dazu gehörigen Plexus und weiterhin zu den verschiedensten Sensationen von seiten der einzelnen Bestandteile. Die sensiblen Bahnen reagieren je nach dem Effekte der Erkrankung mit Reiz- oder Lähmungserscheinungen, mit Hyper- und Parästhesien, mit Beeinträchtigung oder völligem Verlust der Empfindung. Auch sie können die nervöse Steuerung der Extremitäten durch Beeinflussung der Reflexbahnen unter dem Bilde ataktischer Erscheinungen, Erlöschen der Sehnenreflexe, in Frage stellen. In viel höherem Grade ist dies bei Ergriffensein der motorischen Bahnen der Fall, deren Beteiligung sich aber vor allem in Bewegungsstörungen in Form von meist schlaffen Lähmungen kundgibt. Hand in Hand mit diesen Erscheinungen gehen trophisch-vasomotorische Störungen und vor allem Symptome von seiten der Muskulatur, welche von Schmerzhaftigkeit, fibrillären Zuckungen bis zu Muskelatrophie sich steigern und mit Hilfe der Entartungsreaktion (partielle oder komplette EAR.) differenziert werden können.

Besonderheiten der *Temperaturkurve* sind bei den gonorrhoischen Neuritiden in der Regel nicht beobachtet worden, wenn es sich nicht um solche Erkrankungen des Nerven (Polyneuritis) handelte, welche in Gesellschaft anderer fieberhafter Fernkomplikationen wie Arthritis, Endokarditis usw. auftraten. Lediglich Lesser will intermittierendes Fieber bei gonorrhoischer Ischias differentialdiagnostisch gegenüber der ,idiopathischen Erkrankung des Hüftnerven verwertet wissen. Im übrigen sind die klinischen Symptome der gonorrhoischen Neuritiden an die topographischen Bsonderheiten gebunden, so daß eine Aufzählung der jeweiligen Einzelheiten sich erübrigt. Die Erscheinungen erstrecken sich oft nicht längs des ganzen Nerven, sondern verlaufen wie bei der Ischias nur im proximalen Bereich (bis zur Kniekehle). Sie treten entweder schon sehr früh in den ersten 8 Tagen nach der Infektion, nicht selten auch nach Monaten oder Jahren auf. Valverde z. B. beobachtete einen Fall von gonorrhoischer Ischias, welcher 4 Jahre nach der Infektion auftrat und erst nach 5 Monaten zur Heilung gelangte. Von den Nerven, welche im Verlaufe einer Gonorrhöe oder nachträglich hauptsächlich erkranken, sind zu nennen: Ischiadicus, obturatorius, ilioinguinalis, pudendus externus, cruralis, peroneus, radialis, medianus, axillaris, musculocutaneus. Die vorhandenen Beobachtungen beziehen sich auf Patienten zwischen dem 2. und 4. Jahrzehnt (BERNHARDT, BATUT, WESTPHALEN, BRUCK, RONA, DELAMARE, PICKENBACH u. a.). Bei einem Falle von GLYNN (zit. nach GIBSON) wies der 48jährige Patient stark ausgeprägte, subjektive Erscheinungen von Neuritis an den Extremitäten und am Stamm, eine Paralyse des Armes, absolute Ptosis, gonokokkenhaltigen Urethralfluor und unfreiwilligen Abgang von Urin und Faeces auf.

Pathologische Anatomie. Für die Psychosen bei Gonorrhöe liegen Sektionsbefunde als Beweise der spezifischen Natur dieser Erkrankungen nicht vor. Dagegen hat man für die übrigen Komplikationen am cerebrospinalen und peripheren Nervensystem zahlreiche pathologisch-anatomische Unterlagen, welche in die Pathogenese der genannten Prozesse einen gewissen Einblick gewähren können.

Bei den *Hemiplegien* findet man das Gehirn in dem betroffenen Abschnitt meist blutleer, blaß und ödematös. Die Rinden- oder Marksubstanz sind häufig von Erweichungsherden in mehr oder weniger großer Zahl durchsetzt, welche sich nach KAUFMANN durch ihre Farbe unterscheiden, indem die ersteren, meist peripher gelegenen, einen roten Farbton aufweisen im Gegensatz zu den weißen anämischen Herden in der Marksubstanz. An weiteren Veränderungen bestehen nicht allzu selten Embolien der Hirnarterien, wobei es sich gewöhnlich um ein- oder doppelseitige Verschlüsse der Art. fossae Sylvii handelt. Bei den gonorrhoischen Komplikationen sind Erweichungsherde in den Stirn- und Schläfenwindungen, in der Insel, der Capsula interna, im Streifenhügel sowie im Linsenkern nachgewiesen worden. Gonokokken sind bisher weder mikroskopisch noch kulturell nachgewiesen.

Die *Hirnhäute* sind meist in Gemeinschaft mit denen des Rückenmarks erkrankt. Diese eitrigen gonorrhoischen Cerebrospinalmeningitiden gehen oft mit encephalitischen und medullären Erweichungsherden einher. In ihren Exsudaten sind mikroskopisch und kulturell Gonokokken gefunden worden. Die Züchtung der Erreger ist auch im Lumbalpunktat verschiedentlich gelungen (PROCHASKA, JOSSELIN DE JONG, BRUUSGARD und THJOTTA). Letztere bestimmten die Gonokokken serologisch als Typ I nach Vollmond, kulturell fanden sich die typischen Zeichen wie Tetradenbildung, zähe Konsistenz der Kolonien, geringes Wachstum in flüssigen Nährböden, Spaltung der Glucose, jedoch nicht der Maltose u. a. m. Die Cerebrospinalflüssigkeit ist meist trübe, zellreich (bis 760 Zellen) und zeigt positive Eiweißreaktionen sowie Druckerhöhung.

Bei der *Myelitis gonorrhoica* findet man nicht selten makroskopisch keine auffallenden Veränderungen, von den Fällen der Meningomyelitis abgesehen, wobei durch die meningitischen Prozesse Flüssigkeitsabsonderungen und Membranbildungen auftreten. Die graue Substanz bleibt meist unversehrt, zuweilen gehen die Erscheinungen von der weißen auf die graue über. Man kennt entzündliche und degenerative Prozesse, welche sich in den verschiedensten Höhen der Rückenmarksabschnitte, meist im Dorsal- oder Lumbalmark abspielen können und nach ihrer Ausdehnung als Myelitis centralis oder transversa bezeichnet werden. KÖHLICHEN fand in einem Längsdurchschnitte des Rückenmarks besonders die zentralen Partien entzündlich verändert, Erweiterung der Blutgefäße, kleinzellige Infiltration und Zerstörung der nervösen Elemente der Zellen, Schwellung der Achsencylinder und Neurogliawucherung. Der Entzündungsprozeß war fast ausschließlich in der grauen Substanz lokalisiert, verbreitete sich aber auch von dort auf die weiße, in den Hintersträngen längs des Septum medianum posticum, in die Vorderseitenstrangbahnen längs der Blutgefäße. Das Auftreten von Körnchenzellen geht mit den Umwandlungsvorgängen im Erweichungsherd Hand in Hand. Der Gonokokkennachweis ist bisher nicht gelungen.

Bei den *Neuritiden* handelt es sich, soweit die spärlichen Beobachtungen (WELANDER, MÉNÉTRIER) erkennen lassen, pathologisch-anatomisch teils um interstitielle Entzündungen, teils um parenchymatöse Degeneration der Nerven, wahrscheinlich um Kombination beider Erkrankungsarten. Die Degeneration betrifft die Achsencylinder und Markscheiden, während sich an der SCHWANNschen Scheide proliferative Vorgänge zeigen können. Die Erreger selbst sind bisher in keinem Falle gefunden worden. MÉNÉTRIER weist in seinem Falle von Polyneuritis darauf hin, daß die periphersten Verzweigungen des Nerven die stärksten degenerativen Veränderungen tragen.

Pathogenese. Bei den Psychosen im Verlaufe einer Gonorrhöe wird man sich schwer entschließen, an einen direkten Zusammenhang zwischen Krankheitserscheinungen und den Gonokokken zu glauben. Meist sind es die Begleitumstände der Infektion, welche zur Entstehung oder zu dem Ausbruch einer solchen Psychose führen können. Sowohl die lokalen wie die allgemeinen Anzeichen der Gonorrhöe sind imstande, bei sensiblen, aber auch bei vorher geistig Gesunden mehr oder wenig deutlich erkennbare Veränderungen der Psyche des Patienten entstehen zu lassen, wobei es sich oft nur um die Produkte einer an sich reizbaren Psyche, zuweilen aber auch um seelische Reaktionen auf den Verlauf der Infektion (Fieber, Schwere der Allgemeinerscheinungen, lange Dauer, soziale Verhältnisse usw.) handeln kann.

Bei den organischen cerebralen Störungen im Verlaufe einer Gonorrhöe bestehen schon deutlichere Beziehungen zur primären Infektion, wenngleich es auch hier sich nicht um direkte Zusammenhänge mit den Wirkungsäußerungen der Gonokokken handelt. So entstehen die Hemiplegien auf Grund einer Zirkulationsstörung in den Hirngefäßen, welcher teils eine Endocarditis gonorrhoica, teils eine Thrombose oder Thrombophlebitis peripherer Venen vorausgegangen sind. Nicht selten wird das Herz bei Hirnembolien mit konsekutiver Hemiplegie frei von pathologischen Veränderungen gefunden. Für die Möglichkeit einer Embolisierung bzw. Aneurysmabildung der Hirnarterien oder -capillaren durch Gonokokken allein fehlt es an pathologisch-anatomischen und bakteriologischen Beweisen, obwohl ein solcher Entstehungsmodus nicht von der Hand zu weisen ist. An den Hautgefäßen ist es BRUUSGARD und THJOTTA gelungen, in den Schnitten durch Efflorescenzen einer gonorrhoischen Purpura die Erreger in großen Mengen auf und zwischen den Endothelzellen der Präcapillaren nachzuweisen.

Derselbe Fall, bei welchem außer Purpura, einer Urethritis und Prostatitis mit Arthritis eine Meningitis bestand, gibt auch einen Einblick in die Pathogenese der *Meningitis gonorrhoica*, indem diese auf Grund der positiven Gonokokkenbefunde im Blut, Liquor und Efflorescenzen einwandfrei als eine hämatogene Fernkomplikation anzusprechen ist. Die Übertrittsmöglichkeiten für die Gonokokken aus dem Blut in den Liquor cerebrospinalis sind schon eingangs erörtert worden. Die Erkrankung des Rückenmarkes in Form einer entzündlichen oder degenerativen *Myelitis* schließt sich meist einer Meningitis bzw. Meningomyelitis an, indem die Erscheinungen entweder auf die Randpartien begrenzt bleiben oder Herde in den einzelnen Rückenmarksabschnitten entstehen. Der Nachweis der Gonokokken, welche bekanntlich unter den nervösen Komplikationen einer Gonorrhöe nur bei der Meningitis bisher gelungen ist, scheitert bei der Myelitis und bei den Neuritiden wie bei manchen anderen Organmetastasen vielleicht aus demselben Grunde, nämlich an dem Vitalitätsverlust, den die Erreger als exquisite Schleimhautparasiten im Gewebe erleiden dürften. Obwohl GIBSON, allerdings ohne Beweise anzuführen, die klinischen Erscheinungen der Myelitis auf Embolien bezieht, muß man also mit den meisten Autoren für die Entstehungsweise dieser Komplikationen vorläufig der Toxintheorie beitreten, allerdings in dem Sinne, daß das Endotoxin der Leibessubstanz der an Ort und Stelle zugrunde gegangenen Gonokokken entstammt. (NB. nach ZIEMSSER besitzen nur die gramnegativen Bakterien diese Endotoxine.)

Daß die Gonokokken imstande sind, Veränderungen an den Nerven und am Rückenmark zu setzen, geht aus den Versuchen MOLTSCHANOFF und OSOKI hervor. Ersterer fand bei seinen Versuchstieren degenerative Neuritis und Degeneration der hinteren Wurzeln und Hinterstränge des Rückenmarks. OSOKI stellte bei seinen intralumbal mit Gonokokkentoxin und Kulturen vorbehandelten Meerschweinchen folgende Erscheinungen an dem Rückenmark fest: starke Verkleinerung, stellenweise Schwund der chromatophilen Zellen, Dislozierung des Kerns, Zackenbildung an den Zellrändern, schließlich Zerfall des Zellprotoplasmas in homogene glänzende Klümpchen. Die Gefäße sind stark erweitert. In großer Zahl zeigten sich sogenannte Neutrophagen in Form von Elementen, die einen gut färbbaren Kern, Blässe des Protoplasmahofes aufwiesen und oft ins Protoplasma der Nervenzellen eindrangen.

Diagnose und Differentialdiagnose. Angesichts der geringen exakten bakteriologischen Befunde bei den gonorrhoischen Erkrankungen des Nervensystems wird deren Diagnose mehr oder weniger auf Wahrscheinlichkeit aufgebaut werden müssen. Um eine nervöse Komplikation als durch Gonokokken bedingt ansprechen zu können, ist einerseits die Koexistenz oder sonstige zeitliche Zusammenhänge von Gonorrhöe und Nervenerkrankungen, andererseits der Ausschluß anderer Ursachen (Lues, Tuberkulose, Intoxikationen usw.) zu fordern. Selbst in den Fällen, wo der Gonokokkennachweis die günstigsten Aussichten auf Erfolg hat, also bei der Meningitis gonorrhoica, entstehen differentialdiagnostische Schwierigkeiten hauptsächlich gegenüber den mit Gonokokken verwandten Meningokokken. Die Meningokokkeninfektion zeigt auch in ihren klinischen Erscheinungsformen (Meningokokkensepsis, Epididymitis, eitrige Periorchitis, Spermatocystitis) große Ähnlichkeit mit der gonorrhoischen, so daß eingehende bakteriologisch-biologische und serologische Differenzierungen bei diesen Krankheitsbildern am Platze sind. Während von den serologischen Methoden (Agglutination, Komplementfixation) vielleicht nur in quantitativer Auswertung bestenfalls Annäherungswerte zu erwarten sind, ist die biologische Differenzierung (Dextrose-Vergärungsprobe auf dem Maltose-Lackmus-Nährboden LINGELSHEIM) bisher die einzige geblieben, welche eine Unterscheidung von Gono- und Meningokokken mit großer Sicherheit gestattet.

Prognose. Die Prognose der Erkrankungen des Nervensystems bei Gonorrhöe ist im allgemeinen als nicht ungünstig anzusehen, soweit es sich nicht um schwerere organische Alterationen der Nervensubstanz handelt. Aber auch in diesen Fällen ist oft Heilung oder weitgehende Besserung der Funktionsstörungen beobachtet worden. Sogar die Symptome der Myelitis und Meningitis können sich bis auf geringe Reste von Ausfallserscheinungen sensibler, motorischer und trophischer Art zurückbilden.

Behandlung. Die Behandlung wird dem Charakter dieser Erkrankungen als Folge einer Allgemeininfektion Rechnung tragen müssen und sich im einzelnen den Richtlinien für die Behandlung der sonstigen gonorrhoischen Metastasen und ihrer Folgezustände anpassen. Von guter Wirkung ist die Vaccine- und Serotherapie, bei Meningitis die häufig wiederholte Lumbalpunktion in Verbindung mit intralumbaler und intravenöser Anwendung von Antimeningo- oder Gonokokkenserum.

Literatur.

Bewegungsapparat.

Adelmann, M. P.: Le traitement du rhumatisme blennorrhagique par les injections intraveineuses de gonacrine. J. d'Urol. **25**, No 3 (1928). — Adler, Hans: Erfahrungen mit „Olobintin" bei Gonorrhöe. Therapia (Bratislava) 8, Nr 1, 6 (1929). — Aronstamm: Gonococcis metastatic joint affections. Amer. Med. **27** (1921). — Aversenq: Le traitement du rhumatisme blennorrhagique chronique par le thorium X. J. d'Urol. **22**, No 6, 515 (1926).

Balzer: Infection générale de la blennorrhagie. Congr. Paris **1919**. — Barbe und Meynet: Eine Beobachtung von Gonokokkensepticämie mit maligner Endokarditis. Ann. Mal. vénér. **1922**, No 1. — Batut: Osteome blenn. J. Mal. cut. **1900**, H. 5. — Bella, A. de: L'autoseroterapia emotiva nelle artriti gonocciciche. Giorn. ital. Mal. vener. Pelle **63**, H. 1 (1922). — Beron: Beitrag zur Behandlung der gonorrhoischen Gelenkerkrankungen mit menschlichem Immunserum. Dermat. Z. **53** (1928). — Bier, J.: Zur Kasuistik der Meningitis acuta gonorrhoica. Wratsch. Gaz. **1908**. — Bing und Duroeux: Schwerer Tripperrheumatismus, behandelt mit Neosalvarsan. Ann. Mal. vénér. 8 (1913). — Bockow: Zur Frage der blennorhoischen und syphilitischen Knochenveränderungen. Russ. Z. Hautkrkh. 18 (1909). — Bockhart: Behandlung der gonorrhoischen Gelenkentzündung. Mh. Dermat. **33** (1901). — Bonnamour et Terisse: La vaccinothérapie du rhumatisme blennorrhagique par la vaccine de Nicolle. J. Méd. Lyon **2**, No 38 (1921). — Bond: Notes on gon. rheum. Westminster, Hosp. Rep. London 1886. — Borak: Die Arthritis-Gonnorrhöe und ihre Behandlung im Lichte röntgenologischer Untersuchungen. Mitt. Grenzgeb. Med. u. Chir. **37**, H. 3 (1924). — Braquehaye: Myos. blenn. J. Méd. Bordeaux **1897**. — Brandes, K.: Gonorrhoischer Absceß im Biceps bei gleichzeitigem Fehlen von sonstigen gonorrhoischen Erscheinungen. Dermat. Wschr. **81**, Nr 52 (1925). — Breitländer, K.: Periostitis gonorrhoica. (Priv.-Klin. „Canton-Sanat." Canton, China.) Röntgenpraxis **1**, 375—376 (1929). — Bressot: Behandlung der akuten gonorrhoischen Gelenkentzündungen. Paris méd. **1926**, No 39. — O'Brien and Bancker: Gc.-Septic. recov. without a cardiac. complication. New England J. Med. **198**, Nr 4 (1928). — Brown-Sequard: Vgl. Samberger. Wien. med. Wschr. **1903**, Nr 38. — Bruck: (a) Über spezifische Immunisation gegen Gonokokken. Dtsch. med. Wschr. **1906**. (b) Behandlung der Blennorrhöe und ihrer Komplikationen. Ther. Mschr. Jan. u. März **1913**.

Capelli: Fall von Myosit. blenn. Giorn. ital. Mal. vener. Pelle **55** (1914). — Cathelin, F. et A. Grandjean: L'infection gonococcique et les complications. (Biblioth. de méd. prat.) Paris: Libr. du monde méd. 1928. XXVIII, 246 S. — Cealic: Fälle von blennorrhoischen Komplikationen, erfolgreich mit Meningokokkenserum behandelt. Rev. clin. d'Urol., Mai **1914**. — Chauffard und Fresinger: Pathogenese und pathologische Anatomie der gonorrhoischen Myositis. Arch. Méd. expér. **1909**. Ref. Mh. Dermat. **44**. — Chauffart: Myositis blenn. J. de Prat. **1907**, No 35. — Chevallier, Paul, et Jean Bourgois: Les purpuras gonococciques. Bull. méd. **42**, No 18 (1928). — Cheyrier: Behandlung des blennorrhoischen Rheumatismus mit intra- und periartikulären Injektionen von unlöslichen Radiumsalzen. Gaz. Hôp. **1910**, No 56. — Cholzow: Gonorrhoische Erkrankungen in der Chirurgie. Russk. Wratsch **1913**, Nr 38/39. — Giuffo: Antigonokokkensera und ihre kurative Wirkung. Giorn. ital. Mal. vener. Pelle. **1910**, H. 5. — Collings, Cleyde W.: Observations on the cast treatment of gonorrhoeal Arthritis. Internat. J. Surg. **34**, Nr 10 (1921). — Colombini: J. ital. Mal. vener. **1899**. — Compan: Wirkung des Antimeningokokkenserum bei Arthrotendosynovitis blennorrhoica. Rev. españ. Dermat. **1913**, No 173. — Couvelaire: Arthrite gonococcique au cours de la gestation. Guérison rapide par la sérotherapie (sérum Stérian). Bull. Soc. Obstétr. Paris **12**, No 1 (1923). — Councilman: Blenn. Myocarditis. Amer. J. med. Sci. **1893**, Nr 3. — Cooperman, Moris B.: Gonococcus arthritis in infancy. A clinical study of forty-four cases. Amer. J. Dis. Childr. **33**, Nr 6, 932—948 (1927). — Costa et Garcin: Lésions du rhumatism blennorrhagique dans la radiographie. J. Radiol. et Électrol. **5**, No 2 (1921). Cunningham, John B.: Focal infections with metastatic manifestations, with special reference to gonorrhoeal arthritis. J. Surg. etc. **32**, Nr 6 (1921). — Cunston: Fall von blennorrhoischer Arthritis mit Gelenkerguß, behandelt mit intravenösen Injektionen von kolloidalem Schwefel. Rev. méd. Suisse rom. **1918**.

Dasso, Hector: Behandlung von zwei Fällen von gonorrhoischer Polyarthritis mit Haptinogengonokokken. Semana méd. **28**, No 48 (1921). — Dominici und Gy: Über die Verwendung des Radiums zur Behandlung der blennorrhoischen Arthritis. Ann. Mal. vénér. 8, No 12 (1908). — Drevermann: Über Arthritis gonorrhoica. Zbl. Chir. **1929**, 465—466. — Duchenne: Vgl. Samberger. Wien. med. Wschr. **1903**, Nr 38. — Dufour, H. et Alexewsky: Traitement de l'arthrite blennorrhagique avec Pyarthrose ou Hydrarthrose par l'injéction sous-cutanée du liquide articulaire. Bull. Soc. méd. Hôp. Paris **1921**, No 34. — Dupre: Zit. bei Nobl, Handbuch.

EICHHORST: Über Muskelerkrankungen bei Harnröhrentripper. Dtsch. med. Wschr. **1899**. — EISENMANN: Zit. bei NOBL, Handbuch 1847. — EMMET: Jb. Kinderheilk. **64** (1907). ENDOKIMOW: Zur Kasuistik des gonorrhoischen Rheumatismus und eines Muskelabscesses. (Russisch.) Z. Hautkrkh. **9** (1905).

FERNET, P.: Artikuläre und paraartikuläre Manifestationen des Trippers. Progrès méd. **48** (1908). — FINGER: Statistik der gonorrhoischen Gelenkerkrankungen. Zit. bei PEISER, Lehrbuch der Gonorrhöe, BUSCHKE-LANGER 1926. — FINGER, GHON, SCHLAGENHAUFER: (a) Arch. f. Dermat. **1894/95**. (b) Ein weiterer Beitrag zur Biologie der Gonorrhöe und zur pathologischen Anatomie des gonorrhoischen Prozesses. Arch. f. Dermat. **1895**. — FOURNIER: Contrib. à l'étude du rhum. blenn. Ann. de Dermat. **1869**. — FRASER: The metastatic complications of gonorrhea and their treatment. J. of Urol. 8, Nr 1 (1922). — FULLER: (a) Go-Rheum. cured by seminal vesiculotomie. N. Y. med. J. **1898**. (b) Blennorrhoischer Rheumatismus geheilt durch Einschnitte in die Ves. semin. N. Y. med. J. 30. Mai **1908**. — LE FUR: Vaccinothérapie et sérotherapie dans la blennorrhagie et ses complications. Clinique 133—136 Z. Hautkrkh. **10**, 471 (1923).

GANGOLPHE: Die blennorrhoischen Osteopathien. Lyon méd. **1913**, No 46. — GARROD: Zit. bei KRAUS. Dtsch. med. Wschr. **1926**, **Nr 34**. — GENNERICH: Anwendung von Kollargol und Elektrargol bei Folgezuständen des Trippers. Berl. klin. Wschr. **1911**, Nr 11. — GIBSON, ALEXANDER: Some of the more remote complications of gonorrhoea. Brit. J. vener. Dis. **4** (1928). — GRAMENZKY: Behandlung der gonorrhoischen Gelenkerkrankung unter besonderer Berücksichtigung der Sero- und Vaccinetherapie. Bruns' Beitr. **1914**, Nr 89, H. 2. — GREENBERG: Behandlung der gonorrhoischen Arthritis durch Vasotomie mit besonderer Berücksichtigung des Vesiculogramms. Med. J. a. Rec. **124** (1926). — GRISOLLE: Zit. bei NOBL, Handbuch. — GRUNSPAN und FAROY: Behandlung der Gelenkkomplikationen der Blennorrhöe mit heißer Luft. Gaz. Hôp. **1910**, No 26. — GRYNKRAUT: Über Strahlentherapie bei gonorrhoischer Gelenkerkrankung. J. Radiol. et Électrol. **10** (1926).

HACKMANN: Fall von multipler gonorrhoischer Myositis und Purpura haemorrhagica. Inaug.-Diss. Bonn 1919. — HAGI et NICOLAU: Letal verlaufende Meningitis im Gefolge einer gonorrhoischen Septicämie. Soc. med. Hop., 28. Sept. **1927**. — HASLUND: Contribution à la pathog. du rhum. blenn. Congr. périod. C. r. **1884**. — HARTWELL: Die Behandlung der blennorrhoischen Arthritis mittels von Gonokokken hergestellten Kulturen. Publ. Massachusetts Gen. Hosp., Okt. **1910**. — HARVEN, DE: Un cas d'arthrite à gonocoques, guéri par le vaccin. Le Scalpel **75**, No 48 (1922). — HAWORTH: Behandlung der blennorrhoischen Arthritis mit sensibilisierter Vaccine. Brit. med. J. 5. Jan. **1918**, Nr 2975. — HECHT und TENDOVAG: Gonorrhöe. Dermat. Wschr. **1913**, Nr 46. — HERRMANN: Zit. bei PEISER, Die gonorrhoischen Allgemeinerkrankungen. Lehrbuch der Gonorrhöe BUSCHKE-LANGER. Berlin: Julius Springer 1926. — HEVESCA und STRONINGER: Lokale und allgemeine Komplikationen der Blennorrhöe mit Antimeningokokkenserum behandelt. Z. Urol. 8, H. 2 (1914). — HEWES: Two cases of gon.rhum. Boston med. J. **1894**. — HEYMANN: Osteomyelitis blennorrhagica. Z. Urol. **3**, H. 6—8 (1909). — HEYN: Gonorrhöe des Musc. obt. int. Berl. dermat. Ges. **1922**. — HIRTZ und CROISSANT: Ostéopériostitis blenn. Bull. méd. **1912**, Nr 90. — HOLMBERG: Fall von Osteomyelitis blennorrhoica. Russ. Wratsch **1909**, Nr 14. — HUETER: Klinik der Gelenkserkrankungen. 1877.

JACK: Vier Fälle von blennorrhoischer Arthritis mit Vaccine behandelt. Glasgow med. J. **1910**. — JADASSOHN: Über die Komplikationen der Blennorrhöe. Berlin u. Wien: Urban u. Schwarzenberg 1906. — JAKOBI und GOLDMANN: Tendovag. supp. gon. Beitr. klin. Chir. **12** (1894). — JAQUET: Rhum. musc. d'origine blenn. Ann. de Dermat. **1897**. — JAUSION: Die Gonorrhöe eine Allgemeininfektion und ihre Pathogenese. Presse méd. **1926**, No 93. — JAUSION, HUBERT: La maladie gon., affections générale; sa pathologie. Presse méd. **34**, No 93, 1457—1459 (1926). — JAUSION et DIOT: L'acridins therapie des affections gonoc. Son intérét-sonavenir. Presse méd. **1926**, No 51. — JEANNEY et FOURAULT: Klinische Heilung einer sonst schwer zu beeinflussenden Osteoarthritis gonorrhoica durch chirurgische Behandlung. Bull. Soc. internat. Chir. **55**, 313—319 (1929). — JOUNG: Akute septische Arthritis der Articulatio sacro-iliaca. Urologic Rev. **20**, Nr 9 (1916). — JUNDELL: Reinzucht der Gonokokken in zwei Fällen gonorrhoischer Metastasen. Arch. f. Dermat. **1897**.

KANNITZER: Beteiligung der Knochen bei Arthritis gonorrhoica. Ther. Gegenw. **63**, H. 2 (1922). — KARRENBERG, C. L. und O. MÖLLER: Zur Behandlung der serofibrinösen gonorrhoischen Arthritiden. (Bemerkungen zu der Arbeit von Dr. LOEWENSTEIN im März-Heft dieser Zeitschrift.) (Dermat. Klin. Allg. Krankenh. S. Georg, Hamburg.) Ther. Gegenw. **69** (1928). — KARWACKI: Beitrag zu den cytologischen Untersuchungen des Gelenkexsudats bei rheumatischen und blennorrhoischen Prozessen. Med. doświadcz. i społ. (poln.) **1905**, Nr 40. — KAUFFMANN: Lehrbuch der pathologischen Anatomie. Leipzig: De Gruyter 1922. — KEY, J. ALBERT: Management of gonorrheal arthritis. (Dep. of Research Shriners' Hosp. f. Crippled Childr. a. Dep. of Surg., Univ. of Washington, St. Louis.) South. med.

J. 22 (1929). — Kienböck: Über Knochenveränderungen bei blennorrhoischer Arthritis und akute Knochenatrophie überhaupt. Wien. klin. Wschr. 1903, Nr 3. — Kienböck, Robert: La radiologie dans l'étude de l'arthrite blenn. Paris méd. 1912. — Klapp, R.: Fortschritte in der Behandlung des Empyems und der Gonorrhöe der Gelenke. Fortschr. Med. 40, Nr 1 (1922). — Klausner: Über eine seltene gonorrhoische Metastase (Bursitis tuberositatis tibiae) im Verlauf einer akuten Gonorrhöe. Dermat. Wschr. 61, Nr 30 (1915). — Klingmüller: Über Behandlung von Entzündungen und Eiterungen durch Terpentineinspritzungen. Dtsch. med. Wschr. 1917, Nr 41; Münch. med. Wschr. 1918, Nr 33. — Klingmüller und Behring: Zur Verwendung der Wärmedurchstrahlung. (Thermopenetration.) Berl. klin. Wschr. 1909, Nr 39. — Klose: Die blennorrhoische Gelenkentzündung. Berl. klin. Wschr. 1919, Nr 42. — Klöppel: Fersenschmerz. Dermat. Z. 35, H. 1/2 (1922). — König: (a) Folgeerkrankungen der Gonorrhöe. Berl. klin. Wschr. 1900. (b) Folgeerkrankungen der Blennorrhöe und deren Bedeutung für die Chirurgie. Berl. klin. Wschr. 1900, Nr 47. — Kopsch: Lehrbuch der Anatomie. Leipzig: Georg Thieme 1914. — Krause: Die chronische Steifigkeit der Wirbelsäule. Inaug.-Diss. Berlin 1905. — Krüger: Perichondostis gonorrhoica. Wien. dermat. Ges., 28. April 1921.

Läwen: Gonorrhöe-Vaccine bei gonorrhoischen Komplikationen. Sächs. chir. Verigg 1913. — Lahmeyer: Über Behandlung der Arthritis gonorrhoica. Dermat. Wschr. 1920, Nr 32. — Lamy, Marthe: La coxite gonococcique. Paris: Gauthier-Villard et Cie. 1929. — Lasalle, Ch.: Arthritis gonorrhoica. J. Mal. cut. 1894, H. 2. — Lees, David: An alternative method of administering vaccines. Med.-chir. Soc. Edinburgh. 3. Mai 1922. — Leibfried: The diagnostic importance of the Semen in Gonorrh. Urologic Rev. 30, Nr 10 (1926). — Lemierre, A. et P. N. Deschamps: Etude cytologique et bactériologique d'une arthrite à gonoccoques traitée par le sérum antigonococcique. Bull. Soc. méd. Hôp. Paris 37, No 12 (1921). — Lemierre et Lévesque: L'examen cytologique des liquides articulaires au cours des arthrites blennorrhagiques. Bull. Soc. méd. Hôp. Paris 1923, No 5. — Lévy-Weissmann: Les sels arsenicaux dans le traitement générale de la blenn. et ses complications. J. d'Urol. 12 (1921). — Lexer: Arthritis. Münch. med. Wschr. 1906. — Lloyd: Gonococcal periostitis of tibia. Lancet 207, Nr 23 (1924).

Macaigne et Finet: Synovite gon. sec. Bull. Soc. Anat. Paris 1894. — Madranges: Arthrites chronique du poignet confirmée blennorrhagique par le vaccin. Marseille méd. J. 59, No 21 (1922). — Mainini: Wirkung der Gonorrhöevaccine auf die gonorrhoischen Arthritiden. Presse méd. 1909, No 5. — Mathieu: Les Arthrites blennorrhagiques et leur traitement par les méthodes actuelles. Rev. méd. est. 51, No 16 (1923). — Mayr, Julius K. und B. Bremer: Die Lokalisation der gonorrhoischen Arthritis. Münch. med. Wschr. 75, Nr 24 (1928). — Melchior: Ruptur der gemeinsamen Fingerstrecksehne im Gefolge von blennorrhoischer Tendovaginitis. Berl. klin. Wschr. 1916, Nr 6. — Michel, Leo: Gonorrhoeal Arthritis treated with a nonspecific protein injection. Internat. J. Surg. 34, Nr 6 (1921). — Milhit et Tanon: Gonocoque et Meningocoque. Presse méd. 1908. — Mobitz: Vaccin bei gonorrhoischer Arthritis. Münch. med. Wschr. 1920, Nr 29. — Möller, H. O.: Beiträge zur Statistik und Klinik der gonorrhoischen Gelenkerkrankungen. Arch. f. Dermat. 158, H. 3 (1929). — Moulanguet, Pierre: De quelques traitements récents du rhumatisme blennorrhagique. Gaz. Hôp. 95, No 70. — Mouchet et Bruas: Localisation articulaires gonococcique par traumatisme operatoire. Bull. Soc. Anat. Paris 92, No 10 (1922). — Müller: Trauma und Polyarthritis gon. Sitzungsber. Ges. Naturwiss. Marburg 62, H. 14 (1927). — Müller, R. und Weiss: Fieberbehandlung bei blennorrhoischen Komplikationen. Wien. klin. Wschr. 1916, Nr 9. — Müller-Oppenheim: Wien. klin. Wschr. 1906. — Mulzer: Diagnose und Therapie der gonorrhoischen Erkrankungen in der Allgemeinpraxis. München: J. F. Bergmann 1924. — Murell, William: Gonorrhoeal rheumatism. Practitioner 88 (1912).

Nathan: Blennorrhoische Gelenkerkrankungen und ihre Behandlung. N. Y. med. J., 16. März 1907. — Netter, Arnold: Efficacité des injections intra-articulaires de sérum non spécifique dans les arthrites suppurées. Bull. Soc. méd. Hôp. Paris 1921, No 44. — Newburger, Bernhard: Metastatic intramuscular gonococcal abscess. Ann. Surg. 84, Nr 6, 879—885 (1926). — Nittis, Savas: Pyretotherapy in the treatment of gonorrhea by inducing aseptic abscess. New England J. Med. 199, 1041—1046 (1928). — Nobécourt et Duhem: Rhumatisme chronique blennorrh. et dystrophies. Bull. Soc. Pédiatr. Paris 19, Nr 3 (1921). — Nobl: (a) Über seltene Komplikationen der Blennorrhöe. Jb. Wien. Krk.anst. 1893. (b) Handbuch Wien-Leipzig 1912. (c) Metastatisch-gonorrhoische Erkrankungen. Handbuch 1912. — Nolen: Über den sog. Rheumatismus gonorrhoicus. Arch. klin. Med. 1882.

Oettinger et Deguingaud: Sérotherapie des arthropathies blennorrhagiques. Bull. Soc. méd. Hôp. Paris 77, Nr 13 (1921). — Olinescu: Spezielle Serotherapie bei gonorrhoischer Arthritis. Rev. Ştiinţ. med. (rum.) 1926, Nr 1. — Ollier: Affections blenn. et arthrit. Congr. internat. Med. 1897. — Ozenne: Note sur un cas de périost. blenn. Bull. Soc. franç. Dermat. 1891.

PAKUSCHER: Fulmargin. Berl. klin. Wschr. **1917**, Nr 20. — PARAT: Die Behandlung des Rheumatismus und der blennorrhoischen Septicämien mit intravenösen Injektionen von Antigonokokkenserum. Inaug.-Diss. Paris 1919. — PARTSCH, F.: Diagnostische und therapeutische Bemerkungen zur gonorrhoischen Gelenkentzündung. Z. ärztl. Fortbildg **1927**, Nr 10. — PEPPER, O. H. PERRY: The diagnosis of gonococcal arthritis with report of 3 cases in patients with chronic rheumatic endocarditis. Ann. int. Med. 3. (1929). — PETRONE: Sulla natura prass. dell' arthr. blenn. Modena 1885. — PILLADO, MATHEU: (a) Neues zur Behandlung der gonorrhoischen Arthritis. Arch. lat.-amer. Pediat. **15** (1921). (b) Neue Gesichtspunkte zur Behandlung der gonorrhoischen Arthritis. Semana méd. **28**, No 36 (1921). (c) Neue Gesichtspunkte in der Behandlung des Tripper-Rheumatismus. Arch. lat.-amer. Pediatr. **16**, Nr 3 (1922). — POHLAND: Über röntgenologische Erscheinungsformen der Gelenkgonorrhöe. Zbl. Chir. **1928**, Nr 5. — POLLOSON: Syn. tend. blenn. Soc. méd. Lyon **1889**. — PORUDAMISKI: Wener i. Dermat. **1924**, Nr 2. — PROCHASKA: Über die gonorrhoische Allgemeininfektion. Virchows Arch. **1901**. — PULIDO, MARTIN: Behandlung der extraurethralen Prozesse. Siglo méd. **68**, No 35/38 (1921). — PUTTE: Über die Wirkung der Diathermie auf die Gonorrhöe. (Utrecht) Acta dermato-vener. (Stockh.) **7**, H. 2 (1926).

RAMEL, EDWIN: Du rôle de la gonorrhoe dans l'étiologie de la spondylarthrite. Ann. Mal. vénér. **1923**, No 3. — RAMOND und CHIVAY: 5 Fälle von blennorrhoischem Gelenkrheumatismus mit Antimeningokokkenserum behandelt. Bull. méd. **1911**, 1098. — RAVAUT und BOULIN: Der blennorrhoische Rheumatismus. Paris: Gaston Doin 1930. — REENSTIERNA: (a) Über gleichzeitige Behandlung von blennorrhoischen Komplikationen mit Antigonokokkenserum und temperatursteigernden Mitteln. Münch. med. Wschr. **1920**, Nr 28. (b) The treatment of gonorrhoeal complications by the combination of antigonococcus serum and a temperatur raising agent. J. of Urol. **5** (1921). — RENAULT: (a) Behandlung der blennorrhoischen Arthritis mit radioaktivem Schlamm. Bull. méd. **1910**, 1120. (b) Rheumatische Anlage und rheumatische Blennorrhagie. Ann. de Dermat. **1904**, H. 2. — RHODIN, NILS: Fall von Gelenkaffektion im Larynx bei Gonorrhöe. Acta dermato-vener. (Stockh.) **2** (1921). — RINDFLEISCH: Bakterien der Arthritisgonorrhöe. Arch. klin. Chir. **1887**. — ROBIN: Der blennorrhoische Rheumatismus und seine Behandlung. Ann. Mal. Organ. génito-urin. **1**, H. 1 (1907). — ROMBACH: Behandlung der Gelenkkomplikationen des Trippers mit heißer Luft. Inaug.-Diss. Paris 1911. — ROSS, A. O.: Gonorrheal rheumatism with details of a new method of treatment. Edinburgh med. J. **28**, Nr 5 (1922). — RUBRITIUS, H.: Behandlung gonorrhoischer Komplikationen. Mitt. Volksgesdh.amt Wien **1928**, Nr 8.

SAAD: Die kombinierte Behandlung der Arthritis gonorrhoica. Ann. Mal. vénér. **1925**, No 5. — SABOURIN: Vgl. SAMBERGER. Wien. med. Wschr. **1903**, Nr 38. — SACHS: Myositis blennorrhoica der beiden Mm. sternocl. und cucullares. Wien. klin. Wschr. **1916**, Nr 6. — SAMBERGER: Muskelerkrankung infolge von blennorrhoischer Infektion. Wien. med. Wschr. **1903**, Nr 38. — SANDER: Fall von akuter Spondylitis blennorrhoica. Münch. med. Wschr. **1913**, Nr 33. — SCHAEFFER, H. et P. BARON: Gonococcémie a localisations multiples, articulaires, cardiaques, méningée et cutanée et suivie de guérison. Paris méd. **17**, No 31, 93—96 (1927). SCHAWLOW: Behandlung schwerer Arthritiden. Dtsch. Med.zeitung **1909**, Nr 40. — SCHLAGENHAUFER: Über Coxitis gonorrhoica. Virchows Arch. **194**, H. 2 (1908). — SCHLESINGER: Diagnostische und therapeutische Irrtümer bei gonorrhoischer Arthritis. Ther. Gegenw. **62**, H. 2 (1921). — SCHMIDT: Der Bewegungsapparat. ASCHOFF, Bd. 2. — SCHOLZ: Lehrbuch der Gonorrhöe. Leipzig: S. Hirzel 1913. — SCHUTZIK: Zwei Säuglinge mit periarthritisch gonorrhoischen Abscessen. Wien. med. Wschr. **1921**, Nr 19. — SCHUBERT: Gonorrhoische Gelenkmetastasen nach Trauma. Dermat. Z. **1925**, Nr 44, 20. — SDANOWITSCH: Das Tripperphylakogen bei einigen blennorrhoischen Komplikationen. Russ. Wratsch **1915**, Nr 27. — SCHWAB, E. A.: A case of gonococcal arthritis, with pathological dislocation of the hip-joint. Lancet **212**, Nr 11, 544 (1927). — SERVEL: Contrib. a l'étude des manif. musc. de la blenn. Thèse de Bordeaux **1900**. — SERVEL et BRAQUEHAYE: La myos. blenn. Ann. Mal. Org. génito-urin. **1898**. — SEAY: Über den Wert der Vaccine bei Komplikationen der Blennorrhöe. Urologic Rev. Juli **1914**. — SSOFFRONOW: Gonorrhoische Phlegmone. Venerol. (russ.) **1926**, Nr 3. — STELLWAGEN, TH. C. and J. F. MC CAHEY: Symposium on gonococcic infection and its complications. Gonorrheal arthritis in the adult male. Treatment by injection of the seminal vesicles. Atlantic med. J. **31**, 793—794 u. 797—798 (1928). — STOCKMANN: The vaccine treatment of gonococcal arthrit. Brit. med. J. **1911**. — SUTTON, MACY: Hypophyse bei blennorrhoischer Arthritis. Med. Rec. Juni **1915**. — SWINBURNE: Der therapeutische Wert des Antigonokokkenserums. Med. Rec., Okt. **1909**.

TAPIA, MANUEL: Zwei Fälle von Gonokokkensepsis. An. Acad. méd.-quir. españ. **15** (1928). — TIMOTÉEFF: La réaction de BORDET-GOUGON et l'immunothérapie dans la blenn. J. d'Urol. **22**, No 3. — TOMMASI: Tbc. als Boden für Arthritis blenn. Riforma med. **1913**, Nr 49. — TROGU, GAETANO: Sur une localisation peu commune du gonocoque de NEISSER. Ann. Mal. vénér. **7** (1912).

UTEAU und SCHWAB: (a) Medikamentöse Elektrolyse bei den blennorrhoischen Arthritiden. Ann. Mal. vénér. **1917**, H. 10. (b) Medikamentöse Elektrolyse bei blennorrhoischer Arthritis. Ann. Mal. vénér. **12** (1917).

VALERIO, N.: Il ricambio mat. nell'arthr. blenn. Gaz. Osp. Milano **1896**. — VALLE DELLA: BIERsche Stauung bei der blennorrhoischen Coxitis. Boll. Accad. Genova, Sept.-Dez. **1909**. — VALLET: Pyothérapie et Ptysmathérapie. Méthode d'auto-vaccination curative. C. r. Soc. Biol. **84**, Nr 14 (1921). — VALLINO, M. TH. und J. M. MACERA: Gonorrhoische Arthritis bei einem dreijährigen Mädchen. Semana méd. **1929** I (164—166). — VANNOD: Über Agglutinine und spezifische Immunkörper im Gonokokkenserum. Dtsch. med. Wschr. **1906**. — VIGNAL: Elektrische und Strahlenbehandlung des gonorrhoischen Rheumatismus. J. méd. franç. **1926**, No 3. — VOLKMANN: Über die katarrhalischen Formen der Gelenkentzündung. Arch. klin. Chir. **1861**.

WAGNER: Über Heißluftbehandlung blennorrhoischer Gelenkentzündungen. Med. Klin. **1908**, Nr 25. — WALLET und CHILD: Med. Rec., Okt. **1913**. — WATTS: Osteoperiostitis gonorrhoica des Oberschenkels. J. amer. med. Assoc. **57**, Nr 8. — WELJAMINOFF: Zit. bei PEISER, Die gonorrhoischen Allgemeinerkrankungen. Berlin: Julius Springer 1926. — WEICKSEL: (a) Beobachtungen über die gonorrhoische Gelenkaffektion. Inaug.-Diss. Leipzig 1909. (b) Prozentzahlen für gonorrhoische Arthritis. Diss. Lips 1909. — WEIL-GAUCKER: Spätformen des blennorrhoischen Rheumatismus. Bull. méd. **1927**, Nr 28. — WETTERER, JOSEF: Zur Behandlung der Arthritis gonorrhoica. Dermat. Wschr. **72** (1921). — WILMS: (a) Operative Behandlung der schweren Fälle von blennorrhoischen Gelenkentzündungen. Münch. med. Wschr. **1917**, Nr 12. (b) Blennorrhoische Gelenkentzündung. Dtsch. med. Wschr. **1917**, Nr 14. — WISCHER: (a) Zwei Fälle ungewöhnlicher Komplikationen bei Blennorrhöe (blennorrhoischer Hautabsceß, blennorrhoische Periostitis). Arch. f. Dermat. **113** (1912, Mai). (b) Komplikationen bei gonorrhoischer Periostitis. Arch. f. Dermat. **113** (1912). — WITHERSPOOU: Gonorrhoische Arthritis. J. amer. med. Assoc. **1907**.

Sepsis, Herz und Gefäße.

AUBERTIN et GAMBILLARD: Endocardite blennorrhagique guérie par la sérothérapie antigonococcique. Bull. Soc. méd. Hôp. Paris **40**, No 13 (1924). — ACHARD et MOUZON: Septicémie gonococcique. Bull. Soc. méd. Hôp. Paris **40**, No 16 (1924).

BARBE und MEYNET: Gonorrhoische Septicämie mit maligner Endokarditis. Ann. Mal. vénér. **1922**, No 1. — BATUT: Zit. bei PEISER, Lehrbuch der Gonorrhöe. Von BUSCHKE und LANGER. Berlin: Julius Springer. - BLIND: Benigne blennorrhoische Endokarditis. Scientifica **1914**, Nr 74. — BEURMANN: Bull. Soc. méd. Hôp. Paris Nov. **1897**. — BOAS: Dermat. Wschr. **1919**, Nr 44. — BONNAMOUR et GAUTHIER: Akutes Delirium im Verlauf einer malignen blennorrhoischen Endokarditis, den Rheumatismus cerebralis vortäuschend. Lyon méd. **1910**, No 23. — BOSSE: Jodipin bei gonorrhoischer Sepsis. Petersburg. med. Z. **1913**, Nr 21. — BUSCHKE-HIRSCHFELD: Sepsis mit Blutbild der aplastischen Anämie im Anschluß an Blennorrhöe. Berl. klin. Wschr. **1914**, Nr 52. — BUTTERFIELD, H. G.: Acute carditis and heart block. Univ. coll. hosp. med. school. **1912**, H. 3.

CALANDRE: Fall von Mitralstenose vielleicht blennorrhoischen Ursprungs. Rev. clin. Madrid **1910**, Nr 2. — CHAUFFARD und FRESINGER: Die blennorrhoischen Myositiden. Arch. Méd. expér. et Anat. path. Paris **1909**. — CHEVALLIER, PAUL, LEVY-BRUHL, GEORGE et BOURGEOIS: Purpura généralisé chronique et presque apyrétique d'origine gonococcique. Hémoculture positive. Evolution bénigne pendant huit mois. Bull. Soc. méd. Hsp. Paris **43**, No 1, 30—35 (1927). — CHOLZOW: (a) Fall von Gonokokkeninfektion. Z. Urol. **1912**, H. 2. (b) Zur Frage der allgemeinen Gonokokkeninfektion der Gonosepthämie (russ.). Neues in der Medizin **1911**, Nr 20. — CITRON, JUL.: Erfolgreiche Behandlung eines Falles von Gonokokkensepsis mit Meningokokkenserum. Dtsch. med. Wschr. **1921**, Nr 31. — COUNCILMAN: Gonorrhoeal Myocarditis. Amer. J. med. Sci. **1893**, Nr 3. — COUVEILHIER: Behandlung der gonorrhoischen Komplikationen mit sensiblem Virusimpfstoff. Berl. klin. Wschr. **1913**, Nr 32. — COWAN, JOHN-GEOFFREY, B. FLEMING and ALEX. M. KENNEDY: Lancet **182** (1912).

DAUBER und BORST: Maligne Endokarditis im Anschluß an Gonorrhöe. Arch. klin. Med. **1876**, Nr 56. — DESNOS et LEMAITRE: Rheum. blenn. avec complic. cardiaque. Progrès méd. **1874**, No 50. — DIEULAFOY: Zwei Fälle von Gonorrhöesepticämie, nach ihrer Heilung gefolgt von typhoidem Fieber. Bull. Acad. Méd. Paris **1909**, No 20. — DORNER: (a) Gonorrhöesepsis. Münch. med. Wschr. **1923**, Nr 32. (b) Gonorrhöesepsis. Dtsch. med. Wschr. **1923**, Nr 51. — DUDLEY, C. SMITH: Gonorrhoeal endocarditis. Review and report of a case. Amer. J. med. Sci. **161**, Nr 6 (1921). — DWYER: Gonokokken-Endokarditis. Maligne Endokarditis und metastatischer Absceß bei Gonokokkensepsis. J. amer. med. Assoc. **75** (1920).

FINLEY: Fall von Endokarditis und Septicämie durch Meningokokken. Trans. Assoc. amer. Physicians **1912**. — FÜRTH und WEBER: Fall von ulcero-verruköser Endarteriitis der Art. pulmonalis im Anschluß an Gonorrhöe auftretend und eine Endokarditis vortäuschend. Edinburg. med. J. **1** (1905).

GALLVARDIN und DELACHANAL: Akutes angioneurotisches Ödem im Verlauf eines blennorrhoischen Rheumatismus. Presse méd. **1912**, No 10. — GHON und SCHLAGENHAUFER: Ein weiterer Beitrag zur Biologie des Gonokokkus und zur pathologischen Anatomie des gonorrhoischen Prozesses. Wien. klin. Wschr. **1898**, Nr 24. — GIRARD und TRIGHER: Zur Wirkung von Salvarsanspritzen bei Gonokokkensepticämie. Progrès méd. **1926**, No 16. — GLUZINSKI: Przegl. lek. (poln.) **1889**, Nr 11. — GOTHGEN: Über die Gonorrhöesepsis. Hosp.-tid. (dän.) **1923**, Nr 33 — GUIARD: Les complications de la blenn. Paris: Rueff 1898.

HAASE: Allgemeininfektion bei Gonorrhöe mit zwei klinisch und autoptisch beobachteten Fällen. Zbl. Bakter. **98**, H. 3/4. — HELLER: Phlebitis bei Gonorrhöe. Berl. klin. Wschr. **1904**. — HIS: Über Herzkrankheiten bei Gonorrhöe. Berl. klin. Wschr. **1892**. — HUBER: Pericarditis blenn. Arch. of Pediatr. Dez. **1904**. — HUEBSCHMANN: Gonorrhöesepsis mit Endokarditis. Z. Hyg. **73** (1913).

JACOBY, ARTUR und HANS COHN: Meningokokken oder Gonokokkensepsis? (Heilung nach Injektion von Meningokokkenserum.) Dtsch. med. Wschr. **53**, Nr 8, 320 (1927). — JAGIÉ und SCHIFFNER: (a) Gonorrhoische Herzerkrankungen. Med. Klin. **1920**, Nr 38. (b) Über gonorrhoische Herzerkrankungen. Med. Klin. **1920**, Nr 38. — JENKIN, JAMES: Gonococcal septicaemia. Brit. med. J. **1922**, Nr 3199.

KITCHEVAZ: Gonorrhoische Phlebitis der Vena saphena durch Vaccineinjektion in diese Vene geheilt. Bull. de Dermat. **1927**, No 6. — KLAFTEN: Metastase nach Gonokokkämie. Zbl. Gynäk. **1926**, Nr 46. — KRANZFELD: Prognose des Herzklappenfehlers. Inaug.-Diss. Zürich 1912.

LACASSAIGNE: Arch. gén. Méd. **1872**, XIX. — LENHARTZ: Über akute ulceröse gonorrhoische Endokarditis. Münch. med. Wschr. **1897**. — LEYDEN, VON: Über Endocarditis gonorrhoica. Dtsch. med. Wschr. **1893**, Nr 19. — LINDAU: Aortitis gonorrhoica ulcerosa. Acta path. scand. (Kobenh.) **1** (1924). — LION, G. et M. LEVY-BRUHL: Un cas d'endocardite infect. gonococcique avec sérodiagnostic positiv. Arch. Mal. Coeur **15**, No 5 (1921). — LOFARO: Vorkommen von Gonokokken im Blute von Blennorrhoikern. Policlinico **18**, Nr 2 (1911). — LUITHLEU: (a) Arthigon bei blennorrhoischer Herzerkrankung. Wien. klin. Wschr. **1915**, Nr 20. (b) Über Vaccinetherapie der blennorrhoischen Komplikationen. Arch. f. Dermat. **123**, H. 3/4 (1916).

MAC CALLUM: Zit. nach KAUFMANN. Path. Anat. **1**, 130. — MARINI: Gonokokkämie und Endocarditis maligne gonorrhoica während des Lebens diagnostiziert. Morgagni **1909**, Nr 1. — MARTAU und DEBRÉ: Gonämie. Bull. méd. **1910**, No 44. — MASSINI: (a) Gonokokkensepsis. Z. klin. Med. **83**, H. 1/2. (b) Gonokokkensepsis mit blennorrhoischer Phlebitis. Z. klin. Med. **83**, H. 1/2 (1916). — MATARASSO: Lymphangite avec oedeme rouge et douloureux de la région du triceps brachial d'origine très probablement blennorrhagique, guérie par deux injections de vaccin antigonococcique. Ann. Mal. vénér. **17**, No 6 (1922). — MONDSCHEIN: Einfluß der Gonorrhöe auf die Blutbeschaffenheit und Herz. Dermat. Wschr. **1917**, Nr 43. — MILJAEFF: Über Endocarditis gonorrhoica. Inaug.-Diss. Berlin 1907. — MOORE: Fall von Arterienthrombose aus blennorrhoischer Quelle. Lancet, Dez. **1903**.

NAEGELI: Blutkrankheiten und Blutdiagnostik. Leipzig: Veit u. Cie.

OLIVET, I.: Hyperkeratose und Thrombophlebitis bei Gonorrhöe. Med. Klin. **1926**, Nr 24.

PEISER: Gonokokkensepsis. Lehrbuch der Gonorrhöe. Berlin: Julius Springer 1926. — PICARD: Über blennorrhoische und syphilitische Entzündungen der Lungenstränge. Inaug.-Diss. Toulouse 1911, Nr 958.

RAVAUD, PAUL, et DUCOURTIOUX: Le traitement du Rhumatisme et des septicémie blennorrhagiques par les injections intraveineuses de sérum antigonococcique. Presse méd. **35**, Nr 1, 1—2 (1927). — REIFENSTEIN: (a) Zwei Fälle von Aortenaneurysmen gonorrhoischen und pneumatischen Ursprungs. Amer. J. med. Sci. **1924**. (b) Two cases of mycotic aneurysm, gonococcal and pneumococcal in origin. Amer. J. med. Sci. **168**, Nr 3 (1924). — RENAULT: Les complications cardiovasiculaires de la blennorrhagie. J. des Pract. **35** (1921). — RENDU et HALLÉ: Endopericardite, mort, culture etc. Bull. Soc. méd. Hôp. Paris **1897**, 1325. — RICORD: Zit. bei SCHLAGENHAUFER, Endocarditis gonorrhoica. Wien-Leipzig: Alfred Hölder 1912. — ROBIN et FIESSINGER: Gonokokkenperikarditis. Bull. Soc. méd. Hôp. Paris **1912**. — ROWLAND: Gonorrhoea and the cardiovascular system. Lancet **205**, Nr 1 (1923). — RUDZ und OCANA: Lokalisationen der Gonorrhöe im Herzen (Myokarditis). Rev. med. de Rosaria **1926**, No 16. — RUECK: Tödlicher Fall von Gonokokkensepticämie. Med. Rec. **1913**. — RUFUS COLE: 29 Gonorrhöe-Septicämie-Fälle. Oslers' Mollern Medicin.

SALTIKOW: Experimentelle Endokarditis. Verh. dtsch. path. Ges. **1912**. — SASSERATH: Phlebitis bei Gonorrhöe. Inaug.-Diss. Berlin 1904. — SCHIELE und DÖRBACK: Fall von Endocarditis gonorrhoica erfolgreich mit Injektionen von Gonokokkenserum behandelt. Petersburg. med. Wschr. **1910**, Nr 45. — SCHLAGENHAUFER: (a) Über die Gonorrhöe komplizierenden Phlebitiden. Handbuch der Geschlechtskrankheiten. 1912. (b) Über Coxitis blennorrhoica und ihre Beziehungen zur Protrusio des Pfannenbodens. S. A. **194**, H. 2 (1909). SCHOTTMÜLLER: Das Problem der Sepsis. Festschrift EPPENDORF u. 31. Kongr. inn. Med.

Wiesbaden **1914**. — SCHULTZ: Blennorrhoische Lymphangitis und Gonokokkenmetastasen ohne Schleimhautblennorrhöe. Dtsch. med. Wschr. **1906**, Nr 1. — SEARS: Endocarditis from Gonorrhoe. Med. and surg. Rep. Boston City Hosp. **1898**, 201. — SIEGHEIM: Über Endocarditis gonorrhoica. Z. klin. Med. **34** (1898). — SIMONS: Bakterielle Endokarditis. Quart. J. Med. **7** (1913/14). — SOCIN: Zur Genese der Gonokokkensepsis. Berl. klin. Wschr. **1916**, Nr 21. — STRATIGOPULOS: Phlebitis bei Gonorrhöe. Thèse de Montpellier 1883. — STRONINGER: Fall von blennorrhcischer Septicämie, geheilt durch Injektionen von Antimeningokokkenserum. Ann. Mal. Organ. génito-urin. **2**, H. 21 (1910). — SUTTER: Über blennorrhoische Allgemeinsinfektion, diffuse blennorrhoische Peritonitis, Arthritis blenn., Otitis med. blenn., Stom. blenn. und blennorrhoischem Exanthem. Z. klin. Med. **87**, H. 1/2 (1920). — SUTTER, ERNST: Über gonorrhoische Allgemeininfektion. Z. klin. Med. **83** (1916); **87**, H. 1/2 (1920).

TEBBUTT, A.: Two cases of gonococcal septicaemie. Med. J. Austral. **2**, Nr 14, 451—452 (1926). — THALHEIMER und ROTSCHILD: Umschriebene myokarditische Herde, experimentell durch Streptokokken hervorgerufen. J. of exper. Med. **1914**, Nr 5. — THAYER, W. S.: On the cardiac complications of gonorrhoea. Bull. Hopkins Hosp. **33**, Nr 380 (1922). — THAYER und LAZEAR: A sec. case of gon. septic. and ulcerativ. endocarditis. J. of exper. Med. **1899**. — THAYLER: Über blennorrhoische Septicämie und Endokarditis. Amer. J. med. Sci. **1905**, Nr 10. — THÉVENOT, LÉON et PAUL MICHEL: Un cas de septicémie hémorrhagique au cours d'une blennorrhagie. Province méd. **25** (1912). — TRENTI: Sopra un caso di endocardite gonococcica. Boll. Accad. med. Roma J. **50**, H. 6 (1924).

VIDARD: Phlebitis bei Gonorrhöe. Thèse de Paris **1875**. — VOELKER: Phlebitis bei Gonorrhöe. Thèse de Paris **1868**. — VOSS: Thrombophlebitis gonorrhoica am Penis. J. russ. Mal. vener. **1906**.

WEIL und COLANERI: Un cas de septicémie gonococcique pure. Bull. Soc. méd. Hôp. Paris **37**, No 16 (1921). — WEITZ: Fall von rapid verlaufender Gonokokkämie mit akuter Leberatrophie. Med. Klin. **1912**, Nr 5. — WELCH: Gonorrhoe complicated by Pyaemie with Endocardide. Med. Rec. **1895**, 756. — WERTHEIM: Über Cystitis gonorrhoica. Z. Geburtsh. **35**. — WINTER: Arthigon bei Gonorrhöesepsis. Dermat. Wschr. **70** (1920). — WITHINGTON: Endocarditis gonorrhoica bei Masern. Ref. Fauve Beaulieu. Thèse de Paris **1906**.

ZADOC-KAHN, OGLIASTRI et WAUTHIER: Un cas de gonococcémie grave suivie de guérison. Gaz. Hôp. **99**, No 100, 1613—1614 (1926). — ZAWADSKI und BREGMAN: Endocarditis gonorrhoica mit Embolie der Art. foss. Sylv. Münch. med. Wschr. **1896**.

Nervensystem, Talalgie.

ALBERT: Achillodynie. Wien. med. Presse **1893**.

BARKER: Hopkins Hosp. Bull. **1905**. — BARTHOLOMEW: Ein als Hysterie diagnostizierter Fall von blennorrhoischem Rheumatismus. Brit. med. J. **1909**. — BAREVA: Fall von blennorrhoischer Talalgie, mit X-Strahlen behandelt. Actas dermo-sifiliogr. **1911**, No 3. — BATUT: Die nervösen Folgeerscheinungen des Trippers. J. Mal. cut. **1909**, H. 11. — BERNHARDT: Isolierte Lähmung des rechten N. musculo-cutaneus nach Tripper. Berl. klin. Wschr. **1905**, Nr 35. — BIEK: Gonorrhoische Meningitis. Krat. Gaz. **1907**. — BIER, J.: Zur Kasuistik der Mening. ac. gon. Wratsch. Gaz. **1908**. — BLOCH: Ein Fall von blennorrhoischer Myelitis. Dermat. Z. **1905**, Nr 7. — BRUCK, C.: Nervenerkrankungen bei Gonorrhöe. LUBARSCH-OSTERTAG. 1912. S. 178. — BRUNN, FR.: Fall von gonorrhoischer Hemiplegie. Wien. klin. Wschr. **1922**, Nr 15. — BRUUSGARD und THJOTTA: (a) Ein Fall von Meningitis- und Purpura-Gonorrhöe. Acta dermato-vener. (Stockh.) **6** (1925). (b) Gonorrhoische Meningitis mit Purpura. Norsk. Mag. Laegevidensk. **85**, Nr 10 (1924).

CARLE: Über die postblennorrhoischen neuropathischen Zustände. Rev. pract. Mal. Organ. genito-urin. **1910**, No 37. — CASCALLA: Beitrag zu den blennorrhoischen Psychopathien. Riforma med. **1900**, No 8. — CHARCOT: (a) Leçons de mardi. 1888. (b) Myelit. gon. Leçons sur les mal. du syst. nerv. **1**, **3**, 1880. — CIMINO: Neurite bilaterale gonococcica. Ann. Ottalm. **1926**, 4. — O'CONNOR: The results of gonorrhoeal infection of the nervous system. Quart. J. Med. **15** (1921). — CROS: Contribution a l'étude de la meningo-myelite blenn. Thèse de Paris **1894**.

DEBORE: Blennorrhoische Meningo-Myelitis. J. des Prat. **1905**, No 8. — DÉJERIN: Blennorrhoische Pseudotabes. 1909. — DELAMARE: (a) Myelitis gonorrhoica. Gaz. Hôp. Paris **76**, 549 (1902). (b) Über die nervösen Komplikationen der Blennorrhöe. Gaz. Hôp., Mai **1901**. — DUFOUR: Myelitis gonorrhoica. Thèse de Paris **1889**.

ENGEL-REIMERS: Beitrag zur Kenntnis der gonorrhoischen Nerven- und Rückenmarkserkrankungen. Jb. Hamburg. Krankenanst. **1890**. — EULENBERG: Über gonorrhoische Nervenerkrankungen. Dtsch. med. Wschr. **36**, 686 (1900).

FERRARI: Tetaniforme Anfälle im Verlauf einer Blennorrhöe. Giorn. ital. Mal. vener. Pelle **1905**, H. 5. — FISCHEL: Eine seltene Komplikation des Harnröhrentripper. Prag.

med. Wschr. **1891**. — FOURNIER: (a) Ann. de Dermat. **1869**. (b) Zit. bei NOBL, Handbuch. — FROMAGET: Neurite opt. Ann. de Dermat. **1899**.

GIBSON, A. G.: Some of the more remote complications of gonorrhoea. Brit. J. vener. Dis. **4**, 249—271 (1928). — GOWERS: Myelite gon. Med. Press. and Circ. **89**, 249 (London 1910). — GULL: Myelit. gon. Med. Chir. Fr. **39**, 195 (1856).

HAYEM and PARMENTIER: Myelit. gon. Rev. Méd. **8**, 433 (1888). — HÉBERT: Gonorrhoische Labyrintherkrankungen. Nord. med. Ark. (schwed.) **1908**.

JAKOBSTHAL: Über Fersenschmerzen. Arch. klin. Chir. 88 (1909). — JAQUET: De la talalgie blenn. Bull. Soc. méd. Hôp. Paris **1897**. — JOSSELIN DE JONG: Ein Fall von Meningitis blennorrhica Zbl. Bakter. **45**, H. 6 (1908).

KAUFMANN: Lehrbuch der pathologischen Anatomie. Berlin-Leipzig: de Gruyter 1922. — KALINDERO: Über die spinalen Komplikationen der Blennorrhöe. Klin.-ther. Wschr. **1899**, Nr 38. — KIENBÖCK: Slg klin. Vortr. **1901**. — KIRMISSON: Zit. bei NOBL, Handbuch. — KLOEPPEL, F. W.: Zur Kenntnis des gonorrhoischen Fersenschmerzes. Dermat. Z. **35**, H. 1/2 (1921). — KÖHLICHEN: Über Organerkrankungen des Nervensystems auf blennorrhoischer Basis. Gaz. lek. **1904**, Nr 31/32. — KÖNIG: Fersenchirurgie. Dtsch. med. Wschr. **1910**.

LESSER: Ischias gonorrhoica. Verh. dtsch. dermat. Ges. **1899**. — LEYDEN, VON: Myelitis gonorrhoica. Z. klin. Med. **21**, 607 (1892). — LINDENFELD: Durch Gonorrhöe hervorgerufene Meningitis. Med. Klin. **1922**, Nr 6.

MARTINO: Gonorrhoische Labyrintherkrankungen. Rev. Med. Uruguay **1909**. — MASSON: Ischias gonorrhoica. Thèse **1817**. — MÉNÉTRIER: Polyneurite blenn. terminée par la mort. Bull. Soc. méd. Hôp. Paris **1904**. — MOLTSCHANOFF: Gonokokkentoxin und seine Wirkung auf das Nervensystem. Arch. russ. Path. **7** (1899). — MORELLI: Meningitis gonorrhoica. Arch. f. Dermat. **1913**.

NOBL: Handbuch. — NOUELLE: Drei Fälle blennorrhoischer Osteoperiostitis des Calcaneus. Actas dermo-sifiliogr. **1909**, No 1.

OLMER: Myelitis gonorrhoica. Revue neur. **18**, 115 (1910). — OSOKIN: Zur Frage der Veränderungen des Nervensystems bei Gonokokkeninfektion. Med. Woche **1904**, Nr 50.

PANAS: Nevrite optique d'origine blenn. Semaine méd. **1890**. — PETER: Myelitis gonorrhoica. Gaz. méd. **3**, 764 (1866). — PHIFER and FORSTER: Gonorrhoeal myelitis. Arch. int. Med. Okt. **1923**, 530. — PICKENBACH: Neuritis p. Blenn. Med. Klin. **1907**, Nr 27. — PISSAVY and STÉVENON: Myelitis gonorrhoica. Bull. Soc. méd. Hôp. Paris **24**, 919 (1907). — PITRES: Accidents cérébraux de la cours d. l. blenn. Zit. bei NOBL, Handbuch. — POLONY, v.: Fall von Myelitis transversa gonorrhoica. Dermat. Wschr. **76**, Nr 3 (1923). — PROCHASKA: Bakterielle Untersuchungen bei gonorrhoischer Allgemeininfektion. Dtsch. Arch. klin. Med. **82**, H. 2.

RAYNAUT: (a) Deux cas nouv. de périost blenn. J. Mal. cur. Paris 1895. (b) Manif. spin. et nerv. Rev. Méd. **12**, 183 (1892). (c) Über nervöse Symptome — Hysterie und Hypochondrie — im Verlauf des Trippers. J. Mal. cut. **3** (1891). — ROGALSKY: Myelitis gonorrhoica. Tunisie méd., Okt. **1912**, 313. — RONA: Kasuistik, Beiträge zur Entzündung der peripheren Nerven bei Gonorrhöe. Arch. f. Dermat. **1892**, H. 2.

SCHALL: Zit. nach PEISER, Lehrbuch der Gonorrhöe. BUSCHKE-LANGER. Berlin: Julius Springer 1926. — SELENEFF: Über den Einfluß der Blennorrhöe auf das Nervensystem. Mber. Urol. **10**, H. 7. — SIEVERT, J.: Beitrag zur Lehre von den Psychosen bei Infektionskrankheiten. Fall von Psychose bei blennorrhoischer Infektion. Inaug.-Diss. Kiel 1902. — SOUQUES: Quadriplégie spinale chronique d'origine blennorrhagique accompagnée d'atrophie musculaire permanente et d'abolision des réflexes tendieux. Arch. internat. Neur. **1**, No 4 (1923). — SPILLMANN and HAUSHALTER: Contrib. a l'étude des manif. spin. en cours de la blenn. Rev. Méd. **11**, 651 (1891). — STANLEY: Myelitis gonorrhoica. Med. Chir. Fr. **18**, 260 (1833). — SUDECK: Zit. bei NOBL, Handbuch. — SWEDIAUR: Zit. bei NOBL, Handbuch. — SZÉCSI: Fall von Sclerosis multiplex nebst Blennorrhöe. Gyogyászat (ung.) **1909**, Nr 24.

TAMBOUREW: Blennorrhoische Erkrankungen des Zentralnervensystems. Neur. Zbl. **1895**. — TIXIER: Myelitis gonorrhoica. Thèse de Paris **1866**.

VALVERDE: Un cas de sciatique blennorrhagique. Ann. Mal. vénér. **19**, No 2 (1924). — VENTURI: Blennorrhoische Psychopathien. Riforma med. **1894**, No 95/96.

WELANDER: Blennorrhöe, mit Polyneuritis kompliziert. Nord. med. Ark. (schwed.) **1897**, Nr 8. — WESTPHALEN: Fall von Polyneuritis gonorrhoica. Dermat. Wschr. **78**, Nr 5 (1924). — WINTTROP: Blennorrhoische Exostose des Fersenbeins. J. amer. med. Assoc. **53**, Nr 9.

ZIEMSSER: On the nature of bacterial Toxaemia. J. of Immunol. **5** (1920).

Persönliche Prophylaxe der Gonorrhöe.

Von

Rudolf Habermann-Hamburg.

Historische Vorbemerkungen.

Die Bestrebungen, durch persönliche Schutzmaßregeln die Übertragung der Geschlechtskrankheiten zu verhüten, sind naturgemäß so alt, wie die Erkenntnis der Infektiosität dieser Krankheiten selber. Schon *Moses* verbot in seinen Vorschriften die Berührung zwischen Gesunden und mit *Ausfluß* Behafteten, einschließlich deren Sitzgeräten usw. und schrieb für den Fall, daß sie doch geschehen war, Bäder und Isolation vor. Das Verbot der Berührung der Frau während der Menses, welches bei unregelmäßigen Blutungen noch verschärft wurde, hat wohl in erster Linie ebenfalls demselben Zwecke gedient. Auch bei anderen alten Völkern, den Römern u. a. schrieb die Religion vor, nach dem Beischlaf zu baden, wie es die Mohammedaner heute noch tun; und in den römischen Staatsbordellen gab es sogar eigens dafür bestimmte Sklaven, Aquarioli, die die Puellen nach jedem Coitus zu baden hatten. Waschungen mit medikamentösen Lösungen zu prophylaktischen Zwecken soll schon Galen verordnet haben, insbesondere Aufgüsse von Wein mit Galläpfeln und Asche. Sie gerieten dann aber in Vergessenheit, um erst im Mittelalter wieder aufzutauchen.

Die Zahl der im Lauf der Zeit zur Prophylaxe verwandten chemischen Desinfektionsmittel ist eine sehr große. Wenn sie auch nach dem Eindringen der Syphilis in Europa und ihrer unglücklichen Verquickung mit den anderen Geschlechtskrankheiten später wohl in erster Linie gegen die Gefahren jener Krankheit gerichtet waren, zumal man den Zusammenhang des Harnröhrentrippers mit seinen folgenschwersten Komplikationen damals kaum ahnen konnte, so finden wir doch unter ihnen eine Reihe guter Schutzmittel, die bei technisch richtiger Anwendung auch nach unseren heutigen Begriffen ausreichend sein mußten, um die Gonorrhöeinfektion zu verhüten. Als solche mögen von den von Proksch aufgeführten Mitteln nur folgende erwähnt sein. Lanfrank: Essig; Ricord und Fournier: Wein, Weingeist, Eau de Cologne; Coster: Chlorkalk; v. Siegmund und Müller: Kalium chloricum; Hunter: Hg. bichloratum u. a. m. Sie stellten bei Einspritzungen freilich mehr Abortivkurpräparate dar, mögen zum Teil starke Reizungen ausgelöst haben und andererseits bei nur äußerer Waschung oft nicht genügend in die Urethra eingedrungen sein.

Eine gewisse Wirksamkeit kann auch manchen mechanischen Maßregeln, wie Obturierung der Harnröhre mit Salben, Kollodium, Pflastern u. ä. nicht abgesprochen werden. Nach Girtanner sollen Londoner Lebemänner des XVIII. Jahrhunderts stets ein Speckstückchen in einer kleinen Schachtel zu diesem Zwecke bei sich geführt haben. Schützende Häute zum Überziehen über das Glied (Condoms, Blinddärme, Fischblasen) sind ebenfalls schon seit dem Altertum verwendet worden, zum Teil mit desinfizierenden Flüssigkeiten getränkt. Mystisch erscheint uns heute ein Vorschlag, wie die Abschnürung des Gliedes nach dem Verkehr, wertlos viele per os angewandte Medikamente, obwohl als solches noch 1906 von Bergmann das Methylenblau in Kapseln empfohlen wurde.

Auf eine sichere Basis wurden aber die Prophylaxeversuche erst gestellt durch Neissers Entdeckung des Gonokokkus. Schon 2 Jahre später führte Credé die vorbeugende Einträufelung von 2%iger Höllensteinlösung in die Augenbindehaut zur Verhütung der Ophthalmoblennorrhöe der Neugeborenen ein, und die ausgezeichneten Wirkungen dieses Eingriffs veranlaßten bald darauf den Gynäkologen Sänger zu einem analogen Vorschlag für die Harnröhre. Während aber die Augenblennorrhagie mit ihren schweren Folgezuständen heute durch diese Prophylaxe, die von Ärzten und Hebammen ausgeführt wird, auf einen minimalen Bruchteil der früheren Frequenz herabgedrückt ist, stehen wir in der Verhütung des Genitaltrippers noch im Anfangsstadium. Der Vorschlag Hausmanns, eine kleine Menge Argentumlösung nach dem Verkehr einzu*spritzen*, war ein Rückschritt, weil er starke Reizwirkung entfaltete und eher von der Prophylaxe abschreckte. Erst als 1895 Bloku-

SEWSKI die *Einträufelung,* nach CRÉDÉ und SÄNGER, wiederaufnahm und zugleich ein praktisches, leicht transportables Tropfgläschen dafür angab, wurden weite ärztliche Kreise dafür interessiert. So gelangte der weitere Ausbau der Gonorrhöevorbeugung dann in die neuere Richtung, wie sie weiter unten bei Besprechung der verschiedenen Hilfsmittel näher geschildert werden wird.

Experimentelle und praktisch-empirische Grundlagen.

Mechanische Schutzmittel.

Die sicherste Form des Selbstschutzes ist natürlich die Vermeidung jeder unmittelbaren Berührung der gefährdeten Körperteile mit dem Infektionsstoff, die beim Geschlechtsverkehr bis zu einem gewissen Grade durch die *Anwendung des Condoms* möglich ist, der gleichzeitig beide Partner vor einander schützt und zudem den großen Vorzug besitzt, empfängnisverhütend zu wirken, was besonders wertvoll erscheint im Hinblick darauf, daß ein mit Infektionsgefahr verbundener Coitus wohl im allgemeinen nicht der Absicht zur Erzeugung von Nachkommenschaft entspringt. Von diesen Gesichtspunkten aus ist jüngst besonders GROTJAHN in verdienstvoller Weise für die allgemeine Einführung des Condoms warm eingetreten. Er empfiehlt besonders die einheimischen Fabrikate aus Darmhaut (sog. Fischblasen), die die französische Ware (Schafblinddärme) an Haltbarkeit weit übertreffen. Da es sich um sehr zarte tierische Häute handelt, können zwei Exemplare übereinander gezogen werden, wodurch die Sicherheit sehr erhöht wird. Infolge der Möglichkeit mehrmaliger Benutzung gestalten sich die Kosten nur gering. Auch Gummipräservativs werden jetzt in immer feinerer und widerstandsfähigerer Ausführung billig hergestellt. Der Hauptnachteil der letzteren ist leider die begrenzte Lagerfähigkeit auch der besten Sorten, welche besonders in Verbindung mit dem durch die gesetzlichen Vorschriften gehemmten Absatz zunächst immer noch ein unkontrollierbares Gefahrenmoment bildet. Aber selbst ein so warmer Befürworter wie BLASCHKO gibt auf Grund seiner großen Erfahrungen zu, daß nur eine Minderheit der Prophylaxe treibenden Männer den Condom benutzt und daß er, soweit er angewandt wird, vorzugsweise der Empfängnisverhütung in der Ehe dient. Die psychischen Hemmungen, die bei manchen Männern bei Gebrauch des Condoms eintreten und sich bis zur temporären Impotenz steigern können, lassen die Abneigung vieler Frauen gegen ihn begreiflich erscheinen. Weiterhin wurde mit Recht oft betont, daß alle Maßnahmen, die *vor* dem Akt vorgenommen werden müssen, der Mentalität des Durchschnittsmenschen wenig entsprechen, da die kritische Überlegung zu diesem Zeitpunkt ganz durch die Libido verdrängt, erst nach dem Verkehr wieder das Übergewicht gewinnt (BLASCHKO, JADASSOHN). Daß bei ungewandtem Abziehen vom Condomrand her oder vom beschmutzten Hemd aus nachträglich noch eine Infektion erfolgte, ist mehrfach erwähnt worden. Diese Möglichkeiten sowie die Gefahr des Reißens machten die Bereitstellung desinfizierender Schutzmittel trotz des Condomgebrauchs doch notwendig.

In gewissem Sinne dem Condom analog ist bei der Frau das *Okklusivpessar,* welches zuerst zur Verhütung der Konzeption verwandt wurde, wofür es in der Tat eines der besten und zweckmäßigsten Mittel ist, gleichzeitig aber auch einen wertvollen Schutz vor gonorrhoischer und syphilitischer Infektion der Cervix bietet, die für die primäre Ansiedlung der Keime ebenso exponiert ist, wie die Urethra und gewiß noch mehr des Schutzes bedarf, weil ihre Beteiligung oft so ungleich folgenschwerer für die Kranken ist. Schon lange wurden Schwämmchen, getränkt mit antiseptischen Lösungen, zu den genannten Zwecken eingeführt. Zuerst wurde in Deutschland von WILDE 1838 ein Pessar aus Resina elastica hergestellt. Gewöhnlich wird jetzt eine halbkugelige Gummikappe mit federnden Metallrand verwendet (MENSINGA), die das Vaginalgewölbe luftdicht abschließt; weniger zweckmäßig sind Adhäsionskappen, die nur der Portio anliegen. Auch aus Metall und neuerdings Celluloid werden Pessare verfertigt, deren Verwendung angeblich sogar gleichzeitig eine therapeutische Wirkung bei chronischer Cervicalgonorrhöe ausüben soll (PUST). *Fast allgemein verworfen* werden *Stiftpessare* (Sterilett, Fruktulet), die zu Decubitus, Endometritis, Parametritis führen und oft das Leben aufs Spiel gesetzt haben. In neuerer Zeit wiesen besonders SAUDEK, HABERMANN, PINKUS, HANNEN auf den Wert des Pessars als Infektionsschutzmittel für Mann und Frau hin. Insbesondere werden Prostituierte mit chronischer, torpider Endometritis gonorrhoica, die man praktisch nicht immer bis zum völligen Freisein von Gonokokken internieren kann, durch den Gebrauch eines Pessars in Verbindung mit desinfizierenden Spülungen relativ unschädlich gemacht.

Schließlich wäre hier als weitere mechanisch wirkende Vorbeugung die *Urinentleerung unmittelbar nach dem Beischlaf* zu erwähnen. Sie wurde bereits von alten Ärzten anempfohlen und genießt noch heute ein gewiß nicht ganz unberechtigtes Vertrauen (PROKSCH, FINGER, COMPAGNOLLE u. a.). Besonders wird empfohlen, den Urin nicht kontinuierlich zu entleeren, sondern absatzweise bei wechselndem Öffnen und Verschließen der Harnröhre mit dem vorgehaltenen Finger, um einerseits die Falten der Schleimhaut durch maximale Dehnung mit auszuspülen, andererseits die Kraft des Harnstrahles zeitweise zu verstärken. Weiter wird geraten, auch durch Zuhalten der Vorhaut den Präputialsack mit dem Harn auszuspülen und zu waschen, falls sonst eine Gelegenheit zur Waschung nicht vorhanden ist. Zweifellos ist die *sorgfältige Waschung* der Eichel und aller Vorhautwinkel nach dem Beischlaf mit Seife auch für die Trippervorbeugung von größter Bedeutung, weil sicher im Vorhautsack oberflächlich zurückgebliebene Keime nicht nur paraurethrale Gänge, TYSONsche Krypten, sondern auch die Harnröhre selbst post coitum noch infizieren können.

Gegen die *Einsalbung* mit indifferenten Fetten, der beim Syphilisschutz vielfach ein gewisser Wert zuerkannt wird (NEISSER), kann der naheliegende Einwand erhoben werden, daß an Schleimhäuten Fette nicht genügend haften, zumal wenn hier bei sexueller Erregung die Schleimabsonderung gesteigert ist, so daß der Wert dieser Maßregel als Schutz gegen Tripper nicht hoch geschätzt werden kann, obwohl sie bis in die letzten Jahrzehnte hin auch dafür empfohlen wird (KRAUSS, FLUSS). Eine Verbindung von mechanischem mit chemischem Schutz bedeutete die von FALLOPIUS angegebene Form des Condoms als Leinenüberzug, der mit desinfizierenden Lösungen getränkt war, der aber ebenso wie STREBELS „Urethrophortube", mittels deren eine Protargol-Glycerin-Boluspaste ante coitum in die Harnröhrenmündung gepreßt wurde, nur noch historisches Interesse besitzt.

Chemisch wirkende Schutzmittel.

Auf das Orificium urethrae, einen dorsoventral gerichteten, von lippenartigen Schleimhautfalten umgebenen Spalt, der normalerweise die engste Stelle der Urethra darstellt, folgt eine ampullenartige Erweiterung, die Fossa navicularis, an die sich wieder eine Verengerung anschließt. Am hinteren Ende der Fossa, etwa 15 mm vom Orificium entfernt, befindet sich dorsalseits konstant eine einfache oder doppelte Einstülpung (Sinus fossae navicularis) von 4—6 mm Tiefe, deren Mündung teilweise von der GUÉRINschen Klappe (Valvula fossae navicularis) bedeckt wird. Außerdem münden regelmäßig in mehr oder weniger großer Zahl von wechselnder Größe LITTREsche Drüsen in die Schleimhaut der Fossa. Diese anatomischen Verhältnisse sind für die erste Ansiedlung der eindringenden Gonokokken und daher auch für die Prophylaxe von großer Bedeutung.

Wenn die Gonokokken in die Harnröhrenmündung hineingelangen, befinden sie sich auf dem Plattenepithel der Fossa navicularis zunächst in einem Terrain, welches ihnen viel schlechtere Entwicklungsbedingungen bietet als das Cylinderepithel der übrigen Pars cavernosa. Sie breiten sich hier nur auf der Oberfläche rasenartig aus. Erst wenn sie tiefer in die Pars pendula vorrücken, durchsetzen sie dort das Cylinderepithel bald in seiner ganzen Dicke und dringen bis ins Bindegewebe ein (FINGER).

Die Abgrenzung zwischen den Begriffen der Abortivbehandlung und chemischen Prophylaxe muß beim Tripper naturgemäß eine fließende sein, wie dies auch in der Entwicklung der Vorbeugungstechnik zum Ausdruck kommt. Man spricht von Prophylaxe, solange noch keine nachweisbaren Zeichen der Erkrankung vorliegen und müßte demnach den Begriff der Abortivkur auf die Fälle beschränken, in denen eine Vermehrung der Gonokokken mikroskopisch festgestellt ist. In England propagiert man die Bezeichnung early treatment (Frühbehandlung) zum Teil aus moralischen Gründen, weil „Prophylaxe" eher zu einer leichtsinnigen Selbstgefährdung Anlaß geben könnte.

Während im allgemeinen angenommen wird, daß die Keime ganz vorn auf dem Schleimhautrand deponiert werden, wurde andererseits (HYRTL, NEISSER) die Möglichkeit erörtert, daß durch die Coitusbewegungen abwechselnd ein Klaffen und Schließen des Orificiums bewirkt werde, wodurch es gewissermaßen zu einer Art Ansaugung der infektiösen Sekrete komme, die dann nach Abklingen der Erektion von den zusammensinkenden Lippen des Orificiums in einem Raum festgehalten werden, in welchem die Spermareste für die Keime besonders günstige Entwicklungsbedingungen schaffen, zumal Sperma ein guter Nährboden für Gonokokken sein soll (FRANK). Ob allerdings auf diese Weise schon rein mechanisch die Gonokokken 7—8 mm tief (NEISSER) oder sogar noch tiefer, bis in den erwähnten Blindsack hinein, also etwa 2 cm vom Orificium, beim Coitus vorgeschoben werden (FRANK) erscheint doch zweifelhaft. Die Möglichkeit eines schnellen Eindringens der Gonokokken in die LITTRÉschen Drüsen der Fossa, noch bevor es zu einer Ausbreitung auf der Harnröhrenschleimhaut gekommen ist, liegt zwar vor, jedoch scheint das zu den Seltenheiten zu gehören, wenn nicht die immer wieder erwähnten vereinzelten Fehlschläge einer rechtzeitig und korrekt ausgeführten Prophylaxe vielleicht zum Teil in diesem Sinne zu deuten sind. Die Tatsache, daß gelegentlich paraurethrale Gänge isoliert erkranken, wenn die Harnröhre verschont bleibt, spricht unbedingt für die Notwendigkeit, bei der Prophylaxe auch der Umgebung der Harnröhrenmündung, dem Praeputium usw. größte Aufmerksamkeit zu widmen. HESSE erblickt die Hauptbedeutung des Frenulums darin, daß es bei der Erektion angespannt die Lippen des Orificiums verschließt, wodurch das Eindringen der Keime erschwert wird und will nach Durchtrennung des Bändchens sogar eine erhöhte Disposition für Gonorrhöe haben eintreten sehen.

Die Hauptanforderungen, die an ein chemisches Prophylakticum gestellt werden müssen, sind

1. starke Desinfektionskraft,
2. geringe örtliche Reizwirkung und Ausschluß von Intoxikationsgefahr durch Resorption,
3. einfache und bequeme Anwendbarkeit (Vermeidung von Wäschebefleckung, Geruchlosigkeit),
4. möglichst unbegrenzte Haltbarkeit,
5. geringe Giftgefahr (Abgabemöglichkeit im Handverkauf, durch Drogerien bzw. Automaten),

6. wohlfeiler Verkaufspreis,
7. möglichst einfache, unauffällige und widerstandsfähige Verpackung.

Es bedurfte vieler Mühe, um diese Anforderungen einigermaßen zu erfüllen und auch heute noch lassen viele der gebräuchlichen fertigen Schutzmittel in manchen der angeführten Punkte recht zu wünschen übrig.

Silberpräparate.

Wenn auch *Argentum nitricum* schon lange *vor* der NEISSERschen Entdeckung zu den beliebtesten Tripperheilmitteln gehörte, so wurde doch erst durch die Möglichkeit der klinisch-bakteriologischen Kontrolle die prädominierende Stellung der Silberverbindungen in der Gonorrhöetherapie geschaffen, und es lag daher nahe, daß der Höllenstein auch zuerst zur Prophylaxe gebraucht wurde.

Der fundamentale Gedanke CRÉDÉs, ein Tröpfchen $2^0/_0$iger Höllensteinlösung in die Augen der Neugeborenen zu träufeln, nachdem vorher von ihm und anderen ante partum vorgenommene Scheidenspülungen zwar eine gewisse, aber doch keine voll befriedigende Wirkung ergeben hatten, führte zur Übertragung dieses schützenden Eingriffs auf die Harnröhrenmündung (SÄNGER). BLOKUSEWSKI konstruierte ein bequem transportables Tropfglas „Samariter" in Pipettenform, bei welchem die Berührung des Gummis mit der Lösung vermieden wurde und aus dem durch Fingerdruck einzelne Tropfen der Flüssigkeit entleert werden konnten. Zum Schutz der lichtempfindlichen Lösung diente eine Nickelhülse. Nach Urinentleerung post coitum sollten 2 Tropfen der Lösung in die Harnröhrenmündung geträufelt, ein dritter auf die Gegend des Frenulums appliziert werden, um dort liegende Keime vor dem Eindringen in etwa vorhandene paraurethrale Gänge abzutöten. NEISSER trat mit seiner Autorität für die Methode ein. Da aber eine Reihe von Autoren (ULLMANN, FRANK, SCHULTZE, LOEB) über unerwünschte Nebenwirkungen in Form von Reizerscheinungen der Harnröhre klagten, so wurde es als Fortschritt begrüßt, daß das inzwischen in die Therapie eingeführte *Protargol,* das reizloser war und zudem noch den Vorzug hatte, nicht eiweißfällend zu wirken und daher durch die Spermareste nicht so leicht unwirksam zu werden, von FRANK in $20^0/_0$iger Lösung mit Glycerinzusatz für die Instillationsprophylaxe vorgeschlagen wurde. Es wurde späterhin auch von einer Reihe anderer Autoren (BLOKUSEWSKI, MARSCHALKO, ZIELER, JESIONEK, BETTMANN, MICHELS u. a.) verwandt. Weiter wurde Albargin ($8^0/_0$) bevorzugt, ferner Sophol, Argonin, Argyrol, Choleval, Targesin, in der Augenprophylaxe außerdem Argentamin, Kresatin gebraucht.

Besonders störend machte sich bei den Silbersalzlösungen für den Dauergebrauch vor allem ihre *geringe Haltbarkeit* bemerkbar, selbst bei Vermeidung von Lichtzutritt und bei Glycerinzusatz. Die bei längerer Aufbewahrung eintretende Zersetzung hatte nicht nur eine Verminderung der antiseptischen Wirkung, sondern zum Teil auch eine Erhöhung der Reizwirkung zur Folge. Aus diesem Grunde waren Tropfgläser nötig, die zum Nachfüllen eingerichtet waren, weniger zweckmäßig aber solche, bei denen die in die Harnröhrenmündung einzuführende Pipette auch in die Lösung eintauchte (MARSCHALKO „Phallokos"). Vielmehr mußten Packungen, die die jeweilig nur für den einmaligen Gebrauch bestimmte Menge in kleinen mit Wachs verschlossenen Ampullen enthielten, entschieden als vorteilhafter angesehen werden (FRANK: „Prophylaktol", BLOKUSEWSKI: „Sanitas"). In der geburtshilflichen Praxis werden heute ebenfalls meistens kleine, nur 6 Tropfen enthaltende, zugeschmolzene Ampullen, die erst bei Bedarf geöffnet werden (HELLENDALL) zur Augenprophylaxe verwandt.

Noch sicherer wurde die Gefahr der Zersetzung ausgeschaltet durch die Anwendung trockener Schmelzstäbchen oder „Schutzperlen" (NOFFKE, CRON-

QUIST, GOUGEROT, JANET, HOFMANN, FINGER, FÜRTH, SCHERESCHEWSKY, KLAUBER u. a.), die sich bei Körpertemperatur verflüssigen und entweder Kakaobutter oder eine Tragantmischung oder ähnliches als Grundlage haben. Den Vorteil der Vermeidung jeder Bruchgefahr, wie sie bei Glasgefäßen besteht, steht als Nachteil die Möglichkeit des Herausgleitens der Stäbchen infolge der zu langsamen Auflösung, zumal nach längerem Lagern, ferner die Herabsetzung der Desinfektionswirkung gegenüber, die allerdings durch einen erhöhten Prozentgehalt ausgeglichen werden könnte. Andererseits wurde gerade der viscösen Konsistenz eine bessere Haftung und dementsprechend längere Einwirkung zugeschrieben, als sie bei dünnflüssigen Lösungen stattfindet und um diesen Vorteil auszunutzen, sind auch Salbenpräparate, Protargolvaseline (NEISSER „Novoinjektol"), *Protargolgelatine* (SCHULTZE) empfohlen worden, ohne aber, wie es scheint, viel Anklang zu finden. Uranoblen, eine silberhaltige Uraninverbindung als Pulver mit leicht schmelzender Gelatinehülle in Stäbchenform (Caviblen) wurde von BRUCK angegeben. Es löst sich zu einer grünlich-grauen stark färbenden Masse auf. Letzthin hat SCHWARZ mit *Albargin* getränkte und getrocknete Watte, die dann vor Gebrauch wieder angefeuchtet werden soll, zur Prophylaxe empfohlen.

Als meist gebrauchte Gonorrhöeschutzmittel sind die Silberverbindungen, insbesondere Protargol, auch am besten durch *Impfversuche am Menschen* in Ermangelung eines geeigneten empfänglichen Tieres und durch *Desinfektionsversuche* in *vitro* mit Gonokokkenkulturaufschwemmungen geprüft worden. Während SÄNGER und HAUSSMANN sich auf die günstige Wirkung der Augenprophylaxe bezogen hatten, konnte BLOKUSEWSKI schon auf die Versuche von SCHÄFFER und STEINSCHNEIDER hinweisen, die in den therapeutisch verwandten Konzentrationen eine entschiedene Überlegenheit der Silbersalze in der abtötenden Wirkung auf Gonokokken, in 30%igem Menschenserumwasser aufgeschwemmt, gefunden hatten. Mit Protargol stellten zuerst WELANDER, dann FRANK ebenfalls Versuche am Menschen an. WELANDER freilich ging so vor, daß er nach Einbringung von Gonorrhöeeiter in die Harnröhrenmündung nach abgestuften Zeiträumen (10 Minuten bis 6 Stunden) 5—6 ccm einer 4%igen Protargollösung *einspritzte* und 10 Minuten zurückhalten ließ; er nahm eine Abortivkur vor, die schon damals nach BLOKUSEWSKIS Erfahrungen so kurze Zeit nach der Infektion als überflüssig intensiv und zu ausgedehnt erscheinen mußte. FRANK hielt sich an die *Tropf*methode (CRÉDÉ, SÄNGER, BLOKUSEWSKI), bei der er 10 Minuten nach der Impfung mit 20% Protargolglycerin einen vollen Erfolg erzielte. Gegen die Bewertung dieser Impfungen auf die menschliche Harnsäureschleimhaut mit nachfolgender Desinfektion wurde übrigens eingewandt, daß die dem natürlichen Infektionsmodus doch nicht völlig analog seien, da der infolge der sexuellen Erregung sezernierte Schleim die Mucosa auflockere und die Entwicklungschancen der Keime verbessere (NOBL, CAMPAGNOLLE) und auch die bei der Erektion klaffenden Öffnungen der Drüsenmündungen das Eindringen erleichterten. In gleicher Weise wie SCHÄFFER und STEINSCHNEIDER prüfte später AUFRECHT die Wirkung der Protargolgelatine an Gonokokkenkulturen und fand sie im Vergleich mit der der Lösungen vermindert. In neuerer Zeit haben MANTEUFEL und ZSCHUCKE ähnliche Versuche angestellt, jedoch mit der Abänderung, daß verschiedene gebräuchliche fertige Prophylaktica vorher in 50%igem Menschenserumwasser aufgelöst bzw. emulgiert, dann mit dichten Kulturaufschwemmungen versetzt wurden.

Silberfreie Mittel.

Trotz der vorwiegenden Bevorzugung der Argentumpräparate zum Tripperschutz machten sich doch ihre Mängel, neben leichter Zersetzlichkeit die schwer vermeidbare waschechte Besudelung der Wäsche, bei therapeutischer Anwendung schon störend, bei der Vorbeugung vollends noch übler bemerkbar, so daß unermüdlich die Verwendbarkeit anderer Desinfizientien, die ja in großer Zahl vorhanden waren, für diesen Zweck erprobt und vielfach solche auch erfolgreich verwandt wurden, wobei insbesondere oft auch das Bestreben hervortrat, *Einheitsprophylaktica,* die zugleich gegen alle Geschlechtskrankheiten schützen sollten, zu schaffen.

Kalium permanganicum, das freilich nicht farblos, aber ungiftig, sehr wohlfeil, relativ wenig reizend, besonders in Frankreich, England und Amerika noch heute viel benutzt wird (JANET, MONROE, SHAW, REID u. a.) in Deutschland zuletzt von BLASCHKO und LESSER besonders für Frauen zu Vaginalspülungen und Waschungen empfohlen wurde, genügt nach MANTEUFEL und ZSCHUCKE nicht den geringsten zu stellenden Anforderungen, indem nach 30 Minuten noch keine Schädigung der Gonokokkenkulturen bei $1^0/_0$iger Konzentration, also der zehnfachen der gewöhnlich gebrauchten, festgestellt werden konnte (s. u.).

Der *Alkohol,* schon von RICORD als Wein oder Weingeist erprobt, von FOURNIER als Eau de Cologne verwandt, hat auch heute noch seine Anhänger. Vor allem hat er den großen Vorzug, daß er z. B. in Form von Kognak oder Kirschwasser in geeigneter Konzentration überall im freien Handel leicht zu haben ist. Leider soll seine Wirkung bei der Luesprophylaxe ganz unzureichend sein, wie insbesondere neuere Versuche (SCHELLACK, WORMS) ergeben haben. Auch verursacht er, sobald kleinste Epithelläsionen vorhanden sind, ein empfindliches Brennen. HABERMANN verwandte Sagrotan [Chlor-Xylenol-Sapokresol und Baktol (Chlorthymolseife)], worauf unten noch zurückzukommen sein wird. LIESE versuchte neuerdings Chinosolvaseline, die aber von MANTEUFEL nicht als wirksam genug angesehen wird. FREYMUTH sowie DITTHORN und NEUMARK erprobten eine Thymolseife (Halla).

Eine große Rolle spielten von jeher die *Quecksilberverbindungen.* Es seien folgende Präparate unter Voransetzung der empfehlenden Autoren aufgeführt:

SCHMITT, AHLFELD, STRATZ: Sublimatlösung zur Augenprophylaxe, später ganz durch Silbersalzlösungen verdrängt.

ULLMANN: Sublimatlösung $0{,}01^0/_0$ für die Harnröhre.

BOUREAU: Sublimatsalbenverband „Urethromèche" zur Einführung in die Harnröhre, wo er mit Gummibefestigung 2—12 Stunden getragen werden sollte.

PRUSSAK und HABERMANN: Sublimatgaze bzw. Wattestäbchen, zum Anfeuchten vor Gebrauch.

LENZ und PRIESSNITZ: (auf Grund der Untersuchungen von MANTEUFEL und ZSCHUCKE) Sublimatsalbe $0{,}3^0/_0$ („Goluthan").

RICHTER: Unguentum cinereum zur Einfettung von Eichel und Orificium.

FEIBES, NOBL: Hg. salicylicum in kolloidaler Lösung („Protektor").

MAUS, FROST: METSCHNIKOFFsche Kalomelsalbe mit Hg. oxycyanatzusatz.

MOOJI: Kalomelsalbe mit Sublimatzusatz.

HIRSCH: Kalomelpulver.

GROSSE: Hg. oxycyanat in fettfreier Salbengrundlage („Servasygon").

Eine Reihe von anderen Zubereitungen stellen *Mischpräparate* dar von zum Teil recht komplizierter Zusammensetzung bzw. enthalten so *komplexe Verbindungen,* daß es kaum zu beurteilen ist, welchen Komponenten der Hauptanteil bei etwaigen Erfolgen zukommt.

FRANK: Protargolsublimatlösung.

ULLMANN: Wasserstoffsuperoxyd-Methylpropylphenollösung.

PENAUD: Kalomel- Resorcin- Bismut. subnitr.-Lanolin-Vaseline.

SCHAPS: Formalin-Siliciumoxyd-Aluminiumoxyd-Metallchloride.

GAUDUCHEAU: Hg. oxycyanat-Thymol-Kalomel-Lanolin-Vaseline. (Gleichfalls erprobt von SANGIORGI, MASSAC und KROEFT.)

HARRY: Thymol-Tribrombetanaphthol-Seife. („Antifekt").

KAFEMANN: Phenol-Campher-Sublimatmischung („Trisalven").

BORY: Hg-oxycyanat-Fluoformalyl-Xylol-Seife.

MERZ und NOTTHAFT: Chinin-Hg. bisulfat-Creme („Dublosan").

RUSS: Metadijodidmercurisalicylsulfosaures Zink („Veto").

HECHT: Hg. oxycyanat-Chinincreme („Sicurus, Sicura").

Beziehungen zur Syphilisprophylaxe. Einheitsschutzmittel.

Während BLOKUSEWSKI sich anfangs damit begnügt hatte, neben dem Gebrauch seines „Samariters" zum Schutz gegen Lues eine Einfettung der Genitalien vor dem Beischlaf vorzunehmen, wurden bald darauf Schutzbestecke in den Handel gebracht, die neben den Silberlösungen desinfizierende Salben (Formalincreme, Kalomelsalbe) enthielten und dieses System der Zweiteilung hat sich vielfach noch bis jetzt erhalten. Allerdings war die Einsicht, daß dies eine überflüssige Komplikation des ganzen Vorganges bedeutete, die an die Geschicklichkeit und das Verständnis einfacher Menschen unnötig hohe Anforderungen stellte, aber auch die Kosten erhöhen mußte, schon lange von mehreren Autoren geäußert und zum Teil auch brauchbare Vorschläge für eine Vereinfachung gemacht worden (FEIBES, NOBL, RICHTER). Aber ihre Anregungen erschienen, insbesondere wegen der herrschenden engen Ideenverbindung zwischen Gonokokken und Silbersalzen, zu wenig plausibel und es wurde geradezu von autoritativer Seite (ZIELER, MÜLLER) erklärt, daß Quecksilbersalze für die Gonorrhöeprophylaxe „nicht brauchbar" seien.

WORMS vollends äußerte noch 1924 die Ansicht, daß „es die Benutzer der Prophylaxe nur zur Sorgfalt erziehe, wenn sie zwei getrennte Schutzmittel gegen Lues und Gonorrhöe anwenden müssen".

Demgegenüber hat sich MANTEUFEL das Verdienst erworben, nachdrücklicher auf die *Notwendigkeit* und *Möglichkeit* einer *Vereinfachung* hingewiesen zu haben. Vor allem schuf er durch die von ihm mit ZSCHUCKE vorgenommenen erwähnten Vergleichsprüfungen in vitro, bei denen verschiedene organische Silberpräparate gegenüber einer Reihe zur Luesprophylaxe verwandter Mittel durch Feststellung ihrer Wirkung auf Kulturgonokokken ausgewertet wurden, eine gewisse Grundlage für die Verwendung von Einheitsschutzmitteln.

Die zu prüfenden fertigen Mittel wurden in kleine Kölbchen getan, sterilisiert, alsdann mit 50%igem inaktiviertem Menschenserumwasser versetzt, durch Schütteln zu einer homogenen Emulsion verarbeitet, dann mit 2—3 Tropfen einer dichten Gonokokkenkulturabschwemmung beimpft neben Kontrollen, die kein Desinfizienz enthielten. Nach 5, 10, 15, 30 Minuten wurde jedem Kölbchen eine Öse entnommen und auf Blut oder Serumagarplatten ausgestrichen, und die Resultate nach 48stündigem Brutschrankaufenthalt abgelesen. Kürzere Einwirkungszeiten der Mittel als 5 Minuten und längere als 180 Minuten wurden nicht geprüft. Als Maßstab für die Brauchbarkeit wurde eine abtötende Wirkung nach längstens 15 Minuten angenommen.

Wie sich ergab, tötete Protargol in 20%-Lösung die Gonokokken regelmäßig in wenigen Minuten ab, in 5%-Lösung erst in einer 1/2 Stunde. Die geprüften Schutzmittel in fester Form [Uranoblen, Choleval, Protargol (Delegon)] zeigten sich sämtlich der Protargollösung unterlegen. Bei Delegon trat die Abtötung erst nach 2 Stunden ein. Hg. bichlorat und oxycyanat 0,1—1%, bzw. 0,3% in wässeriger Lösung, ersteres mit Kochsalzzusatz, um die Eiweißgerinnung hintan zu halten, erwiesen sich der 20%igen Protargollösung als mindestens gleichwertig. In Salbenform stand Sublimat (0,3%-Lanolin) der entsprechend starken Lösung nicht nach, während 0,3% Hg. oxycyanat-Salbe erst in einer 1/2 Stunde wirkte. Die NEISSER-SIEBERTsche Schutzsalbe (0,4% Sublimat-Tragant-Stärkegelatine) versagte bei Verwendung einer älteren Tube vollkommen (Zersetzung durch Metallwirkung), während dasselbe Mittel, in Salbenkruke aufbewahrt, innerhalb weniger Minuten alle Keime abtötete. Die Metschnikoffsche Kalomelsalbe (33% mit Lanolin) wirkte erst nach einer 1/2 Stunde und eine formalinhaltige Virocreme ließ eine Desinfektionswirkung ganz vermissen.

Tabelle nach Manteufel.
Experimentelle Prüfung von Schutzmitteln gegen Gonokokken.

Geprüftes Mittel	Zeitdauer bis zur Abtötung der Gonokokken
5% Protargollösung	30 Minuten
10% „	10—15 „
20% „	5 „
5% Protargolvaseline	30—180 „
0,1% Sublimat-Kochsalzlösung	5 „
0,3% „ „	5 „
1% „ „	5 „
0,1% Sublimatlanolin	30 „
0,1% „	5 „
0,3% Oxycyanatlösung	5 „
0,3% Oxycyanatlanolin	30 „
0,4% „	5 „
Neisser-Siebertsche Salbe (Handelstube)	180 „
Dieselbe frisch bereitet in Salbenkruke	5 „
Neisser-Siebertsche Salbe ohne Sublimat	180 „
33% Kalomellanolin	60 „
Uranoblen	15—45 „
Choleval-Schutzstäbchen	30—60 „
Protargol- „ (Delegon)	60—150 „

„Die Zeitdauer bis zur völligen Abtötung der Gonokokken unterliegt bei öfterer Wiederholung der Versuche beträchtlichen Schwankungen, die sich durch die nicht immer ganz gleichmäßig ausfallende Menge des Desinfektionsmittels und des Gonokokkenmaterials im einzelnen Versuch sowie durch die besser oder schlechter ausfallende Verarbeitung der Emulsion genügend erklären“ (Manteufel).

Weiterhin wurde die Kalomel-Thymol-Hg. oxycyanatsalbe von Gauducheau sowie eine 1%ige Lösung von Kalium permanganicum geprüft und bei beiden Mitteln noch nach 30 Minuten keine nachweisbare Einwirkung auf die Gonokokken festgestellt.

Diese Versuche bieten immerhin eine gewisse Orientierungsmöglichkeit, wenn sie auch nicht als den natürlichen Vorgängen auf der Harnröhrenschleimhaut analog und demnach als bindend anerkannt werden können, ebensowenig wie das auf die Schäffer-Steinschneiderschen Desinfektionsversuche zutraf. Wenn hervorgehoben wird, daß der durch die Versuchsbedingungen angelegte strengere Maßstab höhere Leistungen erfordere, als sie in der Praxis möglich sind, und das ohne weiteres als Vorteil angesehen wird, so muß andererseits die dadurch entstehende Gefahr berücksichtigt werden, daß ungerechtfertigterweise wertvolle Hilfsmittel, die schon praktisch ausgiebig sich bewährt haben, in Mißkredit gebracht werden können. Von Seligmann wurde gegenüber Manteufel der Einwand vorgebracht, daß bei dem von letzterem verwandten Verfahren nicht nur die bactericide Wirkung berücksichtigt werde, sondern auch entwicklungshemmende Eigenschaften der mit auf den Kontrollnährboden übertragenen Mengen des Schutzmittels eine Rolle spielen könnten, so daß ersterer bei seinen Versuchen mit Quecksilbersalzen diese Nachwirkung durch Behandlung mit Schwefelammonium glaubte ausschalten zu müssen. Es ist im Gegenteil anzunehmen, daß gerade diese *entwicklungshemmenden* Nachwirkungen der Mittel im Versuch *nicht genügend* berücksichtigt werden, während sie in praxi durch Übertragung größerer Mengen der Desinfizientien auf die Schleimhaut viel mehr zur Geltung kommen. Ist doch auch in der Therapie der Gonorrhöe die Frage der „Nährbodenverschlechterung" besonders erörtert worden. Nur dadurch ist es zu erklären, wenn ein so bewährtes und in der Gonorrhöeprophylaxe zweifellos brauchbares Mittel wie das übermangansaure Kali von MANTEUFFEL rundweg abgelehnt wird. HABERMANN hat von seiner Verwendung nicht wegen ungenügender Desinfektionskraft gegen Gonokokken, sondern hauptsächlich wegen der bei stärkeren Konzentrationen sehr störenden Verfärbung Abstand genommen.

Schon der Umstand, daß die Luesprophylaxe infolge der Eigenbeweglichkeit der Spirochäte, die ihr ein schnelles Eindringen in die Lymphgefäße ermöglicht, ceteris paribus vor ungleich schwierigeren Aufgaben steht, wie die Tripperprophylaxe, legt es nahe, bei Versuchen zur Vereinheitlichung die bei der ersteren bewährt befundenen Mittel zugrunde zu legen, wobei auch noch die erwähnten verschiedenen Mißlichkeiten der Anwendung von Silberpräparaten mitbestimmend ins Gewicht fallen. Auch ist ja eine Tiefenwirkung auf die Schleimhaut, wie sie in therapeutischer Hinsicht den organischen Silbersalzen nachgerühmt wird, bei der Prophylaxe nicht im selben Grad erforderlich.

Nach den neuesten Ergebnissen der Luesprophylaxeforschung betrachten MANTEUFFEL und WORMS (vgl. dieses Handbuch Band 18) jetzt für die Beurteilung von Schutzmitteln nur noch diejenigen neueren Versuchsergebnisse als bindend, welche nach Scarification der Scrotalhaut des Kaninchens bei Verimpfung von hochvirulenten in $100^0/_0$ haftenden Spirochätenstämmen unter Kontrolle der Poplitealdrüsen durch Weiterverimpfung gewonnen werden (NICHOLS und WALKER), während die Resultate der früher infolge der Inflationsnot usw. herangezogenen, in der Tat recht ungleichwertigen Behelfsmethoden (Spirochätenkontrolle nach Auftragen des Schutzmittels auf Syphilome, Anwendung bei Übertragung von Mäuserecurrens und originärer Kaninchenspirochätose) ausscheiden sollen, was in Anbetracht ihrer widerspruchsvollen Resultate, die eine bedauerliche Verworrenheit in die an sich schon so schwierige Frage hineingebracht hatten, zum Teil berechtigt erscheint. Trotz der offensichtlich großen Vorzüge, die die neue Methodik bietet und obwohl hier nicht der Ort für nähere Ausführungen über die Syphilisprophylaxe ist, so seien in Anbetracht ihrer Bedeutung für den vorliegenden Gegenstand doch einige Bemerkungen eingefügt. Zunächst ist es ein Widerspruch, wenn die Autoren selber fordern, „daß die Anordnung des Tierversuchs den Bedingungen der Praxis" angepaßt werden müßte, andererseits aber „neben Erosionen *starke Impfscarificationen* mit Glascapillaren und *stärkere Rhagaden*" herstellen, die sie in Vergleich setzen mit den auch in der Praxis beim Geschlechtsverkehr gelegentlich vorkommenden stärkeren Verletzungen, wie Frenulumrissen. Abgesehen davon, daß so tiefgehende Coitusverletzungen, bei welchen die Subcutis freigelegt wird, doch nicht als Regel gelten können, muß man, wenn man syphilitisches Impfmaterial in tiefe zerrissene Wundgebiete hineinbringt, auch einmal einen Tiefenpunkt erreichen, bei welchem kein Prophylakticum mehr durch örtliche Anwendung das Eindringen der Spirochäten in die Lymphbahn wird verhindern können, besonders wenn man die Versuche von KOLLE und EVERS berücksichtigt, nach denen bereits in fünf Minuten eine 6 cm weite Wanderung der Spirochäten erfolgt sein kann. Man muß daher wohl SCHUMACHER zustimmen, wenn er unter so schwierigen Bedingungen experimentell noch erzielte Schutzerfolge, zumal in Anbetracht der von WORMS mehrfach beobachteten schweren resorptiven Hg-Intoxikationserscheinungen (öfterer Exitus der Tiere!) auf eine *allgemeinwirkende Abortivbehandlung* und nicht mehr auf eine örtliche Prophylaxe zurückführt. WORMS selber macht übrigens auf die relativ enorme Höhe der von NICHOLS und WALKER applizierten Dosen (die beim Menschen 9,3 g Kalomel entsprochen haben würden) aufmerksam, jedoch teilt er über seine eigene Dosierung nichts Näheres mit. Diese Fehlerquelle bedarf wohl noch näherer Berücksichtigung. Mit dieser Annahme stimmt es durchaus überein, daß von den wenigen Mitteln, über welche Prüfungen mit der neuen Methode vorliegen, bisher ausschließlich Quecksilberpräparate, nämlich Kalomel als Salbe und Pulver, Sublimat als Lösung, Creme und Pulver, Chininquecksilbersalbe, die von WORMS gestellten Anforderungen erfüllt haben, während Chininsalbe, Formalin-Benzoesäurecreme sowie Albert 102-Glycerinlösung sich nicht als hinreichend wirksam erwiesen und andere Hg-freie Substanzen anscheinend überhaupt noch nicht geprüft worden sind.

Wollte man sich also den Folgerungen von MANTEUFEL und WORMS anschließen, so würden nur Quecksilberpräparate für die Einheitsprophylaxe in Betracht kommen. Dies würde aber insbesondere mit Rücksicht auf die nicht seltene mehr oder weniger hochgradige Überempfindlichkeit gegen Quecksilber sehr nachteilig sein, ganz abgesehen davon, daß auch bei normal empfindlichen Menschen die wiederholte Applikation großer Mengen von quecksilberhaltigen Zubereitungen auf ausgedehnte Schleimhautflächen (Vagina) allmählich zu Intoxikationserscheinungen infolge der dauernden Resorption, wenn auch jedesmal nur kleiner Mengen, führen kann. Schon aus diesen Gründen wird die Anwendung auch anderer, nicht Hg-haltiger Desinfektionsmittel nicht zu vermeiden sein, und man wird die Ergebnisse früher angewandter Prüfungsmethoden, soweit sie nicht ganz abwegig waren, doch nicht völlig beiseite schieben können (s. u.).

Von quecksilberhaltigen Mitteln wird zur Einheitsprophylaxe in erster Linie das *Hg bichloratum* empfohlen, das sich auch zur Gonorrhöevorbeugung schon vielfach bewährt hat. Das Vorurteil gegen seine Verwendung hierzu geht auf die Versuche von Welander zurück, welcher Trippereiter, der einige Minuten in $^1/_{10}$ ‰iger Lösung gelegen hatte, noch mit Erfolg auf die Harnröhre weiterverimpfen konnte, sowie auf die Untersuchungen Schäffer und Steinschneiders, bei denen dieselben und noch schwächere Konzentrationen zugrunde gelegt wurden, wobei immer an therapeutische Verwendung gedacht war. Obwohl Lösungen zweifellos am wirksamsten sind, so haben sie doch den Nachteil der *Giftgefahr,* der sich noch steigert, wenn Tabletten verwandt werden sollen, die erst kurz vor dem Gebrauch aufzulösen sind. Auch ist oft kein Wasser oder Gefäß zur Herstellung der Lösungen vorhanden. Es wurden daher mit Recht vielfach Versuche über die Verwendbarkeit *gebrauchsfertiger* cremeartiger *Zubereitungen* angestellt. Da die Applikation von *Fettsalben vor und nach* dem Coitus für die Luesprophylaxe als die wirksamste Form galt, so wurden auch von Neisser und Siebert zunächst Versuche in dieser Richtung angestellt, die aber wegen des einhüllenden und stark wirkungsherabsetzenden Einflusses der Fettgrundlagen doch zur Verwendung einer fettfreien Creme (Sublimat-Glycerin-Tragant-Stärkecreme) gelangten. Nach Untersuchungen von Koch, Gottstein u. a. wird aber die Desinfektionswirkung in Salben nur bei fettlöslichen Substanzen, wie Carbolsäure, weitgehend beeinträchtigt, während sie bei wasserlöslichen Substanzen relativ wenig herabgesetzt ist und zwar um so weniger, je mehr Wasser die Salbe enthält, so daß Gottstein das Sublimatlanolin als Händedesinfiziens empfahl. Ferner läßt sich die Wirkungsherabsetzung durch Erhöhung des Gehaltes an wirksamem Agens weitgehend wieder ausgleichen. Manteufel gibt daher, trotz Anerkennung der Brauchbarkeit der Neisser-Siebert-Creme auch zur Gonorrhöeprophylaxe, dennoch für den Einheitsschutz den Fettsalben den Vorzug und hat zu diesem Zweck ein 0,3%*iges Sublimatlanolin* empfohlen. Er hebt hervor, daß stark wasserhaltige Fettcremes sich auch mit schleimigen Flüssigkeiten, wie den Harnröhrensekreten, leicht mischen, wie man ja auch Silbersalzsalben („Novoinjektol" Neisser) zur Prophylaxe und sogar zur Therapie der Gonorrhöe verwandt hat. Wenn Worms auch Sublimat*pulver* aufstreute, welches, wie vorauszusehen war, schwere Intoxikationserscheinungen auslöste, ganz abgesehen von den ätzenden Wirkungen, so konnte diesen Versuchen nur eine rein theoretische Bedeutung zukommen. Auf die Verwendbarkeit von *Sublimatwatte* wird unten noch näher eingegangen werden.

Das *Kalomel,* welches durch Bildung von Sublimat bei Berührung mit den NaCl-haltigen Körperflüssigkeiten wirkt, wurde in Salbenform (33% Metschnikoffsche Salbe) in den letzten Jahrzehnten wohl am meisten als Syphilisschutzmittel verwandt. Es hat den Vorzug geringerer Giftigkeit, aber auch den Nachteil schwächerer Wirksamkeit. Wegen mehrfach beobachteter Versager, ferner auch aus theoretischen Gründen, weil es im Wasser keine freien Hg-Ionen abgibt (Schumacher), schließlich auf Grund biologischer Prüfungen

(SCHERESCHEWSKY und WORMS) kam die Kalomelsalbe in Mißkredit, ist aber neuerdings durch Versuche mit Kaninchensyphilis (NICHOLS und WALKER, WORMS) wieder einigermaßen rehabilitiert worden. NEUFELD lehnte die Anschauung SCHUMACHERs mit dem Hinweis ab, daß in den Körpersekreten andere Lösungsverhältnisse als in destilliertem Wasser herrschen und daß auch nichtdissoziierte Metallsalze antiseptische Wirkung ausüben könnten. Auch die praktischen Ergebnisse mit Kalomelsalbe in der amerikanischen Armee sprechen durchaus für ihre Brauchbarkeit (YOUNG, WALKER). Verschiedentlich wurde versucht, ihre Wirksamkeit noch durch Zusatz anderer Antiseptica zu erhöhen, Hg. oxycyanat (FROST), Sublimat 1% (DE MOOJI), Thymol (GAUDUCHEAU) besonders, um sie dadurch für den Tripperschutz geeigneter zu machen, wofür sie auch mit guten Resultaten angewandt wurde (MAUS, FROST). Die GAUDUCHEAUsche Salbe (Cyanure de mercure 0,075, Thymol 1,75, Kalomel 25, Vaseline 23, Lanolin 50) wird ebenfalls zur Einheitsprophylaxe empfohlen, jedoch zeigten die Prüfungsergebnisse GAUDUCHEAUs und MANTEUFEL-ZSCHUCKEs weitgehende schwererklärliche Differenzen (dort Abtötung der Kultur nach 5 Minuten, hier nach 30 Minuten noch keine Wirkung), was MANTEUFEL in Anbetracht des hohen Thymolgehaltes selbst nicht erwartet hatte. Noch wirksamer als Salbe scheint das Aufstreuen von *Kalomelpulver* zu sein (HIRSCH), das zur Abtötung der Gonokokken auch in die Harnröhrenmündung eingepudert wird. Es kann auch in zweckmäßiger Weise zum Einpudern des Gliedes *vor* Überziehen eines Gummicondoms verwendet werden (HABERMANN).

Ähnlich liegen die Verhältnisse bei *Quecksilberoxycyanat,* das als komplexes Salz ebenfalls viel schwächer desinfiziert als Sublimat, aber auch weniger toxisch ist. Auf Grund der angeführten experimentellen Prüfungen von MANTEUFEL und ZSCHUCKE erscheint es in Übereinstimmung mit den Vorschlägen von GROSSE und HECHT („Servasygon, Sicurus, Sicura") doch praktisch brauchbar. Als 0,3%Lanolin („Antilugon, Antivenerin") wird es ebenfalls verwandt.

In neuester Zeit wird das *Chinin-Quecksilberbisulfat* in Form einer wasserlöslichen fettfreien Salbe („Dublosan", MERZ, NOTTHAFT) empfohlen, bei welcher aber die rote Färbung störend wirkt, die in der Wäsche verräterische Flecke hinterläßt. Der Erfinder dieses Präparates selbst zweifelt an seiner Haltbarkeit, wobei man ihm wohl nur zustimmen kann, da es sich um eine Hg-Verbindung handelt, die in Metalltube abgegeben wird (s. u.).

Eine gewisse Schwierigkeit bedingt für die *quecksilber*haltigen Präparate die *zweckmäßige Verpackung.* Wie mit Recht betont wird (MANTEUFEL, SCHUMACHER), kommen Metalltuben nicht in Betracht, da sie, zumal bei längerem Lagern zu einem *Niederschlag* des Quecksilbers als *Amalgam* an den Wänden der Tube führen, wodurch die Wirksamkeit schwindet. Diese Gefahr wird auch durch einen Lacküberzug des Tubeninneren nicht beseitigt, da bei Knickungen der Tubenwand doch unvermeidlich Risse im Lack entstehen und das Metall freigeben. Dementsprechend ist jetzt auch die NEISSER-SIEBERT-Salbe in Glastuben verpackt, die aber wiederum bruchgefährdet sind.

Will man unbedingt ein stark wirkendes Hg-Salz verwenden, ohne aber auf die Salbenform entscheidenden Wert zu legen, so verdient ein schon vor 40 Jahren von PRUSSAK gemachter Vorschlag Beachtung, der neuerdings von SCHWARZ wieder aufgenommen auch HABERMANN in praktischen Versuchen sich als brauchbar bewährt hat. Mulltupfer und Wattestäbchen, die mit Sublimat- oder Sublaminlösung getränkt, dann trocken aufbewahrt, vor Gebrauch mit Wasser oder, falls solches nicht vorhanden, mit etwas Urin angefeuchtet werden, werden zur Abreibung des Gliedes vor und nach dem

Coitus sowie zur Auspinselung des Orificiums nach dem Coitus benutzt. Sie sind unbegrenzt haltbar, sehr billig, bequem transportabel und bedingen keine akute Vergiftungsgefahr durch Mißbrauch.

Es wird aber wohl die ganze bisherige Einstellung zur Verwendung quecksilberhaltiger Schutzmittel in der Hand des Laien einer Revision unterzogen werden müssen. Die Untersuchungen der letzten Jahre, angeregt durch die Mitteilungen des Chemikers Stock, haben gezeigt, daß bei häufig wiederholter Aufnahme schon sehr kleiner Mengen Quecksilber (1/200 mg pro Tag) *schleichende Intoxikationszustände* eintreten können, die von den bisher geläufigen Bildern arzneilicher und gewerblicher Hg-Vergiftung zum Teil stark abweichen und sich durch Mattigkeit, Kopfschmerzen und andere Neuralgien, Schwindel, Gedächtnisschwäche, Verdauungsstörungen, Blässe und Lymphocytose äußern. Wenn auch diese Erscheinungen zum Teil wenig charakteristisch sind, so war doch ihr Zusammentreffen mit Hg-Ausscheidung im Harn und vor allem der Rückgang der letzteren parallel mit subjektiven und objektiven Besserungen der obigen Symptome nach Beseitigung der Intoxikationsquellen (Entfernung von Kupferamalgam-Zahnfüllungen, Vermeidung beruflicher Hg-Inhalation u. ä.) so auffallend, daß über den kausalen Zusammenhang kein Zweifel sein konnte (Fleischmann, Schilling). Bei der ausgiebigen Verwendung der Sublimatlösung zur Zwangsprophylaxe in der Marine ist wohl bisher auf die erwähnten Symptome wenig geachtet worden und bei Überlassung unbegrenzter Mengen an Selbstverbraucher wird die Anwendung auch in vielen Fällen häufiger geschehen, als bei der immerhin unbequemen Revierprophylaxe. Unter diesen Umständen stehen einer *verantwortlichen generellen Propagation* Hg-haltiger Schutzmittel doch *ernste Bedenken* entgegen, wenn es auch bedauerlich ist, daß der bisherige Aufwand an Tierversuchsmaterial usw. dadurch ziemlich entwertet wird, wenn er nur zu der Feststellung führte, daß Hg-Verbindungen im Experiment besser wirkten, als dieses oder jenes quecksilberfreie Mittel.

Noch weitere spezielle Kriterien kommen in Betracht für die Zwecke der *prophylaktischen Scheidendesinfektion*, bei welchen alle adstringierenden und eiweißfällenden Substanzen fortfallen. Von der großen Zahl der als chemische Anticoncipientia in den Handel gebrachten Präparate werden manche mit mehr oder weniger Recht auch als Ansteckungsschutzmittel gerühmt. Diese Präparate enthalten meist organische Säuren, wie *Essig, Weinsäure, Citronensäure, Borsäure, Milchsäure* oder *Chinin, Chinosol, Thymol.* Sie werden entweder in Pulverform eingeblasen, als Schmelzsuppositorien mit Kakaobutter oder als Tabletten, die unter Schaumbildung zerfallen sollen, eingeführt oder schließlich in wasserlöslicher Pasten- oder Cremeform eingespritzt. Die letztere Form erscheint am zweckmäßigsten, weil ihre Wirkung sofort einsetzt und vom Feuchtigkeitsgehalt der Scheide unabhängig ist. Einzelne dieser Substanzen werden nun in Salben- oder Cremeform (in kleinen Tuben mit wenigen Kubikzentimetern Inhalt) zum Selbstschutz für den Gebrauch des Mannes empfohlen, *Chinin* (Schereschewsky), *Thymol* in Form einer Seifencreme „Halla" (Freymuth, Ditthorn, Neumark), *Tribrombetanaphtholseife* (Harry). Wesentlich erhöht wird die Desinfektionswirkung des Thymols durch Verbindung mit *Chlor*, wie sie im *Baktol* (Chlorthymolseife) zur Verfügung steht, das Habermann in Cremeform („Baktolin" 5%) und als Lösung (1—2%) zu Spülungen empfiehlt ebenso wie das *Sagrotan* (Chlorxylenolsapokresol), das auch nach neueren Untersuchungen (Zweifel, Jakobsthal) zu den besten vorhandenen Schleimhautdesinfektionsmitteln gehört. Baktol ist aber dem Sagrotan noch vorzuziehen, da es bei gleichem Desinfektionswert selbst in stärkeren Lösungen reizloser für Haut und Schleimhäute ist. Zu Scheidenspülungen und Waschungen post coitum ebenfalls brauchbar sind die *Chlorpräparate (Gyneclorina, Mianin, Pantosept)*, wenn auch vielleicht etwas weniger wirksam, da ihre Desinfektionskraft durch den Eiweißgehalt der Sekrete herabgesetzt wird (JAKOBSTHAL). Weniger geeignet sind die Formalinpräparate (Lysoform u. ä).

Technik der Prophylaxe beim Manne.

Wie hervorgehoben, soll der *Condom,* wenn er auch nicht allgemein verwendbar ist, doch immer an erster Stelle zur Prophylaxe empfohlen, daneben aber doch ein chemisches Schutzmittel bereit gehalten werden. Der Condom wird zweckmäßig vor Gebrauch auf seine Intaktheit geprüft, was bei „Fischblasen" am besten durch vorsichtige Füllung mit Wasser, bei Gummipräservativs durch Aufblähen oder Dehnungsversuche durch Zug geschieht. Nach dem Anlegen kann der Condom von außen mit Gleitsalben oder desinfizierenden Cremes eingefettet werden, dagegen muß die *Innenseite* sowie das Glied selbst, bei Gummicondoms unter allen Umständen *völlig trocken* bleiben, am besten wird es leicht mit *Talkum* oder Kalomel eingepudert. Die Puderform bietet die einzige Möglichkeit, Antiseptica in Kombination mit dem Gummicondom *vor* dem Coitus unmittelbar auf das Glied zu applizieren. Demgegenüber hat der Darmhautcondom (GROTJAHN), der feucht angelegt wird, den Vorzug, daß dabei das Glied schon vor dem Coitus mit desinfizierenden Lösungen oder Cremes eingerieben werden kann. Nach dem Coitus muß beim Abziehen sorgfältig darauf geachtet werden, daß jede Berührung des Randes mit dem Orificium urethrae vermieden wird. Auf jeden Fall ist eine gründliche Waschung der Genitalien angezeigt. Unterbleibt die Anwendung des Condoms, so wird *vor* dem Coitus das Glied gründlich mit einer der angeführten desinfizierenden Salben oder Cremes eingerieben, *nach* dem Coitus sofort Urin entleert, dann das Glied, wenn möglich, mit Wasser und Seife gewaschen unter besonderer Berücksichtigung der Eichel und der Gegend des Frenulums, weiter nochmals eine der erwähnten Salben eingerieben und schließlich eine erbsengroße Salbenmenge *in* die Harnröhrenmündung appliziert.

In die Harnröhrenmündung wird das Desinfiziens am besten mit einem Glasstäbchen oder einem *flachbewickelten Wattestäbchen,* das $^1/_2$—1 cm einzuführen ist, gründlich eingepinselt. Wie aus den früheren Ausführungen hervorgeht, ist die von den verschiedenen Autoren bevorzugte Applikationsweise der Schutzmittel in die Harnröhre eine zum Teil sehr weitgehend differente. Da, wie hervorgehoben, das Pflasterepithel der Fossa kein günstiger Nährboden für die Gonokokken ist, demnach ihre Ausbreitung zunächst keine schnelle und nur eine oberflächliche ist, da andererseits dieser Teil der Urethra weniger empfindlich ist, als die tieferen Partien, so liegt es auf der Hand, daß in den ersten Stunden post infectionem *tiefe Einspritzungen* mit mehreren Kubikzentimetern Flüssigkeit *überflüssig sind,* zumal wenn es sich um stärkere Konzentrationen handelt (WELANDER, HAUSMANN, FINGER), weil dadurch überflüssigerweise Reizzustände von ausgedehnteren Schleimhautpartien hervorgerufen werden, deren Befallensein um diese Zeit noch ausgeschlossen ist. Wie erwähnt, haben derartige Eingriffe die Prophylaxe zeitweise in Mißkredit gebracht. Sie sollten für die eigentliche Abortivkur reserviert bleiben, die später bei positivem Gonokokkennachweis in Betracht kommt. Das gleiche gilt aber auch für große Spülungen mit schwächeren Lösungen (Kaliumpermanganat). BLOKUSEWSKI ließ zuerst 3—4 Tropfen in den durch Druck zwischen Daumen und Zeigefinger zum Klaffen gebrachten Meatus einträufeln, später schloß er sich dem Vorgehen MARSCHALKOS an, der die Pipette einige Millimeter einführen ließ, wobei er von der richtigen Empfindung ausging, daß die Tropfen doch bei weniger Geübten leicht ihr Ziel verfehlen können, wenn kein fester Kontakt mit dem Tropfgefäß zustandekommt, während NOBL nachwies, daß die eingetropfte Argentumlösung bis 1,5 cm tief eindringen kann. Die Einführung des kleinen Fingers, wie sie SCHUMACHER vorschlägt, wird doch wohl nur selten möglich sein. Viele neuere Präparate werden in Tuben abgegeben, deren Mündung in Form eines spritzenartig ausgezogenen Konus die Einführung in den Meatus gestattet. Auch Gelatinekapseln werden mit einem 2—3 cm langen Ansatz versehen, dessen Kuppe vor Gebrauch abgekappt wird, worauf er in die Harnröhre eingeführt und ein Teil des Inhaltes dahin ausgedrückt wird, während ein anderer Teil für die Desinfektion der äußeren Haut bestimmt ist. (GAUDUCHEAUS Salbe, „Goluthan"). Auch die Einführung der erwähnten Schmelzstäbchen gewährt, wenn man von ihren sonstigen Nachteilen absieht, in dieser Hinsicht technisch eine größere Sicherheit. Zweifellos ist es von großem Wert, wenn der Wirkungsbereich der Desinfektion nach der Tiefe hin mechanisch gesichert und zugleich die Möglichkeit ausgeschaltet wird, daß etwa in einer Falte, in einem Schleimklümpchen eingeschlossen, sich Keime der Berührung mit dem Desinfiziens entziehen können. Das kann entweder durch seitliche Massage der Glans zwischen den Fingern geschehen, besser aber durch *Einführung* eines *Glasstäbchens* (KAFEMANN) oder eines *kleinen Wattestäbchens* (bewickeltes Streichholz) und nachfolgender leichter Rotation bzw. rührender Bewegung geschehen. Auf die Bedeutung dieser von WELANDER, KOPP, BETTMANN angewandten Technik der prophylaktischen Pinselung ist besonders von E. HOFFMANN hingewiesen worden. Kürzlich wird sie wieder von LUTZ auch zur Unterstützung einer anschließenden abortiven Injektionsbehandlung empfohlen. Zu achten ist besonders darauf, daß die freie Kante der Hölzchen gut mit Watte überdeckt ist, um mechanische Läsionen der Schleimhaut zu vermeiden. HOFFMANN läßt 2 verschiedene Pinsel mit dem Desinfektionsmittel befeuchten, nacheinander $^1/_2$ cm tief einführen und je $^1/_2$—1 Minute in der Harnröhre stehen. Diese Methodik der Auspinselung ist nach den bisherigen Erfahrungen bei Verwendung geeigneter Desinfektionsmittel die sicherste und dürfte daher auch besonders für Desinfektionsstuben (Rettungsstellen, Blue lamp rooms) in Betracht kommen. Leider ist die Schaffung exakter experimenteller Grundlagen für die Beurteilung der Zeitspanne ihrer Wirksamkeit post coitum schwierig, wenn man auf die Beimpfung Gesunder mit Gonokokken verzichten will. Selbst bei der militärischen Zwangsprophylaxe lassen sich keine genauen Anhaltspunkte gewinnen, wenn der Coitus mehrmals, z. B. zu Beginn und am Schluß eines Urlaubs ausgeführt worden ist (RUGE). Aber manchen Autoren hat die Instillation nach 3 Stunden (RUGE), 4 Stunden (LENZ), ja selbst 12 Stunden (SCHUMACHER) sich noch hinreichend wirksam erwiesen. Selbst wenn noch längere Zeit nach dem Coitus verstrichen ist, nimmt HABERMANN eine mikroskopische Untersuchung des Exprimates oder Geschabsels der Fossa vor und hält im Falle eines negativen Befundes auch dann noch die Auspinselung für ausreichend. Finden sich Gonokokken auf den Epithelien, dann kann unter Abklemmung der Urethra etwa 3 cm hinter der Glans oder in Penismitte eine Injektion von 3—5 ccm 1% Albarginlösung für 5—10 Minuten appliziert werden. Das gehört aber schon in das Gebiet der Abortivkur, die an anderer Stelle dieses Bandes abgehandelt wird.

Grundsätzlich soll, wenn irgend möglich, die Prophylaxe am besten vor und unmittelbar nach dem Coitus vorgenommen werden, da mit Rücksicht auf den Syphilisschutz (MANTEUFEL und WORMS) der Effekt schon 15 Minuten nach dem Coitus stark in Frage gestellt ist.

Technik der Prophylaxe bei der Frau.

Es ist richtig, daß die Prophylaxe bei der Frau lange Zeit stiefmütterlich behandelt worden ist. Das lag einerseits an einem, zum Teil früher wohl auch berechtigten Pessimismus hinsichtlich der Erfolgsaussichten in technisch-somatischer Beziehung, ebenso wie in psychischer Beziehung, der noch bei BLASCHKO und JADASSOHN zum Ausdruck kommt. Andererseits stehen zum Teil gerade Abolitionisten, die für die Rechte der Frau eintreten, der Propagierung der persönlichen Prophylaxe vielfach fast feindlich gegenüber. Neuerdings ist hierin vielleicht ein gewisser Fortschritt zu verzeichnen, wie er ja jetzt auch in der vorurteilloseren Einstellung gegenüber dem Präventivverkehr zum Ausdruck kommt. Einzelne Ärzte sind aber schon seit langem hierin als freimütige Wegbahner erfolgreich vorgedrungen (THIMM, JAKOBSOHN, PINKUS, ALMKVIST u. a.). Wenn auch noch gegenwärtig wohl in erster Linie Prostituierte für die in Rede stehenden Maßnahmen in Betracht kommen, so wird man doch auch anderen Frauen die Berechtigung nicht absprechen können, soweit sie es selbst für nötig halten, von den vorhandenen Möglichkeiten des Selbstschutzes gegebenenfalls Gebrauch zu machen. In größerem Maßstab hat zuerst F. LESSER bei Prostituierten systematische Sanierungsversuche auf der Basis der persönlichen Prophylaxe erfolgreich durchgeführt.

Es wird gewöhnlich betont, daß die anatomischen Verhältnisse bei der Frau ungünstiger liegen als beim Manne, weil einerseits die größere Ausdehnung der gefährdeten Berührungsfläche, andererseits die relativ schwierigere Zugänglichkeit der zahlreichen Nischen und Falten des weiblichen Genitales eine größere Haftungsfähigkeit der Keime bedingen. Trotzdem beweisen die Ergebnisse von ALMKVIST, LESSER, HABERMANN, PINKUS, daß bei einiger Sorgfalt doch ein wirksamer Schutz zumal gegen Gonorrhöe, die ja unter den jetzigen Verhältnissen in erster Linie in Frage kommt, sehr wohl möglich ist. Tatsächlich haften auf der Vaginalschleimhaut Erwachsener die Gonokokken nicht und auch Primäraffekte kommen hier fast nie vor, während die Portio mechanisch leicht und sicher zu schützen und die Vulva nebst Urethralmündung usw. einer äußeren Desinfektion fast ebenso gut zugänglich ist, wie die männlichen Genitalien. Daher können so fatalistische Reflexionen, wie die, daß nur ein guter Schutz des Mannes auch ein guter Schutz für die Frau sei, doch heute nicht mehr befriedigen. Gewiß schützt der Condom beide Geschlechter vor einander, aber seine — technisch richtige — Verwendung ist doch hauptsächlich Sache des Mannes, und warum soll die gewissenhafte Frau nicht auch ihrerseits, schon nach dem Prinzip der doppelten Sicherung, noch Vorsichtsmaßregeln treffen!

Wie beim Manne, so kommen auch bei der Frau mechanische und chemische Schutzmittel in Betracht, die hier zweckmäßig miteinander kombiniert verwandt werden. Die Maßregeln können in solche unterschieden werden, die *vor* dem Verkehr angewandt den Eintritt einer Infektion verhüten sollen und andere, die nach dem Verkehr in Aktion treten sollen, um evtl. haftengebliebene Keime zu eliminieren und die Krankheit im ersten Beginn zu kupieren.

Vor dem Verkehr wird evtl. eine Scheidenspülung mit antiseptischer Flüssigkeit vorgenommen, die aber nicht adstringierend wirken darf, um die Schleimhaut nicht zu trocken zu machen, wodurch die Reibung und dementsprechend auch die Infektionsgefahr mechanisch erhöht wird, was beim Sagrotan und Baktol nicht der Fall ist. Quecksilbersalzlösungen, wie Sublimat, scheiden wegen der Vergiftungsgefahr aus, Silberverbindungen wegen des hohen Preises und der starken Verschmutzung der Wäsche. Dann wird ein passendes Okklusivpessar eingeführt (vgl. oben), am besten ein Weichgummipessar, welches mit einer antiseptischen Gleitcreme (s. u.) befeuchtet wird. Von Wichtigkeit ist die Wahl der richtigen Größennummer, die möglichst in jedem Fall auf Grund ärztlicher Untersuchung zu bestimmen ist. Anstatt der Spülung kann nach dem Einführen des Pessars eine desinfizierende Tablette eingelegt werden, die unter Schaumbildung (Sauerstoff- bzw. Chlorentwicklung) zerfällt. Hierfür werden *Aggressit*tabletten (Kionka) sowie *Halla* II-Tabletten (Freymuth) empfohlen. Weniger geeignet erscheinen manche Gelatinekapselpräparate mit farblosem flüssigen Inhalt (Prophycols, Sicura o. ä.), welche Hg. oxycyanat in kleinen Mengen enthalten. Immerhin ist dabei eine Vergiftungsgefahr keineswegs auszuschließen. Es ist ferner bei diesen Tabletten oder Kapseln zu berücksichtigen, daß infolge der durch die Einführung des Pessars eintretenden relativen Sekretarmut der Vagina die Auflösung der Präparate verzögert wird, so daß es doch zweckmäßiger erscheint, falls keine Spülung vorangegangen ist, eine kleine Menge desinfizierender Creme in die Vagina einzuspritzen. Ebenso werden die äußeren Genitalien mit einer Salbe oder Creme eingerieben. Da hierzu größere Mengen erforderlich sind, verbietet sich schon aus wirtschaftlichen Gründen die Verwendung der kleinen, meist relativ viel zu teuren Packungen, wie sie für Männer hergestellt werden, vielmehr kommen nur in größeren Packungen käufliche, wohlfeile Präparate in Frage (Baktolin-Frauenschutz).

Nach dem Verkehr wird eine antiseptische Spülung (Kalium permangan., Sagrotan, Chinosol, Baktol) vorgenommen, während dieser das Pessar entfernt und eine kleine Menge antiseptischer Creme oder Lösung in die Harnröhrenmündung eingespritzt oder mittels Wattestäbchens eingepinselt. Letzteren Eingriff lernen die meisten Frauen, insbesondere Prostituierte bei entsprechenden Bemühungen ziemlich leicht an sich selber vorzunehmen, wobei die Orientierung anfangs durch Verwendung eines kleinen Spiegels, der in das Bidet gelegt werden kann (Lesser), unterstützt werden kann. Almkvist empfahl dafür eine sehr vorteilhaft konstruierte Spritze mit rechtwinklig abgebogener konischer Spitze. Für die Scheidenspülung rät er, einen Spülansatz mit Kragen zu verwenden, der zwecks besserer Ausdehnung der Falten die Scheidenöffnung verschließt und jetzt ja viel verwandt wird. Einfache Gummiballonspritzen mit diesem Ansatz können bequem im „Stadtkoffer" untergebracht werden. Das F. Lessersche Besteck „Samariterin", das sehr kompendiös ist, enthält Condoms, Gleitcreme, Chinosoltabletten und eine kleine Gummiballonspritze, dagegen keine Vorrichtung zur Spülung. Die Verwendung harter Pessare (Silber, Celluloid) sowie das dauernde Liegenlassen der Pessare mit Ausnahme der Menses, wie es von vielen Frauenärzten verordnet wird, ist nicht erforderlich und hat sich auch wenig bewährt, indem es trotz der angeratenen täglichen Spülungen gelegentlich zu Retention und Zersetzung der Sekrete Anlaß gibt. Auch bei der Pustschen Pessarbehandlung der Gonorrhöe ist verschiedentlich über Druckerosionen an der Cervix berichtet worden. Die Weichgummipessare können auch leichter von den Frauen selbst herausgenommen werden.

Immerhin ist die Prophylaxe bei der Frau etwas umständlicher als beim Manne und setzt schon ein gewisses Verständnis für die Topographie der Genitalien usw. voraus, wie es gegenwärtig im allgemeinen wohl nur durch sorgfältige ärztliche Belehrung bei Gelegenheit einer Krankheitsbehandlung wird gewonnen werden können. Dann ist sie aber, wie die Erfahrungen einwandfrei beweisen, auch bei Ausführung durch die Frauen selbst doch wirksamer, als im allgemeinen angenommen wird. Handelt es sich freilich um intellektuell minderwertige Personen oder bestehen gar beim Arzte selbst ethisch oder ästhetisch bedingte Hemmungen — deren Berechtigung ja im Einzelfalle diskutabel sein mag — so dürfen daraus resultierende Mißerfolge nicht der Methodik als solcher zur Last gelegt werden.

Im Grunde genommen bedeutet die Vorbeugung in der oben dargestellten Form doch nur eine kleine Erweiterung der wirksamsten Präventivmaßregeln zur Verhütung unerwünschter Konzeptionen, deren Kenntnis man für die Zukunft jeder reifen, verantwortungsbewußten Frau wünschen muß.

Nebenwirkungen der Prophylaxe.

Wie erwähnt, wurde die Anwendung von Argentumnitricumlösung, insbesondere in Form der Injektionen (HAUSSMANN), aber auch bei der Tropfmethode BLOKUSEWSKIS wegen der nachfolgenden *starken Reizwirkung* wenig geschätzt. Aber auch nach Einführung der organischen Ag-Verbindungen (Protargol, Albargin) verstummte die Bemängelung dieses Punktes nicht, selbst nach Ausschaltung der Zersetzung durch Verwendung möglichst frischer Lösungen. Insbesondere FINGER betonte den prinzipiellen Unterschied gegenüber der Augenprophylaxe, die nur einmal im Leben stattfindet, während die Harnröhrendesinfektion gewohnheitsmäßig vorgenommen doch mit der Zeit kumulativ zu Dauerschädigung führen müßte. Der Glycerinzusatz wurde von einigen Autoren (JESIONEK, BETTMANN) als reizverstärkend angesehen und demgemäß ausgeschaltet, während andere ihm dagegen eine reizmildernde Wirkung zuschrieben (BÄUMER). Ein Zusatz von Cocain zu der prophylaktischen Lösung (R. LOEB) erscheint wenig aussichtsreich, da die Beschwerden wohl dessen Wirkung überdauern dürften. CAMPAGNOLLE hat in einer umfangreichen Abhandlung, gestützt auf eine Reihe früherer Berichte (LOEB, WAELSCH) und eigener Erfahrungen die Möglichkeit der Entstehung hartnäckiger, nicht gonorrhoischer Katarrhe der Harnröhre im Anschluß an die Prophylaxe erörtert, die zu Prostatitis, Cystitis usw. geführt haben. Es wurde betont, daß auch ein nichtverhüteter Tripper fälschlich für Reizkatarrh von den Kranken gehalten werden und diese Verkennung zu folgenschwerer Vernachlässigung und Weiterverbreitung der Krankheit führen könnte, ein Bedenken, das nicht als unberechtigt bezeichnet werden kann und dem auch in den Gebrauchsanweisungen, sowie durch ärztliche Belehrung stets Rechnung getragen werden muß mit dem Hinweis, daß in zweifelhaften Fällen unbedingt eine ärztliche Untersuchung vorgenommen werden müsse. In neuerer Zeit führt wiederum BINGLER in 26 von 2000 Prophylaxefällen (= 1,3%) als schädliche Folgen des „*unzweckmäßigen Sanierens*" langwierige Harnröhrenkatarrhe, Infiltrate, Vorsteherdrüsenvereiterung, Nebenhodenentzündung, Gelenk- und Herzstörung auf, ohne aber näher zu sagen, worin das Unzweckmäßige bei der Prophylaxe lag. Wenn BINGLER als *zweckmäßiges* Vorgehen bei länger als 2 Stunden zurückliegender Infektion eine 10%ige Albarginlösung (welches Quantum ?) mit Tripperspritze in die vordere Harnröhre einspritzen und dort 2—3 Minuten zurückhalten läßt, so dürfte schon dieser überflüssig intensive Eingriff oft unnötig starke Reizzustände zur Folge haben, und es ist wohl anzunehmen, daß in den genannten Fällen ebenfalls Injektionen mit vielleicht noch stärkeren Lösungen stattgefunden hatten. In der Bonner Klinik wurde ein Kranker behandelt, der sich als Sanitäts-Unteroffizier eine selbstbereitete 1%ige Sublimatlösung zu prophylaktischen Zwecken eingespritzt hatte, wonach sich eine flächenhafte Striktur fast der ganzen Urethra anterior entwickelte.

Daß *Injektionen* nur für die *Abortivkur* reserviert bleiben sollten, die auf Grund positiver Gonokokkenbefunde (nach 1—3 Tagen) ausgeführt wird, wurde schon näher dargelegt. Gewisse Reizungen werden auch nach begrenzter Desinfektion der Fossa navicularis manchmal unvermeidlich sein in Anbetracht der individuell so außerordentlich verschiedenen Empfindlichkeit. Ein Auftreten so schwerer und hartnäckiger Katarrhe und Komplikationen dürfte aber selbst nach Abortiveinspritzungen zu den größten Seltenheiten gehören. Die Möglichkeit einer Idiosynkrasie gegen bestimmte Mittel, insbesondere das Hg., bedarf sorgfältiger Beachtung und es wurde oben insbesondere wiederholt auf die zumal bei der Frauenprophylaxe vorhandene Gefahr der Resorptionsintoxikation hingewiesen. Bei allen Personen, die ungewöhnlich starke Reizerscheinungen nach Anwendung bewährter Mittel aufweisen, ist daher ein entsprechender Wechsel des Präparates notwendig.

Erfolge und praktische Durchführung der Prophylaxe.

Aus den weitgehenden biologischen Differenzen der Gonokokken und Syphilisspirochäten ergibt sich ohne weiteres die bessere Lage der Erfolgsaussichten bei der Prophylaxe des Trippers, dessen Erreger auf der Oberfläche der Schleimhaut noch viele Stunden nach der Infektion den antiseptischen Maßnahmen zugänglich bleibt. Diese Umstände in Verbindung mit den Unterschieden in der ganzen Pathologie und zumal der Bewertung der Chancen einer Abortivheilung entschuldigen auch bis zu einem gewissen Grade die bis in die letzten Jahrzehnte vorgenommenen Impfversuche am Menschen, die ja einige Autoren auch an sich selber ausgeführt haben. So klar ihre Ergebnisse die Wirksamkeit der Vorbeugung bei Gonorrhöe dartaten, so waren sie doch nur relativ gering an Zahl, und es war eine schwierige Aufgabe, die Erfolge der Prophylaxe statistisch darzutun. Obwohl auch in der freien ärztlichen Praxis dazu Versuche unternommen worden sind (CAMPAGNOLLE u. a.), so bot ein mit hinreichender Exaktheit untersuchtes Material doch erst die militärische Zwangsprophylaxe bzw. gesundheitliche Zwangskontrolle. Trotz der fast allgemein übereinstimmend günstigen Bewertung einer solchen Zwangsprophylaxe (siehe HAUSTEIN Bd. 22 dieses Handbuches) bleibt auch unter den günstigsten Kautelen immer noch ein gewisser Prozentsatz von Versagern übrig, der den Gegnern der persönlichen Prophylaxe einen willkommenen Angriffspunkt bietet. Dabei stehen die Erfolge der freien Autoprophylaxe, wie u. a. RUGE an dem Material der deutschen Reichsmarine überzeugend dartut, noch weit hinter denen der Zwangsprophylaxe zurück. Wenn auch nach Ansicht von RUGE die Angaben der Erkrankten über die Ausführung der „Taschenprophylaxe“ mit Rücksicht auf die zu erwartende Bestrafung nur wenig Vertrauen verdienen, so verspricht sich der Autor doch wesentlich bessere Erfolge von einer entsprechenden Belehrung und praktischen Unterweisung der Leute über den Gebrauch der Schutzmittel. Aber auch bei den Mißerfolgen der Zwangsprophylaxe sind Fehlerquellen zu berücksichtigen, die nicht in der Technik, sondern in allgemeinen Schwächen der menschlichen Natur, Verständnislosigkeit, Bequemlichkeit und ähnliches begründet sind, so ist, wie RUGE u. a. mit Recht hervorheben, die Desinfektion oftmals erst mehrere Tage nach dem Verkehr, also bei schon vorgeschrittener Erkrankung vorgenommen worden.

Auch bei der Durchführung der vorbeugenden Maßnahmen in der Zivilbevölkerung ist vielfach die Frage diskutiert worden, ob eine nachträgliche Vornahme der Desinfektion durch technisch geübtes Personal in *Rettungsstellen, Desinfektionsstuben, Beratungsstellen,* wie sie jetzt auch in Deutschland in verschiedenen Städten eingerichtet sind, oder eine sofortige Selbstprophylaxe den Vorzug verdienen. Im ersteren Falle stehen dem Vorteil der technisch richtigen Ausführung die Nachteile des Verlustes wertvoller Zeit sowie der unvermeidlichen Hemmungen besonders in mittleren und kleineren Städten bei Benutzung einer solchen Einrichtung mit Rücksicht auf etwaige Beobachtung des Vorganges seitens übelwollender Bekannter u. ä. entgegen.

Wenn gegen die Autoprophylaxe einerseits vielfach die primitiven Verhältnisse angeführt werden, unter denen der Coitus leider oft ausgeführt werden muß, z. B. im Freien o. ä., andererseits die Rücksichtnahme gegenüber der Partnerin, die die Vorbeugungsmaßnahme als Mißtrauensvotum deuten müßte, so dürfte das alles wohl in den Hintergrund treten gegenüber der *Unkenntnis der Gefahren* und der Bedeutung der vorhandenen Vorbeugungsmittel, und es sollte vor allem alles daran gesetzt werden, weite Kreise hierüber aufzuklären.

Sehr erfolgversprechend erscheint der Vorschlag (Hecht, Sprinz), alle einmal Erkrankten nach Abschluß der Behandlung seitens des Arztes in der Anwendung der Schutzmittel praktisch unterweisen zu lassen, da gerade dieser Zeitpunkt die richtige psychische Basis dafür bieten dürfte und dadurch auch elektiv die besonders Gefährdeten, weil sexuell am meisten Aktiven erfaßt werden. Ganz besonders bei Frauen ist eine sorgfältige technische Instruktion durch den Arzt oder erfahrenes Pflegepersonal wichtig.

Wie in einem anderen Band dieses Handbuches (s. Hecht, Bd. 22) näher ausgeführt ist, stehen aber in den meisten Kulturstaaten einer nachdrücklichen und wirksamen Propaganda der Prophylaxe immer noch schwere, in traditionellen Vorurteilen begründete Hemmungen entgegen. Kurz gesagt stehen weite Kreise, im Grunde immer noch auf dem Standpunkt, daß die Geschlechtskrankheiten gewissermaßen „eine gerechte Bestrafung der Unzucht" darstellen und daß die Verhütungsbestrebungen nur eine Abschwächung dieses wertvollen Abschreckungsmittels zur Folge haben könnten. Im Zusammenhang damit steht die Frage der Geburtenregelung, da ja ein Teil der Prophylaktica zugleich wirksame Anticoncipientia sind. In England geht das so weit, daß selbst die dortige Gesellschaft zur Bekämpfung der Geschlechtskrankheiten mit Ausnahme einer bescheidenen Minderheit die Förderung der Propagation der persönlichen Prophylaxe ablehnt, weil sie häufig nur unzureichend wirke, und durch Erweckung unberechtigten Vertrauens dazu verleiten könnte, sich öfters den Infektionsgefahren auszusetzen. Eine so nachdrückliche Betonung gerade dieses Gesichtspunktes hat vielleicht öfter Unterlassung oder laxe Ausführung der Prophylaxe zur Folge, als daß sie vom Geschlechtsverkehr abschreckt. In England ist zwar die Abgabe von Schutzmitteln den Drogerien gestattet, jedoch ist es gesetzlich verboten, denselben eine Gebrauchsanweisung beizufügen! Auch in Deutschland bietet die Entwicklung der Einführung des Selbstschutzes eine lange Leidensgeschichte ihrer Bekämpfung durch Gesetzgebung und Rechtsprechung dar (Bernhard, Ebermayer, Blaschko, Galewsky u. a.). Die deutsche Gesellschaft zur Bekämpfung der Geschlechtskrankheiten hat sich große Verdienste um die Einführung und den Ausbau der persönlichen Prophylaxe erworben. Unter ihrem damaligen Vorsitzenden Blaschko hat sie 1921 eine Sachverständigenkonferenz veranstaltet, auf der das ganze Problem nach allen Richtungen ausgiebig erörtert wurde.

Vor Einführung des neuen Geschlechtskrankheitengesetzes vom 18. 2. 27. wurde nach Strafgesetzbuch § 184, 3 durch Bestrafung der Ausstellung, Ankündigung und Anpreisung von „Gegenständen, die zum unzüchtigen Gebrauch bestimmt sind", — wozu die Schutzmittel gerechnet wurden — ihr Vertrieb praktisch lahmgelegt, wenn auch der Verkauf an sich nicht verboten war. Das neue Gesetz bringt nun insofern anscheinend eine Änderung als nach § 16,2 die Bestrafung bei Anpreisung usw. von Gegenständen, die zur Verhütung von Geschlechtskrankheiten dienen, nur dann erfolgt, wenn sie in „einer Sitte und Anstand verletzenden Weise" geschieht. Selbst Lehmann, der in dieser offenbar leider recht dehnbaren Bestimmung einen Fortschritt sieht, rät davon ab, sogar Packungen (!) von Schutzmitteln in Schaufenstern auszustellen, da die Bestimmung nur unter großen Schwierigkeiten zustande gekommen ist und „ein unangemessener Gebrauch, der von der Erleichterung gemacht würde, sicher zu Rückschlägen (!) führen würde". Trotzdem hält LEHMANN immerhin unanstößige schriftliche Hinweise auf die Kaufgelegenheit von Schutzmitteln und sogar Abgabe solcher durch Automaten für zulässig. Dagegen wird von den Pessaren ausdrücklich in einer Reichsgerichtsentscheidung erwähnt, daß für sie die „Erleichterung" nicht in Betracht komme, da sie „weder geeignet noch bestimmt seien, eine geschlechtliche Ansteckung zu verhüten", sondern nur der „Verhütung der Empfängnis beim außerehelichen Beischlaf" dienen [LEHMANN (1927)]. Die Folge davon ist ein Nimbus von „Diskretion", mit dem der Erwerb der Schutzmittel umgeben wird und der leider auch auf Preisgestaltung und Qualität (Abgabe durch Winkelhändler, Friseure usw.) seinen Einfluß ausübt. Selbst die Industrie scheut nicht vor bedenklicher Ausbeutung der Verbraucher zurück (Verkaufspreis für 4 g Salbe 1,50 RM.!). Die Abgabe braucht nicht auf Apotheken beschränkt zu werden, sondern ist auch in Drogerien gesetzlich möglich, da es sich nicht um Heilmittel, sondern um Desinfektionsmittel handelt. Vieles wird von den noch zu erwartenden Bestimmungen erhofft, die die Reichsregierung über die Ausführung des neuen Gesetzes erlassen kann.

Um dem einzigen wirklich begründeten Bedenken, nämlich der *Gefährdung* der *heranwachsenden Jugend* Rechnung zu tragen, müßte die Propaganda und evtl. Automatenabgabe vorwiegend von Heer, Marine, Hochschulen, Gewerbeschulen, sowie größeren Industrieunternehmungen oder Gewerkschaften aus systematisch organisiert werden und müßten vor allem die Krankenkassenverbände, die durch Ersparung von Medikamenten- und Arztrechnungen Vorteile zu erwarten haben, dafür interessiert werden, die Schutzmittel kostenlos abzugeben (HECHT, SPRINZ). Dringend zu fordern ist ferner in Übereinstimmung mit LESSER eine stärkere Hervorhebung der Notwendigkeit des Selbstschutzes im Gesetze. Es müßte in die *Entlassungsmerkblätter* ein Passus über den Wert und die Technik der Vorbeugung aufgenommen werden und den *Ärzten* die *Verpflichtung* auferlegt werden, alle einmal oder mehrmals Erkrankten, nicht nur immer über die Gefahren der Geschlechtskrankheiten aufzuklären, sondern auch in einer individuellen, dem jeweiligen Bedürfnis angepaßten Form im *Gebrauch von Schutzmitteln praktisch zu unterweisen.*

Schließlich kann nicht nachdrücklich genug die schon von einer Reihe von Autoren (WORMS, KONRICHS, MANTEUFEL, JADASSOHN) erhobene Forderung unterstrichen werden, daß alle in den Verkehr gebrachten Schutzmittel einer *staatlichen Kontrolle* hinsichtlich ihrer Wirksamkeit unterzogen werden, wozu ja das neue Gesetz (§ 13) ebenfalls bereits eine Handhabe bietet. Dabei müßten aber außer den unter kritischer Beschränkung dem menschlichen Infektionsmodus möglichst analog zu gestaltenden Tierversuchen auch die Erfordernisse der Praxis, Preisgestaltung, Intoxikationsgefahr usw. mit zugrunde gelegt werden.

So aussichtsreich auch der Selbstschutz gerade der Gonorrhöe im Einzelfalle und so berechtigt die daran zu knüpfenden Zukunftshoffnungen für eine Eindämmung der folgenschweren Volksseuche sein mögen, so tritt das doch zurück hinter der Bedeutung der *allgemeinen* Prophylaxe, besonders der *sozialen Bekämpfung* der Geschlechtskrankheiten, deren Grundlagen von H. HECHT in Band 22 dieses Handbuches mit tiefschürfender Gründlichkeit und dabei vom überragenden Standpunkt abgeklärter Menschlichkeit dargestellt worden sind.

Literatur.

AHLSTRÖM: Tropfapparat Cauto, Prophylaktikum gegen Gonorrhöe. Dermat. Ges. Stockholm, Sitzg 25. März 1904. — ALMKVIST, J.: Über die persönliche Prophylaxe bei Weibern. Allmänna sv. Läkaretidn. **1915**, Nr 43.

BACHMANN: Geschlechtliche Prophylaxe mit ihren Fehlschlägen. J. amer. med. Assoc. **1913**, 1610. — BAYLY, H. W.: (a) Prevention of venereal diseases. N. Y. med. J. **116**, Nr 9, 493 (1922). (b) The control of veneral disease by individual effort. J. State Med. **34**, Nr 5, 289 (1926). (c) Venereal disease in the mercantile marine. Lancet **212**, Nr 14, 729 (1927). — BALOG: Zur Prophylaxe und Injektionstherapie der Gonorrhöe. Dtsch. Ges. Urol., Sitzg. 1.—4. Okt. 1924. Z. urol. Chir. **16**, 266 Okt. (1924). — BECK, W.: Zur Prophylaxe der Augenblennorrhöe. Z. Med.beamte **41**, Nr 14. — BENARIO: Zur Behandlung der Gonorrhöe mit Protargolgelatine. Münch. med. Wschr. **1902**, Nr 51. — BERGMANN, P.: Zur Prophylaxe der Blennorrhagie. Dtsch. Med.ztg **1907**, Nr 5. — BERNHARD, G.: Strafgesetz und Schutzmittel. Z. Bekämpfg Geschl.krkh. **4**, 270 (1905). — BERNHEIM: Der Kampf gegen die venerischen Infektionen. J. des Pract. **1908**, Nr 16. — BETTMANN: Hygiene des Sexuallebens. In Handb. d. Hyg., herausgeg. v. RUBNER, GRUBER, FICKER, Bd. 4. Leipzig: S. Hirzel 1923. — BINGLER, KURT: Folgezustände nach unzweckmäßigem Sanieren (Prophylaxe). Dermat. Wschr. **78**, Nr 7, 192 (1924). — BIRO, E.: Über die Prophylaxe der Blennorrhöe und anderer venerischer Erkrankungen. Urologia, Beibl. d. Budapesti Orv. Ujsag **1913**. — BLANK: Über die persönliche Prophylaxe und abortive Behandlung der Gonorrhöe. Med. Woche **1900**, Nr 12 u. 17. — BLASCHKO, A.: (a) Zur Schutzmittelfrage. Z. Bekämpfg Geschl.krkh. **16**, Nr 10 (1915/16). (b) Hygiene der Geschlechtskrankheiten. In WEYLS Handbuch der Hygiene. Leipzig: J. A. Barth 1920. (c) Organisation der Prophylaxe. Sachverständ.-Konferenz dtsch. Ges. Bekämpfg Geschl.krkh. Berlin **1921**. — BLOKUSEWSKI: (a) Zur Verhütung der gonorrhoischen Infektion beim Manne. Dermat. Z. **2** (1895). (b) Prophylaxe der Geschlechtskrankheiten. Dermat. Zbl. **6**, 162 (1903); **7**, 2 (1904). (c) Die Entwicklung der persönlichen Prophylaxe der Geschlechtskrankheiten. Mber. Urol. **9**, 109 (1904). (d) Erwiderung auf CAMPAGNOLLES Arbeit „Über den Wert der modernen Instillationsprophylaxe der Gonorrhöe". Z. f. Bekämpfg Geschl.krkh. **3**, H. 4, 148 (1905). — BORY, L.: (a) Des raisons qui nuisent à la pratique de la prophylaxie individuelle des maladies vénériennes et des moyens d'y remédier. Le savon liquide antiseptique et l'instillateur de poche individuel. Progr. méd. **51**, Nr 29, 361 (1923). (b) Le Xylol, agent prophylactique. Presse méd. **1919**, Nr 8. — BOUREAU, E.: Die Prophylaxe der venerischen Krankheiten und die Präventivbehandlung des Trippers. Paris: A. Maloine et fils 1900. — BROWN, S.: Compulsory prophylaxis against venereal diseases. Mil. Surgeon. **24** (**1909**). — BRUCK, C.: Neuere therapeutische und prophylaktische Versuche bei Gonorrhöe. Dtsch. med. Wschr. **1913**, Nr 43. (b) Zur Gonorrhöeprophylaxe. Dermat. Wschr. **67**, 668 (1918). — BRUNET, W. M.: Veneral prophylaxis. A. discussion. Southern. Med. J. **20**, Nr 1, 52 (1927).— BURTON, L. L.: Venereal disease in the mercantile marine. Lancet **212**, Nr 13 674, (1927).

CAMPAGNOLLE, R. DE: Über den Wert der modernen Instillationsprophylaxe der Gonorrhöe. Z. Bekämpfg Geschl.krkh. **3**, H. 1/3 (1904/05). — CHABLE, R.: À propos de la prophylaxie individuelle. Rev. méd. Suisse rom. **41**, No 10, 662 (1921). — CHASTANG: Die Prophylaxe der venerischen Krankheiten bei der ostasiatischen Schiffsdivision der französischen Kriegsflotte. Presse méd. **1914**, No 32. — CRÉDÉ: Die Verhütung der Augenentzündung der Neugeborenen (Ophthalmoblennorrhoe neonatorum), der häufigsten und wichtigsten Ursache der Blindheit. Berlin 1884. — CRONQUIST, CARL: Beitrag zur persönlichen Prophylaxe der Gonorrhöe. Med. Klin. **1906**, Nr 10.

EBERMAYER: Anticoncipientia und Schutzmittel im Lichte des Strafrechts. Dermat. Wschr. **62**, 10 (1916). — ELSCHNIG, A.: Gonorrhoische Erkrankungen des Auges. Handbuch der Geschlechtskrankheiten von FINGER-JADASSOHN, Bd. 2, S. 52. Wien-Leipzig.

FAINGOLD, L. und N. KALSADA: Persönliche Prophylaxe venerischer Krankheiten nach zweijähriger Erfahrung in der Prophylaxestation Odessa. Dermat. Wschr. **85**, 1032 (1927). — FEIBES: Zur Verhütung der Geschlechtskrankheiten. Krankenpflege **2**, H. 6 (1901/02). — FEISTMANTEL: Der persönliche Schutz vor geschlechtlichen Infektionen. Wien. med. Wschr. **1905**, Nr 13/18. — FERDY: Zur Geschichte des Cöcalcondoms. Z. Bekämpfg Geschlechtskrkh. **3** (1905). — FERTIG: Prophylaktische Ausspülungen mit Protargol in Bordellen Z. Med.beamte **1900**, Nr 10. — FIASCHI, P.: The prophylaxis of venereal diseases. Med. J. Austral. **1**, 85 (1922). — FINGER, E.: (a) Beitrag zur pathologischen Anatomie des gonorrhoischen Prozesses. Verh. dtsch. dermat. Ges. Breslau **1894**, 118. (b) Statistik und Prophylaxe der Geschlechtskrankheiten. In Handbuch FINGER-JADASSOHN, Bd. **3**, Teil 3, S. 2632. 1910. (c) Zur Gonorrhöeprophylaxe. Wien. med. Wschr. **1921**, Nr 1, 67. (d) Die Geschlechtskrankheiten als Staatsgefahr und die Wege zu ihrer Bekämpfung. Wien: Julius Springer 1924. (e) Persönliche Prophylaxe und Abortivbehandlung der Geschlechtskrankheiten. Wien. med. Wschr. **75**, Nr 17, 977 (1925). — FISCHER, W.: Prophylaxe. In BUSCHKE-LANGER. Lehrbuch der Gonorrhöe. Berlin: Julius Springer 1926. — FISCHL, FRIEDR.: Was kann der Arzt für die Prophylaxe der Geschlechtskrankheiten leisten? Med. Klin. **18**, **Nr 6**, 195 (1922). — FLEISCHMANN: Zur Frage der Gefährlichkeit kleinster Quecksilbermengen. Dtsch. med. Wschr. **1928**, Nr 8, 304. — FLUSS, KARL: Über ein sehr einfaches Vorbeugungsmittel gegen Blennorrhöe und andere Genitalaffektionen. Wien. klin. therap. Wschr. **1909**, Nr 2. — FRANK, PAUL: Prophylaxe in den Berliner Rettungsstellen. Mitt. dtsch. Ges.

Bekämpfg Geschl.krkh. **27**, Nr 2, 48 (1929). — FRANK, R. W.: (a) Zur Prophylaxe des Trippers. Verh. dtsch. dermat. Ges. 6. Kongr. Straßburg **1898**, 574. (b) Zur Prophylaxe des Trippers. Allg. med. Z.ztg **1899**. (c) Zur Prophylaxe der Gonorrhöe. Dtsch. med. Ztg **1901**, Nr 31. — FREYMUTH, A.: Ein Fortschritt in der Prophylaxe der Geschlechtskrankheiten. Allg. med. Z.ztg **91**, Nr 2, 9 (1922). — FÜRTH, J.: Über ein neues Prophylakticum gegen Gonorrhöe (Choleval-Schutzstäbchen). Klin.-ther. Wschr. **1921**, Nr 17/18.

GALEWSKY: Die persönliche Prophylaxe in der Bekämpfung der Geschlechtskrankheiten. Münch. med. Wschr. **69**, Nr 9 (1922). — GAUDUCHEAU, A.: (a) La prophylaxie antiseptique des maladies vénériennes. Paris: A. Maloine et fils 1921. (b) Pour évitér les maladies vénériennes. J. Méd. Paris. **40**, No 27, 494 (1921). (c) La désinfection antivénérienne prophylactique dans l'armée et la marine. Rev. Hyg. et Police san. **43**, No 9, 822 (1921). (d) Quatre expériences de prophylaxie antivénérienne. Rev. Hyg. et Police san. **43**, No 10, 858 (1921). (e) Causes d'erreur dans la pratique de la prophylaxie antivénérienne individuelle. Rev. Hyg. et Police san. **44**, No 7, 690 (1922). — GEDDES: Prevention of venereal diseases. Brit. med. J. **1924**, Nr 3316, 113. — GOUGEROT, H.: Protargol „Crayons" für die individuelle Prophylaxe. Ann. des Mal. vénér. **1919**, H. 7. — GROSSE, O.: Schutzmittel gegen Geschlechtskrankheiten. Münch. med. Wschr. **1905**, Nr 21; **1906**, Nr 45, 2206; **1922**, Nr 47, 1629. — GROTJAHN, A.: Hygiene der menschlichen Fortpflanzung. S. 62. Berlin: Urban u. Schwarzenberg 1926.

HABERMANN, R.: (a) Prophylaxe der Geschlechtskrankheiten bei Prostituierten. Dermat. Z. **32**, 249 (1921). (b) Persönliche Prophylaxe beider Geschlechter als Hilfsmittel zur Sanierung der Prostitution. Dtsch. med. Wschr. **1922**, Nr 10. — (c) Zur persönlichen Prophylaxe der Geschlechtskrankheiten. Nordwestdtsch. dermat. Ver., 24. Nov. 1929. — HANNEN, P.: Zur Cervixbehandlung der Gonorrhöe mittels der PUSTschen Celluloidkapseln. Dtsch. med. Wschr. **49**, Nr 3, 89 (1923). — HARRY, F.: Ein neues Kombinationspräparat zur Prophylaxe gegen Gonorrhöe und Syphilis. Dtsch. med. Wschr. **48**, 322 (1922). — HAUSSMANN: Zur Verhütung des Trippers. Dtsch. med. Wschr. **1885**. — HECHT, H.: Die soziale Bedeutung der Bekämpfung der Geschlechtskrankheiten. Handbuch der Haut- und Geschlechtskrankheiten Bd. 22. Berlin 1927. — HECKER: Zur Verbreitung der Geschlechtskrankheiten unter den Mannschaften des Beurlaubtenstandes im Bereich der Landwehrinspektion Berlin. Dtsch. mil.ärztl. Z. **1913**, H. 22. — HESSE, E.: Die Funktion des Frenulum praeputii und ihre Bedeutung für die Infektion der Urethra. Dermat. Wschr. **1912**, Nr 49, 1500. — HIRSCH, H.: Der Puder in der Prophylaxe der Geschlechtskrankheiten mit besonderer Berücksichtigung des Calomelpuders. Münch. dermat. Ges. 19. Juni 1925. Zbl. Hautkrkh. **18**, 29 (1925/26). — HOFFMANN, E.: Persönliche Prophylaxe. Verh. dtsch. dermat. Ges. 10. Kongr. Frankfurt, 8.—10. Juni **1908**, 162. — HOFMANN, H.: Prophylaxe der Gonorrhöe bei Männern. Dermat. Wschr. **67**, 570 u. 813 (1918).

ISRAEL: Beitrag zur Prophylaxe der Blennorrhoea neonatorium. Mschr. Geburtsh. **67**, 197 (1924).

JADASSOHN, J.: (a) Allgemeine Ätiologie, Pathologie, Diagnose und Therapie der Gonorrhöe. In FINGER-JADASSOHN, Handbuch der Geschlechtskrankheiten Bd. 1, S. 259. Wien u. Leipzig 1910. (b) Prophylaxe und Behandlung der venerischen Krankheiten im mobilisierten und Kriegsheere. Korresp.bl. Schweiz. Ärzte **1915**, Nr **12**. (c) Über die Bedeutung medizinischer Maßnahmen zur Bekämpfung der Geschlechtskrankheiten bei Mann und Frau. Ther. Gegenw. **65**, 405 (1924). (d) Rechte und Pflichten des Arztes nach dem neuen Gesetz zur Bekämpfung der Geschlechtskrankheiten. Z. ärztl. Fortbildg **1927**, 560. — JAKOBSOHN: Zur spezifischen Prophylaxe der Blennorrhöe bei Männern und Frauen. Klin.-ther. Wschr. **1902**, Nr 36. — JAKOBSTHAL, E.: Vergleichende Untersuchungen über Desinfektionsmittel. Z. Med.beamte **1929**, Nr 17. — JANET, J.: (a) Vorsichtsmaßregeln während der Inkubationszeit der Blennorrhagie. J. Urol. Med. et Chir. **3**, No 4 (1913). (b) Prophylaxie de la blennorrhagie chez l'homme et chez la femme. J. d'Urol. **16**, No 5, 415 (1923). — JASCHKE, RUD. v.: Physiologie, Pflege und Ernährung des Neugeborenen. Wiesbaden 1917.

KAFEMANN: Die Sexualhygiene des Mannes in bezug auf ansteckende Krankheiten und funktionelle Störungen. Sexualprobleme, Februar **1910**. — KÄRCHER, M.: Beitrag zur Prophylaxe der Geschlechtskrankheiten. Landarzt **1925**, Nr 6. — KAUFMANN, R.: Über Vorbeugungsmaßregeln gegen venerische Krankheiten. Mitt. dtsch. Ges. Bekämpfg Geschl.-krkh. **9**, Nr 5 (1911). — KIONKA, H.: Über Scheidendesinfektion. Med. Klin. **19**, 1118 (1923). — KLAUBER, E.: Persönliche Prophylaxe der Geschlechtskrankheiten. Wien. med. Wschr. **1915**, Nr 49. — KONRICHS: Zur Bewertung der chemischen Schutzmittel gegen Geschlechtskrankheiten. Berl. Ges. öffentl. Ges.dhpfl., Sitzg 21. Febr. 1922. — KOPP: (a) Über neuere Methoden zur Therapie und Prophylaxe der Gonorrhöe des Mannes. Münch. med. Wschr. **1899**, Nr 31/32. (b) Persönliche Prophylaxe und Abortivbehandlung des Trippers beim Manne. Münch. med. Wschr. **1900**. — KRAUSS: Die Prophylaxe der Blennorrhöe. Gyógyászat (ung.) **1901**, Nr 14. — KROEFF, MARIO: Die individuelle Desinfektion beim Kampf gegen die Geschlechtskrankheiten. Brasil. med. **2**, 297 (1923).

LEHMANN: Ansteckungsverhütende Mittel und ihre Behandlung im Reichsgesetz zur Bekämpfung der Geschlechtskrankheiten. Mitt. dtsch. Ges. Bekämpfg Geschl.krkh. **26**, Nr 11 (1928). — LENZ: (a) Die Entwicklung der persönlichen Prophylaxe im Kampfe gegen die Geschlechtskrankheiten. Ärztl. Rdsch. **1925**, Nr 4. (b) Technische Neuerung auf dem Gebiete der Prophylaxe. Münch. dermat. Ges. 26. Mai 1922. Zbl. Hautkrkh. **6**, 67. — LESSER, FRITZ: (a) Die Disziplinierung der Prostitution, ein neues System zur Bekämpfung der Geschlechtskrankheiten. Berl. klin. Wschr. **57**, 53—85 (1920). (b) Die Technik der Prophylaxe bei der Frau. Protokoll Sachverst.konferenz dtsch. Ges. Bekämpfg Geschlechtskrkh. **1922**, 75. Verl. Walter Fiebig. (c) Das Prostitutionsproblem im Lichte des Reichsgesetzes zur Bekämpfung der Geschlechtskrankheiten. Med. Welt **1928**, Nr 17/18. — LIESE, W.: Eignet sich Chinosol-Vaseline zur persönlichen Lues- und Gonorrhöe-Prophylaxe? Dermat. Wschr. **86**, Nr 1/3, 23 (1928). — LUTZ: Zur Abortivbehandlung der Gonorrhöe. Schweiz. med. Wschr. **57**, Nr 2, 35 (1927).

MANTEUFEL, P.: (a) Weitere Ergebnisse der experimentellen Vergleichsprüfung von Mitteln zum Selbstschutz gegen Geschlechtskrankheiten. Verh. Berl. Ges. öffentl. Gesdh.pfl. **1921**, Nr 5. (b) Zur Frage der persönlichen Prophylaxe der Geschlechtskrankheiten. Z. Hyg. **96**, 387. (c) Die experimentellen Grundlagen der persönlichen Prophylaxe bei Geschlechtskrankheiten. Sachverst.konferenz dtsch. Ges. Bekämpfg Geschl.krkh. Berlin **1922**. — MANTEUFEL, P. und W. WORMS: Persönliche Prophylaxe der Syphilis. Dieses Handbuch Bd. 18. — MANTEUFEL, P. und H. ZSCHUCKE: Experimentelle Vergleichsprüfung von Schutzmitteln gegen Geschlechtskrankheiten. Dtsch. med. Wschr. **47**, Nr 2, 37 (1921). — MARSCHALKO, v.: Demonstration des Tropfapparates „Phallokos" zur Verhütung der gonorrhoischen Infektion beim Manne. Verh. dtsch. dermat. Ges. 7. Kongr. Breslau **1901**. — MASSAC, G. DE: Une formule de pommade prophylactique. Evolut. méd.-chir. **6**, No 9, 310 (1925). — MAUS, L. M.: Prophylaxe der Geschlechtskrankheiten in Armee und Marine. Papers by offic. of the medical. corps. U.S. army Ref. Arch. f. Dermat. **117**, 593. MERZ, H.: (a) Die persönliche Prophylaxe der Geschlechtskrankheiten. Schweiz. med. Wschr. **1923**, Nr 53, 1084. (b) Persönliche Prophylaxe der Geschlechtskrankheiten. Dermat. Wschr. **84**, Nr 1, 24 (1927). — MEŠKA, A.: Automat mit prophylaktischen Mitteln gegen die Geschlechtskrankheiten. Česká Dermat.. **7**, H. 10, 253 (1926). — MICHELS: Ein Beitrag zur Prophylaxe der Geschlechtskrankheiten. Dermat. Zbl. **5**, Nr 8 (1901/02). — MONROE, G. J.: Prophylaxe gegen den Tripper des Mannes. Amer. J. Dermat. a. genito-urin. Dis. **2**, H. 4 (1898). — MOOJI, P. DE: Betrachtungen über die Prophylaxe der venerischen Krankheiten in und außerhalb der Marine. Geneesk. Bl. (holl.) **23**, Nr 5, 147. — MÜLLER, F. X.: Gonomors, ein neues Prophylakticum. Münch. med. Wschr. **73**, Nr 21, 871 (1926). — MÜLLER, MAX: (a) Zur persönlichen Prophylaxe der venerischen Krankheiten. Z. Bekämpfg Geschl.krkh. **14**, 253 (1913). (b) Die persönliche Prophylaxe der venerischen Krankheiten. Slg Abhl. Dermat., Halle 1914.

NEISSER, A.: Über Versuche zur Verhütung der gonorrhoischen Urethralinfektion. Dtsch. Med.ztg **1895**, Nr 69. (b) Venerische Krankheiten bei den im Felde stehenden Truppen. Dtsch. med. Wschr. **1914**, Nr 33, 1661. (c) Die Geschlechtskrankheiten und ihre Bekämpfung. Berlin: Julius Springer 1916. — NEUFELD, F.: Zur Frage der antivenerischen Prophylaxe. Bemerkungen zu der Arbeit von SCHUMACHER in Dtsch. med. Wschr. **47**, Nr 22, 737 (1921). — NEUFELD, F. und F. KARLBAUM: Beiträge zu einigen Desinfektionsfragen. Z. Hyg. **91** (1921). — NEVILLE-ROLFE: Die Bekämpfung der Geschlechtskrankheiten in England. Ref. 26. Jverslg dtsch. Ges. Bekämpfg Geschlechtskrkh. Nürnberg, 13. Okt. 1928. — NOBL, G.: (a) Zur Prophylaxe der blennorrhoischen Infektion beim Manne. Zbl. Ther. **14**, 395. Wien 1896. (b) Zur Abwehr der blennorrhoischen Infektion beim Manne. Halbmschr. Haut- u. Harnkrkh. **1904**. — NOTTHAFT, v.: Beiträge zur persönlichen Verhütung der Geschlechtskrankheiten. Dermat. Wschr. **82**, 714 (1926).

PENAUD: Prophylaxie antivénerienne et thérapeutique antiblennorrhagique. Arch. Méd. nav. **113**, No 4, 313 (1923). — PINKUS, F.: (a) Die Verhütung der Geschlechtskrankheiten. Freiburg-Leipzig: Speyer u. Kaerner 1912. (b) Die Geschlechtskrankheiten der Prostituierten und die Methoden, sie unschädlich zu machen. Med. Klin. **23**, Nr 49, 1888 (1927). — POROSZ, M.: Über Tripperprophylaxis. Dermat. Zbl. **6**, Nr 8. — Prevention of venereal diseases. Williams and Norgate 1921. — PRIESSNITZ: Über Goluthan, ein neues Prophylakticum. Dtsch. med. Wschr. **49**, 923 (1923). — PROKSCH, J. K.: Die Vorbauung der venerischen Krankheiten. Wien 1872. — PRUSSAK: Neue Chance im Kampf gegen die Syphilis. Russk. Med. **1890**. — PUGH, W. S.: Venereal prophylaxis. A. practical application. Urologic Rev. **30**, Nr 11, 641 (1926). — PUST, W.: Die Behandlung der Cervixerkrankungen mit Hilfe von Celluloidkapseln. Münch. med. Wschr. **68**, Nr 42, 1362 (1921).

REGINALD, B. H.: Calomel in Gonorrh. prophyl. Med. Rec. **82**, 198 (1912). — REID, G. A.: The prevention of veneral diseases. J. Stat. Med. **29**, Nr 1 (1921). — RICHTER, E.: (a) Zur Prophylaxe der geschlechtlichen Krankheiten. Dermat. Zbl. **5**, 162 (1902). (b) Die Prophylaxe der Geschlechtskrankheiten. Dermat. Zbl. **7**, 66 u. 103 (1903/04). — RICHTER, P.: Beiträge zur Geschichte des Condoms. Z. Bekämpfg Geschl.krkh. **12** (1911). —

Rohleder: Der Neomalthusianismus. Die fakultative Sterilität in der ärztlichen Praxis. Mschr. Harnkrkh. **1905**, 129. — Ruge, H.: (a) Die Geschlechtskrankheiten in der Marine und ihre Bekämpfung. Z. Hyg. **107**, 543 (1927). (b) Vorbeugungsmittel bei Geschlechtskrankheiten. Med. Welt **1927**, Nr 37. (c) Die Bekämpfung der Geschlechtskrankheiten in der deutschen Marine mit besonderer Berücksichtigung der Jahre 1920/1925. Veröffentl. Mar.san.wes. Berlin **1927**. — Russ, V.: Über die experimentelle Wirksamkeit des Prophylakticums „Veto". Wien. med. Wschr. **72**, 1284 (1922).

Sáinz de Aja, E. A.: Der persönliche Schutz gegen Tripper. Rev. españ. Urol. **25**, No 295, **387** (1923). — Salomon: Diskussionsbemerkung. Sachverst.konferenz dtsch. Ges. Bekämpfg Geschl.krkh. Berlin **1922**. — Sänger, M.: Prophylaxe der gonorrhoischen Infektion. 4. Verslg dtsch. Ges. Gynäk. Bonn. Dtsch. med. Wschr. **1885**, 545. — Sangiorgi, C.: Mezzi di lotta contro le malattie veneree 4. Congr. Soc. ital. Jg. Torino, 10.—12. Juni 1926. Il Dermosifilogr. **1**, No 7, 336 (1926). — Saudek, J.: (a) Das Okklusivpessar als Schutzmittel gegen Gonorrhöe beim Manne. Česká Dermat. **2**, H. 1 (1920). (b) Das Okklusivpessar als Schutzmittel gegen die männliche Gonorrhöe. Med. Klin. **17**, Nr 29, 875 (1921). — Schaps: „Geox-Sana", ein neues Kombinationsprophylakticum. Fortschr. Med. **42**, Nr 13, 162 (1924). — Schereschewsky und Worms: Persönliche Prophylaxe beider Geschlechter als Hilfsmittel zur Sanierung der Prostitution. Dtsch. med. Wschr. **48**, Nr 16, 526 (1922). — Scholtz, W.: Gonorrhoea acuta et chronica, anterior et posterior. Finger-Jadassohns Handbuch der Geschlechtskrkh. **5**, 407. Wien-Leipzig 1910. — Schücking, A.: Zur Blennorrhöeprophylaxe. Mschr. Harnkrkh. **6**, Nr 4. — Schultze, E.: Zur Prophylaxe der Geschlechtskrankheiten, speziell des Trippers. Dtsch. med. Wschr. **1902**. — Schumacher, J.: (a) Die antivenerischen Prophylaktica, ihr Wert, ihre Wirkung. Dtsch. med. Wschr. **47**, Nr 22, 626 (1921). (b) Diskussionsbemerkung zum Vortrag von Manteufel. Ges. öffentl. Gesdh.pfl. Hyg. Rdsch. **1921/22**, 382. (c) Die Technik der Prophylaxe beim Mann. Sachverst.konferenz dtsch. Ges. Bekämpfg Geschl.krkh. Berlin **1922**. — Schütze: Über persönliche Prophylaxe der Geschlechtskrankheiten. Diss. Bonn 1921. — Schwarz, P.: Eine neue Darreichungsform der Prophylaktica gegen venerische Krankheiten. Dtsch. med. Wschr. **49**, Nr 12, 388 (1923). — Sklepinski: Die Zusammensetzung des Neisser-Siebertschen Luesprophylakticums. Dtsch. med. Wschr. **1912**, Nr 38, 656. — Spitzer, L.: Zur Verhütung der Blennorrhöe. Allg. Wien. med. Ztg **1907**, Nr 2. — Spooner, H. G.: Prophylaxe und Abortivbehandlung der Blennorrhöe. Amer. J. Dermat. a. genito-urin. Dis. **12**, Nr 2 (1908). — Sprinz, O.: (a) Schutz vor Geschlechtskrankheiten. Ein Vorschlag an die Krankenkassen. Berl. Ärzte-Korresp. 8, 14 (1928). (b) Zur Schutzmittelfrage. Mitt. dtsch. Ges. Bekämpfg Geschl.krkh. **28**, 166 (1929). — Steckel: Prophylaxe und Therapie der Blennorrhöe. Mh. prakt. Dermat. **1901**, **34**. — Steinschneider und Schäffer: Über die Widerstandsfähigkeit der Gonokokken gegen Desinfizientien und andere schädliche Einflüsse. Verh. dtsch. dermat. Ges. 4. Kongr. Breslau **1894**, 656. — Strebel: Ein Beitrag zur Behandlung der Gonorrhöe. Dtsch. Med.ztg **1900**.

Tansard: Prophylaxe der Blennorrhöe beim Manne. J. des Pract. **1907**, No 41. — Thimm, P.: Schutzkörper zur Prophylaxe der Geschlechtskrankheiten, insbesondere der Frau. Reichsmed. Anz. **1899**, Nr 9. — Truffi, M.: La prophylassi delle malattie veneree nei primi tempi del' evo moderno. Arch. ital. Dermat. **2**, H. 1, 3 (1926).

Ullmann: (a) Zur präventiven, abortiven und Frühbehandlung des akuten Harnröhrentrippers. Wien. med. Bl. **1897**, Nr 43. (b) Über ein neues Prophylakticum „Virilact" gegen venerische Infektionen. Dermat. Zbl. **16**, Nr 1/2 (1912).

Venereal disease desinfectants. Lancet **205**, Nr 6, 310 (1923).

Walker, K. M.: The experimental bases of prophylaxis in gonorrhoea. Brit. med. J. **1927**, Nr 3443, 13. — Welander: Zur Frage der abortiven Behandlung der Gonorrhöe. Mh. Dermat. **6**, 145 (1887). — Wunschheim, O. v.: Beeinflußt Glycerin als Lösungsmittel den Desinfektionswert von Antisepticis? Arch. f. Hyg. **39** (1901).

Zeisse, H.: Die soziale Bedeutung der Vorbeugungsmittel gegen Geschlechtskrankheiten mit Einschluß der Anticoncipientia. Allg. med. Zztg **90**, Nr 38, 225 (1921). — Zeissl, M. v.: Die Prophylaxe des Trippers. Wien. med. Wschr. **1901**, Nr 8. — Zieler: Über die persönliche Prophylaxe der Geschlechtskrankheiten. Dtsch. med. Wschr. **1912**. Zurhelle, E.: Experimentelle Untersuchungen über Prophylaxe. Zbl. Hautkrkh. **31**, 437 (1929).

Namenverzeichnis.

(Die schrägen Zahlen verweisen auf die Literaturverzeichnisse.)

Tambourew 317, *331*.
Tanon 258, *326*.

Tebbutt, A. 296, *330*.
Tédenat 24, 30, 31, 35, *39*.
Tendovag *325*.
Terisse *324*.

Sachverzeichnis.